Spezielle pathologische Anatomie

Ein Lehr- und Nachschlagewerk

Band 4

Herausgegeben von

Prof. Dr. Wilhelm Doerr, Heidelberg · Prof. Dr. Gerhard Seifert, Hamburg

Prof. Dr. Dr. h. c. Erwin Uehlinger, Zürich

K. Köhn

Nase und Nasennebenhöhlen Kehlkopf und Luftröhre

B. Walthard

Die Schilddrüse

C. Froboese

Mediastinum

*Mit 275 Abbildungen
in 365 Einzeldarstellungen*

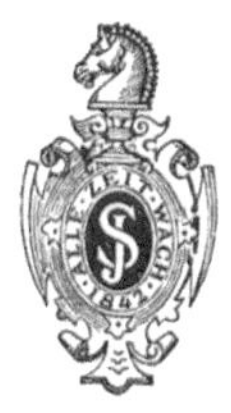

Springer-Verlag Berlin Heidelberg GmbH 1969

Professor Dr. Wilhelm Doerr
Direktor des Pathologischen Instituts der Universität Heidelberg

Professor Dr. Gerhard Seifert
Direktor des Pathologischen Instituts der Universität Hamburg

Professor Dr. Dr. h. c. Erwin Uehlinger
Direktor des Pathologischen Instituts der Universität Zürich

Professor Dr. Kurt Köhn
Direktor des Pathologischen Instituts
der Städtischen Krankenanstalten Berlin-Neukölln

Professor Dr. Bernhard Walthard
Bern

Professor Dr. Curt Froboese
St. Gilgen bei Salzburg

Alle Rechte vorbehalten. Kein Teil dieses Buches darf ohne schriftliche Genehmigung des Springer-Verlages übersetzt oder in irgendeiner Form vervielfältigt werden.

ISBN 978-3-662-41954-0   ISBN 978-3-662-42011-9 (eBook)
DOI 10.1007/978-3-662-42011-9

© by Springer-Verlag Berlin Heidelberg 1969
Ursprünglich erschienen bei Springer-Verlag Berlin Heidelberg New York 1969.
Softcover reprint of the hardcover 1st edition 1969

Library of Congress Catalog Card Number 74-81583.

Titel-Nr. 4038

Vorwort der Herausgeber

Herausgeber und Verlag freuen sich, diesen weiteren Band ihres Sammelwerkes der Öffentlichkeit vorlegen zu können. Er wurde vorwiegend nach topographisch-anatomischen Gesichtspunkten zusammengestellt. Sein Thema reicht gleichsam von der Nase bis zur Bifurkation der Luftröhre. Sein eigentlicher Schwerpunkt betrifft das Mediastinum. Entgegen der Konvention wurde die Pathologie der Schilddrüse, als das dem Kehlkopfe am nächsten benachbart gelegene große Organ, hinzugenommen. Damit wurde die Schwierigkeit einer

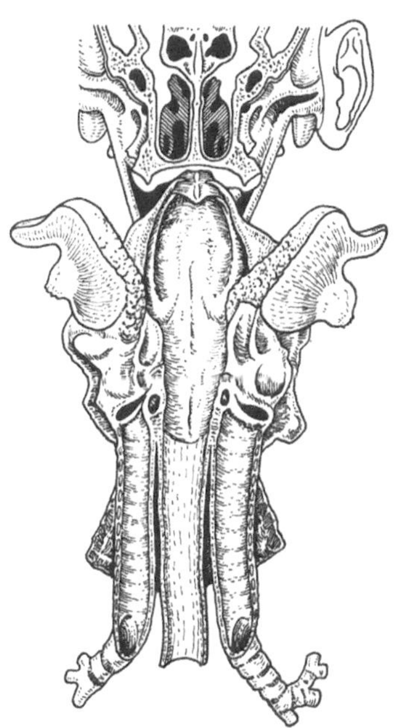

thematischen Abgrenzung der morphologischen Pathologie *sensu stricto* von einer funktionell orientierten Pathoanatomie der Drüsen mit Innerer Sekretion — nach reiflicher Überlegung — in Kauf genommen. Anders hätte den Besonderheiten einer Herausarbeitung der pathologischen Anatomie der raumfordernden Prozesse nicht Rechnung getragen werden können. Denn gerade deren Abhandlung durchzieht gleich einem roten Faden die Pathologie des Mittelfellraumes. Diese aber ist unsres Wissens bis jetzt kaum jemals in einem Gusse erörtert worden. Der Leser möge daher in diesem Bande keine spezielle pathologische Anatomie der Inkretdrüsen suchen. Diese wird in einem der nächsten Bände, wiederum in sich geschlossen, veröffentlicht werden. Die Pathologie des Thymus wird wegen der in den letzten Jahren wiederum besser erkennbar gewordenen Verflechtungen mit Problemen der Immunisation im Verbande mit einer Darstellung der blutbildenden und reticulocytären Organe abgehandelt werden. Unter diesen Gesichtspunkten stellt der hiermit vorgelegte Band ein geschlossenes Ganzes dar. Es hat uns der Gedanke geleitet, der praktischen, d. h. organbezogenen klinischen Diagnostik zu dienen. Wir sind uns dessen bewußt, daß man vieles hätte auch anders angehen und behandeln können. Möchten uns die Benutzer des Werkes die Freiheit zugestehen, auch diesmal den Versuch zu unternehmen, im Goetheschen Sinne tätig zu werden: „Ideen werden in Erdreistung gewagt, Begriffe in Bescheidung gebildet". Das Potential dieses Spannungsfeldes war Kern und Frucht unserer Bemühungen.

W. Doerr

G. Seifert

E. Uehlinger

Heidelberg, Hamburg und Zürich, Ostern 1969

Inhaltsverzeichnis

Nase und Nasennebenhöhlen

K. Köhn, Berlin

Kehlkopf und Luftröhre

K. Köhn, Berlin

Die Schilddrüse

B. Walthard, Bern

Mediastinum

C. FROBOESE, St. Gilgen bei Salzburg

Teil I (Kapitel A—K)

Teil II (Kapitel L—N): Cysten und Tumoren

K. Köhn

Nase und Nasennebenhöhlen

A. Geschichtliches

Die Geschichte der Nasenpathologie reicht bis weit in das Altertum zurück. Susruta (Indien 550—500 v. Chr.) unterschied sieben Arten des Nasenkatarrhs. Hippokrates von Kos (um 400 v. Chr.) deutete den Schnupfen als ,,Hirnfluß", ,,fließende Nase", von der Vorstellung ausgehend, daß das Gehirn als feuchte Masse in die Nasenhöhle hineinrage. Celsus (25 v.—50 n. Chr.) und Galen (130 n. Chr.) erwähnen mehrmals die Ozaena. Eine mittelalterliche Technik zur Operation der Kieferhöhle übermittelte Bruno v. Longoburgo (1252). Das 14. und 16. Jahrhundert brachte eine Blüte der HNO-Heilkunde in Italien: Alexander Benedetti (um 1525), die Familien Branca und Bojani (15. bis 16. Jahrhundert), Tagliacozzo (1546 bis 1599). Die ersten, noch recht unvollkommenen *anatomischen Bearbeitungen* der Nase liegen aus verhältnismäßig später Zeit vor: Rufus Ephesius (97 n. Chr.) beschreibt den Durchtritt des Riechnerven durch das Siebbein, Galen den Tränennasengang. Weitere Darstellungen von Aetius von Amida (6. Jahrhundert n. Chr.), Avicenna (arabischer Arzt, gestorben 1037), Leonardo da Vinci (Beschreibung der Nasennebenhöhlen), I. M. Hoffmann (1682): ,,De faciei promontorio odoratus organe", S. Reiniger (1722), A. Scarpa (1789): ,,Anat. disquisitiones de auditu et olfactu", S. Th. Soemmering (1809): ,,Abbildungen der menschlichen Organe des Geruches". Eine neuere, bereits ausführliche anatomische Darstellung der Nase und der Nasennebenhöhlen verdanken wir Pirogoff (1839). Der Physiologie des Geruchssinnes waren die Arbeiten von Cloquet (1915) gewidmet (Ausführliche geschichtliche Darstellungen bei Heymann 1898, Kassel 1910, 1912, 1913, 1914, 1915, 1919, 1920, Grünwald 1926, Klestadt 1926, Diepgen 1953).

B. Anatomie, Physiologie und Entwicklungsgeschichte

I. Anatomie

1. Die äußere Nase

Die äußere Nase (Nasus externus) besteht aus dem *knöchernen* (Pars nasalis des Stirnbeins, Proc. frontalis des Oberkiefers, Os nasale) und dem *knorpeligen Gerüst:* Cartilagines lat. seu triangulares, C. alares majores, bilden mit einem seitlichen (Crus lat.) und einem mittleren Horn (Crus med.) die Nasenlöcher (Nares), C. alares minores und mehrere kleinere Sesamknorpel.

Nasenformen: Die häufigste Form stellt die ,,*Konvexnase*" (gebogene Nase, Hovorka 1893) mit ihren einzelnen Typen dar: *Adlernase,* (N. aduncus), *Habichtnase* (N. avicularis), *Römernase, Höcker-* oder *Bourbonennase, Juden-* oder *Hethiternase.* Adler- und Habichtnasen sollen Energie, Mut und Tapferkeit ausdrücken (vgl. Mihalkovics 1925). Die ,,*Konkavnase*" (vertiefte Nase, Hovorka 1893) gilt als unschön: *Stumpfnase* (Nez épaté), *Mopsnase* (N. simus)

und die besonders häßliche *Sattelnase*, die CICERO bereits an CATILINA rügte und die als Rassen-
merkmal nur bei den *Senoi-Negern* (MARTIN 1928), sonst lediglich als Zeichen pathologischer
Veränderungen (Lues congenita, Lepra, Myiasis, Leishmaniosis) auftritt. Nicht selten entsteht
eine Sattelnase auch traumatisch, indem bei einem frontalen Kollisionsunfall mit dem Pkw
der Nasenrücken am Schaltbrett eingedrückt wird. Eine ausgezeichnete Abbildung findet sich
in der Arbeit von McFARLAND, New. Engl. J. Med. 278, 1388 (1968). Die asiatischen Nasen
werden als *Stülpnasen* (N. recurvati) bezeichnet. In der griechischen Kunst wurden gerade
Nasen, die ohne Sattel auf die Stirn übergehen, als besonders edel angesehen.

Die äußere Gestalt der Nase entspricht im allgemeinen der Form des Nasengerüstes sowie
des Schädels. Ausnahmen bei *Feuerländern* und *Eskimos* (MARTIN 1928). *Leptorhinie* (schmale
Langnase) findet sich gepaart mit *Dolichocephalie* (Langschädel), *Mesorhinie* mit *Mesocephalie*
und *Platyrhinie* (Breitnase) mit *Brachycephalie* (Kurzschädel). Bei den *Indianern* ist Leptorhinie ausnahmsweise mit Chamaeprosopie (Breitgesicht) vergesellschaftet. Durch Verkürzung
des Nasenrückens richten sich Nasenspitze und Nasenlöcher aufwärts, tritt hierzu Chamaerhinie, so sprechen wir von der „*autraloiden*" Form der Nase, die auch beim Neugeborenen
vorliegt (BLIND 1890). Der *Nasenindex* (Breite × 100:Höhe) sinkt mit zunehmendem Alter
von der Chamaerhinie zur Meso- und Leptorhinie (vgl. WILLIAMS 1956). *Nasenhöhe:* Entfernung vom Narion (Nasenwurzel) zum hinteren Ende des Nasenstegs. *Nasenlänge:* Narion-
Nasenspitze. *Nasentiefe:* Nasenspitze-Spina nasalis ant. Zum Thema Proportionen des Gesichtsschädels siehe WAGEMANN (1964).

2. Die Nasenhöhle (Cavum nasi)

Der *Vorhof* (Vestibulum) ist durch die Vorhofsschwelle (Limen) von der Haupthöhle
getrennt (*inneres Nasenloch*, ZUCKERKANDL 1882, 1883). Die *Haupthöhle* wird durch das
Septum nasi in zwei nur selten symmetrische Hälften geteilt. In dem vorderen knorpeligen

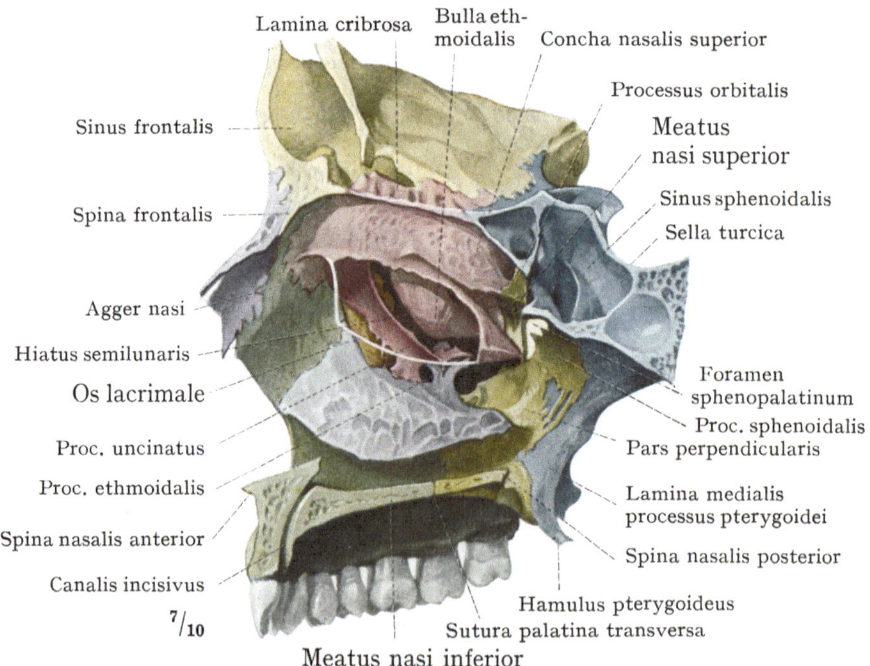

Abb. 1. Die knöcherne seitliche Nasenwand (aus H. BRAUS und C. ELZE: Anatomie des Menschen)
Os frontale gelb, ethmoidale rot, sphenoidale blau, nasale violett, Concha inf. blauviolett, Maxilla
blaugrün, Lacrimale orangegelb, Palatinum gelbgrün. Mittlere Muschel (z. T. abgetragen) weiß
konturiert

Abschnitt des Septums finden sich an der Basis zwei kleine Rudimente der Knorpelkapsel des *Jacobsonschen Organs* (Huschkesche Knorpel, GRÜNWALD 1925, HILLENBRAND 1933), das als blind endender Schleimhautsack (Ruyschscher Gang) in seltenen Fällen noch bei Neugeborenen anzutreffen ist (RICHTER 1932b). Das Jacobsonsche Organ (Organon vomero-nasale) stellt nach BROMAN (1920) ursprünglich ein Wassergeruchsorgan dar und ist bei manchen Tieren (Meerschweinchen, Kaninchen, Schaf und Hund, RAMSER 1935) noch gut nachweisbar.

Der komplizierte Aufbau der *seitlichen Nasenwand* ist der Abb. 1 zu entnehmen. Die hintere Öffnung der Nasenhöhle zum Nasenrachenraum (Meatus nasopharyngeus), die durch den Vomer halbiert wird, heißt die *Choane*. Der *untere Nasengang* (Meatus nasi inf.) enthält die Einmündung des *Tränennasenganges* (Ductus nasolacrimalis). Mündungsöffnung oval, von Schwellgewebe umgeben (TOBECK 1932), die Schleimhaut hängt zuweilen klappenartig über (sog. Hasnersche „Klappe", keine echte Klappe!). Der *mittlere Nasengang* (Meatus nasi medius) zeigt an der lateralen Wand einen kleinen Wulst, *Agger nasi*, nach BRAUS 1956 eine rudimentäre vordere Nasenmuschel, nach PETER 1935/36, STUPKA 1938 und RICHTER 1936, 1953 lediglich eine Vorwölbung des Os nasale. Die mittlere Muschel ist häufig durch Fortsätze des Siebbeinlabyrinthes pneumatisiert (*Concha bullosa*, ZUCKERKANDL 1884). In den mittleren Nasengang münden: 1. die Stirnhöhle durch den Hiatus semilunaris, 2. die Kieferhöhle durch den Hiatus maxillaris, 3. die vorderen Siebbeinzellen. Der *obere Nasengang* (Meatus nasi sup.) beherbergt die Einmündung der hinteren Siebbeinzellen und der Keilbeinhöhlen.

3. Gefäß- und Nervenversorgung

Arterielle Versorgung siehe Abb. 2 und 3. *Beachte:* Versorgung erfolgt sowohl aus dem Stromgebiet der A. carotis int. als auch aus dem der A. carotis ext. An der unteren vorderen Septumschleimhaut findet sich ein besonderes Capillargeflecht, der Locus Kiesselbachii (1884) (Littlesche Stelle. — Der amerikanische Chirurg J. L. LITTLE beschrieb die Besonderheiten dieser Stelle bereits vor KIESSELBACH — vgl. THOMSON u. NEGUS 1948 —), nach TERRACOL (1953) ein arterielles, nach KATZ (1908) ein rein venöses Blutgeflecht und nach MARX (1953), sowie nach JACKSON und JACKSON (1959) gemischter Natur.

Der *venöse Abstrom* zieht durch zahlreiche Schwellkörper zur Vena facialis, V. ophthalmica sowie zu den Vv. maxillares int. et ext.

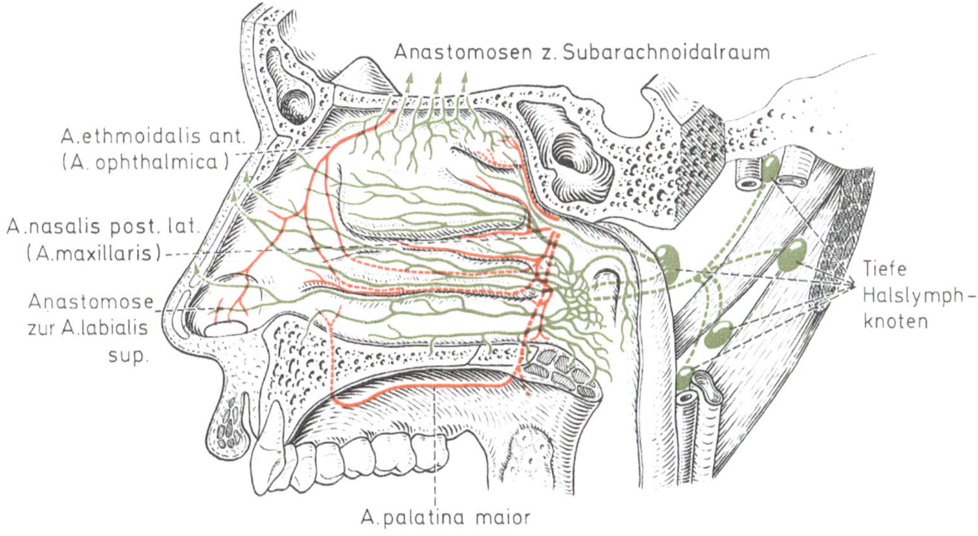

Abb. 2. Arterien- (rot) und Lymphgefäße (grün) der seitlichen Nasenwand

Der *Lymphstrom* (Abb. 2) nimmt nach Schwalbe (1882) Verbindungen zum Subduralraum, nach Key und Retzius (1876), Faber (1937/38) und Yoffey (1949) zum Subarachnoidalraum auf (Infektionsweg für rhinogene Meningitis, Gräff 1934). Doch inwieweit direkte Verbindungswege zwischen den Räumen der Hirnhäute und den Lymphwegen der Nasenschleimhaut bestehen, ist ungeklärt (Wagemann 1964).

Nervöse Versorgung: a) *Sensibel:* Rami nasales antt. aus N. ethmoidalis (N. ophthalmicus). Rr. nasales postt. (N. nasopalatinus) aus Ganglion sphenopalatinum und N. maxillaris. b) *Sensorisch:* N. olfactorius. c) *Vegetativ:* Sympathische Fasern vom Plexus caroticus versorgen die Schleimhautdrüsen. Die Existenz des *N. terminalis* ist beim Menschen umstritten (Ernvei 1937, Terracol 1953), nach Lazorthes (1947) und Larzell (1951) stellt der N. terminalis beim Menschen den vasosensiblen Nerv der Regio olfactoria dar, während er beim Tier der Nerv des Jacobsonschen Organes ist. d) Der *motorische* Nerv der äußeren Nase ist der N. facialis.

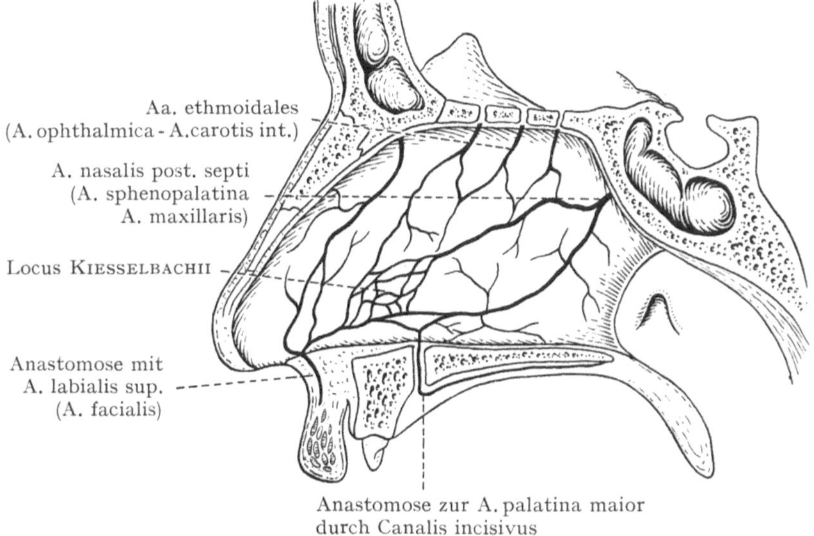

Abb. 3. Die arterielle Versorgung der Nasenscheidewand

4. Histologie

a) Die *Regio olfactoria* (Locus luteus, Luschka — neuere ausführliche Beschreibungen siehe Fortunato und Niccolini 1958 sowie Wagemann 1964) erstreckt sich beim Menschen vom First der Nase wenige Millimeter weit am Septum und an der lateralen Nasenwand entlang nach unten (von Brunn 1875, 1892 a und b, Marx 1949/1953). Die Grenzen gegen das respiratorische Epithel sind unscharf. Das Riechepithel ist aus Sinneszellen und Stützzellen aufgebaut. Nach außen entsenden die *Sinneszellen* einen feinen Fortsatz mit etwa 6 bis 8 Riechhärchen (keine Zilien!). Nach neueren elektronenmikroskopischen Untersuchungen (Engström und Bloom 1952, Fortunato 1958, De Lorenzo 1960) tragen die Sinneszellen kleine Bläschen, die von einem cuticulaartigen Cytoplasmasaum umgeben werden und einige hundert 1 bis 2 μ lange und etwa 0,1 μ dicke fingerartige Fortsätze, Riechfäden, ausstrecken. Zur Tiefe hin gehen sie direkt in die Nervenfasern über, wodurch ihre Natur als periphere (bipolare) Ganglienzellen offenbar wird. Die *Stützzellen* ähneln den Zellen der Regio respiratoria (von Lams 1947 als Neuroglia angesehen). Im subepithelialen Bindegewebe befinden sich besondere Drüsenformationen (Bowmansche Drüsen), tubuläre Knäueldrüsen, die zwischen den Zellen des Riechepithels münden und dünnflüssiges, nach Gompper (1950) auch schleimführendes Sekret absondern. Das Sekret bildet eine Flüssigkeitsschicht auf dem Riechepithel, in welche die Riechhärchen hineinragen (Kolmer 1927).

b) Die *Regio respiratoria* (Schneidersche Membran, 1645, SCHIEFFERDECKER 1896) ist bedeckt mit mehrreihigem, Flimmer tragendem Zylinderepithel, das verschieden zahlreiche Onkocyten oder „helle Zellen" (HAMPERL 1937, MESSERKLINGER 1956, 1958) und reichlich Becherzellen, die drüsenartig angeordnet sein können (*intraepitheliale Drüsen*, ZARNIKO 1903, BARGMANN 1956), aufweist. Subepitheliales Bindegewebe in den oberen Lagen von reichlich Rundzellen durchsetzt (*lymphoide* oder *adenoide Zone*). In der Tiefe der Submucosa liegen tubuloacinöse Drüsen (Glandulae nasales) von gemischtem, seromucösem Charakter (VALLESI 1950). Die Blutgefäße der Regio respiratoria bilden zahlreiche *Schwellkörper* (ZUCKERKANDL 1884, WUSTROW 1951, CLARA 1956), besonders an der unteren und mittleren Muschel, am Tuberculum septi, am Locus Kiesselbachii und nach ZANGE (1940) auch an den Ausmündungsstellen der Nebenhöhlen. Es handelt sich um *echte* Schwellkörper mit sog. Sperrarterien, myoepithelialen Zellpolstern, arteriovenösen Anastomosen von glomusartigem Bau (MÄRK 1942, PATZELT 1944, PETRILLO 1950, FABBI und ROSSATTI 1951, ROSSATTI 1953/54, CLARA 1956, TEMESREKASI 1959) und mit Drosselvenen (KÖRNER 1937). Die funktionelle Bedeutung des Schwellgewebes ist nicht geklärt: ZANGE (1940) sowie DAWES und PRICHARD (1953) denken an eine Vorwärmung der Luft (von MINK 1920 und DÖDERLEIN 1931 bestritten), vielleicht auch Regulation der Stärke des Luftstromes (RICHTER 1936, TONNDORF 1953) oder Schutzvorrichtung gegen Fremdkörper und Staub (GOMPPER 1948, 1950).

c) Die *Regio vestibularis* ist mit Plattenepithel ausgekleidet, trägt im unteren Teil kurze steife Haare (Vibrissae) und apokrine Drüsen (ALVERDES 1932).

II. Physiologie

Die Nase erfüllt drei Hauptfunktionen: Sie ist *Atmungs-*, *Geruchs-* und *Phonationsorgan*. Als Atmungsorgan dient sie der Erwärmung, Befeuchtung und Reinigung der Atemluft (PROETZ 1933—1951, COLE 1953, STOKSTED 1953, NEGUS 1954). Die *Erwärmung* erfolgt beim Vorbeistreichen der Luft an den Schwellkörpern. Die Temperatur im Naseninnern beträgt etwa 32 bis 34 °C (DÖDERLEIN 1931). Die eingeatmete Luft wirkt je nach Temperatur erregend oder dämpfend auf die Vasoconstrictoren des Schwellgewebes und reguliert damit die Blutfülle der Schleimhaut und das Maß der Wärmeabgabe (FABBI und POETELLI 1949, PETRILLO 1950, DEMLING, CROMOTKA und BUNTE 1959). Nach ASCHENBRANDT (1888) wird die Atemluft in der Nase mit *Feuchtigkeit* voll gesättigt, nach HELLMANN (1927 a und b) jedoch nur zu etwa 60%. Das *Staubbindungsvermögen* ist individuell sehr verschieden (WORTH und SCHILLER 1951, 1954), nach LEHMANN (1939) schwankt es zwischen 5 und 20%, nach SCHEIDELER (1939) zwischen 9,5 und 91%. REICHMANN (1939) und EHRHARDT (1941) veranschlagen das Staubbindungsvermögen der Nasenschleimhaut gering. Über die Zusammensetzung des Nasensekretes sowie seine bactericiden und bakteriostatischen Eigenschaften siehe WAGEMANN (1964).

Über *die Nase als Geruchsorgan* liegt eine unübersehbare Fülle von Literatur vor. Die physiologischen Vorgänge des Riechens sind unbekannt. Zur Diskussion stehen *chemische*, *physikalische* oder *elektrische* Reaktionen zwischen „Riechstoff" und Nasenschleimhaut (neuere Darstellungen von THIELMANN 1947, LE MAGNEN 1949, HESSE 1950, FORTUNATO 1950, FRANCESCHINI 1950, 1951, HENNEBERT 1953, WAGEMANN 1964).

Die *Nase* ist Ansatzrohr der Zungenpfeife des Kehlkopfes und damit auch das *Phonationsorgan*, ihr Luftraum dient als Resonator. Sprachstörungen, die durch Erkrankung der Nasenfunktion hervorgerufen werden, werden seit KUSSMAUL als *Dyslalia nasalis* oder als Rhinolalia bezeichnet: *Rhinolalia aperta, Rhinolalia clausa, Rhinolalia mixta.*

III. Entwicklungsgeschichte

Die erste Anlage des Riechorgans tritt als paarige Verdickung des Ektoderms (Riechplatte, Riech- oder Nasenfeld, *Riechplakode*) bei Embryonen von 3 bis 5 mm Länge, am Anfang der 3. Woche (BROMAN 1911—1921, KEIBEL 1910/11) zu beiden Seiten des Vorderkopfes auf.

Die Riechplakoden senken sich zu *Riechgrübchen* ein, die den Stirnfortsatz in je einen mittleren und seitlichen Abschnitt gliedern. Die den Riechgrübchen anliegenden Partien werden als mittlerer und seitlicher *Nasenfortsatz* bezeichnet (PETER 1935/36, FISCHEL 1929, INOUYE 1912 a und b, BERBLINGER 1928). Anfang der 4. Woche entstehen aus den Riechgrübchen die *Riechsäckchen*, die äußeren Öffnungen derselben bilden die späteren Nasenlöcher (Abb. 4). Das Nasensäckchen berührt das Dach der Mundhöhle, die Trennungsmembran zwischen der primären Nasenhöhle und der primären Mundhöhle (*Membrana bucconasalis*, HOCHSTETTER 1892) reißt am 40. Tag ein, und es entsteht die primäre *Choane*. Jetzt erst wachsen die paarigen

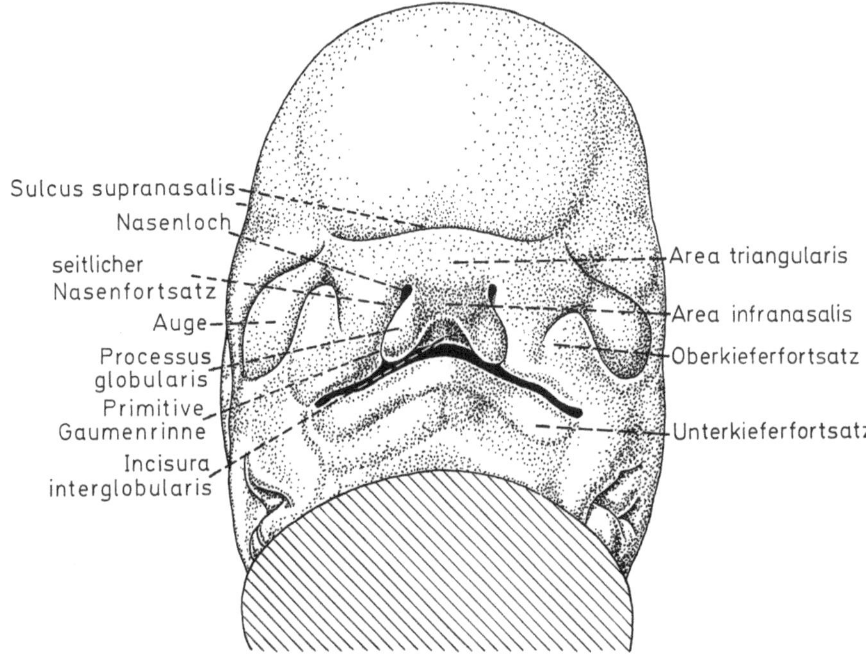

Abb. 4. Gesicht eines menschlichen Embryo von 15 mm Länge, Alter etwa 37 Tage (nach einem Modell v. K. PETER, aus A. FISCHL: Lehrbuch der Entwicklung des Menschen)

Gaumenfortsätze, die zunächst vertikal gestellt waren, horizontal (8. Woche), verschmelzen untereinander (9. Woche) und mit dem von oben heranwachsenden Nasenseptum (Abb. 5). Hierdurch ist die *sekundäre* Mund- und Nasenhöhle sowie die sekundäre Choane gebildet. Zur sekundären Nasenhöhle gehört nun ein hinterer Abschnitt, der zunächst zur primären Mundhöhle rechnete; die sekundäre Nasenhöhle ist somit größer, die sekundäre Mundhöhle kleiner als die entsprechenden primären Höhlenanlagen.

Die *äußere Nase* entsteht aus dem mittleren Stirnfortsatz, aus seinem oberen Feld (*Area triangularis*) und dem unteren vertieften Feld, der *Area infranasalis* (INOUYE 1912 a und b, PETER 1935/36).

Die in die Tiefe ziehenden Gewebspartien des mittleren Stirnnasenfortsatzes verschmelzen zum *Nasenseptum*. Die Nasengänge entstehen durch den formativen Einfluß des in die Tiefe wuchernden Epithels (FISCHEL 1929, GUERRIER 1953, SCHWARZ 1935, 1949), die *Muscheln* (38. bis 42. Tag, etwa 15 bis 18 mm Embryonenlänge) stellen also stehengebliebene Reste der seitlichen Nasenwand dar. Die Verknöcherung der Muscheln beginnt im 6. Embryonalmonat, zur gleichen Zeit legen sich die ersten Schleimdrüsen an. Die *untere* Muschel entsteht am 30. Tag als selbständiger Knochen aus der seitlichen Nasenwand (*Maxilloturbinale*). Die *mittlere* und *obere* Muschel gehen aus der Grenzplatte der mittleren zur seitlichen Nasenwand als *Ethmoturbinale* I, II und III hervor. III wird später meist zurückgebildet, in einigen Fällen bleibt die Anlage als *Concha suprema* Santorini bestehen.

Die Nasenentwicklung ist mit der Geburt noch nicht abgeschlossen (BERBLINGER 1928, KOWATSCHEFF 1942, FISCHEL 1929). Die kindliche Nase ist zunächst eng, die untere Muschel berührt fast den Boden des Cavum nasi. Die bleibenden Verhältnisse entstehen vom 8. Lebensjahre an, die endgültige Nasenausbildung ist etwa mit dem 20. Lebensjahr erreicht. Auch die Schleimhaut macht Altersveränderungen durch (WUSTROW 1951, 1958).

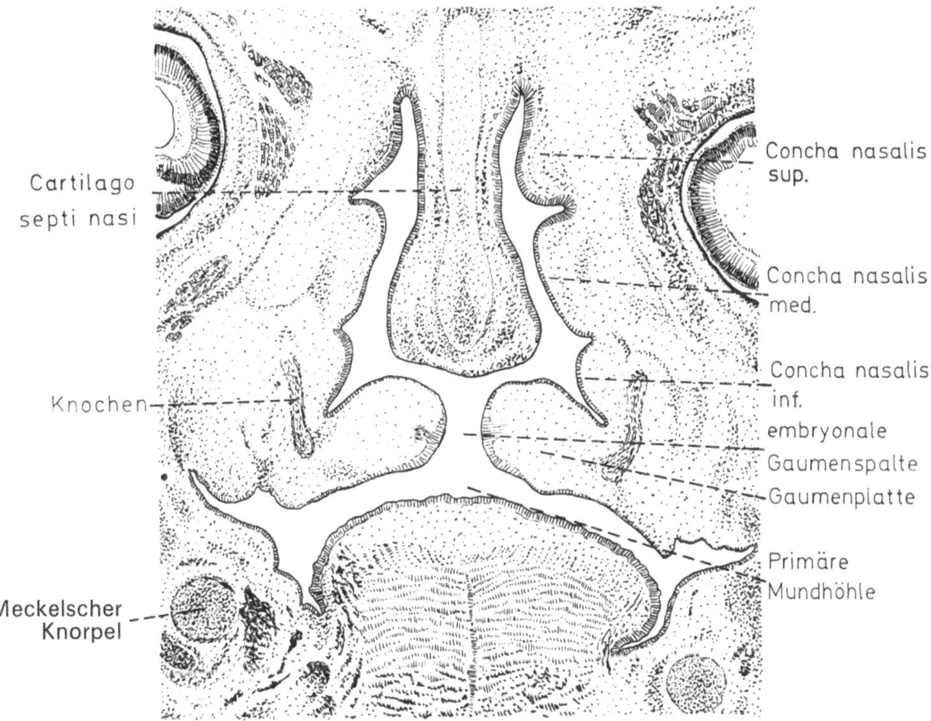

Abb. 5. Frontalschnitt durch die primäre Mundhöhle eines 64 mm langen menschlichen Embryo (nach einem Präparat von A. FISCHL: Lehrbuch der Entwicklung des Menschen)

C. Mißbildungen

Entwicklungsstörungen im Bereiche des Gesichtsschädels spielen in der experimentellen Mißbildungsforschung eine große Rolle, da sie leicht durch mannigfaltige *exogene* Schädigungen der Eier und Keimlinge vieler niederer Tierarten reproduzierbar sind (Literaturübersicht bei STUPKA 1931, 1934, 1950, WERTHEMANN 1950). Inwieweit die spontanen Mißbildungen des menschlichen Gesichtes auf ähnliche exogene Keimschädigungen zurückzuführen sind, ist ungeklärt, auf jeden Fall sind sowohl Beispiele exogen, als auch endogen bedingter Nasen- und Gesichtsmißbildungen bekannt (GREBE 1944).

I. Arhine und hyporhine Fehlbildungen

Die einzelnen Mißbildungen dieser Gruppe stellen verschiedene Grade einer *teratologischen Reihe* dar (JOSEPHY in: SCHWALBE 1913, POLITZER 1952), entsprechend der „phasenabhängigen Empfindlichkeit" der embryonalen Struktur

(Töndury 1939, 1940, Lehmann 1945). Die stärkeren Grade dieser Reihe gehen stets mit Verbildungen des Gehirns im Sinne des einkammerigen „Hufeisengehirns" einher (Abb. 8). (Ausführliche Literatur und Kasuistik siehe bei Schwalbe und Josephy 1913, Berblinger 1928, Stupka 1938, Ostertag 1956).

1. Aprosopie

Aprosopie (Synonyma: Triocephalie, Geoffroy St. Hilaire 1822; Perocephalus aprosopus, Gurlt 1877; Sphaerocephalie, Blanc 1895). Völliges *Fehlen des Gesichtes*, d. h. aller das Gesicht bildenden Knochen und Weichteile, einschließlich der Augen, des Geruchs- und Geschmacksorganes. *Vorkommen:* bei Haustieren (Schaf, Schwein, Rind, Ziege), nur sehr selten beim Menschen (Stupka 1931, 1934, 1950). Die *formale Genese* ist ungeklärt, nach Stupka (1931, 1934, 1950) handelt es sich um eine Kombination der Otocephalie mit der Cyclopie.

2. Cyclopie

Cyclopie (Synonyma: Cyclocephalie, Synopsie, Synophthalmie, Abb. 6). Diese Mißbildung findet häufig Erwähnung in Sagen und Märchen (Odyssee, Grimms Märchen: „Einäuglein, Zweiäuglein, Dreiäuglein"). Auffallendstes Merkmal ist die *Einäugigkeit mit* und *ohne Rüsselbildung* (*Proboscis*, Nasenrudiment). Gleichzeitig besteht ein *univentrikuläres Telencephalon* (Ernst in: Schwalbe 1913, Ostertag

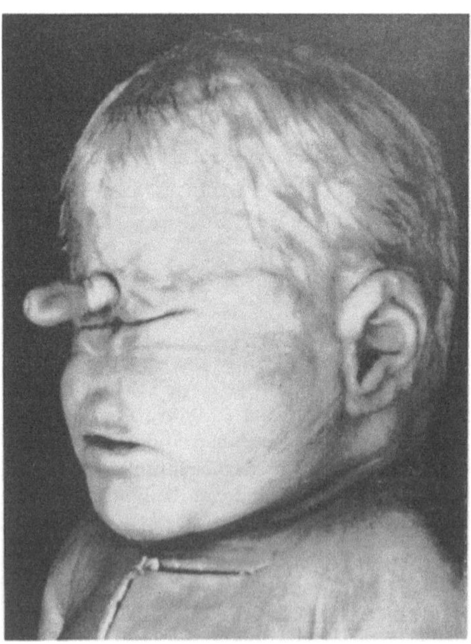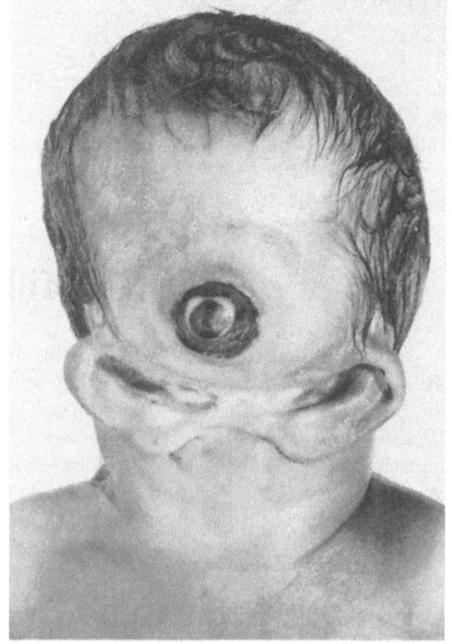

a   b

Abb. 6a u. b. a Cyclopie mit Rüsselbildung (Proboscis). Sammlungspräparat des Pathologischen Institutes der Freien Universität Berlin. b Riesenauge. Sammlungspräparat des Pathologischen Institutes Zürich

1956). Das eine Auge liegt an der Stelle der bei Normalentwicklung vorhandenen Nasenwurzel. Ist ein Nasenrudiment in Form eines Rüssels angelegt, so findet sich dieser *über* dem einen Auge, das als *Kompositionsauge* (Verschmelzung zweier oberer Augenanlagen) anzusehen ist (POLITZER 1952). Der Rüssel (genaue Beschreibung bei E. BEST 1920 und M. HAYASHI 1911) kann kompakt oder kanalisiert sein, er enthält eine drüsenreiche Schleimhaut, zuweilen auch Nerven, rudimentäre Knorpelscheiden und Züge quergestreifter Muskulatur. Im Rüssel menschlicher Cyclopen wurden bisher keine Olfactoriusfasern nachgewiesen. *Doppelte Rüsselbildung* ist äußerst selten. Nach STUPKA (1938) handelt es sich dabei nicht um zwei Nasenrudimente, sondern der unter dem einen Auge gelegene Rüssel stellt die rudimentäre Mundhöhle dar. Ältester Fall bereits 1619 beschrieben (vgl. TARUFFI).

3. Arhinencephalie
(KUNDRAT 1882)

Allen Mißbildungen dieser Gruppe (a—e) gemeinsam ist die Schädigung des Riechlappens des Telencephalon sowie der Mangel der Nn. olfactorii. Es handelt sich eigentlich stets um eine *Arhinencephalia incompleta*, da die zur Riechsphäre rechnenden zentralen Hirnanteile (Hippocampus, Nucleus amygdalus, Gyrus subcallosus) so gut wie immer vorhanden sind (WILLE 1880, HADLICH 1880, STUPKA 1938). Die *äußere Nase* ist unterschiedlich mißgebildet. Zuweilen fehlt der rudimentären Nase die Pars olfactoria (HENZE 1934, OLDBERG 1932), von STUPKA (1938) und KÖHN (1952) wurden aber auch arhinencephale Nasen mit gut ausgebildeter Riechschleimhaut und Riechnervenfasern beschrieben.

a) *Ethmocephalie:* Ausgesprochen seltene, der Cyclopie nahestehende Mißbildung (vgl. BEST 1920, ROTHSCHILD 1925) mit getrennten Augenhöhlen. An Stelle der Nase ist ein median gelegener Rüssel vorhanden.

b) *Cebocephalie:* Die regelrecht gebildete Nase ist verkümmert. An Stelle der Nasenlöcher findet sich an der Nasenspitze eine, seltener zwei kleine Öffnungen. Die septumlose Nasenhöhle endet nach oben blind.

c) *Arhinencephalie mit sog. falscher medianer Oberlippenspalte* (KUNDRAT 1882): Häufigste Form der Arhinencephalie. Unsere in Abb. 7 und 8 dargestellte eigene Beobachtung betrifft ein 8 Tage altes, 43 cm langes, 2700 g schweres, unreifes, männliches Neugeborenes, das gleichzeitig eine Encephalomeningocele aufwies, die am 5. Lebenstage operativ beseitigt wurde. Hierdurch kam es zur Meningitis, an welcher das Kind verstarb. Aus der Vorgeschichte ist erwähnenswert, daß in der Familie schon weitere Mißbildungen (Rachischisis) beobachtet wurden und daß die Mutter dieses Arhinencephalus einen positiven Sabin-Feldman-Test auf Toxoplasmose sowie dreifach positive Komplementbindungsreaktionen nach Westphal zeigte. Die nähere Untersuchung des Arhinencephalus ergab ein völliges Fehlen des Zwischenkiefers, jedoch waren die Nasenmuscheln vorhanden. Nasenbeine, Nasenseptum, Siebbeinplatte und Crista Galli fehlten. Die Riechnerven sowie die Pars olfactoria der Nasenschleimhaut schienen unverändert. Die Hirnmißbildung entsprach der des Cyclopengehirns (Abb. 8).

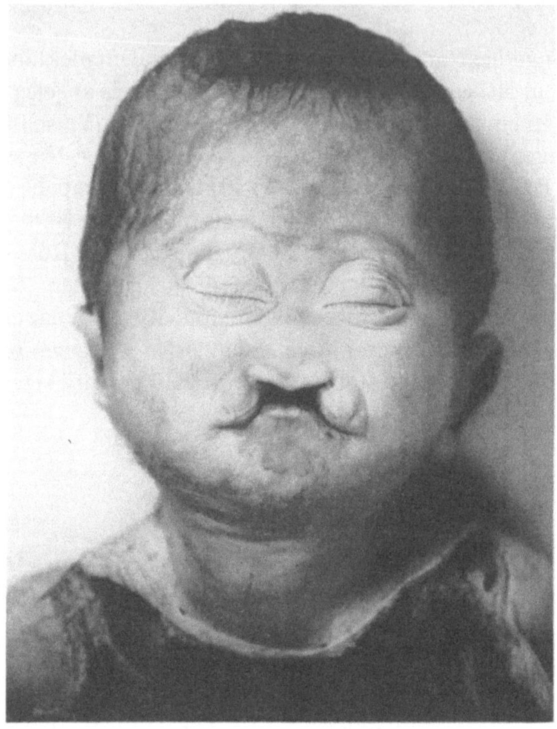

Abb. 7. Arhinencephalie mit sog. falscher medianer Oberlippen-Kieferspalte (KUNDRAT). Vgl. K. KÖHN: Zbl. Path. **88**, 246 (1952)

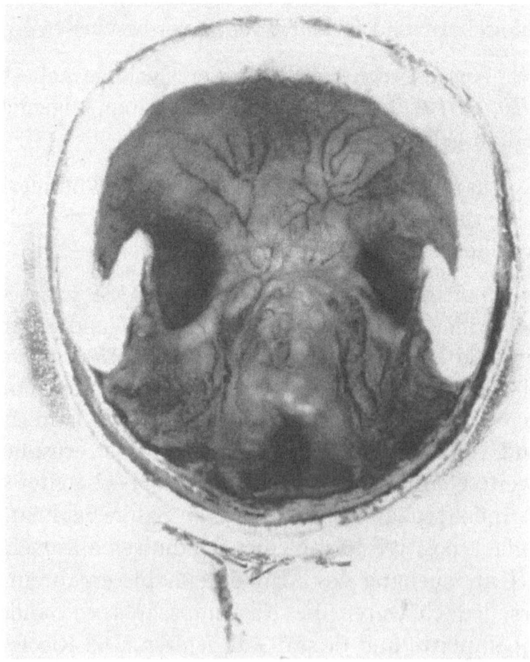

Abb. 8. Hufeisenförmiges hydrocephales Cyclopengehirn bei Arhinencephalie (gleicher Fall wie Abb. 7), obere Schädelhälfte abgeschnitten, Einblick von oben in den Hydrocephalus

d) *Arhinencephalie mit seitlicher Lippen- und Gaumenspalte (Cheilognathopalatoschisis)*: Auffallende Kürze des Gesichtes, oft mit Polydaktylie und Hirnmißbildungen gekoppelt.

e) *Trigonocephalie* (Oocephalie, Dreiecks- oder Eierkopf): Scharfe winklige Knickung der Stirn, fast stets Hirnmißbildungen vorhanden. Fehlen der Nn. olfactorii und des Riechhirns. Die äußere Nase ist im großen ganzen normal gebaut.

Formalgenetisch handelt es sich bei den zur Cyclopie und Arhinencephalie rechnenden Mißbildungen um keine eigentlichen Hemmungsmißbildungen, sondern um die Folgen partieller *Desintegrationsprozesse* im Sinne CHILDS (vgl. STUPKA 1938).

4. Proboscis lateralis
(seitlicher Nasenrüssel)

Während sich der Rüssel der Cyclopen *an Stelle* der fehlenden Nase findet, tritt er als Proboscis lateralis *neben* einer entweder vollständig (SEEFELDER 1910, ZACHERL 1920, BIBER 1949, R. MEYER 1956) oder nur zur Hälfte (Arhinia unilateralis mit Rüsselbildung, SELENKOFF 1884, LANG 1912, STUPKA 1938, 1950) entwickelten Nase auf. Er sitzt zumeist am inneren Augenwinkel, seltener am äußeren (KUNDRAT 1882, A. PETERS 1910, TENDLAU 1918). Häufig finden sich auch andere Mißbildungen, z. B. ein Colobom des Lides oder der Iris, Oberlippen-Kiefer-Gaumenspalten, Fehlentwicklung des Os ethmoidale, des Nasenbeins oder der Lamina cribrosa. Die Nn. olfactorii sind zumeist vorhanden. *Formalgenetisch* zeichnen sich Beziehungen zu den Gesichtsspalten ab (BISCHOFF 1898, GRÜNBERG in: SCHWALBE 1913). Nach STUPKA (1938, 1950) handelt es sich um eine Schädigung der fetalen Augen-Nasenrinne. Klassische Fälle bildet W. KINDLER (1964) in seinem Handbuchbeitrag ab, u. a. eine Beobachtung von R. LINK (1964): Proboscis lat. bei einem 8jährigen Mädchen.

5. Aplasie einer oder beider Nasenhälften
(Arhinia uni- et bilateralis)

Die *Arhinia unilateralis* ohne Rüsselbildung ist selten (Abb. 9) (HENSEN 1906, TIEFENTHAL 1910, GUSIČ 1935, RUDERT 1941, FATIN 1955). Es fehlen die von dem lateralen Nasenfortsatz abzuleitenden Teile, das Nasenbein, das Tränenbein und der Nasenflügel, so daß entweder eine einseitige oder doppelseitige Arhinie entsteht. Oft finden sich gleichzeitig Gesichtsspalten (GUSIČ 1935) oder ein Iriscolobom (HENSEN 1906). *Formalgenetisch* besteht ein Zusammenhang mit den schrägen Gesichtsspalten (RUDERT 1941, RÖSSLER 1950). Die einseitige Aplasie kann sich auch auf die innere Nase, insbesondere auf die Nasenmuscheln, beschränken (BÜRGER 1920).

Die *doppelseitige Aplasie* der Nase ohne Rüsselbildung ist ebenfalls äußerst selten. Es liegen nur einige Beobachtungen von BLAIR (1931), RÖSSLER (1950) und SERCER (1962) vor.

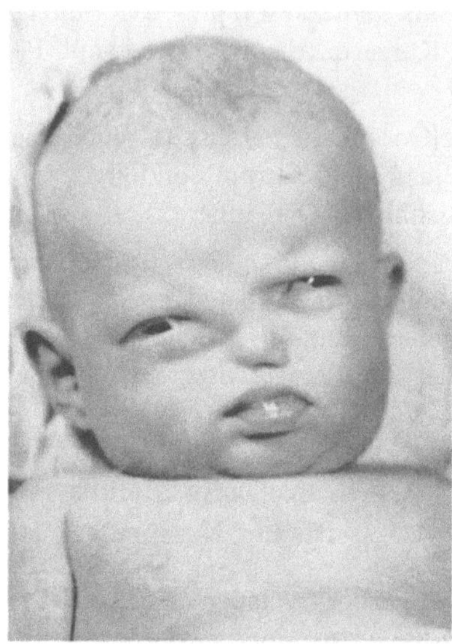

Abb. 9. Arhinia unilateralis ohne Rüsselbildung. Aus der Sammlung Prof. Dr. J. ZANGE, HNO-Klinik
der Universität Jena

II. Echte Doppelbildungen (Polyrhinie, Rhinodymie)

Die echten, sich allein auf die Nase erstreckenden Doppelbildungen sind von
den sog. falschen Doppelbildungen (Proboscis lateralis, „mediane Nasenspalte")
zu trennen.

Ihre *formale* und *kausale Genese* ist ungeklärt (s. WILKE 1958). STUPKA (1938,
1950) denkt an exogen mechanische Störungen der Nasenanlage. Besonders ein-
drucksvolle Beobachtung von MUECKE und SOUTTARD (1913) eines dreijährigen
Mädchens mit zwei völlig entwickelten Nasen. Weitere Beobachtung von WILKE
(1958): 14jähriges Mädchen mit gleichzeitigen Mißbildungen am rechten Auge
zeigt zwei getrennte, zu einer gemeinsamen äußeren Nase verschmolzene Nasen-
bildungen mit drei Nasenlöchern. UNGERECHT (1951) teilt einen Fall teilweiser
Verdoppelung mit. Überzählige Nasenlöcher können als leichteste Form der
Nasenverdoppelung aufgefaßt werden (BELLTAWSE 1919/20, SIMONETTA 1936,
KEITH 1948, HOLMES 1950). Zweiteilung eines Nasenloches kann auch durch
endonasale strangförmige Verwachsungen vorgetäuscht werden.

III. Mit den Gesichtsspalten
zusammenhängende Nasenmißbildungen

Die im Gesicht auftretenden Spaltbildungen werden nach BIONDI (1888) und
GRÜNBERG (in: SCHWALBE 1913) in *primäre* (Ausbleiben der Verschmelzung der
Gesichtsfortsätze) und *sekundäre* (Störung nach bereits erfolgter Verschmelzung)
eingeteilt.

1. Die medianen Nasenspalten

Die Nase erscheint hierbei in der Mittellinie durch eine mehr oder minder tiefe und breite Furche getrennt (scheinbare Verdoppelung, *Spaltnase*, TONNDORF 1953). Es entsteht das Bild der gefurchten *Doggennase* (TRENDELENBURG 1886). Das Naseninnere ist zumeist normal, zuweilen aber verengt, oder Choanalatresien sind vorhanden (LEXER 1900). Seltener kommt es zur Anlage zweier Nasensepten

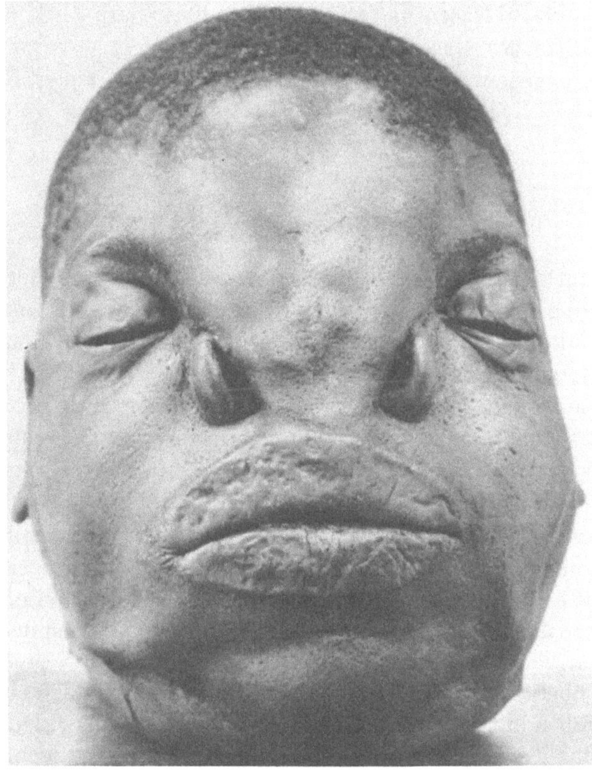

Abb. 10. Extreme Form einer medianen Nasenspalte, Spaltnase, Doggennase. (Beobachtung von T. MULLER: S. Afr. Med. J. **1952**, 511)

(NEUMANN 1921, BUMBA und LUCKSCH 1927, SIEBEN 1932) oder zum Hinzutreten von Oberlippenspalten (WILKINSON 1922), Oberlippenkieferspalten, seitlichen Nasenspalten (LEHMANN-NIETSCHE 1901), Fehlbildungen im Augenbereich oder anderweitigen Körper- und Organmißbildungen (vgl. Fall VIECENZ und WILLEN-BERG 1956). Ausführliche Literatur bei STUPKA (1938, 1950), BERBLINGER (in: HENKE-LUBARSCH 1928), außerdem die Fälle von PICKER (1938), WEBSTER und DEMING (1950), R. MEYER (1956) und T. MULLER (1952) (Abb. 10). *Formalgenetisch* handelt es sich nicht um eine echte Spaltung, sondern um das Sistieren eines Zustandes, der dem Entwicklungsgrad eines etwa 7wöchigen Embryos entspricht. Die Area infranasalis, die gegenüber den seitlichen Teilen des mittleren Nasenfortsatzes zu dieser Zeit muldenförmig eingesenkt ist, verharrt in diesem Zustand, d. h. die normalen Ausgleichs- und Füllungsvorgänge bleiben aus.

2. Die lateralen Nasenspalten

Es handelt sich um seltene Mißbildungen, die zumeist im Zusammenhang mit lat. Gesichts- und Gaumenspalten beobachtet werden (W. KINDLER 1964). Bis 1938 waren nur 20 Fälle isolierter lat. Nasenspalten bekannt (STUPKA 1938). Oftmals sind die lateralen Nasenspalten auch nur in Form narbiger Hautverziehungen, die von der Mitte des Nasenflügels mehr oder weniger weit zum Nasenrücken hinaufreichen, angedeutet. *Formalgenetisch* sind wohl in erster Linie amniogene Verwachsungen in Erwägung zu ziehen (GRÜNBERG 1913).

3. Nasenfisteln, Cysten und Dermoide

Diese Bildungen stellen verschiedene Ausbildungsgrade der gleichen Entwicklungsstörung dar. Ihre Pathogenese ist noch keineswegs abgeklärt (KLESTADT 1953, BOENNINGHAUS 1955). Sie stehen zwar in topischer Beziehung zu den Nasenspalten, ihre genetische Abhängigkeit von diesen (KREJCI 1952, KLESTADT 1953) wird jedoch bezweifelt (STUPKA 1938, 1950). NAGER (1932), TONNDORF (1953), BOENNINGHAUS (1955) führen sie auf Epithelverlagerungen bei gestörter „Faltung" des Nasenrückens zurück. LANNELONGUE und MENARD (1891), SIMONETTA (1936) denken an eine Entwicklungsstörung des ZNS (Offenbleiben des Neuroporus anterior). Die genannten Veränderungen liegen zumeist subcutan in der Mittellinie des Nasenrückens ohne Verbindung mit dem Nasen- oder Schädelinnern. Bei den *Fisteln* handelt es sich um schmale, mit verhornendem Pflasterepithel und Hautanhangsgebilden ausgekleidete Gänge, die sich von der Nasenspitze nach oben bis zum Nasenbein und auch unter dieses erstrecken. Zuweilen sind sie völlig von äußerer Haut überkleidet und lassen jeglichen Durchbruch nach außen vermissen. In anderen Fällen findet sich am unteren Fistelende eine kleine, von kurzen Härchen umstandene Fistelöffnung. Sie entleeren einen weißlich atheromatösen Brei und werden häufig von sekundären Infektionen befallen. Die *Nasencysten* sind gleicher Natur wie die Nasenfisteln, sie stellen lediglich geschlossene cystisch entartete Fistelgänge dar (ELLIS 1956). Die *Dermoidcysten* wie auch die relativ seltenen *teratoiden Gewächse* des Nasenrückens treten erst später, zur Zeit der Pubertät in Erscheinung. Erste Beschreibung von CRUVEILHIER (1817).

Anhang: Mucoide (Nasenvorhofcysten, glanduläre Retentionscysten). Es handelt sich um erbs- bis mandarinengroße, oft bei jüngeren Frauen auftretende, dorsal vom lateralen Nasenflügelansatz gelegene cystische Bildungen, die sich in den Nasenvorhof vorwölben. Sie enthalten bernsteinklare mucoide Flüssigkeit, sind mit (flimmertragendem) Cylinderepithel ausgekleidet und vereitern oft. Differentialdiagnostisch sind sie von den Retentionscysten des Ductus nasolacrimalis (GRÜNWALD 1925), den Lymphcysten des Nasenflügels (MARX 1949—1953) und von den Zahnwurzelcysten zu trennen. Formalgenetisch handelt es sich vielleicht um ähnliche Erscheinungen wie die Nasenfisteln. BRÜGGEMANN (1920) hält sie für Retentionscysten des Trängenganges, Uffenorde (1921) für teratoide Cysten.

Nasenzähne siehe Abschnitt K.

IV. Hirnbrüche (Encephalocelen)

Für den Bereich der Nase unterscheiden wir *intra-* und *extranasale Hirnbrüche.* Besser werden sie zwar nach dem Sitz der Bruchpforte bezeichnet (Rössle 1944). So ergibt sich folgende Einteilung der Hirnnasenbrüche (Heinecke, W. 1882, Meyer 1890 und Safranek 1924):

1. Extranasale Hirnbrüche

a) E. nasofrontalis (zwischen Stirn- und Nasenbein, P. Ernst in: Schwalbe 1913).

b) E. nasoethmoidalis (zwischen Stirn-, Nasen- und Siebbein, Stewart 1931, Pires de Lima und Tavares 1938, Stupka 1938, 1950).

c) E. nasoorbitalis (zwischen Stirn-, Sieb- und Tränenbein Loeschcke 1924/25 und Mussgnug 1931, Rand 1937).

2. Intranasale Hirnbrüche

a) Eigentliche intranasale Encephalocele (Brucheinstülpung durch die Lamina cribrosa, Meyer 1890, Schoetz 1909, Nager 1932).

b) E. sphenoethmoidalis (zwischen Sieb- und Keilbein, Virchow 1857).

c) E. sphenoorbitalis (zwischen Keilbein- und Augenhöhle, Tauber 1900).

d) E. intersphenoidalis (zwischen den einzelnen Keilbeinbezirken, Exner 1907, Rössle 1944).

e) E. sphenopharyngealis (Einbruch in den Epipharynx durch den Canalis craniopharyngicus, Anderson 1947).

Während die *extranasalen* Hirnbrüche leicht als solche erkenntlich sind, werden die *intranasalen,* besonders die ethmoidalen häufig für *Nasenpolypen* gehalten (Williamson und Barelli 1951). Da jedoch beim Neugeborenen Nasenpolypen äußerst selten sind, erregt eine solche Diagnose stets den Verdacht auf das Vorliegen einer Encephalocele. *Traumatische* Encephalocelen fallen häufig durch spontanen Liquorabfluß auf (Nemethy 1940, Krüger 1952). Die extranasalen Encephalocelen können den Nasenrücken so stark auftreiben, daß das Bild einer *Doggennase* (Picker 1938, Rössle 1944) entsteht. Häufig finden sich gleichzeitig Gesichts- oder Gaumenspalten sowie eine Spina bifida. Neuere Arbeiten: O. Hallermann (1932), Rössle (1944), Ingraham und Matson (1943), Gisselsson (1947), Anderson (1947) (ausführliche Literatur), Heinrich (1950), Richter (1933, 1951), Beyer (1951), Walker u. a. (1952), Fitz-Hugh (1953), Finerman und Pick (1953).

V. Nasenverschlüsse

1. Die vorderen Nasenverschlüsse
(*Atresien* und *Synechien*)

Sie betreffen ausnahmslos das innere Nasenloch, sitzen in 4/5 der Fälle einseitig und stellen einen häutigen totalen oder teilweisen Verschluß dar (TERRACOL 1953). Sie sind in der überwiegenden Zahl erworben (RICHTER 1933, 1951, STUPKA 1934, 1938, 1950), nur ausnahmsweise durch fetale Entzündungsvorgänge im vorderen Nasenbereich angeboren (HOVORKA 1892).

2. Die Verwachsungen im Naseninnern
(endonasale oder mittlere Synechien)

Diese stellen teils flächenhafte, teils strangförmige, zumeist rein bindegewebige Verwachsungen dar. Sie sind sehr selten und fast ausschließlich die Folgen traumatisch-entzündlicher Vorgänge (Narben).

3. Die Choanalatresien

Die häufigsten und wichtigsten Atresien und Synechien finden sich an den hinteren Nasenlöchern, an den Choanen (Abb. 11). Sie sind oft mit schweren Gesichtsmißbildungen (Arhinencephalie) gekoppelt. Wir kennen *typische* und *atypische* Atresien sowie die Asymmetrie der Choanen. Der Lage nach werden *intranasale, marginale* und *retronasale* Verschlüsse unterschieden (KAYSER 1899).

a) Die *typischen Choanalatresien* sind immer angeboren, oft auf familiär-erblicher Grundlage (FENDEL 1965/66). Sie finden sich als vollständige Verschlüsse meist doppelseitig (STUPKA 1931, 1938, MORROW 1957), nach COHEN und WITCHELL (1952 sowie BLEGVAD (1954) häufiger einseitig und bevorzugt beim weiblichen Geschlecht (KAHLER 1909, FENDEL 1965, 1966). Der Verschluß ist zu 90% bindegewebigknöchern und nur in 10% der Beobachtungen rein bindegewebig (FLAKE und FERGUSSEN 1964). STEWART, SCHWARTZ und ISAACS (1942) fanden auch Knorpelreste in den Verschlußplatten. Bei längerem Bestehen der Atresie resultieren Atrophien der Nasenmuscheln (BERBLINGER 1928) bis zur echten Ozaena; seltener Hypertrophien (FLATAU 1899, UFFENORDE 1908, 1921). Als weitere gekoppelte Fehlbildung findet sich nicht selten eine Unterentwicklung der Nebenhöhlen (WESSELY 1933, STUPKA 1931, 1938, 1950). SERFLING (1953/54) erwähnt das gleichzeitige Vorkommen von Taubheit, Mikrotie und Oberlippengaumenspalte. MC GOVERN (1953) beobachtete das Zusammentreffen mit Herzfehlern, gespaltenem Zäpfchen und doppeltem Tragus. MCNEILL und WYNTER-WEDDERBURN (1953) fanden die Choanalatresie bei dem von TREACHER und COLLIN (1900) beschriebenen Syndrom (symmetrische Einkerbung des Unterlides beidseits, Fehlen der Backenknochen). Erste Beschreibungen von OTTO (1841) und EMMERT (1853). Literatur bei STUPKA (1931, 1938, 1950), ferner HANCKEL und BOYD [1945 (1), (2)], STONER und FREEMAN (1949), SCHULZ-SCHÖNHAGEN (1949), WILLENBERG (1952/1953), BEINFIELD (1954), NEUSS (1955), R. ALBRECHT (1957).

b) Die *atypischen Choanalatresien* sind bedeutend seltener als die typischen

Formen. Sie sind in der Mehrzahl der Fälle erworben, fast immer bindegewebig-narbig und häufiger retronasal gelegen.

c) Die *Asymmetrie* der Choanen ruft ebenfalls zuweilen eine merkbare Choanal-verengung hervor. Die Choanenweite wurde von C. M. Hopmann (1888, 1894, 1895) für das männliche Geschlecht mit 27:13 mm (Grenzwert 20:11 mm), für das weibliche mit 25:12 (Grenzwert 18:9 mm) bestimmt. Zuckerkandl (1882, 1883) und Bergeat (1896) fanden an macerierten knöchernen Schädeln in 10% eine Seiten-verschiedenheit der Choanalweite. Ballmann (1915) hält Differenzen der Choanen-weite für außerordentlich häufig.

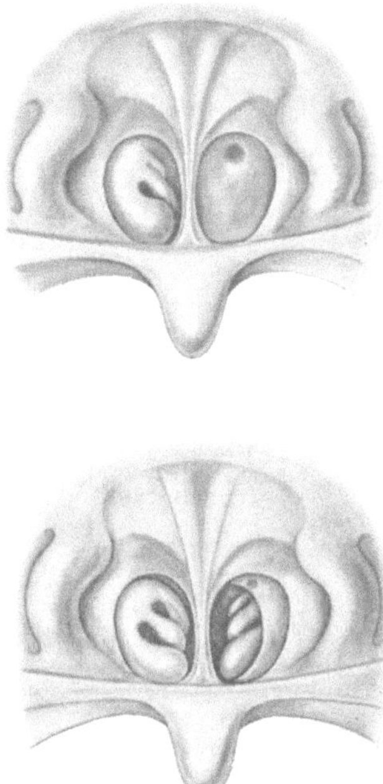

Abb. 11. Rechtsseitige Choanalatresie, oben vor, unten nach der Operation. Aus der Sammlung Prof. Dr. J. Zange, HNO-Klinik der Universität Jena

Die *Formalgenese* der Choanalatresie ist umstritten. M. B. Schmidt (1900) rechnete die Choanalatresie dem Formenkreis der Arhinencephalie zu. Hopmann (1888, 1894, 1895) dachte an ein ungleichmäßiges Wachstum der die Choanen begrenzenden Knochen und sieht daher die Asymmetrie der Choanen für das Vor-stadium der Atresie an. Haag (1899) zieht die Persistenz der Membrana bucco-nasalis als Ursache dieser Mißbildung in Erwägung. Besondere Beachtung verdient die von Stupka (1931, 1934, 1938, 1950) vertretene Theorie, der sich auch Serfling (1953/54), Hanckel und Boyd [1945 (1), (2)], Wright, Shambaugh und Green (1947) anschließen und die durch die Abb. 12 erläutert wird. Hiernach darf der abnorme Ablauf der Umbildungsvorgänge von primärer zu sekundärer Mund-Nasenhöhle als wahre Ursache dieser Mißbildungen angesehen werden. Eine neuere Darstellung gibt Fendel (1965, 1966). Über familiäres Vorkommen berichten Becker, Matzker und Schiffer (1957), Johnsen (1960), Fendel (1965, 1966) u.a.

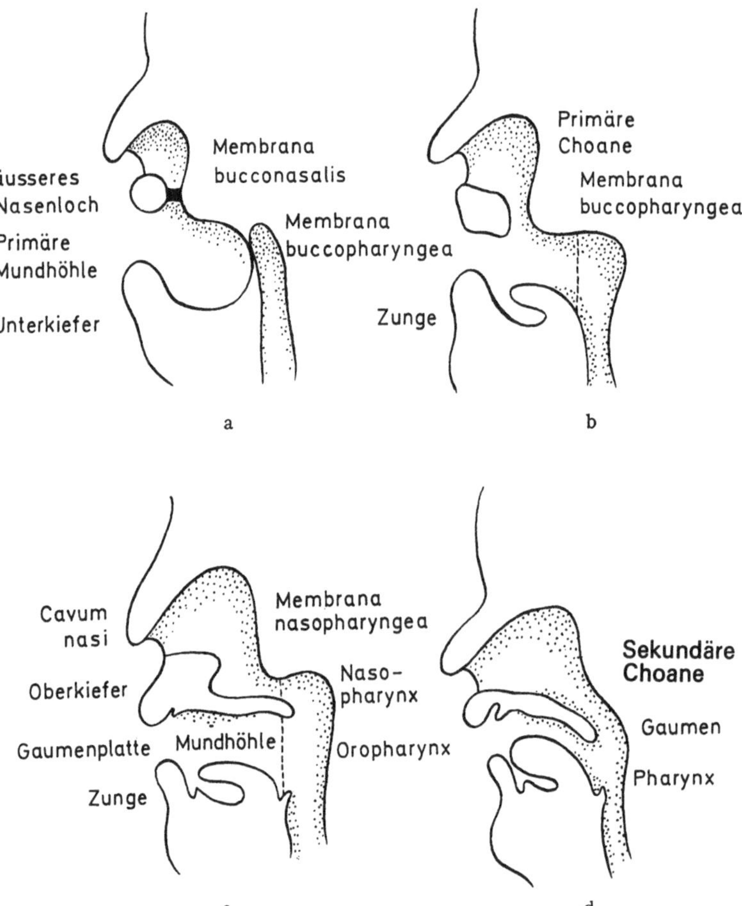

Abb. 12 a—d. Zur formalen Genese der Choanalatresie, nach Hanckel [Ann. Otol. 58, 583 (1949)]. Die Umbildungsvorgänge der primären zur sekundären Mund-Nasenhöhle. Bleibt in Abb. c die Nasopharyngealmembran erhalten, so resultiert die Choanalatresie

VI. Varianten und Anomalien der Nasenscheidewand sowie der seitlichen Nasenwände

1. Anomalien des Nasenseptum

Die Nasenscheidewand weicht bei 75 bis 80% aller Menschen (Neumann 1921, Hillenbrand 1933) von der Mittellinie ab (Septumdeviation). Oft erhält die ganze Nase hierdurch ein schiefes Aussehen (vgl. L. Katz 1908 über Gesichtsasymmetrien!). Cohen (1947) hält die schwereren Grade der Septumdeviation für *traumatisch* bedingt (Huffman und Lierle 1954), die leichteren für angeboren. Kurvata (1941) sieht alle Formen für exogen entstanden, durch chronische Rhinitis, Tonsillitis oder adenoide Vegetationen verursacht. Ungleichmäßiges Knochenwachstum im Bereiche des Gesichtsschädels wird von Landsberger

(1915) in Betracht gezogen und SERCER (1938) denkt an Knorpelduplikaturen oder andere Entwicklungsstörungen in der Umgestaltung des knorpeligen Schädels (s. a. TERRACOL 1953).

Pneumatisation der Nasenscheidewand findet sich in etwa 2% (ONODI 1905, SCHWARZ 1928), *Spaltbildung* des Septum ist dagegen äußerst selten (GRÜNWALD 1925). Die *Aplasie* des Nasenscheidewandknorpels wurde von JURASZ (vgl. STUPKA 1931, 1938) beschrieben. *Prämature Verknöcherung* des knorpeligen Nasenseptum beobachtete KELLER (1932) und eine Verknöcherung des gesamten knorpeligen Nasenskeletes ALVERDES (1933). Die *Persistenz des Jacobsonschen Organs* kommt in Form von cystischen Erweiterungen an der Basis der Nasenscheidewand vor (STUPKA 1938, TERRACOL 1953). TERRACOL (1953) beschreibt Verdickungen, *Sporn- und Gratbildungen*, zum Teil in Form von Hyperostosen im vorderen und hinteren Septumbereich.

2. Anomalien der Nasenmuscheln

Umbildungshemmungen in Gestalt *doppelt gewundener* Nasenmuscheln sind relativ häufig. *Zweiteilung* der unteren Nasenmuschel findet sich seltener (STURMANN 1901, URBANTSCHITSCH 1904, STUPKA 1934, 1938, 1950). LEICHER (1928) und PEROVIC (1939) beschreiben *ungewöhnliche Insertionen* der unteren Muschel (STUPKA 1938, 1950). *Überzählige* muschelartige Gebilde sind von MENZEL (1932) beschrieben worden, werden aber von HAJEK (1926) als interturbinale Bildungen gedeutet, die vielleicht mit Hyperplasien des Processus uncinatus und der Bulla ethmoidalis (FRENKEL 1936) zusammenhängen.

3. Anomalien des Tränen-Nasenganges

Der Tränennasengang wird im 8. Fetalmonat durchgängig. Die Atresie dieses Ganges tritt durch eine blasige Vorwölbung im unteren Nasengang in Erscheinung. STEPHENSON (1908, 1915) stellte bei 1,75% von 1538 Kindern eine seit Geburt bestehende Tränengangstenose fest. Auch der angeborenen Tränensackentzündung liegt nach GUERRY und KENDIG (1948) eine Tränengangstenose oder Atresie zugrunde.

D. Die Schleimhaut der Nase

I. Allgemeines

Dem anatomischen Aufbau der Nasen- und Nasennebenhöhlenschleimhaut sowie der Erklärung der nicht unerheblichen individuellen Variationen dieser Schleimhäute ist ein umfangreiches Schrifttum gewidmet (UFFENORDE 1915, 1925, RUNGE in: HENKE-LUBARSCH 1928, WITTMAACK 1932, W. ALBRECHT 1932, 1936, 1940, GRUNER 1942, SCHWARZ 1949). Man hat bestimmte Schleimhautformen (RUNGE in: HENKE-LUBARSCH 1928) oder Schleimhauttypen (SCHWARZ 1949) herauszuarbeiten versucht, die besonders in der älteren Literatur der HNO-Heilkunde eine große Rolle in der Interpretation gewisser entzündlicher Erkrankungen der Nase spielen. Hierbei scheint teilweise eine Überbewertung des rein Formalen für den Ablauf der entzündlichen Nasenkrankheiten unterlaufen zu sein.

RUNGE (1928) unterschied in Anlehnung an die Arbeiten WITTMAACKS (1932) über die entzündlichen Erkrankungen des Mittelohres, als Arbeitshypothese folgende Schleimhautformen der Nase, die UFFENORDE (1915, 1925) auch für die Nasennebenhöhlen übernahm: 1. die *normale*, 2. die rein *hyperplastische* (myxomatöse, ödematöse), 3. die *fibröse* und 4. die *hyperplastisch-fibröse* Schleimhaut (Abb. 13). Er sah diese Schleimhautformen des Erwachsenenalters lediglich als das Ergebnis in frühester Kindheit durchgemachter Entzündungen an. Leichtere

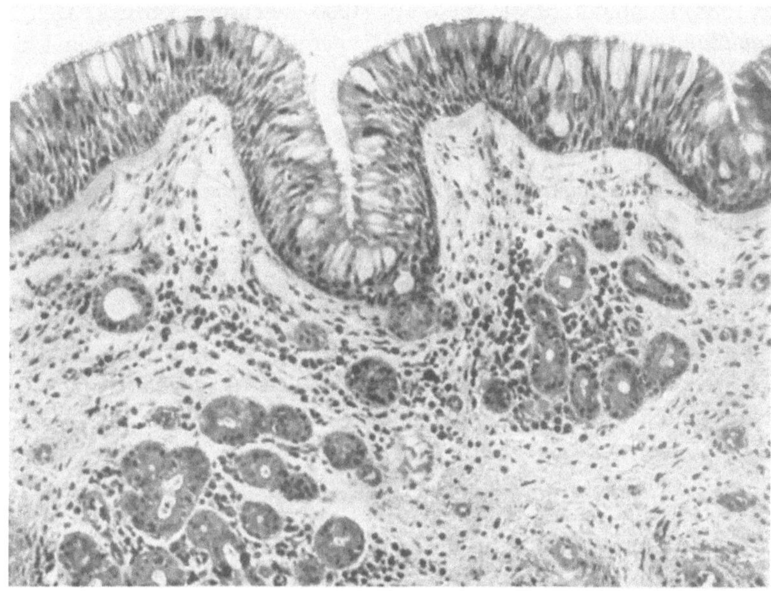

Abb. 13a. Normale mesoplastische Schleimhaut einer 50jähr. Frau. Hohes Zylinderepithel mit Flimmerbesatz und Becherzellen. Um die sero-mucinösen Drüsen spärliche Rundzellinfiltrate in der sog. Lymphoidzone. (Paraffin, HE, Vergr. 240:1)

Katarrhe sollten zum Bild der hyperplastischen, tiefergreifende Entzündungen zum Bild der fibrösen Nasenschleimhaut führen, welche Formen, gleichsam als Folgezustände frühkindlicher Entzündungen, bestimmend für die Art und den Verlauf späterer Infektionen angesehen wurden.

Diese Theorie ist heute in ihrer Einseitigkeit überholt. Es ist das Verdienst von W. ALBRECHT (1932, 1936, 1940) und SCHWARZ (1949), die Bedeutung der *Konstitution* als ursächlichen Faktor der großen individuellen Variabilität der Nasenschleimhäute herausgearbeitet zu haben. SCHWARZ (1949) hat in seinen anthropometrischen Reihenuntersuchungen die Abhängigkeit der einzelnen Schleimhautformen vom Körperbau unter Anlehnung an die von KRETSCHMER (1955) aufgestellten Konstitutionstypen herausarbeiten können. Er teilt die „biologisch normalwertige" Schleimhaut (W. ALBRECHT 1932, 1936, 1940) in drei Konstitutionstypen ein: Die dünne, schlecht durchblutete *hypoplastische* Schleimhaut, die sich bei asthenisch-leptosomen Menschen findet, die *mesoplastische*

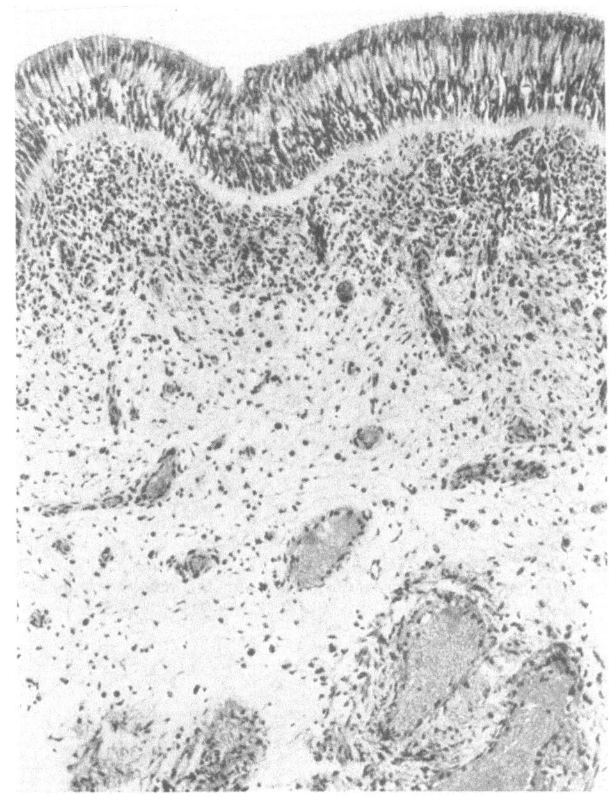

Abb. 13b. Hyperplastisch-fibröse Schleimhaut eines 30jähr. Mannes. Saftreiche, ödematös-myxomatöse Submucosa mit weiten, strotzend gefüllten Capillaren. Drüsenarmut, reichlich Rundzellinfiltrate (Paraffin, HE, Vergr. 120:1)

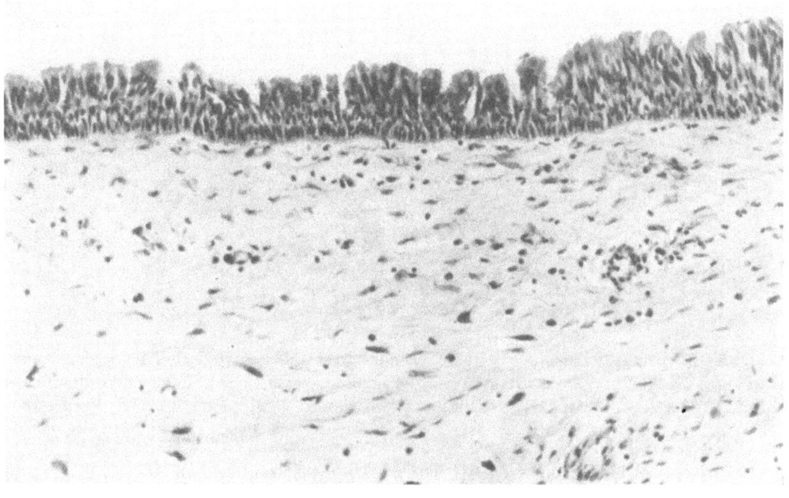

Abb. 13c. Fibröse Schleimhaut einer 20jähr. Frau. Niedriger Epithelbesatz, faserreiche, drüsenarme Submucosa, kaum zellige Infiltrate, Fehlen der sog. Lymphoidzone. (Paraffin, HE, Vergr. 1:180)

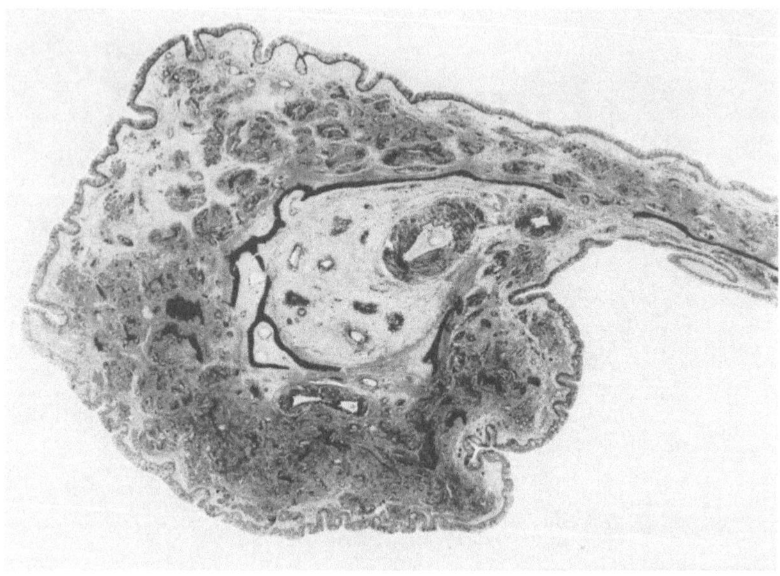

Abb. 14. Untere Nasenmuschel eines 41jähr. Mannes. Drüsenreiche mesoplastische Schleimhaut. Keine nennenswerten zelligen Infiltrate. (Paraffin, HE, Vergr. 15:1)

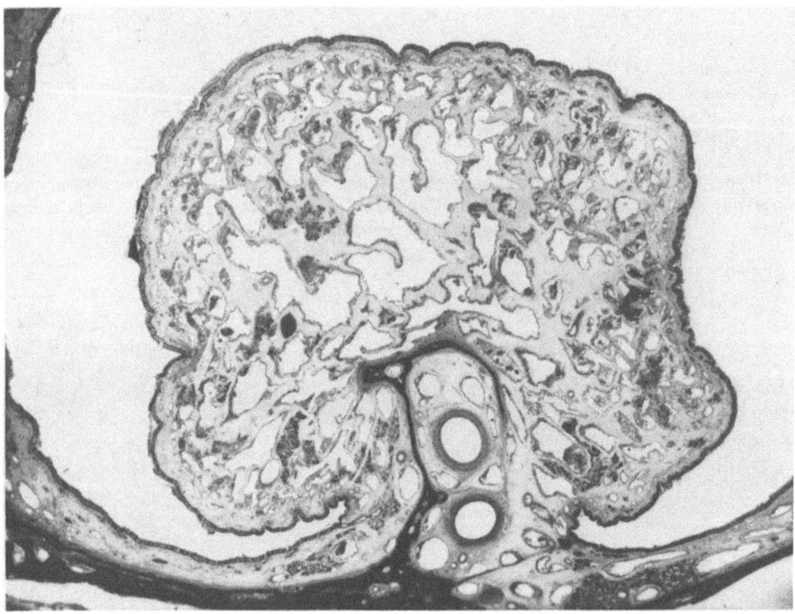

Abb. 15. Mittlere Nasenmuschel eines 24jähr. Hingerichteten. Hyperplastischer Schleimhauttypus: feuchte, saft- und blutgefäßreiche Schleimhaut ohne nennenswerte entzündliche Zellinfiltrate. Aus der Sammlung Prof. Dr. J. ZANGE, HNO-Klinik der Universität Jena. (Paraffin, HE, Vergr. 15:1)

(Abb. 14) und die saftreiche voluminöse *hyperplastische* (Abb. 15), die dem athletisch-pyknischen Konstitutionstyp eigen ist. Die biologisch normalwertige Schleimhaut wird ihren Charakter durch das ganze Leben beibehalten, die „biologisch minderwertige" kann je nach Konstitution und Art des schädigenden Reizes zur atrophischen oder hypertrophischen Schleimhaut umgeformt werden.

Die Nasenschleimhaut dient auf mannigfaltige Weise der Abwehr mechanischer, thermischer, chemischer und infektiöser pathogener Reize, und so wird man postnatal, insbesondere aber beim Erwachsenen, kaum jemals eine „normale" Schleimhaut antreffen, d. h. eine solche, die frei von durch exogene Reize gesetzten Veränderungen ist. Vielfach sind diese Veränderungen sowohl am Oberflächenepithel als auch in Bezug auf Art und Zusammensetzung der entzündlichen Infiltrate für bestimmte Entzündungsformen, auch für anderweitige krankhafte Prozesse der Nase, so charakteristisch, daß die *cytologische* Untersuchung des Nasensekretes weitgehende differentialdiagnostische Schlüsse ermöglicht. NAUMANN (1964) hat in seinem Handbuchkapitel eine ausgezeichnete kurz zusammengefaßte Darstellung der Pathophysiologie der Nasenschleimhaut gegeben.

Folgende Zelltypen sind im Nasensekret bei krankhaften Prozessen anzutreffen:

1. *Neutrophile* und *eosinophile Leukocyten* (etwa 10:1) bei allen Arten der Rhinitis; bei allergischen und chronischen Entzündungen überwiegen die Eosinophilen.

2. *Mastzellen*, die schon in der normalen Schleimhaut vorkommen, sind bei allergischen Prozessen stark vermehrt (BRYAN und BRYAN 1959). Nach ROSEMANN (1966) schleusen die Mastzellen im akuten vasomotorischen Anfall ihre Granula aus dem Zelleib aus (akuter Sekretionsvorgang, MESSERKLINGER 1960, LINDNER 1961). Nach MITTERMAIER (1961) verhalten sich die Häufigkeitszahlen der Mastzellen und eosinophilen reziprok, je mehr Mastzellen angetroffen werden, um so weniger Eosinophile (HLAVACEK und LOJDA 1963).

3. *Lymphocyten* und *Plasmazellen* bei allergischen und chronischen bakteriellen Entzündungen.

4. Abgeschilferte degenerierte *Epithelzellen*, besonders zu Beginn eines akuten Schnupfens, im Prodromalstadium der Masern auch Riesenzellen (s. unten).

5. *Becherzellen*, die nach BRYAN und BRYAN (1959) ebenfalls für das Vorliegen einer allergischen Rhinitis sprechen.

Die gleichen Zellen finden sich auch histologisch in der Lamina propria und submucosa. Die *Lymphocyten*ansammlungen sind hier zumeist bei allen Formen der chronischen Entzündung so massiv, daß wir direkt von einer lymphoiden Schicht sprechen können. Bei chronisch-entzündlichen Zuständen fallen oft massenhaft *Plasmazellen* auf, die als Produktionsstätten der Antikörper angesehen werden müssen. Ihre Anhäufung kann solche Ausmaße annehmen, daß von einzelnen Autoren an das Vorliegen isolierter Schleimhautplasmocytome gedacht worden ist (siehe dort). Auch *eosinophile Leukocyten* sind bei allen chronischentzündlichen Veränderungen anzutreffen, besonders aber bei allergischen (Asthma bronchiale), auch *Histiocyten* fehlen selten, und je nach Alter der Entzündung neutrophile Leukocyten. Die *Mastzellen* sollen nach MESSERKLINGER (1960) bei Auftreten einer akuten Entzündung verschwinden, dann aber wieder auftreten und besonders zahlreich bei allergischen und polypösen Schleimhautveränderungen zu sehen sein. Während die Mastzellen offenbar Histamin freisetzen und so zu histaminbedingten ödematösen Schwellungen führen, binden und neutralisieren die Eosinophilen das Histamin (s. MITTERMAIER 1961, ROSEMANN 1966).

II. Stoffwechselstörungen

1. Hormoneinwirkungen

Die Diskussionen über die Beziehungen der Nasenschleimhaut zu den *Sexual-*
organen (Nasenschleimhautveränderungen und Nasenbluten bei Menstruation und
Schwangerschaft) sind seit den Veröffentlichungen von FLIESS (1903) nicht mehr
zur Ruhe gekommen (vgl. HÜTTEROTH 1947). Dachte man zunächst an rein vege-
tativ-nervöse Beziehungen zwischen beiden Organsystemen (ENDRISS 1892, FLIESS
1903, KUTTNER 1904, 1908, KOBLANCK 1930), so glaubt man heute eher an eine
hormonelle Beeinflussung (BAB 1917, CASTAGNA 1926, HÜTTEROTH 1947, WESSELY
1935, 1954). Auch Beziehungen der Nasenschleimhaut zu *anderen Hormonsystemen*
werden angenommen. In der neueren Literatur finden sich Arbeiten über Veränderungen der Nasenschleimhaut bei *Schilddrüsenerkrankungen* (CHAVANNE 1944,
PROETZ 1947, 1950, HOLLENDER 1951, TERRACOL et al. 1953, 1955), sowohl bei
Hypothyreosen (LASKIEWICZ 1951) als auch beim Morbus Basedow (DESPONS 1934,
TERRACOL et al. 1953, 1955). Die Beziehungen der Nasenschleimhaut zum *Hypo-*
physen-Hypothalamus-System würdigt MIEHLKE 1953 in einer neueren Arbeit.

2. Pathologische Ablagerungen

a) Lipoide

Sie finden sich vor allem im Kindesalter in Form von Xanthelasmen, extra-
cellulärer Cholesterinose und der Lipoidproteinose:

α) *Die Xanthelasmen*

Die *Xanthelasmen,* die in der Hauptsache aus Cholesterinnestern bestehen
(WIETHE 1933) und als gelbliche flache bis linsengroße Flecke (X. planum) (Abb.
16), auch als kleine Erhabenheiten (X. tuberosum) auftreten, zeigen histologisch
große wabige, cholesterinreiche Zellnester. Sie werden zumeist an der seitlichen
Nasenwand beobachtet, sehr viel seltener am Nasenseptum (SHOEMAKER 1904)
und treten sowohl essentiell als auch symptomatisch bei Hypercholesterinämie
(z. B. Diabetes, s. Abb. 16) auf.

β) *Die extracelluläre Cholesterinose*

Die *extracelluläre Cholesterinose* (KERL und URBACH, siehe WIETHE 1933) ist in
der Nasenschleimhaut ausgesprochen selten.

γ) *Die Lipoidproteinose*

Die *Lipoidproteinose* (URBACH und WIETHE 1929) stellt eine ebenfalls seltene
familiäre Erkrankung zumeist bei latentem oder manifestem Diabetes dar. Es
kommt zur extracellulären Ablagerung von Phosphatiden.

δ) *Die Lipoidgranulomatose*

Bei der Hand-Schüller-Christianschen Erkrankung (*Lipoidgranulomatose*) ist
die Nase höchstens sekundär in Mitleidenschaft gezogen (FRASER 1935, NEUSS

1955, VAN D. STOCK 1955, HLAVACEK und LOJDA 1963). AUBIN (1950) erwähnt die Beteiligung der Nasenschleimhaut beim Morbus Gaucher eines 45jährigen Mannes. Die Schleimhaut erschien hier maskroskopisch graugelblich, die Oberfläche feinhöckerig. MAYER (1935) berichtet von hypertrophischen Veränderungen der Nasenschleimhaut beim *Diabetiker*, MEGIGHIAN (1954) sah ähnliches bei

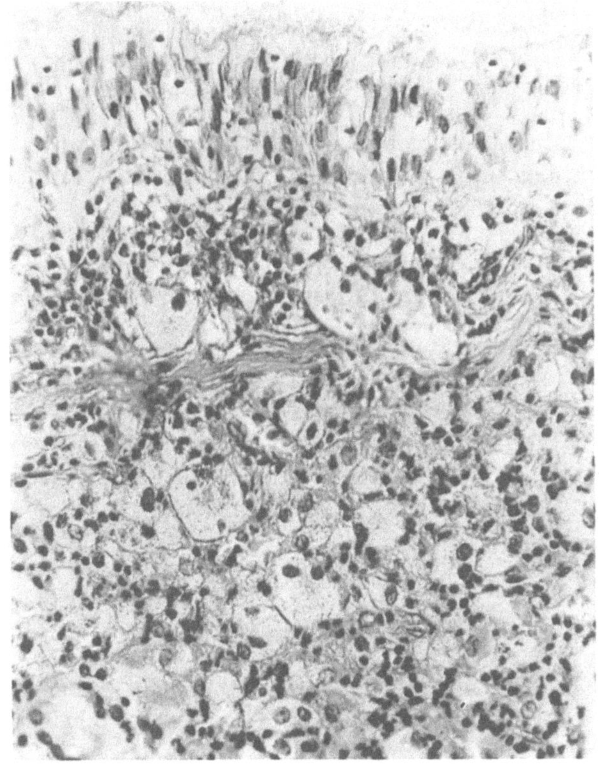

Abb. 16. Xanthelasma planum der Nasenschleimhaut einer 60jähr. Frau mit Diabetes mellitus. Sammlung Prof. RÖSSLE. (Paraffin, HE, Vergr. 1:240)

Kaninchen nach Alloxanzufuhr. Er beobachtete auch Endothelhyperplasie der Capillaren.

b) Eiweiß

Die Nasenschleimhaut kann bei allgemeiner *Amyloidose* mit ergriffen sein (sekundäres Amyloid), oder sie ist isoliert befallen (*primäres* Amyloid), entweder (seltener) von *diffusen* Ablagerungen oder von *lokalen* in Gestalt der sog. *Amyloidtumoren* (POLLAK 1915, MÜLLER 1932, WIETHE 1933, EISEN 1946, HIGGINS und HIGGINS 1950, OTTOSSON 1955). Die primäre Amyloidose wurde erstmalig 1856 von WILKS beschrieben. Die seltenere diffuse Form verursacht lediglich eine flächige Vorwölbung der Schleimhaut, der Amyloidtumor stellt dagegen eine harte, leicht höckerige Geschwulst von rötlicher oder weißgelblicher Farbe, wachsartigem

Glanz und eigenartiger Transparenz dar. Bis 1914 war noch kein Fall von Amyloid-tumor der menschlichen Nase publiziert (POLLAK 1915). In der Nasenschleimhaut des Pferdes hatte GRAWITZ (1883) bereits lokales Amyloid beobachtet (vgl. auch RABE, JOEST, Literatur bei BOHL 1930). Die ersten Beschreibungen von Amyloid-tumoren in der menschlichen Nase stammen von HOLMGREN (1920), GUMPERZ (1924), THOMPSON (1924), WERNER (1925), NOEL und ALOIN (1927). Neuere Ver-öffentlichungen siehe HIGGINS und HIGGINS (1950) (71 Fälle zusammengestellt), SCHMIDT, MC DONALD und CLAGETT (1953), OTTOSON (1955).

c) Kalk und Harnsäure

Kalk und Harnsäure wurden in der Nasenschleimhaut nur vereinzelt beschrie-ben (DANISCH in: HENKE-LUBARSCH 1928). BEITZKE (1928), LÖFFLER und ROLLER (1955) erwähnen Gichtthophi in den Nasenknorpeln.

3. Beziehungen zum Vitaminstoffwechsel

SCHRÖER (1953) beobachtete fibrinös-ulceröse Entzündungen am Nasenseptum bei der *Sprue*, VANNOTTI (1952) sah bei B-Avitaminose atrophische Schleimhaut-veränderungen. JÜRGENS (1952) berichtet über Beziehungen der Nasenschleimhaut zum Vitamin A-Haushalt (s. Ozaena), und FÄHNDRICH (1952) erwähnt Schleim-hautveränderungen und Nasenblutungen bei C-Avitaminose [s. a. STUDER, ZBINDEN u. UEHLINGER: Hdb. Allg. Path. XI, 1, 886 (1962)].

III. Kreislaufstörungen

Kreislaufstörungen der Nasenschleimhaut treten mit und ohne Ödem in Form der *Hyperämie* sowohl *örtlich* (Chlor-Brom-Joddämpfe, inhalierte staubförmige Stoffe, Alkoholkonsum, akute entzündliche Erkrankungen der Nase), als auch *allgemein* bedingt durch chronische Blutstauung bei Herz- und Gefäßkranken sowie bei Hypertonikern auf. STEINMANN (1948) beschrieb irreversible Verände-rungen der Nasenschleimhaut beim Hornerschen Syndrom in Gestalt von rezidivie-renden Hyperämien und ödematösen Schwellungen. *Anämie* der Nasenschleimhaut findet sich bei Kachexie, Tuberkulose, Menthol-, Kokain- und Kälteeinwirkung. Im allgemeinen sind die Kreislaufstörungen der Nase bedeutungslos, sie führen mitunter jedoch zu dem Symptom des *Nasenblutens*. Die Mikrozirkulation der Nasenschleimhaut und ihre Bedeutung für die Funktion der pars respiratoria und olfactoria ist monographisch von NAUMANN (1961, 1964) dargestellt worden.

Nasenbluten (Epistaxis)

Blutungen aus der Nase werden bereits von HIPPOKRATES und GALEN bei fieberhaften Erkrankungen und Hypertonie erwähnt. 90% der Fälle, in erster Linie bei jugendlichen Menschen, stellen *Arrosionsblutungen* aus dem Locus Kiessel-bachi (Littlesche Stelle, vgl. Abschnitt B, I, 3) dar (TERRACOL et al. 1953, 1955).

W. Doerr und V. Becker (persönliche Mitteilung, nicht publiziert) verdanke ich folgende Beobachtung einer tödlichen Blutung aus dem Locus Kiesselbachi:

> 39jähr. Mann mit einem als Versorgungsleiden anerkannten Leberschaden erkrankt 14 Tage vor dem Tode an schwerem Nasenbluten, das mehrmals rezidiviert. Krankenhausaufnahme 2 Tage vor dem Tode. Keine Blutkrankheit nachweisbar. Hb-Abfall auf 30% trotz mehrerer Transfusionen. RR 180/90 mmHg. Unruhe, zeitweiliges Aussetzen des Pulses. Künstliche Beatmung. Patient wird bewußtlos und stirbt plötzlich bei Anlage einer Tracheotomie. — Pathologisch-anatomisch ließ sich ein seichtes Ulcus am Locus Kiesselbachi des linken Nasenvorhofes nachweisen. Es fand sich ein Zustand nach massivem Nasenbluten mit blutiger Durchtränkung der Nasenschleimhaut, der linksseitigen Oberkiefer- und Paukenhöhle. Blutige Imbibition der Magenschleimhaut und der Ingesta, sog. Teerstühle. Auffallende Anämie der inneren Organe. Hirnschwellung und -ödem. Gleichzeitig bestand eine diffuse, isolierte (idiopathische), interstitielle, sog. Fiedlersche Myocarditis.

Sehr viel seltener dagegen und zumeist bei älteren Menschen entstammen die Blutungen den hinteren Nasenabschnitten (Woodruff 1949, Beinfield 1953, Martin 1955). In diesen Fällen handelt es sich besonders um Blutungen bei Herz-, Gefäß- und Nierenkrankheiten (Kindler 1937, 1951). Nach Ogura und Senuria (1949) findet sich das Nasenbluten im Erwachsenenalter häufiger bei Männern, im jugendlichen Alter häufiger bei Mädchen, Luchsinger (1956) dagegen sah auch im jugendlichen Alter ein Überwiegen des männlichen Geschlechts.

Wir unterscheiden mit Hebler (1941), Kindler (1937, 1951), Terracol et al. (1953, 1955) u. a.

a) *symptomatisches Nasenbluten bei:* fieberhaften Krankheiten (Grippe, Diphtherie, Keuchhusten, Masern, Mumps, Psittacosis, Rückfallfieber, Typhus, Pocken, Bang, Sepsis, fieberhafter Rheumatismus); Nierenkrankheiten; Arteriosklerose und Hypertonie (Woodruff 1949, Brown 1949); Blutkrankheiten und hämorrhagischen Diathesen (Boysen 1948, Fox und Brooks 1948 und Holzknecht 1954); Vitaminmangel C, K und P (Neivert, Engelberg und Pirk 1948, Horowitz 1951); Diabetes (B. Mayer 1935); Leberkrankheiten und Eklampsie; Menstruation und hormonellen Störungen (Hütteroth 1947, Epistaxis endocrinienne de Haran 1949); Bergsteiger- und Caisson-Krankheit sowie nach Medikation von Antikoagulantien.

b) *Nasenbluten lokaler Ursache:* Trauma; Geschwülste, Polypen der Nase- und Nasennebenhöhlen; umschriebene Teleangiektasien, Granuloma teleangiectaticum; Scheidewandperforation; Nebenhöhlenerkrankungen (Morris 1951).

c) *Essentielles Nasenbluten: Morbus Rendu-Osler (Teleangiektasia haemorrhagica hereditaria).* (Synonyma: Babingtonsche, Webersche oder Goldsteinsche Krankheit, Angiomatosis Ullmanni).

Angeblich zuerst von Sutton (1864) und Babington (1864, 1865) beschrieben, später von Weekham-Legg (1876), M. Mackenzie (1879), Chiari (1887), Rendu (1896). Das Krankheitsbild erfuhr eine genaue Klärung durch Sir William Osler (1901), Weber (1907) und Goldstein (1931). *Ältere* Publikationen siehe bei Seyffarth und Rooschütz (1939), Hicguet und Cambrelin (1953), Wilson (1953) und Grung (1954).

Beim Morbus Osler treten, überwiegend auf familiär-erblicher Grundlage (einfacher dominanter Erbgang, Curtius 1928 a, b, O. v. Verschuer 1937), seltener sporadisch (Schmitt 1931), *Teleangiektasien* in der Haut des Gesichtes, des Halses, der Endphalangen, sowie in den Schleimhäuten des Mundes, des Rachens, der

Speiseröhre, des Magens, der Bronchien (in etwa 5% aller Fälle, GIGNOUX und FONTEVIEILLE 1955), der Harnwege und vor allem der Nase (Abb. 17), seltener auch im Zentralnervensystem (HALLERVORDEN 1953, F. HENSCHEN 1955) auf. Die Teleangiektasien der Nasenschleimhaut sind nicht an den Locus Kiesselbachii gebunden. OSLER (1901), GRUNG (1954) u. a. beschrieben auch gleichzeitige Vergrößerungen von Leber und Milz sowie begleitende Lebercirrhosen (Literatur bei HEILMEYER und BEGEMANN 1951, GRUNG 1954, MARTINI 1955 a, b). Überaus

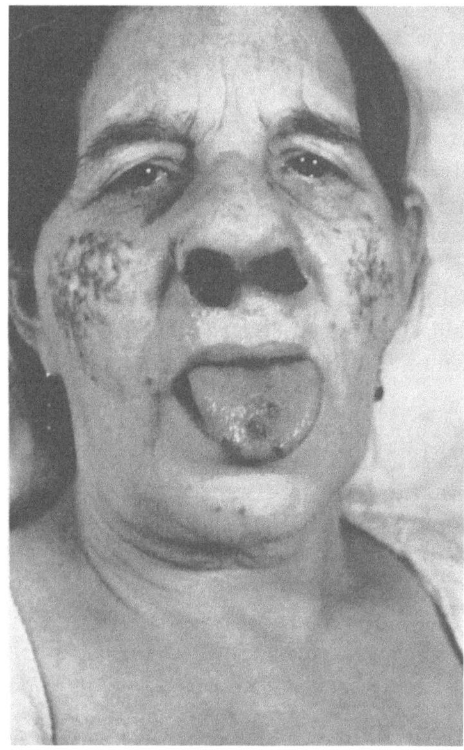

Abb. 17. Morbus OSLER: Teleangiektasien der äußeren Haut, der Zunge und der Nasenschleimhäute bei einer 66jähr. Frau. Die in die Nasenlöcher eingelegte Watte ist völlig mit Blut durchtränkt. Aus der Sammlung Prof. Dr. J. ZANGE, HNO-Klinik der Universität Jena

häufig finden sich auch arterio-venöse Lungenfisteln [HEDINGER: Schweiz. med. Wschr. **89,** 846 (1959) sowie HUBER u. HEINRICH (1963)].

Im Mittelpunkt des Krankheitsbildes steht das *Nasenbluten;* es tritt oft schon in der Kindheit auf und nicht selten im Anschluß an Bagatelltraumen. Die Stärke der Blutung ist individuell sehr verschieden, BROWN-KELLY (1949) berichtet von tödlichen Nasenblutungen und KINDLER (1937, 1951) von ausgesprochenen „formes frustes". Die Blutungen sind oft jahreszeitlich an das Frühjahr und den Herbst gebunden („Jahreszeitbluten", MARTIN 1955). Erst in späteren Jahren wird die *Angiomatose* sichtbar, als drittes Stadium tritt die Anämie hinzu und nach HARDING (1941) schließlich die Lebercirrhose (BOUSSER, ZITTOUN, PATARIN und SULTAN 1964). HUBER und HEINRICH (1963) halten die Kombination mit Leber-

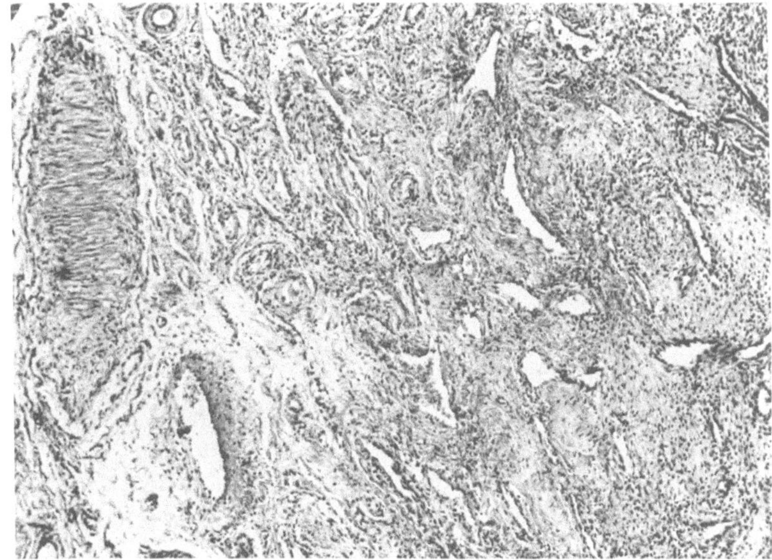

Abb. 18a

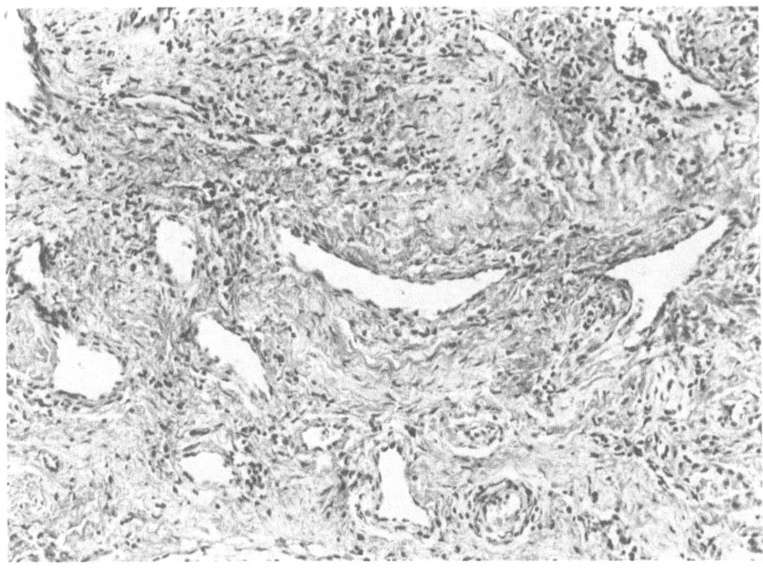

Abb. 18b

Abb. 18a—d. Morbus OSLER einer 52jähr. Frau. Schleimhautbild vom Septum nasi. Teleangiektasien. Stellenweise deutlicher Schwund der Media, stellenweise muskuläre Wandhypertrophien, auch Wand-ödem. Perivasculäre Infiltrate aus Lymphocyten, Eosinophilen und Histiocyten. (Paraffin,, HE, Vergr. 180 : 1)

cirrhose für zufällig. Daneben werden neuro-vegetative Störungen beobachtet, Cyanose und Trommelschlegelfinger. *Keine* Blutveränderungen: Thrombocyten-zahl, Blutungs- und Gerinnungszeiten normal. STINNER (1966) wies jedoch erst-malig bei 15 Patienten qualitative Thrombocytenveränderungen mit Störung der

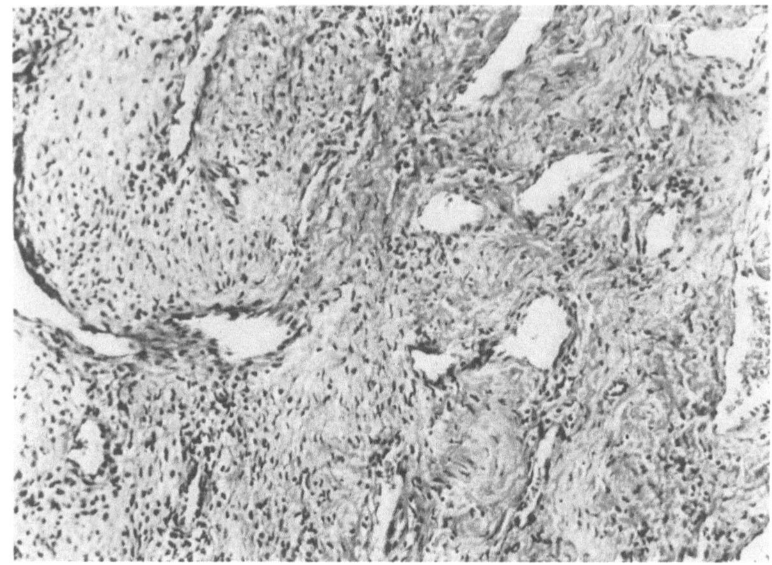

Abb. 18c

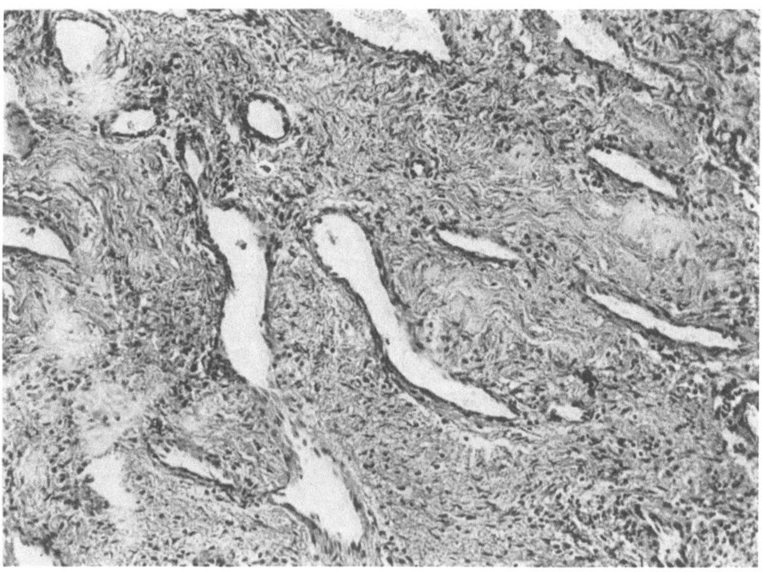

Abb. 18d

Blutgerinnung nach. Blutungen aus dem Bronchialbaum sind selten (GUGGISBERG
1942). Die Krankheit befällt beide Geschlechter gleich häufig.

Die *histologischen* Veränderungen (Abb. 18) sind in neuerer Zeit von WIRTH (1950/
1951), KINDLER und TIEDEMANN (1956) und BAUER u. TEMESREKASI (1967) studiert
worden. Letztere fanden hierbei in der Nasenschleimhaut zahlreiche ektatische
Gefäßsäume (nach HICGUET und CAMBRELIN 1953 ist die Ektasie durch den Schwund
der Media, der Elastica und auch der Muscularis bedingt), zum Teil in knäuelartiger

Verdichtung; die größeren Gefäße fallen durch zellige und elastische Intimahyperplasie (SAILER und WEHRSCHÜTZ 1967), durch muskuläre Hypertrophie, Wandödem und fibrinoide Verquellungen auf. Auch werden Zerreissungen innerer Gefäßwandschichten beobachtet, sowie auch Thrombosen und hyaline Verödung einzelner Arterien. Im perivasculären Gewebe Anhäufungen von Lymphocyten, Leukocyten, eosinophilen Zellen und Histiocyten, so daß das Bild eines chronisch-entzündlichen Granulationsgewebes entstehen kann (Abb. 18). KINDLER und TIEDEMANN (1956) beschreiben ferner in der Submucosa dicke Nervenstränge, die im Sinne einer vasculären Neurofibromatose zu deuten seien („Angioneuromatosis des Blutgefäßsystems", KINDLER 1937, 1951). BAUER und TEMESREKASI (1967) konnten im Gegensatz zu KINDLER und TIEDEMANN (1956) keine arteriovenösen Anastomosen finden.

Die *Pathogenese* des M. Osler ist unbekannt, keine der zahlreichen älteren und neueren Theorien befriedigt. CURTIUS (1928 a, b), ROLLIN (1939), MICHELS (1940), BROWN-KELLY (1949) u. a. rechnen diese Krankheit dem „Status varicosus" zu. AUBERTIN und LEVY-BACLESSE (1933) sprechen von angeborener Minderwertigkeit des Gefäßendothels, SAILER und WEHRSCHÜTZ (1967) von erblicher Gefäßwand-Dysplasie, die bei Hinzutreten weiterer Noxen (Leberschäden) zum klinischen Bild des Morbus Osler führe. WOLFF (1940) dagegen sieht die Ursache in einer nervösen Fehlsteuerung der Gefäße und TERRACOL u. Mitarb. (1953, 1955) in funktionellen und anatomischen Anomalien der arteriovenösen Anastomosen. STOCK (1955) denkt schließlich an echte Neoplasien (Angiome). WEIL (zit. bei KINDLER und TIEDEMANN 1956) verlegt die primäre Störung in die Leber, die das toxisch wirkende Histamin nicht mehr entgifte, so daß es die Gefäßwände schädige, auch NÖDL (1957) macht Leberschäden für die angiomartigen Teleangiektasien verantwortlich. MARTINI (1955 a und b) hält die Leberstörung für sekundär, er sieht die Cirrhose als Folge der auch in der Leber auftretenden Teleangiektasien an. Nach KINDLER und TIEDEMANN (1956) liegt das Wesen der Krankheit in einer multiplen Angiombildung, zu der eine geschwulstige Entartung gefäßeigener nervöser Zellelemente, des Angioneuriums, den Anstoß gibt (Angioneuromatose). Auf die Zusammenhänge zwischen M. O. und anderen, vorwiegend das Bindegewebe und die Gefäße betreffende Krankheiten weisen BEIGLBÖCK (1940), HEILMEYER und BEGEMANN (1951), KÖNIGSTEIN und LENHARDT (1956) hin. STINNER (1966) betont die Beziehungen zur Angiomatosis retinae, die sie als Spezialfall des Morbus Osler interpretiert.

E. Die entzündlichen Erkrankungen

I. Die akute Rhinitis

Ausführliche geschichtliche Darstellung bei W. KLESTADT (1925). Bis zum 17. Jahrhundert galt in weiten Kreisen die Auffassung HIPPOKRATES vom Schnupfen als „Hirnfluß". Erst der Wittenberger Anatom CONRAD VICTOR SCHNEIDER (1610—1680) erkannte, daß derartiges, und zwar wegen der bindegewebigen Abdichtung der Lamina cribrosa, nicht möglich sei. SCHNEIDER war nicht wenig stolz darauf, „die hippokratischen Flüsse zum Versiegen gebracht" zu haben. KÖLLIKER (1852) nannte SCHNEIDER zu Ehren die bindegewebige Unterlage der Schleimhaut von Nase und Epipharynx „Schneidersche Membran". Dieser Ausdruck ist heute in der englisch sprechenden Welt weit verbreitet („Schneiderian tumors"). Aus dem 18. Jahrhundert liegt eine ausgezeichnete Beschreibung des Schnupfens von JOHANN PETER FRANK vor (s. KLESTADT 1925).

Die akute Rhinitis beginnt stets als *Rhinitis catarrhalis,* (κατάρρέω = fließe herab). Klingt sie in diesem Stadium nicht ab, so pflegt sie unter Mitwirkung der in der Nasenhöhle anwesenden Eitererreger in die *Rhinitis purulenta* überzugehen. Die *Rhinitis fibrinosa* oder *pseudomembranacea* ist selten und meist nur im Gefolge ernsterer Infektionskrankheiten (Diphtherie, Scharlach, Erysipel) zu beobachten. Als *Rhinitis necroticans* könnte man die Nasenschleimhautveränderungen bei der Agranulocytose oder Panmyelopathie bezeichnen (OPPIKOFER 1906, 1943, HEINDL 1940).

Wir unterscheiden den *gewöhnlichen Schnupfen* (Coryza sui generis), die *sekundäre Begleitrhinitis* und den *allergisch bedingten Schnupfen.*

Zwischen diesen drei Formen bestehen ganz sicher enge pathogenetische Beziehungen. So spielen allergische Phänomene auch beim gewöhnlichen Schnupfen, jedenfalls zu Beginn der Erkrankung, eine nicht zu übersehende Rolle (GORDON 1948). TROESCHER-ELAM u. Mitarb. (1945) wiesen bei der akuten, nicht allergischen Rhinitis im Nasensekret histaminähnliche Substanzen in gleicher Konzentration wie im „allergischen" Sekret der Heuschnupfenpatienten nach. MELCHIOR (1950) faßt den Beginn des gewöhnlichen Schnupfens als eine allergische Reaktion zwischen den (durch das endemische Vorkommen von Erregern in der Nase bedingten) präexistenten Antikörpern der Nasenschleimhaut und dem Schnupfenvirus auf. Auch die Bedeutung des Kältereizes für den Ausbruch des gewöhnlichen Schnupfens weist auf Beziehungen zu allergischen Phänomenen hin (*Kälteallergene,* BERGER und HANSEN 1940, LEICHER 1928). DEBIDOUR und TERRACOL (1953) und A. BECKER (1954) sprachen von einer „ersten vasomotorischen Phase" beim einfachen Schnupfen als Ausdruck eines „Schockgeschehens" (z. B. Histaminfreisetzung durch Kälte).

Die Klärung der Pathogenese der einzelnen Schnupfenarten ist noch nicht abgeschlossen. Wenn aus didaktischen Gründen unserem Kapitel die gebräuchliche Einteilung zugrundegelegt wird, so darf diese nicht als eine nach pathogenetischen Gesichtspunkten vollauf gerechtfertigte verstanden werden.

1. Der gewöhnliche Schnupfen (Coryza sui generis)

κόρυζ: Helm, Kopf. Coryza: Eingenommenheit des Kopfes. Franz.: Rhume simple. Engl.: Common cold, cold in the head, snuffles.

Zu Beginn der Krankheit besteht eine hochgradige Hyperämie sowie eine ödematöse Auflockerung und Schwellung der Schleimhaut der Regio respiratoria („Trockenes Stadium", MARX 1951, BAUR 1952). Nun erst beginnt der eigentliche „Katarrh" mit seinen hochgradigen wäßrig-serösen Absonderungen. (Über die Herkunft des Nasensekretes unter normalen Bedingungen und beim Schnupfen s. MESSERKLINGER 1948, 1950 und EIGLER 1932, 1954). Die Schleimhautepithelien werden vacuolisiert, die Flimmerhärchen verklumpen, es bildet sich an der Oberfläche der Schleimhaut eine schmale nekrotische Zone (GERBER 1900). Etwa am 3. Tage ist das Zylinderepithel fast völlig eingeschmolzen, die Epithelzellen, die acidophile Einschlußkörperchen im Kern und Protoplasma enthalten können, sind massenhaft im Nasensekret nachweisbar. Im subepithelialen Gewebe sammeln sich Leukocyten, eosinophile Zellen, Lymphocyten und Makrophagen. Damit geht das rein seröse Stadium in das mucopurulente über. Massenhafte Leukocyten und Bakterien treten im Nasenschleim auf. Durch zu starkes Schneuzen können vereinzelte Schleimhautblutungen provoziert werden. Echte hämorrhagische Entzündungen kommen beim Grippeschnupfen vor (SUCHANNEK 1891, 1892). Nach etwa 4 bis 5 Tagen beginnt die Restitutio, falls nicht bakteriell-eitrige Infektionen komplizierend hinzutreten (A. BECKER 1954, 1955). Von den stehengebliebenen Epithelbezirken gehen syncytiale Regenerate aus (HILDING 1944, BAUR 1952), nach etwa einer Woche bildet sich mehrschichtiges Epithel, nach 1 bis 1½ Woche findet sich wieder regelrechtes Cylinderepithel mit Cilien und Becherzellen.

Ätiologie und *Pathogenese* des Schnupfens sind keineswegs abgeklärt. HAJEK (1926) sprach noch vom *Diplococcus corycae*, DANIELSON (1919) vom *Mikrococcus katarrhalis* und TUNNICLIFF (1913, 1915) vom *Bacillus rhinitis*. HASSLAUER (1906) nahm an, daß die normalerweise in der Nasenhöhle vorhandenen Erreger (Stapylokokken, Pneumokokken) unter bestimmten Bedingungen pathogen werden können und somit als Schnupfenerreger anzusprechen seien.

Trotz umfangreichster bakteriologischer Untersuchungen ließ sich kein für die Erzeugung des Schnupfens verantwortliches Bakterium finden, wenngleich auch angenommen werden muß, daß die Bakterien eine nicht zu unterschätzende Rolle für das Angehen von Sekundäreiterungen und Komplikationen spielen. *Heute gilt die Virusätiologie des Schnupfens als gesichert* (zusammenfassende Darstellungen bei BECKER 1954, HAAS 1955, MÜLLER 1958, KÖPPE 1959, NAUMANN 1964). KRUSE (1914) hat als erster bakterienfreie Filtrate des Schnupfensekretes in gesunde Nasen gebracht und dadurch bei über 50% der Versuchspersonen Schnupfen erzeugen können. Ähnliche Ergebnisse erzielten ROBERTSON (1889), FOSTER (1897, 1917), DOLD (1917, 1937). DOCHEZ (1933), EDWARDS (1936) u. a. gelang die Übertragung auf Tiere sowie die Züchtung des Virus auf Nährboden von Hühnerembryonalgewebe (DOCHEZ 1933, MILLS und KNEELAND 1931, 1938, POWEL, SPARKS und CLOWES 1940, CHAPMAN und HYDE 1940). Das Schnupfenvirus kommt auch im Zimmerstaub vor, so daß Staubaufwirbelung eine Schnupfenepidemie hervorrufen kann. Vergleiche Bedeutung der „*Hausallergene*" für die Genese des vasomotorischen Schnupfens! PROETZ (1947) konnte zeigen, daß das Schnupfenvirus die Bewegung der Flimmerhärchen des respiratorischen Epithels hemmt sowie vasomotorische Reaktionen auslöst und damit zum Wegbereiter der eigentlichen bakteriellen Schnupfenerreger wird (DEBIDOUR und TERRACOL 1953).

Doch ist das Zustandekommen des Schnupfens nicht allein ein Infektionsproblem (LAUTENSCHLÄGER 1940), obwohl ganz sicher ohne Erreger kein Schnupfen auftritt (DEBIDOUR und TERRACOL 1953, GODLEWSKI s. LÜSCHER 1956), worauf auch die bekannte Beobachtung von PAUL und FREESE (1933) hinweist, daß die Bewohner von Spitzbergen nur dann am Schnupfen erkrankten, wenn Europäer diesen dorthin brachten. ANDREWS (1949, 1950, 1953) berichtet, daß Polarforscher in schnupfenfreien Gebieten von „Common colds" befallen wurden, wenn sie

Bündel von Kleidern öffneten, die in der Heimat verpackt, aber bisher nicht geöffnet waren (weitere Versuche ANDREWS s. bei VIVELL 1955).

Auffällig ist, daß in unseren Breitengraden dem Ausbruch des Schnupfens fast stets ein Feuchtigkeits- oder Kältereiz vorausgeht. (Stress-Wirkung, s. BURIAN und STOCKINGER 1959). Auskühlung, Zugluft, nasse Füße, aber auch plötzliche Erwärmung (DE RUDDER 1938) rufen reflektorische Zirkulationsstörungen der Schleimhaut des Respirationstraktes hervor (MARX 1951, J. MAYER 1953, LÜSCHER 1956) und setzen so die Voraussetzung zum Angehen des Schnupfens. Hierbei soll es nicht so sehr auf die absolute Temperatur als auf die *Schnelligkeit des Wechsels* von Warm zu Kalt ankommen.

2. Die sekundäre Begleitrhinitis und besondere Schnupfenformen

a) Masern

Im Initialstadium der Masern tritt oft eine heftige akute Rhinitis von serösschleimigem bis eitrigem Charakter auf. Fünf Tage vor dem Ausbruch des Exanthems lassen sich häufig Riesenzellen im Nasensekret nachweisen (TOMPKINS und MACAULAY 1957, HANEKE 1957). Diese Riesenzellen sind im Gegensatz zu den bei Masern im Lymphgewebe zu findenden mesenchymalen Warthin-Finkeldeyschen Zellen epithelialer Natur und kommen auch bei anderen Krankheiten im Nasensekret vor, so daß ihr differentialdiagnostischer Wert gering ist (OCKLITZ und NEUENDORF 1958). MOTTET und SZANTON (1961) fanden sie dagegen nur bei Masern. Die Masernrhinitis verursacht oft auch tiefergreifende Entzündungen (RUNGE 1928), zum Teil mit Geschwüren am Septum und an den Muscheln. Die Ätiologie ist unklar. Eine spezifische Infektion durch das Masernvirus wird ebenso erwogen (RUNGE 1928) wie die Infektion durch das gewöhnliche Schnupfenvirus (FILATOV 1949).

b) Grippe

Der Schnupfen gehört nicht unbedingt zum klassischen Bild der Grippe. Er tritt aber ungewöhnlich häufig bei dieser Krankheit auf (MASSINI und BAUR 1952). BAUR (1952) spricht vom Schnupfen als Schrittmacher des Influenzavirus.

c) Scharlach

Beim unkomplizierten Scharlach fehlt gewöhnlich eine nennenswerte Rhinitis, obwohl die Scharlach-Streptokokken massenhaft die Nasenhöhle bevölkern (GLANZMANN 1952, DEBIDOUR und TERRACOL 1953). VAHERI (1948) (weitere Literatur s. dort) fand unter 1294 Scharlacherkrankungen des Krankenhauses in Helsinki 576mal eine leichte Nasenschleimhautentzündung im Beginn der Erkrankung, in 6,4% schlossen sich Nebenhöhlenentzündungen an. Nach DEBIDOUR und TERRACOL (1953) gab es Scharlachepidemien (z. B. im Jahre 1898), für die das Auftreten einer schweren eitrigen Rhinitis besonders charakteristisch war.

d) Weitere Erkrankungen

Pocken, Windpocken, spinale Kinderlähmung (FANCONI 1952, KROATH 1953), *Typhus, Parathyphus, Ruhr, epidemische Meningitis* und *Keuchhusten* beginnen zuweilen mit einer einfachen Rhinitis. Musotto (1950) sah sogar echte Thyphus-granulome in der Nasenschleimhaut.

e) Rhinitis gonorrhoica

Der Nasentripper stellt eine hocheitrige Entzündung der Nasenschleimhäute dar, die früher, zusammen mit der gonorrhoischen Conjunctivitis, als unter der Geburt erworbene Krankheit bei Neugeborenen keineswegs selten war (Kirkland und Storer 1931, Scott 1931).

f) Diphtherie

Die Nasenhöhle ist beim Neugeborenen die häufigste Lokalisation der Diphtherie (Terracol 1953, Hottinger 1952). Sie verläuft hier sowohl als einfache serös-eitrige Entzündung (Feller 1931, A. Becker 1947) als auch (seltener) in Form der echten pseudomembranösen Entzündung (Hottinger 1952). Baumgarten (zitiert nach Runge 1928), beobachtete ulceröse Prozesse an der Nasenscheidewand mit Nekrosen des Knorpels und sogar der Knochen. Nach Ausheilung der Nasendiphtherie kann eine Rhinitis atrophicans zurückbleiben (Göppert 1914, Runge 1928, Trimarchi 1949, Terracol 1953). *Klinisch* fällt ein eitrig-blutiger Ausfluß aus der Nase auf, der in der Umgebung der Nasenlöcher schmierig belegte Erosionen setzen kann. Die Nebenhöhlen sind in einzelnen besonders schweren Fällen mitbeteiligt. Beläge in ihnen werden aber kaum beobachtet. Das klinische Bild kann sehr „lang" sein, sog. „okkulte Form" (Naumann 1964).

3. Die allergisch-neurovasculäre Rhinitis

(Näheres über Allergie s. im Kapitel Asthma bronchiale)

Während viele Autoren sämtliche Formen der neurovasculären Rhinitis für allergisch bedingt ansehen (Storm van Leeuwen 1928, Leicher 1928, Walker 1931, 1932, Hanhart 1934, Griebel 1934, 1938, Feinberg 1940, Cooke 1947, Riecker 1947, Hörbst 1949, Hansel 1936, 1952, Kley 1952), da auch Übergänge des Heuschnupfens zur vasomotorischen Rhinitis beobachtet wurden (vgl. van Dishoeck und Roux 1936, Debidour, van Dishoeck und Terracol 1953), wollen andere zwischen den beiden erwähnten Formen scharf unterschieden wissen (Karrenberg 1933, Godin und Cloetens 1948, Kressner 1953). Hansen (1943, 1954) ist der Ansicht, daß die Klärung des fraglichen allergischen Charakters einer Rhinitis nicht immer möglich sein wird. Walsh (1955) sprach von einer Überschätzung der Allergie beim Zustandekommen der Rhinitis vasomotorica (vgl. Halphen und Schulmann 1925 a, b, Maduro, Literatur bei Terracol 1953, Körbel und Wiethe 1936, Mounier-Kuhn und Persillon 1952). Nach Bruun (1955) können etwa 50% aller Rhinitiden als allergisch bedingt betrachtet werden (s. auch Grove 1951, 1953).

Eine objektive, nach *histologischen* Gesichtspunkten durchgeführte Trennung zwischen der allergischen und der rein neurovasculären Rhinitis ist *nicht* möglich. Auch die Eosinophilie und die Histaminempfindlichkeit sind nicht unbedingt beweisend für den allergischen Charakter einer Entzündung (Baxter und Rose 1953), wie Branchi und Emiliani (1955) meinen. Hussarek und Neuhold (1958)

bedienen sich zur Trennung der erwähnten Rhinitis-Formen des Antagonismus
zwischen Cortison und der Hyaluronidase (vgl. MESSERKLINGER 1948, 1950).
Letztere ist bei der allergischen Rhinitis im Mesenchym besonders hochgradig
vermehrt.

Die Schleimhaut ist bei beiden Erkrankungsformen entweder rot und feucht
oder ausgesprochen blaß, auch weißlich-bläulich (PERRET 1953). Die blassen
Schleimhäute finden sich besonders bei Asthmatikern („Asthmamuschel", UND-
RITZ 1926, 1928, MARX 1949, 1951). *Histologisch* (genaue Beschreibungen des
Gewebsbildes der allergischen Nasenschleimhaut s. bei HANSEL 1936—1952, MAJER
1951—1958, HLAVACEK und LOJDA 1959, VAN DISHOECK und MAJER 1964) fällt

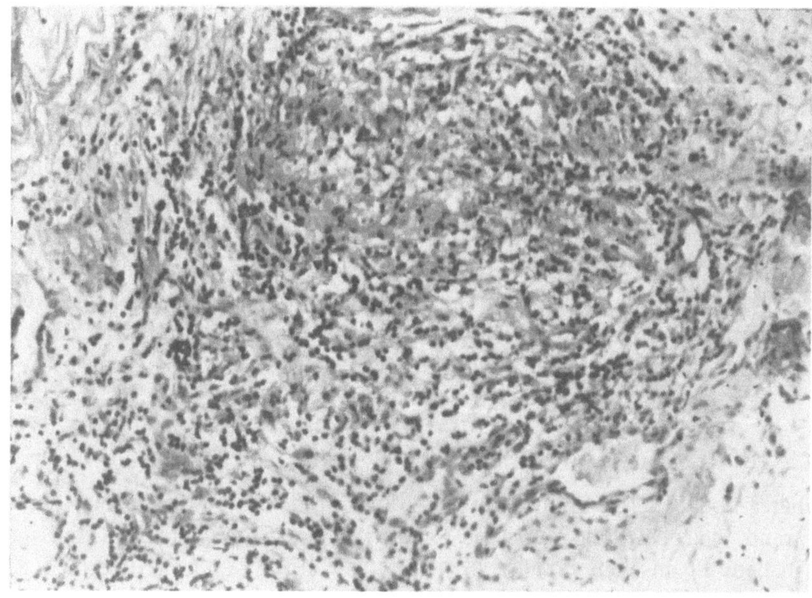

Abb. 19. E. 5300/67, 47j. ♀. Chronische, allergische Rhinitis mit entzündlichem Granulom aus Lymphocyten, Plasmazellen und Histiocyten. (Paraffin, VAN GIESON. Vergr. 160:1)

eine hochgradige Hyperämie und eine serös-ödematöse Durchtränkung der
Schleimhaut und der submucösen Gewebsschichten auf. Die Desquamation der
Epithelien tritt zurück. Bei höheren Graden der Erkrankung finden sich auch
fibrinoide Verquellungen im Bindegewebe (KLINGE 1943). Das Ödem, das sowohl
von den Gefäßen als auch von den Schleimdrüsen abgegeben wird (HUSSAREK
und NEUHOLD 1958), ist reich an eosinophilen Leukocyten und Plasmazellen
(MELCHIOR 1950, RAPPAPORT u. Mitarb. 1953). Im Stroma finden sich häufig
Mastzellen (s. oben) als Hauptproduzenten des Histamins, auch des Serotonins,
des Heparins und der Adenosintriphosphorsäure, die beim allergischen Geschehen
eine Rolle spielen (VAN DISHOECK und MAJER 1964). Auf die Beziehungen zwischen
Mastzellen und Eosinophilen wurde im einleitenden Kapitel über die Nasenschleimhaut schon hingewiesen. Auffällig ist die Vermehrung der Polysaccharide bei
allergischen Entzündungen, die in einer stark positiven PAS-Reaktion der verdickten Basalmembran zum Ausdruck kommt. Bei chronischen allergischen Pro-

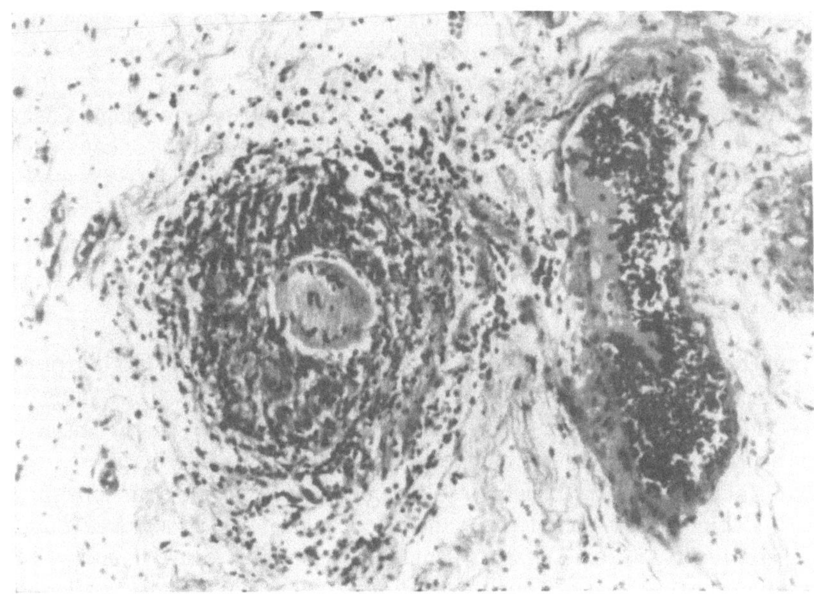

Abb. 20. E. 5300/67, 47j. ♀. Chronische allergische Rhinitis, gleicher Fall wie Abb. 19. Entzündliches Granulom mit großen Histiocyten und einer zentral liegenden atypischen Riesenzelle. Granulomentwicklung in Gefäßnähe. (Paraffin, HE, Vergr. 160:1)

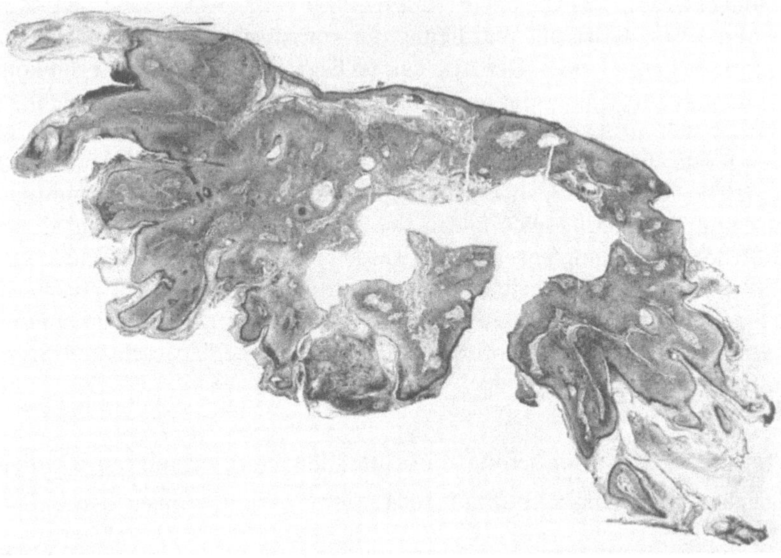

Abb. 21. Metaplastisches Plattenepithel bei chronisch-polypöser Rhinitis. 53jähr. Mann. (Paraffin, HE, Vergr. 10:1)

zessen kommt es auch zu Granulombildungen (Abb. 19, 20), die besonders auffällig in den Nasenpolypen sein können (HASLHOFER 1950). Sie liegen zumeist perivasculär und zeigen neben Rundzellen und Eosinophilen auch Fibroblasten und

Histiocyten und nach VAN DISHOECK und MAJER (1964) auch eigentümliche versilberbare polygonale Zellen mit Fortsätzen (s. auch JABONERO 1953), die als vegetative Nervenzellen angesprochen worden sind.

Schließlich beginnt eine Bindegewebsvermehrung mit allmählichem Rückgang der Drüsen, d. h. Umwandlung zur hyperplastischen „*maulbeerartig*" aussehenden (WALLNER 1949) und zur *hyperplastisch-polypösen* Schleimhaut (HANSEN-PRUSS 1949). Das Zylinderepithel kann stellenweise zugrunde gehen und durch metaplastisches Plattenepithel (Abb. 21) ersetzt werden (VAN DISHOECK und MAJER 1964).

a) Der Heuschnupfen

(Heufieber, Rhinitis allergica, Bostockscher Katarrh, 1819, ELLIOSTON 1831, BRACKLEY 1873).

Der Heuschnupfen ist eine durch Blüten-, insbesondere durch Gräserpollen (Inhalationsallergene) ausgelöste, spezifische allergisch-neurovasculäre, saisonbedingte Rhinitis. Es handelt sich *nicht* um eine „Heu"-, sondern um eine „Pollenallergie" (Pollinosis)! Es kommen vor allem die Pollen der Wiesengräser (Lieschengras, Wiesenfuchsschwanz, Wiesenrispengras), vieler Getreidearten, einiger Sträucher und Bäume (Ahorn, Pappel, Weide) in Frage. Ein genauer „allergischer Pflanzenkalender" findet sich bei URBACH (1934 a, b, 1935, 1937) und HANSEN (1943, 1948 a, b, 1953; vgl. auch SCHRÖER 1955). Im Durchschnitt genügen 40 bis 50 Pollen, um einen Anfall auszulösen, nach PRAUSWITZ, zitiert nach KLEY (1952), schon zwei bis vier Pollen. Der Heuschnupfen ist weit verbreitet, etwa 1% der Bevölkerung wird befallen (REHSTEINER 1926, KLEY 1952, MARX 1951, LUCHSINGER 1956). Kritische Würdigung der statistischen Häufigkeitszahlen bei DISHOECK und MAJER (1964). Der Altersgipfel liegt nach der Pubertät, im höheren Alter nehmen die Anfälle wieder ab (HOFER 1931), jedoch gesellt sich nicht selten (nach UNGER 1952 in 30 bis 40%) im weiteren Verlauf ein Bronchialasthma hinzu (MOUNIER-KUHN und PERSILLON 1952, LÜSCHER 1956). Nach HALD (1943), HANSEL (1936, 1939, 1942, 1949, 1952), MARX (1949, 1951), DEBIDOUR, VAN DISHOECK und TERRACOL (1953) finden sich keine Geschlechtsunterschiede in der Häufigkeit des Heuschnupfens, nach CLARKE und ROGERS (1937) und GRIEBEL (1934, 1938) überwiegt das weibliche Geschlecht. Die von URBACH (1934—1937) aufgestellten Stammbäume lassen erkennen, daß in den Heuschnupfenfamilien gehäuft Asthma, Rhinitis vasomotorica, Migräne, Ekzeme, Urticaria und Bronchitiden auftreten.

b) Weitere, nicht saisonbedingte Formen der neurovasculären Rhinitis
(Ausführliche Darstellung s. SIEBERT 1964: Gewebeerkrankungen der Luftwege)

Durch die Einatmung von *Mehlallergenen* (BAAGOE 1933 a, b, HLAVACEK 1935, VAN DISHOECK und ROUX 1936, LINKO 1947, SCHWARTZ 1952) kann die sog. *Bäckerrhinitis* (Literatur s. PESTALOZZI und SCHNYDER 1955) ausgelöst werden. Bei *Kürschnern* und *Tierärzten* ist eine allergisch-vasculäre Rhinitis durch die Einatmung von *Tierhaaren* bekannt. Groß ist die Gruppe der sog. „*Hausallergene*" (Hausstaub, Staub von Bettfedern, Kleidung, Teppichen). Als *nutritive* oder *alimentäre* Allergene kommen Erdbeeren, Tomaten, Kirschen, Fische, Mehl, einige

Gemüsesorten, Eier u. v. a. (ADLERSBERG und FORSCHNER 1932) in Betracht. Ferner müssen *physikalische* (DUKE 1935, URBACH 1934 a, b, 1935, GRIEBEL 1934, 1938), insbesondere *Kälteallergene* (MATHOV 1950), *Arzneimittelallergene, bakterielle und fokale Allergene* (STRANDBYGAARD 1944, HARLEY 1952, RIEHM 1953, SCHROER 1955), sowie *hormonale* (KÖRBEL und WIETHE 1936, LASKIEWICZ 1954, 1958, 1961) als Ursache des allergischen Schnupfens Erwähnung finden.

Nicht allergisch bedingte vasomotorische Schnupfenanfälle sollen u. a. durch lichtungsverlegende oder einengende Erkrankungen der Nase (z. B. Septumdeviation) hervorgerufen werden können (KRESSNER 1953, MARX 1949, 1951, CHESSEN und PHILPOTT 1955).

II. Die chronische Rhinitis

1. Rhinitis chronica sicca anterior

Als *Rhinitis chronica sicca anterior* bezeichnet man eine hauptsächlich in der Schleimhaut des knorpeligen Septums lokalisierte chronische Entzündung, die durch Schleimhautatrophie, Drüsenschwund, Epithelmetaplasien und Ulcerationen gekennzeichnet ist. Im Beginn bestehen häufig Erosionen mit Borkenauflagerungen, im Endstadium bildet sich zuweilen das sog. *Ulcus septi perforans rotundum* mit glatten oder verkrusteten Rändern aus. Auch können blutende Septumpolypen als *teleangiektatische Granulome* entstehen. Ursache (HAJEK 1926, KELEMEN 1933, TRAUTERMANN 1951): Traumen (bohrender Finger), Staubinhalation (besonders Kalk, Chrom, Arsen, vgl. THOMSON und NEGUS 1948), Cocain, gelegentlich infolge einer Agranulocytose (TRAUTERMANN 1951).

2. Rhinitis chronica hypertrophicans seu hyperplastica

RUNGE (1928), VOGEL (1925, 1940), LÜSCHER (1956) sprechen richtiger von der Rhinitis hyperplastica, KLEMPERER (1900), ZARNIKO (1910) und MARX (1949, 1951) ziehen die gebräuchlichere Bezeichnung *Rhinitis hypertrophicans* vor. Die chronische hyperplastisch-hypertrophische Rhinitis kann sowohl die Folge des allergisch-vasomotorischen, als auch (seltener) des gewöhnlichen Schnupfens sein. Das Nasensekret ist zähschleimig oder durch Sekundärinfektion eitrig, die Sekretion kann aber auch völlig versiegen.

Makroskopisch zeigt die Schleimhaut ein blasses, samtartiges, wulstig verdicktes Aussehen. Nicht selten entstehen auf dem Boden örtlich ödematöser Quellung *Polypen* und *papillomatöse Wucherungen* (UFFENORDE 1923, 1925, 1932, MARX 1949, 1951, WALLNER 1949), besonders an der unteren Muschel und am Nasenseptum (ZUCKERKANDL 1892, DEBIDOUR, VAN DISHOECK und TERRACOL 1953 „Queues de cornet", LAURENS 1896 a, b „Queues de Cloison", HECKEL 1906). Die chronische Rhinitis wird so gut wie immer durch Sekundärinfektionen kompliziert, die Nebenhöhlenschleimhäute (s. dort) werden oft mit einbezogen.

Histologisch (Abb. 22) fällt in der verbreiterten Submucosa ein inveteriertes Ödem mit Schwund der elastischen und Vermehrung der kollagenen Fasern auf (fibrös-hyperplastische Schleimhaut). Die Drüsen schwinden nach anfänglicher

Zunahme, die Becherzellen scheinen reichlicher zu werden. Das Epithel zeigt eine stark hyalinisierte Grundmembran. Die Submucosa weist ausgedehnte, teils diffuse, teils perivasculäre Infiltrate von eosinophilen Zellen, Lymphocyten (Bildung von Lymphfollikel), Plasmazellen und Russelkörperchen auf. Im weiteren Verlauf imponieren *Plattenepithelmetaplasien.*

Klinisch steht die Verlegung der Nasenlichtung durch die Schwellung der Schleimhaut mit der sich daraus ergebenden Behinderung der Nasenatmung und der Anosmie im Vordergrund (*„Stockschnupfen"*, *Rhinolalia clausa)*. Hinzu treten

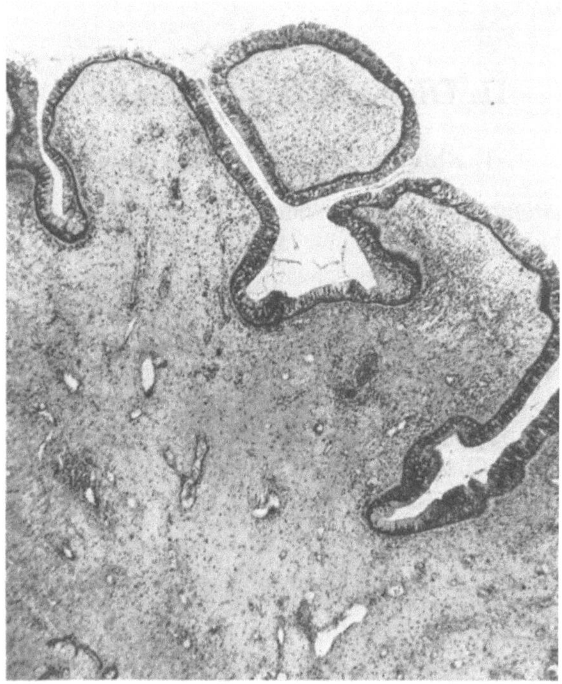

Abb. 22. Chronische, hypertrophisch-hyperplastische Rhinitis. Polypös-papilläre Schleimhauthyperplasie, fibröse Verdichtung des Grundstockes, Drüsenarmut, reichliche chronisch-entzündliche Zellinfiltrate. (Paraffin, HE, Vergr. 44:1)

häufig Rachen- und Bindehautentzündungen, Tuben- und Mittelohrerkrankungen sowie lästige Kopfschmerzen und ausgesprochenes Trockenheitsgefühl im Halse,

Zur *Ätiologie* müssen die gleichen Betrachtungen angestellt werden wie bei der akuten Rhinitis (Vogel 1925, Marx 1949, 1951). Es dürfte sich aber viel häufiger um Folgezustände allergischer Schleimhautentzündungen handeln (Moritz 1950 a, b, 1953 u. a.). Daneben sind chronische Inhalationsschäden in Betracht zu ziehen, sowie eitrige Infektionen der Nebenhöhlen oder Rachenmandeln. Am Rande sei erwähnt, daß die chronisch-allergisch-hypertrophische Rhinitis mit Polypen und Nebenhöhlenerkrankungen als Glied der Kartagenerschen Trias vorkommt (Hebel 1952, van Calseyde 1954, 1955, Huizinga 1955, Kartagener 1933, 1956, Finkler 1956).

Die *Schleimhautpolypen* der Nase (Abb. 23) sind keine echten Tumoren, wie noch Hopmann (1883), Citelli (1903), Zarniko (1910), Ewing (1919) u. a. annahmen, sondern sie stellen *circumscripte prolabierte Bezirke einer ödematös-hyperplastischen Schleimhaut* als Folge einer chronischen Rhinitis dar (Runge 1928, Hirsch 1931, Wallner 1949, Terracol 1953, Lüscher 1956, Naumann 1964).

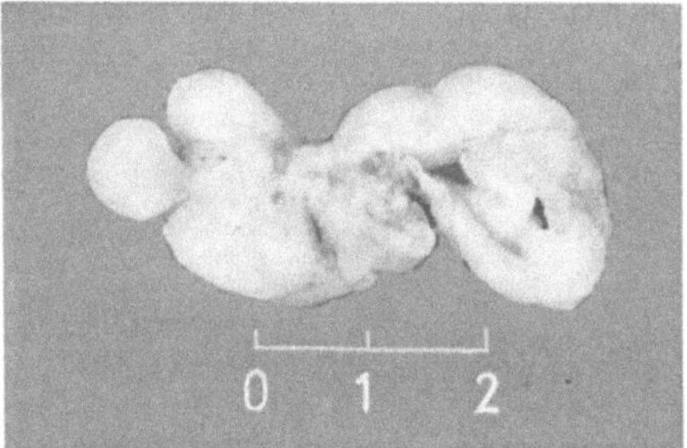

Abb. 23a

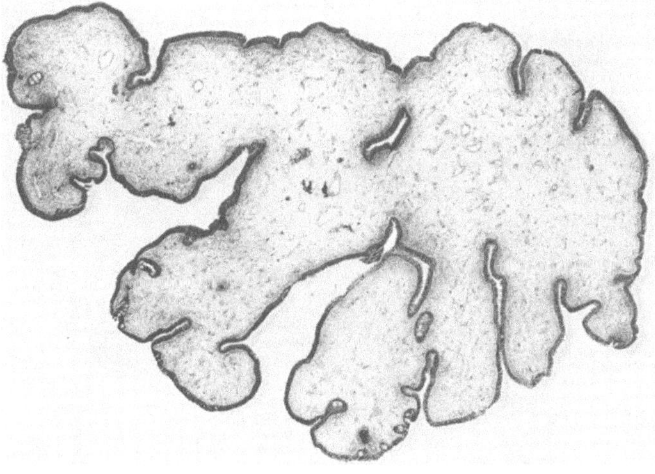

Abb. 23b

Abb. 23a—e. Verschiedene Formen der Nasenpolypen, bzw. der polypösen Schleimhauthyperplasie der Nase. a Natürliche Größe. Übersichtsbild. b Schnittbild des gleichen Polypen. Ödematöses drüsenarmes Stroma mit weiten Lymph- und Blutgefäßen. Hoher Zylinderepithelbesatz. c Ödematöser Polyp, keine Drüsen erkennbar, keine entzündlichen Infiltrate. d Glandulär-entzündlicher Polyp mit metaplastischem Plattenepithelbesatz. Weite Gefäße, reichliche Drüsenformationen und mäßig starke entzündliche Infiltration. e Glandulärer Polyp mit beginnender Fibrosierung des Stromas, einzelne Drüsen sind cystisch erweitert. (Paraffin, HE, schwache Vergr.)

Ihre Farbe ist blaßgrau. Das bedeckende Epithel ist flachkubisch bis zylindrisch, häufig finden sich aber ausgedehnte Plattenepithelmetaplasien. Das Stroma ist stets ödematös aufgelockert, bei älteren Polypen auch verfasert (fibröser Polyp). In vielen Polypen fehlen drüsige Formationen, in anderen wiederum sind sie stark vermehrt (glanduläre Polypen) und auch cystisch erweitert. Stets wird das Stroma von mehr oder minder reichlichen Entzündungszellen, insbesondere eosinophilen

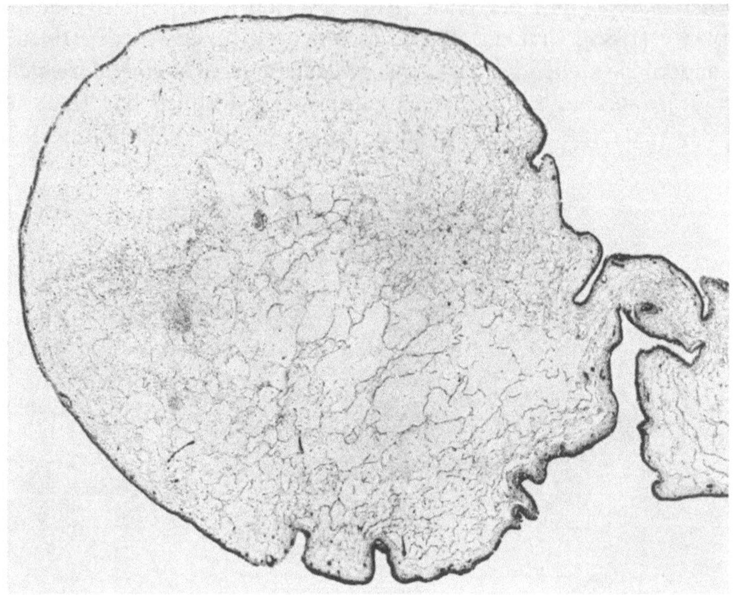

Abb. 23c

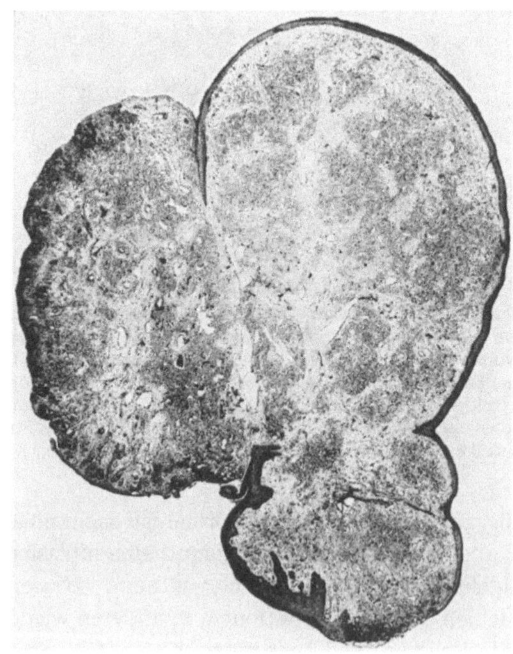

Abb. 23d

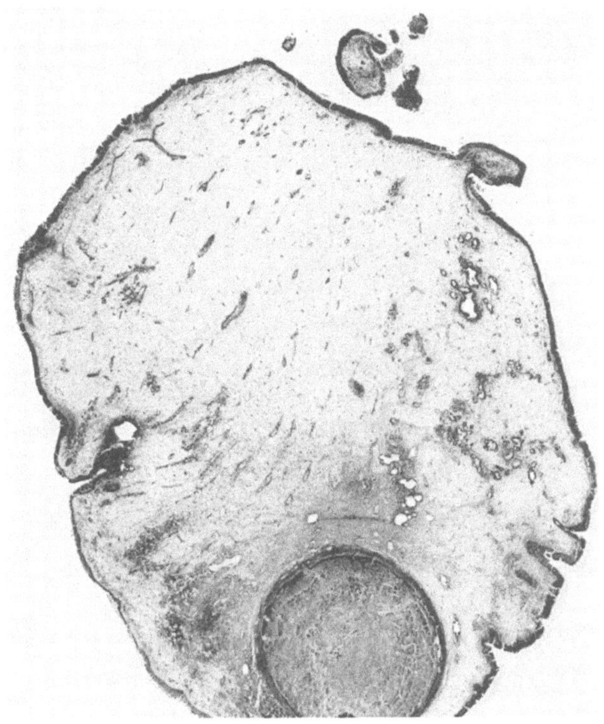

Abb. 23e

Leukocyten und Plasmazellen durchsetzt. Oft konzentrieren sich diese Infiltrate um die Gefäße herum (Abb. 24) und greifen auf die Gefäßwände über. Seltener dagegen treten echte subepitheliale und gefäßgebundene *entzündliche Granulome* auf, die von Lymphocyten, epitheloiden Zellen und Histiocyten gebildet werden; die Gefäßwände zeigen dann zuweilen fibrinoide Nekrosen (HASLHOFER 1950, MAJER 1951, 1952 a, b, 1958, 1959). In diesen Fällen darf die allergische Genese des Polypen als gesichert angesehen werden. Auch Mastzellen werden in solchen allergischen Polypen gefunden, denen nach HLAVACEK und LJODA (1959) eine große Bedeutung bei der Entstehung der allergischen Reaktion zukomme. Großer Gefäßreichtum des Polypen kann das Bild des teleangiektatischen Granuloms hervorrufen (VAHERI 1948).

Als *Ursache* der polypösen Hyperplasie wird heute an erster Stelle die *allergische Reaktion* diskutiert (Zusammenvorkommen mit Asthma bronchiale, MAJER 1951 bis 1959). PRETZMANN-JENSEN (1942), HUSSAREK und NEUHOLD (1958), HLAVACEK und LOJDA (1959) fanden bei der Mehrzahl der Polypenträger eine Allergie-anamnese. Auf die Beziehungen zur allergischen Diathese weisen ferner HIRSCH (1931), WIETHE (1932), KERN und SCHENK (1932, 1933), SHAMBOUGH (1945), MATTIOLI und PINI (1949), HÖRBST (1949), HANSEL (1936, 1939, 1942, 1949, 1952) u. a. hin. Antiallergische Therapie führte in einigen Fällen zum Verschwinden der Polypen.

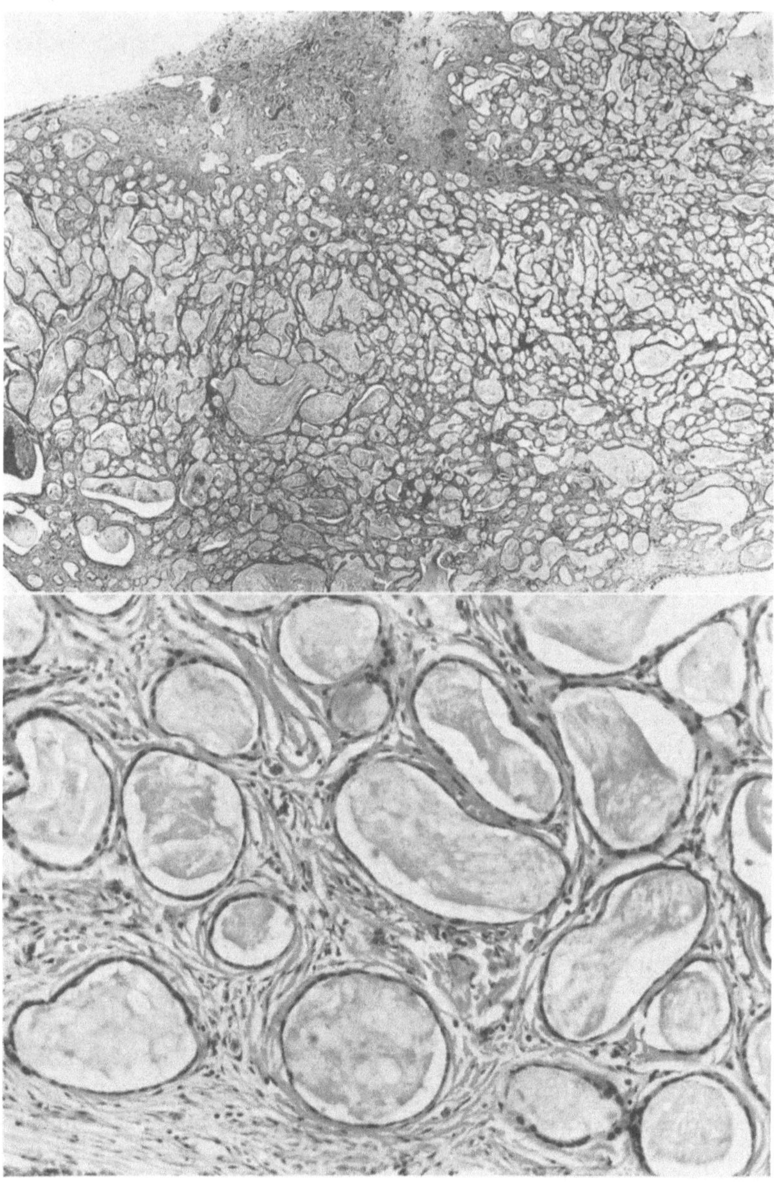

Abb. 23 f. Drüsiger, adenomartiger Polyp. Die Drüsen sind cystisch erweitert und prall mit Schleim gefüllt, das Drüsenepithel ist abgeplattet, flach-kubisch bis endothelartig. (Paraffin, HE, Vergr. 18:1 und 170:1)

LÜSCHER (1956) hält die Genese der Nasenpolypen nach wie vor für ungeklärt, WEILLE und GOHD (1956) erwägen die Virusätiologie. Nach NAUMANN (1964) sind verschiedene Pathomechanismen theoretisch möglich. Über „deformierende und rezidivierende Polyposis der Nase bei Jugendlichen" als Woakesche Krankheit berichten LAFF (1939), APPAIX und ROBERT (1953), GALIOTO (1955).

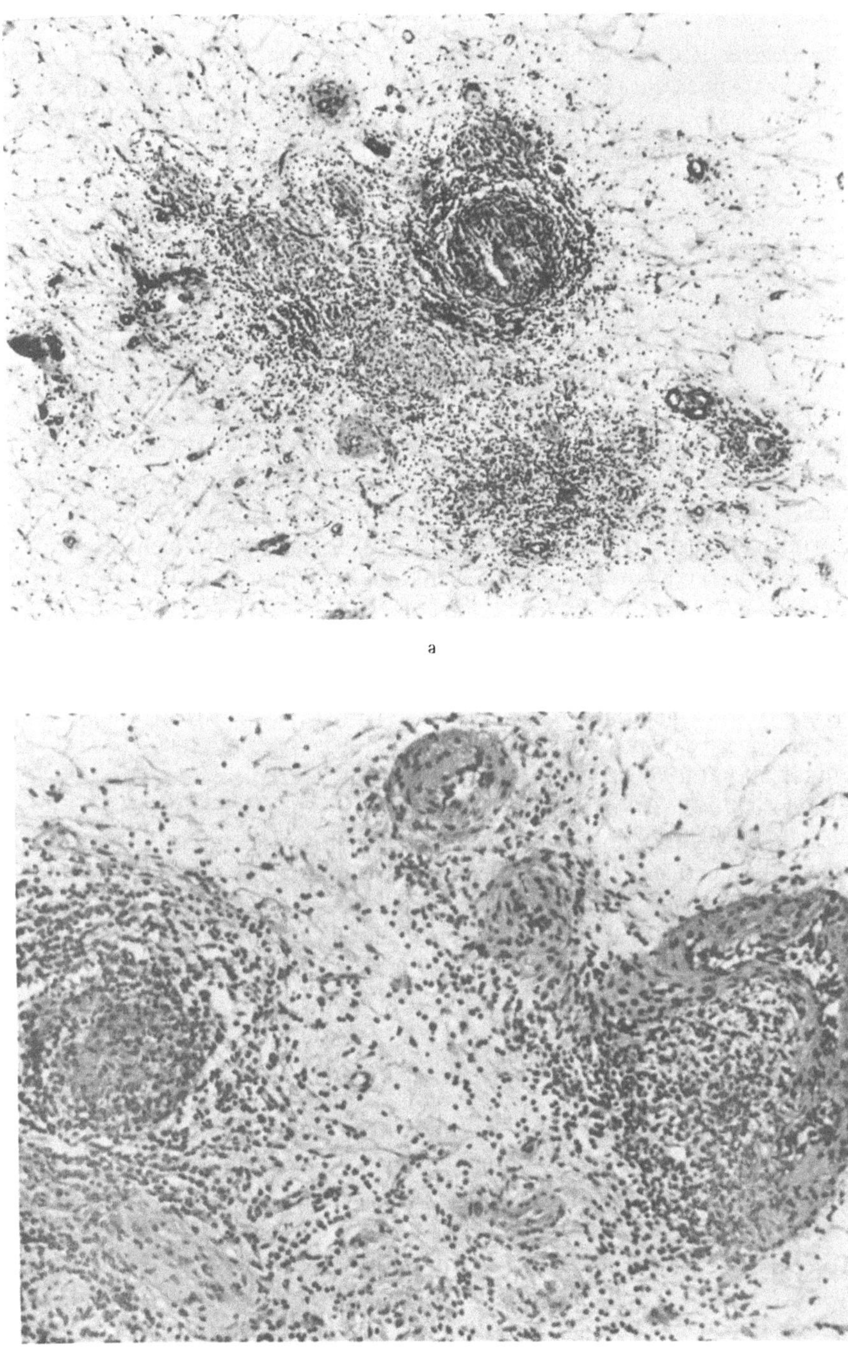

a

b

Abb. 24a u. b. Nasenpolyp eines 32jähr. Mannes. Perivasculäre, chronisch-entzündliche Zellinfiltrate, bestehend aus Lymphocyten, reichlichen Plasmazellen und vereinzelten Eosinophilen. (Paraffin, HE, Vergr. 70:1, 140:1)

3. Rhinitis chronica atrophicans (ZAUFAL), Ozaena, „Stinknase"

Die *Ozaena* (ὄζω = riechen, stinken) stellt eine pathogenetisch und ätiologisch bis heute noch ungeklärte Erkrankung dar, die durch die *Trias* (B. FRAENKEL 1882 a, b): *Schleimhaut- und Knochenatrophie* ohne Ulcerationen, *Borkenbildung* und *Foetor* charakterisiert wird (ZARNIKO 1910). Der Foetor fehlt mitunter, doch erscheint es fraglich, ob die „nicht stinkende" Form als eine besondere, von der Ozaena abzugrenzende Krankheit *(Rhinitis chronica atrophicans simplex non foetida)* angesehen werden darf (s. hierüber REICHARDT 1936, FABIAN und zur HORST-MEYER 1953). Dieses ist nach den Stammbaumuntersuchungen von ALBRECHT (1926 a, b), UNDRITZ (1926), KAHLER (1934) sowie nach der Darstellung von JAKOBI (1964) nicht gerechtfertigt.

Der Name *Ozaena* ist alt[1]. PLINIUS der Ältere führt ihn auf einen Fisch zurück, dem dieser Name wegen seines Geruchs zugelegt war (MARX 1949, 1951). Im Altertum bezeichnete man als Ozaena jede Krankheit mit stinkenden und mit Krusten bedeckten Geschwüren (CELSUS, s. KASSEL 1921). Später wurde der Name für ulceröse Prozesse im Naseninnern, auch für syphilitische und tuberkulöse Geschwüre gebraucht. Erst KARL MICHEL (1876) konnte die nichtgeschwürige „Stinknase" von anderen stinkenden Nasenkrankheiten mit geschwürigem Gewebszerfall abgrenzen.

Die *Ozaena* (ausführliche ältere Darstellung s. LAUTENSCHLÄGER 1926) beginnt schleichend, zumeist während der Pubertät (JURASZ 1891, KRIEG 1898, ALEXANDER 1909, 1912, MARX 1951, TERRACOL 1953 „Maladie de la puberté feminine"). Sie befällt häufiger Frauen als Männer (GERBER 1900, STEINER 1909, FABIAN und zur HORST-MEYER 1953), Säuglinge und Kleinkinder erkranken nur selten (TREITEL 1904, TAPTAS 1946, TERRACOL 1953, FLEISCHMANN 1929—1957). Die Krankheit entwickelt sich recht häufig im Anschluß an eine eitrige Rhinitis (POPPER, PIRINGER-KUCHINKA und MARTIN 1953) oder an eine primäre Nasendiphtherie (LÜSCHER 1956), bisweilen auch über das Bild der chronisch-hyperplastischen Schleimhautentzündung (MORITZ 1950 a, b, 1953), nach CHOLEWA und CORDES (1898), BIRKHOLZ (1927), MARX (1949, 1951), aber häufiger von vornherein als atrophischer Prozeß.

Makroskopisch ist die Schleimhaut im Endstadium auffallend blaß, ihre Oberfläche glatt oder polypös. Die Nasenhöhlen sind enorm weit (Abb. 25, 26). Die Krankheit befällt stets symmetrisch beide Nasenhälften. Über einseitigen Befall liegen nur wenige Mitteilungen vor (MATHERS 1950, RICHIER 1951), hierbei handelt es sich ursächlich wohl aber um Mißbildungen oder Traumafolgen. Nach LÜSCHER (1956) spricht Einseitigkeit des Prozesses gegen das Vorliegen einer echten Ozaena, auch WIRTH (1929), SCHWARZ (1950), MARX (1949, 1951) haben niemals einseitige echte Ozaenaerkrankungen gesehen.

Die Atrophie der Schleimhaut ist mit einer *Herabsetzung der Wasserabgabe* verbunden, so daß eine hochgradige Austrocknung der Nasenhöhle folgt (LÜSCHER 1956). Das Sekret der Nase dickt ein, es bilden sich borkige und krustige Beläge, die durch Erreger (Fäulnisbakterien der Proteusgruppe) zersetzt werden und den charakteristischen widerlich-süßlichen (MARX 1949, 1951) Gestank verbreiten.

---

[1] Geschichte der Ozaena, s. KASSEL: Mschr. Ohrenheilk. **55**, 1318 (1921).

Histologisch (vgl. auch Runge 1928, Hofer 1920, 1922, 1932, Oppikofer 1906, 1943 a, b, Jakobi 1964) fällt, ehe die eigentliche Atrophie der Schleimhaut beginnt, zumeist ein akutes bis subakutes Stadium auf, das entzündliche perivasculär gelegene Zellinfiltrate (Leukocyten, Lymphocyten, Plasma- und Russelkörperchen) erkennen läßt. Auch das Periost der Nasenknochen kann von entzündlichen Infiltraten durchsetzt sein. Die zelligen Infiltrate werden mit dem Fortschreiten

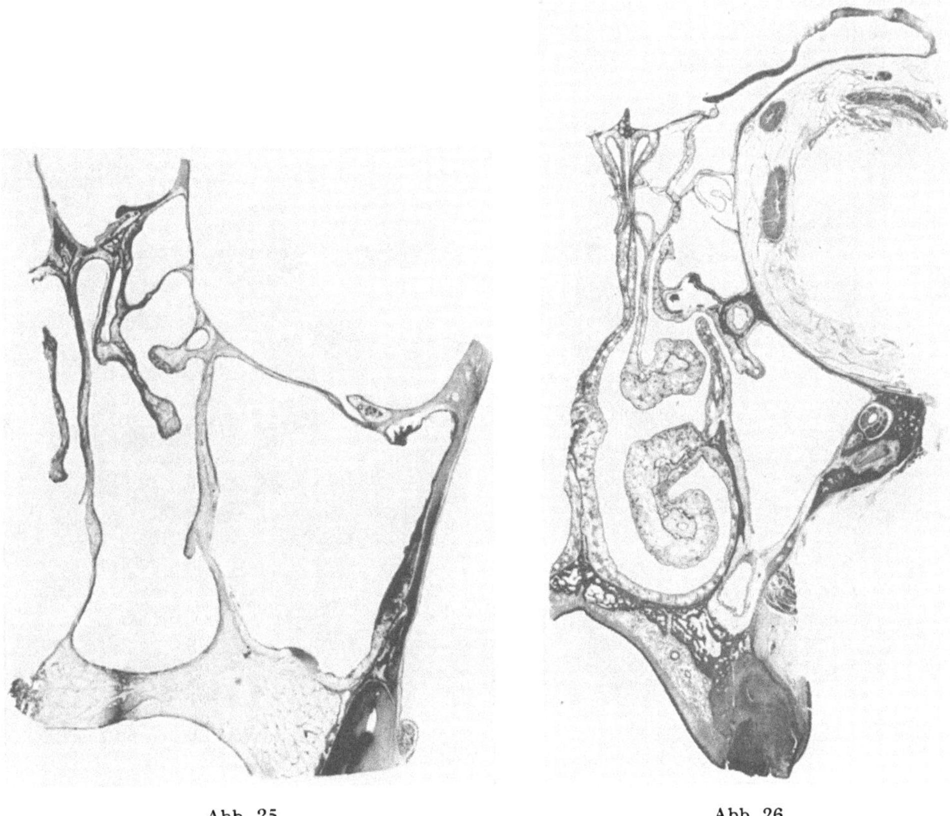

Abb. 25   Abb. 26

Abb. 25. Nasenhöhle (linke Hälfte) und linke Kieferhöhle bei Ozaena. Enorme Weite des Cavum nasi, hochgradige Atrophie der Muscheln, namentlich der unteren Muschel, Atrophie des gesamten knöchernen Skeletes (Präparat von Herrn Prof. Unterberger, aus der Sammlung der HNO-Klinik der Universität Jena, Direktor Prof. Dr. J. Zange)

Abb. 26. Vergleichspräparat einer normal weiten, nicht atrophischen Nasenhöhle

der Erkrankung spärlich, es treten reichlicher Histiocyten und Fibroblasten auf, die kollagenen Bindegewebsfasern nehmen zu (Terracol 1953), Verdickung der Basalmembran, Schwund der Drüsen. Perivasculäre Fibrosen wechseln mit echter Endangitis obliterans (Fraenkel 1882 a, b). Das Cylinderepithel, in dem die Becherzellen zunächst schwinden, wird von *Plattenepithelmetaplasien* abgelöst (Abb. 27). Ostitis und Periostitis fibrosa (Cholewa und Cordes 1898, Guns und Picard 1928, 1933) sowie Knochenresorptionen, hauptsächlich an der unteren Muschel, seltener am Septum (Krause, zitiert bei Lautenschläger 1926), werden beobachtet. Die untere Muschel kann völlig verschwinden oder nur als Stummel sichtbar bleiben. Die histochemischen Untersuchungen von TAYLOR und YOUNG (1961) haben vermehrte PAS-positive Granula im metaplastischen Plattenepithel nachweisen können.

Als *Komplikationen* der Ozaena wird das Absteigen der Veränderungen in den Rachen, Kehlkopf, in die Trachea (Ozaena trachealis, ZARNIKO 1910, DE REYNIER 1947, 1948, TERRACOL 1953) und in die Bronchien beschrieben. Unspezifische Bronchitiden sowie Bronchopneumonien mit Abszedierungen werden häufiger erwähnt (ARNAUD und SERTAIN 1952). Über das Zusammenvorkommen mit Tracheopathia osteoplastica s. dort. Ferner finden sich begleitende Entzündungen

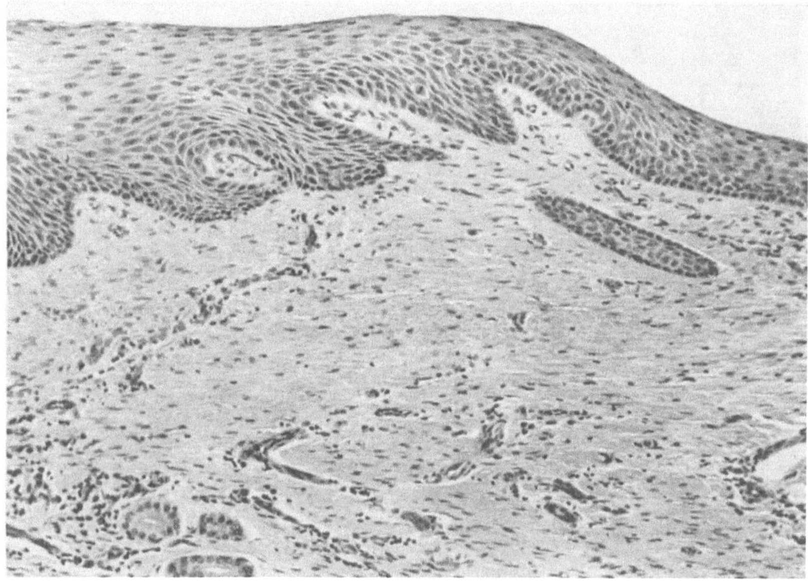

Abb. 27. Nasenschleimhaut bei Rhinitis chronica atrophicans foetida (Ozaena). Plattenepithelmetaplasie, Schleimhautfibrose. (Paraffin, HE, Vergr. 140:1)

der Augenbindehäute, der Lidränder, chronische Nebenhöhlenerkrankungen und (seltener) atrophische Veränderungen der Vaginalschleimhaut (JACKSON und JACKSON 1959). Auch Mittelohreiterungen können auftreten.

Die Ozaena befällt hauptsächlich Menschen vom hypoplastisch-asthenischen Schleimhauttypus (H. ZINSER 1936). Die Kranken fallen durch *Breitgesichtigkeit (Chamaeprosopie)* und *Sattelnase* auf, (,,*Ozaenagesicht*", STEINER 1909, ALEXANDER 1909). Es soll ferner eine Unterentwicklung, seltener Aplasie der Nebenhöhlen, namentlich der Stirnhöhle (FRAENKEL 1882, ALEXANDER 1909, 1912, HAIKE 1910, 1912, GILSE 1936, PESTI 1948, 1950, BORASI 1950, MORITZ 1950 a, b, 1952) bestehen. Oft liegen gleichzeitig Nebenhöhlenerkrankungen vor (TAKAHASHI 1956). Angeborener Schweißdrüsenmangel, Haar- und Zahndefekte werden von FLEISCHMANN (1929—1937) beschrieben. Die Krankheit tritt familiär gehäuft auf und macht etwa 0,75% aller Nasenkrankheiten aus (UNDRITZ 1926, 1928, KAHLER 1934). In den einzelnen europäischen Ländern sind die Morbiditätszahlen sehr unterschiedlich (Terracol 1953, Jakobi 1964). In Polen, Galizien, Italien, Spanien und Griechenland (Demetriades und Moutoussis 1921) findet sich die Ozaena häufiger.

Die *Ätiologie der Ozaena* ist bis heute ungeklärt (Stoll und Walter 1958, Jakobi 1964), doch liegt eine Vielzahl von diesbezüglichen Theorien vor:

Die *Infektionstheorie* (Bacterium mucosum Abel-Löwenberg, Bacillus Perez-Hofer, Pseudodiphtheriebazillen, Gradenigo-Bacillus, Kapselbakterien Klebsiella).

Alle vermuteten Bakterien konnten *nicht* als Ursache der Ozaena bestätigt werden. Die Ozaena ist sicherlich *keine* infektiöse Erkrankung und wird nicht durch einen bestimmten Bacillus hervorgerufen. Es handelt sich nach Marx (1949, 1951) aber dennoch beim Auftreten von Erregern in ozaenakranken Nasen um mehr als einen reinen saprophytären Prozeß, dem lediglich für die Zersetzung des Sekretes eine Bedeutung zukommt. Marx (1949, 1951) stimmt Wirth (1929) zu, daß neben anderen Krankheitsursachen auch bakteriologische Einflüsse ein notweniges konditionelles Moment darstellen.

Die *trophoneurotische und die sympathico-endokrine Theorie* (Zarniko 1910, Halphen und Schulman 1925 a, b, Krampnitz 1934, Popper, Piringer-Kuchinka und Martin 1953).

Als Folge einer hypophysär-diencephalen Regulationsstörung wurde die Ozaena bereits von Hoople und Rowe (1927), Mortimer, Wright und Collip (1936) und in neuerer Zeit von Fabian (1953), Fabian und zur Horstmeyer (1953) und W. Becker (1954, vgl. auch Miehlke und Diepen 1951) gedeutet. Die am Ganglion sphenopalatinum auftretenden Veränderungen sind jedoch sekundärer Natur (Vogel 1929).

Die *Vitamin-Theorie* (Hypovitaminose A oder D, Glasscheib 1927, 1931 a, b, 1933) *und die allergische Theorie* (Moritz 1950 a, b, 1953).

Besondere Bedeutung hat die *Mißbildungstheorie:* Fleischmann (1929—1937) sieht die Ursache der Ozaena in einem angeborenen *Ektodermaldefekt*, d. h. in Entwicklungshemmungen, die auch am Knochen, mehr noch an der Schleimhaut zum Ausdruck kommen. An der äußeren Haut ist gleichzeitiger Schweißdrüsenmangel (*Anhidrosis hypotrichotica*, Christ 1914) beobachtet. Vorzeitiger Entwicklungsstillstand der Nasenschleimhaut, ihrer Drüsen und der Knochen sei das Charakteristische dieses Entwicklungsschadens, die Ozaena sei lediglich eine sekundäre Folge hiervon. Die konstitutionelle Chamaeprosopie ($\chi\alpha\mu\alpha i$ = breit, niedrig; $\pi\varrho\acute{o}\sigma\omega\pi o\nu$ = Gesicht) erscheint wichtig.

Die *Ozaena als Erbleiden:* Die Häufung von Ozaenafällen in einzelnen Familien war schon E. Fraenkel (1882 a, b) aufgefallen, sie ist dann von Hartmann (1878), Mackenzie (1887), Löwenberg (1894), Undritz (1926, 1928), Kahler (1934) und Reichardt (1936) sowie Krieg (1938) gesichert worden. Gradenigo (1925) spricht von einem *recessiven*, Albrecht (1926 a, b), der 25 Stammtafeln von Ozaena-Familien aufgestellt hat, von einem *dominanten Erbgang*. Schließlich sei erwähnt, daß J. Bernat (1967) in der Ozaena eine Manifestation der *Eisenmangelkrankheit* sieht.

4. Die sog. infektiösen Granulome

a) Tuberkulose

Die Tuberkulose der Nasenschleimhaut stellt fast immer eine sekundäre Erkrankung im Gefolge einer anderweitigen tuberkulösen Organmanifestation (Lungentuberkulose) dar. *Primäre* Nasentuberkulosen wurden zwar in einigen wenigen Fällen beschrieben (GHON und TERPLAN 1921, ZURHAUSEN 1942, KIETZMANN und LAAGE 1954), erscheinen jedoch mehr als fraglich (ZÖLLNER 1939, H. RICHTER 1953, VOSTEEN 1964). Im ganzen gesehen, ist die tuberkulöse Erkran-

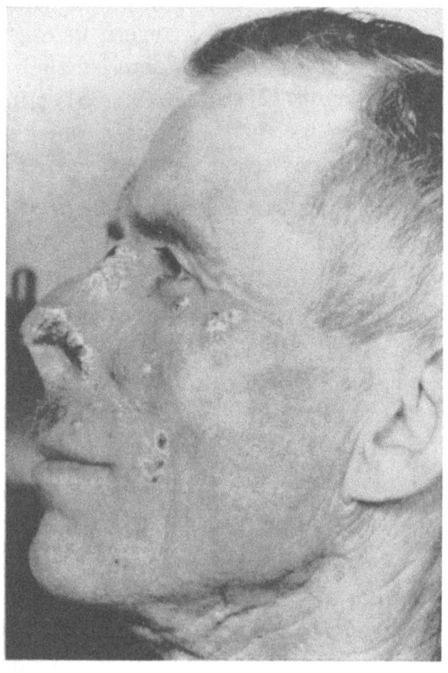

Abb. 28. Lupus vulgaris. (Aufnahme der Universitäts-Hautklinik Tübingen, Direktor Prof. Dr. H. A. GOTTRON)

kung der Nasenhöhle selten. MYERSON (1953) fand unter 1000 Kehlkopftuberkulosen fünf tuberkulöse Begleiterkrankungen der Nase. MARX (1951) schätzt ihr Vorkommen jedoch bei weitem häufiger. Das weibliche Geschlecht überwiegt (GERBER 1914, 1920, E. MEYER 1928, SPECHT 1940, THOMSON und NEGUS 1948, MARX 1951). Der Altersgipfel liegt etwa in den Pubertätsjahren.

α) Die häufigste Form der Nasentuberkulose ist der *Lupus* (Abb. 28), wie umgekehrt der Schleimhautlupus am häufigsten in der Nase lokalisiert ist (AROLD 1939, 1951). Nach EICKHOFF (1951) entfallen auf die Nase 72,3% aller Schleimhautlupusfälle, auf den Rachen 17,8% und auf den Kehlkopf etwa 11%. Ähnliche Zahlen publizieren MYGIND (1900) (Nasenlupus 64,5%, Kehlkopflupus 10,0%) und WALDECKER (1938) (Nasenlupus 73,3%, Kehlkopflupus 6,5%). Nach KÜHN (1921) findet sich in 64,3% aller Gesichtslupusfälle eine Miterkrankung der Nasenschleimhaut. Die Häufigkeit des Nasenlupus wird für Europa mit etwa 1% angegeben (GIESE 1960).

Das *anatomische* Bild des Schleimhautlupus gleicht dem des Hautlupus (vgl.
GANS und STEIGLEDER 1957). Es treten zunächst kleine umschriebene Knötchen
in der Submucosa auf, die im weiteren Verlauf nicht selten zerfallen, Schleimhaut-
ulcerationen oder sogar Zerstörung des knorpeligen und knöchernen Skelets verursachen können („Septum perforans", WIRTINGER 1952, GIAGNONI 1953). Der
ausgedehnte tuberkulöse Zerfall des Naseneinganges („Totenkopfgesicht") ist
heute selten geworden. Die Tuberkulose kann auf die Nebenhöhlen und die
Tränenwege übergreifen, letzteres etwa in 20% der Fälle (LUCHSINGER 1956).
Histologisch (Abb. 29) spielen sich die Veränderungen stets im Bindegewebe ab
(GANS und STEIGLEDER 1957, AROLD 1939, 1959). Es tritt ein typisches tuber-

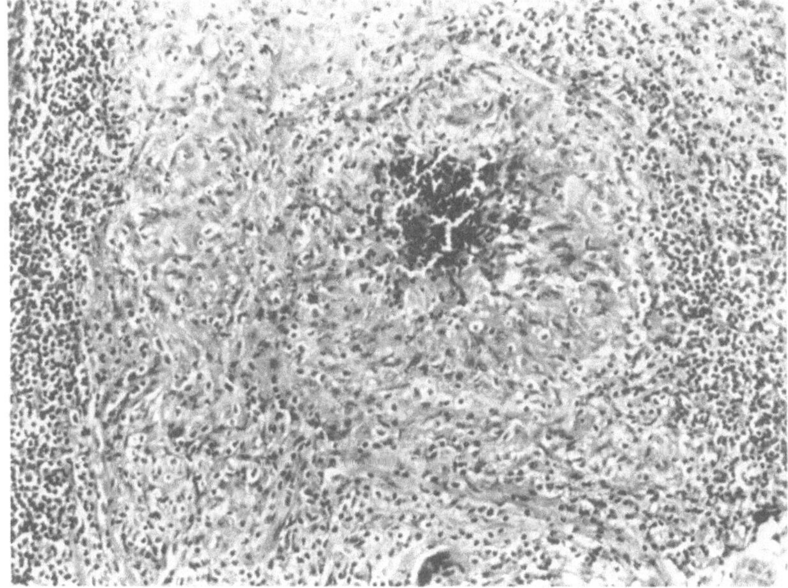

Abb. 29: Lupus vulgaris. Tuberkel in der Nasenschleimhaut. (Präparat der Universitäts-Hautklinik
Tübingen, Prof. Dr. H. A. GOTTRON). (Paraffin, HE, Vergr. 170:1)

kulöses Granulationsgewebe mit knötchenartig angeordneten Epitheloid- und
Riesenzellen auf, das von einem Wall aus Lymphocyten oder Plasmazellen umgeben wird. Nach VOSTEEN (1964) treten die Riesenzellen wegen der stärkeren
fibrösen Veränderungen seltener als in anderen tuberkulösen Lokalisationen auf.
Verkäsung wird meistens vermißt. Seltener fehlt der Lymphocytensaum der
Knötchen, dann kann die histologische Unterscheidung vom Morbus Boeck schwer
oder sogar unmöglich werden (LEVER 1958). Innerhalb des Tuberkels gehen die
kollagenen und elastischen Fasern zugrunde. Sekundäre leukocytäre Zellinfiltrate
sind zuweilen zu beobachten. Die Schleimhautoberfläche kann Plattenepithelmetaplasien mit Zell- und Kernatypien aufweisen (Abb. 30) oder sogar Veränderungen im Sinne der Präcancerose oder (selten) des echten Plattenepithelkrebses.
Stets finden sich beim Lupus Ausheilungsvorgänge in Form fibröser Bindegewebswucherungen, die vereinzelt über das Ziel hinausschießen, so daß fibromartige

4*

Wucherungen entstehen. Diese charakteristischen Narbenstadien sind stets neben frisch aufschießenden Tuberkeln zu sehen (MARGAROT und TERRACOL 1938, 1953, Literatur, SPECHT 1940, BRANDT 1950, EICKHOFF 1951).

β) Die *geschwürig-käsige, exsudative Nasentuberkulose* ist ausschließlich im Gefolge schwerster kavernöser Lungenphthisen zu beobachten. Kranke mit tuberkulösen Lungenkavernen zeigen darüber hinaus nicht selten eine Ozaena-ähnliche Rhinitis chron. atrophicans (HARPER 1952).

γ) Das *isolierte Tuberculom* ist ebenfalls eine seltenere Form der Nasentuberkulose. Es tritt in Gestalt eines pendulierenden oder breit aufsitzenden tuber-

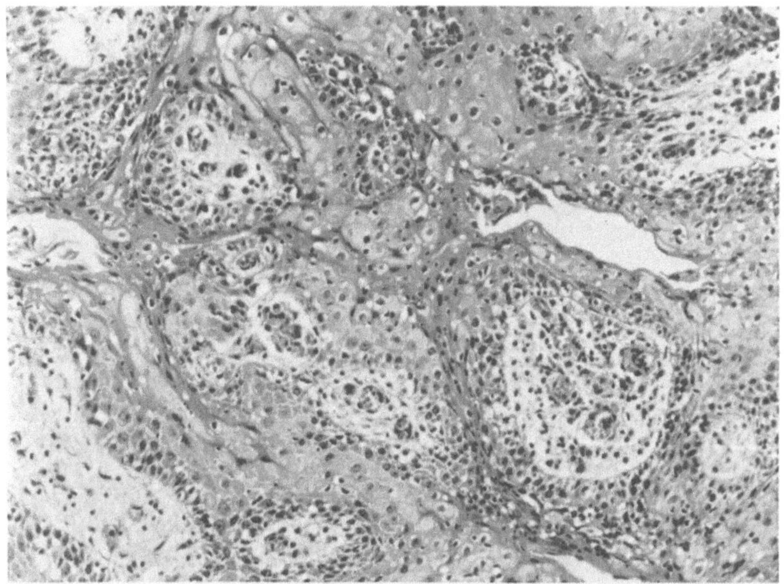

Abb. 30. Lupus vulgaris, in Abheilung begriffen. Plattenepithelmetaplasien mit Zell- und Kernatypien. (Präparat der Universitäts-Hautklinik Tübingen, Prof. Dr. H. A. GOTTRON). (Paraffin, HE, Vergr. 170:1)

kulösen Schleimhautpolypen auf (*Tuberculoma pendulans, Granulotuberculom, Fibrotuberculom,* HOSOMI 1924, MANNASSE 1897, 1927) und neigt sowohl zur Verkäsung als auch zum Zerfall. Isolierte Tuberculome finden sich hauptsächlich am knorpeligen Septum oder an der unteren Muschel (GIESE 1960). Ihre Größe variiert, sie können aber erhebliche Ausmaße erreichen und die ganze Nasenhöhle füllen. Weitere Beobachtungen s. ROCKENBACH (1910), TERRACOL und GUETTA (1954).

b) Morbus Besnier-Boeck-Schaumann

(Genaue Darstellung, insbesondere Allgemeines und Ätiologie s. Kapitel Lunge und Lymphknoten).

Der Morbus Besnier-Boeck-Schaumann wird in seltenen Fällen in Gestalt kleiner blasser Granulomknötchen, die nur schwer vom Lupus zu unterscheiden sind (HOMANN 1942, MÜHE 1943, WILLE 1946), auch in der Nasenschleimhaut beobachtet (LINDSAY und PERLMAN 1951, CORDES 1952, 1953, TERRACOL 1953,

HAAS und HOLZMANN 1964). WILLE (1946), LÖFFLER und BEHRENS (1956) weisen darauf hin, daß die gelegentliche Miterkrankung der Nasenschleimhaut bereits von BOECK (1904) selbst erwähnt wurde. Wie beim Schleimhautlupus ist auch beim Schleimhaut-Boeck die Nase der weitaus häufigste Sitz der Erkrankung (GRAVESEN 1940, LINDSAY und PERLMAN 1951, LÖFFLER und BEHRENS 1956). Klinisch fällt zumeist eine ausgesprochene Stenose der Nasenlichtung (HOMANN 1942, LARSSON 1951), seltener eine Rhinitis atrophicans (LONGCOPE und FREIMAN 1952) auf. Auch die Schleimhaut des Septum und der Nebenhöhlen können befallen werden (POE und SEAGER 1950, Literatur s. SCHUBERT und NEUSS 1958).

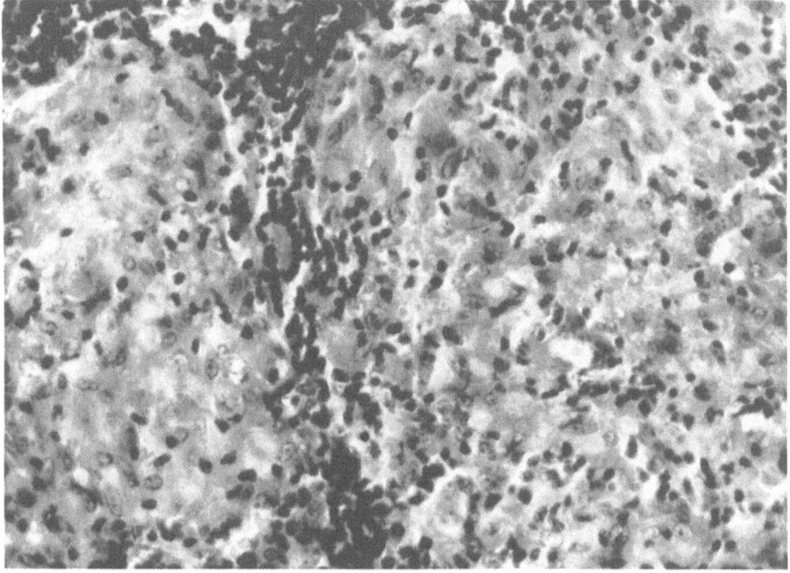

Abb. 31. Boecksches Sarkoid der Nasenschleimhaut, 38jähr. Frau. Frische Knötchen ohne Langhans-sche Riesenzellen, ungeordnete Lagerung der Epitheloidzellen, keine Verkäsung. (Paraffin, HE, Vergr. 360:1)

Nach GRAVESEN (1940) zeigt der Schleimhaut-Boeck zunächst disseminierte Knötchen, dann katarrhalisch-entzündliche oder erosive Schleimhautveränderungen und schließlich fibröse Abheilung. Perforationen der Nasenwände kommen kaum vor (VOSTEEN 1964). LÖFFLER und BEHRENS (1956) haben über die Perforation des harten Gaumens berichtet. Auch ist kontinuierliches Einwachsen in die vordere Schädelgrube (KNAPP 1942, LONGCOPE und FREIMAN 1952) sowie in das Mittelohr beschrieben worden (ZIEGLER 1952).

Das *histologische Bild* (Abb. 31, 32) wird durch umschriebene inselartige Epitheloidzellansammlungen charakterisiert, im frischen Stadium nur wenige Langhanssche Riesenzellen. Völliges Zurücktreten der Lymphocytensäume, die aber zuweilen einzeln in geringer Zahl in den Epitheloidzellhaufen angetroffen werden können. Käsige Nekrosen fehlen stets. Die Silberfärbung weist ein zartes Reticulinnetz nach, das fast jede Epitheloidzelle umspinnt (LEVER 1958). Die Heilungstendenz ist an der zunehmenden Fibrose zu erkennen. In älteren Herden treten atypische Riesenzellen ähnlich den Fremdkörperriesenzellen auf, in deren Plasmaleib muschelartige, kalkhaltige Einschlußkörperchen (conchoid-bodies, SCHAUMANN 1916/17, 1941) und sog. Sternkörperchen („asteroid-bodies") zu sehen sind.

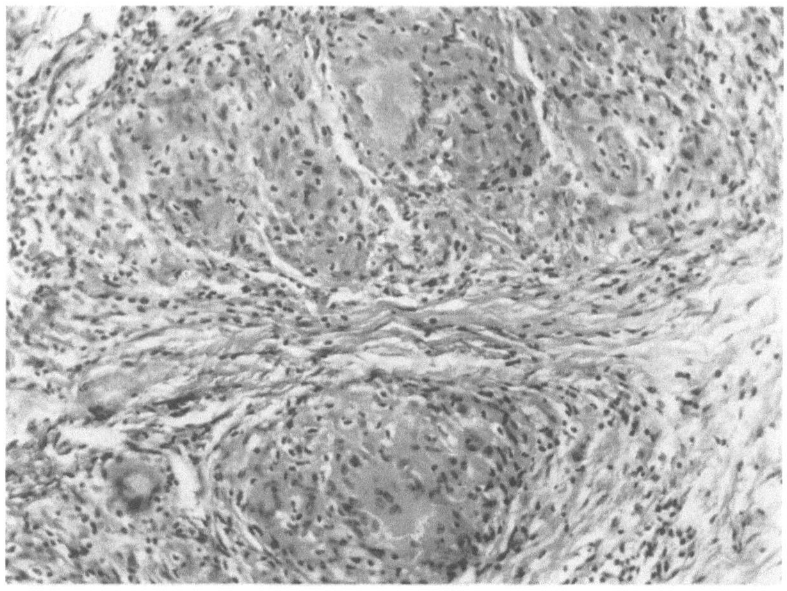

Abb. 32. Boecksches Sarkoid der Nasenschleimhaut, 38jähr. Frau, gleicher Fall wie Abb. 29. Ältere Knötchen mit Langhansschen Riesenzellen, Fehlen des Lymphocytensaums. (Paraffin, HE, Vergr. 170:1)

c) Syphilis

Die älteste Beschreibung der Nasensyphilis soll sich in den Schriften des chinesischen Kaisers HOANG-TY vor mehr als 2600 Jahren finden (vgl. LUCHSINGER 1956, weitere Erwähnung evtl. syphilitischer Nasenerkrankungen im Altertum bei SUSRUTA, vgl. Kapitel A).

Syphilitische *Primäraffekte* in der Nase gehören zu den größten Seltenheiten. LOEB (1906) konnte etwa 300 Fälle aus der Literatur zusammentragen. Weitere Einzelheiten siehe HAJEK (1928), MARX (1949—1951), eine *neuere Publikation* liegt von W. SCHMIDT (1950/51) vor.

Die Mitbeteiligung der Nasenschleimhaut beim *Sekundärstadium* findet sich fast ausnahmslos beim Säugling als *Coryza syphilitica neonatorum* (GERBER 1900, 1910), extrem selten beim Erwachsenen (SCHUBERT 1949).

Die *Nasensyphilis der Erwachsenen* gehört dem *Tertiärstadium* an (LÜSCHER 1956). FOURNIER (1894) fand noch eine Mitbeteiligung der Nase bei 5% aller Syphilitiker. Diese Zahl ist für heutige Verhältnisse jedoch bei weitem zu hoch (LUCHSINGER 1956). Die Tertiärsyphilis tritt als gummöse Syphilis im knöchernen Nasengerüst, oft im Nasenseptum auf (HAJEK 1928, GOLDNER 1947, RICCABONA 1950, POPPER 1951, MARX 1949, 1951, TERRACOL 1959) und greift häufig auf den knorpeligen Teil der Nase unter Verursachung großer Ulcerationen, Scheidewandperforationen oder auch Perforationen in die Mundhöhle über. Die Muscheln können ebenfalls befallen werden (HAJEK 1928, MARX 1951).

Klinisch besteht ein einseitiger „Stockschnupfen" mit schleimig-eitrigem Ausfluß. Die Ulcerationen sind mit Borken bedeckt, die durch Sekundärinfektion zu übelriechenden Massen zerfallen können. Der Nasenrücken kann durch die Erkrankung der Scheidewand und des Os nasale zerstört werden, so daß die syphilitische Sattelnase („Nez de perroquet" FOURNIER 1894) mit allen Übergängen der leichten „Lorgnettennase" bis zur „Opernglas-" und „Bulldoggennase" entsteht. Die Nasenhöhle wird durch die Zerstörung des Nasengerüstes auffallend weit (Rhinitis chronica atrophicans foetida syphilitica). „Die syphilitische Nase ist groß, verstopft und schmerzhaft" (TERRACOL 1959). Neuere *Kasuistik:* WINKLER (1951), VETRANO (1952).

Anhang: Die *Rhinitis syphilitica neonatorum* (HOCHSINGER 1927, MARX 1951, EICKHOFF 1954) tritt in Form der eitrig-borkigen Rhinitis auf.

Histologisch finden sich zunächst leuko-lymphocytäre, später rein lymphocytäre Infiltrate in einer ödematös-hypertrophischen Schleimhaut. Die Blutgefäße können spezifisch entzündliche Wandveränderungen aufweisen. Häufig macht sich eine syphilitische Ostitis und Periostitis bemerkbar. Es kommt ebenfalls zur Einschmelzung der befallenen Knochen, zu Perforationen und Formveränderungen der Nase (*Sattelnase, Mikrorhinie, Hyperplatyrhinie*). Der Spirochätennachweis ist meist positiv. BACH (1954, 1955) beschrieb einen durch connatale Lues bedingten Narbenverschluß des Naseneinganges.

Neben dieser Früh- oder Säuglingsform wird eine schleichende Spätform der connatalen Lues beobachtet, die erst im 10. bis 14. Lebensjahr Erscheinungen macht und der tertiären erworbenen Lues gleicht.

d) Lepra

Die durch das *Mycobacterium Leprae* (ARMAUER-HANSEN) hervorgerufene lepröse Erkrankung der Nase ist in den europäischen Ländern äußerst selten. Nach TERRACOL (1953) beginnt die Lepra nicht selten in der Nasenschleimhaut als Rhinitis sicca anterior (GERBER 1902, SOKOLOWSKY 1928). Die von BÜNGELER (1943) näher beschriebenen drei verschiedenen histologischen Formen der Lepra (das uncharakteristische Infiltrat, das Leprom, das tuberkulide Granulom) lassen sich auch in der Nase verfolgen. Am häufigsten findet sich nach den Angaben von TERRACOL (1953) jedoch die tuberkulide Lepra, die einen dem Tuberkel äußerst ähnlichen Knötchenaufbau erkennen läßt und ausgesprochen bacillenarm ist (ROULET 1956). Weniger häufig ist das Leprom mit perivasculären Histiocytenanhäufungen und sog. Leprazellen (VIRCHOW, zitiert bei ROULET 1956). Diese zeigen ein feinwabiges, auch vacuoläres Cytoplasma und einen an die Seite gedrängten chromatinreichen Kern. Im Zentrum des Leproms lassen sich oft massenhaft Erreger nachweisen. Zuweilen besteht nur ein uncharakteristisches Infiltrat (OBERMAYER 1950) mit Neigung zu umschriebenen oder ausgedehnten Zerstörungen (GENTINETTA 1948). Weitere Publikationen über die Nasenlepra: PORTMANN und RETROUVEY (1926), SOKOLOWSKY (1928), RUNGE (1928), FOUQUET (1932), BALTES (1932), PINKERTON (1938), BÜNGELER (1943), VOSTEEN (1964).

e) Rotz (Malleus)

Diese durch den Rotzbacillus (Malleomyces mallei) bedingte Krankheit tritt nur selten beim Menschen auf, vor allem bei Pferdepflegern, Eseltreibern, Tierärzten (vgl. RUNGE 1928, MOHR 1952). In der Schleimhaut finden sich bei den akuten Fällen ausgedehnte, eitrig-durchsetzte Nekrosen, bei den mehr chronisch verlaufenden hanfkorn- bis erbsgroße Knötchen, die zum Teil zusammenfließen und zu größeren Geschwüren ulcerieren können. Die Knötchen bestehen *histologisch* aus Epitheloidzellen, die von zahlreichen Leukocyten durchsetzt werden und zentral schnell zerfallen, Pusteln bilden und kraterartige Ulcera.

Der Ausfluß ist stets reichlich und oft blutig-eitrig (RUNGE 1928). Die Geschwüre erinnern an tuberkulöse Ulcerationen, bei chron. Verlauf können strahlige Narben ähnlich wie beim Lupus entstehen.

f) Sklerom

Das Sklerom wurde ursprünglich von seinem ersten Beschreiber HEBRA (1870) als *Rhinosklerom* bezeichnet. Wegen seines nicht seltenen Sitzes auch in den tieferen Abschnitten des Respirationstraktes nannte es WOLKOWICZ (1899) *Rhinopharyngosklerom* und KOEBNER (1885) *Scleroma respiratorium*. Spätere Autoren sprachen einfach vom Sklerom (STREIT 1903, 1904, 1926). Die Ausdrücke „Chronische Blennorrhoe" (STOERK 1874) und „Ozaena laryngotrachealis" (BAGINSKI s. STREIT 1928) werden heute für das Sklerom kaum noch verwendet. Die Bezeichnung „Sklerom" wurde von HEBRA (1870) wegen der knorpelharten Infiltrate gewählt, die mit einer „derben syphilitischen Sklerose des Praeputium penis in optima forma" vergleichbar sind (HEBRA 1870). Das Sklerom stellt pathologisch-anatomisch eine über viele Jahrzehnte verlaufende, chronisch infektiöse, entzündliche Granulomatose der Nasenschleimhäute, bei weiterer Ausdehnung auch der Schleimhäute der Nebenhöhlen (vgl. Abb. 33), des Rachens, des Kehlkopfes, der Trachea und sogar der Bronchien dar (FRENZEL und GROSS 1923, BURACK 1934, 1936, WEISE 1955, MENNE 1956), auch die äußere Haut der Nase und des Gesichtes kann (in weniger als 10% der Fälle, GERBER 1910 b) befallen werden (Abb. 34). Selten geht der Prozeß auf die Tuba Eustachii oder das Mittelohr (PIENIACZEK 1900, PICK 1914, WOJATSCHEK, Literatur bei PUTSCHKOWSKI 1932) über; eine unspezifische Begleitotitis ist dagegen häufiger (GERBER 1910 b, JUFFINGER 1892). Der primäre Erkrankungsherd liegt in weitaus der Mehrzahl der Fälle in der Nase, nach VIEL, BARON, JOINVILLE und KERNEIS (1953) fehlt die Nasenbeteiligung nur in 4 bis 5% aller Skleromfälle.

Über das *pathologisch-anatomische* Bild des Skleroms liegen sehr zahlreiche Beschreibungen vor. SCHÖNHERR (1953) gibt eine Zusammenstellung aller von 1947 bis 1953 publizierter Skleromerkrankungen, s. auch JAKABFI und NAGY (1959).

LINCK (1923) unterscheidet *drei Entwicklungsstadien:*

Das *erste* Stadium entspricht nach MARX (1949, 1951), PIENIACZEK (1900), STREIT (1903, 1904, 1928) dem Bild einer chronisch atrophischen, der „nicht stinkenden" Ozaena ähnelnden Entzündung mit teilweiser Borkenbildung.

Das *zweite* Stadium (Abb. 35) zeigt das klassische Sklerom-Infiltrat mit zahlreichen sog. Mikulicz-Zellen (1877) und ausgedehnter hyaliner Entartung. Es bilden sich kleine knorpelartige, grauweiße bis graurötliche, an Lupus erinnernde Knötchen, die sich schnell vergrößern und flächig zusammenfließen. Sie können

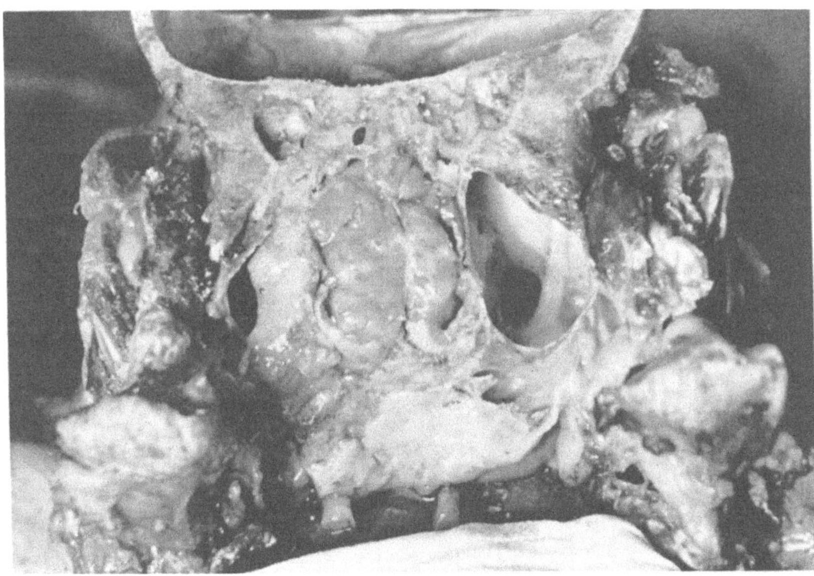

Abb. 33. Rhinosklerom, 77jähr. Mann. Speckig glänzende Sklerommassen im Cavum nasi und in der linken Kieferhöhle. Beobachtung von W. R. MENNE, Berliner Medizin, Festschrift „50 Jahre Rudolf-Virchow-Krankenhaus Berlin"

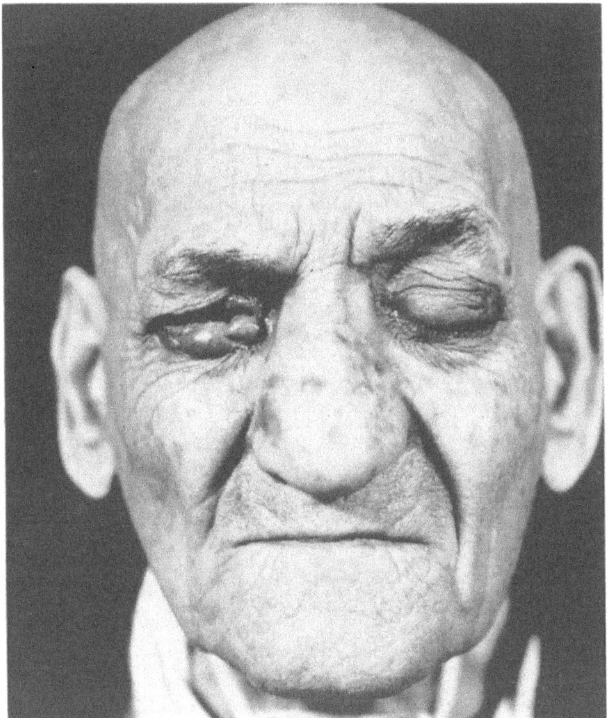

Abb. 34. Rhinosklerom (gleiche Beobachtung wie Abb. 26, s. auch H. J. WEISE: Z. Haut- u. Geschl. Kr. 19, 10 (1955). Sklerominfiltration der Augenlider und der Nasenhaut

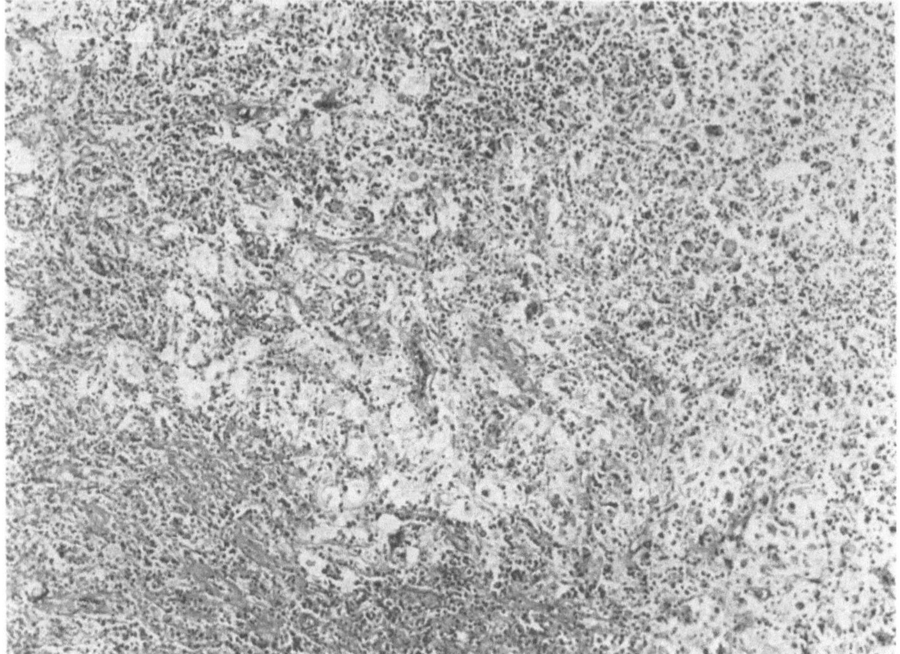

Abb. 35a

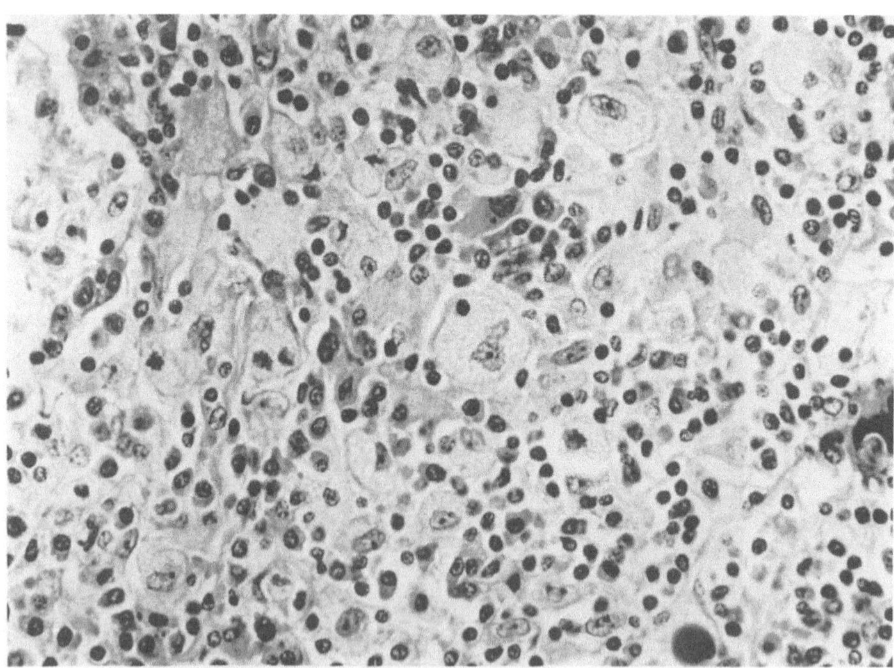

Abb. 35b

Abb. 35a—d. Rhinosklerom (gleiche Beobachtung wie Abb. 33 und 34). Klassisches Skleromgewebe: Granulationsgewebe mit Plasmazellen, Russell-Körperchen, Lymphocyten, großen wabigen Mikulicz-Zellen und diffusen Hyalinablagerungen. a Übersichtsbild, Vergr. 60:1. b Mikulicz-Zellen mit Plasmazellen, Vergr. 240:1. c Das gleiche, Vergr. 240:1. d Plasmazellen, Lymphocyten, Russell-Körperchen und Hyalinablagerungen. Vergr. 240:1

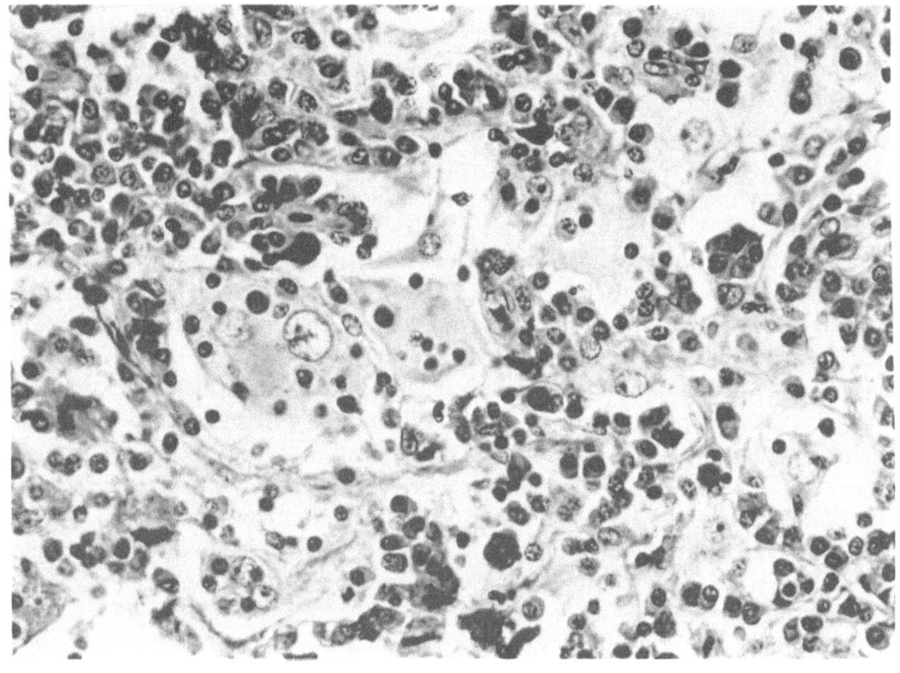

Abb. 35c

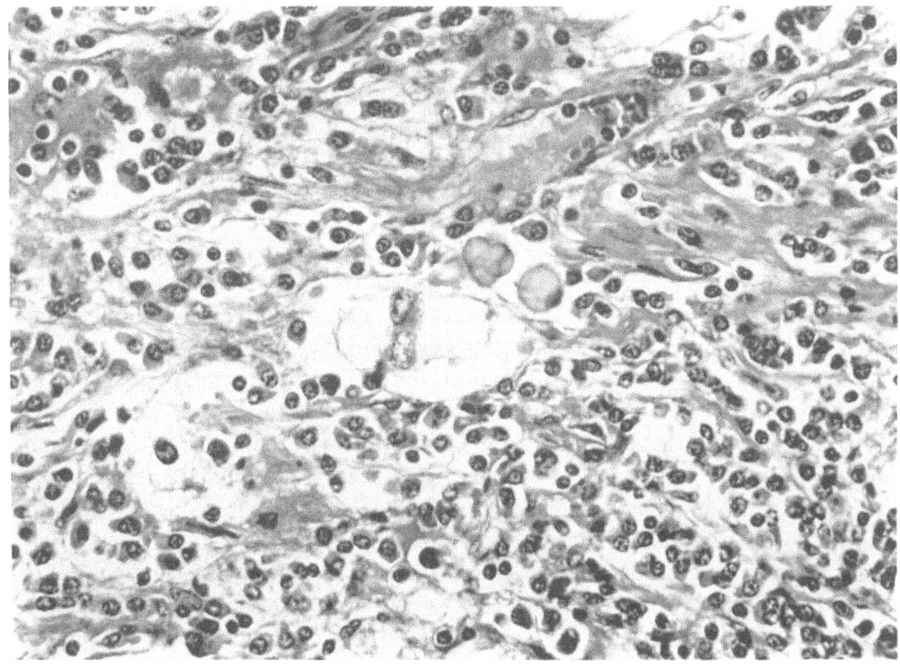

Abb. 35d

auch pilzartig die Schleimhautoberfläche überragen. Sitz der Infiltrate ist zunächst die untere Muschel und das Septum, die mittlere und obere Muschel bleiben oft (CHIARI 1902), jedoch nicht immer (s. Fall WEISE 1955, MENNE 1956) verschont. *Histologisch* bestehen die Infiltrate aus einem *Granulationsgewebe*, welches massenhaft große, *blasig-schaumige Zellen* mit randständigen, pyknotischen Kernen ohne nachweisbare Lipoide, die nach ihrem ersten Beschreiber Mikulicz-Zellen (1877) genannt werden, ferner zahlreiche Plasmazellen, sog. Russell-Körperchen, daneben auch Lymphocyten, einige Leukocyten, Histiocyten, Fibroblasten und reichliche Gefäßsprossungen aufweist. In den Mikulicz-Zellen (1877) lassen sich plumpe Stäbchenbakterien, Frischsche Bacillen (1882), die als Erreger der Krankheit gelten, nachweisen. MENNE (1956) sieht im Sklerom eine infektbedingte Reaktion des Retothelgewebes.

Über die Abstammung der Mikulicz-Zellen (1877) ist viel diskutiert worden, während man früher geneigt war, sie als Abkömmlinge der Plasmazellen aufzufassen (JUFFINGER 1892, MARSCHALKO 1895, SCHRIDDE 1905, BALLENGER und BALLENGER 1938) oder gar der polynucleären Leukocyten (SZMURLO zitiert bei SCHWEDKOWA-ROSCHE 1935) oder der Fibroblasten (TAKENSCHI, NOBOJUKI, PALESTRINI Literatur s. SCHWEDKOWA-ROSCHE 1935), wird heute ihre Entstehung aus den Reticulohistiocyten durch die Einwirkung der Frischschen Bacillen (1882) als sicher angenommen (SERCER 1925, ALAGNA 1911). STREIT (1903, 1904, 1926) hat die Bildung echter Mikulicz-Zellen (1877) aus dem Epithel beschrieben, desgleichen SCHWEDKOWA-ROSCHE (1935).

Das *dritte* Stadium der Erkrankung wird als *Narbenstadium* bezeichnet. Es finden sich ausgedehnte, fibrös-hyaline Bindegewebswucherungen.

Beim Sklerom treten so gut wie niemals Ulcerationen auf, auch die Lymphknoten werden nur äußerst selten befallen. Derartige Beobachtungen s. HUBER (1906), SERCER (1925), RONA (1899), PUTSCHKOWSKI (1932), MENNE (1956). Histologische Verwechslungen mit Tuberkulose und sogar mit Carcinom (BURACK 1934, 1936) können vorkommen. Das gleichzeitige Auftreten von Tuberkulose und Sklerom wurde von GERBER (1910 b) und BARRAUD (1917) beschrieben, die Carcinomentstehung auf dem Boden des Skleroms von GAETHGENS (1933) und JOSÉ DE CURIEL (1951).

Klinisch soll das Rhinosklerom nach den Berichten älterer Autoren (NOVICKI 1933 u. a.) mit einem prodromalen Katarrh beginnen, was von BURACK (1934, 1936) in Abrede gestellt wird. Die knötchenartigen granulomatösen Veränderungen führen sehr bald zu einer Verlegung der Nasenlichtung, beim Übergreifen auf die tieferen Luftwege, z. B. auf den Kehlkopf, droht Erstickungsgefahr (Fall WEISE 1955, MENNE 1956). Im narbigen Stadium kann es zu Deformitäten der Nase und zu Verziehungen der Choanen kommen. Schmerzen bestehen nicht, das Allgemeinbefinden ist lange Zeit hindurch nur wenig gestört, die Dauer der Erkrankung beträgt bis zu 50 Jahre und mehr (STREIT 1926, RUNGE 1928, MENNE 1956). Zur Therapie s. WAESER und SCHMIDTMANN (1952).

Zur *Ätiologie* des Skleroms: Als Erreger des Skleroms gilt heute der von FRISCH (1882) und PELLIZARI (1883) gefundene Kapselbacillus Klebsiella Frisch, ein plumper Bacillus, der dem Bacterium Friedländer (Streptococcus pneumoniae) ähnelt, jedoch auch heute noch nicht in allen Fällen von Sklerom nachgewiesen werden konnte (LINCK 1923, GERBER 1910 b, GUSIC 1953, 1956, MENNE 1956).

Auch ist bisher die Züchtung des Bacillus nicht gelungen, obwohl entgegen früheren Erfahrungen (STEPANOW 1889, KRAUS 1924, 1927, EIGLER 1932) Tierübertragungen skleromartige Erkrankungen verursacht haben (vgl. SMIRNOWA-ZAMKOWA 1934). Der Wert der Serodiagnostik ist umstritten (NEUBER 1940, BABES 1913, CLAIRMOND, VON EICKEN, Literatur s. SEIFERTH 1940).

Vorkommen. Die Wiege des Skleroms steht angeblich in Galizien (STÖRK 1874), das auch heute noch neben Polen, der Tschechoslovakei und Bulgarien das Hauptverbreitungsgebiet darstellt. Weitere endemische Herde finden sich in Celebes und Indonesien (ZWIEFACH 1955 und OOMEN 1952). Nach dem ersten Weltkriege sind aber auch andere europäische und außereuropäische Länder vom Sklerom heimgesucht worden. QUEVEDO (1949) beobachtete 108 Fälle in Guatemala, PRADILLO (1949) 335 Erkrankungen in Mexiko, FALCAO (1947) 26 in Brasilien, NATANZON (1950) 79 in der Ukraine. SAEED (1950) berichtet über Vorkommnisse aus dem Irak, ZWIEFACH (1955) aus London, BERRETTINI (1954) über solche aus Italien und STREIT (1903, 1904, 1926) hat bis 1928 20 Erkrankungen in Deutschland zusammengestellt, s. auch E. KNAPP (1940). Er nimmt an, daß „fast die ganze Welt mit Sklerom verseucht ist", und in der Tat liegen Berichte über das Sklerom fast aus sämtlichen Ländern der Erde vor.

Das *weibliche* Geschlecht wird häufiger befallen als das männliche, NOWICKI (1933) gibt gleichen Befall beider Geschlechter an. Eine erbliche Disposition liegt nicht vor, familiäre Häufung konnte nur vereinzelt beobachtet werden (v. SCHRÖTER 1924, SERCER 1925, STREIT 1903, 1926). HARA, PRATT, LEVIN und HOYT (1947) erwähnen sieben Erkrankungen in einer Familie. Die Kontagiosität kann jedoch nicht sehr groß sein, so berichtet BARRAUD (1917) von einer Frau, die bereits vor der Ehe am Sklerom erkrankt war, später nach der Verheiratung sieben gesunde Kinder hatte, die auch in der Folgezeit niemals erkrankten.

Die *Prognose* quoad vitam ist, so lange nicht die tieferen Respirationsorgane befallen sind, günstig, der Tod tritt durch weitere hinzukommende Krankheiten (Pneumonie) ein (NOWICKI 1933).

g) Seltenere chronisch-entzündliche Erkrankungen
(s. auch VOSTEEN 1964)

α) Die Leishmaniose

Die *Leishmaniose* wurde in der Nase von KLOTZ und LINDENBERG (1923), R. JAFFÉ (1945), PARTENHEIMER (1947), REIPEN (1951), L. JAFFÉ (1952, 1954), PÜSCHEL (1955/56) u. a. beobachtet. Differentialdiagnostisch bestehen histologisch Abgrenzungsschwierigkeiten zur Tuberkulose und Syphilis durch Auftreten von epitheloidzellhaltigem Granulationsgewebe mit Ulcerationen und unter Umständen Septumperforationen.

β) Die Mykosen

αα) Die *Rhinosporidiose* (BAYER 1954, DUPERRAT und NETTER 1957) tritt in Form von polypenartigen kleinen Tumoren in der Nase auf, verursacht starkes Jucken und zeitweiliges Nasenbluten. Auch die Schleimhäute des Auges, des Pharynx, des Ohres, des Rectum, der Vagina und des Penis können befallen sein (MOHR 1952). *Histologisch* bestehen die polypösen Wucherungen aus einem entzündlichen Granulationsgewebe mit Anhäufungen von Plasmazellen, Lymphocyten, Epitheloidzellen und Fremdkörperriesenzellen. In letzteren finden sich häufig die *Sporangien.* Platzen diese, so kommt es zu einer umschriebenen Nekrose mit starker entzündlicher Reaktion. In dem zumeist reichlichen, schleimig-eitrigen Sekret der Nase lassen sich fast stets Sporangien nachweisen. Erstmalig sah sie MALTRAN (1892), er hielt sie für Protozoen, erst später wurden sie als Pilze erkannt, von SEEBER (1900) den Phykomyceten (Algenpilzen) zugeordnet und von ASHWORTH (1923) endgültig den Hefepilzen (Blastomyceten aus der Gruppe der Eumyceten). Die Rhinosporidiose kommt hauptsächlich in Indien, Argentinien, USA, Nordafrika und Palästina vor. Die Prognose ist im allgemeinen günstig, RAJAM und Mitarbeiter (1955) beschrieben jedoch eine tödliche Generalisierung (Neuerer Fall von OPPERMANN u. Mitarb. 1961).

ββ) Soormykosen und Histoplasmosen der Nase wurden von ROTH (1951), FUWA (1952), FINE und WARING (1947) beschrieben, *Aspergillosen* von MOLLARI (1930) MOHR (1952) und BATT (1941). EIGLER und HANNEMANN (1960) berichten über eine bisher in der Weltliteratur noch nicht publizierte seltene atypische Pilzerkrankung der Nase, die bei einer 51jährigen Pat. aus dörflichem Milieu zu polypenartigen Granulationen und damit zu einer Behinderung der Nasenatmung geführt hatte. Das histologische Bild zeigte entzündliches Granulationsgewebe, in welchem sich intraepitheliale Pilzcysten von 10 bis 60 μ Größe fanden. Verff. dachten an Blastomyceten, jedoch konnte die Natur der Pilze trotz Kultur und Tierversuche und trotz serologischer Reaktionen und Hautteste nicht identifiziert werden.

h) Parasiten und Würmer

α) *Myiasis*

Die Myiasis bezeichnet eine durch *Fliegenlarven* hervorgerufene Erkrankung des Naseninnern. Es handelt sich hauptsächlich um Larven der *Chrysomia bezziana-Fliege*, die in den Tropen, in den USA und in Kanada lebt. Diese Fliege legt ihre Eier in das Naseninnere schlafender Menschen, die an stinkendem, foetidem Nasenausfluß leiden (Ozaena- und Nebenhöhlenempyemkranke). Nach etwa 7 Tagen schlüpfen die Larven aus. Sie sind 1,5 bis 2 cm lang, 2 mm breit und fressen nicht nur nekrotisches, sondern auch gesundes Fascien-, Muskel- und Knorpelgewebe, wodurch sie ausgedehnte Zerstörungen verursachen. Nach 5 bis 7 Tagen sind die Larven ausgereift, verlassen die Nase und vergraben sich in den Erdboden, um als Fliegen wieder hervorzukommen. E. MARTINI (1946) nennt 21 verschiedene Fliegenarten, die Myiasis hervorrufen können, einige von ihnen (Lucida caesar, Phomia regina) fressen jedoch nur totes nekrotisches Gewebe. In Amerika spricht man vom „Screw-Worm" (GOLDSTEIN 1897, ROBERTSON 1889, FOSTER 1897, POPOV 1947, TAYLOR 1950). Weitere *Kasuistik:* WRIGHT und PATTON (1921), RUGE, MÜHLENS und ZUR VERTH (1925, 1938), ASH und SPITZ (1945), KEISER (1948), GALLIARD, ZUMPT (1951), BAYER (1952, 1954).

β) *Echte Würmer*

Das seltene Vorkommen von *Askariden* in der Nase wird von BACHTIJAROV (1951) beschrieben.

γ) *Linguatula serrata*

(Nasen- oder Zungenwurm) (FRÖHLICH 1789)

(Synonyma: L. rhinaria, L. taenioides, Pentastoma taenioides)

Vorkommen: In allen Teilen der Erde, in Osteuropa häufig, in Deutschland selten.

Linguatula serrata gehört zur Gruppe der *Pentastomiden* (Nasen- oder Zungenwürmer). Nach PIEKARSKI (1954) handelt es sich eigentlich um Spinnentiere (Arachnoiden), nach K. VOGEL (1926) um echte Würmer. Sie treten bei Haustieren und bei Menschen als blutsaugende Entoparasiten auf. Das erwachsene Weibchen ist etwa 8 cm lang, bei einigen Arten sogar 13 cm, und 2 bis 10 mm dick, während das Männchen bedeutend kleiner ist (2—3 cm). Ein einziges Weibchen kann über 100000 Eier ablegen, die bereits einen fertigen Embryo enthalten. Die Entwicklung der Linguatuliden ist mit einem Wirtswechsel verbunden, Zwischenwirte sind Pflanzenfresser (Schaf, Ziege, Rind, Pferd, Schwein, Nagetiere), Endwirte Fleischfresser (Wolf, Hund, Fuchs). Im Zwischenwirt entwickeln sich drei Jugendstadien: im Darm des Zwischenwirtes kriechen aus den Eiern die „Primärlarven", die sich in die Blutbahn bohren und somit in die verschiedensten Organe gelangen. Hier häuten sie sich zu „Sekundärlarven" (ruhende Larven, und durch weitere Häutungen zu „Endlarven" (Stachellarven, Nymphen). Gelangen diese mit dem Fleisch des Zwischenwirtes in den Magen eines Endwirtes, so kriechen sie von hier aus bis in den Nasenrachenraum empor und werden jetzt durch weitere Häutungen zu fertigen Würmern. Der Mensch kommt sowohl als Zwischen- als auch als Endwirt in Betracht. Fungiert er als Zwischenwirt, so entwickeln sich aus den per os aufgenommenen Eiern im Magen-Darm-Trakt Larven, die sich in die Blutbahn bohren und viele innere Organe, zumeist die Leber, befallen. Fungiert er als Endwirt, was äußerst selten ist, so entwickeln sich im Respirationstrakt, dann häufig in der Nase, fertige Würmer, die Schmerzen, Niesreiz und Nasenbluten verursachen. Spärliche *Kasuistik:* Vgl. CRAIG und FAUST (1943), PIEKARSKI (1954).

F. Granuloma gangraenescens

Das Granuloma gangraenescens begegnet uns in der Literatur unter vielen Namen: Progressives malignes Granulom (Voss 1939), echtes malignes Granulom (Schütz 1938), Ulcus faciei (Hennig und Wirth 1926), lethal midline granuloma (s. H. H. Burston 1959), non-healing granulomata of nose (Walton 1959, 1960), chron. infektiöses Granulom der Nase (Lierle 1942), Osteomyelitis necroticans (Rasmussen 1945, Lewy 1938), verstümmelndes Granulom (Wood 1931) u. a., manche Autoren haben auch die Wegenersche Granulomatose hierzu gerechnet (vgl. Giese 1960). Giese (1960) betont, daß es „unklar sei, ob dem Begriff ein einheitliches Krankheitsbild zu Grunde liegt". Ich möchte noch einen Schritt weitergehen und sagen, es ist heute *sicher*, daß sich unter dem Sammelbegriff des Granuloma gangraenescens ätiologisch und genetisch verschiedene Krankheitsbilder verbergen (vgl. Altmann und Schiche 1959, Burston 1959). Veranlassung zu dieser Verwirrung gab letztlich die Ähnlichkeit des klinischen Verlaufes aller in diesen Sammeltopf geratener Krankheiten der Nase und des Gesichtes. McBride (1897) beschrieb als erster eine Krankheit der Nasenhöhle, die durch Auftreten von Granulationsgewebe charakterisiert war, Weichteile, Knochen und Knorpel zerstörte, so daß der Tuberkulose oder dem Carcinom ähnliche Bilder entstanden. Diese Krankheit, die mit teils wäßrig-blutigem, teils eitrigem Ausfluß einherging, schließlich Fieber, Anämie und Kachexie verursachte, verlief stets tödlich, ohne daß ihre nosologische Stellung geklärt werden konnte. Es zeigte sich aber sehr bald, daß unter diesen als Granuloma gangraenescens beschriebenen Fällen syphilitische, tuberkulöse, lepröse und Pilz-Krankheiten verborgen waren (Brandt 1954), ferner auch die diabetische Nasenspitzengangraen, der Pemphigus, das Rhinosklerom, die Leishmaniose, der Milzbrand, die Tularämie, das Boecksche Sarcoid und die Mycosis fungoides (Greifenstein 1937, Schmalix 1941, 1943), sowie auch echte Osteomyelitisfälle (vgl. Burston 1959). So blieben eigentlich nur zwei Krankheiten übrig, die auch heute noch unter dem Namen des Granuloma gangraenescens in der Literatur erscheinen. Je nachdem, welche der beiden Krankheiten im Einzelfall vorliegt, wird das Granuloma gangraenescens von dem einen Teil der Bearbeiter als *Gefäßkrankheit im Sinne der Wegenerschen Granulomatose* gedeutet, von dem anderen Teil als *maligne Reticulose im Sinne des Lymphogranuloms oder des Retothelsarkoms* (vgl. Walton 1958, 1959, 1960). So haben z. B. Neuss (1955, 1956, 1960, 1961) u. a. auf die Ähnlichkeit der von Klinger (1931), Rössle (1933), Staehelin (1942), Weinberg (1946), Ringertz (1947), Woodburn und Harris (1951) beschriebenen Periarteriitis nodosa der Nase mit dem Granuloma gangraenescens hingewiesen und beide Krankheiten für eine pathogenetische Einheit, die dem Formenkreis der allergisch-rheumatischen Krankheiten zuzuordnen sei, erklärt. Diese Autoren, wie auch Hultberg, Koch, Moberger und Martensson (1957), übersehen aber, daß unter der Bezeichnung Granuloma gangraenescens auch echte maligne Reticulosen laufen und höchstens von einer gewissen klinischen Ähnlichkeit aller unter diesen Begriff fallender Krankheiten gesprochen werden kann. Neuss (1960, 1961) vertritt aber auch in jüngsten Publikationen mit Nachdruck die Ansicht einer nahen Verwandtschaft aller Granuloma gangraenescens-Fälle, ganz gleich, ob sie sich im weiteren Verlauf zur Retikulose oder zur Gefäßkrankheit des rheumatischen Formenkreises entwicekln (s. auch Escher und Legrain

1963). Er gibt dem Granuloma gangraenescens sozusagen eine Mittelstellung zwischen den echten Geschwülsten und rheumatischen Granulomen: „Es scheint, daß das Gr. g. ein „missing link" der Pathologischen Anatomie darstellt, eine Art Drehscheibe zwischen verschiedenen pathologischen Reaktionsformen des Mesenchyms, in erster Linie den pararheumatischen Erkrankungen — den Kollagenosen — und den Reticuloendotheliosen, Krankheitsgruppen, die lange Zeit isoliert nebeneinander standen. Die Forschungen über die systematische Stellung des Gr. g. haben gezeigt, daß die Kollagenosen und die Reticuloendotheliosen unter einer synthetisierenden Kategorie betrachtet werden können, wie es von pathologisch-anatomischer Seite wiederholt angeregt worden ist."

Es gibt auch Stimmen (z. B. LEVAN 1953), die sich dahingehend äußern, daß das echte Granuloma gangraenescens weder eine Gefäßkrankheit noch eine Reticulose sei, sondern durch unspezifisches Granulationsgewebe charakterisiert werde (wobei sie keine Stellung zu der Frage nach dem malignen Charakter dieses Granulationsgewebes nehmen), dessen Pathogenese nach wie vor unklar sei.

1. Das Granuloma gangraenescens als maligne Reticulose

Die von KRAUS (1929), THIELEMANN und PIECZEWSKI (1950), BERENDES (1934), HESSE (1941), ZANGE (1960), SCHWAB (1949, 1950), HUNGER (1946), BECKER, DIEMER und MATZKER (1957), EIGLER (1951), KNAPP (1937, 1959) u. a. beschriebenen Granuloma gangraenescens-Vorkommnisse gleichen im histologischen Bild durch das Hervortreten der reticulären, stellenweise von Sternbergschen Riesen-

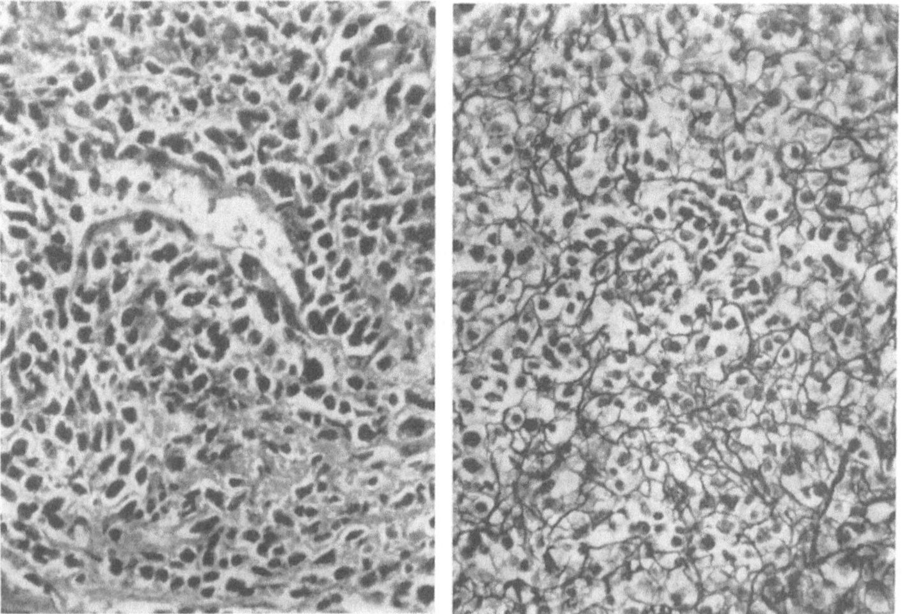

Abb. 36. Retothelsarkom [Beobachtung: BECKER, DIEMER u. MATZKER: Zschr. Laryng. 36, 66 (1957)]. Tumorartige Reticulumzell-Proliferation im Sinne des Retothelsarkoms. (Paraffin, HE, Vergr. 500:1, rechtes Bild: Versilberung nach GÖMÖRI)

zellen durchsetzten Granulome ohne Zweifel dem Bild *maligner Reticulosen* (Lympho-granulomatose, Retothelsarkom; Abb.36). Auch der klinische Verlauf dieser Fälle, der sich zumeist über Jahre erstreckt und in vielen Beobachtungen schließlich das reine Bild einer Tumorkrankheit mit Lymphknoten- und Organmetastasen zeigte (BERGQVIST und KOCH 1949, POPPER 1949, ZANGE 1960, WALTON 1960), spricht für das Vorliegen einer *granulomartigen* oder *blastomatösen Reticulose*. KANAS (1936) sprach von einem atypischen Lymphosarkom. Bei dieser Krankheit fehlt stets die Gefäßbeziehung der Granulome und die Miterkrankung der Nieren (MARX 1951). Wegen der Ähnlichkeit des histologischen Bildes mit gewissen Formen der Lympho-granulomatose (vgl. BECKER, DIEMER und MATZKER 1957) sollte der Name „*malignes Granulom*" für diese Art des Granuloma gangraenescens reserviert bleiben, besser sollte aber gleich von einem Retothelsarkom oder von einer Lymphogranulomatose gesprochen werden (VOGEL 1952). Hierzu sind außer den genannten Publikationen auch die Fälle von RICHMOND, WEIR und PHILIP (1956: 44jähr. Frau mit blastomatösem Nasen-Hodgkin, Metastasen in beiden Lungen und Ovarien) und von SPEAR und WALKER (1956) zu rechnen.

Das *klinische Bild* (s. STEWART 1933), das übrigens, wie schon erwähnt, für alle unter dem Namen Granuloma gangraenescens geführten Krankheiten zumindest in den Anfängen das gleiche ist, wird durch ein Prodromalstadium mit wäßrig-sanguinolentem Schnupfen eingeleitet, dann treten kleine Ulcerationen an den Nasenmuscheln oder am Septum auf, die schließlich zu Perforationen führen können. Der Ausfluß wird langsam eitrig, und es kommt zu einem nekrotischen Zerfall großer Schleimhautabschnitte der Nase und der Nebenhöhlen. Das Gesicht schwillt unförmig an, Temperaturen treten auf, das Krankheitsbild gleicht jetzt dem eines bösartigen zerfallenden Tumors mit Sekundärinfektion. Mitbeteiligung des Kehlkopfes und der Trachea wird beobachtet (VOSS 1931, 1934, SCHMALIX 1941, 1943, BECKER, DIEMER und MATZKER 1957).

2. Das Granuloma gangraenescens als Wegenersche Granulomatose

Das zweite hier zur Diskussion stehende Krankheitsbild ist das der *Wegener-schen Granulomatose* (1939), das im Gegensatz zu dem eben besprochenen stets eine Beteiligung der mittleren und kleineren Arterien *(nekrotisierende und granulierende Arteriitis)* sowie der *Nieren* (Schlingennekrosen, Periglomerulitis granularis) auf-weist und das im Endstadium immer unter dem Bild der generalisierten, fast alle Organe in Mitleidenschaft ziehenden Gefäßkrankheit verläuft. KESSELRING und ZOLLINGER (1961) führen fünf Faktoren, die das pathologisch-anatomische Bild charakterisieren, auf:

1. Granulomatöse Entzündung im Bereich der oberen Luftwege.

2. Analoge knotige Granulome in den Lungen.

3. Generalisierte Vasculitis, besonders in Lungen, oberen Luftwegen, Nieren und Milz.

4. Herdglomerulitis.

5. Milzinfarkte

(siehe auch ZECHNER und GRAHNE 1965). Der klinische Verlauf, der im allgemeinen wesentlich kürzer (durchschnittlich 6 Monate bis zu 2 Jahren) ist als der des reticulären Granuloms, trägt alle Kennzeichen eines *entzündlichen, allergisch-hyperergischen Geschehens*. Diese u. a. von GODMAN und CHURG (1954), NEUSS (1956), LAPP (1958), ALTMANN und SCHICHE (1959), WALTON (1958, 1960) sowie KESSELRING und ZOLLINGER (1961) näher beschriebene Wegenersche Granulomatose sollte, um Verwechselungen mit der reticulär-blastomatösen Form des Granuloma gangraenescens zu vermeiden, stets als *Wegenersche Granulomatose, Wegenersche Arteriitis* oder als *granulierend-nekrotisierende Arteriitis* der Nase bezeichnet werden. Das beiden Krankheiten gemeinsame äußere lokale Bild, das durch ausgedehnte Zerstörungen der Nase einschließlich des Nasenskelets charakterisiert ist, berechtigt nicht, beide genetisch verschiedenen Krankheiten (Granuloma gangraenescens als maligne Reticulose und Wegenersche Granulomatose) als nosologische Einheit zu bezeichnen. ALTMANN und SCHICHE (1959) haben sich um die klare Abgrenzung der Wegenerschen Granulomatose vom Granuloma gangraenescens verdient gemacht.

Über die Wegenersche Granulomatose liegt heute ein kaum noch übersehbares Schrifttum vor (ausführliche Literaturverzeichnisse bei ALTMANN und SCHICHE (1959), NEUSS (1960), WALTON (1959, 1960), KESSELRING und ZOLLINGER (1961), KUNTZ, BENEKE und KNOTH (1967) sowie WEGENER 1967 (in: E. KAUFMANN u. M. STAEMMLER: Lehrb. d. spez. path. Anat., 12. Aufl., Ergänzungsband I/1, p. 225. Berlin: W. de Gruyter). WEGENER (1939) beschrieb als erster eine „eigenartige rhinogene Granulomatose mit besonderer Beteiligung des Arteriensystems und der Nieren". In Deutschland fand dieses von WEGENER (1939) beschriebene Krankheitsbild als selbständige und von anderen Arteriitiden, namentlich von der Periarteriitis nodosa, abzugrenzende Krankheit zunächst keine Anerkennung (ASCHOFF 1937, FAHR 1939, SCHÜRMANN 1937), erst über den Umweg über Skandinavien und den USA erhielt jetzt auch bei uns diese Krankheit unter dem Namen „Wegenersche Granulomatose" Eigenständigkeit und wird als solche von der Periarteriitis nodosa differentialdiagnostisch getrennt (ALTMANN und SCHICHE 1959, ZAKRZEWSKI, ROZYNEK und GABRYEL 1960). Sie kann sowohl im Nasen-Rachen-Raum beginnen (s. Publikationen von STRATTON, PRICE und SKELTON 1953, MCKIBBEN und BAYLISS 1956, LEGGAT und WALTON 1956), im Mittelohr (MAURER 1966), als auch als primäre pulmonale Form auftreten (Beobachtungen von CHOMET, PILZ, VOSTI und LEVINE 1958, ALTMANN und SCHICHE 1959). KÄUFER und HASPER (1964) äußern Bedenken gegen die Annahme einer primären pulmonalen Form.

Eine ausführliche Beschreibung des *histologischen Bildes* geben ALTMANN und SCHICHE (1959) sowie KESSELRING und ZOLLINGER (1961): Es finden sich stets gefäßgebundene und auch gefäßunabhängige (Abb. 37), aus Fibroblasten, Histiocyten, Leukocyten, Plasmazellen und Langhansschen Riesenzellen sowie Lymphocyten bestehende Granulome (Abb. 38, 39). Durch die Gefäßbeteiligung, insbesondere die hieraus resultierenden Gefäßverschlüsse, kommt es ähnlich wie bei der Periarteriitis nodosa zu mehr oder weniger umfangreichen Nekrosen (Abb. 40). Kleinere frische Nekrosen sind häufig gänzlich von Leukocyten nach Art der Mikroabscesse durchsetzt, später fibrosieren die nekrotischen Partien, während gleichzeitig neue frische Schübe mit Nekrosen auftreten. Derartige Granulome sind, zumindest in den späteren Stadien der Krankheit, in allen Organen zu beobachten (BECK und SIEGENTHALER 1967). ALT-

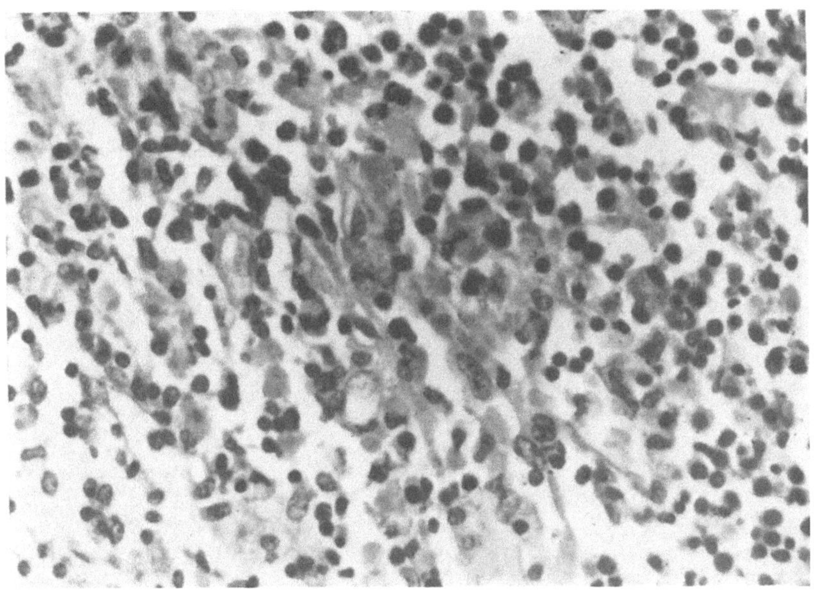

Abb. 37. S. 732/67, 66 j. ♂. Wegenersche Granulomatose. Vierjähriger Krankheitsverlauf. Beginn als therapieresistente Nasennebenhöhlenentzündung. Knochenzerstörung und Übergreifen des Prozesses auf die Wände der größeren Gefäße. Unspezifisches Granulationsgewebe mit Lymphocyten, Plasmazellen, Reticulumzellen und Histiocyten. (Paraffin, HE, Vergr. 420:1)

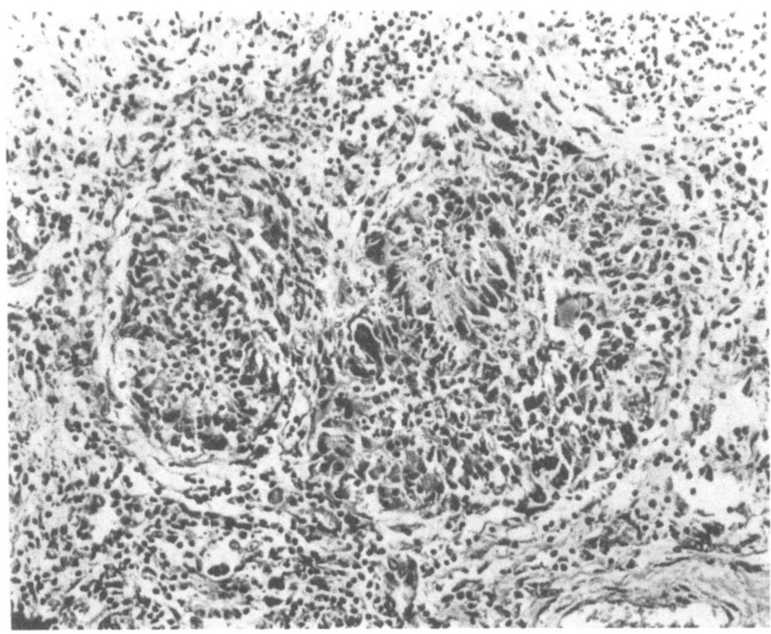

Abb. 38. S. 894/56, 61 j. ♂. Wegenersche Granulomatose [Beobachtung: ALTMANN u. SCHICHE: Beitr. path. Anat. 121, 211 (1959)]. Zellreiches, aus Fibroblasten, Fibrocyten, Lymphocyten, und Riesenzellen bestehendes nekrosefreies Granulom im Bindegewebe, ohne Beziehung zum Gefäßsystem. (Paraffin, HE, Vergr. 200:1)

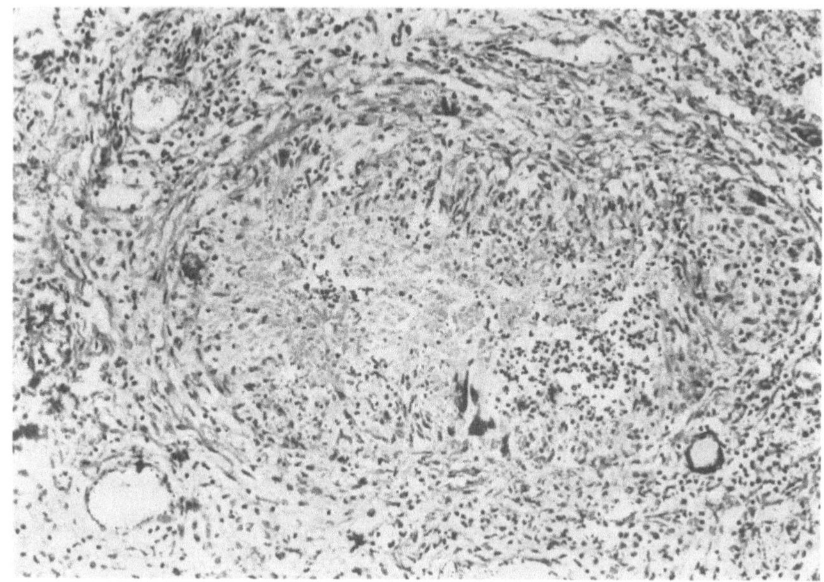

Abb. 39. S. 894/56, 61j. ♂. Wegenersche Granulomatose [Beobachtung: ALTMANN u. SCHICHE: Beitr.
path. Anat. 121, 211 (1959)]. Tuberkelähnliches Granulom mit zentraler Nekrose und peripher gelagerten
Epitheloidzellen, Fibroblasten, Riesenzellen, Lympho- u. Leukocyten. (Paraffin, HE, Vergr. 170:1)

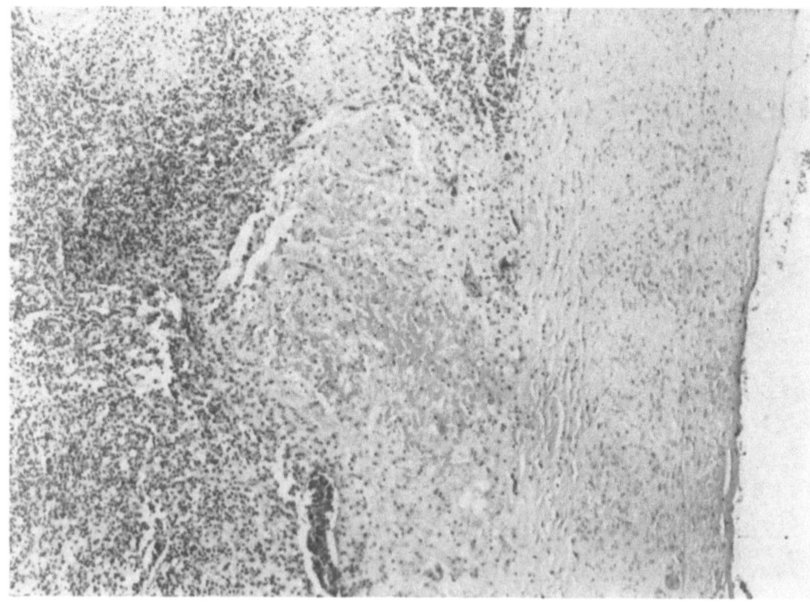

Abb. 40. S. 732/67, 66j. ♂. Wegenersche Granulomatose, gleicher Fall wie Abb. 37. Granulom mit
großer zentraler „fibrinoider" Nekrose greift auf die Wand einer größeren Arterie über. (Paraffin, HE,
Vergr. 65:1)

MANN und SCHICHE (1959) fanden sie in den Lungen, in der Trachealschleimhaut, in der Milz und im Herzen (s. auch LOOCK und KRÜCKEMEYER 1961). Aber auch in der Leber wurden sie beschrieben (CHOMET u. Mitarb. 1958) und sogar in den Augen (STRAATSMA 1957). Die *Nieren* sind stets mitbeteiligt, entweder finden sich in Mark und Rinde die beschriebenen Granulome (seltener) oder (häufiger) die Hauptläsion betrifft die Glomeruli (JOHNSSON 1948, PIECZEWSKI 1951). Diese zeigen Nekrosen des Endothelrohres und des Schlingeninhaltes, „der ein fädiges, krümeliges Aussehen annimmt" (ALTMANN und SCHICHE 1959). Die Nekrose greift auch auf die Deckepithelien über. Andere Glomeruli sind stark geschwollen, lassen vergrößerte Deckepithelien erkennen, und im Kapselraum finden sich hyaline Eiweißtropfen oder Erythrocyten. In älteren Stadien entsteht das Bild „starrer leukocytenreicher Glomerulusschlingen, wie es vom Verlauf der gewöhnlichen Glomerulonephritis her geläufig ist" (ALTMANN und SCHICHE 1959). Auch Halbmondbildungen werden an den Bowmanschen Kapseln beobachtet. HUNSTEIN u. Mitarb. (1963) konnten durch Nierenbiopsie auf Grund der beschriebenen Veränderungen die Diagnose bereits intra vitam stellen.

ALTMANN und SCHICHE (1959) bezeichnen das morphologische Bild als Prototyp der akut einsetzenden dyshorischen Schädigung im Sinne von SCHÜRMANN und McMAHON (1933). Sie sehen in diesem Krankheitsbild den Ausdruck eines allergisch-hyperergischen Geschehens und damit Verwandtschaften zu anderen, ebenfalls allergisch-hyperergischen Krankheiten des Respirationstraktes, z. B. zu dem eosinophilen Granulom oder Infiltrat der Lungen oder zu dem von HASLHOFER (1950) näher studierten Nasenpolypen bei Asthma bronchiale. WILLIAMS (1950), VAHERI (1956) und RICCI (1957) betonen Beziehungen zu den sog. Kollagenkrankheiten.

G. Die Nasenschleimhaut bei Systemerkrankungen des Blutes und des RHS

Viele Blutkrankheiten, z. B. die *Polycythämie*, die *Leukämie* sowie alle *hämorrhagischen Diathesen* gehen mit gelegentlichem Nasenbluten einher (vgl. Kapitel D III, Kreislaufstörungen). Zuweilen können auch echte leukämische Infiltrate in der Nasenschleimhaut auftreten (MAYER 1908, MENZEL 1926, SAPHIER und SEYDERHELM 1929, KRIEGSMANN 1931, RIECKE 1932, GLÜCKERT 1933, ROSENQUIST 1934, RAUHUT 1938). *Lymphosarkome* der Nase und Nasennebenhöhlen wurden von HANDKE (1936) und HARRISON (1953) beschrieben, *Lymphogranulomatosen* von GRAEFF (1948/49) u. a., ebenso *Retothelsarkome* (s. Granuloma gangraenescens!).

Das extramedulläre Plasmocytom

Ob in der Tat echte isolierte extramedulläre Plasmocytome als lokalisierte Geschwülste ohne Eiweißverschiebungen im Blutserum vorkommen, ist umstritten (Näheres hierüber im Kapitel Blut, s. auch BAUCHWITZ 1958). In der otorhinolaryngologischen Literatur begegnen uns derartige Tumoren jedoch häufiger als örtlich begrenzte, graurötliche weiche Neubildungen. Ihre Beziehungen zum systematisierten, d. h. zum multiplen (Myelom-)Plasmocytom ist ungeklärt (OLTERSDORF 1955). Extramedulläre Plasmocytome werden hauptsächlich an den oberen Luft- und Speisewegen (HELLWIG 1943), an den Pleuren, im Magen-Darm-Trakt (PELAGATTI 1941, SIEGMUND 1952), der Haut und im Knochen beschrieben. Auch ich selbst habe ein 13jähr. Mädchen mit Verschlußikterus seziert, bei welchem sich als Ursache des Gallengangsverschlusses ein walnußgroßer, im Ligamentum hepatoduodenale lokalisierter Tumor fand, der den Ductus choledochus von außen umschloß und stenosierte und der histologisch ausschließlich aus Plasmazellen bestand. GASTPAR (1963) sieht diese extramedullären Plasmocytome der Schleimhäute als echte Geschwülste an, die zwar im allgemeinen gutartig sind, zuweilen aber selbst noch Jahre nach Entfernung des Primärtumors metastasieren oder generalisieren können.

Histologisch unterscheiden sich diese Tumoren nicht von den generalisierten Plasmocytomen. Die Prognose ist im allgemeinen gut, da das isolierte Plasmocytom weder histologisch noch klinisch Zeichen für Bösartigkeit aufweist. OLTERSDORF (1955) betont jedoch, daß die Geschwülste noch nach Jahrzehnten rezidivieren und metastasieren können, er fand unter 43 isolierten Schleimhautplasmocytomen in elf Fällen klinisch bösartiges Verhalten. Hiernach zu urteilen, könnte das isolierte Plasmocytom als Vorstadium der multiplen Form aufgefaßt werden. Diese Ansicht vertreten auch DUCHON und MIRISZLAI (1961). RULAND publizierte das Vorkommnis eines isolierten Plasmocytoms im Magen einer 44jähr. Frau. 16 Monate nach der operativen Entfernung dieser Bildung trat ein generalisiertes Plasmocytom mit ausgedehntem Befall des gesamten Skeletsystems auf. Auch APITZ (1940) glaubte an die Wesensgleichheit des örtlichen und des generalisierten Plasmocytoms, wie auch WALTNER (1947), TISCHENDORF (1947), KLINGEMANN (1949), TODARD (1950); HEILMEYER (1951) läßt die Entscheidung offen und MENZEL (1926), JAEGER (1942) und WACHTER (1947) betrachten beide Erkrankungen als völlig unabhängig voneinander. BARGON und WEBER (1956) deuten das lokalisierte Plasmocytom als Reizgeschwulst auf dem Boden chronischer Schleimhautentzündungen.

Eine *Paraproteinose* findet sich bei dem lokalisierten Prozeß *nicht* (JAEGER 1942), erst bei Generalisierung macht sich diese bemerkbar, lediglich DWORACEK (1954) beobachtete einen Fall von Paraproteinämie bei isoliertem Plasmocytom.

Weitere Publikationen: VOEGT (1938), RINGERTZ (1938), BERDAL (1949), PARKES und BURTOFF (1949), RAWSON u. Mitarb. (1950), HYNEK (1950), FINK (1955), JAY (1955), TOSCH (1955/56).

H. Die Nasennebenhöhlen

I. Anatomische Vorbemerkungen

Das Pneumatisationsgeschehen wird nach den Studien von OLTERSDORF (1953) durch die Auflösung des ursprünglich sehr reichlich ausgebildeten Knorpels der Nasenkapsel eingeleitet. Die Nebenhöhlen entstehen als Ausstülpungen des Epithels der Nasenhöhle, welches in das umliegende Mesenchym „dendritisch" einsproßt (asymmetrische Dichotomie, SCHWARZ 1934, 1949). Die Keilbeinhöhle stellt einen abgeschnürten Teil der Nasenhöhle selbst dar (Abb. 41).

Die *Kieferhöhlen* legen sich bereits im 2. bis 3. Fetalmonat (12. Woche) an, werden aber erst am Ende des 1. Lebensjahres röntgenologisch nachweisbar (STERN 1939). Ebenso erfolgt die Entwicklung der *Siebbeinzellen* vom 3. bis 4. Fetalmonat an. Die Bildung der *Stirnhöhlen* beginnt erst *nach* der Geburt, etwa im 2. Lebensjahr, nach KOCH (1930) sogar erst im 4. Lebensjahr. Im 5. bis 6. Jahr sind die Stirnhöhlen erbsgroß (PETER 1935/36, VYSLONZIL 1955), sie wachsen etwa bis zum 20. Lebensjahr (LEPNEFF 1929).

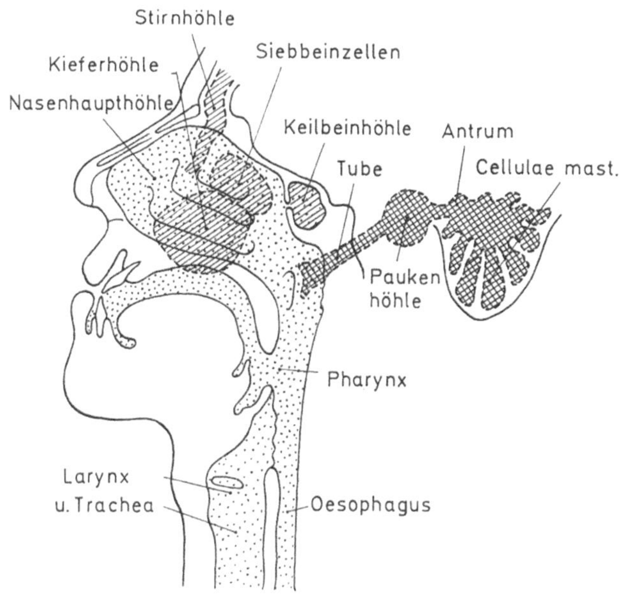

Abb. 41. Schematische Darstellung der Schleimhaut der Nase und ihrer Nebenhöhlen nach M. SCHWARZ

1. Kieferhöhlen

Die *Kieferhöhlen* (Sinus maxillares) stellen das größte Nebenhöhlensystem der Nase dar. Inhalt einer Höhle etwa 15 ccm (stark variierend, BRAUNE und CLASEN 1877, MÜNDNICH 1937, SCHÜRCH 1906). Die Gestalt der Kieferhöhle entspricht annähernd einer liegenden vierseitigen Pyramide (CORNING 1931). Die obere Wand bildet den Boden der Orbita, in dem der Canalis infraorbitalis verläuft (Übergreifen von Entzündungen des Sinus auf den N. infraorbitalis!). Die untere Wand liegt als dünne Knochenlamelle über den Zahnwurzeln, wodurch sie ein den Zahnwurzeln entsprechendes Relief erhält, dünnste Stelle über dem 2. Prämolaren und dem 1. Molaren (s. dentale Kieferhöhlenentzündungen!). Buchten- und Leistenbildungen in der Kieferhöhle sind häufig (MARX 1949/51), die Ausbildung vollständiger isolierter Kammern jedoch sehr selten (BRÜHL, YOSHINAGA, Literatur s. STUPKA 1938). Mündung der Kieferhöhle in den mittleren Nasengang durch den Hiatus semilunaris; in 10% der Fälle findet sich ein Ostium accessorium.

2. Stirnhöhlen

Die *Stirnhöhlen* (Sinus frontales). Durchschnittliche Höhe der Stirnhöhlen 28 bis 40 mm, Tiefe 16 mm, Breite 20 bis 75 mm, stark variierend (BÖGE 1902). Beide Stirnhöhlen sind durch ein knöchernes Septum getrennt, sie können ebenfalls gebuchtet oder gekammert sein, auch können Siebbeinzellen weit gegen ihre Lichtung vorspringen („Bulla frontalis", ZWAARDE-MAKER 1925) oder in sie hinein verlagert sein („Einschachtelung", GRÜNWALD 1926). Die Verbindung zur Nasenhöhle erfolgt durch den Canalis nasofrontalis in das Infundibulum des mittleren Nasenganges.

3. Siebbeinzellen

Die *Siebbeinzellen* (Cellulae ethmoidales). Die Siebbeinzellen stellen ungleichmäßige, miteinander kommunizierende und durch papierdünne Knochenlamellen getrennte Hohlräume zwischen Nase und Orbita dar. Zahl und Größe derselben sehr wechselnd, in der Regel sechs bis acht, die das Siebbeinlabyrinth bilden. Die vorderen Siebbeinzellen münden in den mittleren, die hinteren in den oberen Nasengang.

4. Keilbeinhöhlen

Die *Keilbeinhöhlen* (Sinus sphenoidales) sind durch eine dünne, oft dehiszente, knöcherne Scheidewand in zwei etwa haselnußkerngroße Kammern getrennt und durch das meist schlitzförmige Ostium sphenoidale mit dem oberen Nasengang verbunden. Entfernung des Ostium sphenoidale vom äußeren Nasenloch 7 cm. Nach vorn werden die Keilbeinhöhlen durch die Conchae sphenoidales (Ossicula Bertini) von der Nasenhöhle geschieden.

5. Anatomische Variationen

Echte Mißbildungen der Nasennebenhöhlen kommen lediglich als Mißbildungen des Gesichtsschädels vor. Um so häufiger sind aber anatomische *Variationen*, die zwischen vollständiger *Aplasie* und *extremen Entfaltungsgraden* schwanken, was besonders für die Stirnhöhlen gilt (Onodi 1905, 1911, 1912, Van Gilse 1926, Haas 1934, Stupka 1938, Stern 1939, Wessely 1944, Seebohm 1949). Der *totale Bildungsmangel* der *Kieferhöhlen* ist äußerst selten, ebenso fehlen die *Siebbeinzellen* fast niemals vollständig, lediglich die vorderen Siebbeinzellen werden hin und wieder vermißt. Am häufigsten ist die *Aplasie der Stirnhöhle*, nach Stern (1939) einseitig in etwa 20%, doppelseitig in etwa 17%, nach Wagemann (1964) doppelseitig in 4 bis 8%, rechtsseitig in 3 bis 5% und linksseitig in 2 bis 3%. Ausgesprochen kleine Stirnhöhlen finden sich in etwa 46%. (Vgl. auch das Kartagener-Syndrom!)

6. Die Schleimhäute der Nebenhöhlen

Die Schleimhäute der Nebenhöhlen gleichen der respiratorischen Schleimhaut der Nase, sie sind lediglich dünner und zarter als diese (E. Bauer 1960) und zeigen nach S. Richter (1929) kein, nach Zange (1934) nur geringfügiges Schwellgewebe. Die Drüsen sind spärlich, die lymphoide subepitheliale Schicht ist nur angedeutet.

II. Die entzündlichen Erkrankungen

1. Allgemeiner Teil

a) Vorkommen, Ätiologie und Pathogenese

Die entzündlichen Erkrankungen der Nasennebenhöhlen haben für den HNO-Arzt größte Bedeutung, sie stellen oft langwierige, chronisch verlaufende Krankheiten dar, die für den Patienten nicht nur subjektiv äußerst lästig sind, sondern auch die Gefahr komplizierender Begleiterkrankungen in sich bergen. Sie zählen darüber hinaus zu den häufigsten Krankheiten des Menschen überhaupt (Denker 1926, Runge 1928, Marx 1949/51, Salinger 1954, Lüscher 1956, ausführliches Literaturverzeichnis Naumann 1964), werden aber oft der Geringfügigkeit ihrer klinischen Symptome wegen übersehen.

Berengario da Carpi beschrieb bereits 1521 die Entzündung der Keilbeinhöhle, Gabriel Fallopius (1562) die Sinusitis maxillaris, und 1651 entdeckte

Nathanial Highmore die dentale Entstehung der Kieferhöhlenentzündung (vgl. Semenov 1953). Am häufigsten erkranken die *Kieferhöhlen* (Oppikofer 1906, 1909, Denker 1926, Wilker 1934, Marx 1949/51), dann folgen die *Siebbeinzellen* und mit Abstand die *Keilbein- und Stirnhöhlen*. Nicht selten sind gleichzeitig mehrere *(Multisinusitis)* oder alle Nebenhöhlen *(Pansinusitis)* betroffen. Jedes Nebenhöhlensystem kann, wie die Kieferhöhle zumeist, *einseitig* (keine besondere Seitenbevorzugung) oder, wie die Stirnhöhle häufiger, *doppelseitig* befallen werden. Während die ältere Literatur die Nebenhöhlenentzündung fast ausschließlich in das Erwachsenenalter verlegt, machen neuerdings J. Lind (1944), Leiber (1950, 1951), Schüle (1953), Mawson und Gray (1953), Wessolowski (1953), Fülle-mann (1954), Maspetiol, Rubens-Duval und Chauvet (1954), K. Wallner (1956) u. a. auf die Häufigkeit der Sinusitis beim Kinde aufmerksam. Nach Naumann (1964) findet sich die Stirnhöhlenentzündung nicht vor dem 5. bis 7. Lebensjahr, die Kieferhöhlenentzündung ab 4. Lebensjahr und die Keilbein-entzündung nicht vor dem 10. Lebensjahr. Nach Leiber (1951) hat sich etwa jedes zehnte Kind mit einer Entzündung der Nebenhöhlen auseinanerzusetzen. K. Wall-ner (1956) empfiehlt die Beachtung dieser Tatsache besonders bei cerebralen Prozessen unklarer Genese sowie bei allen unklaren fieberhaften Erkrankungen des Kindes. Nach schweren Infektionen im kindlichen Alter fanden Bjuggren, Kraepelin, Lind und Tunevall (1953) in 80% Nebenhöhlenentzündungen, bei leichteren Erkältungskrankheiten in 50%. Nach Lind (1944) haben 75% aller an Pneumonie erkrankten Kinder eine Sinusitis. Besonders heimtückisch ist die sog. „okkulte chronische Sinusitis des Kindes", die wegen ihrer Symptomenarmut oft übersehen wird (Wissler, Jselin und Räber 1954).

Die Nebenhöhlen sind nach Björkwall (1950) und Lüscher (1956) normaler-weise steril, nach E. Fraenkel (1896), Hajek (1926), Marx (1949/51) und Luchsinger (1956) kommen aber auch in gesunden Nebenhöhlen nicht selten Bakterien vor (Staphylokokken, Streptokokken, Pneumokokken, Pseudodiph-theriebacillen), die durch Virulenzsteigerung zu entzündlichen Erkrankungen Veranlassung geben können (Jenssen 1933). Grove (1947, 1953) hält für wahr-scheinlich, daß bereits kurz nach der Geburt Eitererreger in die Nebenhöhlen eindringen.

Bei Entzündungen wird am häufigsten eine *Mischflora* (Lüscher 1956) gefunden, in der neben *banalen Eitererregern* auch *Diplococcus pneumoniae, Micro-coccus catarrhalis, Pseudodiphtheriebacillen, Bacterium coli,* seltener *Meningokokken, Pseudomonas aeruginosa* oder *Pilze* beobachtet werden. Virusinfektionen müssen als Wegbereiter der bakteriellen Entzündung auch hier in Betracht gezogen werden. Die *allergische Genese* der Nebenhöhlenentzündungen tritt an Bedeutung im Vergleich zu den Entzündungen der Nase zurück, „die Rhinitis ist in erster Linie ein aller-gisches Problem, die Sinusitis ein bakterielles". Für Art und Ablauf der Entzün-dung ist, neben der Virulenz der Erreger, die ererbte Schleimhautkonstitution verantwortlich (Albrecht 1926, Schwarz 1934, 1949, S. Richter 1929, Marx 1949/51, vgl. Kapitel Rhinitis), sowie die Gesamtkonstitution des Patienten (aller-gische Disposition, Lüscher 1956, Melchior 1950, Shambaugh 1950). Besonders für die chronisch-polypösen Entzündungen der Nebenhöhlen wurde die Bedeutung allergischer Faktoren im Zusammenwirken mit rein entzündlichen Momenten immer wieder diskutiert (vgl. Taillens 1953). Andererseits können chronische

Nebenhöhlenentzündungen allergische Erkrankungen, z. B. eine allergische Rhi_
nitis, auslösen und unterhalten (fokale und bakterielle Allergie, GROVE 1947, 1953).

Die starke Bindung der Nebenhöhlenentzündungen an allergische Vorgänge, die besonders von BAIRD (1949), MELCHIOR (1950), SHAMBAUGH (1950), WILLIAMS (1948), SEMONOV (1953), LUCAS (1952), WISHART, WHALEY und WALLACE (1954) und MC QUIDDY (1954) betont wird, wird u. a. durch das häufige Zusammentreffen von Nebenhöhlenentzündungen und Asthma bewiesen (RACKEMANN und WEILLE 1939, GUERRANT, MC. CANSLAND und SWINEFORD 1950). ABENDROTH (1952) fand bei 83% aller Emphysematiker eine Sinusitis maxillaris. In diesem Zusammenhang muß das *Kartagenersche Syndrom* Erwähnung finden: Sinusitis mit und ohne Polypenbildung, Situs inversus, Bronchiektasen (KARTAGENER 1931).

Die Infektion der Nebenhöhlen kann *fortgeleitet* (häufig) oder *hämatogen* (selten) erfolgen, fortgeleitet a) von der Nase (häufiger): *rhinogene Sinusitis* (ZUCKERKANDL 1892, HAJEK 1926, M. SCHMIDT 1888), b) von einem Zahnherd (seltener): *dentogene Sinusitis*. Erkranken Nase und Nasennebenhöhlen unabhängig voneinander gleichzeitig, sprechen wir von *koordinierter Sinusitis* (ZARNIKO 1910, HARKE 1895, FRAENKEL 1896), die zumeist als hämatogene Form bei Infektionskrankheiten auftritt, obwohl auch hier die fortgeleitete rhinogene Entstehungsart in Betracht gezogen werden muß.

b) Pathologische Anatomie

Es werden gewöhnlich zwei Formen der Nebenhöhlenentzündung unterschieden (UFFENORDE 1911, 1915, 1922), die *katarrhalisch-seröse* und die *eitrige Sinusitis*, welche letztere aus der einfachen katarrhalischen Entzündung hervorgehen kann (MARX 1951). Erstere ist durchaus mit der katarrhalischen Rhinitis vergleichbar, auch spielen pathogenetisch hierbei sicherlich allergische Momente eine Rolle.

Makroskopisch ist die Schleimhaut bei der katarrhalisch-serösen Sinusitis feucht, graurötlich und mit schleimigem Sekret bedeckt. *Mikroskopisch* fällt die ödematöse Durchtränkung der Schleimhaut auf, die Lymphspalten können pseudocystisch erweitert sein, die Blutgefäße sind prall gefüllt. Zellige Infiltrate (Lympho- und Leukocyten, Plasmazellen) sind zunächst spärlich. Das Epithel, das reichlich Becherzellen aufweist, ist gut erhalten. Bei längerem Andauern der Entzündung kommt es zur Inveteration des Ödems, *fibröse* Schleimhautabschnitte wechseln mit *hyperplastischen* (ZUCKERKANDL 1892). Die erweiterten Lymphspalten bilden nicht selten weit in die Lichtung vorspringende *Pseudocysten*. Durch Sekretstauung in den Schleimdrüsen treten aber auch echte, von Zylinderepithel ausgekleidete *Retentionscysten* auf (Abb. 42, 43).

Differentialdiagnostisch sind von diesen im Sinus selbst entstehenden Cysten die von den Zahnwurzeln ausgehenden und in die Kieferhöhle einwachsenden *dentogenen Cysten* (s. unter Mißbildungen) zu trennen.

Die Schleimhaut der chronischen Sinusitis kann gewulstet oder polypös erscheinen („papillary sinusitis", JUDGE 1952), Rundzellen und eosinophile Leukocyten finden sich jetzt reichlicher, Cholesterinkristalle in der Submukosa geben zuweilen zur Bildung von Fremdkörpergranulomen Veranlassung (MARX 1951), auch treten *Cholesterincysten* auf (Abb. 44). Größere Polypen ragen unter Umständen bis in die Nasenhöhle oder bis zum Epipharynx hinein (Choanalpolypen, KILLIAN 1905, CITELLI 1920, MARX 1949/1951).

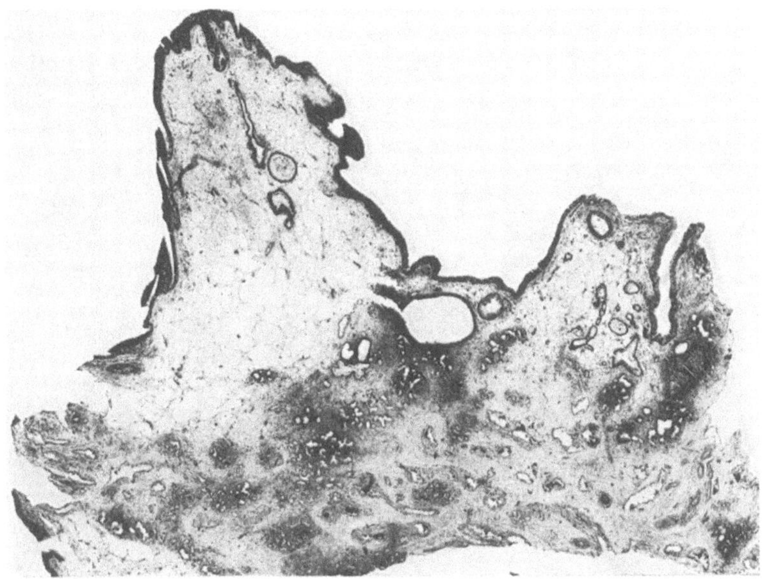

Abb. 42. 53jähr. Frau. Polypös-ödematöse Schleimhauthyperplasie der Kieferhöhle mit entzündlichen Infiltraten und cystisch erweiterten Drüsen und Lymphspalten. (Paraffin, HE, Vergr. 10:1)

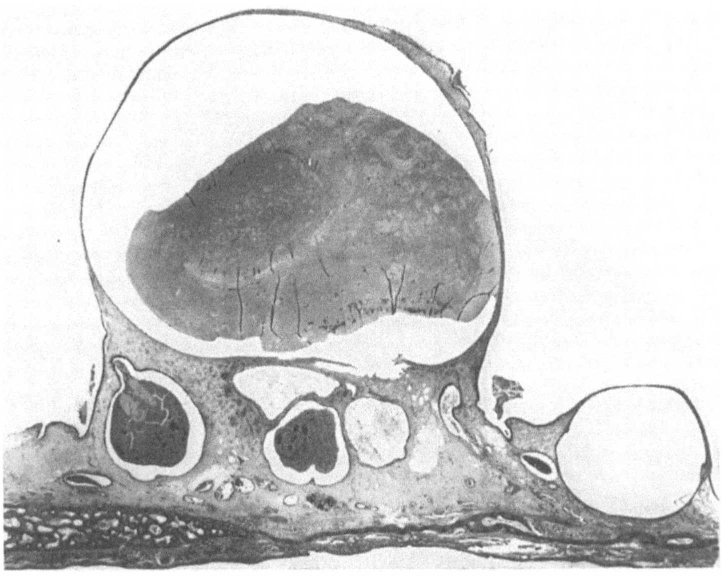

Abb. 43. Lymph- und Retentionscysten bei chronischer Sinusitis maxillaris. (Paraffin, HE, Vergr. 6:1)

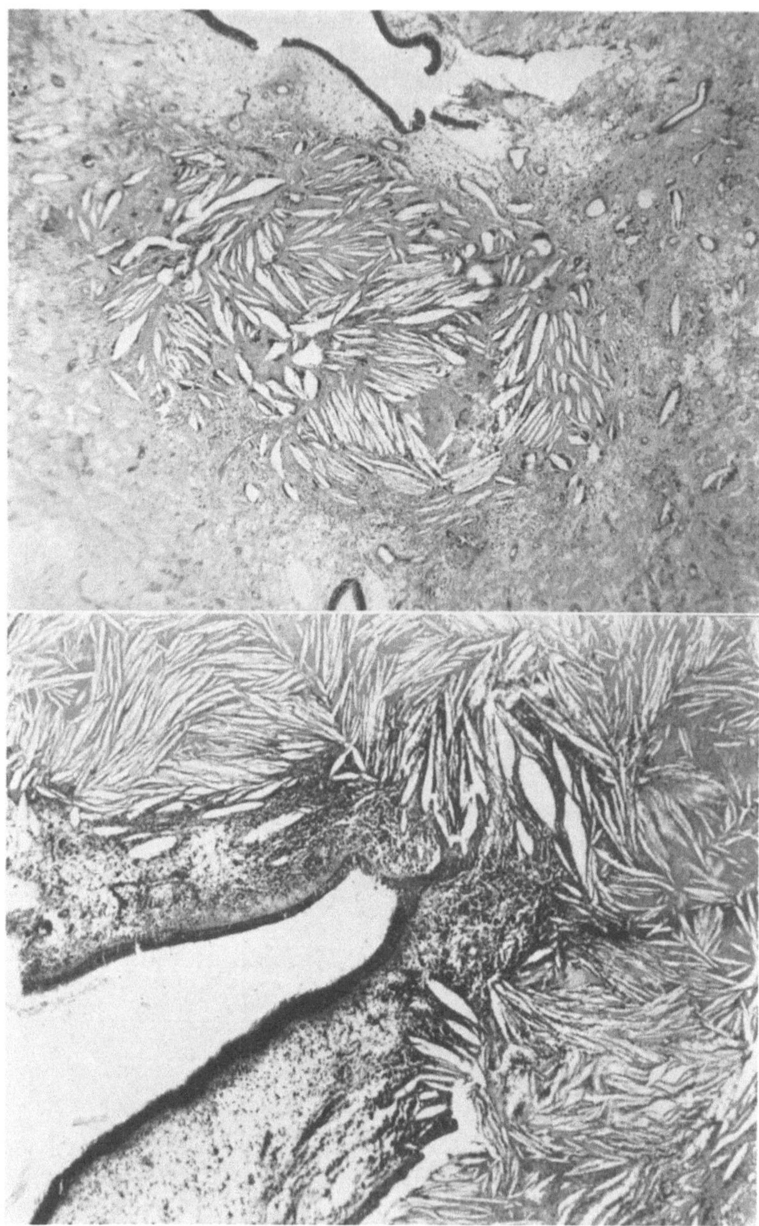

Abb. 44. Cholesterin-Kristalle in einer polypös-hyperplastischen und chronisch-entzündlich veränderten
Kieferhöhlenschleimhaut

Ein typisches Krankheitsbild sei kurz wiedergegeben: H. Sch. 63jähr. ♂, wegen Asthma
bronchiale seit längerer Zeit in ambulanter und stationärer Behandlung. Früher häufig
Tonsillitiden. Klagt über Kopfschmerzen; seit $^1/_2$ Jahr „Schnupfengefühl" und Behinderung
der Nasenatmung. Im Blutbild starke Eosinophilie (14%). Der örtliche Befund zeigt eine
geringe Septumdeviation nach links, bläulich-livide Schleimhautverfärbung der linken unteren

Nasenmuschel. Linker Naseneingang durch glasig-rötlichen Polypen verlegt, Choanen frei. Zäher Schleim am Hiatus semilunaris sin. *Klinische Diagnose:* Polypöse Sinusitis maxillaris bei gleichzeitigem Siebbeinpolypen. *Therapie:* Radikaloperation.

Pathologisch-anatomischer Befund der Schleimhaut der Kieferhöhlen: Makroskopisch ist die Schleimhaut ödematös-glasig und polypenartig verdickt. Der Siebbeinpolyp zeigt eine zottige, maulbeerartige Oberfläche und eine gallertige, homogene graue Schnittfläche.

Histologisch: Polypöse Schleimhauthyperplasie. Das Stroma ist teils hochgradig ödematös aufgelockert, teils fibrös verdichtet und wird von sehr massiven eosinophilen Zellinfiltraten durchsetzt, die sowohl diffus als auch in kompakten Haufen gelagert sind. Daneben fallen reichlich Lymphocyten und mäßig zahlreiche Plasmazellen auf. Die Drüsen sind cystisch erweitert und teilweise mit zäh-glasigem Schleim gefüllt. Relativ wenige Gefäße mit stark verdickten kollagenisierten Wandschichten und engen Lumina. In der Adventitia granulomartige Zellinfiltrate aus Lymphocyten, Histiocyten und wiederum zahlreichen Eosinophilen, entsprechend der von LINK (1960) beschriebenen granulomatösen Sinusitis. Stellenweise finden sich kleine herdförmige Schaumzellager. Das Epithel ist zumeist regelrecht aufgebaut, zeigt jedoch vermehrte Becherzellen und einige kleine, jedoch typisch strukturierte Plattenepithelmetaplasien. Kein Anhalt für Malignität.

Der *Siebbeinpolyp* besteht histologisch aus hochgradig ödematös aufgelockertem Stroma, in das einige wenige eosinophile Zellen und Lymphocyten um spärliche Drüsen eingestreut sind. Unauffällige Gefäße, regelrechtes Cylinderepithel.

Oft ist die einfache katarrhalische Entzündung lediglich Wegbereiter der *bakteriell eitrigen Entzündung,* die sich durch ein leukocytenreiches Exsudat auszeichnet, in schwereren Fällen (Scharlach-, Influenzasinusitis) auch ulcerierend und nekrotisierend werden und als Periostitis oder Osteomyelitis auf den Knochen übergehen kann. Bei Abflußbehinderungen entsteht das *Höhlenempyem.*

Eine scharfe Trennung besonderer Formen der *chronischen bakteriellen Sinusitis,* wie sie z. B. MANASSE (1923) vornahm (ödematos-hydropische, granulomatöse und fibröse Formen), läßt sich praktisch nicht immer durchführen. Die verschiedensten Stadien und Arten der Entzündung finden sich häufig nebeneinander (MARX 1951, EICKHOFF 1954). Im weiteren Verlauf der chronischen Sinusitis treten *Platten epithelmataplasien* auf (OPPIKOFER 1906, 1909). Die Schleimhaut kann schließlich durch Einlagerung von reichlich kollagenem Bindegewebe eine totale Umwandlung erfahren (SEMONOV 1953), sie kann aber auch langsam nekrotisch eingeschmolzen werden, so daß die Höhle von dicken, käseartigen Exsudatmassen, zuweilen auch untermischt mit Knochensequestern, gefüllt ist (*Sinusitis caseosa,* vgl. AVELLIS 1900, GERBER 1909, HAJEK 1926, MARX 1951, LOMBARDO 1955), nach NAUMANN (1964) besonders häufig in den Stirnhöhlen. Diese käsige Sinusitis hat ätiologisch nichts mit einer Tuberkulose zu tun, sie läßt sich als sog. *sekundäres Cholesteatom* nicht immer von den echten primären Cholesteatomen der Kieferhöhle abgrenzen (MARX 1951). Bindegewebige Stränge können als Residuen chronischer Entzündungen den Sinus schließlich in kleine „cystenartige" Kammern aufteilen.

c) Besondere Entzündungsformen

Über Miterkrankung der Nebenhöhlen beim *Scharlach* in Form einer einfachen katarrhalischen oder einer eitrig-ulcerösen Sinusitis berichten RUEDI (1956), BARWICH (1931), STRÖDER (1940), KREPUSKA (1939). Die *Nebenhöhlendiphtherie* ist eine seltene Erkrankung, die ohne Membranbildungen als rein eitrige Entzündung verläuft und am häufigsten die Kieferhöhlen befällt (RUEDIGER 1939, BECKER 1947, RICCABONA 1947, MÜLLER 1948, OLTERSDORF 1949, hier weitere Literatur). Die *Tuberkulose* der Nebenhöhlen bietet pathologisch-anatomisch keine Besonderheiten. *Neuere Publikationen:* WANTOCH (1933), GEBHARDT (1940), BARTH (1943), MYERSON (1944), SCHUBERT (1948), THOMAS und GAILLARD (1951), SCHMIDT (1956).

Die *syphilitische Affektion* der Nebenhöhlen in Gestalt der gummösen Entzündung wurde von VETRANO (1952), HAUCK (1930), WEICHSELBAUMER (1954), K. SCHUBERT (1947) und ZIPPEL (1957, hier weitere Literatur) beschrieben. *Pilzerkrankungen* beobachteten MOLLARI (1930), CZURDA (1950), ANDERSEN und STENDERUP (1956) und M. SCHMIDT (1959). THEISSING und SCHMIDT (1957) berichten über das seltene Krankheitsbild der Sporotrichose der Nebenhöhlen.

2. Spezieller Teil

a) Die Kieferhöhle

Die *Sinusitis maxillaris* ist die häufigste aller Nebenhöhlenentzündungen und tritt beim Erwachsenen oft einseitig auf, beim Kind häufiger doppelseitig. Abgesehen von der seltenen hämatogenen und der besonders im Kindesalter häufigen allergischen Sinusitis entsteht sie fortgeleitet sowohl *rhinogen* (häufiger) als auch *dentogen*. Jede Kieferhöhleneiterung erfordert aus diesem Grunde nach LÜSCHER (1956) eine eingehende Zahnuntersuchung.

MARX (1951) nimmt an, daß 10% aller Kieferhöhlenentzündungen dentogenen Ursprungs sind (HAJEK 1926 8%, BERBERICH 10 bis 15%). Nachdem ältere Autoren (s. RUNGE 1928) dem dentalen Infektionsweg eine überragende Bedeutung zumaßen, wies RUNGE (1928) darauf hin, daß sie die seltenere Form gegenüber der rhinogenen Infektion darstelle. Ursprung der dentalen Infektion kann eine Pulpitis, ein Wurzelabsceß, eine Periostitis, ein Wurzelspitzengranulom oder ein richtiges Eitersäckchen an der Zahnwurzel sein.

Zuweilen entsteht über einem dentalen Herd nur eine örtlich beschränkte, von ZANGE (1951) besonders hervorgehobene *seröse kollaterale Entzündung* (*Sinusitis maxillaris comitans serosa non exsudativa*, ZANGE 1934, 1951, LORENZ 1954).

Ernstere *Komplikationen* nach Kieferhöhlenentzündungen oder Empyemen (s. bei EIGLER und DRABE 1964) sind im ganzen gesehen recht selten. Ein spontaner Durchbruch des Eiters nach außen wird kaum beschrieben (vgl. MARX 1951), etwas häufiger, jedoch ebenfalls noch selten, sind *orbitale* und *endokranielle* Komplikationen. Die Entzündung bzw. Eiterung kann 1. *per continuitatem* durch osteomyelitische Knocheneinschmelzungen oder auf Grund einer fortgeleiteten Venenthrombose und 2. *metastatisch* zu folgenden Begleiterkrankungen führen: Osteomyelitis des Oberkiefers (fast nur beim Säugling und Kleinkind, LÜSCHER 1956, SCHENK 1948), Periostitis, subperiostaler Absceß, Orbitalphlegmone, Befall des N. opticus, Panophthalmie (Neuritis optica, Opticusatrophie, Amaurose). Aus der orbitalen Infektion (nach PFEIFFER 1948 weniger als 1%) kann die intrakranielle ebenfalls per continuitatem hervorgehen (Vena meningoophthalmica), letztere kann sich aber auch unabhängig von ersterer auf lymphogenem oder hämatogenem Wege entwickeln. Als *intrakranielle Komplikationen* müssen der Epiduralabsceß, der Subduralabsceß, die Sinusthrombose, die Meningitis und der Hirnabsceß genannt werden. Die eitrige Meningitis und der Hirnabsceß sind die häufigsten cerebralen Komplikationen. In der Mehrzahl handelt es sich um fortgeleitete Infektionen (EIGLER und DRABE 1964). Eine echte, allein von den Nebenhöhlen ausgehende Sepsis ist äußerst selten (ZANGE 1949, 1951).

b) Die Siebbeinzellen

Die Pathogenese der Siebbeinzellenentzündung (Sinusitis ethmoidalis) ist fast ausschließlich rhinogen. Meistens entsteht sie im Gefolge eines einfachen oder komplizierten Schnupfens. Auch beim allergischen Schnupfen pflegt die Schleimhaut der Siebbeinzellen zumeist mitzureagieren. Die Sinusitis ethmoidalis tritt selten isoliert auf, sie ist sehr häufig mit anderen Nebenhöhlenentzündungen kombiniert (Multi- oder Pansinusitis).

Die *chronische* Entzündung der Siebbeinzellen (*Ethmoiditis hyperplastica Uffenorde* 1915, 1922) führt nicht selten zum Auftreten von *Polypen*, die in den mittleren Nasengang vorfallen können. Als *Komplikation* ist im Vergleich zu den anderen Nebenhöhlen die *orbitale Infektion* relativ häufig (CHIARI 1902, MARSCHIK 1912, MARX 1951, TAUCHMANN 1954). Über die Beziehungen der Nasennebenhöhlen zur Orbita und zum Nervus opticus s. F. REUTER (1950).

c) Die Stirnhöhle

Die Sinusitis frontalis ist seltener als die übrigen Nebenhöhlenentzündungen. Unter 50 000 HNO-Patienten fand JOHNSON 1950 nur 68 Stirnhöhlenentzündungen. Ihre Prognose ist jedoch ungünstiger. Sie tritt als rhinogene Infektion im Gefolge einer Rhinitis, oftmals der Grippe-Rhinitis auf. Die reinen katarrhalisch serösen Entzündungen sind selten, es handelt sich zumeist um *eitrige Entzündungen* oder um *Empyeme*. Bei *chronischem* Verlauf fehlt die Polyposis. *Komplikationen* sind häufiger als bei der Sinusitis maxillaris, es handelt sich hauptsächlich um die *progressive Osteomyelitis der flachen Schädelknochen* (BECKER 1947, MARX 1951) und um intrakranielle Komplikationen, besonders *Hirnabscesse* (EIGLER und DRABE 1964).

d) Die Keilbeinhöhle

Die Häufigkeit der Sinusitis sphenoidalis ist schwer zu bestimmen, da sie oft ohne alarmierende Symptome in der Symptomatologie eincr Rhinitis untergeht und auch nur selten durch die Routine-Sektion diagnostiziert wird. Als *Komplikation* sind besonders die *Cavernosus-Thrombose* mit ihren Folgen und die *eitrige Meningitis* gefürchtet.

III. Die sog. „Celen“ (Schleimhautsäcke) der Nasennebenhöhlen

Als seltene Erkrankungen kommen cystenartige Erweiterungen der *Stirnhöhle*, der *Siebbeinzellen*, gelegentlich auch der *Keilbeinhöhle* und seltener der *Kieferhöhlen* vor, die sich im Anschluß an ein *Trauma* (HAJEK 1926, BOENNINGHAUS 1910), an eine *Entzündung* (ZUCKERKANDL 1892, MARX 1951), bei *Tumoren*, namentlich Osteomen (UFFENORDE 1911, 1915), oder ohne ersichtliche Ursache im Laufe von Jahren entwickeln. PESTI (1948) bezweifelt jedoch das Trauma als ursächlichen Faktor der Celenbildung. Ist der Inhalt der betreffenden Höhle rein schleimig (häufigster Befund), spricht man von einer *Mucocele*, ist er wäßrig (selten) von *Hydrocele*, bei sekundärer Vereiterung von *Pyocele* und, falls die Auftreibung lediglich Luft beinhaltet, von einer *Pneumatocele*. Die Symptomatik ergibt sich aus den Verdrängungserscheinungen.

Die Wand der Cele wird zum Unterschied von den Schleimhautcysten stets von der Wand der Nebenhöhle selbst gebildet, ein Cystenbalg fehlt (NAUMANN 1964). Das die Höhle auskleidende Cylinderepithel wird entweder in Plattenepithel umgewandelt oder es weicht einer einfachen bindegewebig-fibrösen Grenzmembran.

Die *Pathogenese* der Höhlenauftreibungen ist unbekannt. LÜSCHER (1956) und MARX (1951) vertreten die Ansicht, daß eine durch Verschluß der Ostien bedingte hochgradige Sekretstauung eine Druckatrophie des umgebenden Knochens auslöse und somit eine Erweiterung der gesamten Höhle hervorrufe (gleiche Ansicht bei BROWN und GOODHILL 1961). Es handelt sich keineswegs um einen einfachen

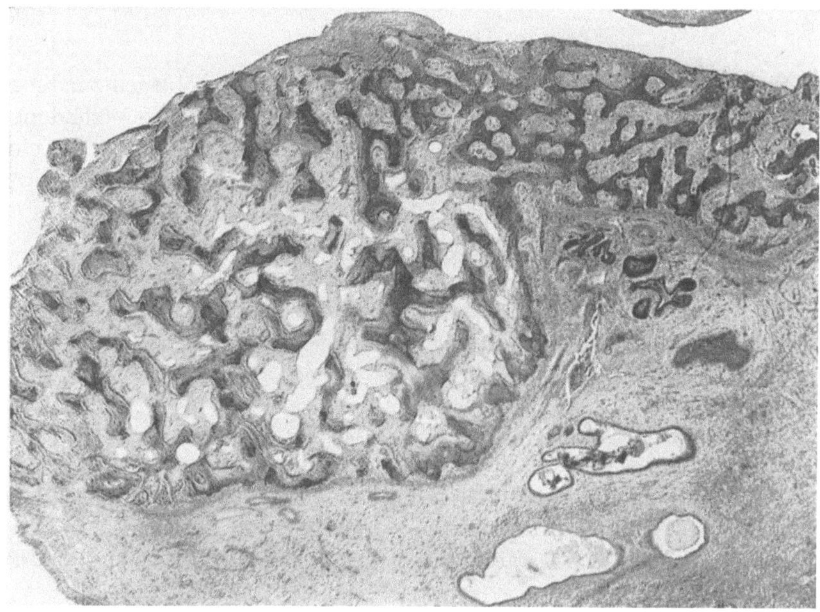

Abb. 45. Wandabschnitt aus einer Muco-Pyocele der Siebbeinzellen einer 38jähr. Frau: Überschießende Knochenneubildung sowie ausgedehnte Knochenumbauvorgänge. Präparat von U. OLTERSDORF, HNO-Klinik der Universität Tübingen, Direktor Prof. Dr. M. SCHWARZ

Knochenabbau, sondern um regelrechte *Knochenumbauvorgänge*, bei denen im allgemeinen die Abbauvorgänge zwar überwiegen, stellenweise aber auch deutlicher Knochenanbau beobachtet werden kann (OLTERSDORF 1953, Abb. 45). Entzündliche Vorgänge sind wesentlich höchstens zu Beginn der Celenbildung beteiligt, da sie oftmals die Ursache der Ostiumverlegung darstellen (NAUMANN 1964).

OLTERSDORF (1953, Literatur) wendet sich gegen die Bedeutung des Ostiumverschlusses für die Entstehung der Celen. Er sieht als endogene Ursache der Celenbildung eine in der Schleimhaut liegende Wachstumspotenz des lockeren Bindegewebes an, zu der sich verschieden starke und lang andauernde Reize verschiedenster Art als exogene Ursache hinzugesellen müssen. Das konstitutionelle Moment der Schleimhauthyperplasie, welche letztere bei Celenbildung bereits von UFFENORDE (1911, 1915) u. a. festgestellt wurde, wird von OLTERSDORF (1953) als Grundbedingung für die Celenbildung gefordert. Auch EIGLER und SCHROER

(1952/53; ausführliche Literatur) betonen die aktive Rolle der Schleimhaut bei der Celenbildung.

Für die Genese der *Pneumatocele* glaubten STEINER (1872) und AVELLIS (1901) einen Überdruck der in die Höhle gedrungenen Luft annehmen zu müssen, BRÜGGEMANN (1926) und MARX (1951) denken sie aus der Mucocele durch Abfließen des Schleims entstanden. KAHLER (1926), SÖDERBERG (1934) und OLTERSDORF (1953) haben in Pneumatocelen einen negativen Druck (Luftresorption!) festgestellt, und OLTERSDORF (1953) sieht in diesem Unterdruck einen auf die Schleimhaut einwirkenden, zum Knochenumbau mit konsekutiver Celenbildung führenden Reiz.

Über die relativ häufigen *Mucocelen der Stirn- und Siebbeinhöhlen* liegt eine *umfangreiche Literatur* aus neuerer Zeit vor: VIDAU (1950) beschrieb eine seit 32 Jahren wachsende Mucocele ungewöhnlich großen Ausmaßes, die die ganze vordere Schädelgrube unter Verdrängung des Gehirns und des Auges aushöhlte. RICHTER (1952/53) teilte die Beobachtung einer pulsierenden Mucocele mit. Weitere neuere Publikationen mit Literaturangaben: GREIFENSTEIN (1938), GLEICHSNER (1938), KAHLER (1950), FLEISCHER (1951), H. RICHTER (1940, 1952/53), OLTERSDORF (1953), EIGLER und SCHROER (1952/53), MENNIG (1956).

Über die seltene *Mucocele der Keilbeinhöhle* publizierten BERENDES (1939, hier auch ältere Literatur) und LABAYH (1949).

Das Vorkommen echter *Kieferhöhlenmucocelen* wird bestritten (MARX 1951, LÜSCHER 1956). Es sind aber einige Fälle der Literatur zu entnehmen. BOENNING-HAUS (1910) fand auf 199 Stirnhöhlenmucocelen 40 Siebbein-, 6 Keilbein- und 1 Kieferhöhlenmucocele. Nach WITHALM (1953) sollen 19 Fälle von Kiefernhöhlenmucocelen in der Weltliteratur veröffentlicht sein. Er selbst fügt diesen eine eigene Beobachtung an. Auch BELAL (1951), CHRISTENSEN und HOUCK (1954) berichten über das Vorkommen von Kieferhöhlenmucocelen. Letzterer beobachtete eine ungewöhnlich riesige Mucocele der Kieferhöhle bei einer 30jährigen Frau.

SCHUBERT und DECHER (1957) publizierten über multiple Celenbildungen, sowohl in verschiedenen Nebenhöhlen als auch innerhalb einer Nebenhöhle. ROSE und GALLE (1967) halten das Vorkommen multipler Celenbildungen für häufiger als gemeinhin bekannt, die Genese sei aber nicht einheitlich.

IV. Die Stellung der Nasennebenhöhlen in der Fokallehre

Die Nebenhöhlen werden von VOGEL (1940), KLUNKER (1942), ZANGE (1949) und SIEGMUND (1950) als *mögliche* „Herde" angesprochen. ZANGE (1949) äußert sich aber recht kritisch, indem er betont, daß seiner Ansicht nach völlige Ablehnung der Nebenhöhlen als Foci nicht der Wirklichkeit entspreche, die restlos bejahende Antwort aber eine Übertreibung darstelle. Eine ähnliche kritische Stellung nimmt NAUMANN (1964) ein. Nach BRÜCK (1951) ist eine Beurteilung der Nebenhöhlen als „Foci" äußerst schwierig, da klinische und röntgenologische Befunde hierfür nicht eindeutig sind (KLEPSCH und STAHL 1947/49). BRÜCK (1951) konnte sich nicht von der Wirksamkeit einer Nebenhöhlenoperation als Herdsanierungsverfahren überzeugen. Er macht ferner geltend, daß bei Zugrundelegung der Focusdefinition von GRUMBACH (1934) und SIEGMUND (1956) — fehlende Verbindung des Focus nach außen — die Nebenhöhlen jegliche Bedeutung als Herdträger verlieren, da sie fast stets einen Abfluß des „Focus" gewährleisten. Auch nach THEISSING (1950/51) u. a. fungieren die Nebenhöhlen nur sehr selten als Sitz echter „Foci", wohingegen KLAAS (1950), LEIBER (1950/51), BROWN (1951), SAUTER (1953), WESSELOWSKI und BERGMANN (1953), H. RICHTER (1959) u. a. darauf hinweisen, daß die Nebenhöhlen gar nicht selten, besonders im Kindesalter, den Ausgangspunkt für Herderkrankungen darstellen können.

I. Die Geschwülste

I. Die mesenchymalen Tumoren

1. Gutartige Tumoren

a) Fibrome

α) *Echte Fibrome*

Echte Fibrome der Nasen und Nasennebenhöhlen sind selten (HOMMERICH 1964), in der älteren Literatur wurden häufiger fibromatös umgewandelte Polypen mit sklerosiertem zellarmen Bindegewebsstroma als Schleimhautfibrome publiziert. Die echten Fibrome gehen als zellreiche *weiche* Fibrome von der Schleimhaut und als fibrilläre *harte* Fibrome vom Perichondrium, Periost oder vom Knochen aus (V. ALBERTINI 1955, GIESE 1960). Dagegen müssen die zentralen Oberkieferfibrome, die vom Endost ihren Ursprung nehmen, zu den Knochengeschwülsten des Gesichtsschädels gerechnet werden. Die Nasenfibrome sitzen mit Vorliebe am Septum oder an den Rändern der Choanen, sie werden auch in den Kieferhöhlen (MANASSE 1912), den Stirnhöhlen (SCHWAB 1953, 1956), der Keilbeinhöhle (BJÖRK 1948) und sehr selten in den Siebbeinzellen angetroffen. Weitere Literatur: ECKERT-MÖBIUS (1926), BALSER (1940), HANDOUSA (1952), LEDERER (1954), MARX (1963). TERRACOL u. Mitarb. (1948) publizierten ein zellreiches Xanthofibrom, ein sog. Histiocytom, HARTENAU (1954) beschrieb ein Fibromyom und REDDY (1963) ein Angiofibrom.

Wir selbst konnten ein echtes Nasenfibrom bei einem 72jährigen Mann beobachten, der seit Jahren über Verstopfung der linken Nasenhöhle klagte. In letzter Zeit Anschwellung der linken Nasenseite. Bei der Operation fand sich ein kirschgroßer, harter, gut abgegrenzter Tumor, der vom Septum im mittleren Nasengang ausging (Abb. 46).

β) *Nasenrachenfibrom*

Das *Nasenrachenfibrom* (Angiofibrom, Basalfibroid, juveniles Nasenrachenfibrom, fibröser Nasenpolyp) stellt einen bereits seit HIPPOKRATES bekannten, im ganzen jedoch recht seltenen Tumor am Übergang des Nasenraumes zum Epipharynx dar. Aus dem 19. Jahrhundert liegt ein reichliches Schrifttum vor, die Namensgebung war aber immer uneinheitlich. Da die Geschwülste auch im Erwachsenenalter vorkommen, wendet sich HUBBARD (1958) gegen das oft

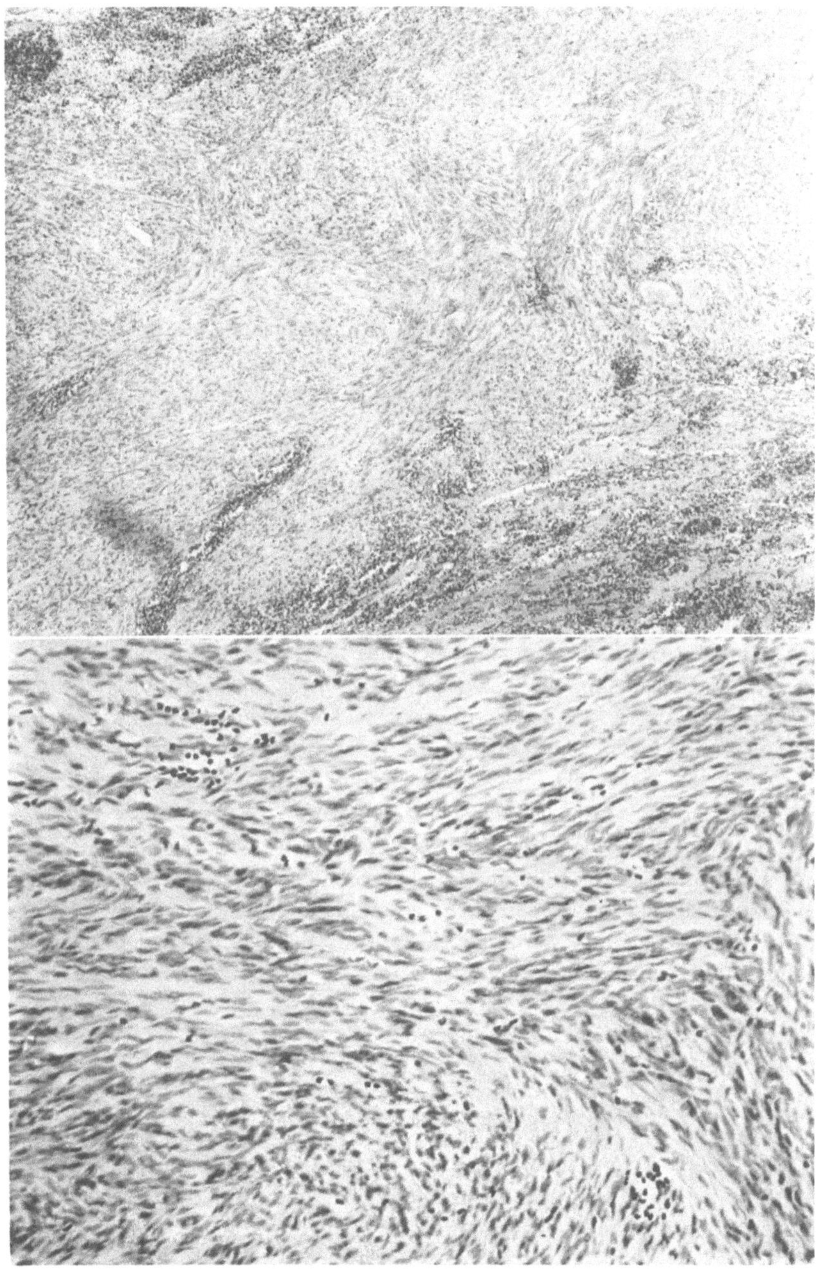

Abb. 46. 72jähr. Mann. Nasenfibrom (s. Text). (Paraffin, HE, Vergr. 45:1, 135:1)

gebrauchte Beiwort „juvenil". Das Durchschnittsalter der Tumorträger lag in
dem großen Material von HÄRMA (1959) zwischen 15 und 16 Jahren, der jüngste
Patient war 11 Jahre alt, der älteste 26. Alle Erkrankten waren männlichen Geschlechtes. HANDOUSA (1952) sah aber unter 70 Fällen 11 Frauen, nach ALBRECHT

(1964) ist das weibliche Geschlecht mit 4 bis 6% vertreten. DELARUE, BURGEAT u. Mitarb. (1956) verneinen das Vorkommen echter Nasenrachenfibrome beim weiblichen Geschlecht. SCHUBERT und ROSEMARIE ALBRECHT (1963) haben die „hormonale Situation beim Nasen-Rachen-Fibrom" untersucht, da von einigen Autoren (CARBONARA und SALONNA 1958) eine erhöhte Gonadotropinausscheidung bei Trägern von Nasenrachenfibromen gefunden und als Störung des Gleichgewichts zwischen Hypophyse und Gonaden gedeutet wurde. Bei erhöhter Aktivität der Hypophyse wurde eine Gonadeninsuffizienz diskutiert.

Die Geschwülste sitzen der Unterfläche breitbasig auf und zeigen eine starke Wachstumstendenz (WUSTROW 1965), so daß sie, vom Periost der knöchernen Wand des Keilbeinkörpers ihren Ausgang nehmend, langsam den ganzen Nasenrachen ausfüllen und polypenartig in alle Nasen- und Nasennebenhöhlen vordringen, schließlich auch den Knochen zerstören und in die Orbita einbrechen können. Ausgeprägte Rezidivneigung.

Das *histologische Bild* (ausführliche Bearbeitung bei HÄRMA 1959, OSBORN 1959, SCHIFF 1959) entspricht dem des *Hämangiofibroms*. Es finden sich sowohl dünnwandige, weite, kavernöse Blutgefäße als auch dickwandige mit reichlich muskulären Elementen in der Media (HANDOUSA 1952, HANDOUSA u. Mitarb. 1954), daneben zahlreiche capilläre Gefäße. Stets werden Wucherungen von Angioblasten und einige Riesenzellen beobachtet. Im Stroma, das aus spindeligen und sternförmigen Bindegewebszellen, gelegentlich mit myxomatösem Charakter (MARTIN 1948), aufgebaut ist, sind oft Zeichen frischer und älterer Blutungen zu sehen. Nach langem Bestand können Regressionserscheinungen in Gestalt von Hyalinablagerungen, Nekrosen und entzündlichen Infiltraten auftreten. Der Tumor rezidiviert, wobei das kollagene Gewebe immer mehr zunimmt. Vereinzelt sind Spontanheilungen beschrieben worden (Literatur s. SCHMIDTMANN 1928), selten ist eine maligne Entartung zum Sarkom (DABNEY 1931, BATSAKIS u. Mitarb. 1955, LÜSCHER 1956). Über Beziehungen zum hormonellen System (Hypophyse-Gonaden) s. SCHUBERT und ALBRECHT. Die ebenfalls am Nasen-Rachen auftretenden Teratome sind durch das Vorhandensein von muskulären Elementen, Kalkeinlagerungen und Knochenbildungen zu unterscheiden. (Neuere Literatur: HÄRMA 1959, BANKAMP 1959, GIESE 1960, ALBRECHT 1964). Aber auch für das Nasenrachenfibrom ist die Mißbildungs- oder Hämatomnatur diskutiert worden (HÄRMA 1959, OSBORN 1959).

b) Angiome

α) Echte *Hämangiome* sind nicht allzu häufig, sie treten zumeist als kavernöse (GRIMAUD und HUG 1956, MILLARD 1955), seltener (und dann kaum von sog. blutenden Septumpolypen zu unterscheiden) als capilläre Hämangiome auf (BAJKAY 1949, HOLMES, SWEET und KELEMAN 1952, HANDOUSA 1952, BRAUN 1957). Sie sitzen sowohl an der Nasenscheidewand als auch an den Nasenmuscheln. Beziehungen zum Morbus Osler s. dort.

β) Sehr viel häufiger als das echte Hämangiom findet sich der sog. *blutende Septumpolyp* (SCHADEWALDT 1894), der differentialdiagnostisch nicht immer sicher vom reinen Hämangiom abzugrenzen sein wird. Er stellt ein äußerlich hochrotes, erbs- bis haselnußgroßes, glattes oder kleinhöckeriges, zumeist am Locus Kieselbachii der Schleimhaut breit oder gestielt aufsitzendes, pilzförmiges und oberflächlich leicht ulceriertes (vgl. ROTTER und LAPP 1958) *Granuloma teleangiectaticum* sive *pyogenicum* (Granuloma pediculatum, DEL MAGRO und VALLESI 1951) dar. Vereinzelte Fälle wurden auch an der lateralen Nasenwand beschrieben. Über die *histologische* Natur werden in der Literatur sehr unterschiedliche Ansichten geäußert: SCHADEWALD (1894) zählte diese Tumoren zu den Fibroangiomen, auch TERRACOL (1953) will sie als echte „Tumeurs fibrovasculaires benignes" aufgefaßt wissen. Neuerdings werden sie, besonders in der deutschen und italienischen Literatur (PELLIGRINI 1947, WALDAPFEL 1949, GIOVANNI 1950, FAZI 1950) als gefäßreiche Granulationsgewebsgeschwülste angesprochen (Granuloma teleangiecta-

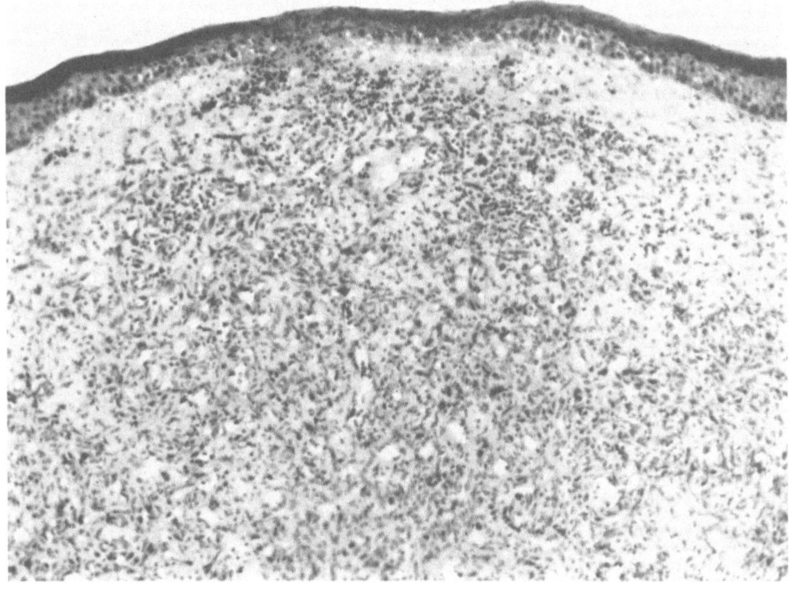

Abb. 47. 13jähr. Knabe. Blutender Nasenseptumpolyp. (Paraffin, HE, Vergr. 100:1)

ticum). KINDLER (1953) hebt ätiologische Beziehungen zum Ulcus septi perforans hervor. Vereinzelte Autoren rechnen sie zu den reinen Angiomen, Angiomyxofibromen oder sogar zu den Adenomen (vgl. TERRACOL 1953). HAARDT (1952), v. ALBERTINI (1955), NÖDL (1955) und SCHÖNFELDT (1956) unterschieden blutende Septumpolypen von echter Geschwulstnatur (Fibroangiome) und solche von Granulationsgewebscharakter. SCHMUTZLER (1955) denkt an eine granulomatöse Viruserkrankung. Der Tumor zeichnet sich durch große Rezidivfreudigkeit aus (BESELIN 1952, KINDLER 1953). Alle Altersklassen können erkranken, besonders häufig vom 16. bis 50. Lebensjahr (KERR, zitiert nach ROTTER und LAPP 1958).

Eine eigene Beobachtung stammt von einem 13jährigen Jungen. Der Tumor wuchs polypös am Locus KISSELBACHII (Abb. 47).

y) Äußerst selten finden sich in der Nase *Lymphangiome* (Beobachtung von HUNG-WEN-CHICH 1950, VOLOSIN 1954, GOLDMANN 1957).

c) Myome

Das *Leiomyom* der Nasenhöhle tritt als seltener Tumor am Nasenseptum oder im Nasenvorhof auf (MERLIN 1941). HARTENAU (1954) beschrieb ein Fibromyom (s. oben) und VEIL ein *Rhabdomyom*, welchen Tumor v. ALBERTINI (1955) zu den Myoblastenmyomen rechnet. FEYRTER (1952) spricht die Myoblastenmyome als neurogene Gewächse, als sog. „granuläre Neurome" an (s. auch LANGER und KELLNER 1953), die sich ebenfalls in der Nasenhöhle finden können.

d) Lipome

Diese für die Nasenhöhlen seltenen Geschwülste (ECKERT-MÖBIUS 1926) kommen vereinzelt im Sinus maxillaris vor. Neuere Literatur: BERTOIN und CROS (1938).

e) Myxome

Myxome liegen in Gestalt von *Fibromyxomen* oder *Myxochondromen* (GORDON 1955) in der Nase und ihren Nebenhöhlen vor. *Neuere Publikationen:* RICHTER (1942), BRÄUNER (1947), SCHWAB (1951), HARBERT (1949), EDWARDS (1949). Die gallertig-glasigen Geschwülste können ebenfalls die Knochen zur Augen- und Schädelhöhle hin durchwachsen (vgl. Fall BRÄUNER 1947).

f) Chondrome

Knorpelgeschwülste der Nase und Nebenhöhlen sind nicht ganz so selten wie Hämangiome, Lipome oder Myxome. RINGERTZ (1938) erwähnt 60 bis 70 publizierte Fälle. *Ältere* Literatur bei SCHMIDTMANN (1928), FISCHER (1954), TERRACOL (1953). *Neuere Publikationen:* CHERIDJIAN (1946), TERRACOL, FABRE und GUERRIER (1948), PORTMAN und HEYRAUD (1948), GORDON (1951, 1955), HALL (1951), AVERINA (1953), ANDRÉ und PINEL (1957) sowie HELLNER und POPPE (1955).

Die Chondrome werden am häufigsten zwischen dem 2. und 5. Lebensjahrzehnt beobachtet, nach FISCHER (1954) etwas häufiger beim männlichen Geschlecht, während KLEINSASSER (1958) eine besondere Disposition für Frauen erwägt. Sie nehmen ihren Ausgang von Knorpelresten, die bei der Umwandlung des knorpeligen Primordialcraniums liegengeblieben sind (MARX 1953). Ihr häufigster Sitz findet sich im Siebbein bzw. an der Grenze zwischen Siebbein und Stirnhöhle (HOMMERICH 1964), seltener im Proc. frontalis maxillae (OHLEMANN 1875) und vereinzelt auch am Nasenseptum (BAKKER und OUDENDAL 1922). Die sich in die Nebenhöhlen entwickelnden Chondrome werden als „Höhlenchondrome" bezeichnet (WUSTROW 1965). Gefürchtet ist das starke expansive und zuweilen sogar infiltrierende Wachstum dieser Geschwülste mit Durchbruch zur Augen- und Schädelhöhle. Sie können sogar, obwohl histologisch gutartig, Metastasen in den Lungen setzen (COENEN 1927). *Histologisch* bestehen die Chondrome aus hyalinem Knorpel, jedoch zeigt sich eine völlige Regellosigkeit in der Anordnung der Knorpelzellen. Regressive Veränderungen kommen in Form von Vacuolisierung der Grundsubstanz bis zur Cystenbildung, von Kalkablagerungen und sekundären Verknöcherungen (ossifizierendes Chondrom, v. ALBERTINI 1955) vor.

g) Osteome

Wir unterscheiden kleine runde von normaler Schleimhaut überzogene Osteome als *Exostosen* am Nasenboden oder am Septum nasi (LÜSCHER 1956) und die sog.

großen Osteome (WUSTROW 1965), die im ganzen Schädelbereich die häufigsten gutartigen mesenchymalen Tumoren darstellen und bereits im Altertum bekannt waren. Der Name Osteom soll auf HOOPER (1828) zurückgehen (WUSTROW 1965). KLEINSASSER (1958, 1960) hat für die gutartigen knochenbildenden Tumoren des Schädels die Sammelbezeichnung „gutartige fibroossäre Tumoren" vorgeschlagen.

Die Osteome (Abb. 48) stellen makroskopisch kugelig-knollige, von Schleimhaut überzogene Tumoren dar, die gestielt oder breitbasig der Nebenhöhlenwand aufsitzen (*Höhlenosteome*, WUSTROW 1965). Bricht der Stiel, der das ernährende Gefäß trägt, ab, so verbleibt ein „totes Osteom" (TILLMANNS 1855) als freier Körper

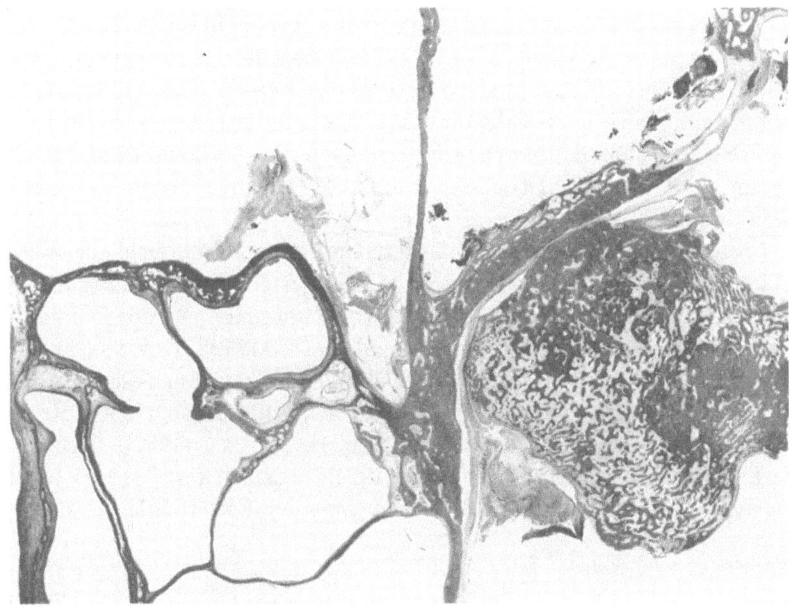

Abb. 48. Osteom der Stirnhöhle. Aus der Sammlung Prof. Dr. M. SCHWARZ, HNO-Klinik der Universität Tübingen. (Paraffin, HE, Vergr. 3:1)

in der Höhle, der als Rhinolith imponieren kann (HOMMERICH 1964). Die Osteome wachsen häufiger solitär (MARX 1953), seltener multipel (PFEIFFER 1911, DAHMANN 1922, TOSCH 1954) und können Apfel- bis Apfelsinengröße erreichen (RÖHMILD 1800, HELTON 1837). Sie verursachen nicht selten Muco- oder Pyocelen und geben Veranlassung zu hartnäckigen chronisch-eitrigen Schleimhautkatarrhen der Nase und der Nebenhöhlen.

Häufigster Sitz ist die *Stirnhöhle*. ECKEL und PALM (1959) geben folgendes Verteilungsschema an: Stirnhöhle 51,9%, Siebbeinzellen 22,0%, Kieferhöhle 5,1% und Keilbeinhöhle 1,7%, die übrigen Teile der Nase 0,6%. Bei 15% war der Ausgangspunkt nicht mehr zu ermitteln, da diese Geschwülste häufig in die Nachbarhöhlen einbrechen, auch in die Augen- und Schädelhöhle. Nach TEED (1941) ist der Sinus frontalis in etwa 40% befallen, die Siebbeinzellen in 24%, dann folgen Kiefer- und Keilbeinhöhle mit etwa 7 bis 9%.

Bevorzugtes *Alter* der Patienten zwischen dem 15. und 40. Lebensjahr (ECKERT-MÖBIUS 1926, GANZ 1960), vor dem 15. Lebensjahr sehr selten, da die Nebenhöhlen, insbesondere die Stirnhöhlen, noch nicht voll ausgeprägt sind (WUSTROW 1965). Männer erkranken doppelt so häufig an Osteomen wie Frauen (ECKEL und PALM 1959, HOMMERICH 1964), TEED (1941) fand 172 Nebenhöhlenosteome bei Männern und 93 bei Frauen. *Histologisch* werden *kompakte* (elfenbeinerne) und *spongiöse* sowie gemischte, kompakt-spongiöse Osteome unterschieden. Es handelt sich zumeist um unregelmäßig-lamellär aufgebauten Knochen mit Knochenan- und -abbauvorgängen, die Marksubstanz ist fibrosiert, seltener findet sich Fettmark (Osteoma medullare, BAUM 1962).

Die *Genese* der Osteome ist umstritten. ARNOLD (1873) nahm eine Entstehung aus fetalen Knorpelresten an, nach MARX ist die Entstehung aus dem Periost des fertigen, ausgereiften Knochens aber so gut wie gesichert; auch eine entzündliche Genese wurde diskutiert (SCHRÖER 1954, LASKIEWICZ 1959). GANZ (1960) publizierte ein Osteom der linken Kieferhöhle, für das er eine traumatische Genese wahrscheinlich erachtet, doch müssen derartige Mitteilungen mit Zurückhaltung und Kritik aufgenommen werden (s. kritische Analyse von 62 angeblichen traumatischen Osteomen durch ECKEL 1960).

Die *Literatur* über die Nebenhöhlenosteome ist sehr zahlreich, die Kasuistik nach WUSTROW (1965) „kaum noch zu zählen", nach ECKEL und PALM (1959) lagen bis 1959 schon 712 Veröffentlichungen vor. Zusammenfassende Darstellungen bei TEED (1941), TOSCH (1954), ECKEL und PALM (1959), KLEINSASSER (1958, 1960), HOMMERICH (1964), WUSTROW (1965). Weitere erwähnenswerte Mitteilungen: BUSCH (1941), SCHOLTZ (1941), LARROUDÉ (1949), KING (1950), KOSCHIER (1950/51), MOORE (1951), WINDISCH (1951), HANDOUSA (1952), TAMARI und WEISMAN (1952), GUNS (1952), GOEDEL (1954). FLEISCHMANN (1947) beschrieb ein *Osteomyxom* und KINDLER (1948) ein *Odontom* der Kieferhöhle.

Sonderformen:

BENJAMINS (1938) faßte die in der Literatur als Psammome, ossifizierende Fibrome, Fibroosteome geringer Gewebsreife, verkalkte Fibrome oder auch ektopische Meningeome der Nase und Nasennebenhöhlen publizierten Tumoren unter dem Namen *Osteoidfibrome* zusammen. Hierher gehören vielleicht auch die seltenen Mitteilungen (s. VOGEL 1957), sog. „brauner Tumoren" der Nebenhöhlen, ferner die Mitteilung GÖGLS (1949) über ein Psammo-Osteoid-Fibrom (weitere Fälle: SMELT 1951, RUMPF 1958).

Es handelt sich um derbe, knollig-lappige Tumoren unterschiedlicher Größe, die vorwiegend bei Jugendlichen in der Stirnhöhle auftreten (KLEINSASSER 1958, WUSTROW 1965, Fall KLEINSASSER und ALBRECHT 1957: 14jähr. Mädchen, rezidivierendes Osteoidfibrom der Stirnhöhle). Sie bestehen *histologisch* aus dicht liegenden spindeligen Bindegewebszellen, zwischen denen die Intercellularsubstanz zu Osteoidinseln, die unregelmäßige fleckige Verkalkungen zeigen, zusammenfließt. Auch finden sich reichliche Psammomkörnchen, so daß der Tumor auf den ersten Blick einem Meningeom ähnelt. Keine Osteoblasten, keine echte Knochenbildung, zuweilen treten aber mehrkernige Riesenzellen nach Art der Osteoklasten auf (WUSTROW 1965). GÖGL (1949) betont das Vorhandensein präkollagener argyrophiler Fasern in der Grundsubstanz.

Die Tumoren sind seltener als die echten Osteome, wachsen gleicherweise verdrängend und auch häufig in benachbarte Höhlen ein. KLEINSASSER (1958, 1960) weist darauf hin, daß diese Geschwülste nur im Nasenbereich zu beobachten sind und weder mit den ektopischen Meningeomen noch mit den Zementoblastomen identifiziert werden können, wie sie sich auch histologisch von den ossifizierenden Fibromen des übrigen Skelets unterschieden. Nach WUSTROW (1965) leiten sie sich wahrscheinlich vom Periost der Nebenhöhlen ab.

Es besteht sicher eine gewisse Verwandtschaft zu der *fibrösen Knochendysplasie* (Cranio-faciale fibröse Dysplasie, Monostotic (oder polyostotic) fibrous dysplasia, UEHLINGER 1940, LICHTENSTEIN und JAFFÉ 1942, COOKE und POWERS 1949, ROTTER und LAPP 1958). Hierbei zeigen sich nicht selten Gewebspartien, die dem Osteoidfibrom BENJAMINS (1938) gleichen, doch handelt es sich einmal um ein lokalisiertes tumorartiges Geschehen, das andere Mal um eine diffuse Gewebsveränderung. JÄGER (1962) beschrieb die Entwicklung eines Osteoidsarkoms auf dem Boden einer fibrös-polyostotischen Dysplasie des Oberkiefers.

2. Bösartige Tumoren

Die bösartigen mesenchymalen Tumoren, die *Sarkome*, sind im großen Ganzen selten, sie werden in der Nase nach älteren Literaturangaben aber häufiger als die Carcinome angetroffen, in den Nebenhöhlen dagegen seltener als diese (SCHMIDTMANN 1928). SENDZIAK (1913) fand unter 643 bösartigen Neubildungen der Nase 341 Sarkome und 224 Carcinome, unter 222 Nebenhöhlentumoren aber nur 99 Sarkome und 113 Carcinome. V. ALBERTINI (1955) äußert Zweifel an der Zuverlässigkeit älterer Beobachtungen, POULSEN (1953), PFANDER (1956) und JONASCH (1957) beobachteten ein eindeutiges Überwiegen der Carcinome. Unter den von RINGERTZ (1938) gesammelten bösartigen Tumoren der Nase und Nasennebenhöhlen waren 277 Carcinome und nur 37 Sarkome. Auch HOMMERICH (1964) betont das Überwiegen der Carcinome, nach FLEISCHER (1959/60) 4:1, nach ZANGE und SCHOLTZ (1963) 3:1, nach HUET u. Mitarb. (1962) sind sogar 89% aller malignen Tumoren der Nase und ihrer Nebenhöhlen Carcinome.

Es kommen alle möglichen Differenzierungsformen vor: Fibroblastische Sarkome, spindelzellige Sarkome, Riesenzell- und undifferenzierte Sarkome (HIGH 1951, KOSCHIER 1951, GUINANDEAU 1951), Osteosarkome (LINDEMANN und LORENZ 1950, KLEINSASSER und ALBRECHT 1957), Chondrosarkome (MILES 1950, LAWSON 1952, LINK 1954, SOBOROFF und LEDERER 1955) Chondromyxosarkome (TIEDEMANN 1954), Angiofibrosarkome (SONNENSCHEIN, HENNY, SMITH, LA BELLA und SCHNEE 1950), Rhabdomyosarkome (RULLAN 1962, KRÜCKEMEYER 1965), Lympho- und Retothelsarkome (DÖRING 1940, ULM 1942, GIGNOUX und GAILLARD 1951, SCHWAB 1952, AMATI 1952, POULSEN 1953, MAURER 1955 und SCHUSTER 1955), afrikanisches Lymphosarkom der Kiefer (CLIFFORD 1960, BURKITT und O'CONOR 1961, s. WUSTROW 1965).

Ihr klinisches und makroskopisch-anatomisches Verhalten zeigt keine Unterschiede zu den bösartigen epithelialen Tumoren (s. dort). Nach POULSEN (1953) soll ihre Prognose wegen des verhältnismäßig langen abgegrenzten Wachstums besser als die der Carcinome sein, was jedoch nur für wenige Sarkomarten zutreffen dürfte.

Zuweilen kann die differentialdiagnostische Abgrenzung des beginnenden fibroblastischen und auch des Retothelsarkoms von entzündlichen, granulierenden
Erkrankungen der Nase schwierig werden (s. Granuloma gangraenescens). Ent-
scheidend wird immer die Uniformität des Zellbildes, das Zurücktreten echter
entzündlicher Veränderungen einschl. Gefäßsprossungen, das Verhalten der Zellkerne (Mitosen, Kern-Plasmarelation) und beim Retothelsarkom auch die Silberfärbung sein.

Im älteren Schrifttum finden sich immer wieder Publikationen über *Endotheliome* der Nase. GÜNNEL (1959) hat in Übereinstimmung mit v. ALBERTINI (1955)
wieder darauf aufmerksam gemacht, daß der Begriff des Endothelioms zumeist
„arg mißbraucht" worden sei (s. auch WUSTROW 1965). Er kontrollierte an Hand
des Untersuchungsgutes der Univ. HNO-Klinik Halle 16 Endotheliom-Diagnosen
aus den Jahren 1929 bis 1942, die sich als falsch erwiesen. Es handelte sich um
Parotismischtumoren, Cylindrome, Hämangiome und Retothelsarkome.

II. Die epithelialen Tumoren

1. Gutartige Geschwülste

a) Polypen
(s. chronische Entzündungen)

Die Polypen werden heute als umschriebene Schleimhauthyperplasien infolge
chronischer, zum Teil allergischer Entzündungen der Nasen- und Nasennebenhöhlenschleimhaut aufgefaßt. Polypöse Fibrome s. unter „Fibrom". Falsche Polypen in Gestalt von in die Nasenhöhle eingestülpten Encephalocelen s. unter „Mißbildungen".

b) Papillome

Abgesehen von den papillären Hyperplasien auf Grund chronischer Schleimhautentzündungen (weiche Papillome, papilläre Cystadenome, AIMI, SHAPIRO und
POLLOCK 1958) finden sich Papillome auch als echte *Fibroepitheliome*. Eine genaue
histologische Unterscheidung zwischen beiden Formen ist nicht möglich (MAYER
1949, 1952). Echte Papillome der Nasenschleimhaut sind zum Unterschied von
den entzündlichen Papillomen selten. Häufig sitzen sie am Naseneingang oder an
den vorderen Abschnitten des Septum (HASSLAUER 1900, KOFLER 1921), kommen
jedoch auch an der lateralen Nasenwand sowie in den Nebenhöhlen vor (HOLMGREN
1925, ECKERT-MÖBIUS 1926, SISCHKA 1955), als blumenkohlartige Gebilde, deren
fibröser Grundstock von einem dicken Plattenepithelbelag, seltener von Cylinderepithel überzogen wird (Abb. 49). Sie können beträchtliche Größen erreichen.
Die früher gemachte Trennung zwischen „harten" und „weichen" Papillomen
(vgl. HOPMANN 1883, BAUM 1962) scheint überholt. Manche Autoren (FLEISCHER
1958) verstehen unter „weichen Papillomen" entzündliche Hyperplasien. PERRINO
(1961) betrachtet die Unterscheidung beider Papillomformen als Angelegenheit
der Proportion von Epithel und Stroma (s. HOMMERICH 1964). Die Papillome
wachsen im allgemeinen expansiv-usurierend und rezidivieren sehr häufig, so daß
oft „erst zahlreiche Operationen Heilung bringen können" (HOMMERICH 1964).
Maligne Entartung kommt vor (BALO und KORPASSY 1936, ATTENHOFER 1940,

Saxen 1952, Fleischer 1958, Berendes 1961, Loebell 1964), nach Pfisterer (1961), Piquet (1961) und Hommerich (1964) nehmen sie eine Mittelstellung zwischen gut- und bösartigen Tumoren ein. Die maligne Entartung soll bei Männern häufiger beobachtet werden als bei Frauen. In Analogie zu den Larynxpapillomen wird u. a. von Mayer (1952) und Millar (1961) eine Virusätiologie diskutiert.

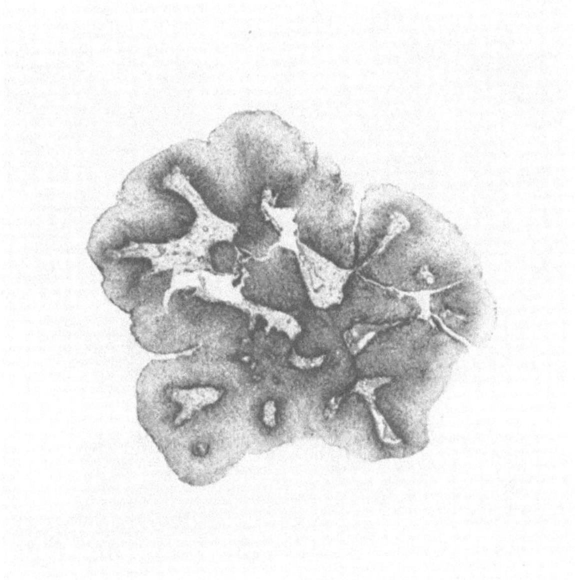

Abb. 49a. 84jähr. Mann. Papillom aus dem Vestibulum nasi. (Paraffin, HE, Vergr. 18:1)

c) Adenome

Ob echte Adenome in der Nasenschleimhaut überhaupt vorkommen, bezweifelt v. Albertini (1955), aber es sind immer wieder vereinzelte Fälle sowohl in der älteren (Zarniko, Auerbach, s. bei Eckert-Möbius 1928) als auch in der neueren Literatur (vgl. Giese 1960) beschrieben worden. Ich selbst habe im histologischen Einsendungsgut einen dem mittleren Nasengang eines 34jähr. Mannes entnommenen Tumor zur Untersuchung bekommen, der in Abb. 50 dargestellt ist und nur als *tubuläres Adenom* bezeichnet werden kann. Der Patient ist 1957 operiert worden und bis heute (1961) rezidivfrei.

Cohrs (1952) berichtet von übertragbaren Adenomen der Riechschleimhaut der Schafe. Manche Autoren rechnen auch die im allgemeinen wohl auf entzündlicher Basis entstehenden (s. oben) *papillären Cystadenome* (s. Beckmann 1964) den echten Geschwülsten zu. Einen solchen Tumor oder Pseudotumor, in welchem jedoch die papilläre Komponente nur geringfügig entwickelt war, beobachtete ich bei einem 62jähr. Manne. Der Tumor war polypös im unteren Nasengang nach langjähriger chronischer Rhinitis gewachsen (Abb. 21f.).

Unklar bleibt die Einordnung einer seltenen Nasengeschwulst, deren Überlassung ich der Freundlichkeit Herrn Prosektors Buchaly (persönliche Mitteilung)

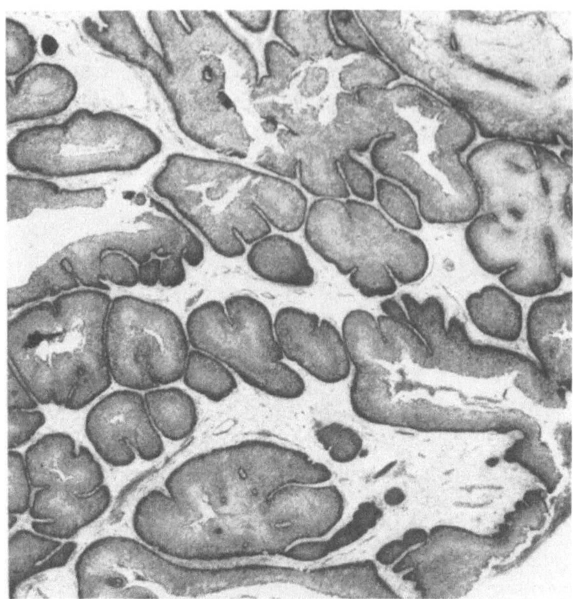

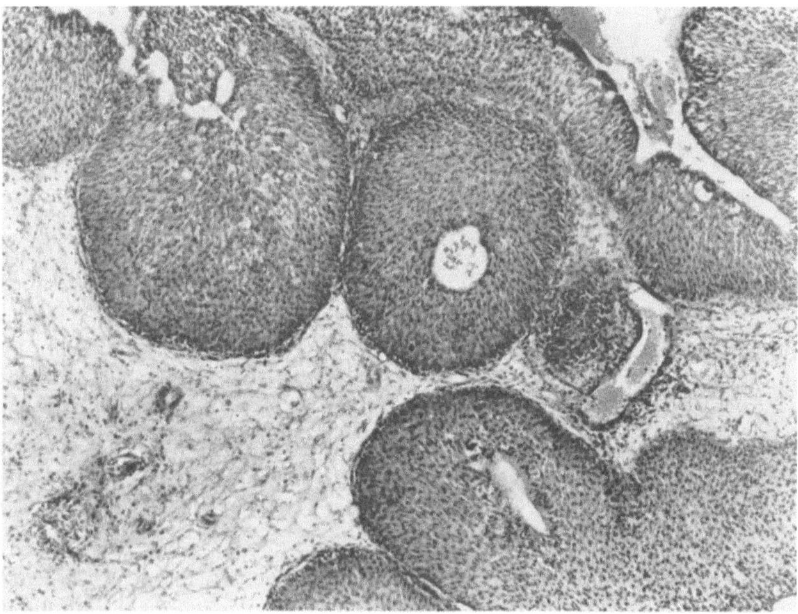

Abb. 49b. Papillom der Nasenschleimhaut. 42jähr. Mann. (Paraffin, HE, Vergr. 38:1 und 60:1)

verdanke (Abb. 51): 56jähr. Mann, der seit etwa einem Jahr eine polypöse Wucherung an der seitlichen Nasenwand beobachtete. Die histologische Untersuchung
des Operationspräparates ergab einen aus großen Nestern und Strängen heller
Zellen bestehenden Tumor. Er wies eine gewisse Ähnlichkeit mit den trabeculären

Adenomen der Hypophyse oder Nebennierenrinde auf. Auffällig war jedoch eine erhebliche Melaninablagerung in Zellen und Interstitium. Der Tumor wurde von mir als *melanotisches Adenom* angesprochen. Ich halte eine Verwandtschaft zu den *cong. melanotischen Kiefertumoren* (s. bei LANGER 1958, WUSTROW 1965) für wahrscheinlich, die erstmals von KROMPECHER (1918) beim Kleinkind beschrieben wurden. Seitdem sollen etwa 20 Fälle publiziert worden sein, doch ist keineswegs abgeklärt, ob es sich in allen diesen Veröffentlichungen um wesensgleiche Geschwülste handelt. LANGER (1958) beschreibt diese Tumoren wie folgt:

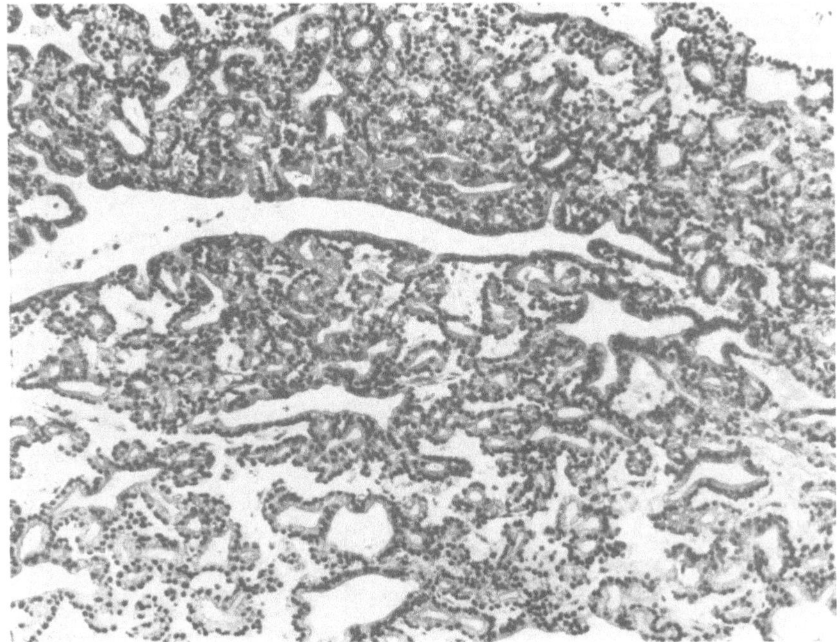

Abb. 50. 34jähr. Mann. Adenom des mittleren Nasenganges. (Paraffin, HE, Vergr. 80:1)

„Histologisch besteht das Gewebe aus einer epithelialen und einer bindegewebigen Komponente. Der epitheliale Anteil ist gewöhnlich durch eine intensive Speicherung mit einem braunen bis braunschwarzen körnigen Pigment charakterisiert, das sich histochemisch wie Melanin verhält. Häufig umschließen die annähernd kubischen bis zylindrischen, aber auch polygonalen pigmenthaltigen Epithelzellen spaltförmige bis alveolenähnliche Hohlräume und besitzen kleinere rundliche Kerne, die bei hohem Pigmentgehalt der Zelle meist vollkommen verdeckt sind. Die Epithelzellen können aber auch unterschiedlich breite und verschieden geformte solide Stränge bilden, die besonders dort, wo der Gehalt an Pigment gering ist oder das Pigment vollkommen fehlt, aus reticulär untereinander zusammenhängenden Zellen mit einem auffallend hellen Cytoplasma bestehen. Das bindegewebige Stroma der Geschwulst besitzt einen wechselnden Gehalt an Zellen und kollagenen Fasern und enthält die ernährenden Gefäße, meist in Form von Capillaren. Ödematöse Auflockerungs- oder fibrilläre Verdichtungszonen und gelegentliche Melaninablagerungen in den Bindegewebszellen kommen vor ..."

STOWENS (1957) leitet diese Tumoren vom *vomeronasalen Organ* (JACOBSON) ab (näheres s. WUSTROW 1965).

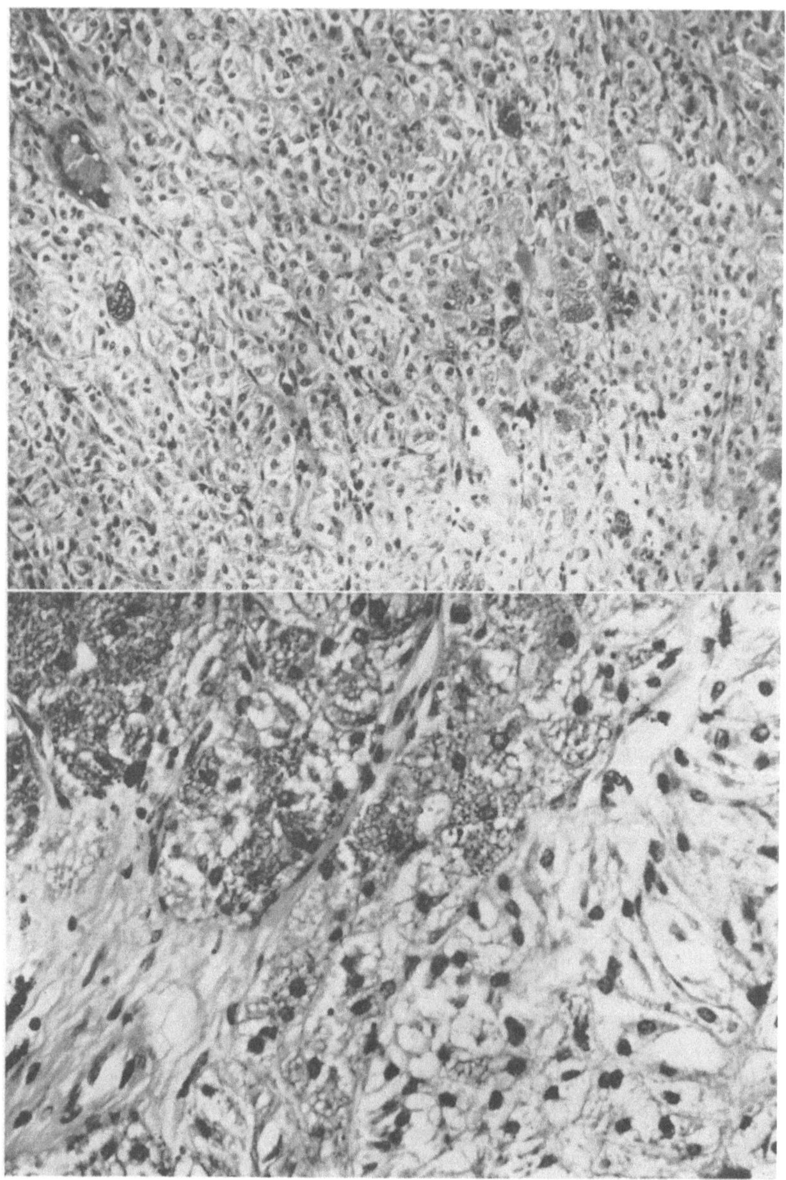

Abb. 51. 56jähr. Mann. Nasentumor, dessen histologisches Bild an das melanotische Adenom der Kinder erinnert. Reichliche Melaninablagerung zwischen großen hellen epithelialen Zellen, die stellenweise Onkocyten ähneln, stellenweise Teile eines alveolären Adenoms zu sein scheinen. Reticulärer Grundstock. (Paraffin, HE, Vergr. 150:1 und 340:1)

d) Cholesteatome (Epidermoide)

Echte primäre Cholesteatome kommen als seltenere Geschwülste im Bereiche der Stirnhöhle vor (WOTRUBA 1889, HIRSCH 1931), häufiger liegen sie im Knochen des Stirnbeines ohne Beziehung zur Stirnhöhle (WERTHEIMER 1928, MARX 1953).

Ein Cholesteatom der Oberkieferhöhle beschrieb Pinus (1949); Frech (1952/53) hält dieses jedoch für ein sog. Pseudocholesteatom (s. Entzündliche Erkrankungen der Nebenhöhlen).

Histologisch bestehen die echten Cholesteatome, die Apfelgröße erreichen können und makroskopisch eine weiße Farbe zeigen, aus zwiebelschalenartig geschichteten Epidermisschuppen, die von einem aus regelrechter Epidermis gebildeten „Balg“ umgeben werden.

Weitere Literatur: Denecke (1942/43), Simonton und Medwick (1948), Thacker (1950), Kulessa (1954).

e) Adamantinome

Adamantinome kommen vereinzelt in der Oberkieferhöhle vor, sie nehmen ihren Ausgang von den Alveolarfortsätzen und werden von versprengten Zahnanlagen (Malassezsche Epithelnester) abgeleitet. Sie rezidivieren gern und müssen als fakultativ-bösartig angesehen werden (4 bis 5% maligne Entartung, v. Albertini 1955). Siehe Band 1, S. 520, in diesem Lehr- und Nachschlagewerk.

Neuere Literatur: Heathy (1947), Handousa (1952), Langer (1958), Czigany (1960), Hommerich (1964).

f) Seltenere Geschwülste

Struthers, Williams und Parkhill (1954) beschreiben ein Cystadenolymphom der Nase als sog. atypischen „Warthin-Tumor“.

2. Cylindrome

Nach Hommerich (1964) etwa 3% aller Nasen- und Nebenhöhlentumoren, nach Zange und Scholtz (1963) 2,3%. Masson (1923) sowie Masson u. Mitarb. (1959) vertreten zwar die Ansicht, daß es keine autonome Geschwulstgruppe gibt, die man „Cylindrome“ heißen kann, sondern daß die verschiedensten epithelialen Tumoren cylindromatösen Bau annehmen können, wir wollen jedoch mit v. Albertini (1955) die Geschwülste der Nase als Sondergruppe hervorheben, bei denen der cylindromatöse Bau so stark im Vordergrund steht, daß sie mit einem gewissen Recht als „Cylindrome im eigentlichen Sinne“ bezeichnet werden können (v. Albertini 1955). Sie treten in der Nase und ihren Nebenhöhlen recht häufig auf und nehmen ihren Ausgang von den Schleimdrüsen (vgl. Oltersdorf 1949). Sie müssen als „bedingt gutartige“ oder „potentiell bösartige“ Tumoren bezeichnet werden (Strupler 1955). Oltersdorf (1949) schlägt den Namen „sezernierende Fibro-epitheliome“ vor, Strupler (1955) spricht von „sezernierenden Epitheliomen“, Marx (1953) dagegen führt sie, in Anlehnung an Manasse (1912), noch als Endotheliome auf, eine Ansicht, der wir uns heute nicht mehr anschließen können, seit Ribbert (1904), Krompecher (1908), Herzog (1921) und Hamperl (1950) die epitheliale Genese dieser Tumoren bewiesen haben. Hommerich (1964) rechnet sie als Sondergruppe den Carcinomen zu, desgleichen Wustrow (1965).

Histologisch finden sich am häufigsten jene Formen, die v. Albertini (1955) und Masson (1959) als „Cylindromes glandulaires“ bezeichnen (Abb. 52). Sie zeigen einen ausgesprochenen Läppchenbau, d. h. sie behalten den Läppchenbau

der Drüse, aus der sie hervorgegangen sind, anfänglich bei. Charakteristisch sind
die Epithelproliferationen, die durch Auflockerung kleinere und größere Bläschen
bilden (siebartige Struktur). Das Einzelbläschen hat einreihiges, kubisches Epithel,
die Lumina sind mit schleimigem Sekret ausgefüllt, bindegewebiges Stroma ist
innerhalb des Knotens nicht vorhanden. Nach v. ALBERTINI (1955) erklärt sich die
histologische Eigenart der Cylindrome aus der Tatsache, daß es sich um eine
geschwulstmäßige Wucherung exkretorischer Drüsen handelt, die als Geschwulst
eine verfehlte sekretorische Leistung (Dysfunktion) vollbringen im Sinne der
Schleimsekretion, ohne die Möglichkeit der Sekretabgabe zu haben. V. ALBERTINI

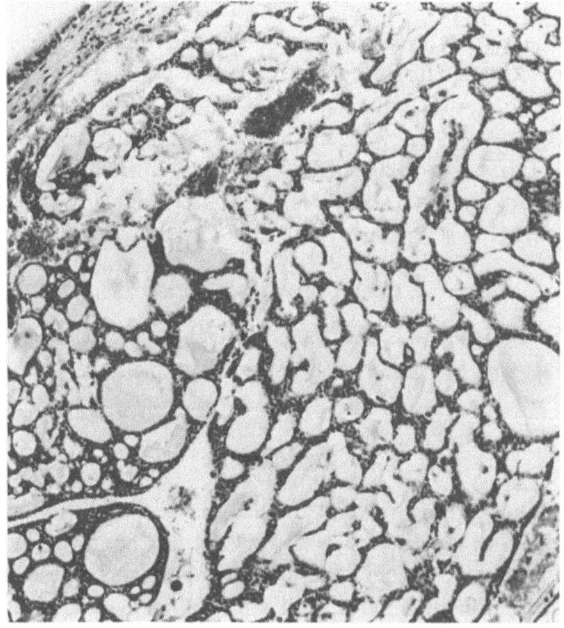

Abb. 52. Cylindrom der Nasenschleimhaut. (Paraffin, HE, Vergr. 60:1)

(1955) sieht in den Cylindromen gefäß- und stromaarme, schleimsezernierende
Adenome mit starkem Hervortreten der epithelialen Proliferation. Das Wachstum
dieser Tumoren ist im allgemeinen expansiv, lokal destruktiv, die umgebenden
Knochen werden druckatrophisch. Sie sind ausgesprochen rezidivfreudig und
setzen nicht selten Fernmetastasen (BIELFELD 1955, STRUPLER 1955, SWIK 1955,
HOMMERICH 1964, NAUMANN 1964, GÜNNEL 1956, 1959). *Neuere Darstellung* der
Morphologie der Cylindrome s. PROBST (1954), *weitere Literatur* u. a.: M. SCHMIDT
(1949), CANCUILLO (1955), POLLOCK (1952), PUTNEY und McSTRAVOG (1954),
SOBOROFF (1959), WUSTROW (1965).

3. Bösartige Geschwülste

Die Carcinome sind trotz früherer gegenteiliger Ansichten die häufigsten bösartigen Geschwülste im Nasen-Rachenbereich und im Bereich des Gesichtsschädels.

Genaue Häufigkeitszahlen lassen sich kaum ermitteln, da der Nasenkrebs in größeren Carcinomstatistiken nur selten gesondert aufgeführt wird. Ältere Angaben zur Häufigkeit des Nasenkrebses finden sich bei SCHMIDTMANN (1928). FLEISCHER (zitiert nach HOMMERICH 1964) hat für Ostdeutschland (sowjetische Besatzungszone) eine absolute Häufigkeit von 0,42% aller Neuerkrankungen errechnet. Diese Zahl entspricht etwa dem Wert, den WATSON (1942) für das Patientengut des Memorial Hospital New York angibt. Bei einigen Tierarten, besonders beim Pferd (DOBBERSTEIN 1953, 1955) ist der Krebs der Nase und der Nasennebenhöhlen bedeutend häufiger.

Das männliche Geschlecht wird im Gegensatz zu den Krebsen der tieferen Luftwege (Kehlkopf, Bronchien) nur wenig häufiger befallen als das weibliche (OEKEN 1965). SCHWAB u. Mitarb. (1956) fanden in ihrem Material von 244 Carcinomfällen etwa 59% Männer und 41% Frauen. HOMMERICH (1964) gibt für das Beobachtungsgut der HNO-Klinik der Freien Universität Berlin ein Verhältnis 50:50 an, FLEISCHER (zitiert nach HOMMERICH 1964) dagegen sah ein deutliches Überwiegen des männlichen Geschlechtes (243:144). Im altersmäßigen Aufbau zeigen die Krebse der Nase und Nasennebenhöhlen keinen Unterschied zu anderen Organkrebsen. HOMMERICH (1964) macht aber darauf aufmerksam, daß der Nasenkrebs bei Jugendlichen häufiger angetroffen wird als andere Organcarcinome.

Eine spezielle *Ätiologie* des Nasenkrebses kennen wir nicht (MARX 1953, K. H. BAUER 1963). Berufskrebse, ähnlich den Berufskrebsen der Lunge, sind kaum bekannt, lediglich Nickelarbeiter sollen nach DOLL (1958) gehäuft am Nasenkrebs erkranken; NESSEL (1967) erwähnt Nasenkrebs nach Einwirkung von Arsen, Chrom und Nickel. Oft diskutierte Zusammenhänge zwischen dem Auftreten chronischer Entzündungen oder Polypen und der Krebsentwicklung müssen als sehr zweifelhaft bezeichnet werden (HOMMERICH 1964), da die chronischen Entzündungen der Nase und Nasennebenhöhlen sehr häufige Erkrankungen darstellen, der Krebs dieser Regionen aber selten ist. Lediglich RINGERTZ (1938; vgl. MUNSON und MUNSON 1947) konnte feststellen, daß in 55% der diagnostizierten Fälle von Adenocarcinom eine Polyposis vorausgegangen war. Zusammenvorkommen von Carcinom und Ozaena, Granuloma gangraenescens, Sklerom, Tuberkulose und Syphilis der Nase s. in den entsprechenden Abschnitten. HOFER (1952) publizierte ein Kieferhöhlencarcinom, das sich nach Thorotrastinjektion entwickelt hatte. Über ein nach einem Trauma aufgetretenes Kieferhöhlencarcinom berichtete NIEDERMOWE (1955). In China und Ostasien soll der Nasenkrebs sehr viel häufiger auftreten als in Europa und den USA, was auf besondere Inhalationscarcinogene schließen lassen könnte (s. Publikationen zum Thema geographische Pathologie).

Der Ausgangspunkt der Krebsentwicklung in der Nase und den Nebenhöhlen ist oft nicht sicher feststellbar, da die Carcinome frühzeitig in die benachbarten Nebenhöhlen, auch in die Augen- oder Schädelhöhle einbrechen. HOMMERICH (1964) gibt, gestützt auf das Ergebnis einer Umfrage an den deutschen Universitätskliniken, folgendes Verteilungsschema an (s. auch OEKEN 1967), wobei Tumoren mit Ausdehnung in die Nachbarregion doppelt gezählt worden sind:

1. *Untere Etage* (Processus alveolaris, harter Gaumen): a) lateral: 8,69%, b) medial: 7,8%.

7 Spezielle pathologische Anatomie, Band 4, Köhn

2. *Mittlere Etage* (Kieferhöhle, Nasenhaupthöhle): a) lateral: 38,74%, b) medial: 42,13%.

3. *Obere Etage* (Ethmo-orbitalwinkel, Siebbein, Stirnhöhle, Keilbein, obere Muschel): 37,36%.

HAARDT (1950) beschrieb einen vom Tränennasengang ausgehenden, intranasal wachsenden Krebs. Primäre bösartige Tumoren der Stirnhöhle sind sehr selten (SAVIC und MAKSIMOVIC 1966).

Histologisch werden verhornende und nicht verhornende *Plattenepithelcarcinome*, Cancroide und Basalzelltumoren, sowie die selteneren *Cylinderepithelkrebse* und *Adenocarcinome* (MUNSON und MUNSON 1947, SINARD und JEAN 1953) unterschieden. Nach RINGERTZ (1938) entfallen auf 218 Plattenepithelcarcinome 37 Adenocarcinome, nach ZANGE und SCHOLTZ (1963) sind 56,6% Plattenepithelkrebse, nach LARSSON und MARTENSSON (1954) 65%, nach HOMMERICH (1964) 54,7%. Das Überwiegen der Plattenepithelkrebse erklärt sich wohl durch das häufige Vorkommen von Plattenepithelmetaplasien in Nase und Nasennebenhöhlen (TRAUTMANN 1905). Recht häufig wird auch das undifferenzierte *Carcinoma solidum simplex* (CORDES 1903) im Nasenbereich angetroffen. Auch „Transitional-celled"-Carcinome (SCHALL 1958, SCHALL und BREWER 1949) und lymphoepitheliale Tumoren (RIECKE 1938, ERTL 1951) sind beschrieben worden. Zu den selteneren Krebsformen der Nase rechnet das Cystocarcinoma papilliferum und das Gallertcarcinom (OFNER 1939, MEYER 1948).

Die Carcinome der Nase und ihrer Nebenhöhlen wachsen stark infiltrierend und destruierend. *Lymphknotenmetastasen*, die zuweilen, namentlich beim Oberkiefercarcinom, erst spät auftreten können (LINDEMANN und LORENZ 1950, SPÖRLEIN 1956, SCHOLTZ und KRAMER 1967), finden sich hauptsächlich in den cervicalen und submandibulären Lymphknoten. HOMMERICH (1964) gibt die Häufigkeit der regionären Lymphknotenmetastasen mit 24% an und die der Fernmetastasen mit 12%. MATTIK und STREUTER (1954) sahen in 25% regionäre Metastasen, ebenso HUET und STEFANI (1962. Vgl. auch die Aufstellung von WALTHER 1948). HUSSAREK und KOFLER (1954) fanden Brustdrüsenmetastasen bei einem primären Kieferhöhlencarcinom und BERGER (1958) beschrieb Herzmuskelmetastasen eines Carcinoms des Naseneinganges. SCHOLTZ und KRAMER (1967) geben für ihr Beobachtungsgut (412 Malignome) 7,3% hämatogene Metastasen an, auffallend hierbei war der relativ seltene Befall der Lungen.

Klinische Symptome (s. MARX 1953, HOMMERICH 1964) können lange Zeit fehlen und erst die Anschwellung der Wange oder ein Durchbruch nach außen kann schlagartig den Ernst der Situation offenbaren. Doch können auch Frühsymptome in Form von Kopfschmerzen, Schnupfen, Behinderung der Nasenatmung auftreten. Im weiteren Verlauf des Leidens stehen eitrige oder auch blutig-eitrige, zuweilen einseitige Sekretionen im Vordergrund, Einschränkungen des Geruchssinnes, Nasenbluten oder starke Trigeminusneuralgien (FALK 1954). Der Durchbruch in die Augen- oder Schädelhöhle kann zu lebensbedrohenden Komplikationen führen. SPÖRLEIN (1956) beobachtete ein Oberkiefercarcinom mit tödlicher Massenblutung aus der A. carotis interna.

Über das Nasen- und Nasennebenhöhlencarcinom liegt ein sehr umfangreiches Schrifttum vor, das von ROSSL und Mitarb. (1962), HOMMERICH (1964) und auch von WUSTROW (1965) weitgehend zitiert wird.

III. Das Melanoblastom und die neurogenen Tumoren

1. Melanoblastoma malignum

Die histogenetische Einordnung dieser Geschwülste ist umstritten. MASSON (1923), auch v. ALBERTINI (1955), rechnen sie den neurogenen Gewächsen zu und viele Autoren (s. bei WUSTROW 1965) vertreten die Ansicht, daß sie in der Nase von der Regio olfactoria ihren Ausgang nehmen. PENNETTA und PINTA (1956) bestreiten dieses, da auch primäre Melanoblastome in den unteren Nasenabschnitten beobachtet werden. WUSTROW (1965) weist aber darauf hin, daß auch die untere Muschel und das Septum nach KALLIUS (1905) mit rudimentären Olfaktoriusfasern versorgt werden.

Nach BIENIAS (1960) sind in der Weltliteratur bisher etwa 120 primäre Melanoblastome in Nase und Nasennebenhöhlen beschrieben worden, nach WUSTROW (1965) 130 Fälle. STEWART (1951) fand unter 100 malignen Tumoren des Nasenbereiches vier maligne Melanome, ZANGE und SCHOLTZ (1963) geben den Anteil der Melanoblastome an den bösartigen Nasengeschwülsten mit 1,9% an. BUCHHOLZ (1958, Literatur) konnte aus der Literatur 84 derartige Vorkommnisse zusammenstellen und EVERS (1954) 124. Zahlreiche kasuistische Mitteilungen: LEGLER (1949), SCHOOLMAN und ANDERSON (1950), DE AMICIS (1950), SISSAT (1952), REBATTU (1954), ALEXANDER (1954), MASON und FRIEDMAN (1955), CSILLAG (1957).

Häufigster Sitz ist nach HOMMERICH (1964) das Nasenseptum, nach STEWART (1951) das Vestibulum nasi. LEGLER (1949) beschrieb Melanoblastome in den Nebenhöhlen. In der Regel treten diese Tumoren im Erwachsenenalter auf, werden aber auch beim Kind beobachtet.

Histologisch scheinen die sarkomartigen Formen zu überwiegen, amelanotische und pigmentarme Geschwülste sind häufig.

2. Die neurogenen Tumoren

Während früher alle Fehl- und Neubildungen neuro-ektodermaler Grundlage als „*Nasengliome*" bezeichnet wurden, müssen wir heute zwischen Fehlbildungen (intra- und extranasalen Encephalocelen, s. dort) und echten Tumoren unterscheiden. Schwierig bleibt die Einordnung der echten Gliome und Meningeome der Nase. M. B. SCHMIDT (1900) führt die Gliome der Nase durchweg auf Encephalocelen zurück, deren Verbindung mit dem Gehirn sich später gelöst hat. Hierfür könnte die Tatsache sprechen, daß viele dieser Geschwülste schon bald nach der Geburt auftreten, es gibt aber auch seltenere Fälle im Erwachsenenalter. SÜSSENGUTH (1909) dachte an eine Verlagerung von nervösem Gewebe bei der Rückbildung des Olfactorius. BERBLINGER (1928), dem sich auch EIGLER (1932, 1937) anschließt, denkt an Choristombildungen oder Heterotopien. KLEINSASSER (1960) zieht Vergleiche mit der Tumorentwicklung im Gehirn aus liegengebliebenen embryonalen Hirngewebsteilen in den Wänden der Seitenventrikel. BLACK und SMITH (1950) haben bis 1950 160 Publikationen von Nasengliomen zusammengestellt. Weitere Kasuistik: TOBECK (1929), HILL (1949), BAUHAM und SHARP (1951), PAILLAS u. Mitarb. (1952), HAGE (1958).

7*

Auch die *Meningeome* der Nase stellen häufig *intradurale*, sekundär in die Nase oder ihre Nebenhöhlen verlagerte Geschwülste dar (RUMPF 1958, VYSLONZIL 1953, HUET u. Mitarb. 1958). A. KÖHN (1954) beschrieb ein angeblich *extradural* entstandenes Psammomeningeom der Stirnhöhle.

Ferner können Hypophysentumoren in das Cavum nasi oder in die Nasennebenhöhlen durchbrechen. KAY, LEES und STOUT (1950) fanden unter 192 operierten chromophoben Hypophysenadenomen drei, die in den Nasenraum vorgewachsen waren. LAWSON (1958) berichtet über einen gleichen Fall (s. auch ZÜLCH 1956). Herrn Prof. DOERR verdanke ich nachstehend wiedergegebenen Befund

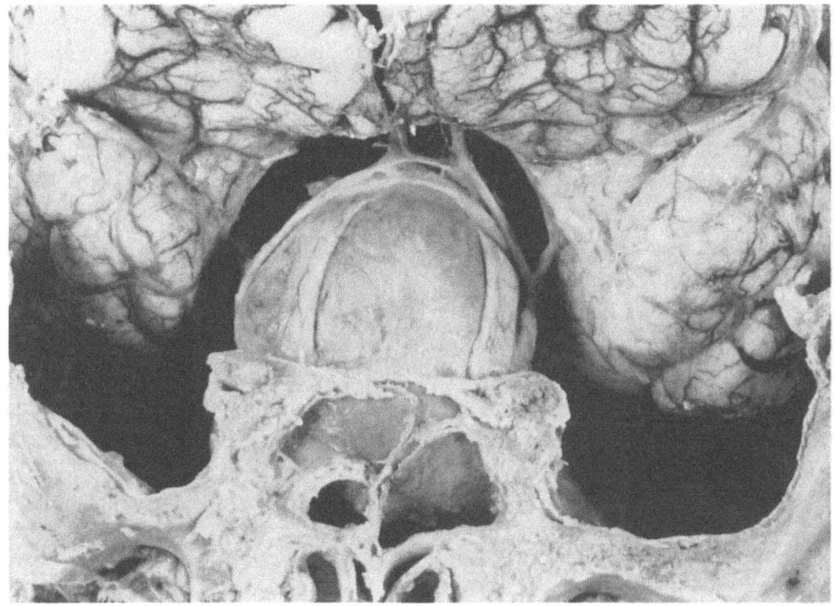

Abb. 53. 64jähr. Schulrektor. Sektion wegen Verdachtes auf Lues cerebrospinalis. Chromophobes Hypophysenadenom SN 510/57

eines in die Keilbeinhöhle eingewachsenen chromophoben Hypophysenadenoms (Abb. 53) (Kiel SN 510/57, 64jähr. ♂, Schulrektor):

Eierpflaumengroßes, intrasellär entwickeltes, cystisch degeneriertes Adenom der Hypophyse (Hist.: Chromophobes Hypophysenadenom). Expansives Wachstum der Geschwulst in die Hirnbasis und den Boden des dritten Ventrikels unter Hochdrängung und Ausweitung des Diaphragma. Nach vorn und oben verdrängtes, dünn ausgewalztes Chiasma opticum. Hochdrängung und Zerrung des vorderen Bogens des Circulus arteriosus Willisi. Nahezu völlige Durchschneidung der gegen den Arterienring gepreßten Nervi optici! Verdrängung der Nervi olfactorii nach oben und außen. Verdrängung der beiden Unci nach lateral. Arrosion der Sella turcica unter Aushöhlung einer sich tief in die Keilbeinhöhle vorwölbenden Grube. Hochgradiger Hirndruck.

Primär in der Nasenhöhle entstandene neurogene Tumoren sind selten.

a) *Neurinome* können von den Ästen des Trigeminus ausgehen und sind von MITTELBACH und WOLETZ (1935), NEW (1947), FLEURY und FURTADO (1955), GAILLARD und LAFON (1955) sowie HARKINS (1949, 1957) beschrieben worden. JOHNSON und LINEBACK (1959) berichteten über ein *Schwannom* der Siebbeinzellen und MILLARD und BUSSER (1952) beschrieben ein malignes Schwannom.

b) *Neuroblastome* bzw. *Aesthesioneuroblastome* nehmen ihren Ausgang vom Riechepithel, von den Sinneszellen der Regio olfactoria und vom Jakobsonschen Organ. L. BERGER u. Mitarb. (1924, 1926) teilen die Ästhesioneuroblastome der Nase in weniger differenzierte, kleinzellige, dem Lymphosarkom ähnelnde, schnell wachsende *Ästhesioneurocytome* und differenzierte, medulloblastomähnliche *Ästhesioneuroepitheliome* ein (s. GRIMAUD, FLORENTIN und FRECHIN 1963). Diese Tumoren sind makroskopisch zumeist weich, von rötlichgrauer Farbe und wachsen polypös. Sie sind relativ bösartig, rezidivieren häufig, um schließlich auch Drüsen- und Lungenmetastasen zu setzen. Sie sind jedoch sehr strahlensensibel.

Literatur: BERGER und COUTARD (1926), GRICOUROFF und DULAC (1943), SEAMAN (1951), FRÜHLING und WILD (1954), McCORMAK und HARRIS (1955), E. R. FISCHER (1955), MENDELOFF (1957), SCHALL und LINEBACK (1951), GRIMAUD u. Mitarb. (1963), R. GÉRARD-MARCHANT u. CHR. MICHEAU: Ann. Anat. path. 9, 239 (1964).

c) *Sympathome* wurden von PASSOW zuerst beschrieben, sie sind strahlenresistent und neigen zu Rezidiven, ihre Prognose ist ungünstig. Sie unterscheiden sich nicht von den gleichnamigen Tumoren anderer Körperbereiche. *Literatur:* GIRAUD und LEBLOND (1957), HUET, LABAYLE und NATALI (1958).

d) *Paragangliome* gehen von kleinen runden bis ovalen Zellgruppen der Nasenschleimhaut aus, die als nicht-chromaffine Paraganglien angesprochen werden und dem Parasympathicus zuzuordnen sind (s. TEMESREKASI 1966). TEMESREKASI (1966) hält auch viele der als Glomustumoren und Chemodektome der Nase beschriebenen Tumoren für Paragangliome. *Literatur:* NEUSS (1956), HARKINS (1957), MORAN (1962).

IV. Teratome

Mischgeschwülste des eigentlichen Nasenraumes einschließlich der Nasennebenhöhlen sind äußerst selten, sie werden zumeist im *Epipharynx* als behaarte, unregelmäßig gestaltete, teils gestielte, teils breit aufsitzende Tumoren beobachtet, die Bestandteile der äußeren Haut mit ihren Anhangsgebilden enthalten, aber auch Fettgewebe, Knorpel, Muskulatur und zuweilen Knochen. Sie leiten zu den echten Mißbildungen, zum Epignathus parasiticus über (STUPKA 1938 — s. unter Mißbildungen —, ITO 1941, SCHÜTZE 1951, HOMMERICH 1952).

V. Metastatische Geschwülste

Metastatische Geschwülste finden sich in der Nase und ihren Nebenhöhlen nur gelegentlich (vgl. HOMMERICH 1954, 1964). WALTHER (1948) erwähnt aus seinem großen Material nicht einen einzigen metastatischen Tumor der Nase. HOMMERICH (1954, 1964) berichtet von Nebenhöhlenmetastasen eines Magen- und eines

Pankreaskrebses. Hypernephrommetastasen sind unter allen sekundären Geschwülsten des Nasenbereiches am häufigsten (BERNSTEIN, MONTGOMERY und BALOGH 1966) und wurden u. a. von STORATH (1913), v. EICKEN (1934), BIENDARA (1951), HARTMANN (1953), GRIMAUD und WAYOFF (1954) beschrieben. UNGERECHT (1957) beschrieb die Metastase eines Mammacarcinoms in der Kieferhöhle und REUTER (1960) die eines Lungenkrebses im Nasenskelet.

Lungenkrebsmetastasen im Kiefer und den Nasennebenhöhlen sahen auch BERNSTEIN u. Mitarb. (1956).

NAHUM und BAILEY (1963) glauben die Nase und ihre Nebenhöhlen besonders durch hämatogene Metastasierung gefährdet. Der Weg führe über den prävertebralen Venenplexus (!).

K. Fremdkörper, Nasenzähne, Nasensteine

I. Fremdkörper

Fremdkörper in der Nasenhöhle sind kein seltener Befund, besonders bei Kindern und Geisteskranken, die in spielerischer Absicht die verschiedensten Gegenstände in die Nasenlöcher einführen: Erbsen, Bohnen, Obstkerne, Obstschalen, Knöpfe, Glasperlen, kleine Steine, Papier, Münzen, Ringe, Metallteile, Haarnadeln, Gummiwaren (vgl. DANISCH 1928). Aber auch Nahrungsreste, Knochensplitter, Fischgräten u. a. können durch Verschlucken in die Nasenhöhle gelangen. KECHT (1951) fand bei einer 34jährigen und einer 23jährigen Frau Kirschkerne in den Nebenhöhlen, T'ANG (1954) bei einem 15 Monate alten Kleinkind einen Metallring in der Nase. Infolge von Berufsunfällen können Eisensplitter (v. DORP 1954), Holzstückchen (CANTORI 1947) oder Glassplitter (WILLIAMS 1951) sowohl in die Nase als auch in die Nebenhöhlen eindringen und hier längere Zeit unerkannt liegenbleiben. „The blade of a penknife" entfernten ENGLER und MELANT (1947) aus den Siebbeinzellen.

Ältere Literatur: O. SEIFERT (1928), DANISCH (1928), NEUMANN (1930), *neuere Publikationen:* GUNEWARDENE (1949), JONES (1939), KUPER (1940), THORNELL und WILLIAMS (1944), MARKS (1949). Nach den beiden Weltkriegen wurden verschiedentlich Granatsplitter als Fremdkörper in der Nase und den Nebenhöhlen beobachtet: NOVELLI (1947), ALVES (1948), STUBBE (1951/52), L. B. SEIFERTH (1954), KINDLER (1964).

Die *klinische Symptomatologie* der Nasenfremdkörper ist eine sehr unterschiedliche (LÜSCHER 1956): Atembehinderung, schleimig-eitrige Katarrhe mit stinkendem Exsudat, Muco- und Pyocelen, polypös-granulomatöse Schleimhautwucherungen, Ulcerationen, Knochenusuren, Septumperforationen, sowie Trigeminusneuralgien. Oft werden die Fremdkörper von den Trägern gar nicht wahrgenommen und bleiben über Jahrzehnte unbemerkt liegen (DANISCH 1928, DE CIGNA 1940, TERRACOL 1953). In anderen Fällen geben sie Veranlassung zur Bildung von *Nasensteinen.*

II. Nasensteine (Rhinolithen)

Älteste Beschreibungen: MATHIAS V. GARDI (1502), BARTHOLIN (1654), CLAUDER (1685), FRANZISKUS CARLI (1686), LANZONI (1783). — Literatur s. DANISCH (1928), ROHN (1940).

Steinbildungen in der Nase entstehen durch Abscheidung anorganischer Stoffe aus dem Sekret der Nase und der Tränendrüsen, sie sind im allgemeinen selten. Die Gestalt der Nasensteine variiert, rund, spitz oder kantig, mitunter stellen sie einen Ausguß des Nasenganges dar, in welchem sie lagen. Die Farbe ist grauschwarz, die Größe und das Gewicht schwanken (1—6 g, DANISCH 1928), maximale Gewichte: 92 g (F. HAVILAND DE HALL 1893) und 116 g bei 7,0:6,2 cm Durchmesser (ABU-JAUDEH 1951). *Chemisch* bestehen die Nasensteine hauptsächlich aus phosphor- und kohlensaurem Kalk, dem Spuren von Magnesium, Eisenoxyd, Oxalsäure (v. GUTTMANN 1922) und Natriumchlorid beigegeben sein können. ONODI (1910) fand Natriumchlorid besonders bei Steinen des unteren Nasenganges, die in der Nähe des Ductus nasolacrimalis lagen (Literatur s. DANISCH 1928).

Die Entstehung der Nasensteine ist ungeklärt. Zuweilen finden sich Fremdkörper als Kristallisationszentren (KINDLER 1964). *Neuere Publikationen:* GRABSCHEID (1938), NOVOTNY (1939), ROHN (1940), LIESCHKE (1948), SMITH WALKER (1950), MERIDETH und GROSSMANN (1952), NOCHLAS (1951).

III. Nasenzähne

Eine der ältesten Mitteilungen über Nasenzähne stammt aus der Feder JOHANN WOLFGANG V. GOETHES (Brief an RAPP 1797 aus Stuttgart). Über das Hineingelangen von Zähnen in die Nasenhöhle äußert sich GOETHE (vgl. DANISCH 1928): „daß dem Zahn durch ein ungleiches und schnelleres Wachstum der Nachbarzähne der Weg und sein rechter Platz versperrt wurde, so daß er sich seitwärts entwickelt und den Gaumenteil der oberen Maxilla durchbohrt hat".

Die Nasenzähne können 1. *durch Zahninversion*, 2. durch *Zahnheterotopie* entstehen. Zumeist handelt es sich um Inversionen, der Zahn fehlt dann an entsprechender Stelle der Zahnreihe. Die Zahnanlage hat sich um 180° gedreht, so daß der Zahn nun nach oben, statt nach unten ausgewachsen ist. Die invertierten Zähne liegen fast stets am Naseneingang.

Bei der Zahnheterotopie liegt das seltene Ereignis einer Einstülpung der Zahnanlage in die Nasenhöhle vor Schluß der Gaumenplatte vor, auch kann es sich um Zahnkeime handeln, die von vornherein an falscher Stelle angelegt waren. Es werden fast ausschließlich *Incisivi*, seltener *Canini* (Fall RAO 1953) als Nasenzähne beobachtet. Die klinischen Symptome gleichen denen der Fremdkörper. *Literatur:* SPITZER (1951), RAO (1953), JIMENEZ-CERVANTES (1952), BAUM (1956).

L. Die Berufsschäden der Nase
und Nasennebenhöhlen

Zusammenfassende Darstellungen: RÖPKE (1902), V. GORDON (1927), PEYSER (1929), HÜTTEROTH (1941), W. SCHMIDT (1949), POPPER (1951), MAJER (1951), WORTH und SCHILLER (1954), KÖLSCH (1954, 1959), MARCHAND und CROISIER (1954), COMORETTO und TAVANI (1958), SIEBERT (1964), SCHWAB (1967).

Wir unterscheiden mit POPPER (1951):

I. Die Erkrankungen der Nasenschleimhaut durch Stäube

Die Einwirkung von Stäuben auf die Schleimhäute des oberen Respirationstraktes besteht 1. in einer *mechanischen*, 2. in einer *chemischen* und 3. in einer *bakteriellen* Reizung. Für den Grad der Wirksamkeit eines Staubes spielen das spezifische Gewicht des staubförmigen Materials, der Feuchtigkeitsgehalt der Luft und die Dichte des Staubes eine wesentliche Rolle (PEYSER 1929, POPPER 1951). Schleimhautschädigend wirken fast sämtliche organischen und anorganischen Staubarten: Flachs-, Getreide-, Jute-, Tabak- und Mehlstaub (WINCKLER 1896, ROTH 1909, BAAGOE 1933, SIEBERT 1964), Glasstaub (RÖPKE 1902, V. GORDON 1927, STEINER 1958), Stein- und Porzellanstaub (SOMMERFELD 1898, NALETOW 1928, WORTH 1961), Zementstaub (SCHMIDT 1949, MAJER 1951, JENNY u. Mitarb. 1960), Chrom-, Arsen-, Beryllium-, Cadmium-, Vanadium-, Aluminium- und Thomasschlackenstaub (POPPER 1951, MAJER 1951, WORTH und SCHILLER 1954, WORTH 1961, SIEBERT 1964). KOELSCH (1958, 1959), HUEPER (1961), SIEBERT (1964) und NESSEL (1967) befassen sich mit der Carcinomentstehung in Nase und Nasennebenhöhlen nach Einwirkung gewerblicher Schädlichkeiten, insbesondere nach Einwirkung von Arsen, Chrom, Nickel und Kohlenwasserstoffen.

Als akute Folge der Staubeinwirkung stellt sich zunächst Nies- und Hustenreiz und nicht selten Nasenbluten ein. Bei fortgesetzter chronischer Staubeinwirkung finden sich sämtliche Formen der chronischen Rhinitis (Rh. chron. sicca, Rh. chron. atrophicans, Rh. chron. hypertrophicans). *Klinisch* (s. SIEBERT 1964) besteht Trockenheitsgefühl in Nase und Rachen, Brennen, Durstgefühl, Heiserkeit und gelegentliches Nasenbluten. Als Folge der Inhalation von Zementstaub werden auch *Nasensteine* beschrieben (O. SEIFERT 1928, RÖPKE 1902, KÖLSCH 1954). Die Einatmung von Glasstaub kann durch die mechanische Wirkung besonders gefährlich werden. Die trockenen und harten Stäube verursachen durch Wasserentzug in erster Linie trockene, atrophische Schleimhautkatarrhe.

Eine häufige *Komplikation* der Stauberkrankungen der Nase ist die *Septumperforation*, die besonders gern nach Chrom-, Arsen- und Aluminiumstaubinhalation auftritt. Erste Beobachtung von BECOURT und CHEVALIER (1863). MILLER (1953) fand bei 176 Chromarbeitern in 71,6% Nasenscheidewandperforationen, ähnliche Häufigkeitszahlen gibt auch KOELSCH (1954) an. OPPENHEIM (1937) sah Septumperforationen bereits nach 1- bis 2monatiger Beschäftigung in Chrom verarbeitenden Betrieben. Die gleichen kurzen Latenzzeiten nennt DRESCHKE (1933) für arsenhaltige Stäube. Die Perforation erfolgt in der überwiegenden Mehrzahl der Fälle im knorpeligen, nur selten im knöchernen Teil des Septum. *Weitere Literatur:* BERGER (1934), DOESE (1938), WATSON-WILLIAMS (1938), LIEBERMANN (1941), MILLER (1953), ZORZOLI (1954). — (Letztere berichten über Perforationen nach Aluminiumstaubinhalation).

II. Die Erkrankungen der Nasenschleimhaut durch Säure- und Laugendämpfe

Säure- und Laugendämpfe üben zunächst eine ganz ähnliche Wirkung auf die Schleimhäute des oberen Respirationstraktes aus wie Stäube, jedoch wird das im Überfluß sezernierte Nasensekret durch die Säure gefällt, und es entstehen festhaftende Schorfe, die sich nach Lösung durch weitere Schädigung der Schleimhaut immer wieder neu bilden. Das Cylinderepithel der Schleimhaut wird schließlich durch Plattenepithel ersetzt, welches hochgradig verhornen kann (BABLIK 1951).

Besonders bemerkenswert sind auftretende *Geruchsanomalien.* Chlordämpfe verursachen Septumperforationen (Böttcher 1937, Bablik 1951). Kühne (1953) beobachtete eine schleimig-fibrinöse Rhinitis ähnlich der Diphtherie durch Einatmung von Ammoniakdämpfen. Weitere Literatur s. oben.

III. Die Aero-Sinusitis

Schon 1878 wurden bei Caisson-Arbeitern durch die veränderten Luftdruckverhältnisse verursachte, mit starken Kopfschmerzen einhergehende Nebenhöhlenentzündungen beobachtet, gleiche Beobachtungen wurden später bei Sturzfliegern und Fallschirmspringern gemacht. Die Aerosinusitis bei Fliegern ist gegenüber der Aero-Otitis jedoch selten. Bouchet, Debain und Pialoux (1950) geben ihre Häufigkeit mit 1% aller in Betracht kommenden Personen an. Gelegentlich treten auch Hämatome und Schleimhautablösungen bei der Aerosinusitis auf (vgl. Schmücker 1932, Herrmann 1940 und Naumann 1964, Literatur).

Literatur

Zusammenfassende Darstellungen in Hand- und Lehrbüchern

Ballenger, W. L., and H. Ch. Ballenger: Diseases of the Nose, Throat and Ear, 7. Aufl. Philadelphia: Lea and Febiger 1938, 8. Aufl. 1943. — Berendes, J., R. Link u. F. Zöllner: Hals-Nasen-Ohren-Heilkunde. Ein kurzgefaßtes Handbuch in drei Bänden. Stuttgart: Thieme 1964; Bd. I, mit Beiträgen von Albrecht, R.: Geschwülste des Nasenrachens; van Dishoeck, H. A. E., u. E. H. Majer: Allergische Erkrankungen und neurovasculäre Störungen der Nase und ihrer Nebenhöhlen; Eigler, G., u. J. Drabe: Komplikationen der Nasennebenhöhlenerkrankungen; Hommerich, K. W.: Die Geschwülste der Nase und der Nasennebenhöhlen; Jakobi, H.: Ozaena; Kindler, W. F.: Mißbbildungen, Fremdkörper und Dermatosen der Nase, Nasenbluten; Naumann, H. H.: Kurze Pathophysiologie der Nase und ihrer Nebenhöhlen; Banale Entzündungen der Nase und ihrer Nebenhöhlen; Seiferth, L.: Verletzungen der Nase, der Nasennebenhöhlen und die frontobasalen Verletzungen; Siebert, K.: Gewerbeerkrankungen der Luftwege; Vosteen, K. H.: Die spezifischen Infektionen der Nase und der Nasennebenhöhlen; Wagemann, N. K. W.: Anatomie, Physiologie und Untersuchungen der Nase und der Nasennebenhöhlen. — Blumenfeld, F., u. R. Jaffé: Pathologie der oberen Luft- und Speisewege. Leipzig: C. Kabitzsch 1931.

Denker, A., u. O. Kahler: Hdb. Hals-, Nasen-, Ohrenheilk. Berlin und München: Springer und Bergmann 1925—1929; mit Beiträgen von Grünwald, L.: Deskriptive und topographische Anatomie I/1925; Schumacher, S.: Histologie der Luftwege und der Mundhöhle I/1925; Zarniko, C.: Diagnostik der Nasenkrankheiten I/1925; H. Zwaardemaker: Physiologie der Nase und ihrer Nebenhöhlen I/1925; Blumenfeld, F.: Erkrankungen der Nase und ihrer Nebenhöhlen II/1926; Brüggemann, A.: Die entzündlichen Erkrankungen der Stirnhöhle II/1926; Denker, A.: Die entzündlichen Erkrankungen der Nasenhöhlen II/1926; Klestadt, W.: Die akute Rhinitis II/1926; Lautenschläger, A.: Die Rhinitis atrophicans II/1926; Nühsmann, Th.: Die entzündlichen Erkrankungen der Kieferhöhle II/1926; Hajek, M.: Die entzündlichen Erkrankungen der Keilbeinhöhle II/1926; Passow, A.: Erkrankungen der Nasenscheidewand II/1926; Vogel, Kl.: Rhinitis chronica simplex und hyperplastica II/1926; Zausch, F.: Die angeborenen Mißbildungen II/1926; Seifert, O.: Fremdkörper der Nase und Rhinolithen III/1928; Stupka, W.: Die Verwachsungen in der Nase III/1928; Uffenorde, W.: Die Verletzungen der Nase und ihrer Nebenhöhlen III/1928; Glas, E.: Infektionskrankheiten IV/1928; Hajek, M.: Syphilis der Nase und Nebenhöhlen IV/1928; Meyer, Ed.: Die Tuberkulose der oberen Luftwege IV/1928; Seifert, O.: Pflanzliche und tierische Parasiten IV/1928; Sokolowsky: Lepra IV/1928;

STREIT, H.: Das Sklerom IV/1928; THOST, A.: Blutungen aus den Luftwegen IV/1928;
A. DENKER: Die bösartigen Neubildungen der Nase und ihrer Nebenhöhlen V/1929; ECKERT-
MÖBIUS, A.: Gutartige Geschwülste der inneren Nase und ihrer Nebenhöhlen V/1929; IMHOFER,
R.: Erkrankungen der oberen Luftwege bei allgemeinen Krankheiten des Organismus V/1929;
PEYSER, A.: Gewerbekrankheiten der oberen Luftwege V/1929.

GIESE, W.: Die Atemorgane. In: Lehrb. spez. path. Anat. Hrsg. STAEMMLER, M.: II/3.
Berlin: W. de Gruyter 1960. — JACKSON, CH. CH., and CH. L. JACKSON: Diseases of the nose,
throat and ear. Philadelphia and London: W. B. Saunders Comp. 1. Aufl. 1947, 2. Aufl. 1959.
— LUCHSINGER, R.: Die Erkrankungen der Nase. In: Handb. Inn. Med. (G. v. Bergmann,
W. Frey, H. Schwiegk) 4. Aufl. IV/II, S. 133. Berlin-Göttingen-Heidelberg: Springer 1956. —
LÜSCHER, E.: Lehrbuch der Nasen- und Halsheilkunde. Wien: Springer 1956. — MARX, H.:
Die Nasenheilkunde in Einzeldarstellungen. Jena: Fischer 1949, 1951, 1953. — TERRACOL, J.:
Les Maladies des Fossés Nasales, 2. Aufl. Edit. Paris: Mason et Cie. 1953; mit Beiträgen von
GUERRIER, Y. A. DEBIDOUR, H. A. E. DISHOECK und J. MARGAROT. — Handbuch der speziellen
pathologischen Anatomie. Hrsg. HENKE, F., u. O. LUBARSCH, III/I. Berlin: Springer 1928.
Teil A: Nase und Nebenhöhlen. Bearbeitet von: BERBLINGER, W.: Mißbildungen der Nase;
RUNGE, H. G.: Die entzündlichen Erkrankungen der Nase und ihrer Nebenhöhlen; SCHMIDT-
MANN, M.: Hyperplasien, Regenerationen und Gewächse; DANISCH, F.: Fremdkörper, Zahn-
heteropien und Steinbildungen in der Nase und ihren Nebenhöhlen. — WUSTROW, F.: Die
Tumoren des Gesichtsschädels. München und Berlin: Urban u. Schwarzenberg 1965.

A. *Geschichtliches*

DIEPGEN, P.: Geschichte der Medizin. Berlin: W. de Gruyter 1953. — KASSEL, K.: Die
Nasenheilkunde des Altertums. Z. Laryng. Rhinol. 3, 255 (1910); 4, 572 (1912). Die Nasen-
heilkunde des Mittelalters. Z. Laryng. Rhinol. 5, 79, 675 (1913). Die Nasenheilkunde der
Neuzeit. Z. Laryng. Rhinol. 6, 69, 629, 857 (1914). Die Nasenheilkunde im 18. Jahrhundert.
Z. Laryng. Rhinol. 7, 561, 695 (1915). Die Nasenheilkunde im 19. Jahrhundert. Z. Laryng.
Rhinol. 8, 47 (1919); 9, 285 (1920).

B. *Anatomie, Physiologie und Entwicklungsgeschichte*

ALVERDES, K.: Die apokrinen Drüsen im Vestibulum nasi des Menschen. Z. mikr.-anat.
Forsch. 28, 609 (1932). — ASCHENBRANDT: Die Bedeutung der Nase für die Atmung. Würzburg 1888.

BARGMANN, W. : Histologie und mikroskopische Anatomie des Menschen, 2. Aufl. Stuttgart: Thieme 1956. — BLIND: Diss., München 1890. — BRAUS, H.: Anatomie des Menschen,
3. Aufl., fortgef. v. C. ELZE. Berlin-Göttingen-Heidelberg: Springer 1956. — BROMAN, I.:
Normale und abnorme Entwicklung des Menschen. Wiesbaden: Bergmann 1911; Das Organon
vomeronasale — ein Wassergeruchsorgan. Anat. H. 58, 137 (1920); Grundriß der Entwicklungsgeschichte des Menschen. München und Wiesbaden: Bergmann 1921. — BRUNN, A. v.: Beiträge zur mikroskopischen Anatomie der menschlichen Nasenhöhle. Arch. mikr. Anat. 39, 632
(1892a); Untersuchungen über das Riechepithel. Arch. mikr. Anat. 11, 468 (1875); Die
Endigung der Olfaktoriusfasern im Jacobsonschen Organ. Arch. mikr. Anat. 39, 651 (1892b).

CLARA, M.: Die arteriovenösen Anastomosen der Vögel und Säugetiere. Ergebn. Anat.
Entwickl.-Gesch. 27, 246 (1927); Die arteriovenösen Anastomosen, 2. Aufl. Wien: Springer
1956. — COLE, P.: Some aspects of temperature, moisture and heat relationship in the upper
respiratory tract. J. Laryng. 67, 449 (1953).

DAWES, J. D. K., and M. M. L. PRICHARD: Studies of the vascular arrangements of the nose.
J. Anat. (Lond.) 87, 311 (1953). — DEMLING, L., R. GROMOTKA und H. BÜNTE: Über den
Einfluß peripherer Temperaturreize auf die Durchblutung der Nasen- und Zungenschleimhaut
gesunder Versuchspersonen. Kreisl.-Forsch. 48, 225 (1959). — DÖDERLEIN, W.: Experimentelle
Untersuchungen zur Physiologie der Nasen- und Mundatmung und über die physiologische
Bedeutung der Nasennebenhöhlen. Z. Hals-, Nas.- u. Ohrenheilk. 30, 459 (1931).

EHRHARDT, W.: Untersuchungen über die Bedeutung des Staubbindungsvermögens der
Nase bei Asbestose. Arch. Gewerbepath. Gewerbehyg. 10, 309 (1941). — ENGSTRÖM, H., and

G. Bloom: The structure of the olfactory region in man. Acta oto-laryng. (Stockh.) **43**, 11 (1953a); Interciliary structures in the epithelium of the upper part of the respiratory tract. Ann. Otol. (St. Louis) **62**, 15 (1953/b). — Ernyei, St.: Die Elemente der Nasennerven. Arch. Ohrenheilk. **142**, 97 (1937).

Fabbi, F., et T. Postelli: Réactions vaso-motorices dues à l'application du froid aux extrémitées. Bull. Soc. méd. **1949**, 121, 320. — Fabbi, F., u. B. Rossatti: Über arteriovenöse Anastomosen und Sperrmechanismen in der unteren Nasenmuschel des Menschen (ital.) Otol. ecc. ital. **19**, 305 (1951). — Faber, W. M.: The nasal mucosa and the subarachnoid space. Amer. J. Anat. **62**, 121 (1937/38). — Fischl, A.: Lehrbuch der Entwicklung des Menschen. Wien und Berlin: Springer 1929. — Fortunato, V.: Olfatto e vibrazioni nella gamma dell' infrarosso. Clin. otol. **2**, 61 (1950). — Fortunato, V., e P. Niccolini: L'olfatto. Rom 1958. — Franceschini, A. S.: Über mögliche Beziehungen zwischen Riechschärfe und Sulfocyankonzentration. Boll. Mal. Orecch. **68**, 488 (1950), **69**, 167 (1951).

Gompper, H. J.: Die Beziehungen zwischen dem Binnenskelet und dem Schwellgewebe der Nasenhöhle bei einigen Säugetieren. Anat. Anz. **96**, 378 (1948); Über das Sekret der Glandulae olfactoriae. Z. mikr.-anat. Forsch. **56**, 102 (1950). — Gräff, S.: Z. Hals-, Nas.- u. Ohrenheilk. **31**, 484 (1934).

Hamperl, H.: Über das Vorkommen von Onkocyten in verschiedenen Organen und ihren Geschwülsten. Virchows Arch. path. Anat. **298**, 327 (1937). — Hellmann, K.: Untersuchungen zur normalen und pathologischen Physiologie der Nase. Z. Laryng. Rhinol. **15**, 1 (1927a); Über den Gaswechsel der Nase. Z. Laryng. Rhinol. **15**, 181 (1927b). — Hennebert, P. E.: L'olfaction. Acta oto-rhino-laryng. belg. **7**, 102 (1953). — Hesse, W.: Zur Pathologie des Geruchssinnes. Z. Ges. inn. Med. **5**, 635 (1950). — Hillenbrand, K.: Entwicklung, Bau und Formveränderungen der menschlichen Nasenscheidewand im fetalen Leben. Arch. Ohrenheilk. **135**, 1 (1933). — Hochstetter, F.: Über die Bildung der primitiven Choanen beim Menschen. Verh. anat. Ges. 1892. — Hovorka, O.: Die äußere Nase. Wien 1893.

Inouyé, M.: Der Zwischenkiefer, seine Entstehung und der Verlauf der Hasenscharten-Kieferspalte und der schrägen Gesichtsspalte. Anat. H. **45**, 481 (1912a); Die Entwicklung des secundären Gaumens einiger Säugetiere. Anat. H. **46**, 1 (1912b).

Kallius, E.: Das Geruchsorgan: In: Hdb. Anat. d. Menschen (K. v. Bardeleben) V, S. 115. Jena: G. Fischer 1905. — Katz, L.: Die Krankheiten der Nasenscheidewand und ihre Behandlung. Würzburg: C. Kabitzsch 1908. — Keibel, F.: Zur Entwicklungsgeschichte und vergleichenden Anatomie der Nase und des oberen Mundrandes (Oberlippe) bei Vertebraten. In: Keibel, F., u. F. P. Mall: Handb. Entwicklungsgeschichte d. Menschen. Leipzig: S. Hirzel 1910/11. — Key und Retzius: Studien der Anatomie des Nervensystems und des Bindegewebes. Stockholm I/1875/1876. — Kiesselbach: Über spontane Nasenblutung. Berl. klin. Wschr. **1884**, 24. — Körner, F.: Über Drosselvenen im Schwellgewebe der Nasenschleimhaut. Z. mikr.-anat. Forsch. **41**, 131 (1937). — Kolmer, W.: Geruchsorgan. In: Handb. mikrosk. Anatomie d. Menschen (W. v. Möllendorff) III/I, S. 192. Berlin: Springer 1927. — Kowatscheff, L.: Besonderheiten der kindlichen Nase und ihre klinische Bedeutung. Z. Hals-, Nas.- u. Ohrenheilk. **48**, 345 (1942).

Lams: Le neuro-épithélium olfactif. Acta anat. (Basel) **4**, 1 (1947). — Larzell, O.: Nervus terminalis. Arch. Otolaryng. **53**, 340 (1951). — Lazorthes, G.: Le nerf terminal … premier nerf cranien. Etude chez l'homme et quelques Mammifères. Thèse doctorat, Toulouse 1947. — Lehmann, G.: Staubbindungsvermögen der Nase und Silikose. Arch. Gewerbepath. Gewerbehyg. **9**, 58 (1939). — Le Magnen, J.: Odeurs et parfums. Press. Univ. de France 1949. — Lorenzo, A. J., De: Electron microscopy of the olfactory and gustatory pathways. Ann. Otol. (St. Louis) **69**, 410 (1960). — Lucas, A. M.: Regulation of Ciliary Activity. J. Morph. **51**, 147 (1931).

Märk, W.: Arteriovenöse Anastomosen in Lippen und Nase der Säugetiere. Z. mikr.-anat. Forsch. **52**, 1 (1942). — Martin, R.: Lehrbuch der Anthropologie, 2. Aufl. II. Jena: G. Fischer 1928. — Messerklinger, W.: Flimmerepithel der Luftwege und vegetatives Nervensystem. Z. Laryng. Rhinol. **5**, 1 (1956). Die Schleimhäute der oberen Luftwege im Blickfeld neuerer

Forschung. Arch. Ohr.-, Nas.- u. Kehlk.-Heilk. 173, 1 (1958). — MINK, P. J.: Die respiratorische Bewegung des Kehlkopfes. Arch. Laryng. Rhin. (Berl.) 30, 391 (1916); Physiologie der oberen Luftwege. Leipzig: Vogel 1920.

NEGUS, V. E.: Diseases of Nose and Throat. London 1948; Observations on the comparative anatomy and physiology of olfaction. Acta oto-laryng. (Stockh.) 44, 13 (1954).

PATZELT, V.: Über arteriovenöse Anastomosen in der Nase, Oberlippe und Zunge des Menschen. Z. mikr.-anat. Forsch. 54, 207 (1944). — PEROVIÉ, D.: Über den Agger nasi. Wien. klin. Wschr. 54, 133 (1941). — PETER, K.: Die finale Betrachtung der Entwicklungsbedingungen. Anat. Anz. 81, 318 (1935/36). — PETERSEN, H.: Histologie und mikroskopische Anatomie. München: Bergmann 1935. — PETRILLO, B.: Dispositivi regulatori della circulatione sanguina nella mucosa nasale. Atti Soc. ital. Anat. 57, 98 (1950). — PROETZ, A. W.: Essays on the applied Physiology of the nose. Ann. Otol. (St. Louis) 42, 778 (1933); Nasal Mechanism. Their maintenance and repair. Canad. med. Ass. J. 55, 264 (1964a); Nasal physiology in relation to the common cold. Ann. Otol. (St. Louis) 55, 306 (1946b); Progrès récents en physiologie nasale. Proc. roy. Soc. Med. 1948, 41; Recent in nasal physiology. J. Laryng. 63, 159 (1949); Air currents in the upper respiratory tract and their clinical importance. Ann. Otol. (St. Louis) 60, 439 (1951).

RAMSER, R.: Zur Anatomie des Jacobsonschen Organs. Diss., Berlin 1935. — REICHMANN, V.: Über die Brauchbarkeit des Lehmannschen Staubbindungsapparates der Nase zur Auslese der Nichtstaubgefährdeten von den Staubgefährdeten. Arch. Gewerbepath. Gewerbehyg. 9, 43 (1939). — RICHTER, H.: Die normale Entwicklung der menschlichen Nase insonderheit der Siebbeinzellen. Arch. Ohrenheilk. 131, 265 (1932a); Ein Beitrag zur Frage des Vorhandenseins des Jacobsonschen Organs beim Menschen und zur Histologie seiner näheren Umgebung. Z. Laryng. Rhinol. 22, 193 (1932b); Die Morphologie der Huschkeschen Knorpel. Z. Hals-, Nas.- u. Ohrenheilk. 35, 415 (1934); Vergleichend-anatomische Betrachtungen über das nasale Schwellgewebe. Z. Hals-, Nas.- u. Ohrenheilk. 36, 441 (1936); Über die Entwicklung und Gestalt der Nasenmuscheln. Arch. Ohrenheilk. 162, 318 (1953). — ROSSATTI, B.: Über die Blutzirkulation und die arteriovenösen Anastomosen der menschlichen Nasenschleimhaut. Anat. Anz. 100, 243 (1953/54).

SAGUCHI, S.: Studies of ciliated Cells. J. Morph. 29, 217 (1917). — SCHEIDELER, J.: Experimentelle Untersuchungen über das Staubbindungsvermögen der menschlichen Nase. Arch. Ohrenheilk. 146, 133 (1939). — SCHOOLMAN, J. G.: The Oncocyte in Nasal Mucous Membrane. Arch. Otolaryng. 51, 233 (1950). — SCHWALBE, G.: Über die Nasenmuscheln der Säugetiere und des Menschen. Sitz.-ber. d. Physik.-ökonom. Ges. Königsberg 23, 1 (1882). — SCHWARZ, M.: Zur Entwicklung des Siebbeines. Passow-Schaefers Beitr. Anat. Ohr. 31, 183 (1935); Die Schleimhäute des Ohres und der Luftwege. Berlin-Göttingen-Heidelberg: Springer 1949. — SEKI, M.: Reticulumzellen und ihre Abkömmlinge in der Nasenschleimhaut des Menschen. Z. Zellforsch. 31, 203 (1941); Über die Neigung der Zilien des Epithels der Nase und Nasennebenhöhlen. J. Morph. 86, 335 (1941). — STARCK, D.: Embryologie. Stuttgart: Thieme 1955. — STOCKSTED, P.: Rhinometric Measurements for Determination of the Nasal Cycle. Acta oto-laryng. (Stockh.) Suppl. 109, 159 (1953). — STUPKA, W.: Mißbildungen der Nase. Wien: Springer 1938. — SWINDLE, P. F.: The architecture of the blood vascular net works in the erectile and secretary liming of the nasal passage. Ann. Otol. (St. Louis) 44, 913 (1935).

TEMESREKASI, D.: Neurohistologische Angaben zur Funktion der unteren Nasenmuschel des Menschen. Pract. oto-rhino-laryng. (Basel) 21, 254 (1959). — THIELEMANN, M.: Vergleichendes zur biologischen Bedeutung des Geruchssinnes. Ärztl. Forsch. 1, 186 (1947). — TOBECK, A.: Zur Histologie der Mündung des Tränennasenganges. Passow-Schaefers Beitr. Anat. Ohr. 29, 371 (1932). — TONNDORF, J.: Der Weg der Atemluft in der menschlichen Nase. Arch. Ohrenheilk. 146, 41 (1939).

VALLESI, R. N.: Die Struktur der Drüsen in der Pars respiratoria der Nasenschleimhaut in verschiedenen Lebensaltern mit besonderer Berücksichtigung des Verhaltens der mukösen Elemente (ital.). Arch. ital. Anat. Embriol. 55, 125 (1950).

WAGEMANN, N. K. W.: In: Hals-Nasen-Ohren-Heilk. Ein kurzgefaßtes Handb. in 3 Bänden; Band I, Hersg. BERENDES, LINK und ZÖLLNER. Stuttgart: Thieme 1964. — WEISSENBERG, R.:

Grundzüge der Entwicklungsgeschichte des Menschen. Leipzig: Thieme 1933. — WILLIAMS, R.: The nasal Index. Ann. Otol. (St. Louis) 65, 171 (1956). — WORTH, G., u. E. SCHILLER: Die Filterfähigkeit der Tiernase im Staubinhalationsversuch. Arbeitsphysiologie 14, 407 (1951); Die Pneumokoniosen. Köln: Staufen Verlag 1954. — WUSTROW, FR.: Schwellkörper am Septum nasi. Z. Anat. Entwickl.-Gesch. 116, 139 (1951); Das Bild der menschlichen Nasenschleimhaut im Laufe des fetalen und postnatalen Lebens. Z. Hals-, Nas.- u. Ohrenheilk. 173, 131 (1958).

YOFFEY, J. M.: The nasal mucous membrane in relation to the lymphstream and cerebrospinal fluid. J. Laryng. 63, 166 (1949).

ZANGE, J.: Das Schwellgewebe der Nase, besonders in seiner Beziehung zu den Nebenhöhlen und ihren Ausführungsgängen. Arch. Ohrenheilk. 147, 103 (1940). — ZARNIKO, C.: Über intraepitheliale Drüsen der Nasenscheidewand. Z. Ohrenheilk. 45, 211 (1903). — ZUCKERKANDL, E.: Normale und pathologische Anatomie der Nasenhöhle und ihrer Anhänge. Wien: Braumüller 1882/83; Das Schwellgewebe der Nasenscheidewand. Wien. med. Wschr. 1884, 1.

C. Mißbildungen

Zusammenfassende Arbeiten: BERBLINGER, W.: Hdb. Path. Anat. (HENKE-LUBARSCH), s. o. unter Hand- u. Lehrbücher. — HANSEMANN, D. v.: Die angeborenen Mißbildungen der Nase. Heymanns Handb. Laryngologie III, 2. s. o. — OSTERTAG, B.: Mißbildungen. In: Handb. spez. Path.Anat. (LUBARSCH-HENKE-RÖSSLE) Nervensystem XIII/IV, S. 283. Berlin-Göttingen-Heidelberg: Springer 1956. — SCHWALBE, E.: Die Morphologie der Mißbildungen des Menschen und der Tiere. Jena: G. Fischer 1913, mit Beiträgen von P. ERNST, C. GRÜNBERG, H. JOSEPHY. — STUPKA, W.: Mißbildungen der Nase. Wien: Springer 1938. — ZAUSCH, F.: Die angeborenen Mißbildungen und Formfehler der Nase; im Hdb. Hals-, Nasen-, Ohrenheilk. (DENKER-KAHLER) III. 1928, s. o. unter Hand- u. Lehrbücher.

ALBRECHT, R.: Zur Diagnose und Therapie der angeborenen Choanalatresie. Arth. Ohrenheilk. 170, 559 (1957). — ALVERDES, K.: Über Verknöcherungserscheinungen am Knorpelskelet der äußeren Nase. Z. mikr.-anat. Forsch. 32, 459 (1933). — ANDERSON, M.: Intranasal sphenopharyngeal Encephalocele. Arch. Otolaryng. 46, 654 (1947). — ARNOLD, J.: Beschreibung einer Mißbildung mit Agnathie und Hydropsie der gemeinsamen Schlundtrommelhöhle (Synotie). Virchows Arch. path. Anat. 38, 145 (1867).

BALLMANN, E.: Diss., Gießen 1915. — BECKER, W., J. MATZKER und K. H. SCHIFFER: Über familiäres Vorkommen verschiedener Formen von Choanalatresie. Acta oto-laryng. (Stockh.) 47, 377 (1957). — BEINFIELD, H. H.: Congenital bilateral bony atresia of the posterior nares in a onemouth premature infant who survived. Experiences with a case. J. Pediat. 45, 679 (1954). — BELL-TAWSE, H.: Supernumerary Nostrol and Cavity. Proc. roy. Soc. Med. 13, 28 (1919/20). — BERGEAT, H.: Die Asymmetrien der knöchernen Choanen. Arch. Laryng. Rhin. (Berl.) 4, 409 (1896). — BEST, E.: Zur Frage der Cyclopie und Arhinencephalie. Beitr. path. Anat. 67, 437 (1920). — BEYER, T. E., J. R. BLAIR and W. R. LIPSCOMB: Intranasal Meningocele. Laryngoscope (St. Louis) 61, 917 (1951). — BIBER, J. J.: Proboscis lateralis. A rare malformation of the nose, its genesis and treatment. J. Laryng. 63, 734 (1949). — BIONDI: Lippenspalte und deren Komplikationen. Virchows Arch. path. Anat. 111, 83 (1888).— BISCHOFF: Ein Fall von angeborener medianer Spaltung der oberen Gesichtshälfte. Diss., Bonn 1898. — BLAIR, V. P.: Congenital atresia or obstruction of the nasal air passages. Ann. Otol. (St. Louis) 40, 1021 (1931). — BLANC: J. Ann. Phys. 31, 1 (1895). — BLEGVAD, N. RH.: Choanal Atresia. Acta oto-laryng. (Stockh.) Suppl. 116, 46 (1954). — BOENNINGHAUS, H. G.: Über mediane Epidermoidfisteln und -zysten der Nase. Z. Laryng. Rhinol. 34, 800 (1955). — BOYD, H. M. E.: Congenital atresia of the posteriores nares. Arch. Otolaryng. 41, 261 (1945). — BROWDER, I., and DE VEER, I. A.: Rhinencephalocele. Arch. Path. 18, 646 (1934). — BRÜGGEMANN, A.: Zyste als Folge von Entwicklungsstörungen im Naseneingang. Arch. Laryng. Rhin. (Berl.) 33, 302 (1902). — BUMBA, J., u. FR. LUCKSCH: Ein Fall von Doggennase. Virchows Arch. path. Anat. 264, 554 (1927). — BÜRGER, H.: Ein Fall höchstgradiger Aplasie der Innenorgane der Nase. Arch. Laryng. Rhin. (Berl.) 33, 378 (1920).

COHEN, H. J., and I. S. WITCHELL: Bilateral congenital choanal atresia in newborn. Amer. J. Dis. Child. **83**, 328 (1952). — COHEN, S.: Dislocation of the septal cartilage. Arch. Otolaryng. **46**, 601 (1947).

ELLIS, B. E.: Congenital cysts of the nasal bridge. Ann. Otol. (St. Louis) **56**, 211 (1956). — EMMERT: Angeborene Atresie der Choanen. Lehrb. Chirurgie Bd. II, 1853. — EXNER, A.: Über basale Cephalocelen. Dtsch. Z. Chir. **90**, 23 (1907).

FATIN, M.: A rare case of congenital malformation. Total absence of half the nose probably supporting the theory of bilateral nasal origin. J. Egypt. med. Ass. **38**, 470 (1955). — FENDEL, K.: Das pathologisch-anatomische Bild der angeborenen Choanalatresie. Z. Laryng. Rhinol. **44**, 811 (1965); Zur familiären Häufung der angeborenen Choanalatresie. Z. Laryng. Rhinol. **45**, 67 (1966). — FINERMAN, B. W., and E. J. PICK: Intranasal encephalomyelocele. Ann. Otol. (St. Louis) **62**, 114 (1953). — FITZ-HUGH, G. S.: Intranasal Encephalocele. Arch. Otolaryng. **58**, 188 (1953). — FLAKE, C. G., and CH. F. FERGUSSEN: Congenital Choanal Atresia in infants and children. Ann. Otol. (St. Louis) **73**, 458 (1964). — FLATAU, TH. S.: Wien. klin. Rdsch. 1899, 40. — FRANCK, E.: Les conceptions actuelles sur l'occlusion congénital des choanes. Rev. Laryng. (Bordeaux) **71**, 389 (1950). — FRANKE, G.: Über Wachstum und Verbildung des Kiefers und der Nasenscheidewand. Leipzig: C. Kabitzsch 1921; Über Wachstum und Verbildung des Kiefers und der Nasenscheidewand auf Grund vergleichender Kiefermessungen und experimenteller Untersuchungen über Knochenwachstum. Z. Laryng. Rhinol **10**, 187 (1922). — FRENKEL, I. S.: Über Bulla ethmoidalis permagna. Mschr. Ohrenheilk. **70** 670 (1936).

GEOFFROY ST. HILAIRE: Monstruosités humaines. Paris 1822. — GISSELSSON, L.: Intranasal forms of encephalomeningocele. Acta oto-laryng. (Stockh.) **35**, 519 (1947). — GREBE, H.: Zur Ätiologie der Arhinencephalie. Erbarzt **12**, 138 (1944). — GREBE, H., u. A. WINDORFER: Beitrag zur erblichen und nichterblichen Mißbildungsätiologie. Dtsch. med. Wschr. 1953, 149. — GRUBER, G. B.: Vorweisung zur Frage der Entstehung einiger Mißbildungen. Verh. dtsch. Ges. Path. **27**, 303 (1934); Über Mehrfachmißbildungen. Zbl. allg. Path. path. Anat. **60**, 307 (1934). — GUERRY, D., and E. L. KENDIG: Congenital impatency of the nasolacrimal duct. Arch. Ophthal. **39**, 193 (1948). — GURLT, E. F.: Über tierische Mißgeburten. Berlin 1877. — GUSIC, B.: Beitrag zur Kenntnis einiger kongenitaler Nasenanomalien mit besonderer Rücksicht auf die Proboscis lateralis. Lijecn. Vjesn. **57**, 62 (1935).

HAAG, H.: Ätiologie und Therapie der angeborenen Choanalatresie. Arch. Laryng. Rhin. (Berl.) **9**, 1 (1899). — HADLICH, H.: Über die bei gewissen Schädeldifformitäten vorkommende Gehirnmißbildung mit Verwachsung der Großhirnhemisphäre. Arch. Psychiat. **10**, 97 (1880). — HAJEK, M.: Pathologie und Therapie der entzündlichen Erkrankungen der Nase. 5. Aufl. Wien: Deuticke 1926. — HALLERMANN, O.: Intranasale Meningocelen und ihre klinische Diagnose. Z. Hals-, Nas.- u. Ohrenheilk. **30**, 413 (1932). — HANCKEL, R. W., and H. M. E. BOYD: Congenital atresia of the posterior nares. Arch. Otolaryng. **41**, 261 (1945a); Bilateral Choanal Atresia. Report of case in infant and review of literature. Ann. Otol. (St. Louis) **58**, 853 (1945b). — HAYASHI, M. G.: Ann. Ophthal. 1911, 80. — HEINECKE, W.: Zit. nach STUPKA. — HEINRICH, H. J.: Intranasale Cephalocele. Arch. Ohrenheilk. **157**, 9 (1950). — HENSEN, J.: Ein Beitrag zu den Gesichtsmißbildungen. Diss., Rostock 1906. — HENZE, K.: Passow-Schaefers Beitr. **31**, 241 (1934). — HILLENBRAND, K.: Entstehung, Bau und Formveränderung der menschlichen Nasenscheidewand im fetalen Leben. Arch. Ohrenheilk. **135**, 1 (1933). — HOLMES, E. M.: Congenital Triple Nares. Arch. Otolaryng. **52**, 70 (1950). — HOPMANN, C. M.: Über kongenitale Verengungen und Verschlüsse der Choanen. Arch. klin. Chir. **37**, 111 (1888); Zwei weitere Fälle von kompletter einseitiger Choanalatresie. Arch. Laryng. Rhin. (Berl.) **1**, 35 (1894); Anomalien der Choanen und des Nasenrachens. Arch. Laryng. Rhin. (Berl.) **3**, 48 (1895). — HOVORKA, O.: Angeborener Verschluß eines Nasenloches. Wien. klin. Wschr. 1892, 571. — HUFFMAN, W. C., and D. M. LIERLE: The deviated nose. Ann. Otol. (St. Louis) **63**, 62 (1954).

INGRAHAM, F. D., and D. D. MATSON: Spina bifida and Cranium bifidum. Unusual nasopharyngeal Encephalocele . New Engl. J. Med. **228**, 815 (1943). — JOHNSEN, ST.: Congenital choanalatresia. Acta oto-laryng. (Stockh.) **51**, 533 (1960).

Kahler, O.: Über kongenitale knöcherne Choanalatresie. Mschr. Ohrenheilk. **43**, 41 (1909). — Katz, L.: Die Krankheiten der Nasenscheidewand und ihre Behandlung. Würzburg: C. Kabitzsch 1908. — Kayser, R.: Über angeborenen Verschluß der hinteren Nasenöffnungen. Wien. klin. Wschr. **1899**, Heft 11. — Keith, A.: Human embryology and morphology. Ed. 6. Baltimore: Williams and Wilkins Comp. 1948. — Keller, E.: Die prämature Verknöcherung des knorpeligen Nasenseptum. Diss., Würzburg 1932. — Kindler, W.: Mißbildungen, Fremdkörper, Dermatosen der Nase; In: Hals-Nasen-Ohrenheilk., ein kurzgefaßtes Handbuch in 3 Bänden, Hrsg. Berendes, Link, Zöllner. Stuttgart: Thieme 1964, s. o. unter Hand- u. Lehrbücher. — Klestadt, W. D.: Nasal cysts and the facial cleft cyst theory. Ann. Otol. (St. Louis) **62**, 84 (1953). — Köhn, K.: Über die Arhinencephalie. Zbl. allg. Path. Anat. **88**, 246 (1952) (Ausführliches Verzeichnis der älteren Literatur.). — Krejci, F.: Dermoidcyste mit sekundärer Nasenfistel. Mschr. Ohrenheilk. **86**, 156 (1952). — Krüger, D. W.: Die Behandlung der Liquorrhoea nasalis. Acta neurochir. (Wien) **2**, 301 (1952). — Kundrat, H.: Arhinencephalie als typische Art der Mißbildung. Graz 1882. — Kurvata, K.: Experimentelle Studien über die Ätiologie der Septumvariationen. Ref. Zbl. allg. Path. path. Anat. **77**, 83 1941).

Landsberger: Das Wachstum der Nase und die Deviation des Septums. Arch. Anat. Physiol. Suppl. 1915. — Lang, J.: Über Choanalatresie. Mschr. Ohrenheilk. **46**, 970 (1912). — Lannelongue et Menard: Affections congénitales. Paris 1891. — Lehmann-Nitsche, R.: Ein seltener Fall von angeborener medianer Spaltung der oberen Gesichtshälfte. Virchows Arch. path. Anat. **1901**, 163. — Leicher, H.: Die Vererbung anatomischer Variationen der Nase. München: Bergmann 1928. — Lexer, E.: Angeborene mediane Spaltung der Nase. Arch. klin. Chir. **62**, 360 (1900). — Loeschcke, H.: Vortrag 88. Vers. dtsch. Naturforsch. 21.—28. 9. 1924; Zbl. allg. Path. path. Anat. **35**, 264 (1924/25).

McGovern, F. H.: The association of congenital choanal atresia and congenital heart disease. Report of two cases. Ann. Otol. (St. Louis) **62**, 894 (1953). — McNeill, K. A., and L. Wynter-Wedderburn: Choanal atresia — a manifestation of the Treacher Collins syndrome. J. Laryng. **67**, 365 (1953). — Menzel, K. M.: Ein Fall von angeborenen überzähligen Nasenmuscheln beiderseits. Mschr. Ohrenheilk. **66**, 483 (1932). — Meyer, E. v.: Über eine basale Hirnhernie in der Gegend der lamina cribrosa. Virchows Arch. path. Anat. **120**, 309 (1890). — Meyer, R.: Über angeborene äußere Nasendeformitäten. Pract. oto-rhino-laryng. (Basel) **18**, 399 (1956). — Moore, P. M.: Intranasal encephalomeningocele. Report of a case. Laryngoscope (St. Louis) **62**, 659 (1952). — Morrow, R. C.: Bilateral Congenital Choanal Atresia. Ann. Otol. (St. Louis) **66**, 135 (1957). — Muecke, F. F., and H. S. Souttar: Laryng. Sec. Roy. Soc. Med. **17**, 3 (1913). — Muller, T.: A rare anomaly of the nose in a Bantu-Male. S. Afr. med. J. **1952**, 511. — Mussgnug, H.: Über Mißbildungen des Schädels bei Encephalocele nasoorbitalis. Frankfurt. Z. Path. **42**, 238 (1931).

Nager, F. R.: Über mediane Nasenfisteln. Mschr. Ohrenheilk. **66**, 60 (1932). — Nemethy, M. v.: Zystischer Nasenpolyp (Encephalocele intranasalis). Zbl. allg. Path. path. Anat. **74**, 396 (1940). — Neumann, H.: Über die Häufigkeit der Septumdifformitäten im Kindesalter. Mschr. Ohrenheilk. **55**, 1498 (1921). — Neuss, O.: Anatomische Varianten und Fehlbildungen des Epipharynx und ihre klinische Bedeutung. Z. Laryng. Rhinol. **34**, 563 (1955).

Oldberg, S.: Uppsala Läk.-Fören. Förh. **38**, 241 (1932). — Onodi, A.: Die Nase und ihre Nebenhöhlen, Wien 1893, 1905. — Otto: Descriptio anatomica monstrorum sexcentorum. Vratislaviae 1841.

Perovic, D.: Über eine ungewöhnliche Insertion der unteren Nasenmuschel. Anat. Anz. **88**, 133 (1939). — Peters, A.: Ber. 36. Vers. ophthal. Ges. Heidelberg 1910. — Picker, E.: Beitrag zur Kenntnis der Gesichtsmißbildungen bei Anencephalen, ebenso zur Frage der Doggennase. Diss. Göttingen 1938. — Pires de Lima, e A. Tavares: Folia anat. (Coimbra) **13**, 1 (1938), zit. nach Rössle. — Politzer, A.: Über frühembryonale Arhinencephalie beim Menschen nebst Bemerkungen über die Entstehung der Zyklopie. Wien. Z. Nervenheilk. **5**, 188 (1952).

Rand, C. W.: Bilateral Naso-Orbital Encephalocele. Bull. Los Angeles neurol. Soc. **2**, 179 (1937). — Richter, H.: Über Verwachsungen im Innern der Nase menschlicher Embryonen. Passow-Schaefers Beitr. Anat. Ohr. **30**, 429 (1933); Über eine Meningoencephalocele innerhalb der Stirnhöhle. Z. Laryng. Rhinol. **30**, 41 (1951). — Rössler, H.: Über eine ungewöhnliche Mißbildung der Nase. Öst. Z. Kinderheilk. **5**, 403 (1950). — Rössle, R.: Encephalocele sphenonasopalatina. Schweiz. med. Wschr. **1944**, 145. — Rothschild, P.: Arhinencephalia completa, eine neue Form der Arhinencephalie. Beitr. path. Anat. **73**, 65 (1925). — Rudert, H.: Über Arhinia unilateralis und eine Methode zur plastischen Operation dieser Mißbildung. Arch. Ohrenheilk. **150**, 168 (1941).

Safranek, J.: Zit. nach Stupka. — Salvatori, G.: Boll. Mal. Orecch. **54**, 1 (1936), zit. nach Stupka. — Schmidt, B.: Ein seltener Fall von Mißbildung der Nase. Mschr. Ohrenheilk. **72**, 880 (1938). — Schötz, W.: Z. Ohrenheilk. **1909**, 58. — Schulz-Schoenhagen, H. W.: Nasenvorhofmißbildung bei doppelseitiger Choanalatresie. Arch. Ohr., Nas.- u. Kehlk.-Heilk. **155**, 693 (1949). — Schwartz, A., and H. J. Isaacs: Congenital atresia of the posterior nares. Arch. Otolaryng. **35**, 603 (1942). — Schwarz, M.: Die Formverhältnisse der Scheidewand bei 84 Zwillingspaaren (53 eineiigen und 31 zweieiigen). Arch. Ohrenheilk. **119**, 291 (1928). — Seefelder: Kolobom des Auges und Rüsselbildung. Ber. 36. Vers. ophthal. Ges. Heidelberg 1910. — Selenkoff, E.: Ein Fall von Arhinencephalia unilateralis bei einem erwachsenen Manne. Virchows Arch. path. Anat. **95**, 95 (1884). — Sercer, A.: Beiträge zur Entstehung der Septumdeformitäten. Arch. Ohrenheilk. **144**, 77 (1938). — Sercer, A., u. K. Mündnich: Plastische Operation an der Nase und Ohrmuschel. Stuttgart: Thieme 1962. — Serfling, L.: Beobachtungen an angeborenen einseitigen Choanalatresien unter besonderer Berücksichtigung ihrer Auswirkungen auf Mittelohr und Nebenhöhlen. HNO (Berl.) **4**, 142 (1953/54). — Sieben, L. M.: Über die Beziehungen einer endonasalen Encephalocele zur medianen Nasenspalte. Diss., Kiel 1932. — Simonetta, B.: Rara malformazione del naso. Boll. Mal. Orecch. **54**, 301 (1936). — Stephenson: Ophthalmoscope 1908 und 1915, 385. — Stewart, I. P.: Congenital Atresia of Posterior Nares. Arch. Otolaryng. **13**, 570 (1931). — Stoner, L. R., and M. S. Freeman: Congenital posterior choanal occlusion. Ann. Otol. (St. Louis) **58**, 226 (1949). — Stupka, W.: s. o., ferner: Zur Pathogenese der Choanalatresie. Z. Hals-, Nas.- u. Ohrenheilk. **29**, 322 (1931); Zur Histologie und Pathogenese angeborener Synechien des Naseninnern infolge nasaler Fehlbildungen. Beitr. path. Anat. **93**, 371 (1934); The etiology of lateral nasal clefts. Amer. J. Path. **26**, 1085 (1950). — Sturmann: Berl. klin. Wschr. **1901**, 744.

Taruffi, C.: Storia della Teratologia, Tomo VI e VIII. Bologno 1619. — Tauber, A.: Cephalocele basilaris bei einer 30jährigen Frau. Langenbecks Arch. klin. Chir. **61**, 347 (1900). — Tavani, E., e Asimonetta: Osservazioni anatomiche ed embriogene tiche nulla regione nasale e su quella palatina in uno caso di cebocephalie. Boll. Mal. Orecch. **68**, 1 (1950). — Tendlau, A.: Ein Fall von Proboscis lateralis. Albrecht v. Graefes Arch. Ophthal. **95**, 135 (1918). — Tiefenthal, G.: Totale Aplasie einer Nasenhälfte. Mschr. Ohrenheilk. **44**, 1071 (1910). — Töndury, G.: Beitrag zur Kenntnis der Fehlbildungen mit Defekten am hinteren Körperende. Z. Anat. Entwickl.-Gesch. **110**, 322 (1939); Wilhelm Roux' Arch. Entwickl.-Mech. Org. **141**, 1 (1940). — Tonndorf, E. E.: Über die Entstehung der medianen Nasenfisteln und Dermoidcysten. HNO (Berl. **4**, 33 (1953). — Trendelenburg: Verletzung und chirurgische Krankheiten des Gesichts. Deutsche Chirurgie, 33. Lfg., 1. Teil. Stuttgart: Enke 1886.

Uffenorde, W.: Ein Fall von Choanalatresie. Z. Laryng. Rhinol. **1**, 475 (1908); Beitrag zur Entstehung der Zysten am Naseneingang. Arch. Ohrenheilk. **107**, 263 (1921). — Ungerecht, K.: Teilweise Verdoppelung der äußeren Nase infolge Mißbildung. Arch. Ohrenheilk. **157**, 674 (1951). — Urbantschitsch: Mschr. Ohrenheilk. **1904**, 10.

Viezens, A., u. W. Willenberg: Zwei seltene Gesichtsmißbildungen im Hals-Nasen-Ohrenbereich: Doppelnase mit Dysostosis mandibulo-facialis. Dtsch. med. J. **7**, 457 (1956). — Virchow, R.: Untersuchungen über die Entwicklung des Schädelgrundes. Berlin 1857.

Walker, E., W. W. Moore, and J. R. Simpson: Intranasal Encephaloceles. Arch. Otolaryng. **55**, 182 (1952). — Webster and Deming: Plast. reconstr. Surg. **6**, 1 (1950). — Werthemann, A., M. Reiniger und H. Thoelen: Untersuchungen über den Einfluß des Sauerstoffmangels auf die foetale Entwicklung von Säugetieren. Schweiz. Z. Pat. **13**, 756 (1950). — Wessely, E.: Erfolgreiche Behandlung einer Kakosmia. Zbl. Hals-, Nas.- u. Ohrenheilk. **19**, 572 (1933). — Wilke, J.: Beitrag zum Problem der Nasendoppelbildungen. Z. Laryng. Rhinol. **37**, 770 (1958). — Wilkinson: A case of bifid nose. J. Laryng. **1922**, 37. — Wille, L.: Ein

Fall von Mißbildung des Großhirns. Arch. Psychiat. 10, 597 (1880). — WILLENBERG, W.: Doppelseitige Choanalatresie beim Neugeborenen. HNO (Berl.) 3, 124 (1952/53). — WILLIAMSON, W. P., and P. A. BARELLI: Intranasal encephalocele. J. Neurosurg. 8, 231 (1951). — WRIGHT, W. K., G. E. SHAMBAUGH, and L. GREEN: Congenital Choanal Atresia. Ann. Otol. (St. Louis) 56, 120 (1947).

ZACHERL: Ein Beitrag zu den Mißbildungen des Gesichts. Langenbecks Arch. klin. Chir. 113, 2 (1920). — ZUCKERKANDL, E. M.: Normale und pathologische Anatomie der Nasenhöhle und ihrer Anhänge, I. Wien: Verlag W. Braumüller 1892, 1893.

D. *Die Schleimhaut der Nase*

ALBRECHT, W.: Die allgemeine Konstitution und ihre lokale Auswirkung in Hals, Nase und Ohr. Klin. Wschr. 1932, 577; Der Einfluß der Konstitution auf die Erkrankungen von Hals, Nase und Ohr. Z. Hals-, Nas.- u. Ohrenheilk. 40, 295 (1936); Erbbiologie und Erbpathologie des Ohres und der oberen Luftwege. In: Handb. Erbbiologie des Menschen (JUST) IV, 1. Berlin: Springer 1940 — AUBERTIN et LEVY-BACLESSE: L'angiomatose hémorrhagique familiale. Presse méd. 10, 4 (1933). — AUBIN, M. A.: Un cas de localisation nasale de maladie de GAUCHER. Ann. Oto.-laryng (Paris) 67, 634 (1950).

BAB, H.: Über menstruelles Nasenbluten und seine organtherapeutische Behandlung. Münch. med. Wschr. 1917, 1455, 1491. — B. G. BABINGTON: Hereditary Epistaxis. Med. Mirror 1, 769 (1864), Lancet 362 (1865). — BAUER, E. und D. TEMESREKASI: Zur Histologie des Morbus Osler-Rendu. Mschr. Ohrenheilk. 101, 562 (1967). — BEIGLBÖCK, W.: Ber. Wien. med. Ges. 13. 7. 1939, Wien. Arch. inn. Med. 33, 343 (1940). — BEINFIELD, H. H.: General principles in treatment of nasal hemorrhage. Arch. Otolaryng. 57, 51 (1953). — BEITZKE, H.: In: ASCHOFF, L.: Pathologische Anatomie II, 7. Aufl. Jena: Fischer 1928. — BOHL, W.: Die Amyloidose der Nasenhöhlenschleimhaut des Pferdes. Dtsch. tierärztl. Wschr. 38, 321 (1930). — BOUSER, J., R. ZITTOUN, J. M. PATARIN et C. SULTAN: Angiome et cirrhose hépatique dans la maladie de Rendu-Osler. Sem. Hôp. (Paris) 40, 2716 (1964). — BOYSEN, F.: Epistaxis, Haemorrhagic Diathesis Acta oto-laryng. (Stockh.), Suppl. 74, 327 (1948). — BROWN-KELLY, E. H.: Epistaxis cardiovasculaire. Ariz. med. J. 1949, 33. — BRYAN, W. T. K., and M. P. BRYAN: Significance of mast cells in nasal secretions. Trans Amer. Acad. Ophthal. Otolaryng. 63, 613 (1959).

CASTAGNA, P.: Rinorragie vicarianti mestruali e loro probabile patogenesi ooforogena. Rinascenza Med. J. 3, 213 (1926). — CHAVANNE, L.: Hydrorrhée nasale simple thyroidïenne. Oto-rhino-laring. int. 1944, 7. — CURTIUS, F.: Die allgemeine vererbte Venenwanddysplasie (Status varicosus). Dtsch. Arch. klin. Med. 162, 330 (1928a); Septumvarizen und Oslersche Krankheit als Teilerscheinung allgemeiner vererbter Venenwanddysplasie (Status varicosus). Klin. Wschr. 1928b, 2141.

DESPONS: Troubles trophiques de la muqueuse nasale dans la maladie de Basedow. Soc. Laryng. Paris 1934.

EISEN, H.-N.: Amer. J. Med. 1, 144 (1946). — ENDRISS, G.: Die bisherigen Beobachtungen von physiologischen und pathologischen Beziehungen der oberen Luftwege zu den Sexualorganen. Diss., Würzburg 1892.

FÄHNDRICH, W. H.: Klinik und Therapie der Vitamin C-Mangelkrankheiten. In: Die Ernährung (K. LANG, u. R. SCHÖN). Berlin-Göttingen-Heidelberg: Springer 1952. — FLIESS, W.: Die Beziehungen zwischen Nase und weiblichen Geschlechtsorganen. Leipzig und Wien: F. Deuticke 1897, 1903. — FOX, S. L., and G. BROOKS jr.: Otolaryngologic manifestations of thrombopenic purpura. Arch. Otolaryng. 47, 501 (1948). — FRASER, J.: Brit. J. Surg. 22, 800 (1935).

GIGNOUX, M., et J. FONTEVIEILLE: Maladie de RENDU-OSLER à manifestations hémoptoïques. J. franç. Oto-rhino-laryng. 4, 142 (1955). — GRUNER, R.: Reaktionstyp und chronische Nebenhöhlenentzündung. Eine konstitutionsanalytische Untersuchung. Arch. Ohrenheil. 151, 197 (1942). — GRUNG, P.: Teleangiectasia haemorrhagica hereditaria OSLER with arteriovenous aneurysma of the lung and with hepatosplenomegalie. Acta med. scand. 150, 956

(1954). — GUGGISBERG, E.: Hémorrhagies de arbre trachéobronchique et maladie d'OSLER-RENDU. Pract. oto-rhino-laryng. (Basel) **4**, 6 (1942).

HAGER, A., u. FR. HOLZKNECHT: Epistaxis infolge Gerinnungsstörung durch Verminderung des Faktors VII. Z. Laryng. Rhinol. **33**, 286 (1954). — HALLERVORDEN, J.: Entwicklungsstörungen des Zentralnervensystems. Handb. Inn. Med. 4. Aufl. V/III (v. Bergmann, Frey, Schwiegk). Berlin-Göttingen-Heidelberg: Springer 1953. — HARAN, A. M.: Epistaxis endocrinienne. Sem. méd. (B. Aires) **1949**, 56, 624. — HARDING, G.: Ein Fall von Morbus Osler mit Veränderungen der Leber und Milz. Acta med. scand. **106**, 352 (1941). — HEGLER, C.: Die diagnostische Bedeutung des Nasenblutens. Z. ärztl. Fortbild. **38**, 117 (1941). — HEILMEYER, L., u. H. BEGEMANN: Blut und Blutkrankheiten. In: Handb. Inn. Med. 4. Aufl. II (v. Bergmann, Frey, Schwiegk), Berlin-Göttingen-Heidelberg: Springer 1951. — HENSCHEN, F. Tumoren des Zentralnervensystems und seiner Hüllen. In: Handb. spez. path. Anat. u. Histologie (Henke, Lubarsch, Rössle) XIII, 522. Berlin-Göttingen-Heidelberg: Springer 1955. — HICGUET, G., et G. CAMBRELIN: Maladie de Rendu-Osler. Acta oto-laryng. (Stockh.) **43**, 144 (1953). — HIGGINS, W. H., and W. H. HIGGINS jr.: Primary Amyloidosis. Amer. J. med. Sci. **220**, 610 (1950). — HLAVACEK, V., and Z. LOJDA: Mast cells in the mucous membrane of the upper respiratory tract. Acta oto-laryng. (Stockh.) **56**, 182 (1963). — HOLLENDER, A. R.: Thyreoid dysfunction in relation to rhinologic disease. Eye, Ear, Nose Thr. Monthly **30**, 477 (1951). — HOLMGREN: Arch. Laryng. Rhin. (Berl.) 1920. — HOROWITZ, U. S.: Epistaxis. An investigation into nasal haemorrhage. J. Laryng. **65**, 275 (1951). — HUBER, H., u. K. HEINRICH: Die Kombination des Morbus Rendu-Osler-Weber mit arteriovenösen Lungenfisteln. Dtsch. med. Wschr. **1963**, 1438. — HÜTTEROTH, R.: Hormoneinwirkungen auf die Nase. 2. Aufl. Leipzig: Ambrosius Barth 1947.

JÜRGENS, R.: Klinische Symptomatologie und Therapie der A-Avitaminosen. In: Die Ernährung (LANG, K., u. R. SCHOEN). Berlin-Göttingen-Heidelberg: Springer 1952.

KINDLER, W.: Das Nasenbluten. Berlin: Karger 1929; Das Nasenbluten bei Angiomatosis (Oslersche Krankheit), seine Entstehung und Behandlung. Arch. Ohrenheilk. **143**, 236 (1937); Leitsymptom: Nasenbluten. Münch. med. Wschr. **1951**, 11. — KINDLER, W., u. R. TIEDEMANN: Zur Histopathologie der schweren Formen von Epistaxis bei der Rendu-Oslerschen Krankheit. Arch. Ohrenheilk. **168**, 441 (1956). — KOBLANCK: Die Nase als Reflexorgan des autonomen Nervensystems. Berlin u. Wien: Urban u. Schwarzenberg 1930. — KÖNIGSTEIN, R. P., u. A. LENHARDT: Über einen Fall von Morbus OSLER (Teleangiectasia haemorrhagica hereditaria), kombiniert mit degenerativen Stigmata (Chorea Huntington, embryonale Lappung der Niere). Wien. klin. Wschr. **1956**, 718. — KRETSCHMER, E.: Körperbau und Charakter. 22. Aufl. Berlin-Göttingen-Heidelberg: Springer 1955. — KUTTNER, A.: Die nasalen Reflexneurosen und die normalen Nasenreflexe. Berlin: Hirschwald 1904; Die nasale Dysmenorrhoe. Dtsch. med. Wschr. **1908**, 1050; Die nasalen Reflexneurosen und Überempfindlichkeitserkrankungen. In: Hdb. Hals-, Nasen-, Ohrenheilk. (DENKER u. KAHLER) V, 686 (1929), s. o. unter Lehr- u. Handbücher.

LASKIEWICZ, A.: Changes in the upper respiratory organs and the ear on the underlying dysfunction of the thyroid gland (Hypothyreosis). Acta oto-laryng. (Stockh.) **39**, 188 (1951). — LINDNER, J.: Die Mastzelle. Arch. klin. exp. Derm. **213**, 588 (1961). — LÖFFLER, W., u. F. KOLLER: Die Gicht. In: Handb. Inn. Med. (v. BERGMANN, FREY, SCHWIEGK) VII/II, 493. Berlin-Göttingen-Heidelberg: Springer 1955.

MARTIN, E.: Örtliche und allgemeine Beobachtungen beim symptomatischen Nasenbluten hinsichtlich Diagnose und Therapie. Ärztl. Wschr. **1955**, 241. — MARTINI, G. A.: Lebercirrhose bei Morbus Osler, Cirrhosis hepatis teleangiectatica. Gastroenterologia (Basel) **83**, 157 (1955a); Über Gefäßveränderungen der Haut bei Leberkrankeiten. Z. klin. Med. **153**, 470 (1955b). — MAYER, B.: Die Beziehungen des Diabetes mellitus zu den oberen Luftwegen. Mschr. Ohrenheilk. **69**, 397 (1935). — MEGIGHIAN, D.: Über die histologischen Veränderungen der Schleimhaut der obersten Luftwege, I.: Die Nasenschleimhaut. Otol. ecc. ital. **22**, 129 (1954). — MESSERKLINGER, W.: Über die Mastzellen in der Schleimhaut der oberen Luftwege. Z. Laryng. Rhinol. **39**, 447 (1960). — MICHELS, W.: Ein Beitrag zur Genese der Oslerschen Krankheit. Hals-, Nas.- u. Ohrenarzt I, 31, 21 (1940). — MIEHLKE, A.: Die Beziehungen der Nasenschleimhaut zum Hypophysen-Hypothalamussystem. HNO (Berl.) **4**, 27 (1953). — MITTERMAIER,

R.: Die Rolle des Histamins bei Allergie und Infektion der Nasenschleimhaut. Fortschr. Hals-, Nas.- u. Ohrenheilk. 10, 164 (1961). — Morris, I. J. L.: Epistaxis and Sinus Infection. J. Laryng. 65, 658 (1951). — Müller, G. C.: Seltene Lokalisation eines Amyloidtumors. Z. Laryng. Rhinol. 22, 431 (1932).

Naumann, H. H.: In: Hals-, Nas.- u. Ohrenheilk. Ein kurzgefaßtes Handbuch in 3 Bänden. Hrsg.: Berendes, Link, Zöllner I. Stuttgart: Thieme 1964, s. o. unter Hand- u. Lehrbücher; Die Mikrozirkulation in der Nasenschleimhaut. Stuttgart: Thieme 1961. — Neuvert, H., R. Engelberg, and L. A. Pirk; Nasal Hemorrhage. Arch. Otolaryng. 47, 37 (1948). — Neuss, O.: Die Bedeutung der Hand-Schüller-Christianschen Krankheit (Lipoidgranulomatose) für die Hals-Nasen-Ohrenheilkunde. Z. Laryng. Rhinol. 34, 282 (1955). — Nödl, F.: Histopathogenese der Teleangiectasia hereditaria haemorrhagica Rendu-Osler. Arch. klin. exp. Derm. 204, 213 (1957). — Noel, R., et H. Aloin: A propos des tumeurs amyloides des fosses nasales. Lyon. chir. 24, 497 (1927).

Ogura, J. H., and B. H. Senuria: Epistaxis. Laryngoscope (St. Louis) 59, 743 (1949). — Osler, W.: On a family form recurring epistaxis associated multiple teleangiectases of the skin and mucous membrane. Bull. Johns Hopk. Hosp. 12, 233 (1901). — Ottosson, B. G.: Isolated Amyloidosis of the Nose. Acta oto-laryng. (Stockh.) 45, 59 (1955).

Pollak, E.: Beiträge zur Kenntnis der Amyloidtumoren der Luftwege. Z. Laryng. Rhinol. 7, 25 (1915). — Proetz, A. W.: The thyreoid and the nose. Ann. Otol. (St. Louis) 56, 328 (1947); Further observations of the effects of thyreoid insufficiency on the nasal mucosa. Laryngoscope (St. Louis) 60, 627 (1950).

Rendu: Epistaxis répétées. Soc. méd. des Hopitaux de Paris 1896, 3 s. XIII, 731. — Rollin, H.: Ein Beitrag zur Kenntnis der Oslerschen Krankheit. Hals-, Nas.- u. Ohrenarzt I, 30, 35 (1939). — Rosemann, G.: Das Verhalten der Mastzellen bei Infektion und Allergie der Nasen- und Nebenhöhlenschleimhaut. Z. Laryng. Rhinol. 45, 459 (1966).

Sailer, S., u. E. Wehrschütz: Morbus Osler-Rendu-Weber. Münch. med. Wschr. 1967, 699. — Schmidt, H. W., J. R. McDonald, and O. T. Clagett: Amyloid tumors of the lower part of the respiratory tract and mediastinum. Ann. Otol. (St. Louis) 62, 880 (1953). — Schmitt, H.: Zur Frage der Erblichkeit, Erkennung und Behandlung der Oslerschen Krankheit (Teleangiectasia hereditaria haemorrhagica). Z. Laryng. Rhinol. 22, 131 (1931). — Schröer, R.: Fibrinös-ulceröse Schleimhautveränderungen am Nasenseptum bei der einheimischen Sprue. HNO (Berl.) 4, 85 (1953). — Schwarz, M.: Die Schleimhäute des Ohres und der Luftwege. Biologie und Klinik. Berlin-Göttingen-Heidelberg: Springer 1949. — Seyffarth, O., u. Rooschütz: Zur Kenntnis der Oslerschen Erkrankungen. Hals-, Nas.- u. Ohrenarzt I, 30, 1 (1939). — Shoemaker: J. Amer. med. Ass. 43, 587 (1904). — Steinmann, E. P.: Irreversible Veränderungen der Nasenschleimhaut beim Hornerschen Syndrom. Pract. oto-rhino-laryng. (Basel) 10, 339 (1948). — Stinnes, G.: Neue Aspekte beim Morbus Osler. Folia haemat. (Leipz.) 86, 249 (1966). — Stock, R. van der: Un cas de xanthomatose. Acta oto-rhino-laryng. belg. 9, 555 (1955). — Sutton, H. G.: Med. Mirror 1, 769 (1864).

Terracol, P. J., Y. Guerrier et F. Camps: Essai de pathogénie de la maladie de Rendu-Osler. La pertubation des circulations locales. Ann. Oto-laryng. (Paris) 72, 955 (1955). — Terracol, J., Y. Guerrier et P. Izarn: La maladie de Rendu-Osler affection du glomus artério-veineuse. Montpellier méd. Sér. 96, 3 (1953).

Uffenorde, W.: Die verschiedenen Entzündungsformen der Nasennebenhöhlenschleimhaut. Z. Hals-, Nas.- u. Ohrenheilk. 72, 133 (1915); Über katarrhalische Nebenhöhlenentzündungen und deren Diagnose. Mschr. Ohrenheilk. 59, 152 (1925). — Urbach, E., u. C. Wiethe: Lipoidosis cutis et mucosae. Virchows Arch. path. Anat. 273, 285 (1929).

Vannotti, A.: Die B-Vitamine. In: Die Ernährung (K. Lang u. R. Schoen). Berlin-Göttingen-Heidelberg: Springer 1952. — Verschuer, O. v.: Erbpathologie, 2. Aufl. Dresden u. Leipzig: Th. Steinkopff 1937.

Weber, F. P.: Lancet 1907, II, 160. — Wessely, E.: Nasenbluten im Kindesalter. Wien. klin. Wschr. 1935, 1214. In: Handb. Biologie u. Pathologie des Weibes (Seitz u. Amreich) VI, 29 (1954). — Wiethe, C.: Seltene und neue Beobachtungen von Erkrankungen der oberen

Luftwege bei Stoffwechselstörungen. Z. Hals-, Nas.- u. Ohrenheilk. 32, 342 (1933). — WILSON, T. G.: A description of Babingtons disease with the report of a case. J. Laryng. 67, 98 (1953). — WIRTH, E.: Nasenbluten bei Oslerscher Krankheit. HNO (Berl.) 2, 135 (1950/51). — WITTMAACK, K.: Schleimhautkonstitution und Pneumatisation. Arch. Ohrenheilk. 132, 261 (1932). — WOLFF, J.: Oslersche Krankheit bei 4 Geschwistern. Mschr. Kinderheilk. 84, 81 (1940). — WOODRUFF, G. H.: Cardiovascular Epistaxis and the Nasopharyngeal Plexus. Laryngoscope (St. Louis) 59, 1238 (1949).

E. *Die entzündlichen Erkrankungen*

ADLERSBERG, D., u. L. FORSCHNER: Über den Zusammenhang der Rhinopathia vasomotorica mit Verdauungsstörungen. Med. Klin. 1932, 779. — ALAGNA, G.: Die Plasmazellen bei Ohren-, Nasen- und Kehlkopfkrankheiten. Virchows Arch. path. Anat. 204, 136 (1911). — ALBRECHT, W.: Die Bedeutung der Konstitution bei den Erkrankungen des Ohres und der Luftwege. Z. Laryng. Rhinol. 14, 1 (1926a); Die Bedeutung der Keimsubstanz für die Entstehung der Ozaena. Z. Hals-, Nas.- u. Ohrenheilk. 15, 209 (1926b). — ALEXANDER, A.: Über das Wesen der Ozaena. Alte Hypothesen in neuer Form. Arch. Laryng. Rhin. (Berl.) 22, 260 (1909); Die Ozaenaarbeiten der 3 letzten Jahre (1909, 1910, 1911). Int. Z. Laryng. 28, 2 (1912). — ANDREWS, C. H.: The natural history of the common cold. Lancet 1949, I, 7; New Engl. J. Med. 242, 161, 197, 235 (1950); Brit. med. Bull. 9, 206 (1953). — APPAIX, A., et J. ROBERT: Deformierende und rezidivierende Polyposis der Nase bei Jugendlichen (sog. Woakesche Krankheit). Rev. Laryng. (Bordeaux) 74, 216 (1953). — ARNAUD et SERTAIN: Ozène et suppurations broncho-pulmonaires. Ann. Oto-laryng. (Paris) 69, 632 (1952). — AROLD, C.: Über den Schleimhautlupus der oberen Luftwege. Zbl. Tuberk.-Forsch. 50, 281 (1939); Die Tuberkulose der oberen Luftwege. In: Die Tuberkulose. Hrsg. DEIST, H., u. H. KRAUSS. Stuttgart: F. Enke 1951. — ASH, J. E., and S. SPITZ: Pathology of Tropical Diseases: An Atlas. Philadelphia: W. B. Saunders Comp. 1945. — ASHWORTH: Trans. roy. Soc. Edinb. 53, 301 (1923).

BAAGOE, K. H.: Mehlidiosynkrasie als Ursache von vasomotorischer Rhinitis und Asthma. Klin. Wschr. 1933a, 792; Acta med. scand. 80, 310 (1933b). — BABES, V.: Das Rhinosklerom. In: Handb. d. pathogenen Mikroorganismen (KOLLE u. WASSERMANN), 2. Aufl. V, 1237, Jena 1913. — BACH, E.: Ein Fall von erworbener beiderseitiger vorderer Nasenatresie. Mschr. Ohrenheilk. 88, 233 (1954); Narbenverschluß des Naseneinganges nach Lues connatalis. Wien. klin. Wschr. 1955, 678. — BACHTIJAROV, V. A.: Zur pathologischen Anatomie der Ascaridose in der Hals-, Nasen- u. Ohrenheilkunde (russ.). Vestn. Oto-rino-laring. 13, 54 (1951). — BALTES, V.: Beitrag zur Lepra der oberen Luftwege. Z. Laryng. Rhinol. 22, 282 (1932). — BARRAUD: Z. Laryng. Rhinol. 10, 121 (1917). — BATT, F.: Aspergillosis and other mycoses in the sinuses of the nose. Acta oto-laryng. (Stockh.) 29, 129 (1941). — BAUMGARTEN, E.: Perforation der Nasenscheidewand nach Diphtheritis, zit. nach RUNGE. — BAUR, H.: Schnupfen. In: Handb. Inn. Med. 4. Aufl. (v. BERGMANN, FREY, SCHWIEGK) I/I, 441. Berlin-Göttingen-Heidelberg: Springer 1952. — BAXTER, J. D., and BR. ROSE: The histamin content of allergic and nonallergic human nasal mucous membrane with simultaneous observations on the eosinophils. J. Allergy 24, 18 (1953). — BAYER, H. G. A.: Über maligne Fliegenlarveninfektionen (Myiasis) von Nase und Ohren in Ceylon. Z. Laryng. Rhinol. 31, 594 (1952); Myiasis maligna of nose and ears in Ceylon. Arch. Otolaryng. 59, 104 (1954); Rhinosporidiosis. Z. Laryng. Rhinol. 33, 253 (1954). — BECKER, A.: Diphtherie der Nasenhöhlen. HNO (Berl.) 1, 23 (1947); Der gewöhnliche Schnupfen (Antwort auf eine Leserfrage). Dtsch. med. Wschr. 1954, 156; Die virusbedingten Erkrankungen im Hals-Nasen-Ohrenbereich. Arch. Ohrenheilk. 167, 106 (1955). — BECKER, W.: Antwort auf Leserfrage. Dtsch. med. Wschr. 1954, 1735. — BERG, V.: Allergie als Berufskrankheit. Allergie u. Asthma 3, 16 (1954), ref. Dtsch. med. Wschr. 1954, 698. — BERGER, W., u. K. HANSEN: Allergie. Leipzig: Thieme 1940. — BERNAT, I.: Die Ozaena. Eine Manifestation der Eisenmangelkrankheit. Budapest: Akad. Kiado 1966. Deutsch von G. BEST. — BERRETTINI, B.: Su di un caso di rhinoscleroma nella provincia di Lucca. Boll. Mal. Orecch. 72, 170 (1954). — BIRKHOLZ, H.: Hängt die Ozaena irgendwie mit dem vegetativen Nervensystem zusammen? Z. Hals-, Nas.- u. Ohrenheilk. 18, 522 (1927). — BORASI, G.: Perisinusitische und frontobasale endokranielle Veränderungen bei Ozaena. Otol. ecc. ital. 18, 378 (1950). — BRANCHI, P. P., e G. EMILIANI:

Criteri attuali di diagnostica e terapia allergologica. Otorinolaryng. ital. 23, 63 (1955). — BRANDT, U.: Primäre proliferative Tuberkulose des Nasen-Rachenraumes. Nord. Med. 44, 1837 (1950). — BRESGEN, M.: Zur Pathologie und Therapie des chronischen Nasen- und Rachenkatarrhs. Berl. Wschr. 1882, 553. — BRUUN, E.: Allergic examination and antiallergic treatment of vasomotor rhinitis. Acta allerg. (Kbh.) 8, 256 (1955). — BÜNGELER, W.: Virchows Arch. path. Anat. 310, 493 (1943). — BURACK, S.: Beiträge zum Skleromproblem: Mschr. Ohrenheilk. 68, 647 (1934); 70, 155, 296, 405, 1192, 1359, 1419 (1936). — BURIAN, K.: Über die Behandlung der Ozaena und der Rhinitis chronica atrophica simplex mit hohen Dosen Vitamin A. Mschr. Ohrenheilk. 89, 95 (1955). — BURIAN, K., u. L. STOCKINGER: Zur Klärung der Riesenzellbildung bei der Regeneration der Nasenschleimhaut. Mschr. Ohrenheilk. 93, 141 (1959).

CALSEYDE, P. VAN DE: Les voies aériennes supérieures et les bronches. Acta oto-rhino-laryng. belg. 8, 421 (1954); Les relations entre les voies aériennes supérieures et les bronches. Pathogénie clinique et thérapeutique des syndromes rhinobronchiques. Bruxelles. Paris: Masson et Cie. 1955. — CERNEA, R.: Merkmale der kongenitalen Syphilis an der Nase. Dtsch. med. J. 3, 107 (1952). — CHAPMAN, J., and R. R. HYDE: Antigenic Differences in Viruses from Cases of Influenza and Colds. Amer. J. Hyg. 31, 46 (1940). — CHESSEN, J., and I. W. PHILPOTT: Some rhinologic syndromes and vasomotor rhinitis. Laryngoscope (St. Louis) 65, 85 (1955). — CHIARI, H.: Die Krankheiten der Nase. Leipzig u. Wien: Deuticke 1902. — CHOLEWA, u. H. CORDES: Zur Ozaenafrage. Arch. Laryng. Rhin. (Berl.) 8, 18 (1898). — CHRIST, J.: Nase und Ohr bei angeborenem Mangel der Schweißdrüsen. Ein Beitrag zur Ozaenafrage. Z. Laryng. Rhinol. 6, 391 (1914). — CITELLI: Zur Frage der Regeneration der Nasenschleimhaut beim Menschen. Arch. Laryng. Rhin. (Berl.) 14, 350 (1903). — CLARKE, J. A., and H. L. ROGERS: A statistical study of allergic (vasomotor) rhinitis. Arch. Otolaryng. 25, 124 (1937). — COOKE, R. A.: Allergy in Theory and Practice. Philadelphia: W. B. Saunders Comp. 1947. — CORDES, C.: Ein polysymptomatischer Morbus Besnier-Boeck-Schaumann mit Nasenveränderungen. HNO (Berl.) 3, 268 (1952/53). — CRAIG, CH. F., and E. C. FAUST: Clinical Parasitology. 3. Aufl. Philadelphia: Lea and Febiger 1943. — CURIEL, JOSÉ DE J.: Rhinoscleroma. Medicina (Méx.) 31, 225 (1951).

DANIELSEN, E.: Untersuchungen über den Bakteriengehalt des Nasensekretes bei akutem Schnupfen. Diss., Berlin 1919. — DEBIDOUR, A., et J. TERRACOL: La rhinite aiguë épidémique. In: TERRACOL, J.: Les maladies des fosses nasales. 2. Aufl. Paris: Masson et Cie. 1953.— DEBIDOUR, A., II. A. E. VAN DISHOEK et J. TERRACOL: Les manifestations allergiques de la muqueuse pituitaire. Le nez allergique. In: TERRACOL, J.: Les maladies des fosses nasales. 2. Aufl. Paris: Masson et Cie. 1953. — DELLA VEDOVA, T.: A proposito dei piu recenti debatti sull'ozena. Gazz. Osp. Clin. 44, 48 (1925). — DEMETRIADES, D. ST., u. C. MOUTOUSSIS: Beiträge zur Ozaena. Mschr. Ohrenheilk. 55, 1005 (1921). — DISHOECK, H. A. E. VAN, u. H. E. MAJER: In: Hals-, Nas.- u. Ohrenheilk., ein kurzgefaßtes Handbuch in 3 Bänden. Hrsg. BERENDES, LINK, ZÖLLNER. Stuttgart: Thieme 1964. — DISHOEK, H. A. E. VAN, and D. J. ROUX: Sensitation to flour and flour-illness amongst flour workers. J. Hyg. (Lond.) 39, 674 (1936). — DIXON, F. W.: Scleroma. Arch. Otolaryng. 36, 937 (1942). — DOCHEZ, A. R.: Limited consideration of certain aspects of acute infection of respiratory tract. Medicine (Baltimore) 12, 245 (1933). — DOCHEZ, A. R., K. C. MILLS, and J. KNEELAND: Study of the virus of the common cold and its cultivation in tissue medium. Proc. Soc. exp. Biol. (N. Y.) 28, 513, 29, 64 (1931); Filterable Viruses in infection of the upper respiratory tract. J. Amer. med. Ass. 110, 177 (1938). — DOLD, H.: Beiträge zur Ätiologie des Schnupfens. Münch. med. Wschr. 1917, 143; Neue Beobachtungen über antibakterielle Hemmungsstoffe (Inhibine) und antibakterielle Wandlungsstoffe (Mutine). Hbl. Bakt. I Org. 140, 265 (1937). — DOLD, H., u. F. WEIGMANN: Über Rachen- und Nasenimmunität gegen Diphtherie bei Meerschweinchen und Affen. Z. Infekt.-Kr. Hyg. 116, 146 (1935). — DUKE, W. W.: Asthma, Hay-Fewer, Urticaria and Allied Manifestations of Allergy. St. Louis: C. V. Mosby 1935. — DUPERRAT, B., et NETTER: Sem. hôp. Paris 1957, 2973.

EDWARDS: Transmission of human cold. Proc. roy. Soc. Med. 29, 393 (1936). — EICKHOFF, H.: Neurohistologische Beobachtungen an der Schleimhaut menschlicher Kieferhöhlen bei chronisch-eitrigen und eitrig-polypösen Entzündungen. Acta oto-laryng. (Stockh.) 44, 119 (1954); Der Schleimhautlupus, Genese, Behandlung und Statistik. Leipzig: Ambrosius Barth

1951. — EIGLER, G.: Über einen Fall von Sklerom in Mitteldeutschland. Arch. Ohrenheilk. 131, 130 (1932); Klima und Schleimhäute der oberen Luftwege. Dtsch. med. J. 5, 105 (1954). Neue Ergebnisse aus der Pathologie und Pathophysiologie der oberen Luftwege. In: Der Schnupfen, Hrsg. EIGLER u. FINDELSEN. Leipzig: Ambrosius Barth 1959. — EIGLER, G., u. G. HANNEMANN: Seltene atypische Mykose bei großem papillomatösem Granulationstumor in der Nase. Pract. oto-rhino-laryng. (Basel) 22, 225 (1960). — EWING, J.: Neoplastic diseases. Philadelphia: Saunders Comp. 1919.

FABIAN, G.: Die Ozaenabehandlung im Blickfeld neuerer Untersuchungsergebnisse. HNO (Berl.) 4, 28 (1953). — FABIAN, G., u. H. ZUR HORST-MEYER: Beiträge zur Ätiologie und Therapie der Ozaena. Dtsch. med. Wschr. 1953, 439. — FALCAO, P. C.: Rhinoscleroma in Brasil. Arch. Otolaryng. 45, 467 (1947). — FANCONI, G.: Poliomyelitis und verwandte neurotrope Viruskrankheiten. Handb. Inn. Med. 4. Aufl. I/I (v. BERGMANN, FREY, SCHWIEGK). Berlin-Göttingen-Heidelberg: Springer 1952. — FEINBERG: Oral Pollen Therapy. J. Amer. med. Ass. 115, 23 (1940). — FELLER, A.: Primäre Nasendiphtherie. Dtsch. med. Wschr. 57, 148 (1931). — FILATOV, I. V.: Die morphologischen Veränderungen der Nasen- und Nebenhöhlenschleimhaut bei Masern und Ruhr. (russ.). Vestn. Oto-rino-laring. 1, 4 (1949). — FINE, M., and W. S. WARING: Mycotic obstruction of the nasolacrimal duct (Candida albicans). Arch. Ophthal. 38, 39 (1947). — FINKLER, E.: Kartageners Syndrom. Schweiz. med. Wschr. 1956, 631. — FLEISCHMANN, O.: Ist die Ozaena eine Avitaminose? Arch. Ohrenheilk. 122, 57 (1929); Angeborener Schweißdrüsenmangel und Ozaena. Z. Laryng. Rhinol. 20, 503 (1931); Untersuchungen zum sog. Ozaenaschädel. Z. Laryng. Rhinol. 22, 167 (1932a); Inwieweit kommt ein Ektodermaldefekt als Voraussetzung für das Auftreten einer Ozaena in Betracht? Mschr. Ohrenheilk. 66, 1060 (1932b); Die Ozaenafrage. Med. Welt 1935, 147; Beruht die genuine Rhinitis atrophicans auf einer angeborenen Veränderung des Schleimhautmesenchyms? Z. Hals-, Nas.- u. Ohrenheilk. 42, 357 (1937). — FOSTER, G. B.: The etiology of common cold, the probable role of a filterath virus. J. infect. Dis. 21, 45 (1917); Report of a Case of Two Hundred and Seven Screwworms Taken from the Nose. Laryngoscope (St. Louis) 3, 341 (1897). — FOUQUET: La rhinite lépreuse. Paris méd. 1932, 62. — FOURNIER: Vorlesungen über Syphilis hereditaria tarda. Übersetzt von KÖRBL und ZEISSL. Leipzig und Wien: Deuticke 1894. — FRAENKEL, B.: Die Krankheiten der Nase. In: v. Ziemssens Handb. spez. Path. u. Therapie IV/I, Leipzig: Vogel 1876. — FRAENKEL, E.: Weitere Untersuchungen über die Rhinitis chronica atrophica foetida (Ozaena simplex), Virchows Arch. path. Anat. 87, 285 (1882a), 90, 499 (1882b). — FRENZEL, u. W. GROSS: Rhinitis vasomotorica als allergische Erkrankung (Rhinopathia allergica). Klin. Wschr. 1923, 1816. — FRISCH, v., A.: Die Ätiologie des Rhinoscleroms. Wien. med. Wschr. 1882, 969. — FUWA, S.: A case of blastomycosis of the nasal sinus. J. Oto-rhino-laryng. Soc. Japan. 55, 581 (1952).

GAETHGENS, G.: Carcinomentwicklung auf dem Boden eines Rhinoskleroms. Frankfurt. Z. Path. 46, 1 (1933). — GALIOTO, G. B.: Notevole deformazione della piramide nasale secondaria a poliposi etmoidale. Minerva otorinolaring. 5, 154 (1955). — GANS, O., u. G. K. STEIGLEDER: Histologie der Hautkrankheiten. Berlin-Göttingen-Heidelberg: Springer 1957. — GENTINETTA, O.: Über einen Fall von Lepra unter spezieller Berücksichtigung der Luftwege und über einen Fall einer wahrscheinlich abortiven Lepra. Pract. oto-rhino-laryng. (Basel) 10, 307 (1948). — GERBER, P. H.: Chamäprosopie und hereditäre Lues in ihrem Verhältnis zur Platyrhinie und Ozaena. Arch. Laryng. Rhin. (Berl.) 10, 119 (1900); Rhinitis acuta; In: Handb. Laryngologie und Rhinologie (P. v. HEYMANN), s. o. III, S. 327, Beiträge zur Kenntnis der Lepra der oberen Luftwege. Arch. Laryng. Rhin. (Berl.) 12, 98 (1902); Die Syphilis der Nase, des Halses und des Ohres. 2. Aufl. Berlin: S. Karger 1910a; Über das Sklerom. Med. Klin. 1910b, 1031; Histologie des Schleimhautlupus. Verh. Ver. Dtsch. Laryng. 1914, 358; Latente und ascendierende Tuberkulose in den oberen Luftwegen. Arch. Laryng. Rhin. (Berl.) 32, 449 (1920). — GHON, A., u. K. TERPLAN: Zur Kenntnis der Nasentuberkulose. Z. Laryng. Rhinol. 10, 393 (1921). — GIAGNONI, A.: Contributo allo studio del tuberculoma della fossa nasali. Valsava 29, 11 (1953). — VAN GILSE, P. H. G.: Einfluß der Konstitution auf die Erkrankungen von Hals, Nase und Ohr. Z. Hals-, Nas.- u. Ohrenheilk. 40, 359 (1936). — GLANZMANN, E.: Scharlach (Scarlatina); Windpocken; Keuchhusten. Sämtlich im Handb. Inn. Med. 4. Aufl. (v. Bergmann, Frey, Schwiegk) I/I, I/II. Berlin-Göttingen-Heidelberg: Springer 1952. — GLASSCHEIB, A.: Ozaena.

Med. Klin. **1927**, 1895; Die genuine Ozaena als Avitaminose. Mschr. Ohrenheilk. **65**, 400 (1931a); Entgegnung zum Aufsatz Fleischmann: Ist die Ozaena eine Avitaminose? Arch. Ohrenheilk. **128**, 164 (1931b); Histologische Befunde einiger Drüsen mit innerer Sekretion bei Ozaena. Mschr. Ohrenheilk. **67**, 306 (1933). — Godin, et Cloetens, W.: A propos de la physiopathologie du coryza spasmodique. Ann. Oto-laryng. (Paris) **65**, 554 (1948). — Göppert, F.: Die Nasen-, Rachen- u. Ohrerkrankungen des Kindes. Encycl. Berl. Med. 1914. — Goldman, J. L.: Bacteriologic and clinical interpretation of the flora of the nose and nasopharynx in adults. Ann. Otol. (St. Louis) **59**, 156 (1950). — Goldner, A. J.: Tertiary syphilis of ear, nose and throat. Arch. Otolaryng. **45**, 463 (1947). — Goldstein, M. A.: The Texas Screwworm and its Invasion of the Nasal Cavities. Laryngoscope (St. Louis) **3**, 335 (1897). — Gordon, J. S.: Antihistaminic drugs in the treatment of upper respiratory tract infection. Laryngoscope (St. Louis) **58**, 1265 (1948). — Gradenigo, G.: Sulla patogenesi dell'ozena come malattia ereditaria a tipo rezessivo. Arch. ital. Otol. **36**, 33 (1925). — Graveson, P. B.: Acta med. scand. **103**, 436 (1940). — Griebel, C. R.: Rhinitis vasomotorica als allergische Erkrankung. Klin. Wschr. **1938**, 164; Nasenerkrankungen und Asthma mit chemischen und physikochemischen Untersuchungen über Polypen. Mschr. Ohrenheilk. **138**, 178 (1934). — Grove, R. Cl.: The importance of hyperplastic sinusitis in bacterial allergy. J. Allergy **22**, 550 (1951); Importance of hyperplastic sinusitis in the etiology of allergic rhinitis. Arch. Otolaryng. **57**, 267 (1953). — Guns, P., u. G. Picard: Beitrag zur pathologischen Anatomie und Behandlung der Ozaena. Ann. Otol. (St. Louis) **3**, 293 (1933); Bakteriologische Betrachtungen über die Ozaena. Rev. Laryng. (Bordeaux) **49**, 635 (1928). — Gušič, B.: Über Skleromfälle mit negativem bakteriologischem Befund. Acta oto-laryng. (Stockh.) **43**, 253 (1953); Neues über das Skleromproblem. Acta oto-laryng. (Stockh.) **46**, 300 (1956).

Haas, R.: Die Viruserkrankungen im Hals-Nasen-Ohrenbereich. Arch. Ohrenheilk. **167**, 12 (1955). — Haas, E., u. H. Holzmann: Sarkoidose der Nase. Z. Laryng. Rhinol. **43**, 558 (1964). — Haike, H.: Die Röntgenuntersuchung der Nasennebenhöhlen der Kinder und ihre Ergebnisse für Entwicklungsgeschichte, Diagnostik und Pathologie. Arch. Laryng. Rhin. (Berl.) **23**, 206 (1910); Die Entwicklungsstörungen der Nasennebenhöhlen bei Ozaena. Passow-Schäfers Beitr. Anat. Ohr. **5**, 301 (1912). — Hajek, M.: Pathologie und Therapie der entzündlichen Erkrankungen der Nebenhöhlen der Nase. 5. Aufl. Wien: Deuticke 1926; Syphilis der Nase und ihrer Nebenhöhlen. In: Hdb. Hals-, Nasen-, Ohrenheilk. IV/1928 (Denker-Kahler), s. o. unter Lehr- u. Handbücher. — Hald: Deux cents cas d'affections nasales allergiques. Acta oto-laryng. (Stockh.) **31**, 1 (1943). — Halphen, E., et Schulmann: Etat actuel de la pathologie de l'ozène. Arch. int. Laryng. **4**, 385 (1925a); Ozène et reflexe naso-facial. Arch. int. Laryng. **4**, 570 (1925b). — Haneke, K.: Über Riesenzellen im Nasensekret während der Masern-Prodromie. Arch. Kinderheilk. **154**, 253 (1957). — Hanhart, E.: Das Heufieber als Leitsymptom allergischer Veranlagung. Dtsch. med. Wschr. **1934**, 1163. — Hansel, F. K.: Allergy of the nose and paranasal sinuses. St. Louis: C. V. Mosby, Comp. 1936; Allergy in Otolaryngology and its Relation to other Manifestations. Ann. Otol. (St. Louis) **48**, 54, 359 (1939); Recent advances in otolaryngologic allergy. Ann. Otol. (St. Louis) **51**, 1025 (1942); Allergy in relation to otolaryngology. St. Paul, Minneapolis: Bruce Publ. Comp. 1949; Ann. Allergy **10**, 131, 161 (1952). — Hansen, K.: Allergie. 2. Aufl. Leipzig: Thieme 1943; Die Allergielehre und ihre Bedeutung für die Hals-Nasen-Ohrenheilkunde. HNO (Berl.) **1**, 49 (1948a); Blütekalender einiger wichtiger Heufieberpflanzen. HNO (Berl.) **1**, 2 (1948b); Berufsallergische Asthmaerkrankungen und ihre Prophylaxe. Dtsch. med. Wschr. **1953**, 537; Antwort auf Leserfrage. Dtsch. med. Wschr. **1954**, 157. — Hansen-Pruss, O. C.: Bacterial Allergy and the Importance of Otolaryngological Procedures. Laryngoscope (St. Louis) **59**, 540 (1949). — Hara, H. J., O. B. Pratt, M. G. Levin, and R. E. Hoyt: Scleroma. A clinico-pathological study of seven cases in one family. Ann. Otol. (St. Louis) **56**, 769 (1947). — Harley, D.: The infective factor in asthma and rhinitis. Progr. Allergy **3**, 276 (1952). — Harper, A. R.: Rhinitis caseosa. J. Laryng. **66**, 359 (1952). — Hartmann, A.: Beitrag zur Lehre der Ozaena. Dtsch. med. Wschr. **1878**, 3. — Haslhofer, L.: Histologische Befunde bei Asthma bronchiale (insbesondere in Nasen- und Nebenhöhlenpolypen). Schweiz. Z. Path. **13**, 385 (1950). — Hasslauer: Die Mikroorganismen der gesunden und kranken Nasenhöhle und Nasennebenhöhlen. Zbl. Bakt. **37**, 1 (1906). — Hebel, R.: Familiäre Häufung der Kartagenerschen Trias. Z. Laryng. Rhinol. **31**, 83 (1952). — Hebra, F.: Über ein eigentümliches Neugebilde der Nase — Rhinosklerom. Wien. med. Wschr. **1870**, 1. — Heckel, F.:

Les queues de cloison. Rev. Laryng. (Bordeaux) **24**, 548 (1906). — HEINDL, A.: Mschr. Ohrenheilk. **74**, 630 (1940). — HILDING, A. C.: Summary of some known facts concerning the common cold. Ann. Otol. (St. Louis) **53**, 444 (1944). — HIRSCH, O.: Polypen und Allergie. Wien. med. Wschr. **1931**, 1401. — HLAVACEK, V.: Eosinophilie der Nasenschleimhaut und der Nasenpolypen als Ausdruck einer allergischen Erkrankung. Mschr. Ohrenheilk. **69**, 1153 (1935). — HLAVACEK, VL., u. ZD. LOJDA: In: Der Schnupfen. Hrsg. EIGLER u. FINDEISEN. Leipzig: Ambrosius Barth 1959. — HOCHSINGER, C.: Die Besonderheiten der kongenital-syphilitischen Erkrankungen der inneren Organe. Die hereditäre Nasensyphilis der Neugeborenen. In: Handb. Haut- u. Geschlechtskrkh. (JADASSOHN) XIV, 116, 191. Berlin: Springer 1927. — HÖRBST, I. L.: Allergische und katarrhalische Erkrankungen von Nase und Hals. Mschr. Ohrenheilk. **83**, 317 (1949). — HOFER, G.: Stand der Anschauungen über das Wesen der Ozaena. Zbl. Hals-, Nas.- u. Ohrenheilk. **1**, 113 (1922); Histologisches zur Ozaenafrage. Arch. Laryng. Rhin. (Berl.) **32**, 20, 346 (1920); Die allergischen Erkrankungen in der Nase mit besonderer Berücksichtigung des Heuschnupfens. Wien. klin. Wschr. **1931**, 1003. — HOMANN: Sarcoid Boeck der oberen Luftwege. Derm. Wschr. **115**, 888 (1942). — HOOPLE, G. D., and A. W. ROWE: Atrophic rhinitis. Some findings in a series of eighty cases. Ann. Otol. (St. Louis) **36**, 144 (1927). — HOPMANN: Zur Nomenklatur der Nasenschleimhautgeschwülste. Wien. med. Presse 1883. — HOSOMI, K.: Mikroskopische Untersuchungen über die Tuberkulose der Nasenscheidewand. Passow-Schaefers Beitr. Anat. Ohr. **20**, 265 (1924). — HOTTINGER, A.: Die Diphtherie. In: Handb. Inn. Med. 4. Aufl. I/I (v. BERGMANN, FREY, SCHWIEGK), Berlin-Göttingen-Heidelberg: Springer 1952. — HUBER: Mschr. Ohrenheilk. **34**, 87 (1906). — HUIZINGA, E.: Bronchiectasie, nez et allergie. Acta oto-rhino-laryng. belg. **9**, 381 (1955). — HUSSAREK, M.: Eine Testmethode zur diagnostischen Klärung allergischer Rhinopathien. Z. Laryng. Rhinol. **34**, 231 (1955); In: Der Schnupfen. Hrsg. EIGLER u. FINDEISEN. Leipzig: Ambrosius Barth 1959. — HUSSAREK, M., u. R. NEUHOLD: Histochemische Untersuchungsergebnisse an normaler Nasenschleimhaut und bei Rhinitiden. Wien. klin. Wschr. **1958**, 678.

JABONERO, V.: Der anatomische Aufbau des peripheren vegetativen Systems. Wien: Springer 1953. — JAFFÉ, L.: Probable Polypous Form of Leishmaniasis of the Nose. Pract. oto-rhino-laryng. (Basel) **14**, 14 (1952); Nasal Leishmaniasis Americana in Panama. Arch. Otolaryng. **60**, 601 (1954). — JAFFÉ, R.: Histological Picture of American Leishmaniasis. Pract. oto-rhino-laryng. (Basel) **6**, 45 (1945). — JAKABFI, J., u. J. NAGY: Zur Pathologie und Klinik des Skleroms. Acta oto-laryng. (Stockh.) **50**, 354 (1959). — JAKOBI, H.: In: Hals-, Nas.- u. Ohrenheilk. Ein kurzgefaßtes Handbuch in 3 Bänden. Hrsg. BERENDES, LINK, ZÖLLNER, Bd. I, Stuttgart: Thieme 1964. — JUFFINGER: Das Sklerom der Schleimhaut, der Nase und des Rachens. Wien: Deuticke 1892. — JURASZ: Der chronische Nasenkatarrh, Krankheiten der oberen Luftwege. Heidelberg: Winter 1891.

KAHLER, O.: Erblichkeit der Rhinitis atrophica foetida et non foetida. Festschr. Ino Kubo 1934, Zbl. Hals-, Nas.- u. Ohrenheilk. **25**, 327 (1934). — KARRENBERG, C. L.: Beiträge zur Ätiologie, Symptomatologie und Therapie der Allergosen. Passow-Schaefers Beitr. Anat. Ohr. **30**, 63 (1933). — KARTAGENER, M.: Bronchiektasen bei Situs viscerum inversus. Beitr. klin. Tuberk. **83**, 489 (1933); Die Bronchitiden. In: Handb. Inn. Med. 4. Aufl. (v. BERGMANN, FREY, SCHWIEGK) IV/II, 320. Berlin-Göttingen-Heidelberg: Springer 1956. — KEISER, F.: Der erste Fall von Ophthalmomyiasis. Verh. Naturforsch. Ges. Basel 1948. — KELEMEN, G.: Über die Entstehung des Ulcus septi perforans. Arch. Ohrenheilk. **136**, 242 (1933). — KERN, R. A.: Perrenial Allergic Rhinitis. The Most Important Respiratory Allergy. Med. Clin. N. Amer. **31**, 1375 (1947); Some practical considerations concerning respiratory allergy. Ann. Otol. (St. Louis) **63**, 620 (1954). — KERN, A. R., and P. SCHENK: Importance of allergy in etiology and treatment of nasal mucous polyps. J. Amer. med. Ass. **99**, 1494 (1932); Allergy a Constant Factor in the Etiology of So-called Mucous Nasal Polyps. J. Allergy **4**, 485 (1933). — KIETZMANN, K. H., u. G. LAAGE: Ein Beitrag zur primären Schleimhauttuberkulose der Nase. HNO. (Berl.) **4**, 313 (1954). — KIRKLAND, H., and R. v. STORER: Gonococcal rhinitis in an infant. Brit. med. J. **1931**, 263. — KISSKALT, K.: Das Schicksal der auf die Schleimhäute gelangten Bakterien. Münch. med. Wschr. **1939**, 1417. KLEMPERER, F.: Rhinitis chronica. In: Handb. Laryng. (P. HEYMANN) III, 377 (1900) s. o. — KLESTADT, W.: Die akute Rhinitis. In: Hdb. Hals-, Nasen-, Ohrenheilk. (A. DENKER u. O. KAHLER) I/2, s. o. unter Lehr- u. Handbücher. — KLEY, W.: Über die allergischen Erkrankungen der

Nase. Ärztl. Wschr. **1952**, 289. — KLINGE, F.: Die Pathologie des Rheumatismus im Lichte der Allergielehre. Münch. med. Wschr. **1943**, 5, 25. — KLOTZ, O., u. H. LINDENBERG: The Pathology of Leishmaniosis of the Nose. Amer. J. trop. Med. 3, 117 (1923). — KNAPP, E.: Die Ausbreitung des Skleroms in Deutschland. Z. Hals-, Nas.- u. Ohrenheilk. 45, 67 (1940). — KNAPP, P.: Schweiz. med. Wschr. **1942**, 828. — KÖBNER: Verh. Ver. Inn. Med. Sitzg. 15. 6. 1885; Dtsch. med. Wschr. **1885**, 456. — KÖLLIKER, A. V.: Handb. Gewebelehre. Leipzig 1852. — KOEPPE, H. W.: Virusbedingte Erkrankungen der oberen Luftwege. In: Der Schnupfen. Hrsg. EIGLER u. FINDEISEN. Leipzig: Ambrosius Barth 1959. — KÖRBEL, W., u. C. WIETHE: Über die Beziehungen der Rhinitis vasomotorica zu Störungen der innersekretorischen Drüsen. Mschr. Ohrenheilk. 70, 603 (1936). — KOFLER, E., u. M. HUSSAREK: Konstitutionelle Faktoren bei Rhinitis vasomotorica, Nasenpolypen und Carcinoma nasi. Krebsarzt 9, 89 (1954). — KRAMPNITZ, P.: Über Beziehungen zwischen Ozaena und Halssympathicus auf Grund histologischer Befunde am Nerven. Arch. Ohrenheilk. 138, 107 (1934). — KRAUS, A.: Weitere tierexperimentelle Untersuchungen mit Sklerom. Arch. Derm. Syph. (Berl.) 145, 230 (1924); Sklerom. In: Handb. Haut- u. Geschlechtskrkh. (JADASSOHN) IX/I, 203. Berlin: Springer 1927. — KRESSNER, A.: Die „nervöse" Nase. Med. Klin. **1953**, 1097. — KRIEG, R.: Rhinitis atrophicans foetida (Ozaena) und non foetida. In: Handb. Laryngologie (P. HEYMANN) III, 409, s. o. — KROATH, F.: Über die Erscheinungen im Nasen-Rachenraum beim Poliomyelitis. Wien. klin. Wschr. **1953**, 314. — KRUSE, W.: Die Erreger von Husten und Schnupfen. Münch. med. Wschr. **1914**, 1547. — KÜHN: Diss., Gießen 1921.

LAFF, H. J.: Deforming and recurring polyps of youth. Arch. Otolaryng. 30, 795 (1939). — LARSSON, L. G.: Nasopharyngeal lesions in sarcoidosis. Acta radiol. (Stockh.) 36, 361 (1951). — LASKIEWICZ, A.: Über hormonale Allergie der Luftwege. Mschr. Ohrenheilk. 88, 223 (1954); Some contributions to the therapy of polyposis nasi allergica. Rev. Laryng. (Bordeaux) 79, 204, (1958); Allergic factors in the pathology of the paranasal sinuses. Acta otolaryng. (Stockh.) 48, 112 (1961). — LAURENS, G.: Otorhino-laryng. du médecin practicien. Paris: Masson et Cie. 1896a; Les Queues de Cornet. Arch. int. Laryng. 9, 30 (1896b). — LAUTENSCHLÄGER, A.: Die Rhinitis atrophicans. In: Hdb. Hals-, Nasen-, Ohrenheilk. (A. DENKER u. O. KAHLER) II, 604, s. o. unter Lehr- u. Handbücher; Die oberen Luftwege in ihren Beziehungen bei Erkältungskrankheiten. Klin. Wschr. **1940**, 913. — LEICHER, H.: Über allergische Rhinitis. Z. Hals-, Nas.- u. Ohrenheilk. 20, 238 (1928). — LEVER, W. F.: Histopathologie der Haut. Stuttgart: G. Fischer 1958. — LEVIN, M. G.: Scleroma. Amer. J. clin. Path. 21, 546 (1951). — LEVIN, M. G., R. F. HOYT, and J. E. PETERSON: Scleroma. J. clin. Med. 26, 281 (1947). — LINDSAY, J. R., and H. B. PERLMAN: Sarcoidosis of the upper respiratory tract. Ann. Otol. (St. Louis) 60, 549 (1951). — LINCK: Rhinoskleromatose der oberen Luftwege. Z. Hals-, Nas.- u. Ohrenheilk. 6, 59 (1923). — LINKO, E.: Ann. Med. intern. fenn. 36, 98 (1947). — LOEB, H.: Die extragenitale Syphilisinfektion, speziell der Primäraffekt der Nase. Diss., Würzburg 1906. — LÖFFLER, W., u. W. BEHRENS: Morbus Boeck. In: Hdb. Inn. Med. IV/III, 4. Aufl. Berlin-Göttingen-Heidelberg: Springer 1956. — LÖWENBERG: Le microbe de l'ozène. Ann. d'Int. Pasteur 1894. — LONGCOPE, W. T., and D. G. FREIMAN: A study of sarcoidosis. Medicine (Baltimore) 31, 1 (1952).

MACKENZIE: Die Krankheiten des Halses und der Nase. Berlin: Hirschwald 1880—1887. — MAJER, E. H.: Neue histologische Befunde bei Asthma bronchiale und allergischer Rhinitis. Pract. oto-rhino-laryng. (Basel) 13, 83 (1951); Gefäßbefunde in Nasenpolypen bei allergischer Rhinitis. Arch. Ohrenheilk. 161, 389 (1952a); Histologische Untersuchungen der Nasenschleimhäute bei allergischen Erkrankungen. Acta neuroveg. (Wien) 3, 373 (1952b); Arch. Ohrenheilk. 173, 182 (1958); In: Der Schnupfen. Hrsg. G. EIGLER, u. R. FINDEISEN. Leipzig: Ambrosius Barth 1959. — MALTRAN, 1892, zit. nach MOHR, W., s. dort. — MANASSE, P.: Über syphilitische Granulationsgeschwülste und Riesenzellen. Virchows Arch. path. Anat. 147, 23 (1897); Anatomische Untersuchungen über die Tuberkulose der oberen Luftwege. In: BRAUER u. ULRICH: Die Tuberkulose in Einzeldarstellungen, III. Berlin: Springer 1927. — MARGAROT, J., et J. TERRACOL: Tuberculose et Tuberculides Nasales. Monographie O. R. L. int. Bordeaux. Delmas 1938; La Tuberculose et les Tuberculides nasales. In: J. TERRACOL: Les maladies des fosses nasales. 2. Aufl. Paris 1953. — MARSCHALKO: Zur Histologie des Rhinoskleroms. Arch. Derm. Syph. (Berl.) 53, 27 (1895). — MARTINI, E.: Lehrbuch der medizinischen Entomologie. 3. Aufl. Jena: G. Fischer 1946. — MASSINI, R., u. H. BAUR: Grippe (Influenza). In: Handb.

Inn. Med. 4. Aufl. (v. BERGMANN, FREY, SCHWIEGK) I/I, 343. Berlin-Göttingen-Heidelberg: Springer 1952. — MATHERS, R. P.: Atrophic rhinitis unilateral. J. Laryng. **64**, 673 (1950). — MATHIS, H.: Über das Rhinosclerom. Dtsch. zahnärztl. Z. **8**, 968 (1953). — MATHOV, E.: Allergy to cold in the respiratory system. Ann. Allergy **8**, 366 (1950). — MATTIOLI, W., e E. PINI: Sull' origine allergica dei polipi nasali. Boll. Mal. Orecch. **67**, 51 (1949). — MAYER, J.: Über die Rhinitis. Wien. med. Wschr. **1953**, 736; Mschr. Ohrenheilk. **87**, 38 (1953). — MAYOUX et GAILLARD: Lèpre nasale. Soc. d'O.R.L. Lyon et de la region. 13. 1. 1947. — MAUGERI, S.: Das Schicksal der auf die oberen Luftwege gelangten Bakterien. Arch. Hyg. **111**, 271 (1934). — McBRIDE, P.: J. Laryng. **12**, 64 (1896). — MELCHIOR, R.: Allergie et troubles vasomoteures de la muqueuse nasale et sinusienne. Paris: Masson et Cie 1950. — MENNE, N. R.: Zur Morphologie und Genese des Skleroms. Berlin. Med. 1956 Festschr. „50 Jahre Rudolf-Virchow-Krankenhaus". — MESSERKLINGER, W.: Über das Verhalten der Diphtheriebazillen in der chronischen Nase. Mschr. Ohrenheilk. **82**, 303 (1948); Woher stammt die Befeuchtung der Schleimhautoberfläche der oberen Luftwege? Z. Laryng. Rhinol. **29**, 247 (1950). — Histologische Betrachtungen zur Funktion der Schleimhaut der oberen Luftwege. In: Der Schnupfen. Hrsg. EIGLER u. FINDEISEN. Leipzig: Ambrosius Barth 1959. — MESSERKLINGER, W., u. J. MÖSE: Die Stellung der Diphtheriebazillen in der atrophischen Nase. Arch. Ohrenheilk. **156**, 563 (1949/50). — MEYER, ED.: Die Tuberkulose der oberen Luftwege. In: Hdb. Hals-, Nasen-, Ohrenheilk. (DENKER-KAHLER) IV/1928, s. o. unter Lehr- u. Handbücher. — MICHEL, K.: Die Krankheiten der Nasenhöhle und des Nasenrachenraumes. Berlin: Hirschwald 1876. — MIEHLKE, A.: Hypophysär-hypothalamisch ausgelöste Ozaena und ihre Behandlung. Arch. Ohrenheilk. **160**, 217 (1951). — MIEHLKE, A., u. R. DIEPEN: Ozaena vergesellschaftet mit hypophysär-hypothalamischen Störungen. Arch. Ohrenheilk. **160**, 178 (1951). — MIKULICZ, J. v.: Über das Rhinosclerom (HEBRA). Arch. klin. Chir. **20**, 921 (1877). — MÖSE, J. R., u. W. MESSERKLINGER: Versuche über die bakterienhemmende Wirkung des Nasensekretes. Arch. Hyg. **138**, 63 (1954); Der Diphtheriebacillus in der atrophischen Nase und seine Wertung. Z. Laryng. Rhinol. **28**, 325 (1949). — MOHR, W.: Die Mykosen. In: Handb. Inn. Med. 4. Aufl. (v. BERGMANN, FREY, SCHWIEGK) I/I, 827. Berlin-Göttingen-Heidelberg: Springer 1952. — MOLLARI, M.: Zur Kenntnis der Schimmelpilzerkrankungen der Highmorshöhle. Z. Hals-, Nas.- u. Ohrenheilk. **25**, 65 (1930). — MORITZ, W.: Zur operativen Behandlung der Ozaena. Z. Laryng. Rhinol. **29**, 80 (1950a); Folgezustände allergischer Schleimhauterkrankungen. Arch. Ohrenheilk. **157**, 255 (1950b); Ozaena, Bronchiektasen, Allergie. Dtsch. med. Wschr. **1953**, 343. — MORTIMER, H., R. P. WRIGHT, and J. P. COLLIP: The effect of the administration of oestrogenic hormones on the nasal mucosa of the monkey. Canad. med. Ass. J. **35**, 184, 503, 615 (1936). — MORWITZ, S. M., and J. D. HORWITZ: Rhinoscleroma. Ann. Otol. (St. Louis) **59**, 569 (1950). — MOTTET, N. K., and V. SZANTON: Exfoliated measles giant cells in nasal secretions. Arch. Path. **72**, 434 (1961). — MOUNIER-KUHN, A. P., et A. PERSILLON: L'état rhinosinusien des asthmatiques. J. franç. Oto-rhino-laryng. **1**, 545 (1952). — MÜHE, J.: Über das Boecksche Sarcoid der Nasenschleimhaut. Hals-, Nas.- u. Ohrenarzt I, **33**, 152 (1943). — MÜLLER, F.: Akute virusbedingte Erkältungskrankheiten. Dtsch. med. Wschr. **1958**, 1058, 1096. — MUSOTTO, G.: Alterazioni anatomische della mucosa nasala nel tifo abdominale. Clin. otorinolaring. **2**, 489 (1950). — MYERSON, M. C.: Tuberculosis of the ear, nose, throat. Springfield (Ill.): Ch. C. Thomas 1953. — MYGIND: Lupus cavi nasi. Arch. Laryng. Rhin. (Berl.) **17**, 484 (1905).

NATANZON, A. M.: Sklerom der oberen Atmungswege, Vestn. Oto-rino-laring. **12**, 48 (1950). — NAUMANN, H. H.: In: Hals-, Nas.- u. Ohrenheilk. Ein kurzgefaßtes Handbuch. Hrsg. BERENDES, LINK u. ZÖLLNER. Bd. I. Stuttgart: Thieme 1964. — NEUBER, E.: Serologische und allergische Reaktion des Skleroms. Mschr. Ohrenheilk. **74**, 58 (1940). — NOWICKI, W.: Bemerkungen über Sklerom auf Grund des Sektionsmaterials. Beitr. path. Anat. **91**, 457 (1933). — NÜHSMANN, TH.: Die entzündlichen Erkrankungen der Kieferhöhle. In: Hdb. Hals-, Nasen-, Ohrenheilk. (DENKER-KAHLER) II/1926, s. o. unter Hand- u. Lehrbücher.

OBERMAYER, M. E.: Int. J. Leprosy **18**, 53 (1950). — OCKLITZ, H. W., u. R. NEUENDORFF: Riesenzellen im Nasenabstrich, eine Hilfe für die Masernfrühdiagnose? Med. Klin. **1958**, 1130. — OOMEN, H. A. P. C.: Rhinoscleroma. Docum. Med. geogr. trop. (Amst.) **4**, 124 (1952). — OPPERMANN, A., CL. VERMEIL, J. DELAGE et R. LANTIN: La rhinosporidiose nasale. Ann. Anat. path. N. S. **6**, 265 (1961). — OPPIKOFER, E. K.: Beiträge zur normalen und pathologischen Anatomie der Nase und ihrer Nebenhöhlen. Arch. Laryng. Rhin. (Berl.) 19, 28 (1906); Über eosinophile Granulome der Nase bei Asthma bronchiale. Schweiz. med. Wschr. 1943a, 107. — Z. Hals-, Nas.- u. Ohrenheilk. 60, 495 (1943b).

PARTENHEIMER, K.: Ein Beitrag zur Kenntnis der südamerikanischen Schleimhaut-leishmaniose. Arch. Ohrenheilk. 155, 116 (1947). — PAUL, J. H., and H. L. FREESE: Epid. and bacteriol. Study of the Common Cold in a isolated Arctic Community (Spitzbergen). Amer. J. Hyg. 17, 517 (1933). — PELLIZARI,: Arch. scuola d'an. pathol. Firenze 1883. — PERRET, P.: La rhinite allergique. Pract. oto-rhino-laryng. (Basel) 15, 243 (1953). — PESTA-LOZZI, C., u. U. W. SCHNYDER: Zur Frage der Bäckerrhinitis und des Bäckerasthmas. Schweiz. med. Wschr. 1955, 496. — PESTI, L.: Die Pathogenese der Rhinitis atrophicans vom Stand-punkt der Pneumatisationsfrage. Mschr. Ohrenheilk. 82, 151 (1948); Über das Pneumatisations-problem der Rhinitis atrophicans. Pract. oto-rhino-laryng. (Basel) 12, 114 (1950). — PIE-NIACZEK, P.: Das Rhinosklerom. In: Handb. Laryngol. (P. HEYMANN) III/II, 965 (1900),s.o.— PIEKARSKI, P.: Lehrbuch der Parasitologie. Berlin-Göttingen-Heidelberg: Springer 1954. — PINKERTON, F. J.: Leprosy of the upper respiratory tract. J. Amer. med. Ass. 111, 1437 (1938). — POE, D. L., and P. S. SEAGER: Arch. Otolaryng. 51, 414 (1950). — POPOV, N. P.: Myiasis of the Nose, Arch. Otolaryng. 45, 112 (1947). — POPPER, J.: Gumma septi nasi. Mschr. Ohrenheilk. 85, 77 (1951). — POPPER, J., A. PIRINGER-KUCHINKA und J. MARTIN: Zur Klinik, Bakteriologie und Therapie der Rhinitis atrophicans. Mschr. Ohrenheilk. 87, 179 (1953). — PORTMANN, G., et H. RETROUVEY: La rhinite lepreuse. Acta oto-laryng. (Stockh.) 10, 2 (1926). — POWEL, H. M., A. L. SPARKS, and G. H. CLOWES: Further inoculation experi-ments with the common cold virus. J. Immunol. 38, 309 (1940). — PRADILLO, J. A.: Le sclérome à Mexico. Revue de 335 cas. Rev. Invest. clin. 1, 503 (1949). — PRAUSWITZ: Zit. nach KLEY. — PRETZMANN-JENSEN, A.: Polypous nasal sinus affections and allergy. Acta oto-laryng. (Stockh.) 30, 440 (1942). — PROETZ, A. W.: Nasal physiology in relation to the common cold. Ann. Otol. (St. Louis) 55, 306 (1947). — PÜSCHEL, L.: Zur Leishmaniose der Nase. HNO (Berl.) 5, 219 (1955/56). — PUTSCHKOWSKI, A.: Zur Pathologie des Skleroms der oberen Luftwege. Z. Hals-, Nas.- u. Ohrenheilk. 32, 265 (192).

QUEVEDO, J.: Scleroma in Guatemala. Ann. Otol. (St. Louis) 58, 613 (1949).

RAJAM, R. V., G. S. VISWANATHAN, A. R. RAO, P. N. RANGIAH, and V. C. ANGULI: Rhino-sporidiosis — a study with report of a fatal case of dissemination. Indian J. Surg. 17, 269 (1955). — RAPPAPORT, B. Z.: J. Allergy. 24, 35 (1953). — REBATTU, J., u. H. PROBY: Zit. nach GLASSCHEIB. — REHAK, P.: Die Lymphogranulomatose der Nasenschleimhaut. Mschr. Ohren-heilk. 76, 462 (1942). — REHSTEINER, R.: Beiträge zur Kenntnis der Verbreitung des Heu-fiebers. Diss., Zürich 1926. — REICHARDT, H.: Zur Frage der Heredität der Ozaena. Mschr. Ohrenheilk. 70, 389 (1936). — REIPEN, W.: Leishmania-Erkrankung der Nase. Z. Laryng. Rhinol. 30, 177 (1951). — DE REYNIER, J. P.: Über einen tödlichen Fall von Ozaena laryngo-trachealis. Pract. oto-rhino-laryng. (Basel) 9, 1 (1947); Les alterations otorhinolaryngologiques en rapport avec les malformations congénitales de la tête. Pract. oto-rhino-laryng. (Basel) 10, 1 (1948). — RICCABONA, A.: Mucocele bei Lues III. Mschr. Ohrenheilk. 84, 234 (1950). — RICHIER, J.: Über einen Fall einseitiger Ozaena mit nervösen Komplikationen im Bereich des III. und IV. Hirnnerven derselben Seite. Ann. Oto-laryng. (Paris) 68, 392 (1951). — RICHTER, H.: Ein pathologisch-anatomischer Beitrag zur Nasentuberkulose im Kindesalter. Z. Laryng. Rhinol. 32, 150 (1953). — RIECKER: Zur Frage der Rhinitis vasomotorica. Dtsch. med. Wschr. 1947, 535. — RIEHM, W.: Der Einfluß des Allergieprinzips auf die Pathogenese der fokalen Krankheiten. Münch. med. Wschr. 1953, 113. — RINGERTZ, N.: Nord. Med. 36, 2252 (1947). — ROBERTSON, C. M.: The Texas Screw Worm: Report of a fatal case. Laryngoscope (St. Louis) 4, 150 (1889). — RÖSSLE, R.: Zum Formenkreis der rheumatischen Gewebsveränderungen mit besonderer Berücksichtigung der rheumatischen Gefäßentzündungen. Virchows Arch. path. Anat. 288, 780 (1933); Über Veränderungen der Schleimhäute der Nebenhöhlen des Kopfes durch rheumatische Gefäßveränderungen. Arch. Ohrenheilk. 142, 193 (1936). — ROCKENBACH, F.: Über Nasentuberkulome. Arch. Laryng. Rhin. (Berl.) 24, 231 (1910). — RONA, S.: Die metastatischen Erkrankungen der regionären Lymphdrüsen bei Rhinosklerom. Arch. Derm. Syph. (Berl.) 49, 265 (1899). — ROTH, F.: Soormykose. Zbl. allg. Path. path Anat. 87, 118 (1951). — ROULET, F. C.: Die infektiösen „spezifischen" Granulome. Hdb. allg. Path. VII/1. Hrsg. BÜCHNER, LETTERER u. ROULET. Berlin-Göttingen-Heidelberg: Springer

1956. — RUDDER, B. DE: Wetter und Jahreszeit als Krankheitsfaktoren. Grundriß der Meteorologie des Menschen. Berlin-Wien. Springer 1938. — RUGE, R., P. MÜHLENS, u. M. ZUR VERTH: Krankheiten und Hygiene der warmen Länder. 2. Aufl. Leipzig: W. Klinkhardt 1925, 3. Auflage 1938. — RUNGE, H. G.: Die entzündlichen Erkrankungen der Nase. In: Handb. spez. path. Anat. (HENKE-LUBARSCH) III/1. 1928., s. o. unter Lehr- u. Handbücher.

SAEED, Y. M.: Report of three cases of rhinoscleroms in Iraq. J. Laryng. 64, 353 (1950). — SCHAUMANN, J.: Ann. Derm. Syph. (Paris) 6, 357 (1916/17). Acta med. scand. 106, 239 (1941).— SCHMIDT, M.: Sklerom in Graubünden. Pract. oto-rhino-laryng. (Basel) 12, 315 (1950). — SCHMIDT, W.: Ein seltener Fall von mischinfizierter Lues I und II in der Nase. HNO (Berl.) 2, 162 (1950/51). — SCHÖNHERR, K. H.: Zur Differentialdiagnose und Therapie des Skleroms. Arch. Ohrenheilk. 164, 41 (1953). — SCHRIDDE, H.: Zur Histologie des Rhinoskleroms. Arch. Derm. Syph. (Berl.) 73 (1905). — SCHRÖER, R.: Allergische Erkrankungen an Hals, Nase und Ohren. Z. Laryng. Rhinol. 34, 12 (1955). — SCHRÖTTER, V.: Über Maßnahmen zu einem umfassenden Studium des Skleroms. Mschr. Ohrenheilk. 58, 2 (1924). — SCHUBERT, K.: Über Lues II der Stirnhöhle und des Siebbeins. Arch. Ohr.-, Nas.- u. Kehlk.-Heilk. 155, 52 (1949). — SCHUBERT, K., u. O. NEUSS: Bedeutung des Morbus Besnier-Boeck-Schaumann für die Hals-Nasen-Ohrenheilkunde. Z. Laryng. Rhinol. 37, 124 (1958). — SCHWARTZ: Allergy 18, 341 (1947); Acta allerg. (Kbh.) Suppl. 2, 5 (1952). — SCHWARZ, M.: Disk.-Bemerk. zur Ozaenabehandlung durch Stellatumblockaden. Arch. Ohr.-, Nas.- u. Kehlk.-Heilk. 158, 360 (1950). — SCHWEDKOWA-ROSCHE, T. S.: Zur Histologie des Skleroms. Z. Hals-, Nas.- u. Ohrenheilk. 37, 31 (1935). — SCOTT, A.: Gonococcal rhinitis. Brit. med. J. 1931, 551. — SEEBE, 1900: Zit. nach MOHR, s. dort. — SEIFERTH, L. B.: Sporadische Skleromerkrankung der oberen Luftwege (Rhinosklerom). Arch. Ohrenheilk. 147, 164 (1940). — SERCER, A.: Contribution à l'étude du sclérome. Acta oto-laryng. (Stockh.) 8, 308 (1925). — SHAMBOUGH, G. E. jr.: Nasal allergy for the practicing rhinologist. Ann. Otol. (St. Louis) 54, 43 (1945). — SIEBERT, K.: Gewerbeerkrankungen der Luftwege. In: Hals-, Nas.- u. Ohrenheilk. Ein kurzgefaßtes Handbuch in 3 Bänden. Bd. I., Hrsg. BERENDES, LINK u. ZÖLLNER. Stuttgart: Thieme 1964, s. o. unter Hand- u. Lehrbüchern. — SMIRNOWA-ZAMKOWA, A. J.: Zur Frage des experimentellen Skleroms. Mschr. Ohrenheilk. 68, 168 (1934). — SOKOLOWSKY, A. v.: Die Lepra der Nase. In: Hdb. Hals-, Nasen-, Ohrenheilk. IV/1928 (DENKER-KAHLER), s. o. unter Lehr- u. Handbücher. — SPECHT, F.: Über die Tuberkulose der Nasenhöhle. Med. Klin. 1940, 534. — STAEHELIN, H. R.: Zur Frage der Besnier-Boeckschen Krankheit und der Periarteriitis nodosa. Virchows Arch. path. Anat. 309, 235 (1942). — STEINER, M.: Zur Weiterentwicklung der Lehre von der Ozaena. Arch. Laryng. Rhin. (Berl.) 21, 282 (1909). — STEPANOW, M.: Über Einimpfung von Rhinosklerom auf Tiere. Mschr. Ohrenheilk. 23, 5 (1989). — STÖRK, O.: Blennorrhoe der Nasen-Kehlkopf und Luftröhrenschleimhaut in ihrem Vorkommen in Galizien, Polen und Bessarabien. Wien. med. Wschr. 1874, 848. — STOLL, H. G., u. H. WALTER: Therapieergebnisse bei Ozaena mit Implacen. Med. Klin. 1958, 183. — STORM VAN LEEUWEN: Allergische Erkrankungen, 2. Aufl. Berlin: Springer 1928. — STRANDBYGAARD, E.: Rhinitis vasomotorica auf Grund focaler Infektion. Acta oto-laryng. (Stockh.) Suppl. 51, 162 (1944). — STREIT, H.: Über das Vorkommen des Sklerom in Deutschland. Arch. Laryng. Rhin. (Berl.) 14, 257 (1903); Histologisch-klinische Beiträge zum Sklerom. Arch. Laryng. Rhin. (Berl.) 16, 407 (1904); Das Sklerom. In: Hdb. Hals-, Nasen-, Ohrenheilk. (A. DENKER u. O. KAHLER) IV, 248 (1928), s. o. unter Lehr- u. Handbücher. — SUCHANNEK, H.: Pathologisch-anatomisches über Rhinitis acuta, speziell Influenza-Rhinitis. Arch. Ohrenheilk. 25, 106 (1891); Beiträge zur normalen und pathologischen Histologie der Nasenschleimhaut. Anat. Anz. 7, 2 (1892).

TAKAHASHI, R.: Radiologische Untersuchungen über die Kieferhöhlenschleimhaut bei Ozaena. J. Otol. 59, 111 (1956). — TAPTAS, N.: Pathogénie de l'ozène. Rev. Laryng. (Bordeaux) 1946, 9. — TAYLOR, H. M.: Screwworm (Cochliomyis americana) infestation in man. Ann. Otol. (St. Louis) 59, 531 (1950). — TAYLOR, H. M., u. A. YOUNG: Histopathologische und histochemische Studien bei Rhinitis atrophicans. J. Laryng. 75, 574 (1961). Tuberculome de la cloison nasale. J. franç. Oto-rhino-laryng. 3, 654 (1954). — THOMAS et GAILLARD: Un cas de tuberculose isolée du sinus maxillaire et de la fosse nasale gauche à forme tumorale. Ann. Oto-laryng. (Paris) 68, 863 (1951). — THOMSON, ST. C., and V. E. NEGUS: Diseases of the Nose and Throat. London 1948. — TOMPKINS, V., and J. C. MACAULAY: A characteristic cell in nasal secretions during prodromal measles. J. Amer. med. Ass. **157**, 711 (1955). — TRAUTER-MANN, H.: Zur Genese des Ulcus septi perforans HNO (Berl.) **2**, 248 (1951). — TREITEL: In welchem Alter zeigt sich zuerst die Ozaena? Arch. Laryng. Rhin. (Berl.) **16**, 336 (1904). — TRIMARCHI, A.: Sur la génèse diphthérique de la rhinite atrophique. 4. Int. Congr. d'Otolaryng. 18.—23. 7. 1949. London. — TROESCHER-ELAM, E., G. R. ANCONA, and W. J. KERR: Histamin-like Substance present in Nasal Secretions of Common Cold and Allergic Rhinitis. Amer. J. Physiol. **144**, 711 (1945). — TUNNICLIFF, R.: An anaerobic organism associated with acute rhinitis. J. Amer. med. Ass. **1913**, 2033; Further observations on the bacteriology of rhinitis with special reference to an anaerobic organism (Bacillus rhinitis). J. infect. Dis. **16**, 493 (1915).

UFFENORDE, W.: Wie entstehen Retronasalpolypen? Z. Hals-, Nas.- u. Ohrenheilk. **6**, 132 (1923); Katarrhalische Sinusitis. Mschr. Ohrenheilk. **59**, 153 (1925); Pathologie und Therapie des serösen Sinusitis. Folia Oto-laryng. **17**, 1 18, 469 (1932). — UNDRITZ, W.: Besondere Färbungen der Nasenschleimhaut bei Asthma bronchiale, Asthma nasale, Rhinitis vasomotorica und anderen Reflexneurosen der Nase. Z. Hals-, Nas.- u. Ohrenheilk. **16**, 149 (1926); Über die Bedeutung der Erbfaktoren bei verschiedenen oto-laryngologischen Erkrankungen. Arch. Laryng. Rhin. (Berl.) **119**, 270 (1928). — UNGER, L.: Ann. Otol. (St. Louis) **61**, 903 (1952). — URBACH, E.: Pathogenese und Therapie des Heufiebers. Med. Klin. **1934a**, 253; Allergische Mukosen der oberen Luftwege. Wien. klin. Wschr. **1934b**, 1073; Klinik und Therapie der allergischen Krankheiten. Wien: Maudrich 1935; Das Heufieber. Wien: Maudrich 1937. — URBACH, E., u. C. WIETHE: Aetherische Oele als Ursache von allergischen Haut- und Schleimhauterkrankungen. Münch. med. Wschr. **1931**, 2030.

VAHERI, E.: Scarlatina Rhinitis and its Complications. Acta oto-laryng. (Stockh.) Suppl. **74**, 165 (1948). — VETRANO, G.: Über tertiäre Lues im Oberkiefer und Carcinom der Highmore Höhle. Arch. ital. Laryng. **60**, 311 (1952). — VIEL, BARON, JOINVILLE et KERNEIS: A propos d'un cas de sclérome. Ann. Oto-laryng. (Paris) **70**, 67 (1933). — VIVELL, O.: Neues vom Schnupfen und anderen akuten Viruserkrankungen des Respirationstraktes. Dtsch. med. Wschr. **1955**, 356. — VOGEL, KL.: Rhinitis chronica simplex und hyperplastica. In: Hdb. Hals-, Nasen-, Ohrenheilk. (A. DENKER und O. KAHLER) II, 551 (1926), s. o. unter Lehr- u. Handbücher; Die Herdinfektion im Gebiete des Hals-Nasen-Ohrenarztes. Dresden u. Leipzig: Th. Steinkopff 1940; Histopathologische Befunde am Ganglion sphenopalatinum mit besonderer Berücksichtigung der atrophischen Rhinitiden. Z. Hals-, Nas.- u. Ohrenheilk. **22**, 507 (1929). — VOSTEEN, K H.: Die spezifischen Infektionen der Nase und der Nasennebenhöhlen. In: Hals-, Nas.- u. Ohrenheilk. Ein kurzgefaßtes Handbuch in 3 Bänden. Bd. I. Hrsg. BERENDES, LINK u. ZÖLLNER. Stuttgart: Thieme 1964, s. o. unter Hand- u. Lehrbücher.

WAESER, H., u. M. SCHMIDTMANN: Heilverlauf bei einem mit Terramycin behandelten Rhinosklerom im histologischen Bild. Z. Laryng. Rhinol. **31**, 295 (1952). — WALDECKER, K.: Lupusfragen an Hand von statistischen Erhebungen. Beitr. klin. Tuberk. **91**, 457 (1938). — WALKER, J. E.: Ann. intern. Med. **5**, 1526 (1931/32). — WALLNER, J. J.: Ann. Allergy **7**, 258 (1949). — WALSH, T. E.: Vasomotor rhinitis. Ann. Otol. (St. Louis) **64**, 466 (1955). — WEILLE, F., and R. S. GOHD: The virus theory of nasal polyp etiology and its practical applications. Ann. Otol. (St. Louis) **65**, 443 (1956). — WEISE, H. J.: Sklerom der Nase, des Kehlkopfes und der Augenbindehäute. Z. Haut- u. Geschl.-Kr. **19**, 10 (1955). — WIETHE, C.: Polyposis nasi auf allergischer Grundlage. Mschr. Ohrenheilk. **66**, 1378 (1932). — WILLE, C.: Boecks Disease of the Mucosa. Acta oto-laryng. (Stockh.) **34**, 182 (1946). — WILLIAMS, H. L.: The instrinsic allergy syndrome. Ann. Otol. (St. Louis) **53**, 397 (1943). — WINKLER, K.: Über ein Gumma der Nase. Z. Haut- u. Geschl.-Kr. **11**, 93 (1951). — WIRTH, E.: Ist die Rhinitis atrophicans eine infektiöse Erkrankung? Arch. Ohrenheilk. **121**, 84 (1929). — WIRTINGER, W.: Tuberkulom der Nasenscheidewand nach Tränensackoperation. Mschr. Ohrenheilk. **86**, 157 (1952). — WOLKOWICZ: Das Rhinosklerom, eine klinische, mikroskopische und bakteriologische Studie. Langenbecks Arch. klin. Chir. **38**, 1 (1899). — WRIGHT, and PATTON: Indian med. Gaz. **56**, 27 (1921).

ZANGE, J.: Spezifische Beteiligung regionärer Lymphdrüsen bei tertiär-luischen Prozessen. Arch. Ohrenheilk. **144**, 185 (1938). — ZARNIKO, C.: Lehrbuch der Nasenheilkunde. Berlin: Karger 1910. — ZERNE, G. E.: Scleroma in Panama. Arch. Otolaryng. **57**, 79 (1953). — ZIEGLER, E.: Boecksche Krankheit an der Mittelohrschleimhaut. HNO (Berl.) **3**, 73 (1952). —

ZINSER, H.: Ozaenaschleimhaut und Körperbau. Diss., Tübingen 1936. — ZÖLLNER, F.: Ergebn. ges. Tuberk.-Forsch. **9**, 69 (1939). — ZUCKERKANDL, E.: Normale und pathologische Anatomie der Nasenhöhle und ihrer pneumatischen Anhänge. Wien I. 1882, II. 1892. — ZUMPT, F.: Myiasis in Man and Animals in Africa. S. Afr. J. clin. Sci. **2**, 38 (1951). — ZURHAUSEN, A.: Hals-, Nas.- u. Ohrenarzt **32**, 421 (1942). — ZWIEFACH, E.: Rhinoscleroma. J. Laryng. **69**, 321 (1955).

F. *Granuloma gangraenescens*

ALTMANN, H.-W., u. H. SCHICHE: Ein Beitrag zur Histologie und zur Einordnung der Wegenerschen Granulomatose. Beitr. path. Anat. **121**, 211 (1959). — ASCHOFF, L.: Diss.-Bem. zum Vortrag WEGENER. Verh. dtsch. Ges. Path. **29**, 209 (1937).

BECKER, W., K. DIEMER u. J. MATZKER: Zum Krankheitsbild des malignen Granuloms. Z. Laryng. Rhinol. **36**, 66 (1957). — BERGQVIST, B., and H. KOCH: Contribution to the question of granuloma gangraenescens. Acta oto-laryng. (Stockh.) **37**, 405 (1949). — BERENDES, J.: Granuloma gangraenescens. Münch. med. Wschr. **1934**, 2005; Der Epipharynx als primärer Sitz der Lymphogranulomatose. Arch. Ohrenheilk. **141**, 141 (1936). — BRANDT, U.: Le granulom malin est-il une endomycose? Acta oto-laryng. (Stockh.) **44**, 139 (1954). — BURSTON, H. H.: Lethal midline granuloma; is it a pathological entity? Laryngoscope (St. Louis) **69**, 1 (1959).

CHOMET, B., C. G. PILZ, K. VOSTI, and V. LEVINE: Case of Wegener's Granulomatose. Arch. Path. **66**, 100 (1958). — CHURG, J., and L. STRAUS: Allergic granulomatosis. Ann. J. Path. **25**, 817 (1949); **27**, 277 (1951).

EIGLER, G.: Über die Beziehungen des malignen Granuloms zu den echten Geschwülsten. Arch. Ohrenheilk. **159**, 414 (1951). — ESCHER, F., u. F. LEGRAIN: Granuloma gangraenescens — Wegenersche Krankheit. Mschr. Ohrenheilk. **97**, 160 (1963).

FAHR, TH.: Diskuss.-Bem. zum Vortrag WEGENER: Verh. Dtsch. Ges. Path. **29**, 209 (1937).

GIESE, W.: Die Atemorgane. In: Lehrb. spez. path. Anat. Hrsg. M. STAEMMLER. Bd. III. Berlin: W. de Gruyter 1960. — GREIFENSTEIN, A.: Dauerheilung eines malignen Granuloms, nebst einem differentialdiagnostischen Beitrag zur Mycosis fungoides. Arch. Otolaryng. **143**, 315 (1937). — GODMAN, G. C., u. J. CHURG: Wegeners granulomatosis. Pathology and review of the literature. Arch. Path. **58**, 533 (1954).

HASLHOFER, L.: Histologische Befunde bei Asthma bronchiale. Schweiz. Z. Path. **13**, 385 (1950). — HENNIG, A., u. E. WIRTH: Ein diagnostisch unsicherer Fall von Ulcus faciei. Passow-Schaefers Beitr. Anat. Ohr. **23**, 1 (1926). — HESSE, B.: Ein Fall von Granuloma gangraenescens. Arch. Ohrenheilk. **150**, 175 (1941). — HULTBERG, S., H. KOCH, G. MOBERGER u. G. MARTENSSON: Malignant granuloma. Acta radiol. (Stockh.) **47**, 229 (1957). — HUNGER, H.: Granuloma gangraenescens oder Retothelsarkom? Arch. Ohrenheilk. **168**, 466 (1946). — HUNSTEIN, W., H. KIEFER, J. SCHIRMEISTER u. H. STÖTZER: Über einen intravital diagnostizierten Fall einer Wegenerschen Granulomatose. Dtsch. med. Wschr. **1963**, 52.

JOHNSSON, S.: A case of Wegeners granulomatosis. Acta path. microbiol. scand. **25**, 573 (1948).

KÄUFER, C., u. B. HASPER: Über die Wegenersche Granulomatose. Frankfurt. Z. Path. **74**, 170 (1964). — KANAS, S.: Ein Fall von „malignem Granulom" des Rachens (Atypisches Lymphosarkom). Acta oto-laryng. (Stockh.) **23**, 429 (1936). — KESSELRING, F., u. H. W. ZOLLINGER: Die Wegenersche Granulomatose. Ergebn. inn. Med. Kinderheilk. N. F. **16**, 41 (1961). — KLINGER, H.: Grenzformen der Periarteriitis nodosa. Frankfurt. Z. Path. **42**, 455 (1931). — KNAPP, E.: Das Krankheitsbild des Granuloma gangraenescens. Münch. med. Wschr. **1937**, 917; Beitrag zur Behandlung des Granuloma gangraenescens. HNO (Berl.) **1**, 320 (1949). — KRAUS, E. J.: Über drei Fälle einer eigenartigen Neubildung der Nasen-, Rachen- und Mundhöhle. Klin. Wschr. **8**, 932 (1929).

LAPP, H.: Pathologisch-anatomischer Beitrag zur Pathogenese und nosologischen Stellung des malignen Granuloms der Nase. Virchows Arch. path. Anat. **331**, 487 (1958). — LEGGAT, P. O., and W. E. WALTON: Wegener's granulomatosis. Thorax **11**, 94 (1956). — LEVAN, N. E.: Malignant granuloma of the face. Arch. Derm. **68**, 187 (1953). — LEWY, A.: A case of gangrenous Osteomyelitis of the Paranasal Sinuses. Arch. Otolaryng. 27, 91 (1938). — LIERLE, D. M.: Chronic infectious granuloma of nose. Arch. Otolaryng. 36, 940 (1942). — LOOCK, K. H., u. K. KRÜCKEMEYER: Beitrag zur Klinik und Morphologie der Wegenerschen Granulomatose. Münch. med. Wschr. 1961, 1220.

McBRIDE, P.: Rapid destructions of nose and face. J. Laryng. 12, 64 (1897). — McKIBBEN, B. G., and W. M. BAYLISS: Lethal midline granuloma and Periarteriitis nodosa. U. S. armed Forces med. J. 7, 1665 (1956).

NEUSS, O.: Das Granuloma gangraenescens und seine Beziehungen zur Periarteriitis nodosa. Z. Laryng. Rhinol. 34, 767 (1955); Das Granuloma gangraenescens (Wegenersche Granulomatose), ein neues Mitglied des rheumatischen Formenkreises. Z. Laryng. Rhinol. 35, 210 (1956); Das Granuloma gangraenescens, „missing link" zwischen Kollagenosen und Reticuloendotheliosen sowie entzündlichen und echten Geschwülsten. Z. Laryng. Rhinol. 39, 731 (1960); Zur Bedeutung der Kollagenkrankheiten für die Hals-, Nasen- und Ohrenheilkunde. Z. Laryng. Rhinol. 40, 1 (1961).

PIECZEWSKI, H.: Granuloma gangraenescens. HNO (Berl.) 2, 74 (1951). — POPPER, J.: Granulom des Siebbeins mit Mucocele des Keilbeines, Stirnhirnabsceß, Metastase in der Wirbelsäule. Mschr. Ohrenheilk. 83, 36 (1949).

RASMUSSEN, A.: Osteomyelitis necroticans faciei. Acta oto-laryng. (Stockh.) 33, 254 (1945). — RICCI, V.: Das Granuloma gangraenescens und seine Beziehungen zu den Kollagenkrankheiten. Minerva otorinolaring. 7, 1 (1957). — RICHMOND, H. G., C. D. WEIR, and J. F. PHILIP: Malignant granuloma of the nasal cavity. Brit. J. Surg. 44, 291 (1956). — RINGERTZ, N.: En egenartad form av periarteritis nodosa. Nord. med. 36, 2252 (1947). — RÖSSLE, R.: Zum Formenkreis der rheumatischen Gewebsveränderungen mit besonderer Berücksichtigung der rheumatischen Gefäßentzündungen. Virchows Arch. path. Anat. 288, 780 (1933).

SCHMALIX, J.: Beitrag zur Frage des Granuloma gangraenescens. Arch. Ohrenheilk. 150, 369 (1941); 153, 297 (1943). — SCHÜRMANN, P.: Diskuss.-Bemerk. zum Vortrag WEGENER. Verh. dtsch. Ges. Path. 29, 209 (1937). — SCHÜRMANN, P., u. McMAHON: Die maligne Nephrosklerose, zugleich ein Beitrag zur Frage der Bedeutung der Blutgewebsschranke. Virchows Arch. path. Anat. 291, 47 (1933). — SCHÜTZ, W.: Verschiedene Formen von Gangraen der Nase und Nasennebenhöhlen. Z. Hals-, Nas.- u. Ohrenheilk. 44, 244 (1938). — SCHWAB, W.: Über entzündliche Tumoren im Rachen. HNO (Berl.) 1, 405 (1949); Ein Nachtrag zur Behandlung der entzündlichen Tumoren (Granuloma gangraenescens) HNO (Berl.) 2, 119 (1950). — SPEAR, G. S., and W. G. WALKER: Lethal midline granuloma at autopsy. Report of a case and review of literature. Bull. Johns Hopk. Hosp. 99, 313 (1956). — STAEHELIN, H. R.: Zur Frage der Besnier-Boeckschen Krankheit und der Periarteriitis nodosa. Virchows Arch. path. Anat. 309, 235 (1942). — STEWART, J. P.: Progressive lethal granulomatous ulceration of the nose. J. Laryng. 48, 657 (1933). — STRAATSMA, B. R.: Ocular manifestations of Wegeners Granulomatosis. Amer. J. Ophthal. 44, 789 (1957). — STRATTON, H. J., T. M. L. PRICE, and M. O. SKELTON: Granuloma of the nose and periarteriitis nodosa. Brit. med. J. 1953, 127.

THIELEMANN, M., u. H. PIECZEWSKI: Ein Beitrag zur Frage des Granuloma gangraenescens. Z. Laryng. Rhinol. 29, 302 (1950).

VAHERI, E.: Cortisone Treatment in Malignant Granuloma. Pract. oto-rhino-laryng. (Basel) 18, 49 (1956). — VOGEL, G.: Zur nosologischen Stellung des Granuloma gangraenescens. Z. Krebsforsch. 58, 698 (1952). — VOSS, O.: Ein Fall von malignem Granulom der Luftwege und Mundhöhle. Paradentium 1931, 101; Progressives malignes Granulom der Luftwege. Z. Laryng. Rhinol. 25, 122 (1934).

WALTON, E. W.: Giant-cell Granuloma of the Respiratory Tract (Wegener's Granulomatosis). Brit. med. J. 1958, 265; Non healing Granulomata of the nose. J. Laryng. 73, 242 (1959); Reticulo-endothelial sarcoma arising in the nose and palate (Granuloma gangraenescens). J. clin. Path. 13, 279 (1960). — WEGENER, F.: Über eine eigenartige rhinogene Granulomatose mit besonderer Beteiligung des Arteriensystems und der Nieren. Beitr. path. Anat. 102, 36 (1939). — WEINBERG, T.: Periarteritis nodosa in granuloma of unknown etiology. Report of two cases. Amer J. clin. Path. 16, 784 (1946). — WILLIAMS, H.: Lethal granuloma of the nose, pharynx and larynx. Arch. Otolaryng. **51**, 452 (1950). — WILLIAMS, H., and J. J. HOCHFILZER: Effect of cortisone on idiopathic granuloma of the midline tissues of the face. Ann. Otol. (St. Louis) **59**, 518 (1950). — WOOD, G. B.: Case of mutilating granuloma of the nose and face with fatal ending. Trans. Amer. laryng. Ass. **53**, 63 (1931). — WOODBURN, C., and H. HARRIS: Cleveland Clin. Quart. **18**, 165 (1951).

ZAKRZEWSKI, A., M. ROZYNEK u. P. GABRYEL: Zwei Fälle von Wegenerscher Granulomatosis. Pract. oto-rhino-laryng. (Basel) **22**, 339 (1960). — ZANGE, J., u. J. SCHUCHARDT: Rhinologische und plastische Operationen. In: R. THIEL: Ophthalmologische Operationslehre. Leipzig: Thieme 1960. — ZECHNER, G., u. B. GRAHNE: Zur Ätiologie und Pathogenese des Wegenerschen Syndroms. Mschr. Ohrenheilk. **99**, 256 (1965).

G. *Die Nasenschleimhaut bei Systemerkrankungen des Blutes und des RHS*

BARGON, G., u. H. W. WEBER: Das extramedulläre Plasmocytom der oberen Luftwege. Z. Laryng. Rhinol. **35**, 444 (1956). — BAUCHWITZ, M.: Pathologisch-anatomische Untersuchungen an medullären und extramedullären Plasmocytomen. Diss., Berlin 1958. — BERDAL, P.: Plasmazellentumor (Plasmocytom) in Nasen-Nebenhöhlen. Nord. Med. **41**, 369 (1949).

DUCHON, J., u. E. MIRISZLAI: Das extramedulläre Plasmocytom der oberen Luftwege und der Mundhöhle. Z. Laryng. Rhinol. **40**, 508 (1961). — DWORACEK, H.: Plasmocytom der Nase. Mschr. Ohrenheilk. **88**, 135 (1954).

FINK, K.: Solitäres Plasmocytom im Oberkiefer. Medizinische **1955**, 812.

GASTPAR, H.: Lokale Manifestationen von Plasmocytomen im Hals-Nasen-Ohrenbereich. HNO (Berl.) **11**, 191 (1963). — GLÜCKERT, H.: Über leukämische Veränderungen der oberen Luftwege. Arch. Ohrenheilk. **135**, 135 (1933). — GRÄFF, S.: Die Nasenschleimhaut als Sitz des Primärinfektes der Lymphogranulomatose. Zbl. allg. Path. path. Anat. **84**, 174 (1948/49).

HANDKE, Fr.: Lymphosarkom der Keilbeinhöhlenschleimhaut unter dem Bild einer rhinogenen Meningitis. Z. Hals-, Nas.- und Ohrenheilk. **41**, 44 (1936). — HARRISON, D. F. N.: Two cases of lymphosarcoma of the Ethmoid. J. Laryng. **67**, 225 (1953). — HEILMEYER, L., u. H. BEGEMANN: Blut und Blutkrankheiten. In: Handb.Inn. Med. II, 4. Aufl. (v. BERGMANN, FREY, SCHWIEGK). Berlin-Göttingen-Heidelberg: Springer 1951. — HELLWIG, C. A.: Extramedullary Plasma Cell Tumors as Observed in Various Locations. Arch. Path. **36**, 95 (1943). — HYNEK, W.: Extramedulläre Plasmocytome. Mschr. Ohrenheilk. **84**, 223 (1950).

JAEGER, E.: Das extramedulläre Plasmocytom. Z. Krebsforsch. **52**, 349 (1942). — JAY, H. M.: Plasmocytoma of nasal septum. J. Laryng. **69**, 625 (1955).

KLINGEMANN, H.: Bericht über einen Krankheitsfall von multiplen Myelomen verbunden mit einem peripheren Plasmocytom. Ärztl. Wschr. **1949**, 178. — KRIEGSMANN, G.: Aleukämische Lymphadenose mit Beteiligung der Schleimhaut im Bereich der oberen Luftwege. Z. Hals-, Nas.- u. Ohrenheilk. **30**, 281 (1931).

MAYER, O.: Über histologische Veränderungen der Nasenschleimhaut bei Leukämie. Mschr. Ohrenheilk. **42**, 259 (1908). — MENZEL, K. M.: Veränderungen der Schleimhaut der Nasennebenhöhlen bei Leukämie. Z. Hals-, Nas.- u. Ohrenheilk. **9**, 26 (1926).

OLTERSDORF, U.: Das Schleimhaut-Plasmocytom. Z. Laryng. Rhinol. **34**, 425 (1955).

PARKES, M., and S. BURTOFF: Plasma Cell Tumor Simulating Bilateral Maxillary Sinusitis. Arch. Otolaryng. **50**, 666 (1949). — PELAGATTI, V.: Arch. ital. Mal. Appar. dig. **10**, 174 (1941).

RAWSON, A. J., P. W. EYLER, and B. C. HORN: Plasmazelltumoren im Bereich des oberen Respirationstraktes und die Bedeutung ihrer histologischen Erkennung. Amer. J. Path. **26**, 445 (1950). — RAUHUT, H.: Über Haut- und Schleimhauterkrankungen der Nase und des Nasenrachenraumes bei Myeloblastenleukämien. Diss., Rostock 1938. — RIECKE, H. G.: Klinische und histologische Beobachtungen über aleukämische Lymphadenose der Nasenschleimhaut. Passow-Schaefers Beitr. Anat. Ohr. **30**, 139 (1932). — RINGERTZ, N.: Pathology of Malignant Tumors arising in the Nasal and Paranasal Cavities and Maxilla. Acta oto-laryng.

(Stockh.) **27**, 234 (1938). — Rosenquist, K.: Über leukämische Lymphadenose in den oberen Luftwegen. Z. Laryng. Rhinol. **25**, 218 (1934).

Saphier u. Seyderhelm: Über myeloische Hautinfiltrationen bei chronischer myeloischer Leukämie. Münch. med. Wschr. **1929**, 3. — Siegmund, H.: Plasmocytom des Magens mit sog. Amyloidtumor. Zbl. allg. Path. path. Anat. **89**, 451 (1952).

Tischendorf, W.: Zur extramedullären Entwicklung und leukämischen Ausbreitung des Plasmocytoms. Dtsch. med. Wschr. **1947**, 693. — Todaro, F.: Clin. odontoiat. **5**, 186 (1950). — Tosch, R.: Seltene Lokalisation eines Plasmocytoms im Hals-Nasen-Ohren-Gebiet. HNO (Berl.) **5**, 120 (1955/56).

Voegt, H.: Extramedulläre Plasmocytome. Virchows Arch. path. Anat. **302**, 497 (1938).

Wachter, H.: Ein Fall von Plasmocytom der oberen Luftwege. Arch. Laryng. Rhin. (Berl.) **28**, 69 (1941). — Waltner, J. G.: Plasma cell tumors of the nasopharynx. Ann. Otol. (St. Louis) **56**, 911 (1947).

H. *Die Nasennebenhöhlen*

Abendroth, H.: Die Bedeutung der Nebenhöhlenerkrankungen für die Emphysembronchitis (Sinusbronchitis). Ärztl. Wschr. **1952**, 809. — Albrecht, W.: Die Bedeutung der Konstitution bei den Erkrankungen des Ohres und der Luftwege. Z. Laryng. Rhinol **14**, 1 (1926). — Andersen, H. C., and A. Stenderup: Aspergillosis of the Maxillary Sinus. Acta oto-laryng. (Stockh.) **46**, 471 (1956). — Avellis, G.: Der Ausgang des akuten Kieferhöhlenempyems in Verkäsung. Arch. Laryng. Rhin. (Berl.) **10**, 271 (1900). Die Entstehung der nichttraumatischen Stirnhöhlenmukozele. Arch. Laryng. Rhin. (Berl.) **2**, 64 (1901).

Baird, K. A.: Sinusitis, Allergy and Bacterial Vaccine. Ann. Allergy **7**, 339 (1949). — Barth, H.: Über die Schleimhauttuberkulose der Kieferhöhle. Z. Hals-, Nas.- u. Ohrenheilk. **49**, 190 (1943). — Barwich, M.: Über Erkrankungen der Nasennebenhöhlen bei Scharlach. Wien. med. Wschr. **1931**, 1562, 1613. — Bauer, E.: Die normale und pathologische Histologie der Kieferhöhlenschleimhaut. Mschr. Ohrenheilk. **94**, 43 (1960). — Becker, A.: Diphtherie der Nasennebenhöhlen. HNO (Berl.) **1**, 23 (1947). — Belal, A.: Mucocele of the Maxillary Sinus. J. Laryng. **65**, 286 (1951). — Berendes, J.: Stirnabscess als Folge eines Septumabscesses. Z. Hals-, Nas.- u. Ohrenheilk. **35**, 366 (1934); Über eine Mucocele der Keilbeinhöhle. Arch. Ohrenheilk. **146**, 189 (1939). — Björkwall, T.: Bacteriological examinations in maxillary sinusitis. Acta oto-laryng. (Stockh.) Suppl. **83**, (1950). — Bjuggren, G., S. Kraepelin, J. Lind y G. Tunewall: Sinusitis infantilis. Fol. clin. int. (Barcelona) **3**, 171 (1953). — Boege, K.: Zur Anatomie der Stirnhöhlen (Sinus frontales). Diss., Königsberg 1902. — Boenninghaus, G.: Zur Kenntnis der traumatischen Mucocele des Sinus frontalis. Beitr. Anat. etc., Ohr. **3**, 116 (1910). — Bommoli, R.: Die anatomisch histologischen Beziehungen der hinteren Nasennebenhöhlen zum Nervus opticus bei normaler und entzündeter Schleimhaut. Diss., Bern 1939. — Braune, W., u. E. Clasen (1877): Zit. nach L. Stern. — Brown, E. E.: Cause of rheumatic fever — chronic sinusitis. Arch. Pediat. **68**, 565 (1951). — Brown, J. M., u. V. Goodhill: Zit. nach Lundgren und Olin: Muco-Pyocele of sphenoidal sinus or posterior ethmoidal cells with special reference to the apex orbitae syndrome. Acta oto-laryng. (Stockh.) **53**, 61 (1961). — Brück, D.: Die Fokallehre. Heidelberg: A. Hüthig Verlag 1951. — Brüggemann, A.: Mucocele der Stirnhöhle. In: Handb. Hals-, Nasen-, Ohrenheilk. (A. Denker u. O. Kahler) II, 757 (1926), s. o. unter Lehr- u. Handbücher.

Chiari, H.: Die Krankheiten der Nase. Leipzig, Wien: Deuticke 1902. — Chinaglia, V.: Sull'esoftalma da mucocele del seno mascellare. Riv. oto-neuro-oftal. **26**, 10 (1951). — Christensen, J. R., and L. P. Houck: Mucocele of the maxillary sinus. Arch. Otolaryng. **59**, 147 (1954). — Citelli, S.: Über eine neue Krankheit der Oberkieferhöhle. Arch. Laryng. Rhin. (Berl.) **33**, 37 (1920). — Corning, H. K.: Lehrbuch der topographischen Anatomie. 17. Aufl. München: Bergmann 1931. — Crowe, S. J., and J. E. Lett: The etiology, treatment and prevention of chronic sinus infection. Ann. Otol. (St. Louis) **57**, 364 (1948). — Czurda, O.: Blastomykose der Nasennebenhöhlen. Mschr. Ohrenheilk. **84**, 148 (1950).

Eckert-Möbius, A.: Rhinologische Gesichtspunkte bei der Beurteilung und Behandlung großer Oberkieferzahncysten. Dtsch. Gesundh.-Wes. **1950**, 1439; Solitäre Schleimhautcysten der Oberkieferhöhle. HNO (Berl.) 2, 368 (1951); Die Pneumatisation der Schädelknochen und ihre praktisch-klinischen Auswirkungen. Wien. med. Wschr. 1954, 663. — EICKHOFF, H.: Zur Frage des histopathologischen Bildes der chronischen Kieferhöhlenschleimhautentzündung. Z. Laryng. Rhinol. 33, 433 (1954). — EIGLER, G., u. J. DRABE: In: Hals-, Nas.- u. Ohrenheilk. Ein kurzgefaßtes Handbuch in 3 Bänden. Hrsg. BERENDES, LINK, ZÖLLNER. Bd. I, Stuttgart: Thieme 1964, s. o. unter Hand- u. Lehrbücher. — EIGLER, G. u. R. SCHRÖER: Zur Genese und Therapie der extraduralen Mucocelenbildungen. HNO (Berl.) 3, 85 (1952/53).

FISCHER, C. H.: Gibt es ein dentales Kieferhöhlenempyem? Arch. Ohrenheilk. 145, 82 (1938). — FLEISCHER, K.: Beobachtungen bei Muco- und Pyocelen der Nebenhöhlen. HNO (Berl.) 2, 376 (1951). — FRAENKEL, B.: Die Krankheiten der Nase. In: Handb. spez. Path. und Therapie IV/I. Leipzig: Vogel 1876. — FRAENKEL, E.: Beitrag zur Pathologie und Ätiologie der Nasennebenhöhlenerkrankungen. Virchows Arch. path. Anat. 143, 42 (1896). — FROBOESE, C.: Mißbildung der Lamina cribrosa des Os ethmoidale als Ursache der eitrigen Meningitis. Berl. klin. Wschr. 1917, 1219. — FÜLLEMANN, A.: Über das Vorkommen der Sinusitis beim Kind und deren Zusammenhang mit Erkrankungen des lymphatischen Rachenringes. Diss., Zürich 1954.

GEBHARDT, W.: Die Tuberkulose der Nasennebenhöhlen. Diss., Köln 1940. — GERBER, P. H.: Die Komplikationen der Stirnhöhlenentzündungen. Berlin: S. Karger 1909. — GILSE, P. H. G. VAN: Über die Entwicklung der Keilbeinhöhle des Menschen. Beitrag zur Kenntnis der Pneumatisierung des Schädels von der Nase aus. Z. Hals-, Nas.- u. Ohrenheilk. 16, 202 (1926). — GLEICHSNER, E.: Über Mucocele der Stirnhöhle. Hals-, Nas.- u. Ohrenarzt I, 29, 213 (1938). — GREIFENSTEIN, A.: Über Muco-, Pyo- und Pneumatocelen. Hals-, Nas.- u. Ohrenarzt I, 29, 243 (1938). — GROVE, R. CL.: Sinusitis and allergic diseases. Amer. Practit. 1, 468 (1947); Importance of hyperplastic sinusitis in etiology of allergic rhinitis. Arch. Otolaryng. 57, 267 (1953). — GRÜNWALD, L.: Deskriptive und topographische Anatomie der Nase. In: Hdb. Hals-, Nasen-, Ohrenheilk. (A. DENKER und O. KAHLER) I, 1. s. o. unter Lehr- u. Handbücher. — GRUMBACH, A.: Die Lehre von der fokalen Infektion. Ergebn. Hyg. Bakt. 15, 442 (1934). — GUERRANT, J. L., A. McCANSLAND, and O. SWINEFORD: Asthma with Sinus Disease. J. Allergy 21, 187 (1950).

HAAS, L.: Über die Entwicklung und Nichtentwicklung der Nasennebenhöhlen, besonders der Stirnhöhle. Mschr. Ohrenheilk. 68, 1086 (1934). — HAJEK, M.: Pathologie und Therapie der entzündlichen Erkrankungen der Nebenhöhlen der Nase. 5. Aufl. Leipzig und Wien: Deuticke 1926. — HARKE: Beiträge zur Pathologie der oberen Atmungswege. Wiesbaden 1895. — HAUCK, L.: Gumma der Highmore-Höhle. Dtsch. med. Wschr. 1930, 1481. — HESSE, W.: Zur Ätiologie der Keilbein-Osteomyelitis. Arch. Ohrenheilk. 137, 94 (1933).

JENSSEN, W.: Beiträge zur Bakteriologie und Histologie der Nasennebenhöhlen. Z. Hals-, Nas.- u. Ohrenheilk. 32, 439 (1933). — JOHNSON, CH. J.: Osteomyelitis of the frontal bone of rhinogenic origin: A report of three cases. Ann. Otol. (St. Louis) 63, 180 (1954). — JOHNSON, F.: Ten Year study of frontal sinusitis at the Los Angeles County General Hospital. Arch. Otolaryng. 52, 129 (1950). — JUDGE, A. F.: Papillary sinusitis. Ann. Otol. (St. Louis) 61, 625 (1952).

KAHLER, O.: Zur Frage der Entstehung der Pneumatocelen der Stirnhöhlen. Z. Laryng. Rhinol. 29, 363 (1950). — KAHN, K. M.: Osteomyelitis of the Sphenoid Bone. Arch. Otolaryng. 45, 348 (1947). — KARTAGENER, M.: Die Bronchitiden. In: Handb. Inn. Med. 4. Aufl. IV/II, 320 (v. BERGMANN, FREY, SCHWIEGK). Berlin-Göttingen-Heidelberg: Springer 1956. — KILLIAN, G.: Über den Ursprung der Choanalpolypen. Verh. Ver. süddeutsch. Laryng. 1905, 132. — KLEPSCH, W., u. R. STAHL: Herdinfektion und Nasennebenhöhlenentzündungen. HNO (Berl.) 1, 159 (1947/49). — KLUNKER, H.: Kommt die chronisch entzündete Kieferhöhle als Fokus in Betracht? Z. Hals-, Nas.- u. Ohrenheilk. 48, 307 (1942). — KOCH, J.: Kritisches Übersichtsreferat über die normale und die pathologische Pneumatisation der Nebenhöhlen der Nase. Arch. Ohrenheilk. 125, 174 (1930). — KREPUSKA, ST.: Nasale und orbitale Komplikationen bei Scharlach. Z. Hals-, Nas.- u. Ohrenheilk. 46, 175 (1939).

LABAYLE: Mucocèle du sphenoïde. Ann. Oto-laryng. (Paris) 66, 683 (1949). — LEIBER, B.: Die Röntgendurchleuchtung der Nasennebenhöhlen beim Kinde. Ärztl. Wschr. 1950, 185; Die okkulte Sinusitis paranasalis. Mschr. Kinderheilk. 99, 361 (1951). — LEPNEFF, P. G.: Zur Frage der Variabilität der Stirnhöhle. Arch. Ohrenheilk. 123, 1 (1929). — LICHTWITZ, L.:

Die Eiterungen der Nebenhöhlen der Nase und ihre Folgezustände in anderen Körperteilen. Slg. Abh. Nasen-, Ohren- usw. Kr. **1895**, 6. — LIND, J.: Über das Vorkommen von Nasennebenhöhlenaffektionen beim Kind. Arch. Kinderheilk. **131**, 143 (1944). — LINK, R.: Zur Differentialdiagnose granulomatöser Sinusitiden. Mschr. Ohrenheilk. **94**, 32 (1960). — LOEBELL, H.: Die Beziehungen der Hals-Nasen-Ohrenheilkunde zur Zahnheilkunde. Leipzig: J. A. Barth 1932, 1950. — LOMBARDO, L.: La sinusite mascellare caseosa. Arch. ital. Otol. **66**, 393 (1955). — LORENZ: Die Begleitentzündung der Kieferhöhle (Sinusitis concomitans). Schweiz. Mschr. Zahnheilk. **64**, 688 (1954). — LUCAS, H. A.: The Histopathology of Sinusitis. J. Laryng. **66**, 480 (1952).

MANASSE, P.: Die pathologische Anatomie der Nebenhöhleneiterungen. Ref. Z. Hals-, Nas.- u. Ohrenheilk. **4**, 473 (1923). — MARSCHIK: Sinusitis frontalis bilateralis acuta mit Gangrän der Schleimhaut. Mschr. Ohrenheilk. **46**, 1467 (1912). — MASPETIOL, RUBENS-DUVAL et CHAUVET: La sinusite maxillaire de l'enfant. Considérations anatomo-cliniques Ann. Oto-laryng. (Paris) **71**, 98 (1954). — MAWSON, ST., and J. D. GRAY: The incidence of chronic infection of the maxillary sinus in children. J. Laryng. **67**, 556 (1953). — MCQUIDDY, E. L., and J. M. SHELDON: Allergy of the eye, ear, nose and throat. Arch. Otolaryng. **59**, 749 (1954). — MELCHIOR, R.: Allergie et troubles vasomoteurs de la muqueuse nasale et sinusienne. Acta oto-rhino-laryng. belg. **4**, 5 (1950). — MENNIG, H.: Zur Pathogenese der Kieferhöhlenmukozele. Arch. Ohr.-, Nas.- u. Kehlk.-Heilk. **169**, 466 (1956). — MOLLARI, M.: Die Kenntnis der Schimmelpilzerkrankung in der Highmorshöhle. Z. Hals-, Nas.- u. Ohrenheilk. **25**, 65 (1930). — MÜLLER, E.: Toxische Nasennebenhöhlendiphtherie mit Beteiligung der Orbita. Arch. Ohrenheilk. **155**, 228 (1948). — MÜNDNICH, K.: Zum Pneumatisationsproblem der Nebenhöhlen. Z. Hals-, Nas.- u. Ohrenheilk. **43**, 5 (1937). — MYERSON, M. C.: Tuberculosis of the ear, nose and throat. Baltimore: Thomas 1944.

NAUMANN, H. H.: In: Hals-, Nas.- u. Ohrenheilk. Ein kurzgefaßtes Handbuch in 3 Bänden. Hrsg. BERENDES, LINK u. ZÖLLNER. Bd. I. Stuttgart: Thieme 1964, s. o. unter Hand- u. Lehrbücher. — NEUBERGER, F.: Sinusitis und Bronchiektasie. Wien. Z. inn. Med. **36**, 118 (1955). — NÜHSMANN, TH.: Die entzündlichen Erkrankungen der Kieferhöhle. In: Handb. Hals-, Nasen-, Ohrenheilk. (A. Denker u. O. Kahler) II, 673 (1926), s. o. unter Lehr- u. Handbücher.

OLTERSDORF, U.: Die Wachstumskräfte und die formalen Vorgänge der normalen und pathologischen Pneumatisation des Gesichtsschädels. Heidelberg: Fehrer und Grosch 1953; Die Diphterie der Nasennebenhöhlen. Arch. Ohrenheilk. **155**, 413 (1949). — ONODI, A.: Bildungsanomalien der Nebenhöhlen der Nase. Arch. Laryng. Rhin. (Berl.) **15**, 71 (1904); Die Nase und ihre Nebenhöhlen. Nach anatomischen Durchschnitten. Wien 1905; Die Nebenhöhlen der Nase beim Kinde. Würzburg: C. Kabitzsch 1911; Die topographische Anatomie der Nasenhöhle. Handb. spez. Chir. Ohr. I, 51. Würzburg: C. Kabitzsch 1912. — OPPIKOFER, E.: Beiträge zur normalen und pathologischen Anatomie der Nase und ihrer Nebenhöhlen. Arch. Laryng. Rhin. (Berl.) **19**, 28 (1906); Mikroskopische Untersuchungen der Schleimhaut von 165 chronisch eiternden Nebenhöhlen der Nase. Arch. Laryng. Rhin. (Berl.) **21**, 422 (1909).

PELLNITZ, D.: Motorische Aphasie und Agraphie bei rhinogenem Hirnabscess. Z. Laryng. Rhinol. **29**, 214 (1950). — PESTI, L.: Über Pathogenese der Mucocelen von anatomischem Gesichtspunkte. Acta oto-laryng. (Stockh.) **36**, 481 (1948). — PETER, K.: Die finale Betrachtung der Entwicklungsbedingungen. Anat. Anz. **81**, 318 (1935/36). — PFEIFFER, F.: Die orbitalen Komplikationen der Nasennebenhöhlenerkrankungen. Diss., Tübingen 1948.

RACKEMANN, F. M., and F. L. WEILLE: Nasal Sinusitis and Asthma. A Thesis. Arch. Otolaryng. **30**, 1051 (1939). — REUTER, F.: Über die Beziehungen der Nasennebenhöhlen zur Orbita und zum Nervus opticus. Z. Laryng. Rhinol. **29**, 224 (1950). — RICCABONA, A.: Drei seltene Befunde bei Kieferhöhleneiterung (Diphtherie, Aspergillose, Sinusitis caseosa). Mschr. Ohrenheilk. **81**, 564 (1947). — RICHTER, H.: Die perossalen Blutgefäßverbindungen zwischen Kieferhöhle und Orbita des menschlichen Fetus und Neugeborenen. Arch. Ohrenheilk. **137**, 89 (1933); Die vergleichende Anatomie der Primatennase. Z. Laryng. Rhinol. **24**, 438 (1933); Die pulsierende Mucocele. Arch. Ohrenheilk. **147**, 61 (1940); Über eine liquorhaltige Mucocele der Stirnhöhle. HNO (Berl.) **3**, 53 (1952/53); Kieferhöhle und Fokalinfektion. Landarzt **35**, 753 (1959). — RICHTER, S.: Ein Beitrag zur Entwicklung der Stirnhöhle nach Beobachtungen an Röntgenbildern. Diss., Leipzig 1929. — ROSE, K. G., u. E. GALLE: Zur Pathogenese der

Stirnhöhlenmukozele. Z. Laryng. Rhinol. **46**, 492 (1967). — Ruediger, H.: Diphtherie der linken Kieferhöhle. Hals-, Nas.- u. Ohrenarzt II, **48**, 233 (1939).

Salinger, S.: The Paranasal Sinuses. Arch. Otolaryng. **58**, 313 (1953); **60**, 203 (1954). — Sauter, E. K.: Die latente Sinusitis als Fokus im Kindesalter. Dtsch. med. Wschr. **1953**, 1792. — Schenk, R. J.: Beitrag zur Osteomyelitisfrage des Oberkiefers bei Säuglingen. Pract. oto-rhino-laryng. (Basel) **10**, 472 (1948). — Schmidt, M.: Zur Diagnose und Behandlung der Erkrankungen des Antrum Highmori. Berl. klin. Wschr. **1888**, 1012. — Schmidt, M.: Nebenhöhlentuberkulose. Schweiz. med. Wschr. **1956**, 376; Pilzinfektionen der Nebenhöhlen. Pract. oto-rhino-laryng. (Basel) **21**, 14 (1959). — Schubert, H.: Schleimhauttuberkulose der Kieferhöhle. HNO (Berl.) **1**, 91 (1948). — Schubert, K.: Über Lues II der Stirnhöhle und des Siebbeins. Arch. Ohrenheilk. **155**, 52 (1947). — Schubert, K., u. H. Decher: Multiple Zelen der Nasennebenhöhlen. HNO (Berl.) **6**, 168 (1957). — Schüle, H.: Zur Röntgendiagnostik der Kieferhöhle. Z. Laryng. Rhinol. **32**, 518 (1953). — Schürch, O.: Über die Beziehungen der Größenvariationen der Highmorshöhlen zum individuellen Schädelbau und deren praktische Bedeutung für die Therapie der Kieferhöhleneiterung. Arch. Laryng. Rhin. (Berl.) **18**, 229 (1906). — Schuknecht, H. F.: Benign Cysts of the Paranasal Sinus. Ann. Otol. (St. Louis) **57**, 538 (1948). — Schultz, G.: Zwei Fälle von isoliertem einseitigem Keilbeinempyem. Mschr. Ohrenheilk. **81**, 473 (1947); Ein Fall von akutem Stirnhöhlenempyem mit Meningitis. Mschr. Ohrenheilk. **82**, 91 (1948). — Schwarz, M.: Entwicklung der Nebenhöhlen und individuelle Varianten der Pneumatisation beim Menschen. Z. Hals-, Nas.- u. Ohrenheilk. **36**, 296 (1934); Die Schleimhäute des Ohres und der Luftwege. Berlin: Springer 1949. — Seebohm, R.: Einseitige Aplasie der Kieferhöhle. Hals-, Nas.- u. Ohrenarzt **1**, 273 (1949). — Semonov, H.: The pathology of the Nose and paranasal sinuses. I. In Relation to allergy with comments on the local injection of cortisone. Trans. Amer. Acad. Ophthal. Otolaryng. **56**, 399 (1953). — Shambaugh, G. E.: Allergy in relation to chronic sinusitis. Graduate lecture course. Trans. Amer. Acad. Ophthal. Otolaryng **54**, 49 (1950). — Siegmund, H.: Die Problematik der Fokalerkrankungen im Lichte der modernen Pathologie. In: Theorie der Herderkrankungen. Schriftenreihe für Ganzheitsmedizin. **9**, 85 (1950). — Söderberg: Einige Betrachtungen über den im Innern der Stirnhöhle herrschenden Druck in Fällen aseptischen und entzündlichen Verschlusses. Acta oto-laryng. (Stockh.) **20**, 448 (1934). — Steiner: Über die Entwicklung der Stirnhöhlen und deren krankhafte Erweiterungen durch Ansammlung von Flüssigkeit. Langenbecks Arch. klin. Chir. **13**, 144 (1872). — Stern, L.: Röntgenologische Betrachtungen der Entwicklung und Ausdehnung der Nebenhöhlen. Hals-, Nas.- u. Ohrenarzt I, **30**, 169 (1939). — Ströder, J.: Die Entzündung der Nasennebenhöhlen beim Scharlach. Kinderärztl. Prax. **1940**, 387. — Stupka, W.: Mißbildungen der Nase. Wien: Springer 1938.

Taillens, J. P.: La polypose nasosinusienne. Pract. otorhinolaryng. (Basel) **15**, 211 (1953). — Tauchmann, W.: Beziehungen zwischen Erkrankungen der Nase und ihrer Nebenhöhlen und Erkrankungen des Auges. Diss., Berlin 1954. — Theissing, G.: Die Bedeutung der Nasennebenhöhlen und des Ohres als Fokus. Therapiewoche **11/62**, 649 (1950/51). — Theissing, G., u. W. Schmidt: Über das seltene Krankheitsbild der Sporotrichose im Nebenhöhlen- und Mundbereich mit Hautbeteiligung. Mschr. Ohrenheilk. **36**, 141 (1957). — Thomas, J. A. B., et J. Gaillard: Un cas de tuberculose isolée du sinus maxillaire et de la fosse nasale gauche a forme tumorable. Ann. Oto-laryng. (Paris) **68**, 863 (1951).

Uffenorde, W.: Erkrankungen des Siebbeins. Jena: Fischer 1907; Komplizierte Fälle von Nasennebenhöhlenerkrankungen. Z. Laryng. Rhinol. **3**, 697 (1911); Die verschiedenen Entzündungsformen der Nasenhöhlenschleimhaut und ihre Behandlung. Z. Ohrenheilk. **72**, 133 (1915); Das Röntgenbild bei Nasennebenhöhlenentzündungen. Arch. Ohrenheilk. **110**, 185 (1922). — Ulrich, K.: Über Nasennebenhöhlen und Bronchiektasen. Schweiz. med. Wschr. **1936**, 496.

Veeneklaas, G. M. H.: Fréquence d'importance de la sinusite maxillaire chronique chez les enfants. Presse méd. **1950**, 479. — Vetrano, G.: Sifilide terziaria del mascellare superiore ed epithelioma del seno. Arch. ital. Otol. **60**, 311 (1952). — Vidau, G.: Mucocele gigante del frontale. Clin. otorinolaring. **2**, 345 (1950). — Vogel, K.: Die Herdinfektion im Gebiet des Hals-, Nas.- u. Ohrenarztes. Dresden: Steinkopff 1940. — Volk, B. M., and S. Mukerji:

Obliterative Frontal Sinusitis. Arch. Otolaryng. **54**, 188 (1951). — VYSLONZIL, E.: Über die Entwicklung der Nasennebenhöhlen bei chronischen Otitiden im Kindesalter. Mschr. Ohrenheilk. **89**, 11, 45 (1955).

WAGEMANN, W.: In: Hals-, Nas.- u. Ohrenheilk. Ein kurzgefaßtes Handbuch in 3 Bänden. Bd. I. Hrsg. BERENDES, LINK, ZÖLLNER. Stuttgart: Thieme 1964, s. o. unter Hand- u. Lehrbücher. — WALLNER, K.: Die Bedeutung der Nasennebenhöhlenerkrankungen im Kindesalter. Z. Laryng. Rhinol. **35**, 421 (1956). — WALLNER, L. J.: Allergy as the cause of mulberry hypertrophy of the inferior turbinate. Ann. Allergy **7**, 258 (1949). — WANTOCH, H.: Die Tuberkulose der Nasennebenhöhlen. Schweiz. med. Wschr. **1933**, 73. — WASSMUND, M.: Dentale Cysten im Gebiet der Nase und Kieferhöhle. HNO (Berl.) **2**, 145 (1950/51). — WATSON-WILLIAMS, P.: Beitrag zur Pathogenese der Nasenpolypen. Mschr. Ohrenheilk. **46**, 669 (1912). — WEICHSELBAUMER, W.: Gumma der linken Nebenhöhlen. Mschr. Ohrenheilk. **88**, 75 (1954). — WEIDENREICH, F.: Die Sonderform des Menschenschädels als Anpassung an den aufrechten Gang. Z. Morph. Anthrop. **24**, 157 (1924); Z. menschl. Vererb.- u. Konstit.-Lehre **11**, 1 (1925). — WESSELY, E.: Excessive, fehlende und atypische Pneumatisation der Nasennebenhöhlen. Z. Hals-, Nas.- u. Ohrenheilk. **50**, 94 (1944). — WESSELOWSKI, H. J., W. TILING, and O. BERGMANN: Die Sinusitis maxillaris purulenta im Kindesalter. Kinderärztl. Prax. **21**, 518 (1953). — WILKER, FR.: Statistische Untersuchungen über die Entzündung der Nasennebenhöhlen an Hand von 2000 Sektionsfällen. Z. Laryng. Rhinol. **25**, 404 (1934). — WILLIAMS, H. L.: Fundamental conceptual changes in regard to chronic suppurative sinusitis. Ann. Otol. (St. Louis) **57**, 541 (1948). — WISHART, D. E., and J. B. WHALEY: Rhinology in children: Resume of and comments on the literature for 1950. Laryngoscope (St. Louis) **61**, 957 (1951). — WISHART, D. E., J. B. WHALEY, and W. B. WALLACE: Rhinology in children. Resume of the literature for 1953. Laryngoscope (St. Louis) **64**, 707 (1954). — WISSLER, H., H. ISELIN und A. RÄBER: Diagnose und Therapie der chronischen Sinusitis maxillaris des Kindes. Schweiz. med. Wschr. **84**, 688 (1954). — WITHALM, A.: Mukokele der Kieferhöhle. Mschr. Ohrenheilk. **87**, 186 (1953).

YOSHINAGA, T.: Tokyo-Igakukwai **23**, 25 (1909).

ZANGE, J.: Das Schwellgewebe der Nase, besonders in seiner Beziehung zu den Nebenhöhlen. Arch. Ohrenheilk. **147**, 102 (1934); Die Mandeln als Quelle von Herdinfektionen. Arch. Ohrenheilk. **156**, 333 (1949); Dentale Empyeme-Kiefercysten. Zbl. Hals-, Nas.- u. Ohrenheilk. **42**, 91 (1951). — ZARNIKO, C.: Die Krankheiten der Nase und des Nasenrachens. 3. Aufl. Berlin: Karger 1910. — ZIPPEL, R.: Zur tertiären Lues der Nase und ihrer Nebenhöhlen. HNO (Berl.) **6**, 14 (1957). — ZUCKERKANDL, E.: Normale und pathologische Anatomie der Nasenhöhle. Wien: Deuticke 1892. — ZWAARDEMAKER, H.: Physiologie der Nase und ihrer Nebenhöhlen. In: Hdb. Hals-, Nasen-, Ohrenheilk. (DENKER A. u. O. KAHLER) I/II, 439 (1925), s. o. unter Lehr- u. Handbücher.

I. *Die Geschwülste*

AIMI, K., L. A. SHAPIRO, and F. J. POLLOCK: Papillary cystadenoma of the sinuses. Eye, Ear, Nose Thr. Monthly **37**, 759 (1958). — ALBERTINI, A. v.: Histologische Geschwulstdiagnostik. Stuttgart: Thieme 1955. — ALBRECHT, R.: Geschwülste des Nasenrachens. In: Hals-, Nas.- u. Ohrenheilk. Ein kurzgefaßtes Handbuch in 3 Bänden. Hrsg. BERENDES, LINK u. ZÖLLNER. Bd. I. 1964, s. o. unter Lehr- u. Handbücher. — ALDAVE, A., u. H. ST. GALLAGER: Olfactory esthesioneuroepithelioma. Arch. Path. **67**, 43 (1959). — ALEXANDER, F. W.: Malignes Melanom des Nasenseptums. Laryngoscope (St. Louis) **64**, 123 (1954). — AMATI, M.: Reticulosarkom der Nase. Arch. ital. Otol. **63**, Suppl. 12, 7 (1952). — AMICIS, E.: Die malignen Melanome der Nase. Boll. Soc. med.-chir. **64**, 1189 (1950). — ANDRÉ, P., et J. PINEL: Volumineux chondrome du maxillaire sup. Ann. Oto-laryng. (Paris) **74**, 825 (1957). — APITZ, K.: Neue Anschauungen vom Plasmocytom. Klin. Wschr. **1940**, 1025. — ARNOLD, J.: Zwei Osteome der Stirnhöhlen. Virchows Arch. path. Anat. **57**, 145 (1873). — ATTENHOFER, M.: Zur Kenntnis der malignen Entartung adenomatöser Nasenpapillome. Diss., Zürich 1940. — AVERINA, A. P.: Chondrom der Nasenhöhle. Vestn. Oto-rino-laring. **15**, 77 (1953).

BAJKAY, T. v.: Über die Hämangiome der Nasenhöhle. Mschr. Ohrenheilk. 83, 83 (1949). —
BAKKER, C., u. A. J. F. OUDENDAL: Ein seltenes Chondrom der Nase. Z. Laryng. Rhinol. 11,
97 (1922). — BALO, J., u. B. KORPASSY: Warzen, Papillome und Krebs. Leipzig: J. A. Barth
1936. — BALSER, G.: 2 Fälle von echten Fibromen der Nasennebenhöhlen. Z. Hals-, Nas.- u.
Ohrenheilk. 45, 307 (1940). — BANKAMP, G.: Über das Angiofibrom des Nasenrachenraumes.
Med. Klin. 1959, 1044. — BATSAKIS, J. G., C. T. KLOPP, and W. NEWMAN: Amer. Surg. 21,
786 (1955). — BAUER, K. H.: Das Krebsproblem. 2. Aufl. Berlin-Göttingen-Heidelberg:
Springer 1963. — BAUHAM, T. M., and H. S. SHARP: A case of nasal glioma. J. Laryng. 65,
788 (1951). — BAUM, K. G.: Osteoma medullare der Kieferhöhle. Z. Laryng. Rhinol. 41, 649
(1962). — BECKMANN, G.: Papilläres Cystadenom im Nasen-Nebenhöhlenbereich. HNO (Berl.)
9, 227 (1961). — BEILLARD, P. F.: Contribution à l'étude des tumeurs nerveuses des fosses
nasales. Thèse, Bordeaux 1947. — BELAL, A.: Meningeomas infiltrating the nasal cavity,
nasal sinuses and the orbit. J. Laryng. 69, 59 (1955). — BENJAMINS, C. E.: Das Osteoid-Fibrom
mit atypischer Verkalkung im Sinus frontalis. Acta oto-laryng. (Stockh.) 26, 26 (1938). —
BERBLINGER, W.: In: Handb. spez. path. Anat. (HENKE-LUBARSCH) III/1, 1928, s. o. unter
Hand- u. Lehrbücher; Gliom von seltener Lokalisation. Zbl. allg. Path. path. Anat. 31, 201
(1920). — BERENDES, J.: Das klinische maligne Papillom der Nasennebenhöhlen. HNO (Berl.)
9, 265 (1961). — BERGER, F.: Über ein Nasenkarzinom mit ungewöhnlicher Metastasierung.
Z. Laryng. Rhinol. 37, 554 (1958). — BERGER, L., and H. COUTARD: L'estésioneuroépithéliome
olfactif. Bull. Ass. franç. Cancer 15, 404 (1926). — BERGER, L., LUC and RICHARD: L'estésio-
neuroépithélioma olfactif. Bull. Ass. franç. Cancer 13, 410 (1924). — BERNSTEIN, J. M., W.
W. MONTGOMERY and K. BALOGH jr.: Metastatic tumors of the maxilla, nose and paranasal
sinuses. Laryngoscope (St. Louis) 76, 621 (1966). — BERTOIN et CROS: Fibrolipome du
plancher des fosses nasales. Société d'O.R.L. de Lyon et de la région. 14. 11. 1938. — BESELIN,
O.: Die Rezidive der blutenden Septumpolypen. HNO (Berl.) 3, 186 (1952). — BIELFELD, K.:
Über ein metastasierendes Zylindrom. Zbl. allg. Path. path. Anat. 93, 353 (1955). — BIENDARA,
E.: Zur Klinik der Hypernephrommetastasen im Nasennebenhöhlengebiet. Z. Laryng.
Rhinol. 30, 313 (1951). — BIENIAS, G. B.: Zur Differenzierung des melanotischen Schleim-
hautcarcinoms und -sarkoms. HNO (Berl.) 8, 243 (1960). — BJÖRK, H.: Acta oto-laryng.
(Stockh.) Suppl. 67, 9 (1948). — BLACK, B. K., and D. E. SMITH: Nasal glioma. Arch. Neurol.
Psychiat. (Chic.) 64, 614 (1950). — BOENNINGHAUS, H. G.: Beitrag zur Röntgendiagnose einer
Stirnhöhlenerkrankung mit Hilfe der überkippten axialen Aufnahmerichtung. Z. Laryng.
Rhinol. 29, 398 (1950); 33, 167 (1954); Siebbeinosteom, Duradefekt und intracranielle Pneu-
matozele. Z. Laryng. Rhinol. 39, 229 (1960). — BOURGEOIS, R.: Schwammome de l'éth-
moïde. Ann. Oto-laryng. (Paris) 68, 856 (1951). — BRÄUNER, H.: Ein Myxofibrom der
rechten Kieferhöhle. Mschr. Ohrenheilk. 81, 141 (1947). — BRAUN, H.: Angioma racemosum
arteriovenosum im lateralen Kieferhöhlenbereich. Arch. Ohr.-, Nas.- u. Kehlk.-Heilk. 172, 85
(1957). — BRUN, H.: Die malignen Tumoren der Nasennebenhöhlen, des Oberkiefers und des
Unterkiefers. Diss., Bern 1956. — BRUNNER, H.: Fibrous Dysplasia of Facial Bones and Paranasal
Sinuses. Arch. Otolaryng. 55, 43 (1952). — BRUNNER, H., and J. G. SPIESMAN: Osteoma of the
frontal and ethmoidal sinus. Ann. Otol. (St. Louis) 57, 714 (1948). — BUCHHOLZ, W.: Über
Melanoblastome im Bereich der oberen Luft- und Speisewege. Z. Laryng. Rhinol. 37, 549
(1958). — BURKITT, D., and T. O'CONOR: Mal. Lymphoma in African child. Cancer (Philad.)
14, 258 (1961). — BUSCH, R.: Über die Osteome der Nasennebenhöhlen. Hals-, Nas.- u. Ohrenarzt II, 51, 1 (1941).

CALVET, J., et A. RIBET: Un cas de cylindrome du sinus frontalis. J. franç. Oto-rhino-
laryng. 1, 138 (1952). — CANCUILLO, D., e E. MANARA: Su di un raro caso di tumore a morfo-
logia cilindromatosa del setto nasale. Otol. ecc. ital. 23, 258 (1955). — CARBONARA, L., et
F. SALONNA: Reperti ormonali in sogetti da fibroma duro del rinofaringe. Valsalva 34, 243
(1958). — CHERIDJIAN, M. Z.: Chondroma del naso con esoftalmo unilaterale. Rev. oto-neuro-
oftal. (B. Aires) 18, 284 (1946). — CLIFFORD, P.: Brit. J. Surg. 48, 15 (1960). — COEN, R.:
Primäres Nasenmelanom. Valsalva 30, 49 (1954). — COENEN, H.: Die Geschwülste. In: Die
Chirurgie, II, 1 (KIRCHNER u. NORDMANN). Berlin, Wien: Urban u. Schwarzenberg 1927. —
COHRS, P.: Übertragbare Adenome der Riechschleimhaut der Schafe. Z. Krebsforsch. 58,
682 (1952). — COOKE, S. L., and W. H. POWERS: Monostotic fibrous dysplasia. Report of two
cases. Arch. Otolaryng. 50, 319 (1949). — CORDES: Berl. Klin. Wschr. 1903, 164. — CRANMER,
L. R.: Malignant neoplasms of the paranasal sinuses. Arch. Otolaryng. 58, 704 (1953). —

Csillag, A.: Melanosarkom in der Nase. Mschr. Ohrenheilk. 91, 285 (1957). — Czigany, J.: Adamantinom in der Nasenhöhle. Z. Laryng. Rhinol. 39, 248 (1960).

Dabney, V.: Angioma of the nasal septum. Case report. Ann. Otol. (St. Louis) 40, 611 (1931). — Da Costa, A. C.: Etudo histologica de un caso del neuroépithelioma olfactivo. Lisboa méd. 1946, 23, 99. — Dahmann, H.: Über die Osteome der Nasennebenhöhlen. Z. Hals-, Nas.- u. Ohrenheilk. 1, 261 (1922). — Danis, P., et M. van Eick: Acta neurol. belg. 55, 581 (1955). — Dawson, R. L. G., and J. F. K. Muir: The fronto-nasal glioma. Brit. J. plast. Surg. 8, 136 (1955). — De Amicis, E.: Boll. Soc. med.-chir. Pavia 64, 1189 (1950). — Delarue, J., H. Paillas, J. Payan et M. Burgeat: Les fibromes nasopharyngiens. Sem. Hôp. Paris 32, 3801 (1956). — Del Magro, A., e R. N. Vallesi: Arch. De Vecchi Anat. pat. 17, 237 (1951). — Denecke, H. J.: Beitrag zur Frage des Stirnhöhlencholesteatoms. Hals-, Nas.- u. Ohrenarzt I, 33, 295 (1942/43). — Dobberstein, J.: Vergleichende Pathologie der Geschwülste. Z. Krebsforsch. 59, 600 (1953); Der Krebs der Tiere im Vergleich zum Krebs des Menschen. Strahlentherapie 96, 259 (1955). — Doll, R.: Cancer of the lung and nose in nickel workers. Brit. J. industr. Med. 15, 217 (1958). — Döring, G.: Die Retothelsarkome des Nasenrachenraumes mit neurologischen Komplikationen. Z. ges. Neurol. Psychiat. 168, 432 (1940). — Dvoracek, H.: Über die vielgestaltige Symptomatik der malignen Nasenrachengeschwülste. Mschr. Ohrenheilk. 89, 48 (1955).

Eckel, W.: Kritische Betrachtungen zur Frage der traumatischen Nebenhöhlenosteome aus der Sicht des Gutachters. HNO (Berl.) 8, 239 (1960). — Eckel, W., u. D. Palm: Statistische und röntgenologische Untersuchungen zu einigen Fragen des Nebenhöhlenosteoms. Arch. Ohr-, Nas.- u. Kehlk.-Heilk. 174, 440 (1959). — Eckert-Möbius, A.: Gutartige Geschwülste der inneren Nase und ihrer Nebenhöhlen. In: Hdb. Hals-, Nasen-, Ohrenheilk. (Denker u. Kahler) V, 107, s. o. unter Hand- u. Lehrbücher. — Edwards, R. W.: Myxoma of the maxilla. J. oral Surg. 7, 167 (1949). — Eicken, C. v.: Hypernephrom im Siebbeingebiet. Z. Laryng. Rhinol. 25, 52 (1934). — Eigler, G.: Über Endotheliome, Peritheliome, Zylindrome und andere Tumoren der oberen Luftwege. Arch. Ohrenheilk. 132, 209 (1932). Drei seltene Geschwülste der oberen Luftwege. Hals-, Nas.- u. Ohrenarzt 28, 320 (1937). — Erich, J. B.: Cancer of the Nose. Laryngoscope (St. Louis) 59, 839 (1949). — Ertl, E.: Lymphoepitheliale Tumoren des Nasenrachenraumes. Mschr. Ohrenheilk. 75, 47 (1941). — Evers, J.: Beitrag zum malignen Melanom in der HNO-Heilkunde. Arch. Ohr.-, Nas.- u. Kehlk.-Heilk. 164, 529 (1954).

Falk, P.: Die bösartigen Geschwülste im Hals-Nasen-Ohrengebiet. Med. Klin. 1954, 1566. — Fazi, G.: Considérations sur les polypes saignants des fosses nasales. Valsalva 26, 3 (1950).— Feyrter, F.: Über die granulären Neurome (sog. Myoblastenmyome). Virchows Arch. path. Anat. 322, 66 (1952). — Fischer, H.: Ein Chondrom der Nase. Mschr. Ohrenheilk. 88, 196 (1954). — Fischer-Wasels, H.: Melanom der Nase und Nasennebenhöhlen. Z. Laryng. Rhinol. 28, 584 (1949). — Fisher, E. R.: Neuroblastomas of the nasal fossa. Arch. Path. 60, 435 (1955). — Fleischer, K.: Zit. bei Hommerich; ferner: Vergleichende histologische und katamnestische Untersuchungen bei papillären Fibroepitheliomen der Nase. Arch. Ohr.-, Nas.- u. Kehlk.-Heilk. 173, 225 (1958) — Fleischmann, L.: Osteomyxom der Siebbeinzellen. Mschr. Ohrenheilk. 81, 349 (1947). — Fleury, P., et P. Furtado: 2 cas de neurinomes de la fosse ptérygomaxillaire. Ann. ORL 72, 920 (1955). — Frech, W. H.: Über Epidermoidzysten (Cholesteatome) der Kieferhöhle. Kasuistischer Beitrag. Arch. Ohrenheilk. 162, 304 (1952/53). — Friedman u. Lederer: Zit. nach Wustrow, 1965. — Frühling, L., and C. Wild: Olfactory esthesioneuroepitheliomas of Louis Berger. Arch. Otolaryng. 60, 37 (1954).

Gaillard, J., et H. Lafon: Neurinome des fosses nasales. J. franç. Oto-rhino-laryng. 4, 102 (1955). — Ganz, H.: Über ein Kieferhöhlenosteom. Z. Laryng. Rhinol. 39, 74 (1960). — Gignoux, M., et J. Gaillard: Le sarcome lymphoblastique du cornet inférieur. Ann. Otolaryng. (Paris) 68, 173 (1951). — Giovanni: Observations sur les polypes saignants du nez. Ann. Laring. (Turin) 49, 16 (1950). — Giraud, J. Ch., et R. Leblond: Sympathome des fosses nasales. Ann. Oto-laryng. (Paris) 74, 111 (1957). — Girdwood, W.: Jawtumors. I. Malignant tumours. S. Afr. med. J. 1952, 148, 184, 362. — Giussano, M.: Osteodystrophia fibrosa cystica des Siebbeins. Otol. ecc. ital. 20, 191 (1952). — Glaninger, J.: Über Kieferhöhlenosteome. Mschr. Ohrenheilk. 86, 297 (1952). — Gödel, R.: Stirnhöhlenosteom.

HNO (Berl.) **4**, 275 (1954). — Gögl, H.: Das Psammo-Osteoid-Fibrom der Nase und ihrer Nebenhöhlen. Mschr. Ohrenheilk. **83**, 1 (1949). — Goldmann, I.: Lymphangiom der Nasenhöhle. Vestn. Oto-rino-laring. **19**, 94 (1957). — Gordon, E.: Myxochondroma nasale. Pract. oto-rhino-laryng. (Basel) **13**, 187 (1951); Casuistique des tumeurs des maxillaires supérieurs. Pract. oto-rhino-laryng. (Basel) **17**, 111 (1955). — Greifenstein, A.: Beitrag zur Osteodystrophia fibrosa des Gesichtsschädels, insbesondere zur Frage ihrer pathogenetischen Stellung. Arch. Ohrenheilk. **130**, 1 (1932). — Grigouroff, G., and G. Dulac: Neuroblastomas of the nose. Ann. Otol. (St. Louis) **52**, 76 (1943). — Grimaud, R., et H. Hug: Sur un cas d'angiome caverneux du sinus maxillaire chez un enfant. J. franç. Oto-rhino-laryng. **5**, 126 (1956). — Grimaud, R., P. Florentin u. M. Frechin: Die Aesthesioneurome der Nasenhöhlen. Arch. Ohr.-, Nas.- u. Kehlk.-Heilk. **182**, 492 (1963). — Grimaud, R., u. Wayoff: Siebbeinmetastase eines bösartigen Hypernephroms. J. franç. Oto-rhino-laryng. **3**, 495 (1954). — Günnel, F.: Zur Frage der sog. Endotheliome des Nasenrachens und der inneren Nase. Arch. Ohr.-, Nas.- u. Kehlk.-Heilk. **175**, 304 (1959); Zur fakultativen Malignität der Zylindrome. Arch. Ohr.-, Nas.- u. Kehlk.-Heilk. **170**, 1 (1956). — Guerrier, Y.: Chondromes des fosses nasales. Rev. Laryng. (Bordeaux) **72**, 79 (1951). — Guinandeau, P.: Sarcoma du maxillaire. Rev. Laryng. (Bordeaux) **72**, 651 (1951). — Guns, P.: Ostéome du sinus frontal. Acta oto-laryng. (Stockh.) **42**, 359 (1952).

Haardt, W.: Carcinom des Tränenganges. Acta oto-laryng. (Stockh.) **38**, 108 (1950); Das Granuloma pediculatum (pyogenicum, teleangiectaticum) in der Oto-Rhino-Laryngologie. Mschr. Ohrenheilk. **86**, 88 (1952). — Härmä, R. A.: Nasopharyngeal angiofibroma. A clinical and histopathological study. Acta oto-laryng. (Stockh.) Suppl. **146**, 1 (1959). — Hage, J.: Zwei Fälle von Nasengliom. Fortschr. Kiefer- u. Gesichtschir. **4**, 103 (1958). — Hall, J. S.: Chondroma of the upper jaw. J. Laryng. **65**, 296 (1951). — Hamperl, H.: Lehrbuch d. allg. Path. u. path. Anat. 18./19. Aufl. Berlin-Göttingen-Heidelberg: Springer 1960. — Handousa, A. B.: Primary benign neoplasms of the nose. J. Laryng. **66**, 421 (1952). — Handousa, A. B., H. Farid, and A. M. Elwi: Nasopharyngeal fibroma. J. Laryng. **68**, 647 (1958). — Hara, H. J.: „Ossifying fibroma" of the superior maxilla. Arch. Otolaryng. **40**, 180 (1944). — Harbert, F.: Myxoma of the maxilla. Oral Surg. **2**, 1414 (1949); Non chromaffin paraganglioma of the nasal sinuses. Laryngoscope (St. Louis) **67**, 246 (1957). — Hartenau, W.: Über einen Fall von Fibromyom. Mschr. Ohrenheilk. **88**, 263 (1954). — Hartmann: 2 Fälle metastatischer Nebenhöhlengeschwülste. HNO (Berl.) **4**, 61 (1953). — Hasslauer: Die Tumoren der Nasenscheidewand mit Ausschluß der bösartigen Neubildungen. Arch. Laryng. Rhin. (Berl.) **10**, 60 (1900). — Heathy, Cl. A.: Adamantinoma of the maxillary sinus. Arch. Otolaryng. **45**, 141 (1947). — Hellner, H., u. H. Poppe: Zbl. Chir. **80**, 1612 (1955). — Helton: Med.-chir. Rev. 1837. — Henny, F. A.: Angiosarkoma of the maxilla in a 3month old infant. J. oral. Surg. **7**, 250 (1949). — Henricksson, N. G.: Papillomas of the nose. A clinical survey and contribution to our knowledge of these tumors. Acta oto-laryng. (Stockh.) **42**, 18 (1952). — Henschel, Ch.: Tumeurs malignes du nez et des cavités paranasales. Acta oto-rhino-laryng. belg. **5**, 428 (1951). — Herzog, G.: Neue Beiträge zur Zylindromfrage. Beitr. path. Anat. **69**, 422 (1921). — High, H. C.: Sarcoma of the nose and sinuses. Laryngoscope (St. Louis) **61**, 803 (1951). — Hill, F. T.: Carcinom in einer Kieferhöhlenalveolarfistel. Ann. Otol. (St. Louis) **60**, 238 (1951). — Hill, J. H.: Glioma of the nose. Report of a case of the extraneural type. Arch. Path. **48**, 183 (1949). — Hirsch, O.: Polypen und Allergie. Wien. med. Wschr. **1931**, 1461. — Hofer, O.: Kieferhöhlencarcinom durch Radium-haltiges Kontrastmittel hervorgerufen. Dtsch. zahnärztl. Z. **7**, 736 (1952). — Holmes, E. M., W. H. Sweet, and G. Kelemen: Hämangiom des Stirnbeins. Ann. Otol. (St. Louis) **61**, 45 (1952). — Holmgren, G.: Erfahrungen über chirurgische Behandlung von malignen Oberkiefertumoren. Acta oto-laryng. (Stockh.) **7**, 511 (1925). — Hommerich, K. W.: Über sog. kongenitale behaarte Nasenrachenpolypen. HNO (Berl.) **3**, 317 (1952); Zur Kenntnis sekundärer Geschwülste der Nasennebenhöhlen. Arch. Ohrenheilk. **166**, 229 (1954); In: Hals-, Nas.- u. Ohrenheilk. Ein kurzgefaßtes Handbuch in 3 Bänden. Hrsg. Berendes, Link, Zöllner. Bd. I., s. o. unter Hand- u. Lehrbücher. — Hopmann, C. M.: Die papillären Geschwülste der Nasenschleimhaut. Virchows Arch. path. Anat. **93**, 213 (1883); Zur Nomenklatur der Nasenschleimhautgeschwülste. Wien. med. Presse 1883. — Hubbard, E. M.: Nasopharyngeal angiofibromas. Arch. Path. **65**, 192 (1958). — Huet, P. C., et S. Stefani: Les cancers du massif maxillaire superieur. Paris: Masson et Cie. 1962. — Huet, P. C., J. Labayle et R.

Natali: Les tumeurs nerveuses des fosses nasales. Ann. Oto-laryng. (Paris) 75, 663 (1958). — Hung-Wen-Chich: Primary lymphangioendothelioma of the nose. Arch. Otolaryng. 52, 278 (1950). — Hussarek, M., u. E. Kofler: Brustdrüsenmetastasen bei primärem Kieferhöhlenkarzinom. Krebsarzt 9, 362 (1954).

Ito, G.: Ein Fall von Teratom der Nase und des Rachens. Otologia (Tokyo) 14, 17 (1941). — Jäger, M.: Osteoidsarkom auf dem Boden einer fibrös-polyostotischen Dysplasie (Jaffé-Lichtenstein). Zbl. allg. Path. path. Anat. 103, 291 (1962). — Jaffé, H. L.: Osteoid-Osteoma. Proc. roy. Soc. Med. 46, 1007 (1953). — Jonasch, A.: Zur Entstehung bösartiger Geschwülste im Bereiche der Nasenhaupt- und -nebenhöhlen. Z. Laryng. Rhinol. 36, 523 (1957). — Johnson, C. J., and M. Lineback: Intranasal ethmoidal Schwannoma. Laryngoscope (St. Louis) 69, 463 (1959).

Kaulich, F. I.: Sur la genèse de la tumeur glomique. Mschr. Ohrenheilk. 81, 576 (1947). — Kay, S., J. K. Lees, and A. P. Stout: Cancer (Philad.) 3, 695 (1950). — Kerr: Zit. nach Rotter, u. Lapp. — Kindler, W.: Zur Klinik der selbständigen Odontome im Bereich der Nase und ihrer Nebenhöhlen. Arch. Ohrenheilk. 155, 341 (1948); Beobachtungen über den blutenden Septumpolypen. Arch. Ohrenheilk. 164, 365 (1953). — King, N. E.: Osteoma of the frontal sinus. Report of five cases. Arch. Otolaryng. 51, 316 (1950). — Kleinsasser, O.: Das Osteoidfibrom der Nasennebenhöhlen. Eine psammösen Meningeomen ähnliche, vorwiegend bei Jugendlichen auftretende eigene Form gutartiger Knochengeschwülste. Arch. Ohr.-, Nas.- u. Kehlk.-Heilk. 174, 76 (1958); Pathologie der Geschwülste des Hirnschädels. Hdb. Neurochir. IV/1, Berlin-Göttingen-Heidelberg: Springer 1960. — Kleinsasser, O., u. H. Albrecht: Zur Kenntnis der Osteosarkome des Stirn- und Keilbeines. Arch. Ohr.-, Nas.- u. Kehlk.-Heilk. 170, 595 (1957); Die gutartigen fibroossären Tumoren des Schädels. Arch. klin. Chir. 283, 274 (1957). — Kleinsasser, O., u. P. Nigrisoli: Das sog. Osteoid-Osteom und seine Entwicklungsstadien. Frankfurt. Z. Path. 68, 1 (1957). - Köhn, A.: Das Meningeom, in Sonderheit seine Problemstellung im Nasen-Nebenhöhlenbereich. Diss., Berlin 1954. — Kofler, K.: Zur Frage des harten (echten) Nasenpapilloms (Papilloma durum nasi). Mschr. Ohrenheilk. 55, 1407 (1921). — Koschier, V. R.: Osteom der Stirnhöhle. Mschr. 84, 63 (1950); Stirnhöhlensarkom. Mschr. Ohrenheilk. 85, 69 (1951). — Krahl, P., u. A. Kollwitz: Diagnostik und Therapie bösartiger Nasenrachengeschwülste. Ärztl. Wschr. 1954, 377. — Krompecher, E.: Die Histogenese und Morphologie der Mischgeschwülste der Haut sowie der Speichel- und Schleimdrüsen. Beitr. path. Anat. 44, 51 (1908). — Krückemeyer, K.: Zur Strahlen- und zytostatischen Therapie des Rhabdomyosarkoms im Hals-Nasen-Ohren-Bereich. Mschr. Ohrenheilk. 99, 442 (1965). — Küstner, W.: Totes Osteom der Nasenhöhle. HNO (Berl.) 1, 324 (1949). — Kulessa, J.: Über seltene Lokalisation von Cholesteatomen. Z. Laryng. Rhinol. 33, 678 (1954).

Land, F. T.: Capillary angioma of the nose. J. Laryng. 68, 569 (1954). — Langer, E.: Histopathologie der Tumoren der Kiefer- und der Mundhöhle. Stuttgart: Thieme 1958. — Langer, E., u. H. Kellner: Das granuläre Neurom (congenitale Epulis, sog. Myoblastenmyom) des Kiefers und seine Abgrenzung gegen das spongiocytäre Adamantinom. Frankfurt. Z. Path. 64, 438 (1953). — Larroudé, C.: Contribution à l'etude histopathologique des tumeurs osseux du nez et des sinus. Acta oto-laryng. (Stockh.) Suppl. 78, 100 (1949). — Larsson, L. G., u. G. Martensson: Karzinome der Nasen-Nebenhöhlen und Nasenschleimhaut. Acta oto-laryng. (Stockh.) Suppl. 116, 172 (1954). — Laskiewicz, A.: On the osteomas of the paranasal sinuses. Pract. oto-rhino-laryng. (Basel) 21, 283 (1959). — Lawson, L. J.: Intranasal chondrosarkoma. Arch. Otolaryng. 55, 558 (1952); Intranasal chromophobe adenocarcinoma. Report of a case. Arch. Otolaryng. 68, 704 (1958). — Lederer, L.: Über ein ausgedehntes expansiv-destruierend wachsendes Fibrom der Nasennebenhöhlen. Z. Laryng. Rhinol. 33, 94 (1954). — Legler, U.: Das maligne Melanom in der Hals-Nasen-Ohrenheilkunde. HNO (Berl.) 1, 260 (1949). — Lemaitre, F., et P. L. Klotz: Tumeurs malignes des fosses nasales. Encyclopédie médico-chirurgicale. 20, 405 (1951). — Leroux-Robert, L., u. A. Ennuyer: Carcinom des Siebbein- und Oberkiefermassivs. Ann. Oto-laryng. (Paris) 68, 617 (1951). — Lichtenstein, L.: Polyostotic Fibrous Dysplasia. Arch. Surg. 36, 874 (1938). — Lichtenstein, L., and H. L. Jaffé: Fibrous Dysplasia of Bone. Arch. Path. 33, 77 (1942). — Lindemann, A., u. O. Lorenz: Die Geschwülste der Mundhöhle, der Kiefer und des Gesichtes. Stuttgart: Wiss. Verlags-Ges. m. b. H. 1950. — Link, J. F.: Chondrosarkoma of the maxilla. Oral Surg. 7, 140 (1954). — LOEBELL, G.: Über das Papillom der Nase und der Nasennebenhöhlen. Mschr. Ohrenheilk. 98, 54 (1964). — LOZA, M. G., and E. ROSENZVIT: Endonasal schwannoma. Ann. Otol. (St. Louis) 60, 988 (1951). — LÜDIN, M.: Primitive maligne Geschwülste der Nase und Rachengegend. Pract. oto-rhino-laryng. (Basel) 9, 148 (1947).

MACOMBER, W. B., and M. K.-H. WANG: Congenital neoplasma of the nose. Plast. reconstr. Surg. 11, 215 (1953). — MANASSE, P.: Seltene Nebenhöhlenfibrome (2 der Kieferhöhle, eines der Keilbeinhöhle). Verh. dtsch. Ges. Laryng. 19, 733 (1912). — MARKS, H.: Inoperable carcinoma of antrum of Highmore. Arch. Otolaryng. 59, 340 (1954). — MARTIN, H.: Cancer of the head and neck. J. Amer. med. Ass. 137, 1936 (1948). — MARTIN, H., H. E. EHRLICH und J. ABELS: Juvenile nasopharyngeal angiofibroma. Ann. Surg. 127, 513 (1948). — MARX, H.: Zur pathologischen Anatomie der Leontiasis ossea. Beitr. path. Anat. 77, 51 (1927); Die Nasenheilkunde in Einzeldarstellungen. Jena: G. Fischer 1953. — MASON, M., and J. FRIEDMAN: Melanoma of the nose and ear. J. Laryng. 69, 98 (1955). — MASSON, P.: Les tumeurs. Paris: A. Maloine et Fils 1923. — MASSON, J. K., J. R. MacDONALD, and F. A. FIGI: Adamantinoma of the jaw. Plast. reconstr. Surg. 25, 510 (1959). — MATTICK, W. L., and M. A. STREUTER: Carcinoma of the maxillary antrum. Surgery 35, 236 (1954). — MAURER, R.: Z. Laryng. Rhinol. 34, 751 (1955); zit. nach A. JONASCH, s. d. — MAYER, J.: Über die Nasenpapillome. Mschr. Ohrenheilk. 83, 360 (1949); Zur Pathologie und Histologie der gutartigen Geschwülste der Nase. Harte und weiche Papillome. Mschr. Ohrenheilk. 86, 40 (1952). — McCORMACK, L. J., and H. E. HARRIS: Neurogenic tumors of nasal fossa. J. Amer. med. Ass. 157, 318 (1955). — MENDELOFF, J.: The olfactory neuroepithelial tumors. Cancer (Philad.) 10, 944 (1957). — MERLIN, H.: Leiomyom des Nasenvorhofes. Mschr. Ohrenheilk. 75, 202 (1941). — MEYER, M.: Über maligne Tumoren des Nasenrachenraumes. HNO (Berl.) 1, 133 (1948). — MILES, A. E. W.: Chondrosarcoma of the maxilla. Brit. dent. J. 88, 257 (1950). — MILLAR, S. H.: Transitional cell papilloma of the frontal sinus. J. Laryng. 75, 753 (1961). — MILLARD, C. K.: Un cas d'hémangioma caverneux des fosses nasales. Ann. Oto-laryng. (Paris) 72, 343 (1955). — MILLARD, C. K., u. F. F. BUSSER: Malignes Schwannom des Oberkiefers. Ann. Oto-laryng. (Paris) 69, 706 (1952). — MILLER, G. V., and H. W. NEIDHARDT: The extranasal glioma of the nose. J. Pediat. 36, 6 (1950). — MITTELBACH, M., u. F. WOLETZ: 2 Fälle von Neurinom der Nase. Med. Klin. 1935, 275. — MORAN, T. E.: Nonchromaffin paraganglioma in the nasal cavity. Laryncoscope (St. Louis) 72, 201 (1962). — MOORE, J. A.: Osteoma of the paranasal sinuses. Laryngoscope (St. Louis) 61, 379 (1951). — MUNSON, F. T., and H. T. E. MUNSON: Adenocarcinom of the ethmoid sinuses. Arch. Otolaryng. 45, 581 (1947).

NAHUM, A. M., and B. J. BAILEY: Malignant tumors metastatic to the paranasal sinuses. Laryngoscope (St. Louis) 73, 942 (1963). — NAUMANN, H. H.: Gedanken zum gegenwärtigen Stand der Stirnhöhlenchirurgie. Z. Laryng. Rhinol. 40, 733 (1961). — NELSON, A. R.: Osteoid Osteoma of Maxilla. Arch. Surg. 70, 459 (1955). — NESSEL, E.: Zur Frage des Berufskrebses in Nase, Mund, Rachen und Kehlkopf. Arbeitsmed. 2, 273 (1967). — NEUSS, O.: Die Bedeutung des chromophoben Paraganglioms (Chemodectoma) für die Hals-, Nasen- und Ohrenheilkunde. Z. Laryng. Rhinol. 35, 137 (1956). — NEW, G. B.: Malignant diseases of the paranasal sinuses. Amer. J. Surg. 42, 170 (1938); Neurogenic tumors of the nose and throat. Ann. Otol. (St. Louis) 56, 228 (1947); Arch. Otolaryng. 45, 163 (1947). — NIEDERMOWE, W.: Oberkiefer-Carcinom nach Trauma. Ärztl. Wschr. 1955, 688. — NÖDL, F.: Z. Haut- u. Geschl.-Kr. 19, 163 (1955). — NOVICK, I. N.: Osteoma of the frontal sinuses. Arch. Otolaryng. 46, 655 (1947).

OEKEN, F. W.: Zur Prognose der Nasen- und Nasennebenhöhlenmalignome an Hand des Krankengutes der Leipziger Univ.-Hals-Nasen-Ohren-Klinik aus den Jahren 1945 bis 1960. Z. Laryng. Rhinol. 44, 489 (1965). — OFNER, R.: Gallertkrebs der Nase. Arch. Otolaryng. 146, 184 (1939). — OHLEMANN: Arch. klin. Chir. 18, 465 (1875). — OLTERSDORF, U.: Morphologie und Klinik der sog. Cylindrome. Arch. Ohrenheilk. 155, 365 (1949). — OSBORN, D. A.: The so-called juvenile angiofibroma of the nasopharynx. J. Laryng. 73, 295 (1959).

PAILLAS, J. E., R. VIGOUROUX et M. BADIER: Des encéphalocèles aux gliomes nasaux. Presse méd. 1952, 1281. — PELLIGRINI, E.: Granuloma teleangectasio del turbinato inferiore recidivante. Boll. Mal. Orecch. 65, 11 (1947). — PENETTA, G., e F. PINTA: I tumori a mieloplassi del mascellare superiore. Boll. Mal. Orecch. 75, 331 (1957). — PERRINO, A.: Contributo allo conoscenza dei papillomi nasali e naso-sinusali. Boll. Mal. Orecch. 79, 84 (1961). — PFANDER, F.: Beobachtungen und Behandlungsergebnisse bei 102 malignen Tumoren der Nase und der Nebenhöhlen. Arch. Ohrenheilk. 168, 133 (1956). — PFEIFFER, W.: Ein Fall von Osteom und Mucocele des Sinus frontalis mit Perforation der zerebralen Wand. Z. Ohrenheilk. 64, 223 (1911). — PFISTERER, H.: Über das sog. harte Papillom der Nase und der Nebenhöhlen. Pract. oto-rhino-laryng. (Basel) 23, 217 (1961). — PINUS, R. B.: Über die Entstehung des Cholesteatoms der Oberkieferhöhle (russ.). Vestn. Oto-rino-laring. 11, 36 (1949). — PIQUET. J. J.: Les papillomes des sinus. Ann. Oto-laryng. (Paris) 78, 270 (1961). — POLLOCK, R. S.: Cylindroma of the nose and sinus. Arch. Otolaryng. 55, 210 (1952). — PORTMANN, G., et J. HEYRAUD: Le chondrome du massif facial. Rev. laryng. (Bordeaux) 1948, 2. — POULSEN, I. P. V.: Malignant tumours in nose and paranasal sinuses. Acta otolaryng. (Stockh.) 43, 474 (1953). — PROBST, A.: Zur Morphologie der Cylindrome. Frankfurt. Z. Path. 65, 97 (1954). — PUGH, D. G., and F. WINDHOLZ: Cranial Manifestations of Fibrous Dysplasia of the Bone. Their Relation to Leontiasis Ossea and to simple Bone Cysts of the Vault. Amer. J. Roentgenol. 58, 51 (1947). — PUTNEY, F. J., and L. J. McSTRAVOG: Laryngoscope (St. Louis) 64, 285 (1954).

RAUCH, S.: Die Leontiasis ossea maxillaris hereditaria. Radiol. clin. (Basel) 24, 100 (1955). — REBATTU, A.: Les tumeurs mélaniques des fosses nasales. J. franç. oto-rhino-laryng. 3, 856 (1954). — REDDY, J. B.: Angiofibroma of the sphenoid sinus. Laryngoscope (St. Louis) 73, 108 (1963). — REUTER, G.: Nasengerüstmetastase einer Lungentumors. Krebsarzt 15, 61 (1960). — REVECZ, G.: Neurinoma in the nasal cavity. J. Laryng. 62, 241 (1948). — RICHTER, H.: Über ein Myxom der Oberkieferhöhle. Arch. Ohrenheilk. 151, 351 (1942). — RIECKE: Maligner Epipharynxtumor (lymphoepithelialer Tumor Schmincke). Hals-, Nas.- u. Ohrenarzt II, 46, 69 (1938). — RIN, T.: Ein Fall von Melanosarkom der Nasenhöhle. Otologia (Tokyo) 14, 16 (1941). — RINGERTZ, N.: Pathology of malignant tumors arising in the nasal and paranasal cavities and maxilla. Acta oto-laryng. (Stockh.) Suppl. 27, 405 (1938). — RÖMHILD: Keilbein und Siebbein. Diss., Göttingen 1800. — ROSSI, G., D. DEMICHELIS, and E. CHERUBINI: Primary malignant epithelial tumours of the maxillary sinus. Acta oto-laryng. (Stockh.) Suppl. 181, 1962. — ROTTER, W., u. H. LAPP: Pathologische Anatomie des Mundhöhlenbereiches. Zahn-, Mund- u. Kieferheilk., Bd. I. Berlin-München: Urban u. Schwarzenberg 1958. — RUMPF, G.: Psammöse Geschwülste im Nasennebenhöhlengebiet. Z. Laryng. Rhinol. 37, 163 (1958). — RULLAN, A.: Rhabdomyosarkom in otolaryngology. Laryngoscope (St. Louis) 72, 54 (1962).

SALINGER, S.: The paranasal sinuses. Arch. Otolaryng. 60, 203 (1954). — SAVIC, D., et D. MAKSIMOVIC: Les tumeurs malignes primitives du sinus frontal. J. franç. oto-rhino-laryng. 15, 93 (1966). — SAXEN, A.: Studien über Papillom und Carcinom der Nase. Z. Hals-, Nas.- u. Ohrenheilk. 4, 1 (1926); Beziehungen von Nasenpolypen und Papillomen zu Carcinomen. Acta oto-laryng. (Stockh.) Suppl. 100, 98 (1952). — SCHADEWALDT: Der blutende Polyp der Nasenscheidewand. Arch. Laryng. Rhin. (Berl.) 1, 259 (1894). — SCHALL LE ROY, A.: Malignant tumors of the nose and nasal accessory sinuses. J. Amer. med. Ass. 137, 1237 (1948); Primary intranasal neuroblastoma. Ann. Otol. (St. Louis) 60, 221 (1951). — SCHALL LE ROY, A., and D. W. BREWER: Transitional cell carcinoma of the paranasal sinuses. Ann. Otol. (St. Louis) 58, 381 (1949). — SCHALL LE ROY, A., and M. LINEBACK: Primary intranasal neuroblastoma. Report of 3 cases. Ann. Otol. (St. Louis) 60, 221 (1951). — SCHIFF, M.: Juvenile nasopharyngeal angiofibroma. A theory of pathogenesis. Laryngoscope (St. Louis) 69, 981 (1959). — SCHLORHAUFER, W.: Osteodysplasia fibrosa deformans iuvenilis der rechten Schädelhälfte. Pract. Oto-rhino-laryng. (Basel) 14, 47 (1952). — SCHLUMBERGER, H. G.: Fibrous Dysplasia of the Maxilla and Mandible. Amer. J. Orthodont. 32, 579 (1946). — SCHMIDT, B. M.: Über seltene Spaltbildungen im Bereiche des mittleren Stirnfortsatzes. Virchows Arch. path. Anat. 162, 340 (1900). — SCHMIDT, M.: Cylindrom der Stirnhöhle. Acta oto-laryng. (Stockh.) 37, 426 (1949). — SCHMUTZLER, K.: Über das Granuloma teleangiectaticum. Diss., Berlin 1955. — SCHÖNFELD, K.: Das Granuloma pyogenicum sive teleangiectaticum in der Hals-Nasen-Ohrenheilkunde. Z. Laryng. Rhinol. 35, 274 (1956). — SCHOLTZ, A.: Über das Osteom der Stirnhöhle. Röntgenpraxis 1941, 213. — SCHOLTZ, H.-J., u. H.-E. KRAMER: Zur hämatogenen Metastasierung der Nasen- und Nebenhöhlenkarzinome. Zschr. Laryng. Rhinol. 46, 674 (1967). — SCHOOLMAN, J. G., and W. H. ANDERSEN: Malignant melanoma of the nose and sinus. Ann. Otol. (St. Louis) 59, 124 (1950). — SCHRÖER, R.: Genetische Betrachtungen über die Knochengeschwülste der Nasennebenhöhlen. Arch. Ohrenheilk. **166**, 161 (1954). — Schubert, H.: Neurinom unter dem Bild einer Nasenvorhofcyste. Hals-, Nas.- u. Ohrenarzt **1**, 40 (1947). — Schubert, K., u. R. Albrecht: Untersuchungen über die hormonale Situation beim Nasen-Rachen-Fibrom. Arch. Geschwulstforsch. **21**, 281 (1963). — Schütze, E.: Teratoid der Rathkeschen Tasche. Zbl. Neurochir. **1951**, 268. — Schwab, W.: Über Myxome der Nasennebenhöhlen. HNO (Berl.) **2**, 285 (1951); Über das Rethotelsarkom des Nasenrachenraumes bei Jugendlichen. HNO (Berl.) **3**, 50 (1952); Über das echte Stirnhöhlenfibrom. Z. Laryng. Rhinol. **32**, 23 (1953). — Schwab, W., K. Werner und H. Kaess: Erfahrungen bei der Behandlung maligner Nebenhöhlengeschwülste. Strahlentherapie **101**, 227 (1956). — Seaman, W. B.: Olfactory estesioneuroepitheliomas. Radiology **57**, 541 (1951). — Secretan, J. P.: A propos d'ostéite fibrocystique localisée à l'ethmoide. Acta oto-laryng. (Stockh.) **29**, 360 (1941). — Sendziak, J.: Über bösartige Neubildungen in den Nebenhöhlen der Nase und den Nasenrachenräumen. Int. Zbl. Laryng. **1913**, 381. — Shuster, B. H., and A. R. Shuster: Reticulum cell sarcoma arising in the paranasal sinuses. Report of a case. Arch. Otolaryng. **61**, 468 (1955). — Simonton, K. M., and J. X. Medwick: Epidermoid like lesions of the frontal bone simulating mucocele. Ann. Otol. (St. Louis) **57**, 473 (1948). — Sinard, L. C., and A. Jean: Adenocarcinoma with argentaffin cells of the nasal cavity, giving widespread metastases. Cancer (Philad.) **6**, 699 (1953). — Sischka, O.: Drei Fälle von Fibroepitheliom der Kieferhöhle. Mschr. Ohrenheilk. **89**, 114 (1955). — Sissat, M. W.: Malignant melanoma of the nasal mucosa. Indian med. Gaz. **87**, 357 (1952). — Smelt, G. J.: Das osteoide Fibrom der Nasennebenhöhlen. Ned. T. Geneesk **1951**, 714. — Smith, M. T., P. D. Labella, and S. M. Schnee: Ein durch Osteomyelitis des Stirnbeines und Epiduralabsceß kompliziertes Angiofibrosarkom des Siebbeins und der Stirnhöhle. Ann. Otol. (St. Louis) **59**, 650 (1950). — Soboroff, B. J.: Cylindromas of the upper digestive and respiratory passages. Laryngoscope (St. Louis) **69**, 1381 (1959). — Soboroff, B. J., and Fr. L. Lederer: Chondrosarcoma of the nasal cavity. Arch. Otolaryng. **61**, 717 (1959). — Sooy, F. A.: Primary tumors of the nasal septum. Laryngoscope (St. Louis) **60**, 164 (1950). — Spörlein, S.: Oberkieferkarzinom mit tödlicher Massenblutung aus der Art. carotis interna. Z. Laryng. Rhinol. **35**, 795 (1956). — Stewart, T. S.: Nasal malignant melanoma. J. Laryng. **65**, 560 (1951). — Storath, E.: Ein Fall von Hypernephrommetastase in der Nasenhöhle nebst Vorschlägen zur Operation der malignen Nasentumoren überhaupt. Z. Ohrenheilk. **69**. 147 (1913). — Stowens, D.: A pigmented tumour of infancy. The melanotic prodroma. J. Path, Bact. **73**, 43 (1957). — Strupler, W.: Beitrag zur Kenntnis der sezernierenden Epitheliome (,,Zylindrome"). Schweiz. med. Wschr. **1955**, 80. — Struthers, A. M., H. L. Williams und E. M. Parkhill: Papilläres Cystadenom der Kieferhöhle (atypischer Warthin-Tumor). Arch. Otolaryng. **59**, 241 (1954). — Süssenguth, L.: Über Nasengliome. Virchows Arch. path. Anat. **195**, 537 (1909). — Swik, A.: Über Drüsen- und Fernmetastasenbildungen bei Cylindromen in der Hals-Nasen-Ohrenheilkunde. Dtsch. med. J. **1955**, 190. — Szende, B.: Die bösartigen Geschwülste der Nasennebenhöhlen. Mschr. Ohrenheilk. **72**, 925 (1938).

Takashi, M.: Carcinoma of Paranasal Sinuses. Its Histogenesis and Classification. Amer. J. Path. **32**, 501 (1956). — Tamari, M. J., and E. B. Weisman: Massive osteoma of the ethmoid sinus. Ann. Otol. (St. Louis.) **61**, 1017 (1952). — Teed, R. W.: Primary osteoma of the frontal sinus. Arch. Otolaryng. **33**, 255 (1941). — Temesrekasi, D.: Paragangliom in der unteren Nasenmuschel des Menschen. Mschr. Ohrheilk. **100**, 304 (1966). — Terracol, J., L. Fabre et Y. Guerrier: Les tumeurs cartilagineuses bénignes. Ann. Oto-laryng. (Paris) **57**, 1 (1948). — Terracol, J., Y. Guerrier et P. Barjon: Un cas de tumeur nerveuse rare des fosses nasales (sympathome sympathogonique). Rev. Laryng. (Bordeaux) **72**, 603 (1951). — Thacker, E. A.: Epidermoid tumors of the frontal bone sinus and orbit. Arch. Otolaryng. **51**, 400 (1950). — Tiedemann, R.: Chondromyxosarkom des Oberkiefers. HNO (Berl.) **4**, 120 (1954). — Tillmanns: Tote Osteome der Nase und Nasenhöhle. Langenbecks Arch. klin. Chir. **1885**, 667. — Tobeck, A.: Z. Hals-, Nas.- u. Ohrenheilk. **23**, 329 (1929). — Tonndorf, E.: Ostitis fibrosa circumscripta cystica am Schädel. Z. Hals-, Nas.- u. Ohrenheilk. **7**, 233 (1924). — Tosch, R.: Doppelseitiges Kieferhöhlenosteom mit Bemerkungen über Höhlenosteome. HNO (Berl.) **4**, 303 (1954). — Trauner, R.: Über Hyperostosen der Kiefer- und Schädelknochen. Virchows Arch. path. Anat. **303**, 623 (1939). — Trautmann, S.: Plattenepithelcarcinom von der Keilbeinhöhle ausgehend. Arch. Laryng. Rhin. (Berl.) **17**, 386 (1905).

Uehlinger, E.: Osteofibrosis deformans juvenilis (Polyostotische fibröse Dysplasie Jaffé-Lichtenstein). Virchows Arch. path. Anat. **306**, 255 (1940). — Ulm, P.: Mehrfache

Retothelsarkome des Nasenrachenraumes. Diss., Erlangen (1942). — UNGERECHT, K.: Zur Diagnostik und operativen Behandlung extrem großer maligner Geschwülste im Kiefer-Gesichtsbereich. Fortschr. Kiefer- u. Gesichtschir. 3, 121 (1957).

VOGEL, KL.: Über Riesenzellgeschwülste der Nebenhöhlen. HNO (Berl.) 6, 194 (1957). — VOLOSIN, M. R.: Lymphangiom der Nasenhöhle. Vestn. oto-rino-laring. 16, 70 (1954). — VYSLONZIL, E.: Meningeom im Stirnbeinbereich. Mschr. Ohrenheilk. 87, 59 (1953).

WALDAPFEL, R.: Bleeding polyp of the septum nasi. Eye, Ear, Nose Thr. Monthly 28, 19 (1949). — WALTHER, H. E.: Krebsmetastasen. Basel: Schwabe 1948. — WATSON, W. L.: Cancer of the paranasal sinuses. Laryngoscope (St. Louis) 52, 22 (1942). — WERTHEIMER, R.: Über ein Cholesteatom des Schädels. Fortschr. Röntgenstr. 38, 656 (1928). — WINDISCH, O.: Stirnhöhlendurchbruch bei Osteom. Mschr. Ohrenheilk. 85, 76 (1951). — WOODRUFF, G. H.: Ossifying fibrom in the Ethmoid Cells and the Frontal Sinus. Ann. Otol. (St. Louis) 54, 582 (1945). — WOTRUBA, C.: Über ein Cholesteatom im Stirnbein. Wien. klin. Wschr. 1889, 899. — WUSTROW, F.: Die Tumoren des Gesichtsschädels. Berlin-München: Urban u. Schwarzenberg 1965.

ZANGE, J.: Krebsgeschwülste des Nasenrachens. Münch. med. Wschr. 1957, 1936. — ZANGE, J., u. H. J. SCHOLTZ: 25 Jahre Behandlung bösartiger Geschwülste der Nase und Nebenhöhlen und ihr Ergebnis. Z. Laryng. Rhinol. 42, 613 (1963). — ZÖLLNER, F.: Angeborenes Gliom der Nase. Frankfurt. Z. Path.. 49, 82 (1935). — ZÜLCH, K. J.: Biologie und Pathologie der Hirngeschwülste. Hdb. Neurochir. III. Berlin-Göttingen-Heidelberg: Springer 1956.

K. *Fremdkörper, Nasenzähne, Nasensteine*

ABU-JAUDEH, C. N.: A giant rhinolith. Laryngoscope (St. Louis) 61, 271 (1951). — ALVES, S.: Corps étranger de la fosse nasale (projectile en fer) compliqué de méningite suppurée à pneumocoques. Rev. port. Pediàt. 11, 29 (1948).

BAUM, H.: Dystrophische Zähne in der Nasenhöhle, als Rhinolithen diagnostiziert. Mschr. Ohrenheilk. 90, 44 (1956).

CANTORI, A. J.: Wooden foreign body in the ethmoid capsule. Ann. Otol. (St. Louis) 56, 953 (1947).

DE CIGNA: Corps étranger du nez ayant séjourné pendant vingt six ans environ. Boll. Mal. Orecch. 1940, zit. nach TERRACOL. — DORP, D. M. VAN: An unusual foreign body in the maxillary antrum. J. Laryng. 68, 324 (1954).

ENGLER, C. W., u. G. H. MELANT: Fremdkörper im Bereich des Siebbeins. Arch. Otolaryng. 45, 352 (1947).

GRABSCHEID, E.: Ein außergewöhnlich großer Nasenstein. Ohrenheilk. 72, 620 (1938). — GUNEWARDENE, H. C. P.: Ein Fall von nicht-metallischem Fremdkörper im Siebbein. J. Laryng. 63, 34 (1949). — v. GUTTMANN: Corps étrangers des fosses nasales. J. Prat. (Paris) 1922, 36.

HAVILAND DE HALL, F.: A case of rhinolith. Brit. med. J. 1893.

JIMENEZ-CERVANTES, J.: Rhinolite sur dent ectopique. Ann. Oto-laryng. (Paris) 69, 609 (1952). — JONES, W. G.: Foreign objects in the antrum of Highmore. Amer. J. orthop. Surg. 25, 380 (1939).

KECHT, B.: Fremdkörper in Nase und Ohr. Wien. med. Wschr. 1951, 101. — KINDLER, W.: In: Hals-, Nas.- u. Ohrenheilk. Ein kurzgefaßtes Handbuch in 3 Bänden. Hrsg. BERENDES, LINK, ZÖLLNER. Stuttgart: Thieme 1964, s. o. unter Hand- u. Lehrbücher. — KUPER, H.: Über das Schicksal der Fremdkörper in der Kieferhöhle. Diss., Würzburg 1940.

LIESCHKE, E.: Seltene Komplikationen bei Nasensteinen. HNO (Berl.) 1, 189 (1948).

MARKS, M. I.: Foreign body in the nose. Ann. otol. (St. Louis) 58, 289 (1949). — MERIDETH, H. W., and J. W. GROSSMANN: Rhinolith. Arch. Otolaryng. 55, 475 (1952).

NEUMANN, H.: Zur Ätiologie der Fremdkörper der Nase des Kindes. Wien. med. Wschr. **1930**, 1450. — NOCHLAS, N. E.: Rhinolith as a cause of suppurative rhinitis. New Engl. J. Med. **244**, 15 (1951). — NOVELLI: Les projectiles de guerre dans les fosses nasales et les cavités accessoires. Oto-rhino-laring. **1947**, 15. — NOWOTNY, O.: Großer Nasenstein mit Zerstörung der Muscheln und Septumperforation. Mschr. Ohrenheilk. **73**, 734 (1939).

ONODI: Pathologie und Therapie der Nasenkrankheiten. Wien 1910.

RAO, A. B. N.: Verlagerter Eckzahn in der Nase. J. Laryng. **67**, 370 (1953). — ROHN, K.: Über Rhinolithen der Kieferhöhle. Hals-, Nas.- u. Ohrenarzt II, **50**, 1 (1940).

SEIFERT, O.: Fremdkörper in der Nase und Rhinolithen. In: Hdb. Hals-, Nasen-, Ohrenheilk. III, DENKER-KAHLER, 1928, s. o. unter Hand- u. Lehrbücher. — SEIFERTH, L. B.: Die Unfallverletzung der Nase, der Nasennebenhöhlen und der Basis der vorderen Schädelhöhle. Zbl. Hals-, Nas.- u. Ohrenheilk. **51**, 1 (1954/55). Verletzungen der Nase, der Nasennebenhöhlen und die frontobasalen Verletzungen. In: Hals-, Nas.- u. Ohrenheilk. Ein kurzgefaßtes Handbuch in 3 Bänden. Hrsg.: BERENDES, LINK, ZÖLLNER, Bd. I, Stuttgart: Thieme 1964, s. o. unter Hand- u. Lehrbücher. — SMITH-WALKER, A.: Bilateral rhinolith of endogen origin. J. Laryng. **64**, 21 (1950). — SPITZER, R.: Bilaterally impacted supernumerary teeth in the maxilla. Brit. dent. J. **90**, 16 (1951). — STUBBE: Nasenfremdkörper an Hand eigener Beobachtungen. HNO (Berl.) **2**, 81 (1951/52).

T'ANG, C. T.: A large foreign body in the nasopharynx of an infant. J. Laryng. **68**, 321 (1954). — THORNELL, W. C., and H. L. WILLIAMS: Foreign body involving the floor of the orbit and the antrum. Arch. Otolaryng. **39**, 83 (1944).

WILLIAMS, A. H.: An unusual foreign body in the nose. US. Armed Forces Med. J. **2**, 953 (1951).

L. *Die Berufsschäden der Nase und Nasennebenhöhlen*

BABLIK, L.: Über Gewebsschädigung der Nase durch Säure. Mschr. Ohrenheilk. **85**, 21 (1951). — BERGER, W.: Über experimentelle Staubschädigung der Nasenschleimhaut. Z. Laryng. Rhinol. **25**, 60 (1934). — BÖTTCHER, R.: Nasenschleimhautverätzung durch Säure. Münch. med. Wschr. **1937**, 1435. — BOUCHET, DEBAIN et PIALOUX: Les aéro-sinusites. Ann. Oto-laryng. (Paris) **67**, 471 (1950).

COMORETTO, R., e E. TAVANI: Malatti professionali delle vie aere superiori. Ann. Laring. (Torino). Suppl. **1**, 368, (1958).

DOESE, M.: Gewerbemedizin. Studien zur Frage der Gesundheitsschädigungen durch Aluminium, insbesondere der Aluminiumstaublunge. Arch. Gewerbepath. Gewerbehyg. **8**, 501 (1938). — DRESCHKE: Erkrankungen der Nasenscheidewand bei Arsenarbeitern. Med. Klin. **1933**, 1378.

GORDON, L. v.: Über gewerbliche Erkrankungen der oberen Atmungsorgane. Zbl. Hals-, Nas.- u. Ohrenheilk. **9**, 113 (1927).

HEINLEIN, H.: Die Passierbarkeit der Riechschleimhaut für unbelebte und belebte Stoffe. Ärztl. Wschr. **1949**, 427. — HERRMANN, A.: Über Schleimhautablösungen und Hämatome in den Nasennebenhöhlen bei Fliegern. Z. Hals-, Nas.- u. Ohrenheilk. **47**, 103 (1940). — HUEPER, W. C.: Berufskrebse. In: Hdb. ges. Arbeitsmedizin II. Hrsg. E. W. BAADER. Berlin-München-Wien: Urban u. Schwarzenberg 1961. — HÜTTEROTH, R.: Experimentelle Gewerbestaubschädigung der Nasenschleimhaut. Hals-, Nas.- u. Ohrenarzt I. **32**, 33 (1941).

JENNY, M., K. BÜTTIG, B. HORISBERGER, L. HAVAS und E. GRANDJEAN: Arbeitsmedizinische Untersuchungen in Zementfabriken. Schweiz. med. Wschr. **1960**, 705.

KAZUNJIAN, V. H., and A. T. JOSEPH: Beryllium granuloma of the nose. A case report. Plast. reconstr. Surg. **6**, 156 (1950). — KÖLSCH, FR.: Lehrbuch der Arbeitshygiene. Stuttgart: F. Enke 1954; Der Arsenkrebs. Zbl. Arbeitsmed. **8**, 129 (1958); Neubildung und Beruf. In: Hdb. Berufskrankh. Hrsg. E. KOELSCH. Jena: G. Fischer 1959. — KÜHNE, A.: Ammoniakvergiftungen der oberen Luftwege. Ärztl. Wschr. **1953**, 268.

LIEBERMANN, H.: Chrome ulceration of the nose and throat. New Engl. J. Med. **225**, 132 (1941).

MARCHAND, M., et J. CROISIER: Les affections professionelles des voies aériennes supérieures. Arch. Mal. prof. **15**, 259 (1954). — MAJER, E. H.: Schädigung der Nasenschleimhaut bei Staubarbeitern. Mschr. Ohrenheilk. **85**, 27 (1951). — MILLER, J. B.: Effects of chromates on nose, throat and ear. Arch. Otolaryng. **58**, 172 (1953).

NALETOV, M.: Gewerbliche Schädlichkeiten in der Porzellanindustrie vom Standpunkt der Oto-rhino-laryngologie (russ.). Ref. Zbl. Hals-, Nas.- u. Ohrenheilk. **11**, 769 (1928). — NESSEL, E.: Zur Frage des Berufskrebses in Nase, Mund, Rachen und Kehlkopf. Arbeitsmedizin **2**, 273 (1967).

OPPENHEIM, M.: Perforation des Nasenseptum durch Alkalichromat bei einem Stockdrechsler. Wien. klin. Wschr. **1937**, 208.

PEYSER, A.: Die Gewerbekrankheiten der oberen Luftwege. Hdb. Hals-, Nasen-, Ohrenheilk. (DENKER-KAHLER) V, 1929, s. o. unter Hand- u. Lehrbücher. — POPPER, J.: Die beruflichen Erkrankungen der oberen Luftwege. Mschr. Ohrenheilk. **85**, 8 (1951).

RÖPKE, FR.: Die Berufskrankheiten des Ohres und der oberen Luftwege. Wiesbaden: J. F. Bergmann 1902. — ROTH, E.: Kompendium der Gewerbekrankheiten. Berlin 1909.

SCHMIDT, W.: Experimentelle Gewebestaubschädigungen der Nase und Nebenhöhlen. Leipzig: J. A. Barth 1949. — SCHMÜCKER, K.: Einiges über nasalen Kopfschmerz und neue Kenntnisse seiner Ursache und der Luftwechselverhältnisse der Nasennebenhöhlen. Münch. med. Wschr. **1932**, 1137. — SCHWAB, W.: Die Berufsschäden der Schleimhaut in Nase, Nebenhöhlen, Mundhöhle, Rachen, Speiseröhre und Kehlkopf. Arbeitsmedizin **2**, 266 (1967). — SIEBERT, K.: In: Hals-, Nas.- u. Ohrenheilk. Ein kurzgefaßtes Handbuch in 3 Bänden. Hrsg. BERENDES, LINK u. ZÖLLNER. Bd. I. Stuttgart: Thieme 1964. — SOMMERFELD, TH.: Handb. Gewerbekrankheiten. Berlin 1898. — STEINER, H.: Die sog. Glasstaublunge. In: Staublungenerkrankungen. Hrsg. E. HOLSTEIN. Leipzig: J. A. Barth 1958.

WATSON-WILLIAMS, E.: Chrome ulcerations of the nose. Practitioner **140**, 619 (1938). — WINCKLER, E.: Sammlung zwangloser Abhandlungen aus dem Gebiet der Hals-Nasen-Ohren-Krankheiten (M. Bresgen). II, 1 (1896). — WORTH, G.: Silikose. In: Hdb. ges. Arbeitsmedizin II/2. Hrsg. E. U. BAADER. Berlin-München-Wien: Urban u. Schwarzenberg 1961. — WORTH, G., u. E. SCHILLER: Die Pneumokoniosen. Köln: Staufen-Verlag 1954. — WUSTROW, F.: Nebenhöhlenerkrankungen als Folge von Oberkieferbrüchen und ihre Behandlung. Dtsch. zahnärztl. Wschr. **1940**, 245.

ZORZOLI, E.: Esame del fattore polvere nella patologia otorinolaringoiatrica dei lavoratori calzaturieri. Minerva otorinolaring. **4**, 291 (1954).

K. Köhn

Kehlkopf und Luftröhre

A. Anatomie, Entwicklungsgeschichte und Physiologie

I. Anatomie

1. Das Kehlkopfgerüst

a) *Der Schildknorpel* (C. *thyreoidea*, hyaliner Knorpel) besteht aus zwei Platten, die beim Manne vorn in spitzem *(Protuberantia laryngis, Pomum Adami, Adams-apfel)*, bei der Frau in stumpfem Winkel zusammenstoßen, nach oben die *Incisura thyreoidea sup.* und nach unten die schwächere *Inc. thyr. inf.* aussparen. Die Seitenränder senden jederseits nach oben einen längeren, nach unten einen kür-zeren Fortsatz *(Cornua thyreoidea sup. seu hyoidea et inf. seu cricoidea).*

b) *Der Ringknorpel* (C. *cricoidea*, hyaliner Knorpel) zeigt die Gestalt eines Siegelringes mit nach dorsal gerichtetem Siegel *(Lamina)*, das am oberen Rande die Gelenkflächen für die Stellknorpel trägt.

c) *Die paarigen Stellknorpel* (C. *arytaenoideae*, C. *cymbalares* Avicenna, C. *pyra-midales* Hyrtl), auch *Gießbeckenknorpel* (Galen), haben die Gestalt dreiseitiger Pyramiden und sind bis auf die *Proc. vocales* ebenfalls hyaline Knorpel. Die Basis sitzt dem Ringknorpel auf, trägt nach vorn den Proc. vocalis (elastischer Knorpel, Ansatz des Stimmbandes), nach hinten den Proc. muscularis. Das Cricoarytaenoid-gelenk ist ein sog. *"Cylindergelenk"* mit drei Freiheitsgraden (Will 1895, Stieda 1897, Braus-Elze 1956). An der Spitze der Stellknorpel finden sich beiderseits

d) *die paarigen*, etwa linsengroßen *Spitzenknorpel* (C. *corniculatae* Santorini) und

e) *die kleinen paarigen keilförmigen Knorpel* (C. *cuneiformes* Wrisbergi), die in den Plicae aryepiglotticae liegen. Beide Knorpelpaare stellen elastische Knorpel dar. Vorkommen sehr variabel, nach Lossen (1900) nur in etwa 50% auffindbar.

f) Der *Kehldeckelknorpel* (C. *epiglottica*) zeigt die Form eines mit der Spitze *(Petiolus)* nach unten gerichteten Fahrradsattels und ist ebenfalls ein elastischer Knorpel. Der obere Rand ragt frei in den Pharynx und zeigt eine sehr wechselvolle Gestalt (Henke 1899).

g) *Sesamknorpel* finden sich am häufigsten zwischen den Stellknorpeln und den kleinen Spitzenknorpeln. Im Lig. hyothyreoideum lat. liegt jederseits ein kleiner bindegewebiger Faserknorpel (C. *triticea*), der den Rest einer embryonalen knöchernen Brücke zwischen großem Horn des Schildknorpels und dem Zungenbein darstellt.

Über die Bedeutung und den funktionellen Bau der Kehlkopfknorpel vgl. HENCKEL (1933), BUCHER (1942), NEGUS (1947, 1948, 1949), insbesondere WUSTROW (1963).

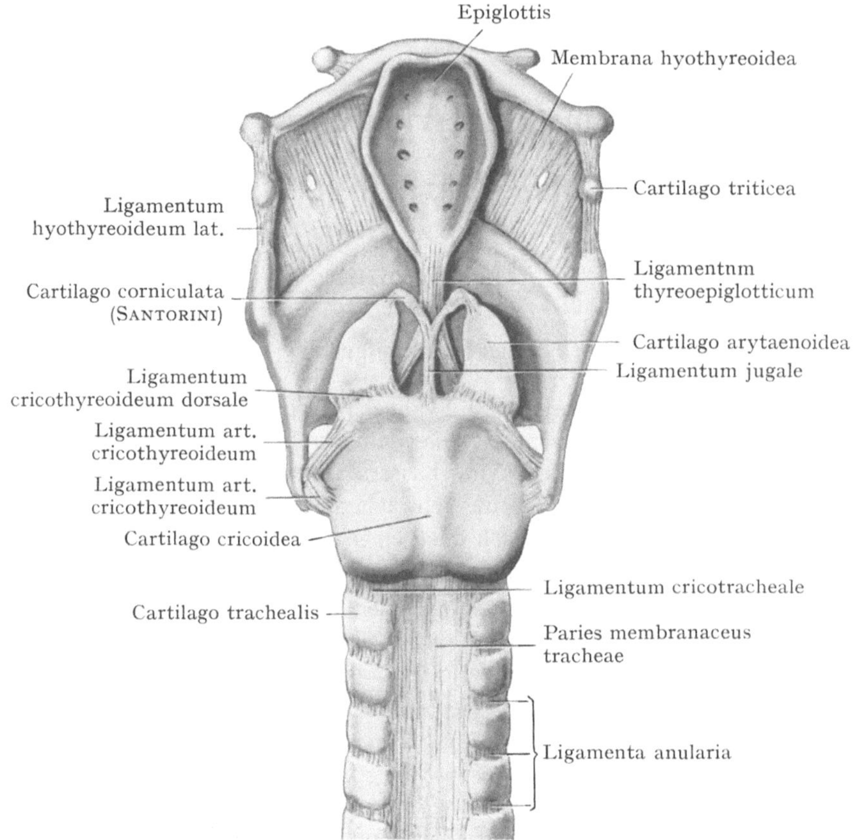

Abb. 1. Gerüst des männlichen Kehlkopfes (In Anlehnung an RAUBER-KOPSCH gezeichnet)

2. Der Bandapparat

a) *Der Conus elasticus* entspricht den Ligg. annularia der Trachealknorpel. Er zieht vom Ringknorpel aufwärts in die Kehlkopfrichtung, sein oberer freier Rand stellt das *Lig. vocale* (echtes Stimmband) dar.

b) Die *Stimmbänder (Ligg. vocales)* ziehen von den Proc. vocales der Stellknorpel zur Innenfläche des Schildknorpels. Sie sind etwa 3 mm hoch, 2 mm dick und bestehen aus kollagenen und elastischen Fasern, deren Verlaufsrichtung und Zusammensetzung dem Alter entsprechend wechselt (MAYET 1956). Zwischen oberer und unterer Stimmbandkante und dem Musculus vocalis liegt das sog. Reinkesche Dreieck (1895, 1897), ein subepithelialer Raum lockeren Fasergewebes (subepitheliales elastisches Netz, MAYET 1961), der ödematös als Reinkesches Stimmbandödem (BERLINGER 1956, HÜNERMANN 1958, MAYET 1961) aufquellen kann.

In der Nähe des vorderen Ansatzpunktes weisen die Stimmbänder einen *"gelben"* *Fleck* auf (*Macula flava*, Gerhardtscher Knorpel, vgl. HAJEK 1932), der dem Ansatz des Stimmbandes am verdickten Perichondrium entspricht. Die Stimmbänder begrenzen die *Stimmritze (Rima glottidis)*. Die Herkunft des Namens „Glottis" ist unbekannt, im Griechischen kommt dieser Name nicht vor (HENKE 1899). GURR (1948) stellte am Lebenden die *topographische Lage der Stimmbänder*

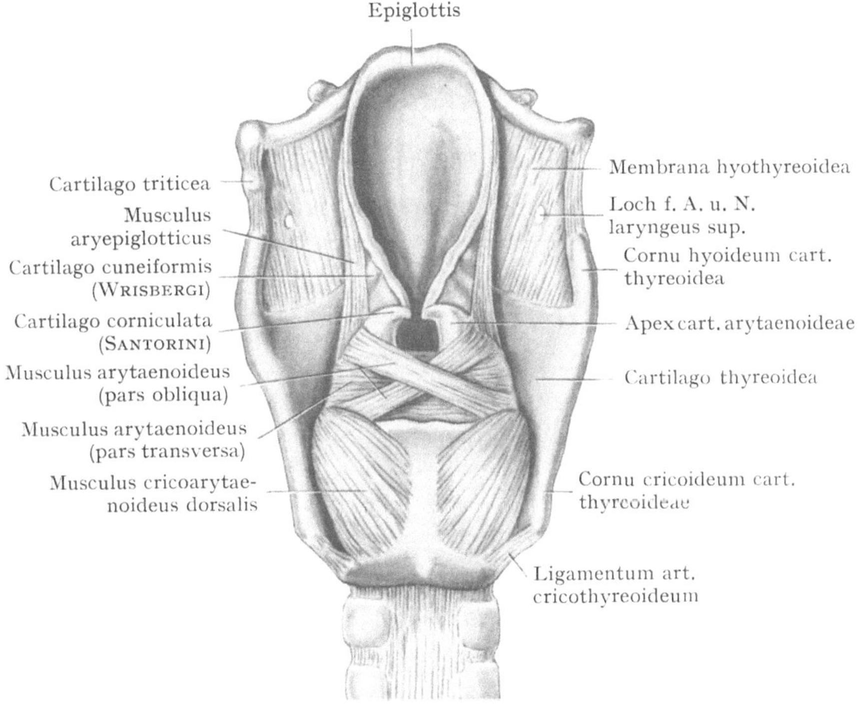

Abb. 2. Männlicher Kehlkopf (In Anlehnung an RAUBER-KOPSCH gezeichnet)

wie folgt fest: Beim Manne 3,5 bis 6,0 mm, bei der Frau 3,0 bis 3,5 mm unterhalb des Adamsapfels.

c) *Die Membrana quadrangularis* stellt das obere Gegenstück des Conus elasticus dar, ist jedoch zarter und für die Stimmbildung ohne Bedeutung. Ihr unterer freier Rand bildet

d) die *Taschenbänder (Ligg. ventriculares*, falsche Stimmbänder). Sie sind oberhalb der Ligg. vocales vorn am Schildknorpel und hinten an den Stellknorpeln befestigt. Zwischen den Taschen- und Stimmbändern liegt der *Ventriculus laryngis* Morgagni.

10*

e) Die *Membrana hyothyreoidea* spannt sich zwischen dem Schildknorpel und dem Zungenbein aus und zeigt eine kleine runde Öffnung zum Durchtritt des Nerven und der Arterie des Kehlkopfes.

f) *Kleinere Ligamenta*: Lig. hyoepiglotticum, Lig. thyreoepiglotticum, Lig. cricothyreoideum.

Eine eingehende Untersuchung über die funktionelle Bedeutung der Bindegewebsstrukturen des Kehlkopfes liegt von ZENKER (1958) vor (siehe auch WUSTROW 1963). WUSTROW (1963) weist insbesondere auf die Bedeutung des „Fettkörper-Kehldeckel-Mechanismus" hin. Zwischen dem Kehldeckel, dem Schildknorpel und dem Zungenbein, nach oben durch die Membrana hyoepiglottica abgeschlossen, findet sich ein lockerer, aus kleinen, mit flüssigem Fett gefüllten Bläschen bestehender Fettkörper, „Corpus adiposum laryngis" ELZE (1925), siehe auch LUSCHKA (1871) und ZENKER (1958), der als „druckübertragendes Zwischenglied in den Bewegungsmechanismus des Kehldeckels eingeschaltet ist" (WUSTROW 1963).

3. Die inneren Muskeln des Kehlkopfes

(E. v. SKRAMLIK 1925, TRUFFERT 1956, WUSTROW 1952, 1963)

Name	Innervation	Funktion
a) M. cricoarytaenoideus post. („Posticus")	N. laryng. inf. (Recurrens, N. X.)	Erweiterung der Stimmritze
b) M. cricoarytaenoideus lat. seu ant.	N. laryng. inf. (Recurrens, N. X.)	Antagonist d. „Posticus" Verengung der Stimmritze
c) M. thyreoarytaenoideus 1. internus *M. vocalis* 2. externus (variabel)	N. laryng. inf. (Recurrens, N. X.)	Spannung der Stimmlippen
d) M. interarytaenoideus 1. obliquus 2. transversus	N. laryng. inf. (Recurrens, N. X.)	Einengen d. knorpeligen Anteils d. Stimmritze

Die *passive* Spannung der Stimmbänder erfolgt durch den M. cricothyreoideus, der zu den äußeren Kehlkopfmuskeln zählt und vom N. laryng. sup. versorgt wird. Bei feststehendem Schildknorpel zieht er den Ringknorpel nach oben (FREEDMAN 1956, BERENDES 1956, 1963).

Die *innere Struktur* des *M. vocalis* ist bis heute nicht eindeutig geklärt. Während ältere Bearbeiter (LUSCHKA 1871, FÜRBRINGER 1875) nur parallel angeordnete Fasern beschrieben, betont K. GOERTTLER (1948, 1950) sowie sein Schüler BEHRINGER (1955) in Übereinstimmung mit O. HEYMANN (1955), HUSSON (1956), SEITER (1956) und BERENDES (1956, 1963), daß die Fasern des M. vocalis nicht stimmbandparallel verlaufen, daß überhaupt kein eigenticher am Stellknorpel entspringender und am Schildknorpel ansetzender M. vocalis existiere, sondern dieser Muskel aus komplizierten, von allen Richtungen herziehenden und sich kreuzenden Fasersystemen bestehe, die am Stimmband selbst inserieren. Der M. vocalis sei sarkoplasmareich, zeige „spezifische" Purkinjesche Fasern, wie der Herzmuskel, und zahlreiche Ganglienzellen. Gegen die Anschauung GOERTTLERS (1948, 1950) haben WUSTROW (1952), V. D. BERG und MOLL (1955) sowie MAYET (1956) Stellung genommen. WUSTROW (1952) sieht in dem von GOERTTLER beschriebenen Fasersystem durch Schrägschnitte vorgetäuschte Kunstprodukte. Der scheinbar torquierte Verlauf der Muskelfasern in Phonationsstellung löse sich in Abduktionsstellung zu Parallelfasern auf. SCHLOSSHAUER und VOSTEEN (1957)

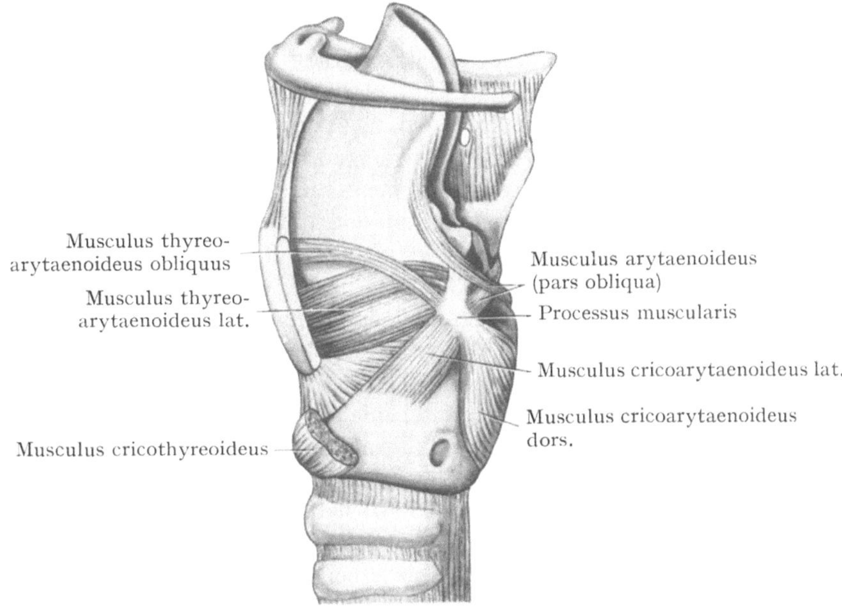

Abb. 3. Männlicher Kehlkopf, Seitenansicht nach Entfernung der Lamina sinistra cart. thyreoideae

fanden im Lig. vocale nur stimmbandparallellaufende Fasern, die nicht am Stimmband selbst inserieren, unterhalb des Lig. vocale aber sowohl von vorn als auch von hinten kommende, in den Conus elasticus einstrahlende Muskelbündel (siehe auch LINK und PELLNITZ 1959).

4. Die Nerven des Kehlkopfes

Nach klassischer Anschauung sind sämtliche Nerven des Kehlkopfes Äste des *Nervus vagus*. Der *Ramus int.* des *N. laryng. sup.* zieht mit der A. laryng. sup. durch die Membrana hyothyreoidea und versorgt die Schleimhaut der oberen Kehlkopfhälfte ausschließlich mit sensiblen Fasern (MÜNDNICH 1956, 1957). Neuere histologische Untersuchungen über die nervöse sensible Versorgung der Stimmbänder siehe W. F. KÖNIG (1958). Der *Ramus ext.* des N. laryng. sup. ist motorisch, er versorgt den M. cricothyreoideus.

Der *N. laryng. inf. (Recurrens)* ist der eigentliche motorische Nerv des Kehlkopfes (über Variationen im Verlauf siehe HOFER 1947, KRMPOTIC 1956, GISEL und PICHLER 1956, 1957, BERENDES 1950, 1956, 1963); mit einer kleineren sensiblen Partie versorgt er aber auch die Schleimhaut des unteren Kehlkopfanteiles. Jede Seite des Kehlkopfes wird isoliert innerviert (CORTESI und CIPPARRONE 1950, WILLIAMS 1951).

Diese klassische Lehre der Kehlkopfinnervation wurde schon von GALEN 1550 begründet (Galensche Anastomose, Ansa Galeni). Sicher ist aber die Innervation bedeutend komplizierter (BERENDES 1963). LÜSCHER (1956) hält eine Beteiligung des N. accessorius an der Kehlkopfinnervation für sehr wahrscheinlich, „da in den Plexus nodosus n. vagi ein starker Ast des N. accessorius einmündet". RETHI (1934, 1936, 1955) und KRESSNER (1949, 1953) sehen im N. accessorius einen willkürlichen motorischen Nerven des Kehlkopfes. RETHI (1934, 1936, 1955) mißt vor allem dem N. glossopharyngeus eine zusätzliche Bedeutung für die „doppelte" Innervation der kleinen Kehlkopfmuskeln zu (siehe LINK und PELLNITZ 1959).

Die *vegetativen Fasern* der Kehlkopfschleimhaut (ausführliche Darstellung von JABONERO 1958) stammen aus dem Halssympathicus (Gangl. cerv. sup.), nur einzelne Fasern aus dem Ganglion stellatum (GRACEVA 1951) und dem N. vagus (WILLIAMS 1951, BERENDES und SCHALLOCK 1952) und verlaufen im unteren und oberen Kehlkopfnerv (TERRACOL 1938) oder in Begleitung der Arterien (periarterieller Plexus, AZEMAR 1932, BERENDES und SCHALLOCK 1952).

In der Plica ventricularis fand WATZKA (1953) erstmalig nicht chromierbare *Paraganglien* und sein Schüler SCHÖNBERGER (1966) berichtete über das konstante Vorkommen von Paraganglien in den Taschenfalten der Föten und Neugeborenen. KLEINSASSER (1964) unterscheidet das Paraganglion laryng. sup. von dem Paraganglion laryng. inf. an der Rückseite des Kehlkopfes zwischen Ring- und Schildknorpel. JANSEN und NETTEY-MARBELL (1967) haben diese Ergebnisse in eigenen Untersuchungen nachgeprüft und die genannten Paraganglien bei Frühgeburten bestätigen können. Genaue Topographie siehe bei JANSEN und NETTEY-MARBELL (1967).

5. Die Blut- und Lymphgefäße des Kehlkopfes

Arterien: A. laryng. sup. (Ast der A. thyreoidea sup.), A. laryng. inf. (Ast der A. thyreoidea inf.). Die A. laryng. sup. tritt durch ein Loch der Membrana hyothyreoidea zusammen mit dem N. laryng. sup. in das Innere des Kehlkopfes. Sie gibt einen kleinen Ast, die A. cricothyreoidea, ab; die Abgangsstelle ist außerordentlich variabel (ROSSKOPF 1955). Näheres über die Vascularisation der Stimmlippen siehe TERRACOL und GUERRIER (1956).

Die *Venen* halten sich in ihrem Verlauf an das Verteilungsgebiet der Arterien.

Die *Lymphgefäße* sind spärlich entwickelt. Dieses wird stets als Grund für die späte und seltene Metastasierung der Kehlkopfkrebse angeführt. Wir unterscheiden ein craniales, oberhalb der Glottis gelegenes, und ein caudales, unterhalb der Stimmbänder lokalisiertes Lymphgefäßnetz (MOST 1899, NAUMANN 1957). Das obere Netz ist stärker ausgebildet, nimmt Verbindung mit den Lymphgefäßen des Pharynx und des Hypopharynx auf und fließt in die oberen tiefen Halslymphknoten ab, das untere Lymphgefäßnetz steht mit die prälaryngealen Lymphknoten in Verbindung. Die bessere Lymphgefäßversorgung der oberen Kehlkopfhälfte begründet die häufigere Metastasierung der Carcinome der Epiglottis und des Sinus piriformis. Das Gebiet der Stimmlippen ist dagegen auffallend arm an Lymphgefäßen (RUEDI 1956, NAUMANN 1957). Nach DEAM (1959) sollen die oberen mit den unteren Lymphbahnen jedoch anastomosieren.

6. Das Kehlkopfinnere (Cavum laryngis)

Die Kehlkopfhöhle zeigt auf dem Frontalschnitt die Form einer Sanduhr, die Schleimhaut liegt dem Stützgerüst, zu dem auch die Stimm- und Taschenbänder gehören, eng an wie „ein Trikot dem Körper" (BRAUS-ELZE 1956). Durch den inneren Weichteilaufbau wird der Kehlkopf in drei Abschnitte aufgeteilt:

a) *Der obere Kehlkopfraum, das Vestibulum laryngis* mit dem Kehlkopfeingang *(Aditus laryngis)*, der von dem Kehldeckel *(Epiglottis)*, den *Plicae aryepiglotticae* und den *Plicae interarytaenoideae* begrenzt wird. Außen senken sich zu beiden Seiten des Kehlkopfeinganges die *Sinus piriformes* als Taschen des Hypopharynx ein.

b) *Der mittlere Kehlkopfraum* (Cavum laryngis intermedium, Abb. 4) ist sehr niedrig, er wird nach oben durch die Taschenbänder *(Plicae ventriculares)*, nach unten durch die Stimmbänder oder Stimmlippen *(Plicae seu labia vocales)* begrenzt. Der Raum zwischen den Taschenbändern heißt *Rima vestibuli*, zwischen den Stimmbändern *Rima glottidis*. Zwischen Stimm- und Taschenbändern liegt nach jeder Seite der *Ventriculus laryngis Morgagni*. Diese taschenartige Einstülpung unterminiert das Taschenband, von seiner Spitze aus läuft zumeist noch ein Blindsack *(Appendix ventriculi laryngis)* nach cranial (Literatur über den Ventriculus laryngis siehe LUSCHKA 1871, B. FRAENKEL 1893/94, BARTELS 1905, CITELLI 1906, LEWINSTEIN 1909, SCHRÖDER 1931). Die Appendix der Morgagnischen Tasche entspricht phylogenetisch den Kehlkopfsäcken der großen Affen (Kehlkopfsack des Orang-Utang faßt etwa 6 Liter, BRAUS-ELZE 1956), sie kann sehr hoch bis unter den Zungengrund hinaufreichen (SCHRÖDER 1931). Bei geübten Sängern werden die Morgagnischen Ventrikel besonders weit gefunden (AVELLIS 1906, BELUSSI 1952).

c) Der *untere Kehlkopfraum (Cavum laryngis inferior)* erhält seine Form durch den Conus elasticus, dem die Schleimhaut eng anliegt, und geht ohne besondere Markierung in die Trachea über.

Die *Schleimhaut* des Kehlkopfes zeigt ein mehrzeiliges flimmerndes *Cylinderepithel* (SPOENDLIN 1959), lediglich die Epiglottis (linguale Fläche, ein Teil der laryngealen Fläche, SCHUMACHER 1925), die aryepiglottischen Falten und die freien Ränder der Stimmlippen sind mit Plattenepithel überzogen, im Alter auch einzelne Stellen der Taschenbänder (vgl. LUSCHKA 1871, KANTHACK 1889, B. FRAENKEL 1889, 1893, PANTOW 1935 und VIDONI 1953). RUCKES und CAUSE (1964) fanden aber auch schon bei Neugeborenen (in 41%) Plattenepithel an den Taschenbändern (siehe auch MINNIGERODE 1962).

HEYMANN (1889) und SCHUMACHER (1925) beschreiben ferner Plattenepithelinseln in der Schleimhaut der oberen Kehlkopfregion (ausführliche Darstellung der Epithelverhältnisse sowie der Epithelentstehung des Kehlkopfes mit umfangreichen Literaturangaben bei E. S. HOPP 1955). Das Plattenepithel trägt alle Kennzeichen des geschichteten Epithels und sitzt einem flachen, papillentragenden

Bindegewebe auf (Schaffer 1922). Nach Schumacher (1925) ist das Corium hier jedoch papillenfrei, es bestehen lediglich leistenartige Vorsprünge der Lamina propria, die im Querschnitt Papillen vortäuschen können. In den tiefen Schichten des Stratum germinativum finden sich Intercellularbrücken. Die „epidermoidale" Umwandlung der oberen Zellagen mit Ausbildung eines Stratum lucidum und Stratum corneum stellt eine pathologische Veränderung dar (Heiss 1936). Am

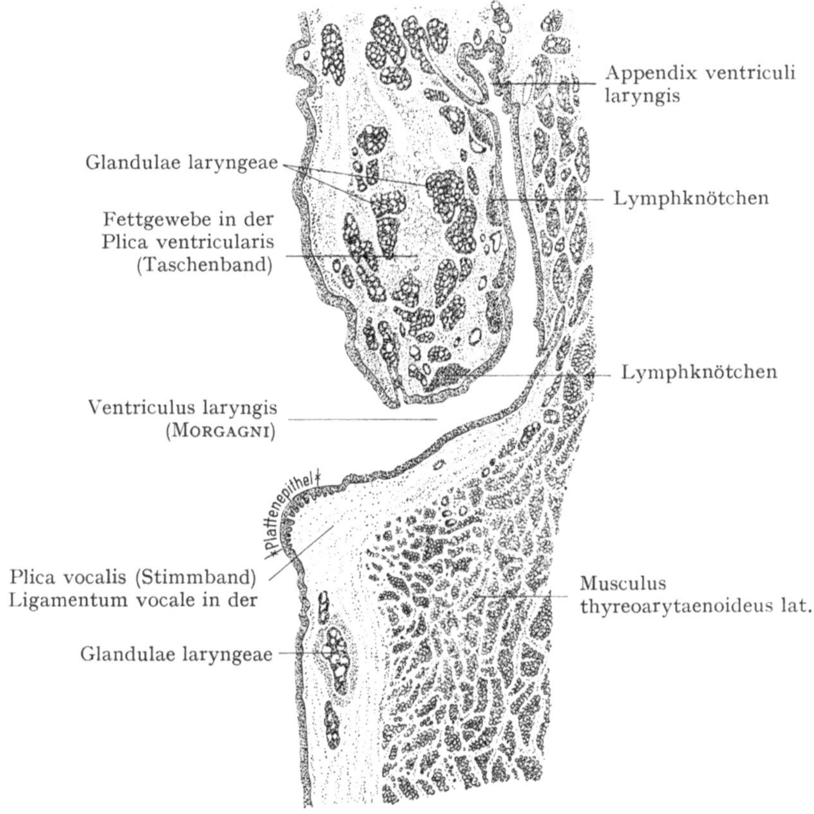

Abb. 4. Schleimhautbild des Kehlkopfes

freien Rand der Stimmlippen ist das Plattenepithel oft sehr niedrig und zählt nur zwei bis drei Schichten, „während die Höhe unterhalb des Randes rasch bis auf 10 bis 20 Schichten zunimmt, um sich gegen das Flimmerepithel hin mit niedriger werdendem Übergang abzusetzen" (Heiss 1936). In dem Plattenepithel der laryngealen Seite der Epiglottis und der aryepiglottischen Falten sind Geschmacksknospen nachgewiesen worden (Heymann 1889, Rabl 1898, Elze 1928).

An Stellen, wo das Stimmband besonders starker mechanischer Belastung ausgesetzt ist, sind zusätzliche Verankerungsvorrichtungen am Plattenepithel ausgebildet (Mayet 1956).

Das Flimmerhärchen tragende Cylinderepithel der oberen Luftwege ist in seinen verschiedenen Funktionszuständen besonders von Messerklinger (1955) studiert worden. Nach einzelnen starken Reizen konnte er zungenförmige Protoplasmafortsätze an den Flimmerzellen beobachten, die ein Bild apokriner Sekretion zeigten. Das Epithel weist reichlich *Becherzellen* auf, die oft in Haufen stehen und an endoepitheliale Drüsen erinnern (Citelli 1906, Schumacher 1925), außerdem finden sich in der Submucosa überall zahlreiche gemischte sero-muköse (alveolotubuläre) Drüsen, besonders zahlreich aber an der Epiglottis *(glandulae laryng. antt.)*, den Taschenfalten *(Glandulae laryng. mediae)* und im Ventriculus (Lewinstein 1909, Schröder 1931). Die zahlreichen Drüsen im Ventriculus laryngis sollen der Befeuchtung der Stimmbänder dienen (B. Fraenkel 1889, Lewinstein 1909, Lüscher 1956), die Stimmbänder selbst sind frei von Drüsen (Wustrow 1963).

An der Epiglottis, den aryepiglottischen Falten und den Taschenfalten liegt unter dem Epithel eine sehr lockere Submucosa, die nicht selten Sitz eines hochgradigen Ödems ist (der Name „Glottisödem" hierfür ist sachlich unrichtig!). Im Unterhautgewebe fallen mehr oder weniger zahlreiche Lymphocyten auf, die sich oft zu echten Lymphknötchen zusammenballen. Sie finden sich besonders reichlich im Ventriculus laryngis, vor allem in der Appendix: „Tonsilla laryngis" (B. Fraenkel 1889, Most 1899, Laskiewicz 1958).

7. Die Luftröhre (Trachea)

Die Luftröhre geht in Höhe des 7. Cervicalwirbels aus dem subglottischen Raum hervor. Sie zieht in der Mittellinie, etwas mehr hinten und rechts, in einer Länge von 10 bis 12 cm zur *Bifurcatio tracheae* in Höhe des 4. bis 5. Brustwirbels (Lüscher 1956). Hier teilt sie sich in die beiden Hauptbronchien *(Bronch. principales)*. Die Trachea ist sehr elastisch und paßt ihre Länge laufend der Körperhaltung an. Unter physiologischen Verhältnissen werden Längenveränderungen von 30% gefunden (Brückner 1952, Braus 1956 und Dietzel 1964). Die Länge der Trachea (vgl. Steinmann 1950) schwankt zwischen 10 und 12 cm (F. Merkel 1902, Brünings 1928, Braus-Elze 1956), nach Kopsch (1941) zwischen 9 und 15 cm. Oppikoffer (1913/1914) fand für die männliche Luftröhre Werte um 13 cm, für die weibliche solche um 12,4 cm und Weingaertner (1914) durchschnittliche Längen von 12 bis 13 cm. Die Röntgenologen messen die Länge der Trachea zumeist von der Stimmritze aus und erhalten dann 2 bis 3 cm größere Maße. Die *lichte Weite* der Trachea beträgt beim Manne 15 bis 22 mm, bei der Frau 13 bis 19 mm (Brünnings 1928); Jackson (1947) gibt etwas geringere Werte an. Die durchschnittliche Weite verändert sich mit den Atembewegungen. So maß Brückner (1950) bei Inspiration Weiten von 2,5 cm. Die lichte Weite beim Neugeborenen schwankt zwischen 4 und 4,5 mm (Donaldson und Tompsett 1952).

Die Form der Trachea ähnelt im Querschnitt einem Hufeisen, im Längsschnitt einem Cylinder. Als *pathologische Formen* nennt Brückner (1950, 1952): Skalpellform, Fischform, Zuckerhutform, Perlschnur- und S-Form. Formveränderungen der Trachea können auch durch Bewegungen der Nachbarorgane auftreten (Seyss 1955). Die Vorderseite wird von hufeisenförmigen hyalinen Knorpelspangen *(Paries anulatus)*, die durch die Ligg. annularia getrennt werden, gebildet, die

Hinterwand von einer elastisch-muskulären Membran *(Paries membranaceus)*. Die Ligg. annularia bestehen aus einem Scherengitter schräg verlaufender Fasern (funktionelle Struktur, WOLF-HEIDEGGER 1947).

Die häutige Membran enthält quer zur Längsachse verlaufende Züge glatter Muskulatur (Musculus trachealis). Die *Schleimhaut* besteht aus einem mehrzeiligen Cylinderepithel mit Flimmerbesatz, Becherzellen und gemischten sero-mukösen Drüsen (*glandulae tracheales*, vgl. TURUNEN 1955). In den Ausführungsgängen dieser Drüsen, im Drüsenepithel selbst und auch in der Schleimhautoberfläche fallen sog. „*Helle Zellen*" (FEYRTER 1954, 1958) auf. Sie wurden im Tracheobronchialbaum des Menschen erstmalig von FRÖHLICH (1948, 1949) nachgewiesen und zeigen dasselbe färberische Verhalten wie die Hellen Zellen anderer Organe. Bei den gewöhnlichen Kernplasmafärbungen sind Verwechselungen mit intra- und subepithelial liegenden Ehrlichschen Mastzellen möglich (Abgrenzung durch metachromasierende Farbstoffe, H. Z. zeigen keine Metachromasie!). Die hellen Zellen der Tracheobronchialschleimhaut sind nach FRÖHLICH (1948, 1949) an feinste Nervenfasern angeschlossen. Näheres über Herkunft und Funktion der hellen Zellen (endokrine Funktion, FEYRTER 1938, 1958, Acetylcholinbildung, BÜCHNER 1953, Chemoreceptoren, FRÖHLICH 1949, Neurokrinie, ALTMANN) siehe FRÖHLICH (1949) und BÜCHNER (1953). HAMPERL (1931, 1937) beschreibt in der Schleimhaut des Respirationstraktes auch sog. *Onkocyten*, die GLÄSER (1957) als Ausdruck einer cellulären Dyschylie deutet.

Die *Blutzufuhr* der Trachea wird durch Äste der A. thyreoidea inf. und durch Rami tracheales der Aa. bronchiales gewährleistet. Segmentale Gefäßversorgung der Ligmenta annularia (JACOB 1952). Die *nervöse Versorgung* erfolgt durch den N. vagus bzw. den N. recurrens und durch Äste des Halssympathicus (vgl. LASCHKOW 1955).

8. Die großen Bronchien

Die *beiden Hauptbronchien* unterscheiden sich in der Richtung ihres Verlaufes, in Weite und in Länge. Der rechte Hauptbronchus entspricht dem Verlauf der Trachea mehr als der linke. Der Bifurkationswinkel ist verschieden, zwischen 50 und 100 Grad, er ist bei der Ausatmung größer als bei der Einatmung (KREUZFUCHS 1938, BRÜCKNER 1952). An der Teilungsstelle findet sich nach innen zu ein in die Lichtung ragender, kleiner halbmondförmiger Sporn *(Carina tracheae)*. Die Carina trägt Plattenepithel und liegt zumeist rechts, seltener links von der Mittellinie (BRAUS-ELZE 1956). Der Bau der großen Bronchien entspricht dem der Trachea, lediglich die Knorpelspangen umgreifen die Circumferenz nur noch zum Teil, um sich dann weiter in einzelne umschriebene Knorpeleinlagerungen aufzulösen. Ausführliche Darstellung der Anatomie und Topographie des Bronchialbaumes bei DIETZEL (1963).

II. Entwicklungsgeschichte

1. Pränatale Entwicklung

Das *Skelet* des Kehlkopfes leitet sich *phylogenetisch* aus dem caudalen Ende des Kiemenskeletes ab (Kiemenmuskulatur → Kehlkopfnerven, BRAUS-ELZE), während die Schleimhaut des Kehlkopfes ein Teil des Vorderdarmes ist. Die erste Anlage der tiefen Respirationsorgane, die sich in Gestalt einer Rinne *(Laryngotrachealrinne)* am Boden des Vorderdarmes bildet, wird bei Embryonen von 2,5 bis 3 mm Länge sichtbar. Der caudale Abschnitt dieser unpaarigen Rinne zeigt sehr bald seitliche Ausbuchtungen, die als *primitive Lungenanlage (Lungenbläschen)* bezeichnet werden. Die Laryngotrachealrinne schnürt sich bis zum Ende der 3. Woche vom Vorderdarmschlauch ab, so daß zwischen der Respirationsanlage und dem Magendarmschlauch das *Septum oesophago-tracheale* zur Ausbildung kommt, das das primitive Darmrohr in einen dorsalen *(digestorischen)* und einen ventralen *(respiratorischen)* Kanal aufteilt. Während früher die Unterteilung des vorderen Darmschlauches als die Folge des Einschneidens des Septum oesophago-tracheale in das zunächst einheitliche Darmrohr angesehen wurde, vertreten LADWIG (1920), ROSENTHAL (1931), POLITZER und PORTELE (1954) die Ansicht, daß die führende Rolle der Teilung dem Epithel zukomme und daß erst nach Ausbildung von Epithelpolstern und schließlich von zwei getrennten Epithelrohren sekundär ein bindegewebiges Septum zwischen die beiden neugebildeten Schläuche einsprosse.

Nach erfolgter Abschnürung des Respirationstraktes wird der primäre Kehlkopfeingang von *drei Wülsten* umrandet: vorn ein quergestellter Wulst, die *Furcula,* aus der nach mehrfacher Teilung und Abschnürung die *Epiglottis* hervorgeht, seitlich davon die paarigen *Arytaenoidwülste.* Ausbildung des Ringknorpels am Ende der 4. Woche. Verschmelzung der aus 4. und 5. Viszeralbogen hervorgegangenen Schildknorpelplatten zwischen 10. und 13. Woche (Näheres siehe WUSTROW 1963).

Der Kehlkopfeingang weist zu jeder Zeit der Entwicklungsphase eine Lichtung auf, der eigentliche Kehlkopf ist zunächst durch Epithelwucherungen verschlossen und läßt nur im dorsalen Bereich einen feinen Spalt erkennen, den *Canalis pharyngotrachealis.* Erst im 2. Monat treten Hohlräume in den verschließenden Epithelmassen auf, die die Kehlkopflichtung herstellen. In der Mitte des 3. Monats (nach VIDONI 1953 bereits in der 8. Woche!) kommt es nach Schwund des Epithelpfropfes zur Ausbildung der *Stimmlippen* und des *Ventriculus laryngis,* es entstehen in dem Epithelbelag Flimmer- und Becherzellen. An den Plicae vocales und ventriculares findet sich zunächst (etwa bis zum 4. Monat) zweischichtiges *Cylinderepithel,* das an den Plicae vocales sehr bald einem *Plattenepithel* weicht, während es an den Taschenbändern noch bis lange nach der Geburt beibehalten wird (E. S. HOPP 1955). Die Drüsen der Epiglottis und des übrigen Kehlkopfes treten zwischen dem 4. und 6. Monat auf.

Die *Muskulatur* und das *Knorpelskelet* werden etwa im 2. Monat aus dem perilaryngealen Mesenchym gebildet. Bei Embryonen von 50 mm Länge hat der Kehlkopf im wesentlichen seine endgültige Form erreicht (BRAUS-ELZE 1956).

Die *Luftröhre* wächst nach vollzogener Trennung vom Verdauungsschlauch schnell in die Länge. Die Knorpelringe legen sich aus dem zellreichen Bindegewebe der Umgebung der Laryngotrachealrinne schon gegen Ende des ersten Monats an.

2. Die postnatalen Umgestaltungsvorgänge

(Ausführliche Darstellung siehe LEUTERT 1964)

a) Topographische Lage

Kehlkopf und Luftröhre stehen während des Embryonallebens bedeutend höher (kopfwärts) als nach der Geburt. Mit dem postnatalen *Descensus* (GÖPPERT 1937, NAUCK 1942) ergibt sich auch eine *Verlagerung des Ventriculus laryngis* (MINNE, LIBERSA und FONTAINE 1955), der erst nach der Geburt seine typische Form erhält (ECKENHOFF 1951). Die Größe des Kehlkopfes ändert sich bei Knaben sprunghaft zur Zeit der Pubertät. Die Stimmlippen nehmen um etwa 1/3 ihrer Länge zu.

b) Skeletveränderungen: Verkalkung, Verknöcherung

Mit zunehmendem Alter erfährt der Kehlkopf *regressive* und *degenerative* Veränderungen (LINDEMANN 1908, IMHOFER 1914), die in Gestalt von Faserveränderungen *(„Asbestfaserbildung")*, *„körniger Entartung"* der Knorpelgrundsubstanz, *Verkalkungen* und *Verknöcherungen* des knorpeligen Skeletes, besonders der Schildknorpel, Ringknorpel und Stellknorpel, sichtbar werden (PASCHER 1923, HART und MAYER 1929, KOFLER 1932, DIEZEL 1938, BORDONE 1950).

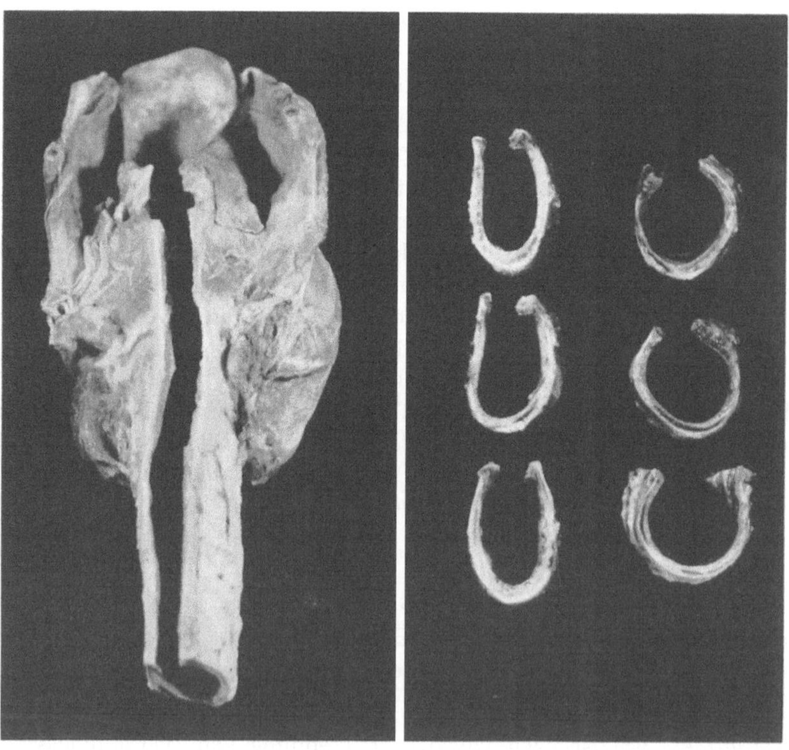

a   b

Abb. 5a u. b. SN 576/58, 68jähr. ♂. Hochgradige Alters-Säbelscheidentrachea. a Aufsicht (von dorsal); b Querschnitte im Vergleich zu normalen Luftröhrenquerschnitten eines gleichaltrigen Menschen

Die *elastischen* Anteile des Kehlkopfskeletes verknöchern auch im hohen Alter *nicht* (BRAUS-ELZE 1956), es finden sich hier lediglich einzelne eingelagerte Kalkkrümel, z. B. in der Epiglottis, die außerdem im Alter eine Umbiegung ihres oberen Randes nach vorn erkennen läßt (LINDEMANN 1908). Die Altersveränderungen der menschlichen Epiglottis haben besonders PELLNITZ (1961) und R. OSTERLAND (1962) untersucht. Beim Manne sind in einigen wenigen Fällen völlige Verknöcherungen des gesamten Kehlkopfskeletes beschrieben worden (LINZBACH 1942, RONCALLO 1948).

Ähnliche Altersveränderungen werden auch am Knorpelskelet der *Trachea* beobachtet (SIMMONDS 1905, E. FRAENKEL 1908, 1913/14, v. ENGELBRECHT 1914), sie führen zur sog. „*Alterssäbelscheidentrachea*" (Abb. 5; SIMMONDS 1905). Auch können jetzt Knorpelinseln in der Pars membranacea auftreten (WALDAPFEL 1931). Die Verknöcherung des gesamten Bronchialskelets wird von LINZBACH (1942), BRAUN und DHOM (1954) beschrieben. Da jedoch die Verkalkungen und Verknöcherungen des Kehlkopfes nicht selten bereits im 15. bis 20. Lebensjahre beginnen (SCHOTTELIUS 1879, CHIEVITZ 1882, LINDEMANN 1908, E. FRAENKEL 1913/14, HART und MAYER 1928, BLOCK 1935, DIEZEL 1938, RONCALLO 1948), kann es sich hierbei sicherlich nicht um reine Altersveränderungen handeln. LINZBACH (1942) weist auf Zusammenhänge mit Störungen der inneren Sekretion hin (vgl. Kehlkopf der Kastraten und Kretinen), befürwortet aber für seinen Fall (21jähr. ♂), der außer einer Verknöcherung des Laryngotrachealskelets mit hochgradiger Stenose der Trachea, auch ausgedehnte Verkalkungen sämtlicher Arterien (außer Hirnarterien) aufwies, die Annahme einer angeborenen Hemmungsmißbildung. Über die Altersunterschiede in Größe und Weite des Bronchialbaumes siehe bei DIETZEL (1964).

c) Schleimhautveränderungen

Auch an der *Schleimhaut* des Respirationstraktes gehen Altersveränderungen vor sich (KOFLER 1932, PANTOW 1935, VALLESI 1951): Das Plattenepithel dehnt sich auf Kosten des Cylinderepithels aus, es macht sich ferner eine fibröse Umwandlung der gesamten Schleimhaut mit deutlicher Atrophie der Drüsen und hochgradigem Elasticaschwund, namentlich in den Stimmbändern (IMHOFER 1914, STERN 1911, 1929), bemerkbar. Durch die Atrophie der Drüsen und dem damit verbundenen Mangel an Feuchtigkeit entsteht bei älteren Menschen häufig Trockenheitsgefühl im Hals und Heiserkeit (PUTSCHKOWSKY 1926).

RUCKES (1964) fand bereits beim Kleinkind in 25% der Fälle dyschylische Veränderungen der Drüsen des Taschenbandes; als Folge hiervon konnte er Mikrolithiasis des Taschenbandes und dyschylische Pseudotumoren (s. dort) beobachten. Zusammen mit HOHMANN (1963) prüfte RUCKES (1963) das Vorkommen von Fettgewebe im Taschenband in Abhängigkeit von Alter, Gewicht und Krankheit. Während bis zum 10. Lebensjahr die Taschenbänder kaum Fettgewebe zeigen, ist dieses in höheren Altersstufen immer nachweisbar.

III. Physiologie

1. Kehlkopf und Luftröhre als Atemweg

Der Kehlkopf, insbesondere die Stimmritze, stellt die engste Stelle des Atemrohres dar. Krankheiten, die zur Einengung der Kehlkopflichtung führen (sog. Glottisödem, Diphtherie, Tumoren, Posticuslähmungen) behindern die Atemtätigkeit und machen oftmals eine Tracheotomie notwendig. Bei ruhiger Atmung verändert sich die Lichtung der Stimmritze nur wenig. Lufthunger erregt reflektorisch den Glottisöffner (Posticus), der die Stimmritze maximal erweitert (LÜSCHER 1956).

2. Kehlkopf und Luftröhre als Schutzorgan

Der Kehlkopf schützt durch reflektorischen Schluß des Atemrohres vor dem Eindringen von Fremdkörpern in die tieferen Atemwege. Die Flimmerhärchen der Luftröhren- und Bronchialschleimhaut sorgen für eine Entfernung kleinerer, in Schleim gehüllter Fremdkörperchen (Fortbewegungsgeschwindigkeit 1 cm in 25 bis 30 sec, von der Bifurkation bis zum Kehlkopf 8 bis 10 min, vgl. Untersuchungen von ROHRER 1915, DABROWSKI 1950, MESSERKLINGER 1955 u. a.).

3. Der Kehlkopf als Phonationsorgan

Der Kehlkopf dient der Stimmbildung als *Klangapparat*, während die Lungen als Windkessel fungieren und die Nase, Nasennebenhöhlen (s. dort), die Mundhöhle und der Rachen als Resonanzraum.

Die Stimme kann sowohl durch örtliche Erkrankungen oder Veränderungen des Kehlkopfes (JACKSON 1947, PEACHER und HOLINGER 1947, FERGUSON 1955) als auch auf Grund zentralnervöser oder endokriner Störungen beeinflußt werden. Entzündungen, Tumoren (Sängerknötchen) sowie Mißbildungen (Sulcus glottidis) an den Stimmlippen verursachen Heiserkeit; Lähmungen der Kehlkopfnerven (s. oben), je nach dem Sitz der Läsion und nach der befallenen Muskelgruppe, Monotonie, Ermüdbarkeit, Höhendifferenzen (Unvermögen, höhere Töne zu singen oder zu sprechen), Heiserkeit, Dysphonie, zuweilen auch völlige Aphonie (z. B. bei doppelseitiger Recurrenslähmung). Verletzungen des Kehlkopfes, besonders aber Störungen im endokrinen-hormonellen Apparat (NADOLECZNY 1926, HOGEWIND 1941, LUCHSINGER 1942, 1949, 1951) können ebenfalls die Stimme beeinträchtigen: *Kastratenstimme* (HABÖCK 1927, MOTTA 1938), Stimme bei unvollkommenem Stimmbruch *(Mutatio incompleta, prolongata, tarda)*, *Mutationsfistelstimme*, auch persistierende Fistelstimme genannt (Ausdruck schlecht, da Knabenstimme keine Fistelstimme!, besser „persistierende Knabenstimme", BECK 1955, BERENDES 1963), Stimme bei Intersexualität, *Kretinenstimme* (LUCHSINGER 1949), Stimme bei Erkrankungen der Nebennieren und der Hypophyse (NEGUS 1929, 1949, LUCHSINGER 1949). Über berufsbedingte und funktionelle Stimmstörungen vergleiche IMRE VINZENZ (1951; Phonasthenie: Dysodie, Rheseasthenie, Kleseasthenie).

Neben der echten Stimmbildung durch die wahren Stimmbänder kennen wir auch die sog. *Taschenbandstimme*, die *Dysphonia plicarum ventricularum* (PANCON-

CELLI-CALZIA 1952, LUCHSINGER und ARNOLD 1959). Die echte Taschenbandstimme tritt als Kompensation bei Verlust der wahren Stimmbänder auf. Die
falsche bezeichnet ein zumeist psychogen bedingtes Mitschwingen der Taschenbänder bei der gewöhnlichen Stimme. Endlich sei die kehlkopflose Sprache erwähnt
(STERN 1911, 1929, MÖCKEL und SCHLOSSHAUER 1955, LUCHSINGER und ARNOLD
1959), z. B. die *Pharynxstimme* durch Ersatzstimmlippenbildung. Liegt die
Pseudoglottis in Höhe des Oesophagusmundes und der Windkessel im Oesophagus,
so sprechen wir von der Oesophagussprache (KILLIAN 1913, GARDE 1953).

Näheres zur Phoniatrie siehe MINK (1920), NADOLECZNY (1926), ARNOLD (1948),
MITCHINSON und YOFFEY (1948), WETHLO (1949), BERENDES (1950/51), LUCH-
SINGER (1951), GUTZMANN (1951), PANCONCELLI-CALZIA (1953), BERENDES (1953),
HEYMANN (1955), LUCHSINGER und ARNOLD (1959), WUSTROW (1963), BERENDES
(1963).

4. Anhang: Funktionsstörungen

(siehe BERENDES 1963)

a) Der Laryngospasmus

Ihm können örtliche (seltener) und allgemeine Ursachen zugrunde liegen. Am
häufigsten tritt er bei spasmophilen rachitischen Kindern auf, aber auch nach
psychischen Erregungen, Störungen der Dentition oder Zirkulationsstörungen im
Gehirn (IBRAHIM 1911, BERENDES 1950, 1956, 1963).

Die Luftröhre und die großen Bronchien zeigen bei der gewöhnlichen Atmung
kaum eine Änderung ihrer Lichtungsweiten, lediglich bei sehr forcierter Atmung
treten kleinere, beim Kind auch größere Schwankungen derselben ein (MANGOLD
1925, BRUCKNER 1952, DONALDSON und TOMPSET 1952).

b) Die Stimmbandlähmungen (Abb. 6, 7)

Da eine einheitliche Nomenklatur der Stimmbandlähmungen fehlt (JESCHEK
1953, 1956), geben wir kurz eine Übersicht über die gebräuchlichsten Bezeichnungen (vgl. Einteilung von SEMON 1898, AMERSBACH 1929, RUEDI 1956, JESCHEK
1956, 1958). Der Semonschen Nomenklatur liegen rein funktionelle Gesichtspunkte
zugrunde, die Nomenklatur von JESCHEK (1956) benutzt rein formale Bezeichnungen.

SEMON	JESCHEK
1. Tiefe Inspirationsstellung	1. Lateralstellung
2. Respirationsstellung	2. Prälateralstellung
3. Kadaverstellung	3. Intermediärstellung
4. — — —	4. Paramedianstellung
5. Phonationsstellung	5. Medianstellung

Der Ausdruck „*Kadaverstellung*" ist unzutreffend, da die Stimmbänder nach
Ablauf der Leichenstarre die verschiedensten Stellungen einnehmen können
(JACKSON 1947, KRESSNER 1953).

JESCHEKs Untersuchungen über die physiologische Stellung der Stimmbänder bei In- und Exspiration ergaben, daß bei 67% der Untersuchten die Stimmbänder keine respiratorischen Bewegungen ausführen und bei den restlichen 33% Bewegungen sehr verschiedener Exkursionsweiten.

Lange Zeit galt für das Verständnis der Stimmbandlähmungen das *Rosenbach-Semonsche Gesetz*. Es besagt, daß bei Erkrankungen der Wurzel und Stämme des N. vagus die Lähmungen der Kehlkopfmuskulatur in drei Stadien verlaufen (vgl. Erläuterungen von SEMON 1898, HAJEK 1932, MOSER 1956, 1958):

1. reine Abduktionsparese,

2. allmähliches Heranziehen der gelähmten Stimmlippe an die Medianlinie durch Spasmus der Adductoren,

3. Lähmung der Adductoren,

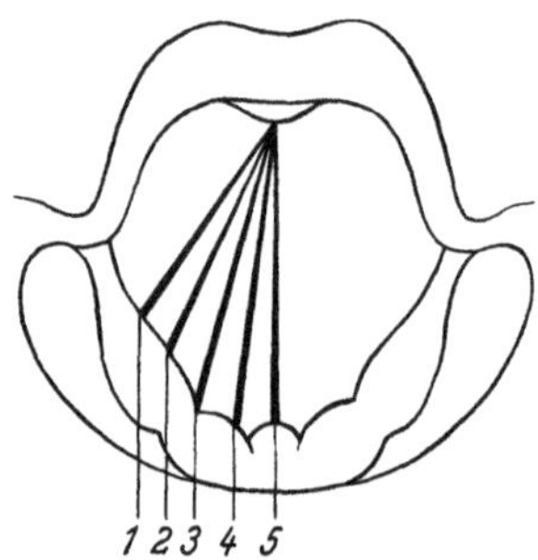

Abb. 6. Die Stimmbandstellungen (schematisch)

1 Lateralstellung = Tiefe Inspiration
2 Prälateralstellung = Respiration
3 Intermediärstellung = Kadaverstellung
4 Paramedianstellung
5 Medianstellung = Phonation

mit anderen Worten: Die Stimmritzenerweiterer werden früher gelähmt als die Stimmritzenverengerer (Bild der Posticuslähmung, Stimmband in Stellung 4 oder 5, Abb. 6), erst allmählich, nach Erschlaffung der Stimmritzenöffner, folgt die Intermediärstellung (Kadaverstellung).

Das Rosenbach-Semonsche Gesetz kann aber keine Allgemeingültigkeit beanspruchen (GRABOWER 1900, 1902, MENZEL 1921, 1930, HOFER 1947, WILLIAMS 1951, VOGEL 1952, OLTERSDORF 1952, LÜSCHER 1956, JESCHEK 1956, KECHT 1958). Oft zeigt sich nach erfolgter Recurrensdurchtrennung sofort eine Intermediärstellung (LEICHSENRING und HEGENER 1924), oder es erlahmen die Schließer vor den Öffnern.

Die Ursachen der Stimmbandlähmungen

a) *Myopathische Störungen* (nur Muskel*schwächen*, nie vollkommene Lähmungen!): Durch entzündliche Erkrankungen: Typhus, Cholera (wachsartige Degeneration der Muskeln „Vox cholerica" REHN 1876, STOERK 1916), Trichinose, Myasthenia gravis pseudoparalytica, Myositis syphilitica laryngis (KECHT 1958), carcinomatöse Durchsetzung der Kehlkopfmuskulatur (HASSIN 1947).

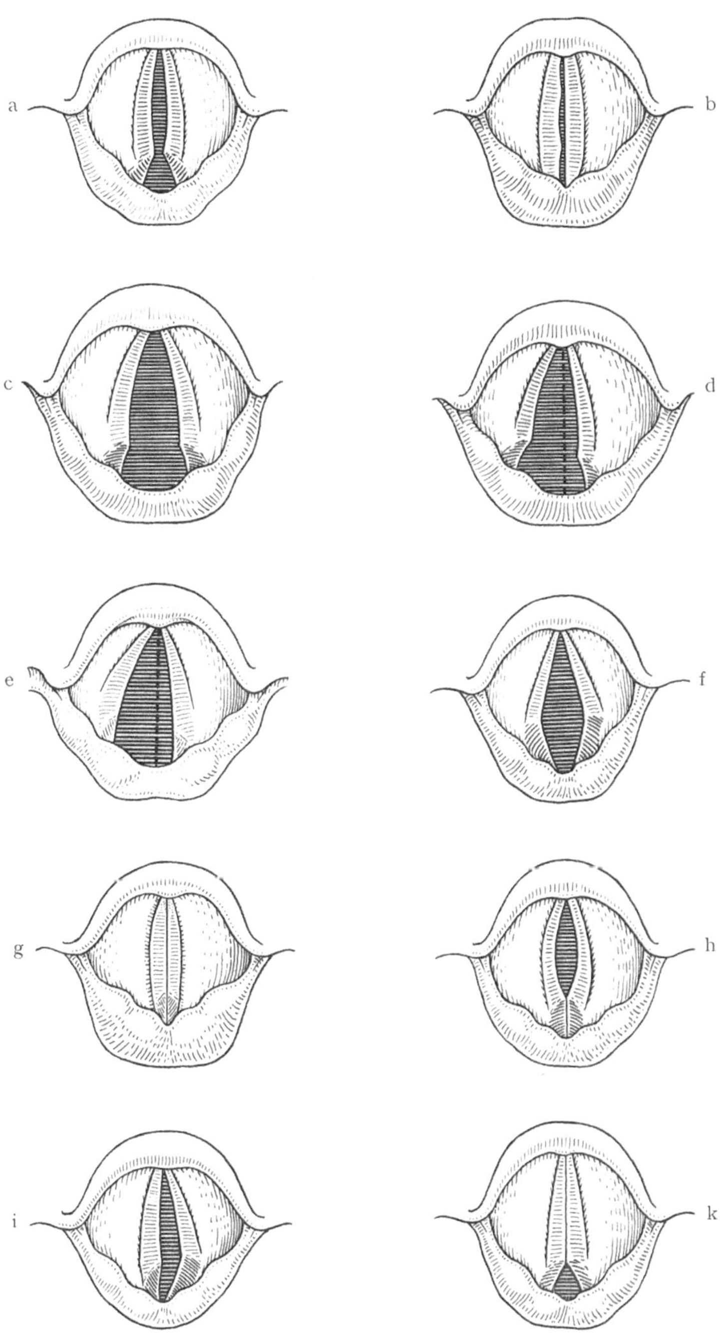

Abb. 7a—k. Schematische Darstellung der Stimmbandlähmungen. a Parese der Mm. thyreoarytaen. intt. u. M. transversus (Phonation), b Parese des re. M. crico-thyreoideus (N. laryng. cran.; Phonation), c Parese sämtlicher Adduktoren (Intermediärstellung; Phonation), d Totale Recurrenslähmung der linken Seite (Intermediärstellung; Respiration), e Parese des linken Posticus (Paramediärstellung; Respiration), f Parese beider Mm. crico-arytaenoid. lat. (Phonation), g Parese des linken Posticus (Phonation), h Parese beider Mm. thyreoarytaenoid. intt., Internusparese (Phonation), i Parese des linken M. crico-arytaenoid. lat. (Lateralisparese), k Parese der Mm. transversi (Phonation)

b) *Neuropathische Störungen. Corticale Läsionen*, die eine Lähmung der Kehlkopfmuskulatur verursachen, sind nicht bekannt (vgl. LÜSCHER 1956, BERENDES 1963).

Bulbäre Läsionen (Schädigung der Kerngebiete des Vagus): Multiple Sklerose, Bulbärparalyse, amyotrophische Lateralsklerose (FREYSTADTL 1928, BOUCHET und PIALOUX 1950), Landry-Paralyse, Poliomyelitis (CHOSSEGROS und MEREAUD 1922, SJÖBERG 1950, FLOTTES u. Mitarb. 1952, PIAGETT 1955), Syringobulbie, Encephalitis (FRENDBY 1946), Blutungen (PIGNATTI 1948), Geschwülste (CRUSE 1946, SOMMERFELD 1951), Herpes Zoster (BATEMAN und MAWSON 1950).

Periphere Läsionen (häufigster Typ). Traumen (MARSCHIK 1928, VAN EYCKE 1950), Operationstraumen (häufigste Ursache: Strumektomien, vgl. HOLINGER 1945, RICHARD 1949, FRITZSCHE 1951, HÖRBST 1953, CLERF 1955, WIJNBLADH, SMITH und HAGEMAN 1955, MÜNDNICH und MANDL 1956, THORNELL 1956), Schädelbasistumoren, Phlebitis der Vena jugularis, Tabes dorsalis (heute bei 1 bis 3% aller Tabiker, früher bis zu 40%; zumeist Posticuslähmungen, N. laryng. sup. nur selten befallen — CAHN 1903, GRÄFFNER 1905, ADAMS 1916, REBATTU und MOUNIER-KUHN 1936, FIEN u. Mitarb. 1952), toxisch-infektiöse Neuritiden bei Diphtherie, Typhus, Grippe, Sepsis (vgl. SCHÜRMANN 1947, FABBI 1953, BECKER 1955, CLERF 1955), rein toxische Schäden durch Arsen, Phosphor, Alkohol, Opium, Cocain, Streptomycin (GUNDRUM 1948, DESPONS 1955), Chinin (MULEER 1950), Allergieneuritis (nach Verabfolgung von Tetanusantitoxin in Zusammenhang mit einer Polyneuritis von EIGLER 1947/49 beobachtet, ferner von PREVOT und WAHL 1934, GUTZMANN 1938, NEFFSON 1938), Lungenspitzenschwielen, Nachbarschaftsprozesse am Hals, z. B. Tumoren, Kropf, Aortenaneurysma (TEXIER und LINTELHAC, PANCOAST, Literatur s. BERENDES 1956, 1963), Herzkrankheiten, vor allem die Mitralstenose (KILLIAN 1913, KING, HITZIG und FISHBERG 1934, DOLOWITZ und LEWIS 1948, PLOTZ und BROOKS 1951).

c) *Psychogene Lähmungen, „Spasmodic aphonia"* (u. a. SERGRÉ 1951) und *idiopathische Lähmungen* (CUNNING 1955).

B. Die Mißbildungen, Anomalien und Varianten

(Ältere ausführliche Darstellungen bei SCHNEIDER 1912, BECK und SCHNEIDER 1926 und HART und MAYER 1928)

I. Kehlkopf

Echte Mißbildungen im Kehlkopfbereich sind selten und nur wenigen kommt eine klinische Bedeutung zu (BALLENGER und BALLENGER 1938, LÜSCHER 1956, WUSTROW 1963). Häufiger sind Variationen in der Ausgestaltung einzelner Kehlkopfabschnitte. So werden verschiedene Formen der *Epiglottis* unterschieden: Hufeisenförmige Epiglottis, tüten- oder rinnenförmige, schrägstehende und omegaförmige Epiglottis (laryngoscopische Bilder siehe bei WUSTROW 1963). Auch kommen Knickungen und Einkerbungen des Kehldeckels vor.

Die suffokatorische Stellung der Epiglottis: Dieser Begriff wurde von ORTH (1876) geprägt. Es ist hierunter die rinnen- oder kahnförmige Einrollung und Krümmung der Epiglottis zu verstehen, die nach ORTH (1876) — vgl. auch BEITZKE (zit. nach ACKERMANN 1939) — ein charakteristisches Zeichen für den Erstickungstod sein sollte, doch konnten SCHULTZE (1939) und ACKERMANN (1939) zeigen, daß es sich lediglich um eine Anomalie handelt, die keine Rückschlüsse auf die Todesart zuläßt. ACKERMANN (1939) fand die suffokatorische Epiglottisstellung bei allen untersuchten Kindern und bei etwa 12% der Erwachsenen, er spricht von einer *„Ausreifungshemmung"*.

1. Defekte des Kehlkopfskeletes

Der angeborene *Totaldefekt* des Kehlkopfes findet sich nur beim *Acardius amorphus* (vgl. P. SCHNEIDER 1912). Teildefekte sind häufiger beschrieben worden.

a) *Epiglottis:* Eine totale Aplasie der Epiglottis sah K. BECK (1912), das Fehlen der Pars pharyngea bei wohlgestaltetem Petiolus erwähnen EBERT (1868) und LUSCHKA (1871), DONALDSON (1886), KALLIUS (1897). Über *Hypoplasie* des Kehldeckels bei allgemeinem Kümmerwuchs siehe MACKENZIE (1862), CALMAN (1893), ROHRMANN (1932), H. SCHWARZ (1935); eine *halbseitige Aplasie* beobachtete TOBECK (1949).

b) *Schildknorpel:* Ein Totaldefekt des Schildknorpels bei sonst regelrecht entwickeltem Kehlkopfskelet ist nicht bekannt, in seltenen Fällen kann das Mittelstück dieses Knorpels fehlen (SEMON 1892). GORNY (1936) fand eine rudimentäre linke Schildknorpelplatte. Als selten gilt ebenfalls das Fehlen der Schildknorpelhörner (nach SCHULTZE 1890 in 3,2%); der Defekt ist zumeist einseitig, links häufiger als rechts.

c) *Ringknorpel:* Eine isolierte totale Aplasie des Ringknorpels ist noch nicht beschrieben worden. Weitgehende Teildefekte sahen TRUMPP (1906) bei einem $1^{1}/_{2}$jährigen und, in Form eines durch medialen Defekt hufeisenähnlich gestalteten Ringknorpels, STROEM und TROELL (1939) bei einem 11 Monate alten Kind. Die Ringknorpelplatte kann durch Bindegewebe ersetzt sein, so daß der Ringknorpel einer Trachealspange gleicht (EPPINGER 1880, SCHMIT 1893, WUSTROW 1963).

d) *Stellknorpel:* H. SCHWARZ (1935) publizierte eine Kehlkopfmißbildung, die beide Stellknorpel bei gut entwickelten Schild- und Ringknorpeln vermissen ließ.

e) *Die Wrisbergschen und Santorinischen Knorpel* stellen rudimentäre Bildungen dar, sie variieren häufig in Größe und Form (s. Anatomie).

2. Überschußbildungen am Kehlkopfskelet

a) Echte *Doppelbildungen* des Kehlkopfes oder einzelner Teile desselben sind nicht bekannt (CALOGERO und JODICE 1956). *Spaltbildungen* können aber scheinbare Verdoppelungen vortäuschen (HART und MAYER 1928), so entstehen z. B. Verdoppelungen der Stimmbänder durch Furchenbildungen an den Plicae vocales (sog. „*Sulcus glottideus*", s. Laryngocele; — LAUTENSCHLÄGER 1912, CITELLI 1913, ARIENS-KAPPERS und POTHOVEN 1940).

b) *Überschußbildungen an den Knorpelhörnern:*
Die Schildknorpelhörner treten zuweilen bis an das Zungenbein heran und können in echter Gelenkverbindung mit den großen Zungenbeinhörnern stehen

(SCHNEIDER 1912). WIETHE (1932) sah ein 5. Schildknorpelhorn (Cornu medium) mit Sitz am unteren Ende des Angulus thyreoideus, ähnlich dem Auswuchs eines Nashorns nach aufwärts gebogen und in ligamentärer Verbindung mit dem Zungenbein. Einen knorpeligen Auswuchs am oberen dorsalen Plattenrand des Ringknorpels erwähnt W. GRUBER (1876).

3. Spaltbildungen

Spaltbildungen aller Grade von seichten Einkerbungen (HENKE 1899) bis zur vollständigen Zweiteilung (MANIFOLD 1851, HENKE 1899, SCHNEIDER 1912, WEINGÄRTNER 1914, CULP 1920, MONTREUIL 1949) finden sich am häufigsten am *Kehldeckel*. MACKENZIE (1862) beschrieb eine dreigeteilte Epiglottis und CALMAN (1893) sogar die Aufteilung des Kehldeckels in vier lappenartige Gebilde.

Die *formale Genese* der Spaltbildungen ist unbekannt. MONTREUIL (1949) nimmt gegen die Auffassung der gespaltenen Epiglottis als Hemmungsmißbildung Stellung, da die Epiglottis nicht bilateral angelegt werde.

4. Lageanomalien

Die Lage des Kehlkopfes verändert sich im Laufe der prä- und postnatalen Entwicklung (vgl. Anatomie). Vereinzelt wird ein pathologischer Tiefstand des Kehlkopfes und Torsion desselben mit Skoliose der Trachea beobachtet (CALOGERO und JODICE 1956). In sehr seltenen Fällen liegt der Kehlkopf mitsamt der Schilddrüse retrosternal.

5. Atresien und Stenosen

a) Die *kongenitale Atresie des Kehlkopfes* ist selten. KNEISZL (1960) fand in der Literatur insgesamt 20 derartige Beobachtungen. Da angeborener Kehlkopfverschluß Lebensunfähigkeit bedingt, kommt diese Mißbildung ausschließlich bei Neugeborenen zur Beobachtung. Der Grad der Atresie ist verschieden. Die Lichtung des Kehlkopfes ist oft auf mehrere Zentimeter durch *bindegewebige, muskuläre* oder auch *knorpelige* (RANKIN und MENDELSON 1956) Gewebsmassen verschlossen, die Arytaenoidknorpel sind meist verwachsen, der Ringknorpel zu einer queren Platte umgestaltet. Beginnt der Verschluß bereits im Vestibulum laryngis, so können auch die Epiglottis und der Schildknorpel verunstaltet sein (ROSE 1866). In den meisten Fällen wird der Verschlußpfropf entweder vollständig oder partiell von einem mikroskopisch feinen Epithelgang als Rest des *Ductus pharyngotrachealis* durchsetzt (Abb. 8). Oft bestehen weitere Mißbildungen: Oesophagusatresie, Oesophago-Trachealfistel, Aplasie der Trachea oder auch Lungen- und Herzmißbildungen (FRANKENBERGER 1905, KOVACS 1933, BIZZA 1941, HEINEKEN 1952, HEMPEL 1956).

Der *teratogenetische Terminationspunkt* liegt nach KRAULAND (1935) in der 5. bis 7. Woche, nach HEMPEL (1956) in der 3. Woche (etwa 5 bis 7 mm Embryonenlänge).

Formale Genese: v. HANSEMANN (1898) sah die Atresie des Kehlkopfes als das Ergebnis einer fetalen Entzündung an, „*Chorditis vocalis inf. hypertrophicans*". v. BRUNS (1893), SCHEFF (1912), HEINEKEN (1952) sprechen von einer Persistenz der während der Embryonalzeit vorübergehend physiologischerweise auftretenden Epithelokklusion. FEIN (1903), SCHNEIDER (1912), HART und MAYER (1928), KRAULAND (1935), WALANDER (1955) und HEMPEL (1956) nehmen eine primäre

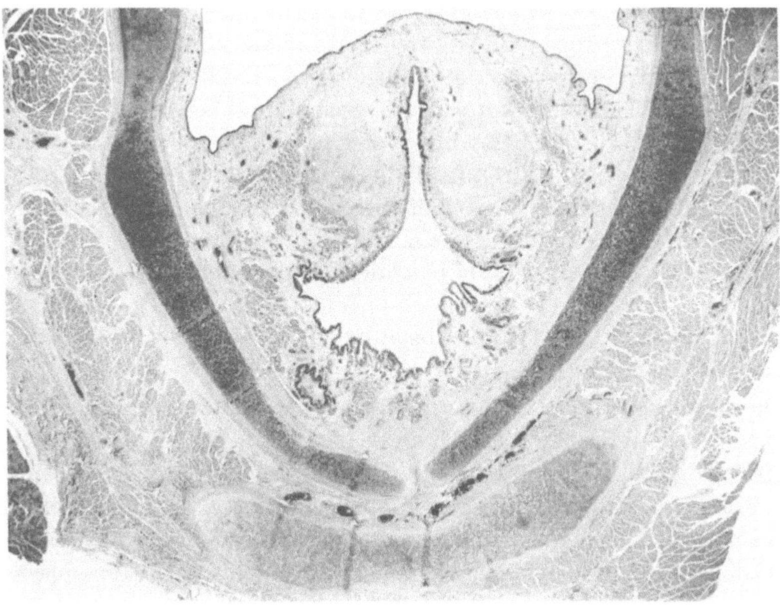

a

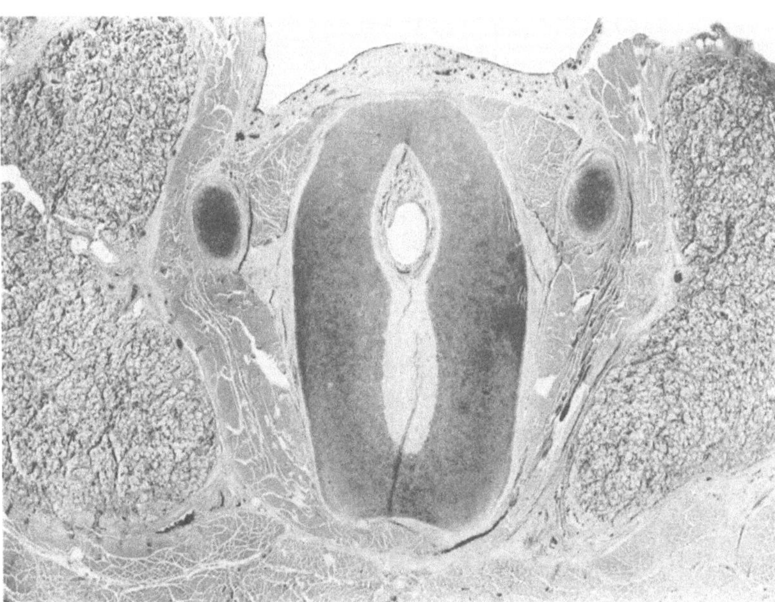

b

Abb. 8a u. b. Totgeburt ♀. Angeborene Stenose des Kehlkopfes. a Höhe des Sinus piriformis, b Höhe der Stimmbänder (Paraffin, HE, Vergr. 8:1)

Defektbildung des Epithelrohres an, zu der ein übermäßiges Wachstum der mesenchymalen Gewebe hinzutritt; ein Mißverhältnis also zwischen der Bildung des epithelialen und des mesenchymalen Anteiles (*„Diskoordination der Wachstumsvorgänge mit der Epithelproliferation"* HEMPEL 1956).

b) Das *kongenitale Kehlkopfdiaphragma* stellt einen geringfügigeren Grad der gleichen Mißbildungsgruppe dar. Wir treffen *membranöse* Stenosen seltener ringförmig — dann in Glottishöhe oder subglottisch (BERGENGRÜN 1896, KIAER 1908) —, häufiger aber isoliert im vorderen Stimmlippenbereich als schleimhautähnliche Bildungen an (sog. *klassisches Kehlkopfdiaphragma,* ZURHELLE 1869, WEINGÄRTNER 1914, FLEISCHMANN 1820). Die von BATEMAN und CARRUTHERS (1956) beobachtete subglottische circuläre Stenose kann nicht als sicher kongenital gewertet werden, da das Kind wegen eines Infektes im Alter von 2 Jahren 5 Tage lang intubiert war. HUDSON (1951) beschrieb Diaphragmabildung zwischen den Taschenbändern.

Weitere Literatur: CLERF (1936), KOSCHIER (1951), MÖLLER (1953), HOLINGER, JOHNSTON und SCHILLER (1954, 1955).

c) Die *angeborenen dorsalen Querfalten* des Kehlkopfes sind als echte Mißbildungen umstritten (CHIARI 1883, HARMER 1902, FEIN 1903). Sie entstehen nach FEIN (1903) lediglich durch stärkere Ausbildung eines wulstförmigen Schleimhautvorsprunges zwischen den Arytaenoidknorpeln. JACKSON und JACKSON (1947) anerkennen ferner eine nichtentzündliche einseitige *Hyperplasie des Taschenbandes* als Mißbildung. FORSCHNER (1952) u. a. sehen in einer derartigen Hyperplasie aber in jedem Falle das Ergebnis einer chronischen Entzündung und lehnen die Einreihung dieser Veränderung unter die Mißbildungen ab.

d) Als echte Heterotopie beschrieb GEIPEL (1949) eine *Talgdrüse* am Stimmband.

6. Laryngocelen und Kehlkopfcysten

a) Laryngocelen

Laryngocelen sind hernien- oder divertikelartige luftgefüllte Ausstülpungen des Morgagnischen Ventrikels oder seiner Appendix (*Kehlsäcke, Sacci ventriculares,* MATZKER 1957). Nach RENDU (1939) handelt es sich stets um Hernien der Kehlkopfschleimhaut, die auf dem Boden einer Mißbildung entstanden sind. Es werden nach Lage *innere, äußere* und *gemischte* Laryngocelen unterschieden. Die inneren wölben das Taschenband über die aryepiglottischen Falten vor (Abb. 9), die äußeren treten durch die Membrana hyothyreoidea und erscheinen als cystische, elastisch-weiche Geschwülste im vorderen Halsdreieck (cave Verwechslung mit paralaryngealen Cysten, z. B. Dermoidcysten oder wie im Falle JAUERNECK (1937) mit cystisch degenerierten akzessorischen Schilddrüsen!). Sie erreichen die Größe einer Kinderfaust und kommen ein- und doppelseitig vor (SZABO 1943, BUTLER 1950, PIQUET, DECROIX und LIBERSA 1956), häufiger bei Erwachsenen ($\male > \female$), seltener bei Kindern (AVELLIS 1907, BECK und SCHNEIDER 1926, SZABO 1943), extrem selten bei Säuglingen (MARX 1928, MYERSON 1933). CHESSEBEUF (1958, beschrieb eine aus einem intra- und aus einem extralaryngeal gelegenen „Sack)" bestehende *Laryngomucocele* bei einem 76jährigen Manne.

Histologisch entspricht der Bau der Laryngocelen dem des Ventriculus Morgagni: Die Schleimhaut zeigt Flimmerepithel und ist reich an diffusen und herdförmigen Lymphocyteninfiltraten. Bei großer Ausdehnung der Laryngocele kommt es zur Abflachung des Epithels. Die luftgefüllte Laryngocele *(Pneumocele)* kann sich zur *Pyocele* (Kehlsackempyem) infizieren (v. HIPPEL 1910, IWANOW 1926, MARSCHIK 1927, THIELEMANN 1929, ZÖLLNER 1933, CLERF 1936, 1944, VIDEBECK 1949, W. MEYER 1940, 1951, BACHMANN 1951, CHESSEN und LUTER 1955).

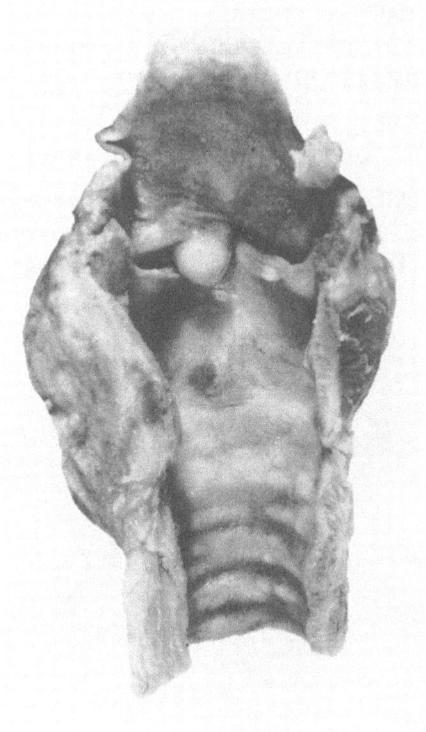

Abb. 9. 82jähr. ♂. Laryngocele

Klinisch bestehen bei der einfachen unkomplizierten Laryngocele oft keinerlei Beschwerden (GOLLMITZ 1958), es wird lediglich eine Anschwellung des Halses bemerkt, so daß die Patienten aus Furcht vor einem Neoplasma den Arzt aufsuchen.

Kausale Genese: Ein großer Teil der Laryngocelen muß als echte Entwicklungsanomalie aufgefaßt werden, sog. primäre *Laryngocelen* (RENDU 1939). ED. MEYER (1902, 1910) wies bereits auf die Homologie mit den Kehlsäcken der Brüllaffen (Anthropoiden) hin (vgl. GRUBER 1876, LUND 1939, STEINMANN 1944). Oftmals ist nur die Anlage zur Laryngocele, ähnlich einer Bruchanlage, angeboren und erst Gelegenheitsursachen (auslösende Faktoren: Pressen, Schreien, Husten, Singen, Instrumenteblasen) lassen sie hervortreten (ZANGE 1933, RENDU 1939, RUEDI 1956, CHESSEBEUF 1958, GOLLMITZ 1958). V. HANSEMANN (1898) nahm für die äußeren Laryngocelen eine angeborene Schwäche der Membrana hyothyreoidea an.

Während die äußeren Kehlsäcke stets angeborene Bildungen darstellen, entsteht ein Teil der inneren Laryngocelen ganz sicher auch sekundär durch narbige Verziehungen infolge von Kehlkopftuberkulose, Syphilis, unspezifischer Perichondritis, durch Traumen, als Intubationsfolge sowie durch Tumorverschluß des Ventrikels *(symptomatische Laryngocelen)*. Die anfänglich offene Verbindung mit dem Kehlkopf kann später obliterieren (GOLLMITZ 1958).

Erste anatomische Beschreibung von BENNET (1865), jedoch bereits von LARREY (1829), einem Arzt der napoleonischen Armee, in Ägypten bei einem blinden Gebetsrufer beobachtet (siehe COLLINS 1948, KEIM, NEWARK und LIVINGSTONE 1951), von VIRCHOW 1867 beschrieben.

Neuere Publikationen mit ausführlichem Literaturverzeichnis: RENDU und CANUYT (1939), STEINMANN (1944), SWINBURNE (1952), VAGO (1956), MATZKER (1957).

b) Die Cysten des Kehlkopfes

Die Cysten des Kehlkopfes (ausführliche Literatur bei GLAS 1907, HART und MAYER 1928, MATZKER 1957) sind nur zum Teil den echten Mißbildungen zuzurechnen, ein anderer Teil stellt *Retentionscysten, Lymphcysten* oder *traumatische*

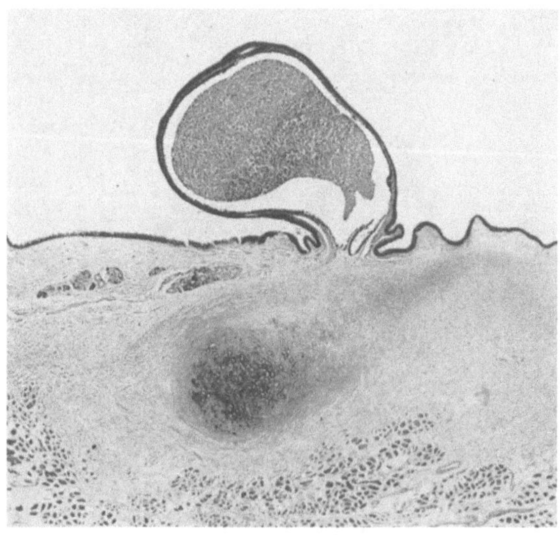

Abb. 10. Gestielte, schleimgefüllte Retentionscyste des rechten Stimmbandes (68jähr. ♂). (Paraffin, HE, Übersicht)

Cysten dar (SCHILLING 1937, HÜCKEL 1937). Kleinere Retentionscysten werden häufiger am Larynxeingang (linguale Fläche der Epiglottis, KALLEY 1942) gefunden (ORSO 1942, MISCOLCZY-FODOR 1949, DAVIS 1950, MATZKER 1957). Sie sind klinisch bedeutungslos, am Stimmband können sie als sog. „Sängerknötchen" auftreten. Wir selbst beobachteten eine etwa pfefferkorngroße, gestielte, dem rechten Stimmband aufsitzende, mit Schleim gefüllte Retentionscyste, die von hohem Cylinderepithel ausgekleidet war und deren Herkunft aus erweiterten Drüsenlichtungen offensichtlich war (Abb. 10). Die Cysten im Bereiche der Taschenbänder stellen häufig kleinere innere Laryngocelen dar, es bestehen hier lediglich graduelle Unterschiede (HOLINGER und STEINMANN 1947, MATZKER 1957, KITTEL 1961). Sie können sich aber auch im Zusammenhang mit den sog. Halscysten der 3. und 4. Schlundtasche entwickeln (DRABE 1953) oder als dyschylische cystische Pseudotumoren (siehe dort) auftreten (RUCKES und MATZKER 1960). LELLI (1949) beschrieb *multiple* Cysten des Ventriculus laryngis, die nach LAFF (1933) Folge chronisch-entzündlicher Prozesse mit abschnürenden Verwachsungen sind. Die Cysten der lateralen Wand des *Recessus piriformis* entwickeln sich als *Retentionscysten* auf dem Boden versprengter Schleimhautteile oder im Zusammenhang mit den sog. Halscysten (DRABE 1953).

FREEMAN (1952) und NOVOTNY (1954) beobachteten eine maligne carcinomatöse Entartung der Larynxcysten. Die Cysten sind je nach ihrer Abstammung mit *Cylinder-* oder *Plattenepithel* (KNAPP 1935, FLEISCHER 1950/51) oder auch mit flachem Endothel (Lymphcysten) ausgekleidet. G. BRÖSICKE (1884) beschrieb eine kleine, erbsgroße Ausstülpung in der Medianlinie oberhalb des Stimmbandes als „*Ventriculus tertius*" (weitere ältere Beobachtungen von COUPARD 1883 und HÜTTER 1908) und spricht von „*Theromorphie*", da er hierin ein Homologon des Sinus subepiglotticus des Pferdes sieht. Diese Bildungen sind nach HART und MAYER (1928) aber immer sekundär entzündlich oder traumatisch, in den Beobachtungen von WICHELS und BÖHLEN (1924), W. MEYER (1940), auch auf dem Boden einer Kehlkopftuberkulose entstanden.

c) Sulcus glottideus

LAUTENSCHLÄGER (1912), OERTEL (1912), CITELLI (1913), GRABERT (1913) und ARIENS KAPPERS und POTHOVEN (1940) beschreiben unter dem Stimmband eine faltenartige, parallel zum Stimmband verlaufende Furche *(Sulcus glottideus)*. CITELLI (1913) konnte diesen Sulcus in verschieden starker Ausprägung bei 55% aller Menschen, besonders im Kindesalter, nachweisen. In manchen Fällen ist die Furche so stark, daß der Eindruck einer *Verdoppelung* des Stimmbandes entsteht (LAUTENSCHLÄGER 1912). Bei Affen, Schweinen und Katzen soll diese Bildung regelmäßig auftreten (*„Theromorphie"*). Erste Beobachtung von GIACOMINI am Kehlkopf eines Buschmannes (vgl. HART und MAYER 1928).

7. Die Halsfisteln und Halscysten

Es handelt sich hierbei eigentlich nicht um Mißbildungen des Kehlkopfes oder der Trachea, sondern um dysontogenetisch entstandene äußere oder innere, inkomplette oder komplette Verbindungsgänge oder sackartige Abschnürungen zwischen den inneren und äußeren Kiemenfurchen *(laterale Halsfisteln oder -cysten)*. Die *medianen* Halsfisteln und -cysten gehen aus dem Ductus thyreoglossus hervor (WUSTROW 1963).

II. Luftröhre

Über die Mißbildungen der Trachea siehe unter Mißbildungen des Bronchialbaumes. An dieser Stelle sollen lediglich die Anomalie der *Ringknorpelbildung*

[HEMPEL (1957) stellte neun Fälle aus der Literatur zusammen, siehe auch SCHEID (1938)] sowie Knorpeleinlagerungen in der Pars membranacea als Altersanomalie erwähnt werden (WALDAPFEL 1931).

Es sollen hier aber noch zwei weitere Veränderungen der Luftröhre Berücksichtigung finden, deren Zurechnung zu den Mißbildungen umstritten ist (BATZENSCHLAGER 1959) und heute zumeist abgelehnt wird.

1. Die Struma intralaryngotrachealis

Unter einer Struma intralaryngotrachealis wird das Auftreten von Schilddrüsengewebe im Larynx (seltener) oder subglottisch in der Trachea (häufiger) verstanden. (Unter diesen Begriff fällt nicht das sekundäre Einwachsen einer Struma maligna in die Luftwege!). SCHACHENMANN (1925) hatte bis 1924 nur 35 derartige Mitteilungen in der Literatur finden können, bis 1947 waren etwa 79 Fälle bekannt (THOREN 1947). PALTAUF (1892) konnte aber bei systematischer histologischer Durchmusterung der Trachealschleimhaut relativ häufig Schilddrüsengewebe antreffen, desgleichen auch WEGELIN (1939) und FALK (1937, 1939), ohne daß in diesen Fällen makroskopisch ein Anhalt für ein derartiges Vorkommnis bestanden hätte. SCHEICHER (1940) fand unter 3000 Strumen nur eine einzige intratracheale.

Sitz: Bevorzugt zwischen Ringknorpel und 1. Trachealknorpel, im allgemeinen nicht tiefer als 4. Trachealknorpel, nur äußerst selten in der Nähe der Bifurkation (v. HANSEMANN 1898). RADESTOCK (1888) publizierte über das Vorkommen einer „intratrachealen Struma" im rechten Hauptbronchus, welche Mitteilung von anderen Autoren (z. B. KRAUSS 1942) heftig kritisiert wurde, da es sich hierbei wohl eher um ein Bronchusadenom gehandelt haben dürfte. Selten ist auch die Lokalisation zwischen Ring- und Schildknorpel (Fall ODERMATT bei OLTERSDORF 1949) oder im Bereich des Schildknorpels selbst und Durchwachsung des subglottischen Raumes (Fall HAAS 1967).

Die intratracheale Struma tritt fast stets in Form kleiner bis kirschgroßer runder, breitbasig der Schleimhaut aufsitzender, sehr blutreicher Knoten von gelblichrötlicher Farbe auf, die vor allem an der Hinterwand und an den Seitenwänden der Trachea lokalisiert sind und nur sehr langsames Wachstum zeigen. Die Träger solcher intralaryngealer Strumen sind meistens Kropfkranke (HAARDT 1956). Frauen werden ungleich häufiger befallen als Männer (4:1), das Pubertätsalter ist bevorzugt (LINK 1964). E. MEYER (1910) beobachtete einen Fall bei einem 5 Monate alten Kind, WEGELIN (1939) und FALK (1937, 1939) sahen die intratracheale Struma ebenfalls bereits bei Säuglingen.

Histologisch findet sich fast stets das Bild der Kolloidstruma (Abb. 11), HOFFMANN (1917) und SEGURA (1929) fanden aber auch normales Schilddrüsengewebe. HERLINGER (1954) beschreibt die sarkomatöse, BIRCHER (1908) die carcinomatöse Entartung einer intratrachealen Struma.

Pathogenese: Während einige Autoren (PALTAUF 1892, BAUROWICZ 1898, FALK 1937, 1939, WEGELIN 1939, THOREN 1947, OLTERSDORF 1949, LINK 1964) immer mehr oder minder breite kontinuierliche Verbindungen zwischen dem intratracheal gelegenen Schilddrüsengewebe und dem Mutterorgan fanden, vertreten HEISE (1888), RADESTOCK (1888) und v. BRUNS (1906) die Ansicht, daß die intra-

tracheale Struma aus völlig isolierten versprengten embryonalen Schilddrüsen-
keimen hervorgehe („intratracheale akzessorische Schilddrüse"). Szende (1939)
sah eine gutartige intratracheale Struma bei krebsig entarteter Schilddrüse. Nach
Wegelin (1939), Falk (1937, 1939) und Oltersdorf (1949) wächst das Schilddrüsengewebe bereits pränatal in die Trachea, Oltersdorf (1949) glaubt, daß das
Gewebe der Schilddrüsenseitenlappen in der Embryonalzeit zu früh auswachse
und sich hierdurch dem formenden Einfluß der Umgebung entziehe, so daß es die
ihm normalerweise zugewiesenen Grenzen überschreite.

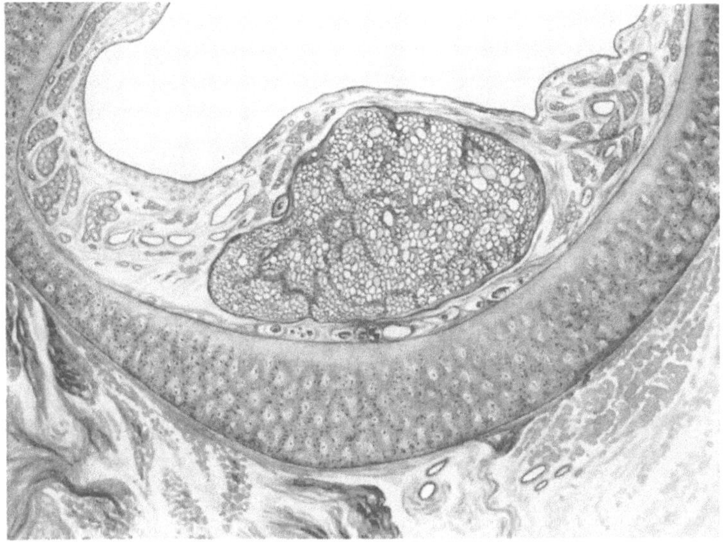

Abb. 11. Endotracheale Struma thyreoidea. Nach einem von der HNO-Klinik Tübingen (Direktor:
Prof. Dr. M. Schwarz) überlassenen Präparat gezeichnet

Klinische Erscheinungen treten durch Fremdkörpergefühl, Hustenreiz und
Atembehinderung auf (Cooper 1950, Hager 1953, Issel 1954). Die älteste
Beobachtung stammt von Ziemmssen (1876).

2. Die Tracheopathia chondro-osteoplastica

Dieses eigenartige, früher den Mißbildungen zugerechnete (Batzenschlager
1959), heute aber als Folgezustand chronischer Entzündungen aufgefaßte, zuerst
von Wilks (1857) beschriebene Krankheitsbild war zunächst nur als Zufallsbefund
auf dem Sektionstisch bekannt, erst seit Einführung der Bronchoskopie ist es auch
klinisch bekannt (Jepsen und Soerensen 1960, Huzly 1961, Arold 1964).
Ragaini und Piccoli (1957) fanden unter 41 486 Autopsien 20 Fälle. Nach Freund
(1914) werden zwei Formen der Krankheit unterschieden:

a) Eine häufigere, die durch Einlagerung kleiner, stachelförmiger, knöcherner
Excrescenzen zwischen den Trachealringen der Schleimhaut ein reibeisenartiges
Aussehen verleiht (Abb. 12), oder, wenn die knöchernen Einlagerungen in seltenen

Fällen tumorartig groß werden, die Trachea wie mit Osteomen übersät erscheinen
läßt (Abb. 13).

b) Eine seltenere, bei welcher die Knorpelbildung überwiegt. Die Schleimhaut
zeigt hierbei gröbere strickleiterartige Strukturen oder ein geriffeltes Aussehen.

Die Veränderungen beginnen in der Mitte der Trachea, können nach caudalwärts zunehmen, auch auf die großen Bronchien übergreifen, jedoch nur äußerst

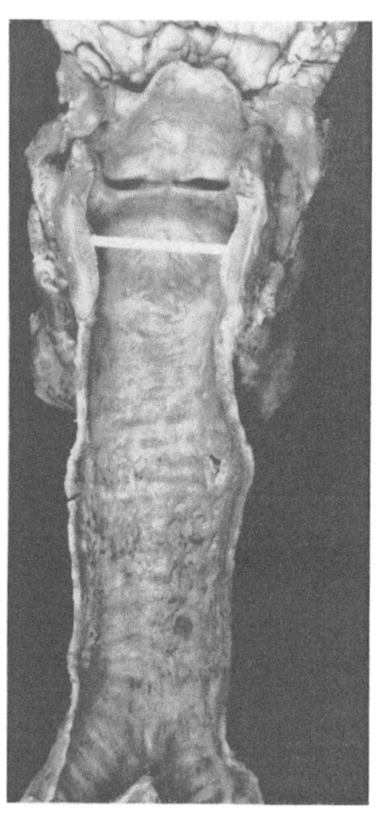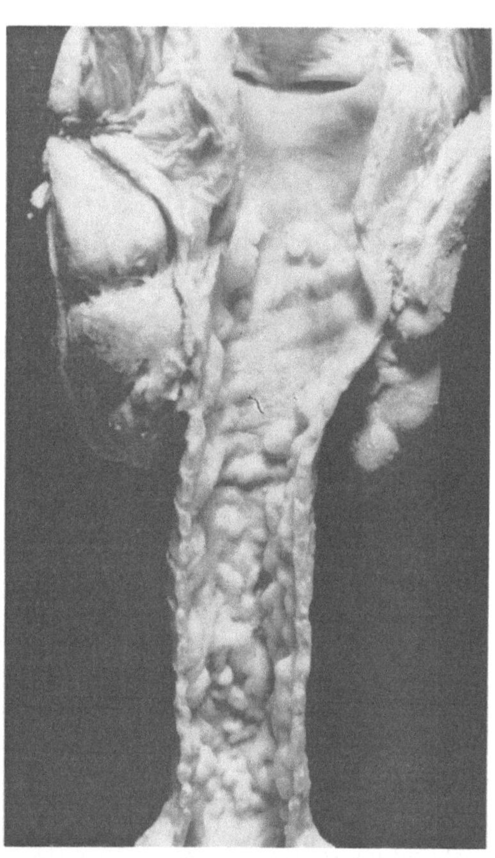

Abb. 12   Abb. 13

Abb. 12. 63jähr. ♀. Tracheopathia chondro-osteoplastica. Gewöhnliche feinhöckerige Form mit reib-
eisenartiger Oberfläche der Trachea

Abb. 13. Ungewöhnlich hochgradige Tracheopathia chondro-osteoplastica. Seltenere grobhöckerig-
knotige Form. Mit Genehmigung der Verff. der Arbeit K. J. HEMPEL und A. GLÄSER: Zur Pathogenese
der Tracheopathia chondro-osteoplastica. Virchows Arch. path. Anat. 331, 36 (1958) entnommen

selten tiefer in den Bronchialbaum hinabsteigen (vgl. Fall von HIRSCH 1951:
,,Dystopische Knochenbildung in Lungen, Bronchien, Trachea und Gaumentonsillen im Zusammenhang mit Morbus Paget"). Am stärksten finden sie sich in
den seitlichen Partien der Luftröhre, die Vorderwand ist weniger befallen und die
Hinterwand bleibt fast immer frei (HEYMANN 1898).

Im *histologischen* Bild (Abb. 14) sieht man über den knöchernen Einlagerungen
ein abgeplattetes Cylinderepithel oder ein metaplastisches, zum Teil verhornendes

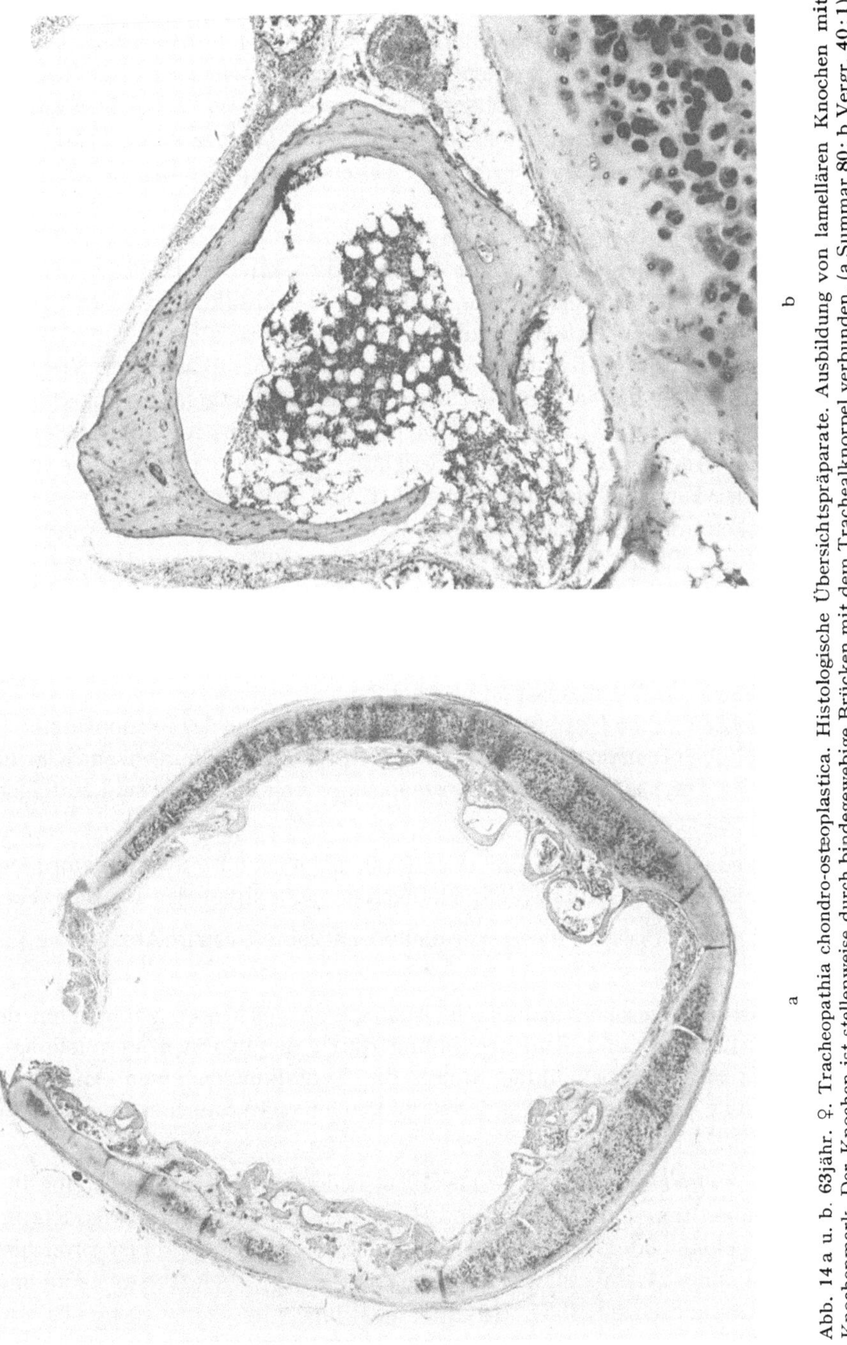

Abb. 14 a u. b. 63jähr. ♀. Tracheopathia chondro-osteoplastica. Histologische Übersichtspräparate. Ausbildung von lamellären Knochen mit Knochenmark. Der Knochen ist stellenweise durch bindegewebige Brücken mit dem Trachealknorpel verbunden. (a Summar 80; b Vergr. 40:1)

Plattenepithel. Die Schleimhaut ist atrophisch, die Drüsen sind zum Teil komprimiert, zum Teil aber auch ektatisch.

Histogenese: Im hyalinen Bindegewebe treten zunächst kleine „chondroide Inseln" auf, die sich in elastische Knorpel, oder durch Verkalkungen *(„dystrophische*

Verkalkung") in geflechtartigen marklosen Knochen umwandeln (BRAUN und DHOM 1954, SORS u. Mitarb. 1955, ISRAEL, GILBERG und LECHIEN 1957). Die sich ausdehnenden Knorpelinseln werden sekundär zu Knochen mit Haversschen Kanälen und blutbildendem Knochenmark umgebaut (Abb. 14). Die Knochenplatten zeigen im allgemeinen keine Verbindung zum Trachealknorpel, nur wenn sie größer werden, kann eine bindegewebige, seltener knorpelige Brücke hergestellt werden (Abb. 14).

Pathogenese und Ätiologie: Nach HART und MAYER (1928), MOSER und THEM (1954) liegt der Tracheopathia chondro-osteoplastica keine einheitliche Ätiologie zugrunde. MOSER und THEM (1954) vergleichen diese Erkrankung mit der Myositis ossificans und vermuten, daß entzündliche Einflüsse auf dem Boden einer anlagebedingten Prädisposition die auslösende Ursache der metaplastischen Vorgänge seien. Sie fanden in den Anamnesen dieser Kranken Lungentuberkulosen, vor allem Ozaena (siehe auch JEPSEN und SOERENSEN 1960, ferner AROLD 1964) und Rhinosklerom. Auch v. EICKEN (1904) berichtete über eine Tracheopathie, deren Träger seit der Kindheit an einer Ozaena litt, und PETERS (1909) über ein derartiges Vorkommnis bei gleichzeitiger Skleromerkrankung. W. SCHNEIDER (1947/49), SORS, ROSE, VILLENEUVE und COTTIN (1955) sowie RAGAINI und PICCOLI (1957) wiesen in der Anamnese der Kranken häufige langwierige rezidivierende Tracheobronchitiden nach. JACKSON und JACKSON (1959) konnten die Entwicklung einer Tracheopathia osteoplastica nach einer durch chemische Dämpfe hervorgerufenen „Ätz"-Entzündung beobachten.

In neuerer Zeit haben HEMPEL und GLÄSER (1958) anhand des Sektionsmaterials des Pathologischen Institutes der Universität Leipzig Untersuchungen zur Klärung der Genese der Tracheopathia chondroosteoplastica angestellt. Sie sind zu folgenden Ergebnissen gekommen:

1. Durch eine lokale Entzündung oder durch allgemeine Stoffwechselstörungen entstehen umschriebene hyaline Verquellungen des subepithelialen Bindegewebes.

2. Bei längerem Bestand dieser Verquellungen kommt es zur Ablagerung von Kalk.

3. Das örtliche Mesenchym kann in Analogie zu den Gesetzmäßigkeiten der heterotopen Knorpel- und Knochenbildung durch die hyalinen Verquellungen einen Anreiz zur Knorpelbildung, durch die Verkalkungen einen Anreiz zur Knochenbildung erfahren. Die Knorpelherde können später auch enchondral verknöchern.

Klinische Symptome (siehe K. MÜLLY 1956) fehlen zumeist, nur in vereinzelten Fällen wird über Fremdkörpergefühl und Hustenreiz (seltener Bluthusten, RIEDER 1955, 1958) geklagt oder, falls die Veränderungen bis zu den großen Bronchien hinabreichen, über Atembeschwerden (SCHMORL 1910, SOBOCZYNSKI 1955) und Auswurf (CARR und OLSEN 1954, HEYDEN 1954).

Die Krankheit befällt jedes Lebensalter, RODE (1902) beschrieb sie bei einem 12jährigen Mädchen, LEVINGER (1910) bei einem 20jährigen Manne. Sie kommt bei beiden Geschlechtern gleich häufig vor.

C. Stoffwechselstörungen, Störungen des Hormon- und Vitaminhaushaltes

Die Rückwirkungen der genannten Störungen auf die Schleimhäute des Respirationstraktes sind bereits im Kapitel „Nase und Nasennebenhöhlen" erwähnt worden (s. dort!).

I. Stoffwechselstörungen

1. Lipoidablagerungen

Nach dem 4. bis 5., zuweilen auch schon im 3. Lebensjahrzehnt können geringfügige diffuse Lipoidablagerungen im fibrös-elastischen Gewebe sowie in den Drüsen und in den Knorpelzellen des Kehlkopfes und der Trachea beobachtet werden (HART und MAYER 1928, LEBEDEVA 1930). Seltener (z. B. beim Diabetes mellitus) finden sich echte *Xanthome* oder *Xanthelasmen* in der Schleimhaut (WEIDMAN und SCHAFFER 1937, KLEY und SCHLEICHER 1950). FIMEY, MONTGOMERY und NEW (1932) sahen multiple Schleimhautxanthome in Kehlkopf und Trachea beim Diabetes insipidus.

Die von URBACH und WIETHE (1929) beschriebene, seltene familiäre Lipoidproteinose kann auch Veränderungen in der Kehlkopfschleimhaut hervorrufen, z. B. unregelmäßige höckerige Einlagerungen im Kehldeckel und in den aryepiglottischen Falten (Fallbericht siehe FINE, RUTLEDGE und VILLEMEZ jun. 1962). Sind die Stimmbänder mit befallen, so erscheinen sie durch die Ablagerung kugeliger, graugelblicher Massen plump und aufgetrieben.

Im *histologischen* Bild herrschen mantelartige Lipoidabscheidungen um die Gefäße und in den Gefäßwänden vor, ferner fallen diffuse Lipoideinlagerungen im Bindegewebe auf.

Bei der *Hand-Schüller-Christianschen Krankheit (Lipoidgranulomatose)* kann der Kehlkopf, ähnlich wie die Nase, sekundär beteiligt sein.

2. Amyloidablagerungen

Amyloidablagerungen im Kehlkopf, in der Luftröhre oder in den Bronchien kommen als Teilerscheinung einer allgemeinen Amyloidose, aber auch isoliert vor; isoliert (siehe STARK und NEW 1949)

a) als *diffuse subepitheliale Infiltrate,*

b) als *umschriebene Amyloidtumoren,*

c) als *amyloid degenerierte Stimmbandpolypen.*

Die ersten derartigen Beobachtungen gehen auf VIRCHOW (1865) zurück, die erste genauere Beschreibung eines Amyloidtumors des Kehlkopfes verdanken wir BUROW und NEUMANN (1875), eine spätere ausführliche Bearbeitung POLLAK (1915 Lit.). Seit dieser Zeit sind über 200 Fälle von Amyloidtumoren des Respirationstraktes publiziert worden (SCHROEDER 1953, LEROUX-ROBERT 1962, Lit.). Sie treten im allgemeinen im Erwachsenenalter jenseits des 20. Lebensjahres auf

(STARK und NEW 1949, FIGI und BERMAN 1957, HOWANIEZ 1958), jüngster Patient 11 Jahre (DELLA VEDOVA 1934). Das männliche Geschlecht überwiegt ($\male : \female = 3:1$, STARK und NEW 1949, STEINMANN 1958). Ihr Wachstum ist ausgesprochen langsam (FIGI und BERMAN 1957, 19jähriger Verlauf im Falle KRIEGSMANN 1932, LEROUX-ROBERT 1962 spricht von 30- bis 40jährigen Beobachtungszeiten).

Die Amyloidtumoren entwickeln sich unter der unversehrten Schleimhaut, deren Epithel später jedoch atrophisch werden kann (FIGI 1942). Sie finden sich in den aryepiglottischen Falten (MANASSE 1900), zwischen den Arytaenoidknorpeln (MANASSE 1900, SALTYKOW 1903, ZWILLINGER 1911), an den wahren (PUGNAT 1918) und den falschen Stimmbändern (EPHRAIM 1899, HOFMEIER 1917), im Ventriculus laryngis (SEIFERT 1898) und in den oberen Luftröhrenabschnitten (ZIEGLER 1875). In der unteren Trachea und in den Bronchien sind sie ausge-- sprochen selten. In der Weltliteratur liegen erst 13 derartige Mitteilungen vor (vgl. NORING und PAABY 1952, WHITWELL 1953, GLAUSER 1955, HOWANIETZ 1958, STEINMANN 1958). Multiples Vorkommen ist keineswegs selten, ihre Farbe ist gelblich, die Konsistenz wachsartig (LOSERT 1931). Schmerzen werden vermißt, Lymphknotenschwellungen fehlen (POLLAK 1915). Werden die Tumoren größer, so kann Atemnot die Folge sein, bei Sitz auf den Stimmbändern auch Heiserkeit und Fremdkörperreiz (siehe bei MATZKER 1963).

Histologisch lagert sich das Amyloid zunächst in den Maschen des lockeren Bindegewebes, zumeist perivasculär (SOTTI 1928, LEROUX-ROBERT 1962) in Form kleiner zusammenfließender Kügelchen ab (LOSERT 1931), dann aber auch in den Gefäßwänden und in den Schleimdrüsen; nicht selten bilden sich um die Amyloid- ablagerungen herum Fremdkörpergranulome mit Riesenzellen (MANASSE 1900, SALTYKOW 1903, LEROUX-ROBERT 1962). Die einzelnen Herde können eine charak- teristische konzentrische Schichtung zeigen (GLOCKNER 1900, SOTTI 1928, HART und MAYER 1928, STARK und MCDONALD 1948). HOWANIETZ (1958) beschrieb Verkalkung und metaplastische Knorpel- und Knochenneubildung in einem Amyloidtumor der unteren Trachea und des angrenzenden Bronchialbaumes. Die *Amyloidreaktionen* fallen beim tumorförmigen Amyloid sehr oft *negativ aus* (HÜBSCHMANN 1929, STRAUSS 1933, DAHLIN 1950, STEINMANN 1958), weshalb HÜBSCHMANN (1929), BROWN-KELLY und CRAIK (1952) u. a. an der Amyloidnatur dieser Ablagerungen zweifelten und für sie Namen wie ,,*fibrinoidhyaline Knötchen*'' (HÜBSCHMANN 1929) oder ,,*hyaline Kehlkopfknoten*'' (BROWN-KELLY und CRAIK 1952) vorgeschlagen haben. ZIEGLER (1875) und BERGER (1926) wollen in ihren Fällen jedoch positive Amyloidreaktionen erzielt haben.

Die *Ätiologie* und *Genese* des lokalen Amyloids (siehe MÜHE 1942, MATZKER 1963, Lit., und SCHREINER 1964) sind ungeklärt, es scheint ohne vorangehende Grundkrankheit zur Entwicklung zu gelangen (PAGNINI 1955), jedoch fand MORITSCH (1959) Kehlkopfamyloid besonders häufig nach langandauernden Lun- gentuberkulosen. Viele Autoren nehmen Folgezustände abgelaufener chronischer Entzündungen an (BALSER 1883, GLOCKNER 1900, SALTYKOW 1903, JOHANNI 1903, HOWANIETZ 1958). Es darf heute als gesichert gelten, daß die in der Umgebung des lokalen Amyloids auftretenden entzündlich-granulomatösen Veränderungen Folgezustände und nicht Ursache der Ablagerungen sind (SCHMIDT 1928, KRIEGS- MANN 1932). SCHROER (1953) diskutiert die Frage, inwieweit ,,das lokale Amyloid der Luftwege auch durch die chemische Tätigkeit nicht-neoplastisch entarteter

Plasmazellen zustande komme, zumal das Gewebe der Luftwege normalerweise reich an Plasmazellen ist". JOHANNI (1903) fand in der Umgebung der Amyloidtumoren zahlreiche Plasmazellen, die Amyloidreaktionen gaben.

Genetisch verständlicher als die Amyloidtumoren scheint die sog. *Amyloiddegeneration der Stimmbandpolypen* (HÜBSCHMANN 1929). Es werden fließende Übergänge von der ödematösen Aufquellung dieser Polypen über eine homogene hyaline Umwandlung bis zu reinen Amyloidablagerungen beobachtet (BROWN-KELLY und CRAIK 1952, MORITSCH und KÜRSTEN 1960). Eiweißveränderungen des Blutes sind beim lokalen Amyloid nicht beschrieben worden. BLASI (1955) spricht von histologischen Unterschieden zwischen den sog. Amyloidtumoren und dem polypenartigen Stimmbandamyloid.

Nachdem elektronenoptisch die Faserstruktur des Amyloids nachgewiesen wurde (siehe MERKER u. Mitarb. 1966) und sich Hinweise auf verwandtschaftliche Beziehungen zu den Reticulinfasern ergeben haben, manche Autoren die Reticulumzelle als Mutterzelle des Amyloids betrachten (JANIGAN 1966), ist anzunehmen, daß in Kürze auch das Wesen des Kehlkopfamyloids näher erforscht werden wird (zur Pathogenese des Amyloids siehe G. SCHNEIDER 1964, Lit.).

3. Kalk- und Harnsäureablagerungen

Ablagerungen von *Kalk* in den Knorpeln des Kehlkopfes und des Trachealskeletes sind im Alter ein fast physiologisch zu nennendes Vorkommnis (s. Anatomie). *Harnsäureablagerungen* in Form von *Gichttophi* in der Epiglottis, in den Stimmbändern oder in den Kehlkopfknorpeln beschreiben VIRCHOW (1808), GERHARDT (1896), THOST (1912; ältere Literatur bei HART und MAYER 1928), ferner LEMARIEY (1952), LÖFFLER und KOLLER (1955), MOUNIER-KUHN und WILD (1956) sowie LEFKOVITS (1965).

4. Farbstoff- und Pigmentablagerungen

Nach den Untersuchungen von IMHOFER (1912) tritt bei alten Menschen in den Zellen der Kehlkopfmuskulatur *Lipofuscin* auf. Bei schwerem allgemeinem Ikterus und bei der Ochronose sind die hyalinen Knorpel des Kehlkopfes entsprechend verfärbt.

5. Schleimhautveränderungen bei diabetischer und urämischer Stoffwechsellage

Beim *Diabetes mellitus* (s. auch unter Lipoidablagerungen) wird zuweilen ein trockener Kehlkopfkatarrh beschrieben (*Laryngitis sicca*, LEICHTENSTERN, B. MAYER 1935). Die acidotische Stoffwechsellage kann zur Austrocknung *(Xerose)* der Schleimhaut führen (BLUMENFELD 1931). Bei der *Urämie* kommen Schleimhautveränderungen an den Luftwegen nur sehr selten vor; v. SOKOLOWSKI (1898) beschrieb eine urämische pseudomembranöse Laryngitis.

II. Störungen des Vitaminhaushaltes

Veränderungen der Kehlkopf- und Trachealschleimhaut durch Vitaminmangel sind sehr selten. CASORATI und CRIFO (1955) konnten an Ratten durch eine

Vitamin-A-Mangeldiät Bindegewebs- und Epithelveränderungen an den Schleimhäuten des Respirationstraktes erzielen. Otto und Kiwi (1959) beobachteten eine Beeinflussung der Epithelregeneration im Respirationstrakt durch Vitamin A; das Auftreten von metaplastischem Plattenepithel konnte verhindert werden, die Epitheldefekte wurden durch regelrechtes Flimmerepithel gedeckt. Taillens (1950) beschreibt eine „*Trachéite haemorrhagique scorbutique*", die aber wohl nicht allein auf einen Vitamin-C-Mangel zurückzuführen sein dürfte, sondern der ganz sicher komplexe Ursachen zugrunde liegen.

III. Störungen des Hormonhaushaltes

Die Schleimhaut und das knorpelige Skelet der oberen Luftwege werden durch hormonelle Reize in mannigfacher Weise beeinflußt (ausführliche Lit. s. Terracol und Azemar 1935, Kecht und Schön 1935, Leicher und Matzker 1955).

1. Beziehungen zu den Sexualhormonen

Über die Beziehungen der Schleimhäute des Respirationstraktes zu den Sexualhormonen liegt ein umfangreiches Schrifttum vor. Gestalt und Größe des Kehlkopfes und somit Höhenlage der Stimme unterliegen sexualhormonellen Einflüssen. Schon im Altertum wurde der Kehlkopf als sekundäres Geschlechtsmerkmal gewertet. So ändert sich z. B. nach der Kastration nicht nur die Stimmlage, sondern es bleibt auch die im Alter gewöhnlich auftretende Verknöcherung aus (Hart und Mayer 1928). Umfangreiche Untersuchungen über die Abhängigkeit der Verknöcherung des Kehlkopfskeletes von den androgenen Hormonen haben Püschel und Nowakowski (1954) angestellt.

Durch gesteigerte Androgenbildung bei Nebennierenrindenhyperplasie kommt es zu einer frühzeitigen Verknöcherung des Kehlkopfes. Aber auch bei völligem Fehlen der Testikel bleibt die Verknöcherung des Kehlkopfskelets durch die kompensatorische Wirkung der Androgene der Nebennierenrinde nicht ganz aus.

Besonders umfangreich ist die Literatur über die *Laryngopathia gravidarum* (vgl. auch Kap. „Nase und Nasennebenhöhlen", Rhinopathia gravidarum). Obwohl bereits v. Sokolowski (1898) auf die engen Beziehungen zwischen Schwangerschaft und Kehlkopf hingewiesen hatte, haben erst Kecht und Schön (1935) die wahre Natur dieser Veränderungen erkannt und den Namen „Laryngopathia gravidarum" eingeführt (Forschner 1935), statt der früher fälschlicherweise oft gebrauchten Bezeichnung „Laryngitis gravidarum".

Histologisch findet sich eine Quellung und ödematöse Auflockerung des Bindegewebes mit geringfügigen Epithelabstoßungen und zuweilen lymphocytären Infiltraten. Auch kleine Blutungen werden hin und wieder beobachtet (Kecht und Schön 1935). Pollak (1932), Miehlke (1956) u. a. beschreiben das Auftreten eines trockenen Katarrhs mit Borkenbildung, der bis in die Hauptbronchien hinabreichen kann. Pagano (1956) fand leichtere Kehlkopfveränderungen während der Schwangerschaft bei 75% aller Untersuchten.

2. Beziehungen zur Hypophyse

Die *Akromegalie* verursacht nicht selten ein abnormes Größenwachstum des Kehlkopfes (PIERRE MARIE 1886, NEUFELD 1908, JACKSON 1918, MARX 1928, NACHLAS 1951, SIEGLER 1952, MATZKER 1954, LEICHER und MATZKER 1955). GROTTING und PEMBERTON (1950) beschreiben Schleimhauthypertrophie sowie Vergrößerung und Verdickung der Arytaenoidknorpel. Von ihren 453 Akromegaliekranken zeigten sieben Bewegungseinschränkungen der Stimmbänder, einige auch echte Posticusparesen (vgl. auch MULERT 1933, SIEGLER 1952, LEICHER und MATZKER 1955).

3. Beziehungen zur Schilddrüse

Die *Unterfunktion* der Schilddrüse vor Abschluß der Pubertät hat eine Wachstumshemmung des Kehlkopfes zur Folge, gleichwohl tritt bei Knaben aber auch in diesen Fällen in gewissen Grenzen der Stimmbruch ein (LUCHSINGER 1949, Lit.). Das *Myxödem* führt häufig zu einer ödematösen Schwellung der Stimmbänder mit gleichzeitiger Vertiefung der Stimme: „wachsartige ödematöse Schwellung" (WIETHE 1933).

D. Kreislaufstörungen

I. Anämie, Hyperämie, Blutungen, Varicen

1. Anämie

Die *Anämie* der Kehlkopf- und Luftröhrenschleimhaut findet sich als Teilerscheinung einer allgemeinen Anämie; lokal begrenzte anämische Bezirke können durch ödematöse Schwellungen oder durch submukös gelegene Tumoren verursacht werden.

2. Hyperämie

Die *Hyperämie* der Kehlkopf- und Luftröhrenschleimhaut kann *funktionell* durch Überanstrengung der Stimmbänder (Reden, Schreien, Singen), *thermisch* durch Einatmung heißer Dämpfe, *mechanisch* durch Staub- und Rußinhalation, entzündlich oder als Folge einer *Herz- und Kreislauferkrankung (passive Hyperämie)* auftreten.

3. Blutungen

Blutungen im Kehlkopf und in der Luftröhre können folgende Ursachen zugrunde liegen (THOST 1928, HAJEK 1932, CORDIER und MOUNIER-KUHN 1938, MEURMANN 1950):

a) *Traumen* (Quetschung, Drosselung, Stich- und Hiebverletzungen, Fremdkörper),

b) *Drucksteigerungen* in den Venen (Erbrechen, Husten, Kraftanstrengungen mit Blutandrang zum Kopf),

c) *Varicen* (s. u.),

d) *Infektiöse* oder *toxische Erkrankungen* (Gefäß- oder Schleimhautläsionen im
Gefolge von chronischen Laryngotracheobronchitiden, Masern, Scharlach, Influenza, Typhus, Pocken, Endokarditis, Pilz-, Phosphor- und Quecksilbervergiftun-
gen, B. FRAENKEL 1873, 1809, ORTH 1887, 1917),

e) *Blutkrankheiten* (Morbus Werlhof, Skorbut, Hämophilie, Leukämien, Pan-
myelopathien; v. SCHRÖTTER 1896, MENZEL 1906, DUJARIER 1930, TAILLENS 1950,
COLMAN 1956),

f) *Tuberkulose* (tuberkulöse Geschwüre mit Perforation), *Syphilis,*

g) *Tumoren* (Polypen, Hämangiome, Carcinoide, Carcinome, Sarkome, Plasmocytome: BARGON und WEBER 1956),

h) *Tracheopathia chondro-osteoplastica* (als Blutungsquelle sehr selten).

4. Varicen

Venenerweiterungen im Kehlkopf und in der Trachea sind keineswegs so selten
wie zuweilen angenommen wird. Sie sind die häufigste Ursache der *habituellen
Trachealblutung* (M. SCHMIDT 1903, AVELLIS 1911, BRÜNINGS 1911, HART und
MAYER 1928, BARKO 1933). BARKO (1933) fand unter 100 untersuchten Luftröhren
31 mit ausgesprochenen Gefäßerweiterungen, davon fünf varicöser Natur. Prädilektionsstelle: vordere Wand des oberen Drittels der Trachea. Gehäuftes Vorkommen bei Zirkulationsstörungen und allgemeiner Varicenneigung.

II. Das Kehlkopfödem

(Lit.: KUTTNER 1895, HAJEK 1932, M. WEIGERT 1934, RUEDI 1956)

Das Kehlkopfödem ist die gefährlichste Kreislaufstörung im Bereiche des
Kehlkopfes, da hierdurch nicht selten der Erstickungstod droht.
Lokalisation:

1. *Kehlkopfeingang* (häufigste Form, Abb. 15), linguale Fläche der Epiglottis,
aryepiglottische Falten.

2. *Taschen- und Stimmbänder.* An den Stimmbändern wird auch ein subepitheliales sog. „*Reinkesches Stimmbandödem*" beschrieben (REINKE 1897, BERLINGER
1956, HÜNERMANN 1958, MAYET 1961).

3. *Subglottischer Raum* (selten!).

Fälschlicherweise wird häufig von einem Glottisödem gesprochen, wenn ein
Ödem des Kehlkopfeinganges vorliegt. Ein allgemeines Kehlkopfödem, das sämtliche Abschnitte dieses Organs betrifft, ist ausgesprochen selten (HART und MAYER
1928).

Das Kehlkopfödem wird hervorgerufen

a) durch *allgemeine Kreislaufstörungen* bei Herz- und Nierenkrankheiten,

b) *mechanisch*, durch örtliche Kreislaufstörungen, z. B. nach Operationen und Bestrahlungen im Kehlkopfbereich, auch nach Strumektomien (NEWRZELLA 1947, RUEDI 1956), ferner durch Tumoren und komprimierende Strumen (MENZEL 1906, NAUSSAC und MARTIN 1955) oder im Gefolge von Traumen, Verbrühungen, Verätzungen und Verbrennungen (v. NIDA 1947),

c) *Vasoneurotisch-allergisch:* Quincke-Ödem (FINDER 1928, KUHFUS 1949, HAHN 1955), Insektenstiche (RUEDI 1956), Jodmedikation oder Antibiotica (ANDERSON 1951).

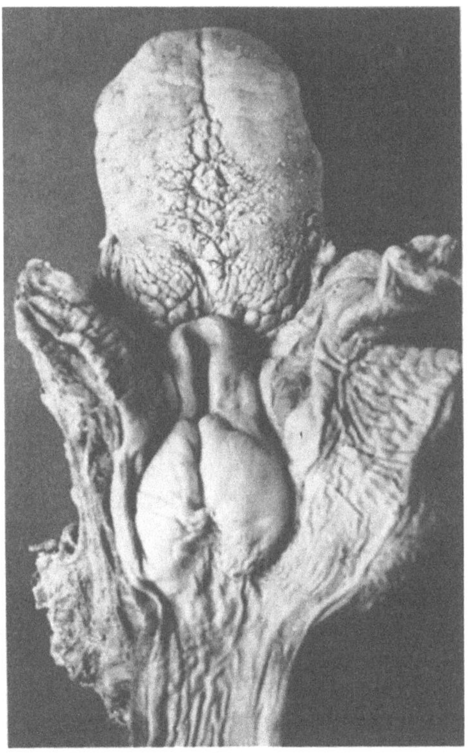

Abb. 15. Hochgradiges Ödem des Kehlkopfeinganges (der Epiglottis und der aryepiglottischen Falten)

d) durch *lokale Entzündungen* oder im Gefolge *allgemeiner Infektionskrankheiten* (Typhus, Diphtherie, Pocken, Rotz, Milzbrand, Phlegmonen und Abscesse, Perichondritiden, Tuberkulose, Syphilis, Mononucleosis infectiosa; s. RAVENNA und SNYDER 1948). BABLIK und KÜRSTEN (1958) sahen das akute Larynxödem als Komplikation bei Grippe. WIETHE (1932) beschreibt als Ursache eines Larynxödems die isolierte Entzündung der sog. Tonsilla sinus piriformis. Er glaubt in diesem im Sinus piriformis versteckt liegenden Lymphgewebe den Ausgangsherd für manches pathogenetisch ungeklärte Larynxödem sehen zu müssen.

Klinisch bestehen in den meisten Fällen Schmerzen, Fremdkörpergefühl und Dyspnoe.

E. Veränderungen der Kehlkopf- und Luftröhrenschleimhaut bei Erkrankungen des Blutes, des Knochenmarkes und des Lymphgewebes

(Lit.: HEILMEYER und BEGEMANN 1951, DAMESHAK 1955)

1. Agranulocytose und Panmyelophthise

Sowohl die *Agranulocytose* als auch die *Panmyelophthise* rufen zuweilen ulcerös-nekrotische Schleimhautveränderungen am Kehlkopf und in der Luftröhre hervor, häufiger an der Epiglottis (CARNEVALE-RICCI 1934, ZANGE 1935), seltener an den Stimmbändern (ANGYAL 1940). J. MAYER (1950) beschrieb das ungewöhnliche Vorkommen einer isolierten „agranulocytotischen Angina" der Tonsilla sinus piriformis. Weitere Kasuistik s. POTHOVEN (1940), DVORACEK (1951).

2. Leukämie

Das Vorkommen leukämischer Veränderungen im Kehlkopf und in der Luft-röhre ist seit langem bekannt (siehe VIRCHOW 1865, ältere Lit. bei HART und MAYER 1928 und BUMBA 1929, neuere Lit. s. LOEBELL 1956). Die zumeist weichen Infiltrate finden sich auf der Hinterfläche der Epiglottis, auf den aryepiglottischen Falten, den Taschenbändern und im subglottischen Raum, dagegen nur sehr selten auf den wahren Stimmbändern (BARNICK 1898). Sie treten in Gestalt von kleinen Knötchen oder als diffuse Schleimhautschwellungen auf, die zu erheblichen Einengungen der Lichtung mit hochgradiger Dyspnoe führen können (EBSTEIN 1896, MENZEL 1906, SEELENFREUND 1926, BUMBA 1929). Neben den eigentlichen spezifischen leukämi-schen Infiltraten werden bei den Hämoblastosen nicht selten Schleimhautblutun-gen oder -ulcerationen im Kehlkopf und in der Trachea angetroffen.

Die Beteiligung des Respirationstraktes an den leukämischen Erkrankungen scheint bei den *Lymphadenosen* häufiger beobachtet zu werden als bei den *Myelosen* (KRIEGSMANN 1932). Infiltrate im Kehlkopf bei aleukämischer Lymphadenose sahen u. a. STIEDA (1896), SIEBENMANN (1918), KRIEGSMANN (1932). Erkrankungen des Kehlkopfes bei Lymphosarkom beschrieben PLONSKIER (1932), SCHLEMENSON und CACERES (1947), ALTMANN (1957).

3. Lymphogranulomatose

Die Lymphogranulomatose befällt den Kehlkopf und die Luftröhre nur selten. REBOUL, DELORME und LUGAGNE (1956) fanden in der gesamten anglo-amerikani-schen und französischen Literatur nur zehn derartige Vorkommnisse. Die Luft-wege können

a) indirekt durch Übergreifen aus der Nachbarschaft (FRANKENBERGER 1914, K. MAYER 1920, HASLINGER 1941) und

b) direkt durch primäre Erkrankung des Kehlkopfes oder der Luftröhre be-troffen werden (FERRARI und CORNINOTTI 1900, NESS und TEACHER 1909, E. FRAENKEL und H. MUCH 1910, WEINBERG 1917, FERRERI und LIBERTI 1956).

Makroskopisch erscheint die Schleimhaut stark geschwollen und läßt bis kirschgroße weißliche Höckerbildungen erkennen (HAGER 1951). DONAT (1959) beschrieb
ein isoliertes tumorartig polypöses Lymphogranulom des re. Stimmbandes von
Haselnußgröße. Über etwaige Beziehungen zum Granuloma gangraenescens siehe
dort!

Neuere Literatur: HAGER (1951), REBOUL, DELORME und LUGAGNE (1956) Lit.

4. Extramedulläres Plasmocytom

Umschriebene und diffuse Plasmazellenhäufungen sind in den Schleimhäuten
des Respirationstraktes keineswegs selten (siehe Kapitel „Nase und Nasennebenhöhlen"), worauf u. a. WACHTER (1914), BERDAL (1941), BOYD (1947), HÖRBST
(1947), GIUFFRIDA (1948), HALL (1951) hingewiesen haben. Die extramedullären
Plasmazellen sind Abkömmlinge des omnipotenten Reticulumgewebes (BAUCH-
WITZ 1958, FRESEN 1960 Lit.), sie treten sowohl im Gefolge von spezifischen und
unspezifischen Entzündungen, als auch in Form selbständiger isolierter subepithelial gelegener weicher Tumorknoten auf (GRANT und ROSS 1958). Sie werden überwiegend am Taschenband, an der Epiglottis und an den aryepiglottischen Falten
angetroffen, sehr selten dagegen am Stimmband (MATZKER 1963) und machen den
Eindruck eines Schleimhautpolypen. GRANT und ROSS (1958) sahen isolierte
Plasmocytome in der Trachea, ferner DINES u. Mitarb. (1965; Lit.). Ihre Größe
schwankt von Linsen- bis Nußgröße, die Oberfläche ist glatt, graurötlich. Sie
neigen zuweilen zu Blutungen (BARGON und WEBER 1956).

Bei den isolierten Plasmocytomen des Respirationstraktes werden im allgemeinen keine Paraproteinosen gefunden (MASSHOFF 1947, COSTEN 1951), nach
FRESEN (1960) können sie aber gelegentlich doch zur Beobachtung gelangen. Es
besteht stets die Gefahr einer plötzlichen Generalisierung zum echten Plasmocytom
bzw. multiplen Myelom (COSTEN 1951, HALL 1951, TOSCH 1955, TEMESREKASI
1955). Inwieweit die isolierten Plasmocytome echte Tumoren darstellen oder nur
reaktive Plasmazellanhäufungen, ist nicht geklärt (HELLWIG 1943, CLOPSTON 1952,
BAUCHWITZ 1958).

F. Die entzündlichen Erkrankungen

I. Die akute Laryngotracheobronchitis

1. Selbständige Erkrankung

Der gleichzeitige Befall sämtlicher Abschnitte des Respirationstraktes ist
besonders für die akuten infektiösen Erkrankungen der Luftwege charakteristisch.
Je nach Lage des Schwerpunktes und der klinischen Symptomatik steht einmal
die Laryngitis, das andere Mal die Tracheobronchitis im Vordergrund des Krank-
heitsgeschehens. Doch kann der Krankheitsprozeß auch auf einen Teil der Atemwege beschränkt bleiben, so z. B. auf den Kehlkopfeingang *(Epiglottis)*, auf die

Stimmbänder *(Chorditis vocalis)*, auf die subglottischen Kehlkopfanteile *(Laryngitis sub- seu hypoglottica)* oder auf die großen Bronchien.

Nach RUEDI (1956) ist der einfache Kehlkopf-Luftröhrenkatarrh nächst dem Schnupfen die häufigste Infektionskrankheit der oberen Luftwege. Er tritt epidemisch gehäuft (JACKSON und JACKSON 1937, 1942, DAVISON 1948, GARSON 1950, EVERETT 1951), als reiner *Kehlkopfkatarrh* häufiger bei Erwachsenen unter Bevorzugung des männlichen Geschlechtes (BECKMANN 1963), als Tracheobronchitis häufiger bei *Kindern* auf. Nach Angaben von TURNER (1954) sind 50% der Erkrankten Kinder, nach EMERY (1950, 1952) sogar 80%. EILERTSEN (1950) berichtet über 261 Fälle von Laryngotracheobronchitis, 47% der Erkrankten waren Kinder unter 2 Jahren, 85% Kinder unter 4 Jahren. Knaben erkranken etwa dreimal häufiger als Mädchen (DAVISON 1948, HUIZINGA 1951, NEIGER 1959). Nach GRÖHN (1947) ist das Geschlechtsverhältnis $\male : \female = 67:33$, im Erwachsenenalter soll nach PERRET (1951), HUIZINGA (1951) u. a. das weibliche Geschlecht überwiegen, nach BECKMANN (1963) aber ebenfalls das männliche.

Klinische Darstellungen siehe bei KARTAGENER (1956), RUEDI (1956), LÜSCHER (1956), BECKMANN (1963).

Pathologisch-anatomisch (HART und MAYER 1928, BLUMENFELD und JAFFÉ 1931, LÜSCHER 1956) findet sich im Frühstadium ein mehr oder minder hochgradiges Ödem der Kehlkopf- und Luftröhrenschleimhaut, die an verschiedenen Stellen (Ränder der Epiglottis, aryepiglottische Falten, Taschenbänder, subglottischer Raum) wulstartig verdickt erscheint. Die Schleimhaut des Morgagnischen Ventrikels kann hierbei so hochgradig anschwellen (Angina tonsillae laryngis, LASKIEWICZ 1958), daß sie als „*Pseudoprolaps*" zwischen Taschen- und Stimmbändern sichtbar wird (GRAHE 1932; ältere Lit. bei BLUMENFELD 1928). Die wahren Stimmbänder werden weniger befallen (RUEDI 1956), ihre freien Ränder überhaupt nur in Ausnahmefällen *(Reinkesches Ödem,* BERLINGER 1956, MAYET 1961). Nach der Phase der entzündlichen Anschoppung folgt die Ausschwitzung eines zunächst flüssigen, später dickzähen Sekretes, das einen dauernden Hustenreiz unterhält. Zuweilen können kleine Blutaustritte erfolgen (Epiglottite hémorragique, APPAIX und GOUBERT 1953; Laryngotracheitis haemorrhagica, CORDIER und MOUNIER-KUHN 1938). Nekrosen, Abszeßbildungen oder Perichondritiden gehören nicht zu dem Bild des einfachen Kehlkopf-Luftröhrenkatarrhs.

Histologisch (HIRSCHMANN 1901, BECKMANN 1963) fällt zunächst die ödematöse Auflockerung der Schleimhaut mit mehr oder weniger ausgedehnten zelligen Infiltraten (Lymphocyten, Plasmazellen, eosinophile und neutrophile Leukocyten) auf. Bei den einfachen katarrhalischen Entzündungen überwiegen stets die Rundzellinfiltrate (HEYMANN 1898, KANTHACK 1898, 1900), die sich perivasculär und um die Schleimhautdrüsen herum anordnen. An der Oberfläche des Epithels erfolgt die Abstoßung einzelner Zellagen (BECKMANN 1963), und es entstehen flache, schnell wieder von typischem Cylinderepithel überwuchert werdende Defekte *(Erosionen)*. HÜNERMANN (1932) nimmt eine Schädigung des oberflächlichen Epithels durch Bakterientoxine als Voraussetzung für das Eindringen der Bakterien in tiefere Schleimhautabschnitte an. Tiefer greifende Entzündungen, die zur Zerstörung der Basalmembran des Flimmerepithels führen, werden später von Plattenepithelmetaplasien gedeckt. In der Trachea finden sich zuweilen kleine Schleimperlen über den erweiterten Schleimdrüsenausführungsgängen (FRIED-

REICH 1854, EPPINGER 1880, ORTH 1887, HART und MAYER 1928, AROLD 1964),
auch können die Lymphocyteninfiltrate follikelartige Anordnung zeigen und
makroskopisch als feinste, auf der Schleimhaut sichtbare Knötchen imponieren
(Laryngitis follicularis).

Die entzündlichen Veränderungen an den Schleimdrüsen der Trachea sind
eingehend von WÄTJEN (1921) studiert worden. Er unterscheidet *herdförmige*
Prozesse, die in Hypersekretion, dann nachfolgendem Versiegen der Schleimbildung und schließlich in einer Nekrose der Drüsenepithelien bestehen und
diffuse Veränderungen, die einen Drüsenkollaps mit Schleimeindickung in den
Drüsenzellen bedingen (ZIMMERMANN 1911, BLUMENFELD 1928).

Die *Ätiologie* der gewöhnlichen Laryngotracheobronchitis ist heute noch nicht
befriedigend geklärt, sie ist sicherlich nicht einheitlicher Natur (vgl. HAJEK 1932,
JACKSON und JACKSON 1947, 1959, EIGLER 1953, BECKMANN 1963). Der einfache
Kehlkopf-Luftröhrenkatarrh ist wie der Schnupfen eine an die Herbst- und Winter-
monate gebundene, erregerbedingte kontagiöse Erkrankung (DAVISON 1948,
BESELIN 1954). HASSLINGER und STERNBERG (1926) haben an gesunden Menschen
die Bakterienflora des Kehlkopfes untersucht. Sie fanden den Kehlkopf im allgemeinen bakterienarm, die tieferen Luftwege bakterienfrei. Untersuchungen von
PIRINGER und PINGGERRA (1941) über die *Keimflora* der Luftwege an der Leiche
ergaben das Vorliegen von apathogenen und pathogenen Staphylokokken,
anhämolytischen Streptokokken, Pneumokokken, Enterokokken und Influenzabacillen. Bei Entzündungen der Luftwege finden sich im Auswurf ebenfalls
Strepto- und Staphylokokken (SMITH 1936, BRAULKE 1938 und PERRET 1951)
sowie nicht selten Pneumokokken und Influenzabacillen, die aber wohl nicht die
eigentlichen Erreger der Laryngotracheitis, sondern nur Sekundärkeime darstellen.

Viele Autoren denken an das Vorliegen einer *Virusinfektion*, die allein schon
durch die hohe Kontagiosität der Krankheit (98%) wahrscheinlich wird (SHULMAN
1956). Für die Geflügellaryngitis kann die Virusätiologie als gesichert gelten
(BEACH 1931, LERCHE 1932, BRIGHTON 1940). Als Erreger der menschlichen
Laryngotracheitis konnte in erster Linie das Grippe-Virus (SHOPE und TH. FRANCIS
1936, ANDREWES, LAIDLAW und SMITH 1934, 1935, 1937, 1939) sowohl der Typ
A (vgl. SHULMAN 1956) als auch der Typ B (vgl. SINCLAIR 1941, TURNER 1954)
nachgewiesen werden (ESCHER und LÖFFLER 1954, LINDEMAN und HARBOE 1958,
PHILIPSON und WESSLIN 1958, NEIGER 1959).

Inwieweit auch bei der Laryngotracheobronchitis ähnlich wie bei der Rhinitis
allergische Phänomene zu Beginn der Erkrankung eine Rolle spielen (bakterielle
Allergene, s. BESELIN 1954) ist noch ungeklärt, jedoch hat diese Annahme einige
Wahrscheinlichkeit für sich (EVERETT 1951, EIGLER 1953, TURNER 1954, SHULMAN
1956). EIGLER (1953) nimmt in Übereinstimmung mit GILBERT, MEYERSBURG und
SILVERBERG (1941), OPITZ (1950) und WINDORFER (1950) sowie KLINKE (1950) an,
daß eine polyvalente Bakterien- und Virusallergie vorliege.

BECKMANN (1963) betont, daß sowohl für den akuten Katarrh als erst recht
für die Entstehung und Unterhaltung der chronischen Laryngotracheobronchitis
prädisponierende Faktoren eine große Rolle spielen können. Erkrankungen der
Nase und Nasennebenhöhlen kommen als förderndes Moment ebenso in Betracht
wie chronische Bronchitiden, Bronchiektasen und andere Lungenerkrankungen,
die mit Husten und Auswurf einhergehen. Staubbeimengungen der Luft und

chemische Dämpfe als schleimhautschädigende Noxen spielen bei der Beurteilung der Laryngotracheobronchitis als Berufs- oder Gewerbekrankheit eine Rolle. Auch übermäßiges Rauchen (WALLNER 1954) unterhält chronisch-entzündliche Schleimhautveränderungen und kann zu atypischen Epithelveränderungen führen („smokers larynx" WALLNER 1954). Schließlich wirken sich auch stimmliche Überanstrengungen bei Rednern, Sängern und Lehrern begünstigend auf einen Kehlkopfkatarrh aus („Übermüdungskatarrh" BECKMANN 1963).

Im *Kindesalter* kommt der akuten Laryngotracheobronchitis eine besondere Bedeutung zu, nicht allein weil sie in diesem Lebensabschnitt eine recht häufige Erkrankung darstellt, sondern weil sie im Kindesalter, namentlich beim Kleinkind, sehr dramatisch verlaufen kann und zu den gefährlichsten Erkrankungen im Bereich der HNO-Heilkunde zählt (BECKMANN 1963). Das hängt ganz offenbar mit den anatomischen Verhältnissen der kindlichen Luftwege zusammen, so daß schon geringere entzündliche Schwellungen der Schleimhäute zu gefährlichen Stenoseerscheinungen führen können (ESCHER und NEIGER 1959, SEIGE und ALBRECHT 1959, BECKMANN 1963, WITTSTOCK und IVENS 1967), und wohl auch mit der erhöhten Empfindlichkeit der Innervation. Das Kind neigt leichter zu Spasmen im Kehlkopfbereich. BIESALSKI 1956 hält die Laryngotracheobronchitis für eine besonders typische Krankheit des exsudativ-lymphatischen Kindes.

Der akute Kehlkopfluftröhrenkatarrh tritt uns beim Kind in verschiedenen Formen oder Schweregraden entgegen:

a) *Epiglottitis* (auch Supraglottitis). Nach SEIGE und ALBRECHT (1959) war die akute Epiglottitis früher eine recht seltene Erkrankung und hat in den letzten 20 Jahren nicht nur in den USA und in der Schweiz (DOLIVO 1947, GASSER 1952), sondern auch in Deutschland (ARLT 1956) stark zugenommen. BECKMANN (1963) spricht von einer scheinbaren Zunahme durch verbesserte Diagnostik.

Die akute Epiglottitis ist besonders im Kleinkindesalter als „Epiglottitis phlegmonosa oedematiens acutissima" (SEIGE und ALBRECHT 1959, WITTSTOCK und IVENS 1967) besonders gefürchtet, da sie in einem hohen Prozentsatz letal verläuft. VETTER (1960) gibt eine Mortalität von 11% an. Der rasante Verlauf ist durch das hochgradige Ödem, einen plötzlichen Temperaturanstieg und eine inspiratorische Dyspnoe charakterisiert. Es entwickelt sich sehr schnell ein schweres toxisches Krankheitsbild, das in kurzer Zeit zum Tode führen kann und das histologisch durch eine seröseitrige und phlegmonöse Entzündung charakterisiert ist.

SEIGE und ALBRECHT (1959) nehmen als Ursache eine Virusinfektion an, ARLT (1956) hebt die Bedeutung des neuropathischen Konstitutionstyps hervor. Pathologisch-anatomische Untersuchungen über diese Form der Laryngitis liegen von GASSER (1952), ESCHER und LÖFFLER (1954), ARLT (1956) und WITTSTOCK und IVENS (1967) vor.

b) *Diffuse katarrhalische Laryngotracheobronchitis* ohne Besonderheiten, zumeist im Gefolge anderer Infektionskrankheiten und von der Erwachsenenform kaum zu trennen (BECKMANN 1963).

c) *Stenosierende Laryngotracheitis*. Diese besondere, häufig bei Kleinkindern bis zum 3. Lebensjahre (NEFFSON und WISHIK 1934, BECKMANN 1963) zu beobachtende Form ist unter sehr verschiedenen Namen bekannt: Laryngitis subglottica seu hypoglottica (RAUCHFUSS 1878, PERRET 1951, BOUCHET, DEBAIN, DOISSIERE und Fabre 1953), Pseudocroup, grippaler Croup (Braulke 1938), Laryngitis striduleuse (Piquet und Terracol 1958), Morbus Chevalier Jackson und „Millers Asthma", im deutschen Schrifttum wird sie auch als Laryngotracheobronchitis maligna oder „falsche Halsbräune" bezeichnet.

Das Wort „Croup" (auch „Krupp" s. Lüscher) ist schottischen Ursprungs und bedeutet „Einschnürung", von Francis Home (1765) in die wissenschaftliche Medizin übernommen. Nach Cooke nennen die Schotten jenes weiße Häutchen auf der Zunge junger Hühner, das in Deutschland als „Pips" bezeichnet wird, den Croup (s. Oberndörffer in Roths Terminologie). Höfler weist auf Beziehungen zu dem Worte Kropf, gotisch „Kruppa", hin. Als *echter Croup* wird von allen Autoren übereinstimmend nur die Kehlkopfdiphtherie bezeichnet, der Ausdruck „Pseudocroup" (Guersant 1829) wird dagegen nicht immer in gleichem Sinne gebraucht. Während viele Autoren ganz allgemein jede mit bellendem Husten einhergehende Laryngotracheitis „Pseudocroup" nennen (Gröhn 1947, Emery 1952) sprechen andere nur bei Vorliegen der pseudomembranösen malignen Laryngitis des Kleinkindes von „Pseudocroup".

Jede in den hypoglottischen Abschnitten des Kehlkopfes lokalisierte Entzündung kann infolge der physiologischen Enge dieser Partien beim kindlichen Kehlkopf (Biesalski 1956) zu lebensbedrohenden Komplikationen führen (Escher und Neiger 1959). Es besteht pathologisch-anatomisch sowie auch in ätiologischer und genetischer Sicht kein grundsätzlicher Unterschied zwischen der einfachen Laryngotracheobronchitis und der malignen Form des Kleinkindes. Die erstere kann jederzeit durch Ausbildung eines hochgradigen Ödems oder durch Ausschwitzung reichlicher Fibrinmassen in den sog. „malignen Pseudocroup" übergehen. Sie tritt sowohl sporadisch als auch in Epidemien auf (Jackson und Jackson 1942, 1947, Lüscher 1956). Escher (1949) sah sie besonders häufig in der Umgebung von Bern („Berner Krankheit"), Leegard (1960) beobachtete sie gehäuft an der Westküste Schwedens.

Ätiologisch gilt das gleiche wie für den einfachen Kehlkopfkatarrh (Biesalski 1956), am häufigsten wurden Streptokokken als Erreger angeschuldigt, Font und Ortiz (1929) fanden dagegen überwiegend Staphylococcus aureus, und Jackson und Jackson (1942, 1947) in einigen Fällen Bacillus pyocyaneus. Escher (1949) sowie Monaci (1952), Escher und Neiger (1959) und Neiger (1959) nehmen eine Virusinfektion an, Escher und H. Löffler (1954) und Hansen (1955) haben Grippevirus serologisch nachweisen können (s. a. Beale 1957, Chanock 1957, F. Müller 1958). Braulke (1938) und Koch (1940) konnten auch Diphtherieerreger aus dem Sekret der Luftröhre züchten, obwohl sonst kein Anhalt für das Vorliegen einer echten Diphtherie bestand. Simmons (1952) und Eigler (1953) dachten an allergische Phänomene, jedoch sah Hansen (1955) bei Pseudocroup-Kindern keine sonstigen Zeichen allergischer Diathese. Als Begleiterkrankung kann sie bei fast allen mit katarrhalischen Erscheinungen auftretenden Kinderkrankheiten (Masern, Scharlach, Pertussis, Varicellen) vorkommen.

Das *klinische Bild* ist durch den *plötzlichen* Beginn mit nächtlichen Erstickungsanfällen (Despons 1956) charakterisiert, so daß schon manches Mal fälschlicherweise nach einem aspirierten Fremdkörper gefahndet wurde (Kartagener 1956, Ruedi 1956). Braulke (1930) und Koch (1940) sehen die nächtlichen Erstickungsanfälle als Ausdruck einer kindlichen *Neuropathie* an *(akuter „spastischer*

Croup"). Der weitere Verlauf der Krankheit ist dem des einfachen Kehlkopf-
katarrhs ähnlich, nur gesellt sich zu dem „bellenden Husten" bald eine schwere
Dyspnoe mit aschgrauer Cyanose (LÜSCHER 1956) infolge der durch die Pseudomembranen eintretenden Stenose. Auch zeigt sich schnell das Bild der hochgradigen allgemeinen Toxikose (NEFFSON und WISHIK 1934, ESCHER 1949,
KARTAGENER 1956, RUEDI 1956). Als Komplikation ist die Bronchopneumonie
besonders gefürchtet.

Die *Letalität* der Krankheit ist ungewöhnlich hoch (GILBERT u. Mitarb. 1941,
JACKSON und JACKSON 1947, 1959, ESCHER 1949, EMERY 1952). Vor der Ära der
Antibiotica starben nach JEFFREY (1951) 45% der Erkrankten, BLUMENFELD (1928)
nennt sogar Zahlen zwischen 0,5 und 80% (vgl. ferner SOULAS 1934), auch heute
werden noch Letalitätszahlen zwischen 5 und 20% genannt (EMERY 1952, MIROV-
SKY, TUMOVA und KRUML 1954, SCHUBERT 1955). Tritt die Erkrankung im
Zusammenhang mit der echten Grippe auf, so trübt sich die Prognose weiter (nach
JACKSON und JACKSON 1947 70% Letalität, nach SOULAS 1934 60 bis 80%). Es
erkranken in der Hauptsache pastöse Kinder mit exsudativ-lymphatischer Diathese (BIESALSKI 1956) im Alter von 2 bis 5 Jahren.

Pathologische Anatomie: Die Schleimhäute des Kehlkopfes, der Luftröhre und
der Bronchien sind zumeist hochrot geschwollen, zunächst stark ödematös aufgelockert, später von einem ausgedehnten Leukocyten- und fibrinreichen Exsudat
durchsetzt, das sich auf der Oberfläche als fibrinös-eitriger Belag abscheidet.
Durch den hohen Fibringehalt werden die Beläge zäh, gummiartig und trocknen
zu „Borken" aus (LÜSCHER 1956), sog. „Knisterstadium" (ESCHER und NEIGER
1959). Es können sich vollständige Ausgüsse des Bronchialbaumes und der Trachea
bilden, was die Gefahr der kompletten Stenose deutlich macht. Während bei der
einfachen pseudomembranösen Entzündung lediglich das Cylinderepithel bis zur
Basalmembran zerfällt, die Membranen damit leicht ablösbar sind und der Epitheldefekt nach Abklingen der Entzündung schnell wieder durch Cylinderepithel
gedeckt wird, dringen die tiefer reichenden ulcero-pseudomembranösen Entzündungen bis in das submuköse Gewebe vor und können damit zu ernsten Komplikationen (Abscedierung, Phlegmonen) Veranlassung geben. Eine Restauration des
Cylinderepithels ist jetzt nicht mehr möglich, nach Ausheilung treten Plattenepithelmetaplasien auf (ESCHER 1954). In seltenen Fällen geht der Erkrankung
ein sog. „trockener Katarrh" voraus (ANDREWES, SMITH und STUARTHARRIS 1938,
GAUS 1941).

Weitere Literatur: Älteste Beschreibungen von BLAUD (1825), dann MOLDEN-
HAUER (1885), MARTEL (1890), MASIP (1905), STOERK (1885), weitere neue Publi-
kationen: BRENNEMAN, CLIFTON, ALBERT und HOLINGER (1938), LEICHER (1941),
AMOUDRUZ (1951), WAGEMANN (1951), BIESALSKI (1956) Lit.

2. Die Laryngotracheobronchitis als Begleiterkrankung

a) Die *Grippe-Tracheobronchitis* ist die praktisch bedeutungsvollste Erkrankung
dieser Gruppe. Ob die Unterscheidung einer „primären" Laryngotracheobronchitis simplex und einer „sekundären" (Grippe-) Laryngotracheobronchitis
gerechtfertigt ist, erscheint zweifelhaft (BECKER 1955), vielmehr spricht vieles
dafür, daß es sich bei der Laryngotracheobronchitis simplex, dem malignen

Pseudocroup der Kleinkinder und der sog. Grippe-Tracheobronchitis um verschiedene Abstufungen ein- und desselben Krankheitsbildes handelt. Bei allen drei genannten Erkrankungen wurden die gleichen Erreger gefunden (s. o.), deren Bedeutung für das Krankheitsgeschehen aber bisher nicht einwandfrei geklärt werden konnte. Der entzündliche Befall der Luftröhren- und Bronchialschleimhaut steht zumeist im Mittelpunkt der pathomorphologischen Veränderungen der Grippe. Diese Tracheobronchitis muß aber keineswegs immer eine besonders schwere, nekrotisierende oder pseudomembranöse sein, was wohl dann eher der Ausdruck einer durch Sekundärinfektion verursachten Komplikation ist.

T. P. MAGILL (1950) weist mit Recht darauf hin, daß unser Wissen über die allein durch das Grippevirus hervorgerufenen Gewebsveränderungen sehr spärlich ist, da fast ausschließlich bakterielle Mischinfektionen in den zu Tode kommenden Spätstadien der Grippe vorliegen.

Die Grippe-Laryngotracheobronchitis tritt häufiger bei Kindern, seltener bei Erwachsenen auf, sie wurde besonders während der Grippeepidemien 1918/19 (MASSINI und BAUR 1952), 1933 (USA, SMITH 1936), 1950/51 (Frankreich, BOUCHET u. Mitarb. 1951, DESPONS 1956) und 1957/58 in Wien (E. BAUER 1959) beobachtet. Durch die auftretenden hochgradigen Schleimhautschwellungen sind Kleinkinder besonders gefährdet (LESNE, LAUNAY und WAITZ 1929, LEICHER 1929, 1941, BRAULKE 1938, PERWITZSCHKY 1941, LOEBELL 1952). Gefürchtet sind Komplikationen, wie hämorrhagische Entzündungen (LEICHER 1941, LÜSCHER 1956), erosive oder pseudomembranöse Formen (Abb. 16), Mischinfektionen mit Diphtherie sowie Erkrankungen des Knorpelskelets (Perichondritis, Chondritis; HÜTTENROTH 1941, LÜSCHER 1956). WÄTJEN (1921) fand die Laryngitis erosiva in Gestalt von nekrotischen Prozessen an den Stimmlippen *(Chorditis necroticans)* in 4,6% aller von ihm obduzierten Grippetodesfälle der Jahre 1918/19, THOST (1928, 1937) sah im Gefolge der Grippe auch Trachealgeschwüre.

b) *Die Masern-Laryngotracheobronchitis* verläuft ähnlich wie die Grippetracheobronchitis in der Mehrzahl der Fälle als einfache katarrhalische Entzündung, zuweilen entwickelt sich auch ein *Kehlkopfexanthem.* Kleine hämorrhagische Erosionen der Schleimhaut des Kehlkopfes und der Luftröhre werden des öfteren beobachtet, pseudomembranöse Beläge (NEFFSON und WISHIK 1934, GERBE und ECK 1940) oder ernstere Komplikationen stellen Ausnahmen dar.

c) Die *Scharlach-Laryngotracheobronchitis* wird durch Scharlach-Streptokokken hervorgerufen. Sie ist ausgesprochen selten, verläuft zumeist in milden Formen und nur ausnahmsweise nekrotisierend, abscedierend oder phlegmonös (BERNDT 1939, FALTA 1951).

d) Die im Verlauf der *Pocken, Windpocken* (CASTELLO 1955), des *Keuchhustens* oder der *infektiösen Mononucleose* (s. JACKSON und JACKSON 1959) auftretenden Kehlkopf- und Luftröhrenentzündungen sind im allgemeinen ebenfalls harmloser Natur. Bei den Pocken und Windpocken können sich auf der Schleimhaut des Respirationstraktes typische Pusteln entwickeln, die nach Platzen oberflächliche Ulcerationen hinterlassen (EPPINGER 1880, E. FRAENKEL 1902). Liegt ein hämorrhagisches Pockenexanthem vor, so treten auch ulcerierende Entzündungen mit flächenhaften Belägen im Kehlkopf und in der Luftröhre auf, zuweilen auch schwere zerstörende Knorpelerkrankungen (HÖRING 1952).

e) Die *Typhus-Laryngotracheobronchitis (Laryngotyphus* v. ROKITANSKY 1856, *Laryngitis typhosa)* zeigt sich in etwa 10% (HAJEK 1932), nach DUPUY (1903) sogar in 26% aller Typhuserkrankungen. Am Ende der 1. Krankheitswoche macht sich ein „trockener Katarrh", oft mit oberflächlichen Erosionen an beiden Stimmbändern bemerkbar, am Ende der 2. Woche treten rundliche typhöse Geschwüre an der Epiglottis, über den Aryknorpeln und an den Taschenfalten auf, die ent-

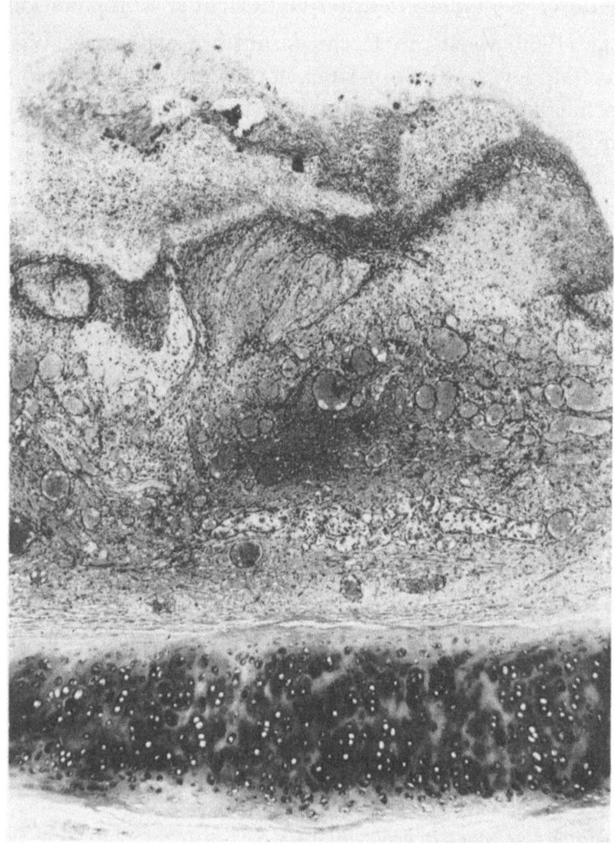

Abb. 16. 23jähr. ♀. Akute hämorrhagische ulcerös-pseudomembranöse (Grippe-) Tracheobronchitis mit hochgradigem Ödem und phlegmonöser Entzündung auch der tieferen Wandschichten (Paraffin, HE, Vergr. 50:1)

sprechend den typhösen Darmgeschwüren auf die Lymphfollikel beschränkt bleiben (EPPINGER 1880, KAUFMANN 1907, BINGOLD 1952). FLATAU (1895) beobachtete echte Typhusgeschwüre auch in der Trachea. Zumeist heilen diese Veränderungen im Laufe einer Woche ohne Hinterlassung von Narben ab (RUEDI 1956). Komplikationen, z. B. phlegmonöse Entzündungen, Perichondritiden, eitrigsequestrierende Chondritiden (DUPUY 1903, JACKSON und JACKSON 1942/1947) sind jedoch relativ häufig.

Abate und Jemmi (1951) unterscheiden sechs verschiedene Formen der Typhus-Laryngotracheobronchitis. Sie fanden aber bei der bakteriologischen Untersuchung niemals Typhusbakterien, sondern immer nur eine reichliche Mischflora.

3. Die diphtherischen Entzündungen

a) Die Kehlkopfdiphtherie
(echter Croup, De Rudder 1934, Hottinger 1952)

Während bei der Grippe, bei den Masern, beim Scharlach, den Pocken, beim Typhus und vielen anderen Infektionskrankheiten gelegentlich auch einmal eine pseudomembranös-fibrinöse Kehlkopf- und Luftröhrenentzündung auftreten kann, ist diese für die Diphtherie die charakteristische Entzündungsform. Sie hat hiernach auch ihren Namen als „diphtherische" Entzündung erhalten.

Ätiologie: Corynebacterium diphtheriae (Klebs-Löffler). Die Epidemiologie und Pathogenese der Krankheit ist dem Kap. „Mundhöhle und Rachen" zu entnehmen.

Die Diphtherie des Kehlkopfes ist in der überwiegenden Mehrzahl der Fälle Ausdruck einer schweren fortgeleiteten (absteigenden) Rachendiphtherie und tritt meist nur bei hochgradig geschwächten Kindern auf. Ein Weiterfortschreiten in die Trachea und in die Bronchien wird nur in Ausnahmefällen beobachtet (Beckmann 1963). Die Rachendiphtherie selbst kann bei Ausbruch der Kehlkopfdiphtherie bereits abgeklungen sein (Hajek 1932), nur selten reichen die diphtherischen Membranen vom Rachen kontinuierlich bis in die tiefen Luftwege hinab (Abb. 17).

Während die Diphtherie in früheren Jahrzehnten ihrer ausgedehnten absteigenden Rachen- und Kehlkopfbeläge wegen leicht zu Erstickungsanfällen Veranlassung gab und sehr häufig die Tracheotomie erforderlich machte, sehen wir heute Komplikationen der Diphtherie fast nur noch von Seiten des Herzens, des ZNS oder in Form von Bronchopneumonien. Brugsch (1943) prägte das Wort, die Diphtherie habe sich vom „Würgeengel" zum „Herzensbrecher" gewandelt (über Gestaltwandel der Diphtherie s. Hottinger 1952, De Rudder 1934, Köhn und Jansen 1957). Auch Bamberger und Lachtrop (1936) stellten eine auffällige Abnahme der Kehlkopfdiphtherie fest und sahen hierin den Ausdruck einer Spontanpathomorphose.

Nach Jackson und Jackson (1959) ist aber die primäre Larynxdiphtherie noch keineswegs eine Rarität. Zur Häufigkeit der Larynxdiphtherie sei auf die statistische Zusammenstellung von Masing und Kaess (1956) verwiesen, Albrecht (1948) sah in den Jahren nach dem 2. Weltkrieg noch 200 Fälle von Kehlkopf- und Luftröhrendiphtherie, und nach Bamberger und Lachtrop (1936) ist die reine Larynxdiphtherie zwischen 1907 und 1936 von 5,5% auf 2,% zurückgegangen, die Rachen- und Kehlkopfdiphtherie von 15,5% auf 2,4%.

Pathologisch-anatomisch ist die Diphtherie durch Ausschwitzung dicker Beläge, „Pseudomembranen", gekennzeichnet. Ein stärkeres akutes Ödem, wie beim Pseudocroup fehlt (Hottinger 1952), sofern nicht von vornherein ein bösartiger toxischer Verlauf der Krankheit vorliegt. Die weißen diphtherischen Beläge haften den normaliter mit Plattenepithel bekleideten Schleimhautabschnitten unlösbar fest an, da sie in diesen Bezirken nach Zerstörung des Epithelbelages bis tief in die Submucosa vordringen; dagegen setzt die Basalmembran des Cylinderepithels dem Vordringen der Nekrose und damit der diphtherischen Pseudomembranen eine Grenze, so daß in diesem mit Cylinderepithel ausgekleideten Bereichen die Membranen der Schleimhaut nur locker und leicht lösbar aufsitzen.

Histologisch zeigen die Pseudomembranen einen geschichteten Aufbau. In der Tiefe finden sich massenhaft, in einem Fibrinnetz verfilzte Kerntrümmer und Leukocyten, die oberen, hyalin-ähnlichen Schichten enthalten zahlreiche Kokkenhaufen (Mischinfektion).

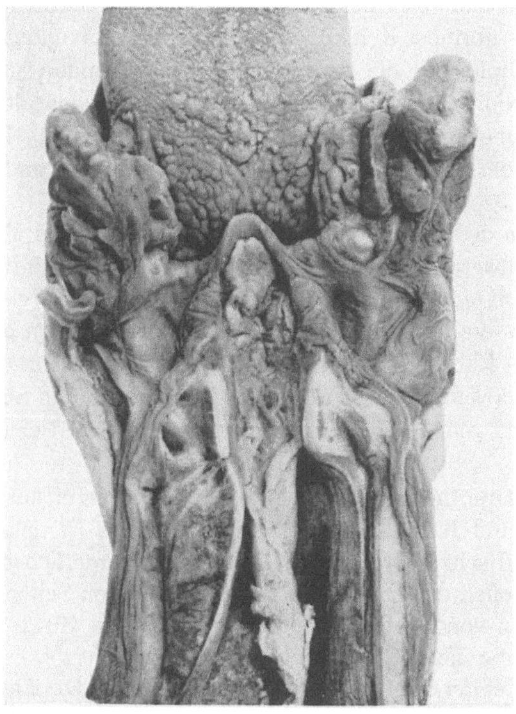

Abb. 17. 3jähr. ♀. Kehlkopfdiphtherie mit ausgedehnten, bis in die Trachea absteigenden Belägen

Die *klinische Symptomatik* ähnelt der des malignen Pseudocroup, doch fehlen die Plötzlichkeit des Beginns und die nächtlichen Hustenanfälle. Komplikationen sind vor allem von Seiten des Herzens und des ZNS wegen der oft hochgradigen Toxikose zu fürchten. EVERETT (1951) gibt die Letalität der Kehlkopfdiphtherie mit 11,2% an.

b) Die Laryngitis ulcero-membranosa (PLAUT-VINCENT)

Die Ätiologie dieser Krankheit, über die weiteres im Kapitel „Mundhöhle und Rachen" nachzulesen ist, wird auf die Symbiose des Bacillus fusiformis und der Spirochaeta buccalis zurückgeführt. Doch ist der Infektionsmodus sehr kompliziert (U. BERGER 1958), da zum Zustandekommen der Infektion ein Quartett von

Erregern notwendig ist: Treponema microdentium, Vibrio viridans, Bacillus fusiformis, Streptococcus haemolyticus (HOTTINGER 1952). Die Krankheit lokalisiert sich nur *sehr selten* im Kehlkopf und dann auch nur bei alten, schwerkranken und widerstandslosen Menschen. Sie ist daher stets als ernst zu betrachten (RUEDI 1956). HÖRBST und KONRAD (1947) beschrieben eine Laryngitis ulcerosa Plaut-Vincent mit unspezifischen positiven Seroreaktionen nach serum-behandelter Diphtherie (weitere Fälle: SCHRÖDER 1931).

Pathologisch-anatomisch zeigt sich an der Kehlkopfschleimhaut das gleiche Bild wie beim Befall der Tonsillen: Eine pseudomembranöse, bis in die tieferen Schleimhautschichten ulcerierende Entzündung. Die Ulcera sind durchweg schmierig belegt und scharf begrenzt.

4. Allergische Entzündungen

Echte allergische Entzündungen scheinen sich an den Schleimhäuten des Kehlkopfes und der Luftröhre sehr viel seltener zu manifestieren als in der Nase und in den Bronchien, zumindest spielen sie klinisch hier nur eine untergeordnete Rolle, wie z. B. als Begleitreaktion beim Asthma bronchiale (AROLD 1964). SIMMONS (1952) glaubt, daß ein Teil der kindlichen Stridorfälle durch ein allergisches Ödem auf dem Boden einer Überempfindlichkeitsreaktion gegen den Hausstaub hervorgerufen sein könne.

a) Das Quincke-Ödem des Kehlkopfes tritt bei psycholabilen und vasoneurotischen Patienten *(angioneurotisches Ödem)* mit typischer familiärer Häufung als seltene Erkrankung auf. Todesfälle durch Glottisverschluß kommen vor.

b) Insektenstiche.

c) Medikamentenüberempfindlichkeit, z. B. Jodödem, Ödem nach Chinin, Penicillin u. a. (GRONEMEYER 1957).

5. Die Dermatosen der Kehlkopf- und Luftröhrenschleimhaut

In seltenen Fällen manifestieren sich typische Hautkrankheiten auf der Kehlkopf- und Luftröhrenschleimhaut, so z. B. der *Herpes simplex* (LÜSCHER 1956), der *Herpes Zoster* (LABAYLE 1949, M. PORTMANN und CLAVERI 1954, SCHWETZ 1954, 1955, GOUBLETT 1955, JEZEK 1959), die *Dermatitis herpetiformis Duhring* (PIATTI 1955), der *Pemphigus* (MENZEL 1932), die *Mycosis fungoides* (WIETHE 1947), das *Erythema exsudativum multiforme*, das *Erythema nodosum*, die *Sklerodermie*, der *Lichen ruber planus*, oder auch die *Epidermolysis bullosa hereditaria* (vgl. hierüber HAJEK 1932, GANS und STEIGLEDER 1957).

II. Die tiefer greifenden Entzündungen

a) *Nekrotisierende, ulcerierende, abscedierende* und *phlegmonöse* Schleimhautentzündungen können sich bei schlechter Abwehrlage des Wirtes aus der einfachen katarrhalischen Laryngotracheobronchitis besonders gern im Anschluß an Infektionskrankheiten (BERNDT 1936) entwickeln. Die nekrotischen Schleimhautprozesse bei Agranulocytose und Panmyelopathie wurden bereits erwähnt (s. oben).

Häufiger treten tiefer greifende Entzündungen nach traumatischen Schleimhaut-verletzungen auf (s. unten). Die Erreger sind stets die gleichen wie die der einfachen Laryngitis.

Das *klinische Bild* wird durch die Schwere des Prozesses bestimmt (LÜSCHER 1956, BECKMANN 1963): Schüttelfrost, Fieber, Schluckbeschwerden, Heiserkeit bis zur Aphonie und oft hochgradige Dyspnoe durch die starke ödematöse Schleim-hautschwellung. Der expektorierte Speichel riecht ausgesprochen foetid.

Die Annahme einer „*idiopathischen Tracheobronchitis necroticans*" (REYE 1909, STEPHAN 1913, GHON 1917, HART und MAYER 1928) ist heute nicht mehr gerecht-fertigt, es dürfte sich hierbei lediglich um die Wirkung besonders virulenter Erreger (Grippevirus, Staphylokokken, Streptokokken) bei schlechter Abwehrlage des Wirtsorganismus handeln.

1. Ulcerierende Entzündungen

Ulcerierende Entzündungen kommen — wenn nicht traumatisch bedingt — im Gefolge der Laryngitis Plaut-Vincent vor, sie können sich bei Masern, Keuch-husten, Scharlach (FALTA 1951), besonders aber beim Typhus und bei den Pocken, entwickeln (s. oben). Stimmband- und Trachealgeschwüre werden auch nicht selten bei der Grippe beobachtet (WAETJEN 1921, THOST 1928, 1937).

2. Phlegmonöse, gangränescierende und abscedierende Entzündungen

Phlegmonöse, gangränescierende und abscedierende Entzündungen (KUTTNER 1895, GERBER 1898, E. FRAENKEL 1902, RUPRECHT 1905, FINDER 1910, 1928, THOST 1928) treten häufiger nach Verletzungen, seltener im Gefolge von Infek-tionskrankheiten auf (HART und MAYER 1928, LÜSCHER 1956). KOSCHIER (1948) beschrieb zwei Fälle von Botulismus mit Larynxphlegmone. Abscesse breiten sich besonders gern an der lingualen Fläche der Epiglottis aus (CHIMANI 1940, NEU-BERGER und MORITSCH, ELLENBOGEN-RAIM, J. RAIM und L. LY HON 1955, GULLI 1955). GASSER (1952), SEIGE und ALBRECHT (1959) sprechen von der *Epiglottitis phlegmonosa oedematiens acutissima* (s. o.), da die Erkrankung oft mit „rasender" Ge-schwindigkeit aus voller Gesundheit zur Entwicklung gelangt (vgl. ARLT 1956). In besonders schweren Fällen kann auch eine Angina Ludovici bis zum Kehlkopf hinabsteigen.

Zu den phlegmonösen Entzündungen des Kehlkopfes zählt u. a. das seltene *Kehlkopferysipel* (BECKMANN 1963). Es ist differentialdiagnostisch nur bei gleich-zeitigem Vorliegen eines Gesichtserysipels von der Phlegmone zu trennen (LUNIN 1889, 1894, KUTTNER 1895, HAJEK 1932, VYSLONZIL 1949). Die erste Beschreibung stammt von MASSEIS (1950).

Die phlegmonösen Entzündungen des Kehlkopfes zeichnen sich durch hoch-gradige ödematös-entzündliche Schwellung der gesamten Kehlkopfschleimhaut aus, die sehr schnell zu Stenoseerscheinungen, Dyspnoe und Cyanose führt. Aber auch die umliegenden Halsweichteile sind häufig ödematös durchtränkt.

Histologisch findet sich ein diffuses, leukocytenreiches Exsudat, das, von der Schleimhaut ausgehend, die Submucosa, die Muskulatur und oft auch das tiefe Bindegewebe bis an das Kehlkopfskelet durchsetzt. Die Gefäße sind strotzend gefüllt, die Venenwände in den Prozeß mit einbegriffen und so stellenweise von septischen Thrombenmassen gefüllt.

Klinisch besteht hohes Fieber mit Schüttelfrost, Hinfälligkeit des Patienten, Schluckbeschwerden, schmerzendem Husten. Übergang in einen allgemeinen septischen Zustand wird nicht selten beobachtet (*Laryngitis septica*, E. FRAENKEL 1902).

3. Erkrankungen des Kehlkopf- und Luftröhrenskelets

a) Die Perichondritis

(Erste Beschreibungen: BAYLE 1808, ARMSTRONG 1819, BOUILLARD 1825, PORTER 1826, v. ROKITANSKY 1842, ältere Lit. bei HINSBERG 1929, neuere bei BECKMANN 1963).

Die Perichondritis der Kehlkopfknorpel tritt nur selten als primäres Ereignis ein (HAJEK 1932, RUEDI 1956), sie entsteht in der Regel per continuitatem als Folge einer mischinfizierten ulcerös-phlegmonösen Laryngitis bei oder nach Infektionskrankheiten, zumeist bei älteren, widerstandslosen Menschen. Zu den wichtigsten *Vorkrankheiten* zählen die Grippe (GLAS 1928, THOST 1928, 1931, O. MAYER 1931, 1932, HÜTTEROTH 1941), mit Abstand die *Masern* und der *Scharlach*, ferner aber *tuberkulöse* und *syphilitische Geschwüre* und vor allem zerfallene, sekundär verjauchte Kehlkopfcarcinome (HÜTTEROTH 1941, ALBRECHT 1951, LÜSCHER 1956). Die Perichondritis ist auch als Folge der *Röntgen-* und *Radiumbestrahlung* (Perichondritis radiotherapeutica, OESER 1951) des Kehlkopfcarcinoms gefürchtet. ALBRECHT (1951), der 12% Perichondritiden nach Röntgenbestrahlung des Kehlkopfkrebses sah, vertritt in Übereinstimmung mit ZANGE (1933) und ZÖLLNER (1939) die Ansicht, daß eine Perichondritis nach Bestrahlung nur bei Hinzutreten einer Infektion, die durch das infiltrative Wachstum des Krebses begünstigt wurde, zu erwarten sei, niemals aber allein als reine Bestrahlungsfolge. VOGEL und BOGASCH (1955) geben die Häufigkeit der Perichondritis nach Röntgentherapie des Kehlkopfcarcinoms mit 34,7% an, nach Radiumtherapie mit 18,2%. Auch sie stimmen der von ALBRECHT (1951) vertretenen Auffassung über die Genese der Knorpelhautentzündung zu, glauben aber, daß nicht sämtliche zur Beobachtung gelangten Fälle der Begleitinfektion zugeschrieben werden können. McGOVERN (1947) berichtete über eine tödliche Perichondritis bei einer 32jährigen Frau 8 Monate nach Radiumbestrahlung der Schilddrüse mit einer Gesamtdosis von 2700 mgEh.

Bei älteren Menschen können auch *Decubitalgeschwüre* an der Hinterfläche des der Wirbelsäule aufliegenden Ringknorpels zur Perichondritis führen (HAJEK 1932, LÜSCHER 1956). Sehr selten ist dagegen die *metastatische Knorpelhautentzündung* als Komplikation der Pneumonie, des Erysipels, des Typhus, der Pyämie, der Pocken oder (extrem selten) der Gonorrhoe. Auch sind die traumatisch bedingten Perichondritiden durch den Antibioticaschutz seltener geworden.

Die Perichondritis befällt weitaus am häufigsten die Stellknorpel, dann folgen Ring- und Schildknorpel und mit großem Abstand der Kehldeckel (HINSBERG 1928, HART und MAYER 1928, HAJEK 1932, WALDAPFEL 1938). Nur in Ausnahmefällen wird das gesamte Kehlkopfskelet ergriffen. Die äußeren Lagen des Perichondriums halten die Infektion bis zu einem gewissen Grade zunächst zurück, nach

13*

ihrer Überwindung erfolgt jedoch eine schnelle Ausbreitung der Entzündung auf die inneren Schichten der Knorpelhaut und auf den Knorpel selbst *(Chondritis)*. Die befallenen Knorpelabschnitte können vereitern, nekrotisch werden und sich im Verlauf der Krankheit als Sequester abstoßen (RUEDI 1956). Auch können *Senkungsabscesse* von einer eitrigen Perichondritis ihren Ausgang nehmen sowie innere und äußere *Fistelbildungen*. Die Ausheilung der Perichondritis hinterläßt stets strahlige, strikturierende Narben *(narbige Larynxstenose)*, die beteiligten Gelenke *ankylosieren*.

Im *histologischen* Bild findet sich eine hochgradige eitrige Entzündung, die zu einer Einschmelzung des Knorpels führt oder, sofern der Knorpel bereits verknöchert ist, eine echte Osteomyelitis verursacht. Die den Knorpel überziehende Schleimhaut ist ödematös verdickt, hyperämisch und ebenfalls von massiven Leukocyteninfiltraten durchsetzt. Oft bestehen mehr oder weniger ausgedehnte Schleimhautdefekte, in deren Tiefe der nekrotische Knorpel sichtbar wird.

Als *Erreger* werden im allgemeinen banale Eiterkokken, insbesondere Streptokokken gefunden.

Die *klinische* Symptomatik ist der der Kehlkopfphlegmone gleich: Starke, zum Ohr ausstrahlende Schmerzen, Schluckbeschwerden, Dysphonie sowie zuweilen Stenoseerscheinungen mit Dyspnoe, schlechtes Allgemeinbefinden, Schüttelfröste, Fieber, starke Leukocytose (BECKMANN 1963).

b) Die Arthritis der Cricoarytaenoidgelenke

Die *Arthritis der Cricoarytaenoidgelenke* läßt sich klinisch kaum von der Perichondritis abgrenzen, sie tritt fast stets als Begleiterkrankung der letzteren auf. Nach DE VIDO und ANCETTI (1952), RUEDI (1956), MONTGOMERY, PERONE und LE ROY A. SCHALL (1956) entsteht sie ferner im Anschluß an akute oder chronische Laryngitiden, bei rheumatischen Erkrankungen oder als hämatogene Kokkeninfektion. CLAUS (1910) und RHODIN (1922) beschrieben eine *gonorrhoische* Kehlkopfgelenkerkrankung. Von der serösen bis zur eitrigen Entzündung finden sich alle Übergänge.

L. HÖRBST (1936) fand Veränderungen der Cricoarytaenoidgelenke im Sinne der *Arthrosis deformans*.

III. Die chronische Laryngotracheobronchitis

1. Die unspezifischen chronischen Entzündungen

Der Übergang des einfachen akuten Kehlkopf-Luftröhrenkatarrhs in die chronische Entzündungsform ist ein fließender. Alle tiefer greifenden, ulcerösen, phlegmonösen und abscedierenden Entzündungen des Respirationstraktes sowie auch die durch physikalische und mechanische Reize hervorgerufenen, neigen nach Abklingen des ersten akuten Schubes zu chronischem Verlauf. Die zuletzt genannten, durch mechanische Faktoren verursachten ulcerösen Laryngitiden führen relativ häufig zu polypösen *Granulationsgeschwülsten* (s. Intubationslaryngitis!).

a) Die einfache chronische Laryngitis

Die *einfache chronische Laryngitis*, die nicht als Folge schwerer akuter Entzündungen auftritt, ist fast durchweg Teilerscheinung eines allgemeinen, chronischen Katarrhs der oberen Luftwege (Nasennebenhöhlenentzündungen!), ebenso wie die *einfache chronische Tracheitis* die häufigste Begleiterkrankung der chronischen Bronchitis oder der Bronchiektasen ist. Die chronische Laryngitis befällt hauptsächlich *Männer* im mittleren und höheren Lebensalter (LÜSCHER 1956) entweder als Folge ständig rezidivierender akuter (bakterieller) Entzündungen oder durch anhaltende mechanische Reize (Staub, Tabakrauch, s. „Smokers larynx" WALLNER 1954) sowie durch stimmliche Überanstrengung (RUEDI 1956). Somit kann diese Krankheit zu einer Berufskrankheit für Lehrer, Pfarrer, Sänger und Arbeiter in staubhaltigen Betrieben werden (BECKMANN 1963).

Als *Ursache* der einfachen chronischen Tracheitis müssen gleiche Faktoren in Betracht gezogen werden wie für die chronische Bronchitis (s. dort). MESSER-KLINGER (1955) stellte in Tierversuchen fest, „daß durch allgemeine Intoxikation, ferner durch Störungen im Stoffwechsel oder im Hormonhaushalt u. a. Verhältnisse entstehen können, die unter Umständen schon allein zu chronischen hyperplastischen Schleimhautveränderungen führen können. In den meisten Fällen aber, in denen diese Störungen nicht so massiv sind, dürfte neben der Konstitution als disponierende Ursache noch als weiterer Faktor ein exogen auf die Schleimhaut wirkender Effekt als lokalisierende auslösende Ursache, wie physikalische und chemische Schädigungen hinzukommen".

Nach längerem Bestehen eines einfachen chronischen Katarrhs (Laryngitis et Tracheitis chron. simplex) treten je nach „Schleimhautkonstitution" (siehe weiteres zu diesem Thema im Kapitel „Nase und Nasennebenhöhlen") Schleimhautveränderungen auf, die in folgende Gruppen unterteilt werden können:

b) Der chronische, hyperplastisch-hypertrophische Schleimhautkatarrh*

Die hyperplastisch-hypertrophische Form des chronischen Kehlkopf-Luftröhrenkatarrhs stellt pathologisch-anatomisch den häufigsten Vertreter dieser Entzündungsgruppe dar. Die Schleimhaut ist samtartig verdickt, ödematös, häufiger stark gerötet, seltener blaß. Die Schleimsekretion ist vermehrt, zuweilen aber auch spärlich mit dickzähem Schleim. In einigen Fällen rufen die vermehrten und vergrößerten Lymphfollikel eine feine Körnelung der Trachealschleimhaut hervor *(Tracheitis chron. granularis seu follicularis)*. Die Schleimhautverdickungen sind nicht selten an einzelnen umschriebenen Abschnitten besonders stark ausgeprägt und nehmen hier tumorartiges Aussehen an, so z. B. an den Taschen- und Stimmbändern *(Chorditis chronica, „Chorditis tuberosa"*, TÜRCK 1866). Die Taschen- und Stimmbänder erscheinen dann plump walzenartig oder zeigen höckeriges, trachomähnliches Aussehen (TÜRCK 1866, HART und MAYER 1928, LÜSCHER 1956). Da die chronischen Entzündungsprozesse in solchen Fällen auch auf die Stimmbandmuskulatur (STOERK 1885, HEYMANN 1898) sowie auf die Cricoarytaenoidgelenke übergreifen, leidet die Funktion des Stimmapparates erheblich *(Internusparese)*. Durch Miterkrankung und fibröse Umwandlung des Conus

---

* Zur Namensgebung s. „Nase und Nasennebenhöhlen", Kap. „Chron. Entzündungen".

elasticus führt die chronische Laryngitis bei Lokalisation in den hypoglottischen Abschnitten zu Stenoseerscheinungen. *Histologisch* fällt eine deutliche Bindegewebsvermehrung der submukösen Gewebslagen als Folge eines inveterierten Ödems auf. Die Gefäße sind sämtlich erweitert, prall gefüllt und von entzündlichen Zellinfiltraten (reichlich Lymphocyten, Plasmazellen, neutrophile und eosinophile Leukocyten, Histiocyten) umgeben. Oft finden sich auch Zellansammlungen um die Drüsenausführungsgänge herum, und die Lymphocyten ordnen sich zu regelrechten Lymphknötchen mit sog. Reaktionszentren. Die Epithelverhältnisse wurden eingehend von MESSERKLINGER (1955) untersucht. Im Cylinderepithel treten vermehrt Becherzellen auf; sie können in seltenen Fällen den ganzen Epithelsaum ersetzen („totale schleimige Metamorphose" OKADA 1898), sie können aber auch in Form intraepithelialer Drüsen zu kleineren Gruppen angeordnet sein. Die feineren, im Epithel vor sich gehenden Zelldifferenzierungen wurden von GARSCHIN (1936) näher beschrieben.

Die *klinischen Symptome* (siehe LÜSCHER 1956, BECKMANN 1963) werden durch ein ausgesprochenes Fremdkörpergefühl im Hals mit Reizhusten (Hüsteln, Räuspern) und Entleerung kleiner zäher Schleimpfröpfe, ferner durch eine belegte rauhe Stimme sowie durch eine sich bis zur Aphonie steigernde Heiserkeit charakterisiert.

Die als *Folgeerscheinungen* des chronisch entzündlichen Reizzustandes aufzufassenden *tumorartigen Hyperplasien* der Kehlkopfschleimhaut *(Pachydermia laryngis, Keratosis, Sängerknötchen, Polypen)* werden ebenso wie die auf eine Virusinfektion zurückzuführende *Papillomatose* wegen ihrer teilweisen Bedeutung als Präcancerosen sowie zur differentialdiagnostischen Gegenüberstellung im Kapitel der Geschwülste besprochen (Entzündlich-reaktive Pseudotumoren, BECKMANN 1963).

c) Der chronische atrophische Schleimhautkatarrh

Der atrophische Schleimhautkatarrh des Kehlkopfes und der Luftröhre („Xerosis" laryngis, BLUMENFELD 1928) als Folge einer sog. „Laryngotracheitis sicca", der mit Verlust der Schleimdrüsen und Lymphfollikel einhergeht, ist bedeutend seltener als der chronische hyperplastische Katarrh. Durch den Verlust der Schleimdrüsen wird die Oberfläche der Schleimhaut trocken, lackartig gerötet, das spärliche Sekret trocknet zu festen mißfarbenen Borken ein. Diese haften der Schleimhaut fest auf und hinterlassen beim gewaltsamen Abreißen durch Hustenstöße kleine blutende Erosionen oder Ulcerationen („Laryngitis haemorrhagica", s. o. BLUMENFELD 1928). Die Stimmbänder erschlaffen, werden papierdünn und der Ventriculus Morgagni klafft. Das Cylinderepithel wird auf weite Strecken durch ein teilweise verhornendes Plattenepithel ersetzt. Diese Form der chronischen Entzündung findet man besonders bei Menschen, die beruflich hohen Temperaturen ausgesetzt sind (Köchinnen, Heizer). Auch die durch Schwangerschaftstoxikose bedingte „Laryngopathia gravidarum" (KECHT und SCHÖN 1935, KECHT 1951) stellt einen atrophischen Schleimhautkatarrh dar.

Als Sonderfall der chronisch-atrophischen Entzündung muß die *Ozaena* des Kehlkopfes, der Trachea und der Bronchien genannt werden (*Ozaena laryngotrachealis*, KUTTNER 1895, MENZEL 1925, TERRACOL 1953, P. DE REYNIER 1947). Wenngleich die Ozaena auch in erster Linie eine Krankheit der Nasenschleimhäute ist (ausführliche Darstellung s. dort!), so wird ihr Absteigen in den Rachen und in die tieferen Atemwege bis zu den Bronchien (VIGI 1932) doch gelegentlich beobachtet. Die Veränderungen an diesen Schleimhäuten sind die gleichen wie sie bei der Nasenozaena besprochen wurden.

d) Anhang: „Smokers larynx"

(MYERSON 1950, WALLNER 1954, RYAN, McDONALD, und DEVINE 1955, WYNDER u. Mitarb. 1953)

Unter dem Begriff des „*Smokers larynx*" werden in der angloamerikanischen Literatur verschiedene, ursächlich jedoch auf den gleichen Faktor des über-mäßigen Zigaretten- und Zigarrengenusses bezogene Schleimhautveränderungen des Kehlkopfes verstanden:

α) Die *chronische unspezifische Laryngitis*

β) Die *Stimmbandpolypen*

γ) Die *Leukoplakie*

δ) Der *Kehlkopfkrebs*.

WYNDER u. Mitarb. (1953) fanden zwischen dem einfachen Raucherkatarrh des Kehlkopfes und dem voll ausgebildeten Kehlkopfkrebs alle möglichen Zwischen-stufen als Präcancerosen. WALLNER (1954) will in mehreren Fällen nach Ein-stellung des Tabakrauchens eine spontane Abheilung der chronischen Laryngo-tracheitis beobachtet haben, nach weiterem exzessiven Rauchen aber Auftreten von Plattenepithelmetaplasien, Keratosen und Leukoplakien (vgl. Abschnitt Kehl-kopftumoren).

2. Entzündungen durch physikalische, chemische und mechanische Reize

a) Physikalische Reize

Physikalische Reize, namentlich hochgradige *Hitzeeinwirkung* von außen oder durch Einatmung heißer Dämpfe sowie durch Verschlingen heißer Flüssigkeiten (Verbrühung, siehe RIECKE 1939) können Schleimhautentzündungen des Kehl-kopfes und der Trachea hervorrufen, insbesondere an den oberen Kehlkopf-abschnitten (Epiglottis, aryepiglottische Falten). Leichtere Schädigungsgrade ver-ursachen eine einfache katarrhalische Entzündung, schwerere dagegen pseudo-membranöse oder ulcerös-nekrotisierende Veränderungen, die mit ausgedehnten Schorfbildungen einhergehen oder auf das knorpelige Skelet übergreifen. Stets findet sich ein hochgradiges Begleitödem.

Die *Röntgenschädigung* des Kehlkopfes ist in der Hauptsache als sog. „*Spät-schaden*" bekannt und von SCHMIDT (1921), HOFMEISTER (1922), KLESTADT und FÜRST (1932), BECK (1932), ESCHWEILER (1936) und STEINMANN (1949) beschrie-ben worden. Die Latenzzeit kann Jahre betragen, im Falle ESCHWEILER (1936) traten die Veränderungen erst 17 Jahre nach abgeschlossener Röntgenbestrahlung auf. Es handelt sich im wesentlichen um Nekrosen der Schleimhaut und des Knorpels, die als Folge ausgedehnter, obliterierender Gefäßveränderungen zu verstehen sind (SCHMIDT 1921, HOFMEISTER 1922). KLESTADT und FÜRST (1932) glauben auch direkte Gewebsschädigungen ohne vorangegangene Gefäßprozesse

nach Röntgenbestrahlungen gesehen zu haben. Eine äußere Fistel nach Radiumtherapie beschrieb A. PHILIPPS (1955). SILBERBERG, SILBERBERG und DIXON (1952)
berichten über eine Endo- und Peribronchitis, die 3 bis 4 Monate nach Beginn
einer J^{131}-Behandlung der Schilddrüse auftrat; die Veränderungen waren durch
chronische, entzündlich-proliferative Prozesse an der Luftröhrenschleimhaut und
am peritrachealen Gewebe charakterisiert.

(Über Röntgenbestrahlung und Kehlkopfcarcinom siehe unter ,,Perichondritis'';
ferner LEICHER 1963).

b) Chemische Reize

Chemische Reize, insbesondere Chlorgas, Phosgen und Abkömmlinge sowie das
sog. ,,Gelbkreuzgas'' schädigen im Gegensatz zu den thermischen Reizen mehr die
tieferen Abschnitte des Respirationstraktes, die Luftröhre, und vor allem die
Bronchien (WATJEN 1921, WATSON-WILLIAMS 1935). Ätzende Flüssigkeiten, wie
z. B. die Salzsäure, ziehen insbesondere den Kehlkopfeingang und den Sinus piriformis in Mitleidenschaft. Die Veränderungen bestehen auch hier in verschorfenden,
pseudomembranösen und ulcerös-nekrotisierenden Entzündungen (BLUMENFELD
1928, B. FISCHER und GOLDSCHMIDT 1920, J. HOFER 1920, TERAMOTO 1933), die
in der Abheilungsphase zu granulomatös-polypösen Wucherungen Veranlassung
geben können (BARTH 1932, WATSON-WILLIAMS 1935).

c) Mechanische Reize

Mechanische Reize aller Art, z. B. eingeatmete Kohle- und Rußpartikelchen
(FOERSTER 1932), dann aber vor allem größere *Fremdkörper* (s. dort) können zu
mehr oder minder schweren Schleimhautentzündungen führen.

α) Das sog. ,,Kontaktulcus''

Als Kontaktulcera beschrieben CH. JACKSON und C. L. JACKSON (1928, 1933,
1935, 1953, 1955, 1959) oberflächliche kleine Schleimhautdefekte auf einer oder auch
auf beiden Seiten der hinteren Kehlkopfwand an der Spitze der Aryknorpel und
zwar an jenen Schleimhautbezirken, die bei der Phonation aneinanderstoßen
(LEDEN und MOORE 1960). So wird auch der ,,Stimmißbrauch'' als wichtigster
ätiologischer Faktor dieser Veränderungen genannt (NEW und DEVINE 1949,
PEACHER und HOLINGER 1947, PEACHER 1961). Durch Überanstrengung der
Stimme und durch die hochgradige Spannung der Sprechmuskulatur ,,hämmere
der Processus vocalis auf die gegenüberliegende Seite'' (BAKER jr. 1954). JACKSON
(1955) spricht in diesem Zusammenhang von einer ,,Hammer-Amboß-Wirkung''.
Die Kontaktulcera treten fast ausschließlich bei Männern auf, bei Kindern werden
sie nie beobachtet (JACKSON 1953, 1955). Es handelt sich pathologisch-anatomisch
um eine Laryngitis ulcerosa, die zu ausgesprochen chronischem Verlauf mit Ausbildung polypöser Granulationen im Bereiche der Defekte neigt (BALLENGER und
BALLENGER 1938). JOHANSEN und KIAER (1949) halten die meisten Kontaktulcera
aber für tuberkulöser Natur, auch wenn sie die einzige Manifestation einer Kehlkopftuberkulose darstellen. Auch BLEGVAD (1943) diskutierte die tuberkulöse
Genese dieser Schleimhautgeschwüre, während PERONI (1933) keinen Anhalt für
die tuberkulöse Entstehung der Kontaktulcera finden konnte.

β) Das Decubitalulcus

Bei alten krepiden und marantischen Patienten kann dort, wo der Ringknorpel der Wirbelsäule aufliegt, eine Schleimhautulceration entstehen (SEIFERT 1898, HART und MAYER 1928, JACKSON und JACKSON 1942, 1947, 1959).

γ) Die Intubationslaryngotracheobronchitis (Intubationsgranulom)
(R. J. CLAUSEN 1932)

Die Komplikationen, die sich nach oder infolge einer Intubation einstellen können, sind mannigfaltige: von kleinen submukösen Hämorrhagien und harmlosen Schleimhautabschürfungen angefangen über oberflächliche und tiefere Ulcera mit nachfolgenden chronisch granulomatös-polypösen Entzündungen, über hochgradige subglottische Ödeme und ausgedehnte, den Kehlkopf und die Luftröhre überziehende pseudomembranöse ulceröse Entzündungen bis zu Perforationen des Tracheobronchialbaumes (MALONEY 1954). Zumeist handelt es sich aber nur um harmlose oberflächliche und in kürzester Zeit wieder abheilende Schleimhautdefekte (BAUER 1951).

Die Intubationslaryngotracheitis ist, gemessen an der Zahl der Intubationsnarkosen, ein seltenes Ereignis (MUIR und STRATON 1954, NEW und DEVINE 1949). MUIR und STRATON (1954) beobachteten unter 1500 Intubationsnarkosen nur vier Fälle, FEINMESSER u. Mitarb. (1954) unter 2500 Intubationen acht derartige Vorkommnisse. Frauen erkranken — wohl wegen der Enge ihres Kehlkopfes — häufiger als Männer (JOHNSON 1950, WATTLES 1949, SCHWAB und EY 1963).

Die Genese der Intubationslaryngotracheitis ist noch keineswegs zufriedenstellend geklärt. GOULD (1935) und LUNDY (1943) hielten die gewaltsame und unsachgemäße Einführung des Tubus für die Ursache dieser Komplikation. Auffällig ist jedoch, daß nach einer einfachen Bronchoskopie derartige Schleimhautschädigungen nicht beobachtet werden (HELLER 1953, WRIGHT 1951), so daß dem Trauma der Tubuseinführung heute keine oder nur eine sehr untergeordnete Bedeutung beigemessen wird (HOWLAND und LEWIS 1956). MATZKER (1953) schuldigt als Ursache die „unphysiologische" Form des Tubus an, die nicht der Tatsache Rechnung trage, daß bei passiver Dehnung der Glottis die Stimmbänder weiter auseinandergedrängt würden als die Proc. vocales, so daß der Tubus zu Drucknekrosen an den Proc. vocales führen müsse (s. JOHNSON 1950, LEEMANN 1959). Eine nicht zu unterschätzende begünstigende Rolle spiele das Pressen der Patienten bei flacher werdender Narkose kurz vor der Extubation. Auch IOANNOVICH (1953) sieht das Intubationsgeschwür als traumatisch bedingt an. HOWLAND und LEWIS (1956) dagegen sind der Ansicht, daß einer zum Zeitpunkt der Intubation bereits bestehenden Infektion des Respirationstraktes eine wesentliche Bedeutung als Mitursache einzuräumen sei. PEIMER und FEUERSTEIN (1951) denken an eine besondere konstitutionell bedingte Widerstandslosigkeit der Kehlkopfschleimhaut. Klinisch machen sich die Ulcera wenige Tage nach der Intubation durch Auftreten von Heiserkeit, Schluckbeschwerden und nicht selten durch einen leicht blutigen Auswurf bemerkbar. Pathologisch-anatomisch handelt es sich um mehr oder weniger tiefe Ulcerationen in einer im ganzen entzündlich veränderten Schleimhaut (Laryngotracheitis ulcerosa). Die Ulcera zeigen dichte fibrinöse Beläge und einen breiten Lymphocytensaum (BAUER 1951). Ein ausgedehntes Ödem in der Gegend der Aryknorpel begleitet sie. In 86% der Fälle erfolgt nach BAUER (1951) zwischen dem 5. und 7. Tag, spätestens aber am 10. Tag eine restitutio ad integrum. Die Veränderungen können sich aber auch in Form einer ulcerös-pseudomembranösen Entzündung auf die gesamte Luftröhre bis in die Bronchien hinein erstrecken (FEINMASSER, ALADJEMOFF und CHAYEN 1954, eigene Beobachtung).

Tritt — was relativ häufig ist — keine völlige Abheilung der Ulcera ein, so entwickeln sich nach einer Latenzzeit von wenigstens 2 Wochen, oft jedoch erst nach 8 bis 9 Wochen (HOWLAND und LEWIS 1956, LIEBERMAN 1952), polypöse Granulationen an den befallenen Stellen (SCHWAB und EY 1963). Derartige polypöse Granulationen werden auch an der Vorderwand der Luftröhre bei Dauerkanülenträgern nach Laryngektomie beobachtet (BIRNMEYER 1958). *Histologisch* zeigen diese den typischen Aufbau eines chronisch-entzündlichen Granulationsgewebes mit Einlagerung zahlreicher Lymphocyten, neutrophiler und eosinophiler Leukocyten, Plasmazellen und Histiocyten (WATTLES 1949). Dauerschäden in Gestalt obliterierender narbiger Veränderungen sind selten (BROWN 1952, DAM und ZWERGIUS 1952).

Die Zahl der Publikationen ist seit der ersten Veröffentlichung durch CLAUSEN (1932) sprunghaft angewachsen und heute kaum noch zu übersehen. Einige weitere nach 1950 erschienene Arbeiten: BRIGGS (1950), MOULDEN und WYNNE (1951), FLAGG (1951), ZWERGIUS (1953), LOEBELL (1953), NEUBERT (1955), MYERSON (1956), RÜLL (1957), EPSTEIN und WINSTON (1957), DWORACEK (1958), siehe auch BECKMANN (1963).

Die *entzündlich reaktiven Pseudotumoren* (Pachydermie, Leukoplakie, Stimmbandpolypen) werden wegen ihrer Bedeutung als Präcancerosen und ihrer Beziehung zu den echten Geschwülsten im Kapitel der Tumoren abgehandelt (s. dort).

Über die *Wegenersche Granulomatose* und das *Granuloma gangraenescens* siehe Kapitel „Nase und Nasennebenhöhlen".

3. Die spezifischen Entzündungen

a) Die Kehlkopftuberkulose

Nach BETTINGTON (1952) ist die Kehlkopftuberkulose bereits seit 4000 bis 6000 Jahren bekannt.

Die *Häufigkeit* der Kehlkopftuberkulose wird unterschiedlich angegeben, je nach dem der Statistik zugrunde liegendem Zeitabschnitt. Während in früheren Jahrzehnten die Schleimhauttuberkulose des Respirationstraktes für den Pathologen einen fast alltäglichen Befund darstellte, ist sie durch die moderne Tuberkulosebehandlung (Chemotherapie, Lungenresektion) auffallend selten geworden (BECKMANN 1963).

O. CHIARI und SCHECH (1880—1905) schätzten die Beteiligung des Kehlkopfes bei Vorliegen einer Lungentuberkulose noch auf 30%, E. MEYER (1928) (hier weitere ältere Literatur) auf etwa 20%. Auch LÜSCHER (1956) nennt noch Zahlen von 20 bis 30%, stellt aber fest, daß die Beteiligung des Kehlkopfes von der Dauer und dem Schweregrad der Lungentuberkulose abhängig sei. „Während im Beginn nur zwischen 4,8 und 13,7% Kehlkopferkrankungen gefunden werden, steigt der Prozentsatz im vorgeschrittenen Stadium auf 73% und zeigen sich bei den an Tuberkulose Verstorbenen in 48 bis 83% Kehlkopfveränderungen (nach LEDERER

1947)". Ähnliche Angaben finden sich bei RUEDI (1956). HILLE (1949) erwähnt, daß WODAK (1920/21) für die Zeit nach dem 1. Weltkrieg 11% Kehlkopfbeteiligung bei Phthisikern fand und BALLIN (1922) 15%, LEDERER (1947) für die Zeit nach dem 2. Weltkrieg in Philadelphia ebenfalls 15%, HILLE (1949) selbst fand für Berlin-Spandau eine Häufigkeit der Kehlkopftuberkulose von 14 bis 17% der Lungentuberkulosen. RANDERATH (1939) zitiert zahlreiche Autoren, die die Häufigkeit der Kehlkopftuberkulose zwischen 38 und 52% angeben (HABERSOHN 1905, KIEFER 1920, ST. CLAIR THOMPSON 1928, 1929, HIRSCH 1935, RICKMANN 1930, 1939, DICKMANN 1939). Nach BÖHM (1951) variieren die Angaben in der Literatur zwischen 3 und 72%, nach seinen eigenen Erfahrungen aber nur zwischen 49 und 51%. WARREN u. Mitarb. (1940) geben 13% an, JANSSEN (1942) 66,6%, WILBERG (1942) 35%, ALEXANDER (1940, 1949) 10 bis 30%, AUERBACH (1949) 22%, BUCKLES und NEPTUNE (1949) 66,6%, LOOPER (1949) 11%, SOULAS und MOUNIER-KUHN (1949) 7 bis 10%. TORZECKA und TORZECKI (1956) sahen unter der modernen Behandlung der Lungentuberkulose nur noch 6,6% Kehlkopftuberkulosen, O. KEEFE (1950, 1953) nur 2 bis 4%. Nach statistischen Angaben von DWORETZKY und RISCH (1938, 1941) hat die Beteiligung des Kehlkopfes bei der Tuberkulose innerhalb der letzten 40 Jahre von 25,6% (1914) auf 14,6% (1934) und auf 3,6% (1941) abgenommen. Ähnliche Zahlen finden sich auch bei G. PORTMANN, M. PORT-MANN und ABADIE (1954). RICKMANN (1939) beobachtete die Kehlkopftuberkulose nur noch in 2 bis 3% aller Tuberkulosen, ORMEROD (1951) in 2,5% und AROLD (1939, 1953) in 5,9%. Nach unseren eigenen Erfahrungen liegt ihre Häufigkeit im Sektionsgut weit unter 10% der Lungentuberkulose.

Die Kehlkopftuberkulose tritt am häufigsten im 3. bis 5. Lebensjahrzehnt auf (HILLE 1949, BETTINGTON 1952, LÜSCHER 1956), in der Kindheit, vor dem 10. Lebensjahr, ist sie ausgesprochen selten (RUEDI 1956, BECKMANN 1963). Der jüngste Patient von BETTINGTON (1952) war $3^1/_2$ Monate, der älteste 76 Jahre. „Die Gründe hierfür mögen darin zu sehen sein, daß einmal die schwere chronische Phthise mit langdauernder Entleerung bacillenhaltigen Sputums, die zu einer sputogenen Kehlkopftuberkulose führen könnte, beim Kind recht selten ist. Zum anderen kommt die hämatogene Infektion kaum in Betracht, da beim Kind die Ausschüttung tuberkulösen Materials in die Blutbahn auf Grund der noch nicht vollentwickelten Allergie meist zu einer akuten Miliartuberkulose führt, bevor es zur Ausbildung einer Kehlkopftuberkulose kommen kann" (RUEDI 1956).

Das *männliche Geschlecht* überwiegt, Frauen sind besonders während der Schwangerschaft anfällig (RUEDI 1956). WODAK (1920/21) gibt das Geschlechtsverhältnis mit 68♂:32♀ an, DICKMANN (1939) mit 1,72:1, RICKMANN (1939) mit 2,5 bis 3:1, HILLE (1949) mit 55:45 und BETTINGTON (1952) mit 2:1. HILLE (1949) sieht in dem Überwiegen des männlichen Geschlechtes keine Geschlechtsdisposition, sondern den Ausdruck der verschieden starken exogenen Belastung des Kehlkopfes bei Mann und Frau, er schließt sich dem Satz von LEDERER (1947) an: „Die Tuberkulose greift den Kehlkopf bei beiden Geschlechtern gleich häufig an, insofern sie gleichen Bedingungen ausgesetzt sind".

Eine *primäre Tuberkulose* des Kehlkopfes ist *nicht* bekannt (HAJEK 1932, CHARLIER 1938, RANDERATH 1939, JANSSEN 1942, BETTINGTON 1952). Die zahlreichen diesbezüglichen älteren Veröffentlichungen (E. FRAENKEL 1886, ORTH 1887, MANASSE 1907, BRUNETTI 1927, RICHTER 1928, vgl. auch HART und MAYER

1928) sind keineswegs überzeugend und halten einer ernsthaften Kritik heute nicht mehr stand (RANDERATH 1939 Lit.). Von einer primären Tuberkulose dürfte nur bei Vorliegen eines echten tuberkulösen Primärkomplexes gesprochen werden, dieser wurde jedoch im Kehlkopf bisher nicht beschrieben (HAJEK 1932, LÜSCHER 1956). RANDERATH (1939) empfiehlt bei isoliertem Befall des Kehlkopfes richtiger von einer *„chronischen isolierten Kehlkopftuberkulose"* zu sprechen (s. auch DWO-RETZKY 1921, 1935, RUEDI 1956).

Bei den *hämatogenen Generalisationsformen* der Tuberkulosen findet sich nur selten eine Mitbeteiligung des Kehlkopfes. Bei der terminalen Aussaat chronischer extralaryngealer isolierter Organtuberkulosen wurden vereinzelt auch miliare Tuberkel in den verknöcherten Kehlkopfknorpeln oder subepithelial im Lymphgewebe der Schleimhaut angetroffen (RANDERATH 1939). Die akute miliare Kehlkopftuberkulose wird als *„Maladie de Latuelle"* oder als *„Maladie d'Isembert"* bezeichnet; vorherrschend ist hier das kollaterale Ödem und der rasch nachfolgende Zerfall des namentlich am Kehlkopfeingang lokalisierten tuberkulösen Gewebes (ZANGE 1955/56, AROLD 1959). Bei protrahiertem Verlauf mit Ausbildung von Schleimhautgeschwüren und lupusähnlichen Infiltraten wird von der *„Maladie Escat"* gesprochen.

Für die *chronische Kehlkopftuberkulose* werden drei Infektionswege diskutiert:

aa) Die intracanaliculäre Infektion (*„sputogene"* Ausbreitung) ist neben der hämatogenen die häufigste (IMHOFER 1925, MANASSE 1926, 1927, ESCH 1927, ULRICI 1933, BERENDES 1933, MENZEL 1934, RANDERATH 1939, JANSSEN 1942, AUERBACH 1949, HÜBSCHMANN 1950); sie wurde von ALBRECHT (1908) und ALBRECHT und DOLD (1909) im Tierversuch experimentell nachgewiesen. Nicht völlig abgeklärt dagegen ist der Weg der in die Schleimhaut eingedrungenen Bakterien. E. FRAENKEL (1886), ESCH (1927) und BERENDES (1933) sprechen von einem Eindringen der Erreger durch das intakte Epithel, während BLEGUAD und WÜRTZEN (1928) eine chronische oder chronisch-erosive Laryngitis als Wegbereiter annehmen (s. auch LAKE 1895, KRIEG 1898, MANASSE 1927, HART und MAYER 1928), wodurch das häufigere Vorkommen der tuberkulösen Laryngitis beim männlichen Geschlecht (Raucher- und Alkohollaryngitis) erklärt werden könnte (,,Fissuren-Theorie", BLUMENFELD 1928, ,,Inoculationstheorie", WODAK 1920/22). HILLE (1949), PIÉCHAUD und NAPPÉE (1951) denken an eine Schädigung des Epithels durch Hustenstöße, aber auch durch die beim Zerfall tuberkulösen Materials freiwerdenden Toxine. RUEDI (1956) weist darauf hin, ,,daß derartige grobmechanische Vorgänge nicht von entscheidender Bedeutung sein können", was aus einer Untersuchung von zahlreichen Volksheilstättenpatienten hervorgeht, die zu 59% einen gewöhnlichen Kehlkopfkatarrh aufwiesen und nur zu 14% an einer Larynx-Tuberkulose litten (vgl. RUEDI 1956). Ältere Autoren (z. B. HERYNG 1888) erwogen auch den Weg über die Ausführungsgänge der Schleimdrüsen. Das histologische Bild läßt bei der Aufklärung des Erregerweges im Stich (ESCHWEILER 1938, 1940).

bb) Der *hämatogene Infektionsweg* wird heute wieder stärker diskutiert (RUEDI 1956, LÜSCHER 1956), nachdem ältere Autoren (E. MEYER 1909, 1918, DICKMANN 1939), aber später auch MENZEL (1934), JANSSEN (1942), ESCHWEILER (1938, 1949), PIÉCHAUD und NAPPÉE (1951) u. a. ihm keine große Bedeutung für die Entstehung der Kehlkopftuberkulose beimessen wollten. SAFRANEK (1929, 1930, 1935) schätzt 20% aller Kehlkopftuberkulosen hämatogen entstanden, WESSELY (1936, 1938, 1939) 11%. CAMINO (1934) hält den hämatogenen Weg sogar für häufiger als den canaliculären, ebenso HILLE (1949). Die Bedeutung des hämatogenen Weges wird ferner von GRAVESEN und GODBEY (1927), DOBROMYLSKI (1933), KNAPP (1938), SPIRA (1938) und AROLD (1939, 1953) betont, sie ist besonders für die abacillären Formen der Kehlkopftuberkulose offensichtlich (WECK 1940, LÜT-GERATH 1940, 1942, BETTINGTON 1952). DOBROMYLSKI (1933) fand abacilläre Formen der Kehlkopftuberkulose in 9% aller Lungentuberkulosen.

c) Der *lymphogene Infektionsweg* (PORTMANN und RETROUVY 1935) ist umstritten und wird heute zumeist abgelehnt (ESCH 1927, FEGIZ 1935, KNAPP 1938, RANDERATH 1939, JANSSEN 1942, ESCHWEILER 1938, 1949, PIÉCHAUD und NAPPÉE 1951), was seinen Grund in dem Mangel des Kehlkopfes an zuführenden Lymphgefäßen hat (s. Lymphgefäßsystem des Kehlkopfes).

SAMMARTANO (1924) konnte im Tierexperiment einen lymphogenen Infektionsweg nicht verifizieren. Nur innerhalb des Kehlkopfes wird eine lymphogene Ausbreitung anerkannt (MANASSE 1926, 1927, ESCHWEILER 1938, 1949, HILLE 1949).

Pathologische Anatomie (vgl. RANDERATH 1939, AROLD 1939, 1959): Über die Einteilung der Schleimhauttuberkulose des Kehlkopfes ist bis heute keine Übereinstimmung erzielt worden, denn wie RUEDI (1956) betont, „ist der Formenreichtum und der Verlauf der Tuberkulose so mannigfaltig, daß jeder Einteilungsversuch ein künstliches Schema schafft". RICKMANN (1939) unterscheidet eine *exsudative* und eine *produktive* Kehlkopftuberkulose, desgleichen BUMBA (1924), ESCH (1927) und SAFRANEK (1929, 1930). MANASSE (1926, 1927), HÜBSCHMANN (1929), HAJEK (1932) und BERENDES (1933, 1963) lehnen diese Einteilung ab, da beide Formen häufig nebeneinander auftreten. MANASSE (1926, 1927) spricht von der *infiltrierenden, ulcerierenden, perichondritischen* und *geschwulstförmigen* Tuberkulose des Kehlkopfes und zusätzlich von der besonderen Form des *Lupus*. RUEDI (1956) wiederum nennt die „*nicht akute, infiltrativ-ulcerierende*", die „*akute miliar-ulcerierende*" *Tuberkulose* und den *Lupus laryngis*.

Wir selbst schließen uns der Einteilung von RANDERATH (1939) an, welche der Manasseschen Einteilung nahekommt und unterscheiden

α) die infiltrierende Tuberkulose,

β) die ulcerierende Tuberkulose,

γ) tuberkulöse Geschwülste (pseudotumorale Tuberkulose),

δ) Lupus laryngis.

Zwischen der ulcerierenden und infiltrierenden Form bestehen zahlreiche Übergänge und Mischbilder (vgl. WOSNESENSKIJ 1929, BERENDES 1933, 1963), weshalb RUEDI (1956) nach klinischen Gesichtspunkten beide Gruppen als Einheit zusammenfaßt.

α) Die infiltrierende Schleimhauttuberkulose

Die *infiltrierende Schleimhauttuberkulose* des Kehlkopfes, die sich bevorzugt an der Hinterwand, den Aryknorpeln, den Procc. vocales, den Taschenbändern und der Epiglottis lokalisiert, läßt makroskopisch lediglich eine samtartige Verdickung der Schleimhaut erkennen, die durch „kleine Infiltrate höckerig aufgelockert" erscheint (RUEDI 1956). Nicht selten liegen die ersten Veränderungen im Ventriculus laryngis und machen sich durch einen Ventrikelprolaps bemerkbar (DUPONT 1950).

Die Musculi vocales und interarytaenoidei können ebenfalls frühzeitig befallen werden (AROLD 1939, 1959) und Stimmstörungen verursachen. Im histologischen Bild fallen im Unterhautgewebe typisch gebaute Tuberkel auf. Diese können konfluieren, die ganze Schleimhaut durchsetzen und geschwürig zerfallen.

β) Die chronische, ulcerierende Tuberkulose

Die *chronische, ulcerierende Tuberkulose* ist die weitaus häufigste Form der Kehlkopftuberkulosen. Sie erzeugt die mannigfaltigsten Bilder, vom kleinen lentikulären Geschwür bis zu tiefen kraterartigen Ulcerationen (E. MEYER 1901, 1909, 1928), oft mit Beteiligung des Knorpelskelets (tuberkulöse Perichondritis). Als Lieblingssitz gilt die Hinterwand des Kehlkopfes. In vielen Fällen liegt hier das Initialulcus, es zeigt gebuchtete unterminierte Ränder mit pachydermisch verändertem Umgebungsepithel oder auch mit papillomatösen Granulationen (E. MEYER 1928). Ganz besonders umfangreiche Zerstörungen finden sich auch nicht selten an der Epiglottis (DUPONT 1950, REYES-ARAGON 1959). Seltener sind umschriebene Perforationen an anderen Kehlkopfknorpeln (TYSON, 1930 PUTNAM 1936, vgl. RANDERATH 1939).

Die *histologischen Veränderungen* unterscheiden sich nicht von dem üblichen, bei chronisch ulcerösen Tuberkulosen gewohnten Bild. Es liegen neben produktiven Prozessen fast stets exsudativ-verkäsende vor. Nach HÜBSCHMANN (1929) sind die einschmelzenden Verkäsungen am Kehlkopf besonders häufig und ausgedehnt. Die Ränder der tuberkulösen Geschwüre sind zerfetzt, unterminiert, zuweilen typisch „hahnenkammartig" ausgezogen (LÜSCHER 1956), in den Nischen finden sich fast stets frische körnige Veränderungen, der Boden der Geschwüre ist mit tuberkulösen Knoten übersät und das Geschwür selbst durch Mischinfektion schmierig „aphthös" belegt (HEINZE 1879, FRAENKEL 1886, CHIBA 1911, HART und MAYER 1928). Um die Herde herum imponiert ein hochgradiges perifokales Ödem. Der tuberkulöse Prozeß greift schnell auf den aktiven Bewegungsapparat (m. vocalis, interarytaenoideus, transversus, dagegen sehr viel seltener auf die m. cricoarytaenoidei postt. et latt., vgl. AROLD 1939, 1959) über und beeinflußt damit die Stimmbildung erheblich (ESCHWEILER 1949, RICKMANN 1930, 1939), so daß schließlich eine Atrophie und Verschwielung der Stimmuskulatur (ESCHWEILER 1949) resultiert. Die *tuberkulöse Perichondritis* kann per continuitatem oder lymphogen entstehen. Bei Verknöcherung des Kehlkopfskeletes kommt es zu einer *tuberkulösen Osteomyelitis*, unter Umständen mit Fistelbildung oder Ausbildung eines kalten Abscesses (ESCHWEILER 1940, 1949). ZÖLLNER beschrieb ein tuberkulöses Kehlsackempyem. Nicht selten liegt auch eine mischinfizierte Knorpeltuberkulose mit Sequestrierung vor (E. MEYER 1928, RICKMANN 1930, 1939, ESCHWEILER 1940, 1949). Durch die tuberkulöse Perichondritis erfolgt sekundär der Befall der Gelenke und der Kehlkopfmuskulatur. E. MEYER (1928; — siehe auch AROLD 1959) nimmt an, daß auf diesem Wege auch der „Posticus" erkranken kann. Durch Erkrankung der Gelenke droht die Gefahr der Fixation der Stimmbänder. THEISSING (1950) beschreibt „die Verengerung der Stimmritze infolge narbiger Fixation der Arygelenke bei einer mit Tb I/698 behandelten und klinisch ausgeheilten exsudativen Kehlkopftuberkulose". Die *Epithelveränderungen* in der Umgebung der tuberkulösen Geschwüre sowie nach Abheilung derselben werden durch

Plattenepithelmetaplasien mit und ohne Verhornung, Pachydermien und Hyperkeratosen charakterisiert. Über die Bedeutung des Lymphgewebes der Schleimhaut für die Abwehr und Ausbreitung der Kehlkopftuberkulose siehe GREVEN (1950).

Ähnlich wie heute in vermehrtem Maße die Entstehung des Lungenkrebses auf dem Boden alter tuberkulöser Narben diskutiert wird (z. B. LÜDERS und THEMEL 1954, SCHWARTZ 1956), glauben PORTMANN u. Mitarb. (1954) auf die Zunahme der Kehlkopfcarcinome auf dem Boden abgeheilter Kehlkopftuberkulosen aufmerksam machen zu müssen (AROLD 1959). So beschreibt auch van VOORTHUYSENS (1930) das Zusammenvorkommen von Tuberkulose und verhornendem Plattenepithelcarcinom im Kehlkopf bei einem 48jährigen Mann. VALLESI (1953) hält das Zusammentreffen von Carcinom und Tuberkulose im Kehlkopf für ein zufälliges Geschehen.

Über gleichzeitiges Vorkommen von Kehlkopftuberkulose und Syphilis berichteten SCHNITZLER (1886) und A. THOST (1931). Heute, da die Kehlkopflues außerordentlich selten geworden ist, dürfte diesem Zusammenvorkommen wohl kaum eine größere Bedeutung beizumessen sein (vgl. auch Fälle von SCHMIEDEL 1949 und AROLD 1939, 1959).

γ) Der sog. tuberkulöse Kehlkopftumor

Als sog. *tuberkulösen Kehlkopftumor* bezeichnen wir eine seltene Form der Tuberkulose, die wir schon an der Nasenschleimhaut kennengelernt haben. Es handelt sich um breitbasig oder gestielt der Schleimhaut aufsitzende, fibrom- oder papillomartige tuberkulöse Granulationsgeschwülste (Fibrotuberkulom PORTMANN 1920). MANASSE (1926, 1927) unterschied zwischen einem *Fibrotuberkulom* und einem *Granulotuberkulom*, eine Einteilung, die heute nicht mehr gerechtfertigt erscheint. Die Geschwülste zeigen eine glatte oder gehöckerte Oberfläche und nur sehr geringe Tendenz zum Zerfall oder zur Verkäsung. Sie finden sich isoliert ohne weiteren tuberkulösen Befall des Kehlkopfes, aber auch am Rande tuberkulöser Geschwüre und zeigen ein ausgesprochen langsames Wachstum (SANDERSON 1913, COPPO 1935). GIANNI (1933) beobachtete bei einer Frau ein solches Fibrotuberkulom mit einem über 6 Jahre währenden Verlauf. AVELLIS (1891) sammelte bis 1891 aus der Literatur etwa 20 Fälle. Weitere Publikationen: TRAUTMANN (1902), ZIEGELMAN (1932), MALAN (1933), NATALE (1935), TRET'JAKOVA (1950).

δ) Der Lupus

Diese histologisch dem Hautlupus völlig gleichende (GANS und STEIGLEDER 1957) chronische Verlaufsform ist die seltenste Manifestation der Kehlkopftuberkulose (NEUFELD 1908, RANDERATH 1939). Sie muß als ein entfernter Ausläufer des Nasen- und Rachenlupus angesehen werden (E. MEYER 1928, RUEDI 1956), obwohl sie in seltenen Fällen auch isoliert im Kehlkopf auftritt (s. AROLD 1959). EBSKOV (s. RANDERATH 1939) fand unter 823 Lupusfällen 11% Kehlkopfbeteiligung, SAFRANEK (1929) unter einer ebenfalls großen Anzahl von Lupuskranken 6% und MYGIND (1900) 10% Kehlkopfbefall. WALDECKER (1938) beobachtete 6,5% Kehlkopfbeteiligung bei 259 Fällen von Schleimhautlupus (weiteres umfangreiches Zahlenmaterial und Literaturhinweise bei AROLD 1939, 1959, ältere Zusammenstellungen s. auch E. MEYER 1928, ROSENBERG 1908, HARMS 1913). Das weibliche Geschlecht überwiegt. NOWACK (1934) gibt eine Häufigkeit von 24,4% ♂ zu 72,6% ♀ an.

AROLD (1939) hat besonders darauf hingewiesen, daß bei Fehlen eines gleichzeitigen Hautlupus die Abgrenzung des Schleimhautlupus von der sog. Schleimhauttuberkulose sehr erschwert sein kann. „Die Schwierigkeit der Abtrennung im Einzelfall und die bereits erwähnte Beobachtung, daß von jeder Form tuberkulöser Schleimhauterkrankung Hautlupus entstehen kann, hat schließlich dazu geführt, den Begriff des Schleimhautlupus überhaupt abzulehnen (HAJEK 1932). Es wurden Bedenken erhoben von Dermatologen, die darauf hinwiesen, daß die für den Lupus typische Primärefflorescenz, das Lupusknötchen oder der Lupusfleck, auf der Schleimhaut überhaupt nicht entstehen kann" (AROLD 1939). Und dennoch ist der Begriff des Schleimhautlupus allgemein beibehalten worden. Zum Unterschied von der sog. Schleimhauttuberkulose ist diese Erkrankung durch einen langsamen, protrahierten Verlauf, durch relative Symptomenarmut, oft sogar Schmerzfreiheit, durch Bildung kleiner Knötchen (Lupusknötchen) mit Tendenz zur Ulceration und Vernarbung (zuweilen hochgradig stenosierende Narben, cave Verwechselung mit Syphilis) ausgezeichnet (GERBER 1914, LÜTGERATH 1940, BRÜGGEMANN und AROLD 1944, EICKHOFF 1949, RUEDI 1956). Der Kehlkopflupus lokalisiert sich besonders häufig an der Epiglottis, den aryepiglottischen Falten und über den Aryknorpeln, während die ulcerierende Schleimhauttuberkulose mehr die Stimm- und Taschenbänder bevorzugt.

Das *histologische Bild* (GANS und STEIGLEDER 1957, AROLD 1939, 1959) zeigt ein diffuses gefäßreiches Granulationsgewebe mit Epitheloidzellknötchen und Riesenzellen. Neben den proliferativen Veränderungen können aber gleichzeitig torpide ulceröse Prozesse ablaufen. AROLD (1939) nennt als weiteres Charakteristikum des Lupusgewebes den Mangel an Verkäsung.

Es handelt sich um eine hämatogen entstandene Tuberkulose bei guten Immunitätsverhältnissen, die aber jederzeit bei Änderung derselben in eine ulcerierende Schleimhauttuberkulose übergehen kann (LÜTGERATH 1940, EICKHOFF 1949, Lit.). In der älteren Literatur (GERBER 1914 u. a.) wurde auch die exogene Entstehung des Kehlkopflupus durch Infektion mit der Atemluft oder durch herabfließendes Nasensekret diskutiert.

b) Die Tuberkulose der Trachea und der großen Bronchien

Die Tuberkulose des Tracheobronchialbaumes ist keineswegs selten, wenngleich auch genauere Zahlenangaben fehlen. Die älteren Autoren (vgl. HEINZE 1879, HART und MAYER 1928, E. MEYER 1928) haben in ihren Schätzungen ganz sicherlich zu tief gegriffen (LÜSCHER 1956). MCRAE, HILTZ und QUENLAY (1950) nehmen bei geringer Ausdehnung der Lungentuberkulose in 11% Beteiligung der Bronchial- und Trachealschleimhaut an, bei mittelschwerer Lungentuberkulose in 17% und bei fortgeschrittener bis zu 30%, nach AUERBACH (1949) aber nur bis etwa 22%. SWEANY und BEHM (1948) fanden durch systematische histologische Untersuchungen der Luftröhrenschleimhaut bis zu 37% Tuberkulose des Tracheobronchialbaumes, WILBERG (1942) bis zu 35%, BUCKLES und NEPTUNE (1949) sogar bis zu 66,6%, SOULAS und MOUNIER-KUHN (1949) dagegen nur bis zu 10%, WARREN u. Mitarb. (1940) bis zu 13%, BÖHM (1951) bis zu 51%.

Die Prädilektionsstelle der tuberkulösen Erkrankung im Tracheobronchialbaum ist die Bifurkation und die Hinterwand der Trachea (E. MEYER 1928). Der
linke Hauptbronchus erkrankt häufiger als der rechte (BÖHM 1951). Das weibliche
Geschlecht wird etwa zwei- bis dreimal so häufig befallen wie das männliche
(SOULAS und MOUNIER-KUHN 1949).

Der Infektionsweg der Tuberkulose des Tracheobronchialbaumes ist im großen
ganzen der gleiche wie der der Kehlkopftuberkulose: *Sputogen* oder *hämatogen*.
Eine besondere Bedeutung, weil für den Ausbreitungsmodus der Lungentuberkulose von Wichtigkeit, kommt jedoch dem kontinuierlichen Befall der Luftröhre
und der großen Bronchien durch den sog. „*Tracheobronchialdrüsendurchbruch*" zu
(DUFOURT und DESPIERRE 1946, 1954, SOULAS und MOUNIER-KUHN 1949, BEITZ-
KE 1954, SCHWARTZ 1956). Dieser Modus der Verschleppung tuberkulösen Materials in den Tracheobronchialbaum ist weitaus häufiger, als früher angenommen
wurde (genaue historische Darstellung siehe DUFOURT und DESPIERRE 1946, 1954).
GHON (1912, 1917) fand an tuberkulösen Kinderleichen 17% derartiger Durchbrüche, M. JEUNE u. Mitarb. (1951) 15%, VELASCO (1932) 18,7%, UEHLINGER (1950)
18%. BOUCHER (1951) 23,2% und SCHWARTZ (1956) sogar 25%. Dem Durchbruch
geht eine Verlötung des käsig-tuberkulösen Lymphknotens mit der Bronchialwand
voraus, die zu einer Einengung der Lichtung führt. Die Schleimhaut über dieser
Stelle ist zumeist ödematös verdickt, die Wand des Bronchus wird zunächst von
einer perifokalen exsudativen Entzündung durchsetzt, der bald die Verkäsung
des Exsudates, das eine weitere Vorwölbung der Bronchialschleimhaut in die
Lichtung verursacht, folgt. Auf dem höchsten Punkt der Vorwölbung kommt es
zur Fistelbildung, so daß nun käsige Massen in die Bronchiallichtung austreten
und weiterhin verschleppt werden können (s. BEITZKE 1954). Die Perforation kann
winzig klein, oft nur mikroskopisch auffindbar sein, sie kann aber auch größere
Dimensionen annehmen und dann zu einer auf- und absteigenden käsigen Einschmelzung weiter Strecken des Bronchialbaumes führen (RÖSSLE 1936, DUFOURT
und MOUNIER-KUHN 1947, UEHLINGER 1950). Auch wird zuweilen ein breiter
Durchbruch eines total käsig verflüssigten Lymphknotens beobachtet („*Drüsen-
kaverne*", „*Hiluskaverne*", „*Bifurkationsabsceß*", PAUNZ 1914, 1934, ARNSTEIN
1934, WURM 1943, UEHLINGER 1950, SCHWARTZ 1956).

Die meisten dieser kontinuierlichen Bronchialbaumtuberkulosen bleiben intra
vitam unbemerkt, sie stellen Zufallsbefunde bei der Obduktion dar (62,5%, vgl.
BEITZKE 1954). Tritt jedoch mehr käsiges Material in die Bronchiallichtung, so
kommt es zu einer diffusen Streuung tuberkelbacillenhaltigen Materials in die
peripheren Lungenabschnitte. Drüseneinbrüche können sowohl im Verlauf der
Primärtuberkulose als auch im tertiären Stadium erfolgen. Sie öffnen sich zumeist
in die Haupt- oder in die Oberlappenbronchien (SOULAS und MOUNIER-KUHN
1949), seltener in die Speiseröhre, in das Mediastinum, die Pleurahöhlen oder in
das Perikard.

Die Bedeutung, die diese Form der Bronchialtuberkulose für die Pathogenese
der Lungentuberkulose hat, ist offenbar (HAEFLIGER 1950, MARK 1953), wenngleich sie auch von PH. SCHWARTZ (1956) stark überschätzt worden sein dürfte,
wie die Untersuchungen von v. ALBERTINI (1951), O. KOCH (1952), KÖNN (1956),
UEHLINGER (1950, 1952) und WURM (1943) zeigen (vgl. die ausführliche Kritik
der Schwartzschen Anschauungen bei DUFOURT und DESPIERRE 1954). Die

Ausheilung der Tracheo-Bronchialschleimhauttuberkulose erfolgt je nach Größe des Einbruches mit mehr oder weniger ausgedehnten Narbenbildungen. SCHWARTZ (1956) unterscheidet der äußeren Gestalt nach zehn Formen von Bronchusnarben (sternförmige, trichterförmige, muldenförmige usw.). Durch Schrumpfung größerer Narben können Stenosen der Lichtung entstehen (s. unter Stenosen). SCHWARTZ (1956) sieht in diesen ehemals tuberkulösen Narben den Ausgangspunkt späterer Lungenkrebse, was in einzelnen Fällen den Gegebenheiten zwar entspricht, von SCHWARTZ (1956) aber in der Pathogenese des Lungenkrebses überbewertet wird.

Das *pathologisch-anatomische Bild* gleicht völlig dem der *Kehlkopftuberkulose*. DIACOMOUPOULOS (1948), SOULAS und MOUNIER-KUHN (1949), JUDD (1947), BERBLINGER (1948) unterscheiden folgende Formen:

α) die infiltrierend-granulierende Form,

β) die ulcero-granulomatöse Form,

γ) das lentikuläre Geschwür,

δ) das isolierte Tuberkulom (oft als Papillom wachsend),

ε) die tuberkulöse Stenose als Ausheilungszustand der verschiedensten Formen.

c) Das Boecksche Sarkoid (Morbus Besnier-Boeck-Schaumann)

Das Vorkommen dieser Krankheit im Kehlkopf und in der Luftröhre ist selten, und zwar wesentlich seltener als in der Nase (vgl. „Nase und Nasennebenhöhlen", ferner LÖFFLER und BEHRENS 1956). Eine erste derartige Mitteilung stammt von BOECK (1904) selbst, weitere von GRAVESON (1940), GRAVESON und HOMANN (1942), POE und SEAGER (1950), BARLEY (1940), HAMANN (1942 Lit.), COSTA und DEL MAGRO (1953). GRAVESON (1940) gibt bei 112 Fällen von Boeckschem Sarkoid 39mal eine Beteiligung der Schleimhäute an (NASE 37mal, Mund und Rachen 14mal, Kehlkopf und Luftröhre 6mal). LINDSAY und PERLMAN (1951) beobachteten ebenfalls den Befall der tieferen Atemwege bei gleichzeitiger Nasenerkrankung. Beim Lungen-Boeck ist der gleichzeitige Befall der Bronchialschleimhaut häufig (AROLD 1959, SCHIESSLE, WURM und REINDELL 1961).

Wie beim Morbus Boeck der Haut, treten auch in den Schleimhäuten des Respirationstraktes kleine, seltener größere Knötchen und plattenartige Infiltrate von derber Konsistenz auf, die histologisch das bekannte Bild (rundliche Epitheloidzellknötchen mit spärlichen Langhansschen Riesenzellen, die sternförmige Einschlußkörperchen erkennen lassen, und zum Teil auch mit zentraler Retikulierung oder hyalinen Sklerosen. Keine Verkäsung!) ohne irgendwelche, durch die Lokalisation bedingten Besonderheiten zeigen (allgemeine histologische Darstellung siehe LEITNER 1949). NICKOL (1961) beschrieb einen tumorartigen Befall der aryepiglottischen Falten, die zu „bohnengroßen Geschwülsten" umgewandelt waren. Nach operativer Ausschälung dieser „Geschwülste" wurde durch die histologische Untersuchung das Vorliegen eines Morbus Boeck aufgedeckt.

d) Die Syphilis des Kehlkopfes und der Luftröhre

Die Abhandlung dieses Kapitels darf kurz gefaßt werden, da die syphilitische Infektion der Luftwege heute nur eine untergeordnete Rolle spielt. Die Bedeutung dieser Krankheit in früheren Jahrzehnten geht aus dem reichlichen älteren Schrifttum hervor (vgl. G. HOFER 1928, HART und MAYER 1928, HAJEK 1932).

α) Die angeborene Syphilis (Lues connata)

Die *angeborene Syphilis (Lues connata)* ist im Kehlkopf und in der Luftröhre extrem selten (GERHARDT 1898). Sie äußert sich pathologisch-anatomisch in ähnlichen Veränderungen wie die tertiäre Form der erworbenen Lues, d. h. in Gestalt gummöser Entzündungen. Nach HOFER (1928) werden auch Papeln beobachtet. In der älteren Literatur finden sich eine ganze Reihe derartiger Mitteilungen über angeborene Lues des Kehlkopfes und der Trachea, die von HOFER (1928) zusammengestellt wurden. RUEDI (1956) hält die angeborene syphilitische Laryngitis für häufiger als allgemein angenommen, seiner Ansicht nach zeigen die meisten schnüffelnden Säuglinge mit syphilitischer Rhinitis auch eine syphilitische Laryngitis (Frühform), was auch den Ansichten von EPPINGER (1880) und HAJEK (1932) entspricht. Die *Syphilitis hereditaria tarda* tritt etwa vom 7. Lebensjahr ab, hauptsächlich in der Pubertät, auf (BECKMANN 1963).

β) Die erworbene Syphilis

Die *erworbene Syphilis* tritt am Kehlkopf und in der Luftröhre in allen drei bekannten Stadien auf. 1866 wurde sie zum ersten Mal an diesen Organen von TÜRCK (1866) genauer beschrieben, in der Folgezeit von MACKENZIE (1880), LEVIN (1881), SCHNITZLER (1886); — (Ältere Literatur siehe bei HOFER 1928, HART und MAYER 1928, HAJEK 1932).

Über die Häufigkeit der Syphilis in den oberen Luftwegen liegen im älteren Schrifttum umfangreiche Statistiken vor. TÜRCK (1866) beziffert die Beteiligung des Kehlkopfes an der Syphilis noch mit 19%, MACKENZIE (1880) mit 3%, LEVIN (1881) mit 5,8%, v. SCHRÖTTER (1893) mit 2,7%, ENGELSTEDT (zit. nach O. SEIFFERT 1893) mit 4,3% und GERHARDT (1898) mit etwa 10%. Der Kehlkopf scheint häufiger befallen zu werden als die Trachea. V. SCHRÖTTER (1893) fand unter 1145 Syphilitikern in 16,8% Beteiligung der oberen Luftwege und nur in 0,2% Mitbefall der Trachea. MACKENZIE (1880) gibt acht Fälle von Luftröhrensyphilis unter 1145 syphilitischen Erkrankungen des übrigen Respirationstraktes an (vgl. E. FRAENKEL 1925). Während in den eben zitierten älteren Arbeiten die Syphilis des Kehlkopfes und der Luftröhre noch eine bedeutende Rolle spielt, ist diese Krankheit seit Einführung der Chemotherapie selten geworden (KÖHN und JANSEN 1957). E. FRAENKEL (1925) konnte zwar noch vier Fälle von laryngotrachealer Syphilis beschreiben, doch weist NABARRO (1954) schon darauf hin, daß seit 1916 eine stetige Abnahme der Beteiligung von Luftröhre und Kehlkopf am syphilitischen Geschehen zu beobachten sei.

aa) Der *syphilitische Primäraffekt* am Kehlkopf ist verständlicherweise eine extreme Seltenheit, jedoch sind in der älteren Literatur derartige Fälle beschrieben worden (Infektionsmodus durch Speichel, Speisen oder infizierte Instrumente): KRISHABER (1877), SARREMONE, POYET, LÜNENBORG (1903), KASTEX, GEZÉ (Lit. siehe HOFER 1928). Der Primäraffekt stellt sich an der Schleimhaut als prominierendes gerötetes und belegtes Ulcus dar, gleichzeitig finden sich regionäre Lymphknotenschwellungen.

bb) Das *Sekundärstadium* äußert sich am Kehlkopf und in der Luftröhre sowohl als katarrhalische Entzündung *(Laryngitis et tracheitis syphilitica cat.)*, als auch in Form von syphilitischen *Papeln* und *Condylomen*. Inwieweit es sich hierbei um

14*

echte katarrhalische Entzündungen handelt, ist umstritten, häufig liegt wohl ein
Enanthem (RUEDI 1956) vor, während die echte syphilitische Entzündung bevorzugt bei der Lues connata auftritt (EPPINGER 1880). Die zuweilen zu beobachtenden
Erosionen und Plaques muqueuses (nach ROSENBERG 1908 in 10%, nach GERBER
1910 in 37%, HAJEK 1932) befallen besonders den freien Rand der Epiglottis
sowie die Stimmlippen und heilen im allgemeinen ohne Narben ab (RUEDI 1956)!
Syphilitische Condylomata lata des Kehlkopfes waren nach HART und MAYER
(1928) schon MORGAGNI bekannt, sind später ausführlich von GERHARDT und ROTH

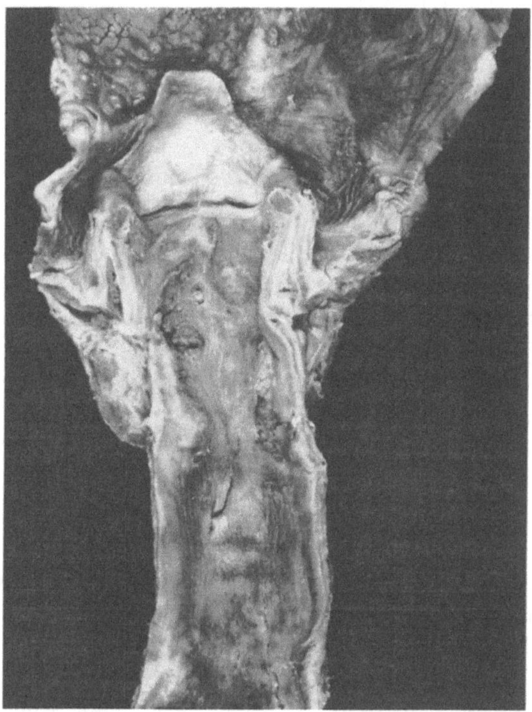

Abb. 18. Laryngotracheitis syphilitica. Gummen, Geschwüre und ausgedehnte Vernarbung der Kehl-
kopf- und Luftröhrenschleimhaut, völlige Zerstörung des Schleimhautreliefs. (Sammlungspräparat)

(1861) beschrieben worden. Histologisch unterscheiden sie sich nicht von den an
anderen Körperstellen auftretenden. Die von MERTEN (1947) beobachtete Einschmelzung des Epiglottisknorpels auf dem Boden einer L II, dürfte wohl eher als
Folge eines syphilitischen Tertiärstadiums angesehen werden.

　　cc) Das *syphilitische Tertiärstadium* tritt in Form von diffusen Infiltrationen
(neuere Lit. FILIPO 1950, RUBALTELLI 1952), aber auch als Gummiknoten (GAKKEL
und MINKOWSKY 1931, STRATTON 1952, HERZOG und CONRAD 1955) auf, welche
letztere leicht zu kraterartigen Geschwüren mit belegtem Grund zerfallen können.
Auch dieses Stadium lokalisiert sich bevorzugt an der Epiglottis, an den Stimmbändern oder in der Trachea. G. HOFER (1928) und VYSLONZIL (1951) erwähnen
pseudopapillomatös verlaufende Formen (*Pseudopapillomatosis laryngis luetica,*

TENZER 1922). Das *histologische* Bild entspricht dem des syphilitischen Granulationsgewebes ohne irgendwelche durch die Lokalisation gegebene Besonderheiten
(neuere pathologisch-anatomische Beschreibung bei HERZOG und CONRAD 1955).
Durch Zerfall der Gummiknoten kann das knorpelige Skelet in Mitleidenschaft
gezogen werden *(Perichondritis luica)*, Mischinfektionen verwischen jedoch nicht
selten das klinische und pathologisch-anatomische Bild (EPPINGER 1880, v. SCHRÖT
TER 1893, SEIFERT 1893, 1912/13). Der Zerfall der diffusen Infiltrate führt zumeist
zu sehr ausgedehnten Zerstörungen der Weichteile und des Skeletes mit Sequester

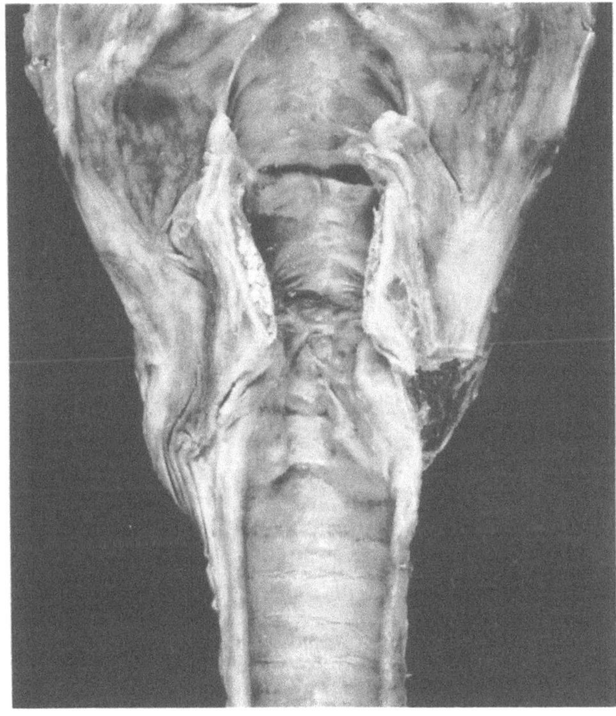

Abb. 19. Ausgeheilte Laryngotracheitis syphilitica. Typische sog. Strickleiternarben, narbige Stenose
am Übergang des Kehlkopfes zur Trachea. (Sammlungspräparat)

bildungen (EPPINGER 1880, GERHARD 1898). KECHT 1958 beschrieb eine *Myositis
syphilitica* mit doppelseitiger Posticusparese bei einer 57jährigen Frau. Die Adductoren, die Mm. cricothyreoidei und die Postici waren von einem „eigenartigen
schwieligen, makroskopisch an Sarkom erinnernden" Gewebe durchsetzt. Die
histologische Untersuchung zeigte ein Granulationsgewebe „nach Art eines tuberkulösen", die Lues-Reaktionen waren sämtlich positiv.

Die tertiäre Syphilis heilt mit ausgedehnten Narbenbildungen ab, die im Kehlkopf, in der Luftröhre und in den Bronchien zu Stenosen und Strikturen führen
(LEVIN 1881, METZLAR 1903, G. HOFER 1928, GAKKEL und MINKOVSKY 1931,
LAMBIE 1938, BAJTMAN 1950). Die Narben sind meist *strickleiterartig* angeordnet
(Abb. 18, 19), zwischen ihnen klaffen große Wanddefekte, so daß eine hochgradige

Verunstaltung der befallenen Organe resultiert (Abb. 19), ähnlich wie nach schweren Verätzungen (ZÖLLNER 1931). Die Narbenstenosen führen zur Dyspnoe, in seltenen Fällen sogar mit Todesfolge (NICOLAI 1909, HERZOG und CONRAD 1955). Über den Narben bilden sich oft Plattenepithelmetaplasien, die wiederum zum Ausgangspunkt späterer Krebsentwicklung werden können (*Lues und Krebs* s. Fälle von KEIMER 1899, LEDERMANN 1913, J. FISCHER 1933, VYSLONZIL 1951, DOLGOROZEVA 1952). Über gleichzeitiges Vorkommen von *Lues und Kehlkopftuberkulose* berichteten SCHNITZLER (1886), HOFER (1928), THOST (1931), HAJEK (1932).

e) Die Lepra

Über die Lepra der oberen Luftwege siehe „Nase und Nasennebenhöhlen". Nach HART und MAYER (1928) manifestiert sich im Kehlkopf ausschließlich die *tuberkulöse Form* dieser Krankheit. Im Material von BELOWIDOW (1931) fand sich eine Kehlkopfbeteiligung bei Lepra tuberosa von 65%, HAJEK (1932) gibt jedoch nur 10% Befall an. MAC CORMICK (1957) beobachtete bei 87 Leprakranken in 90,8% lepröse Veränderungen an der Nasenschleimhaut und in 24% Beteiligung der Kehlkopfschleimhaut. Zumeist erkrankt die Epiglottis (40%), seltener die aryepiglottischen Falten und die Stimmbänder (v. SOKOLOWSKI 1928). Die erkrankte Epiglottis erscheint tumorartig aufgetrieben und zeigt die sog. Omegaform, auch ein dachgiebelartiges Bild (BERGENGRÜN 1898) mit Einschnürung der Taille; die Stimmbänder werden walzenartig verdickt, derb und unbeweglich, die Stimme somit rauh und heiser *(Vox rauca leprosorum)*. Die Trachea zeigt in seltenen Fällen bis zur Bifurkation hinabreichende knotige Einlagerungen *(Leprome)*, die sich in die Lichtung vorwölben (PAWLOW 1929).

GENTINETTA (1948) berichtete ausführlich über zwei Leprafälle der bekannten Leprainsel des Wallis. Der eine Patient (42jähriger Mann) starb an einer fortschreitenden descendierenden tuberösen Lepra der Luftwege. Er war im 20. Lebensjahre erkrankt und zeigte Leprombildungen in der Nase und im Rachen. Die Epiglottis war tumorartig aufgetrieben und wies an der laryngealen Fläche derbe knotige Infiltrate auf, auch die aryepiglottischen Falten waren derb infiltriert und schließlich auch die Stimmbänder, die kurz vor dem Tode kaum noch beweglich waren. In der Luftröhre wurden Leprome bis hinab zur Bifurkation gefunden.

Bei Abheilung der leprösen Infiltrate bilden sich ähnlich wie bei der Tuberkulose oder Syphilis strikturierende, strahlige Narben (BERGENGRÜN 1898, v. SOKOLOWSKI 1928, Lit., HART und MAYER 1928, HAJEK 1932).

f) Rotz

Die durch den Rotzbacillus (Mallomyces mallei, LÖFFLER, SCHÜTZ, WEICHSELBAUM) hervorgerufene Krankheit ist als Laryngeal- und Trachealrotz beim Menschen so gut wie unbekannt, wohl aber beim Pferd beschrieben (GLAS 1928). Metastatischer Rotz der Luftröhre beim Menschen wird von EPPINGER (1880) und SEIFERT (1928) erwähnt.

g) Milzbrand

Der Milzbrand (Anthrax, PASTEUR, KOCH) des Kehlkopfes geht mit einer hochgradigen, sulzig-hämorrhagischen Schleimhautschwellung einher. Im Ödemsaft finden sich massenhaft Milzbrandzellen. Die Erkrankung ist beim Menschen extrem selten.

h) Das Sklerom

(Ausführliche Darstellung mit Bildmaterial siehe „Nase und Nasennebenhöhlen")

Das Sklerom (Rhinosklerom) tritt im Kehlkopf und in der Luftröhre in der überwiegenden Mehrzahl der Beobachtungen als Folge der kontinuierlich fortschreitenden gleichartigen Erkrankung der Nasenschleimhaut auf (vgl. Fall MENNE 1958). Das isolierte Kehlkopfsklerom ist selten (4 bis 5% aller Skleromvorkommnisse, VIEL, BARON, JOINVILLE und KERNEIS 1953).

Weitere Literatur siehe HAJEK (1932), KNAPP (1940), FAZEKAS (1949: Auftreten der Erkrankung in Nase, Kehlkopf, Luftröhre bei einem häufig im Osten weilenden Federhändler, 14jähriger Krankheitsverlauf), DWYER (1953: 40jähriger Mann, Befall von Nase und Kehlkopf), MORRISON (1938), DIXON (1942), MILLER (1949), BÉRARD (1957).

i) Seltenere Krankheitsbilder

MICHLIN (1950) beschrieb eine *Brucellose* des Kehlkopfes, die durch kleine flache Geschwüre an der Epiglottis sowie durch eine blasse infiltrierte Kehlkopfschleimhaut auffiel. Als Allgemeinsymptome bestanden Schwäche, Müdigkeit, Fieber und Schmerzen.

IV. Die Mykosen und Wurmkrankheiten

1. Die Mykosen

(Ausführliche Darstellung: W. MOHR 1952)

Die Pilzerkrankungen des Kehlkopfes und der Luftröhre stellen im Gegensatz zu denen der Lunge große Seltenheiten dar, es handelt sich zumeist um sekundäre, von Mund und Rachen fortgeleitete Infektionen.

a) Die Aktinomykose

Die *Aktinomykose* (Ätiologie: Strahlenpilze, insbesondere *Actinomyces Wolff-Israel*) tritt im Kehlkopf und in der Luftröhre nur äußerst selten auf. Ihre knotigen Schwellungen auf der Epiglottis, den Aryknorpeln oder den Taschenbändern (seltener Stimmbändern) täuschen leicht echte Tumoren vor. Erweichung der Knoten, Übergreifen auf das knorpelige Skelet sowie innere und äußere Fistelbildungen charakterisieren den Verlauf. *Histologisch* finden sich die sog. „Aktinomykome", d. h. Granulationsgewebsknoten mit Leukocytenanhäufungen, Bindegewebszellvermehrungen und einzelnen peripher gelagerten Riesenzellen. Das Zentrum des infiltrierten Gewebes schmilzt ein oder zeigt fettige Degeneration, so entstehen Abscesse, die nach außen oder innen durchbrechen können und in denen die Pilze einzeln oder in Konglomeraten *(Drusen)* nachweisbar sind.

Literatur: STÖRK (1885), ILLICH (1892), PONCET (1896), KÖRNER (1916), HAIKE (1917), ECKERT (1922), SEIFERT (1928, ältere Lit.), RIECKE (1934), SCHÜTZ (1938), NOWACK (1938), CHILDS (1948).

b) Die Blastomykose

Die *Blastomykose* (Ätiologie: *Blastomyces dermatitidis*), in den USA und in Kanada auch als „Chicago-Krankheit" bekannt, da über 50% aller in Amerika beobachteten Fälle in der Gegend von Chicago aufgetreten sind (FERGUSON 1951).

In Deutschland wurde diese Krankheit zuerst von LÖWENBACH und OPPENHEIM (1904), BUSCHKE und BUSSE (zit. nach SEIFERT 1928), in Amerika von GILCHRIST und STOKES (1896) beschrieben. Es werden drei Erkrankungsformen, durch verschiedene Pilzstämme hervorgerufen, unterschieden:

Die *nordamerikanische* (ausführliche Darstellung CHICK, PETERS, DENTON und BORING 1960, Lit.), die *südamerikanische* oder Lutzsche Krankheit (ausführliche Darstellung FIALHO 1960, Lit.) und die auf der ganzen Welt verbreitete *Torulainfektion* (*Torulopsis*, fälschlicherweise auch als „Europäische" Blastomykose bekannt).

Das *histologische Bild* ist von der Reaktion des Wirtsorganismus abhängig. Es entstehen kleine tuberkelähnliche Knötchen, die zur Nekrose und Abscedierung neigen, stellenweise auch Fremdkörperriesenzellen zeigen, LESTER, CONRAD und ATWELL (1958) wiesen in zahlreichen Riesenzellen vom Langhans-Typ PAS-positive Mikroorganismen nach. Das bedeckende Epithel ist mehr oder weniger stark verdickt *(Hyperkeratose, Acanthose)*. Die Herde heilen unter Hinterlassung von Narben aus. Männer erkranken häufiger als Frauen, alle Altersklassen sind vertreten.

Die primäre Erkrankung des Kehlkopfes und der Luftröhre ist selten. THORNELL (1956) beobachtete eine primäre Kehlkopfblastomykose bei einem 44jährigen Mann, der seit einem Jahr an Heiserkeit litt, die auf Grund verschiedener fachärztlicher Untersuchungen stets als Erkältungslaryngitis behandelt worden war. Das rechte Stimmband war gerötet, verdickt und zeigte einen kleinen Epitheldefekt im vorderen Anteil. Die histologische Untersuchung der Probeexcision ergab ein Granulationsgewebe nach Art des tuberkulösen, ohne daß sich weitere Anhaltspunkte für das Vorliegen einer Tuberkulose gewinnen ließen. Das Epithel des Stimmbandes war auffallend, fast „präcancerös" verdickt. Eine weitere, einige Monate später durchgeführte Probeexcision ließ in einigen Fremdkörperriesenzellen „spheroid bodies" (Pilzzellen) erkennen, die für Blastomykose charakteristisch waren.

CHICK u. Mitarb. (1960) unterscheiden am Larynx zwei Entwicklungsstadien der *nordamerikanischen* Blastomykose, das entzündliche und das fibrotische. Zunächst herrschen die entzündlichen Veränderungen vor, die zu einer knotigen Schwellung der Stimmbänder führen. Die Knötchen sind oft sehr klein, von gelber oder grauer Farbe und von tuberculoidem Aufbau. Bei Fortdauer der Erkrankung tritt Fibrose auf, die zu einer Fixation der Stimmbänder mit Glottisstenose führen kann.

Bei der *südamerikanischen* Blastomykose beschreibt FIALHO (1960) hauptsächlich ulcerative Läsionen an den Stimmbändern oder an der Epiglottis. Die Ulcera sind flach, von geringer (2—3 mm²) Ausdehnung und können bis zum Knorpel heranreichen und zur Perichondritis führen. Histologisch zeigt der Grund des Ulcus Granulationsgewebe mit zahlreichen Parasiten.

Weitere Literatur: SEIFERT (1928, ältere Lit.), CLERF und BUCHER (1936), FULLER (1936), RANIER (1951), OLIVEIRA (1952).

c) Die Histoplasmose

Die *Histoplasmose* (Ätiologie: *Histoplasma capsulatum*) stellt eine schleichend beginnende Allgemeininfektion dar, die mit Erkrankung der Lungen, der Leber und der Milz einhergeht. Besondere Reaktionen zeigt das reticulo-endotheliale System. *Histologisch* finden sich granulomartige Läsionen der Schleimhäute. Die Veränderungen in den Lymphknoten ähneln denen der Tuberkulose. Es treten Nekrosen und Einschmelzungen mit Sekundärinfektionen und konsekutiven Bindegewebswucherungen auf. Im Protoplasma der Histiocyten lassen sich die Pilze nachweisen.

ROBERTS und FORMAN (1950) unterscheiden eine *gutartige,* milde verlaufende und eine *schwere, meist tödliche* Infektion. Sie sehen in der Histoplasmose eine Art „Mangelkrankheit", da in den USA namentlich die ärmere, offenbar ungenügend ernährte Bevölkerung erkrankt. PARSONS und ZARAFONETIS (1945) haben unter 73 Histoplasmose-Erkrankungen zehn Fälle mit Kehlkopfbeteiligung gefunden. HUTCHISON (1952) beschrieb diese Krankheit am rechten Stimmband eines 72jährigen Mannes, der 30 Jahre in Indien gelebt hatte. Im Blutbild fand sich eine Eosinophilie von 41%. PERNIS, BENSON und HOLINGER (1941) sahen eine polypenartige Neubildung am Kehlkopf, die sich als Histoplasmose erwies.

Weitere Literatur: DEAN (1942), MOORE und JORSTAD (1943), FURCULOW (1946), GAMMELL und BRECKENRIDGE (1946), CURTIS und GREKIN (1947), HULSE (1951), KING und CLINE (1958).

d) Die Moniliasis

(Ätiologie: *Candida albicans,* Oidium albicans, ROBIN 1853)

Synonyma: *Soor,* Candidamykose, Oidiomykose.

Von dieser Pilzart und -krankheit existieren heute nicht weniger als 172 verschiedene Namen. 1905 entdeckte CASTELLANI (s. MOHR 1952) den ersten Fall von Bronchialmoniliasis bei Teeprüfern in Ceylon. 1918 gab FISCHL eine eingehende Darstellung der Krankheit.

Histologisch finden sich lymphocytär-plasmazellige Gewebsinfiltrate und ein ausgedehntes Ödem der befallenen Bezirke. Mischinfektionen mit Eiterbildungen sind häufig. In den Lungen werden auch Pseudotuberkelähnliche Infiltrate beobachtet.

Der Soor befällt fast ausschließlich kleine Kinder oder schwer kranke, hinfällige Patienten. Die Kehlkopf- und Luftröhrenschleimhaut erkrankt stets sekundär per continuitatem von der Mundhöhle oder von den Bronchien (Bronchiektasen, Kavernen) aus.

Literatur: CODY (1949), SHEA (1949), SELLARI-FRANCESCHINI (1950), SATO (1954).

e) Die Coccidiomykose

(Synonyma: Talfieber, Wüstenfieber, Wüstenrheumatismus.

Ätiologie: *Coccidioides immitis seu pyogenes*).

Vorkommen: USA, Mexiko, Argentinien.

Die Krankheit lokalisiert sich in erster Linie in den Lungen, den Bronchien und an der Haut, in seltenen Fällen erkrankt disseminiert das Knochensystem, das Myokard und die Meningen. Im Kehlkopf wurde sie bisher nur vereinzelt beobachtet. SINGH, YAST und GLADNEY (1956) beschrieben eine Coccidiomykose des Kehlkopfes bei einem 34jährigen Mann. Die Epiglottis war verdickt und zeigte Ulcerationen, die Umgebung, namentlich die aryepiglottischen Falten, fielen durch ein besonders hochgradiges Ödem auf.

Das *histologische Bild* (vgl. FORBUS und BESTERBREUTJE 1946, MOHR 1952) zeigt zumeist nekrotisierend-ulcerierende Entzündungen, die in granulomatöse Wucherungen übergehen und narbig ausheilen.

Weitere Literatur: MUMMA (1953).

f) Die Sporotrichose

(Ätiologie: Sporotrichon Schencki)

Die Sporotrichose ruft am Kehlkopf papillomatöse Schleimhautwucherungen sowie eitrig-geschwürig zerfallende Knoten hervor. Auffällig ist die Schmerzlosigkeit dieser Läsionen. Langer, chronischer Verlauf. Differentialdiagnostisch wird man stets die Tuberkulose und die Syphilis abzugrenzen haben.

2. Wurmkrankheiten

Der Kehlkopf und die Luftröhre kommen als primäre, physiologische Aufenthaltsorte der den Menschen befallenden Würmer nicht in Betracht. Würmer stellen hier stets Fremdkörper dar (siehe dort). Besonders häufig finden sich *Ascariden* in den Luftwegen (s. SEIFERT 1928, JAFFÉ 1963), in südlichen Ländern auch *Blutegel* (HÄRTING 1916, JAFFÉ 1963), die zu Erstickungsanfällen Veranlassung geben können. Ferner wurden in der Kehlkopfmuskulatur, auch in den Stimmbändern, *Trichinen* und *Echinokokken* gefunden (BOCH zit. nach TÜRCK 1866).

G. Verletzungen, Fremdkörper und Stenosen

I. Verletzungen *

Verletzungen des Kehlkopfes und der Luftröhre sind relativ selten, was sich aus der anatomischen Lage dieser Organe erklären mag, aber dennoch treten sie häufiger auf, als gemeinhin angenommen wird (MARSCHIK 1928, JACKSON 1947, 1959, UNGERECHT 1957). Das Knorpelgerüst ist durch seine Elastizität und durch seine Lage inmitten der Halsweichteile gut gegen Gewalteinwirkungen abgefedert und hat gleichzeitig die Möglichkeit des Ausweichens (LÜSCHER 1956). Je weiter jedoch die Verkalkung der Kehlkopfknorpel vorgeschritten ist, um so größer ist auch die Gefahr der Fraktur dieser Knorpel. Die große Bedeutung der Verletzungen des Kehlkopfes und der Trachea ergibt sich aus den oft lebensbedrohenden Folgezuständen: Akute Erstickungsgefahr durch Blutungen und Schleimhautödem,

---

* Über Intubationsfolgen siehe „Entzündungen durch physikalisch-mechanische Reize".

schwere sekundäre, oft phlegmonöse Entzündungen und schließlich Spätfolgen in Gestalt von Narbenstenosen. Die Sprechstimme kann bei traumatischen Schädigungen des Kehlkopfes intakt bleiben, so daß die Läsion zuweilen erst beim Singen offenbar wird (LEICHER 1954).

Wir unterscheiden (siehe SCHWAB und EY 1963):

1. *Verletzungen durch stumpfe Gewalt* (Quetschungen, Frakturen, Luxationen),

2. *Scharfe*, d. h. *Schnitt-*, *Stich-* und *Schuß-* oder *Zertrümmerungsverletzungen.*

Die *Ursachen* der *stumpfen* Verletzungen sind mannigfaltige: Stoß, Hufschlag, Fußtritt, Aufschlagen stumpfer Gegenstände, Anprall an scharfe Kanten, Mißhandlungen in mörderischer Absicht, Strangulation, heute besonders Verkehrs-, Sport- und Berufsunfälle. *Scharfe* Verletzungen erfolgen durch Dolchstoß, Messerschnitt, Kriegseinwirkungen (Gewehrschuß, Granatsplitter) und ebenfalls durch die zahlreichen, nicht näher zu bezeichnenden Unfälle im Verkehr (UNGERECHT 1956, 1957) oder beim Sport (SURY 1922, LEICHER 1954).

Die *Folgen* der Verletzungen können ebenso mannigfaltige sein:

Die einfache *Commotio laryngis* (LISTON 1823, zit. nach HOPMANN 1898) läßt, obwohl durch Schockwirkung (reflektorische Reizung des Carotis Sinus) zuweilen tödlich (SCHWAB und EY 1963), äußere Verletzungszeichen vermissen. Die Quetschung oder *Contusio laryngis* geht immer mit mehr oder minder ausgedehnten Hämatomen einher, auch können Distorsionen und Luxationen der Kehlkopfknorpel beobachtet werden (HOPMANN 1898, KESSEL 1909, MARSCHIK 1927, HAJEK 1932, BRÜGGEMANN 1942, LEICHER 1954, PIAGET 1956, UNGERECHT 1957). Die Kehlkopfquetschung bringt stets die Gefahr der Schluckläsion sowie der Sekundärinfektion mit sich, auch werden Unterhaut- und Mediastinalemphyseme beobachtet (METSON 1953). Während die *Luxation* in erster Linie die Gießbeckenknorpel betrifft, sehen wir *Frakturen* am häufigsten am Schildknorpel. Es handelt sich zumeist um in der Mittellinie verlaufende Vertikalbrüche (SCHWAB und EY 1963), die besonders beim älteren Menschen auftreten, wenn der Knorpel spröde geworden oder bereits verkalkt oder verknöchert ist. Bei Erhängten werden Abrisse der Zungenbein- oder Schildknorpelhörner beobachtet. *Frakturen der Luftröhre* sind extrem selten. Als häufigster Sitz der vollkommenen Kontiniutätstrennung im Bereich der Trachea wird die Regio sublaryngea und die Bifurkation genannt (DYSART 1949, WORK und MCCOY 1956, BESKIN 1957). WIESER (1961) berichtete über drei Fälle von Totalabriß der cervicalen Trachea nach stumpfem Trauma.

Die *narbige Ausheilung* traumatischer Läsionen birgt die große Gefahr der *Stenosen-* und *Atresie*bildung in sich (Fall G. BAUER 1940, ferner HANCKEL 1955, UNGERECHT 1956). Auch können nach Verletzungen Atrophie der Stimmuskulatur, Ankylose des Cricoarytaenoidgelenkes, Pseudoarthrosen (HÖRBST 1932), narbige Membranbildungen, Laryngocelen und äußere Fisteln auftreten, bei schwereren Verletzungen der gesamten Halsweichteile auch tracheo-oesophageale Fisteln.

Die scharfen Verletzungen, insbesondere die Kriegsverletzungen, sind ausführlich von KINDLER (1943), GREIFENSTEIN (1944), UNTERBERGER (1946) sowie von GIRAUD und SUDAKA (1958) abgehandelt worden.

Die *histologischen Veränderungen am Tracheostoma* untersuchten CITELLI (1908), BINDER (1905, 1908), STREIT (1909), MARSCHIK (1928), HÖRBST (1935). Das paratracheale Kanülenbett wird im Laufe der Zeit vollständig epithelialisiert, und an den Knorpelringen macht sich eine rarefizierende Chondritis bemerkbar. Die Knorpellücke selbst wird langsam durch Bindegewebe verschlossen, die Knorpelränder runden sich ab oder sind kegelförmig zugespitzt. An der Schleimhaut treten zunächst frische Wundgranulome, später nach Abheilung Narbengranulome auf.

Über die *Geschichte der Tracheotomie* s. GOODALL (1934) und PRIEST (1952). *Weitere Literatur* zum Thema Verletzungen: W. BERGER (1931), HAJEK (1932; Kehlkopfverletzung durch Stoß vom Stier), MAUTHNER (1932), RACZ (1933), LANGENBECK (1938), KUCHINKA (1940; Bericht über Ringknorpelverletzungen), LYNCH (1948), LALLEMENT, HENROT und MERCIER (1950), HENRY (1952; Totalruptur der Trachea 4 cm oberhalb der Carina), SUGGITT (1953), JUNINA (1955).

II. Fremdkörper

Mehr als 50% aller Fremdkörper des Respirationstraktes werden bei Kleinkindern gefunden (LÜSCHER 1956). Bei Erwachsenen handelt es sich zumeist um Speisereste, die vom Mund aus aspiriert werden („Verschlucken"), bei Geisteskranken finden sich aber auch viele nicht eßbare Gegenstände unter den Fremdkörpern. Zahnprothesen werden leicht im Schlaf- oder im Rauschzustand aspiriert (Beobachtungen von MYERS 1936, SCHULZ v. TREECK 1941 u. a.). Die meisten Fremdkörper passieren den Kehlkopf und bleiben in den tieferen Luftwegen stecken, zu 70% im rechten Hauptbronchus (LÜSCHER 1956), da dieser eine größere Lichtungsweite aufweist und im stumpferen Winkel aus der Trachea hervorgeht als der linke. Große und weiche Fremdkörper bleiben gern vor der Stimmritze liegen und verursachen den sog. *Bolustod.*

ALBRECHT (1928) führt in einer Tabelle 70 verschiedenartige, in seiner Klinik beobachtete Fremdkörper des Respirationstraktes auf. Es handelt sich zumeist um
1. *pflanzliche* (Obstkerne, Nüsse, Beeren, Bohnen, Erbsen usw.),
2. *metallische* (oder *mineralische*),
3. *körpereigene* (extrahierte Zähne, exstirpierte Tonsillen, sequestrierte Knochen- und Knorpelstückchen) und
4. *lebende Fremdkörper* (Würmer, Insekten).

Klinisch löst der Fremdkörper, so lange er noch im hinteren Pharynx oder an der Epiglottis liegt, starkes *Würgen* aus, später tritt *Dyspnoe, Cyanose* und *krampfartiger Husten* auf (cave Verwechslung mit Laryngotracheobronchitis maligna!), wodurch ein interstitielles Lungen- oder Mediastinalemphysem verursacht werden kann. Bei tiefsitzenden Fremdkörpern wird ein typischer Retrosternalschmerz angegeben (s. LÜSCHER 1956, RUEDI 1956). DEDERER und KUZNECOV (1955) berichten über einen spontanen doppelseitigen *Pneumothorax* nach Fremdkörperaspiration in Trachea und Bronchien. Wird der Fremdkörper nicht entfernt, so entstehen schwere, zum Teil phlegmonöse Entzündungen, auch Perichondritiden mit hochgradigem Ödem. Scharfkantige Fremdkörper setzen je nach Größe innere Verletzungen mit mehr oder weniger ausgedehnten Blutungen.

In seltenen Fällen kann unter besonderen Umständen eine Einheilung kleinerer Fremdkörper in die Schleimhaut des Kehlkopfes oder der Trachea erfolgen. So beschreibt WITHALM (1951) die Einheilung von eingeatmeten Siliciumpartikelchen in das Stimmlippengewebe mit Ausbildung echter Fremdkörpergranulome. Es handelte sich um einen Installateur, der zum Zwecke des Legens elektrischer Leitungen Mauerwerk (Mauerschutt enthält 38 bis 40% Kieselsäure) aufzustemmen hatte.

Pflanzliche Fremdkörper mit nachfolgenden Entzündungen sahen bei Kindern OPPIKOFER (1935), KREJCI (1952), HÖH (1952), PERRON und JOSSERAUD (1953) u. a. SONSKA und FUDES (1952) fanden Zigarettenstummelreste im Bronchus. WALCHER (1937) berichtete über tödliche Unfälle durch Ersticken infolge Verlegung der Luftwege durch Getreidespelzen.

Metallische und sonstige Fremdkörper beschrieben DÖHNEN und GREVEN (1942), SCHNAUBELT (1943), HAMILTON (1947), FRASER (1955, Bombensplitter im Stimmband). NEUBERGER (1956) entfernte Granatsplitter aus dem Kehlkopf. V. EICKEN (1947) fand ähnlich wie JACKSON und JACKSON (1947) Eierschalen in den Luftwegen, desgleichen NILLES (1951) bei einem 18 Monate alten Kind. HARCOURT (1953) sah eine Celluloidplatte im Kehlkopf eines 14 Monate alten Kleinkindes, und ZOBIN (1949) beschreibt ein fünfjähriges Verweilen eines Hühnerknochens im Kehlkopf eines 37jährigen Mannes. HILL (1951) fand Stacheln eines Stachelschweines im Larynx eines 23jährigen Mannes und einer 58jährigen Frau. TUOHY und PENBERTON (1941) entfernten einen Radiergummi aus dem Respirationstrakt. WITHERS (1949; ausführliche Lit. und Fallbeschreibungen) entfernte eine Münze, die so unglücklich auf den Stimmbändern lag, daß sie sich in den Schlitzen des Ventriculus Morgagni festgeklemmt hatte. UNDRIC (1949) berichtete über das Vorkommen von *Blutegeln* im Kehlkopf. Nach Mitteilungen von JIMENEZ-CERVANTES (1953) werden in Spanien häufiger Blutegel im Rachen und im Kehlkopf gefunden. RADMANN (1938) und DOBREW (1939) beobachteten gleiches in Deutschland, ALI (1948) im Irak. ROBBINS (1932) fand auch Ascariden als Fremdkörper im Kehlkopf.

III. Stenosen

Die Stenosen stellen gefürchtete Komplikationen der akuten und chronischen Entzündungen (besonders bei Kindern: HOLINGER und JOHNSTON 1950 sowie HOLINGER, JOHNSTON und BASINGER 1950), der Tumoren und Traumen des Respirationstraktes dar. Ihrer großen klinischen Bedeutung wegen (RUSSI 1950, SIMMONS 1956) werden die verschiedenen Ursachen, die eine Lichtungseinengung des Kehlkopfes oder der Trachea zur Folge haben, noch einmal tabellarisch zusammengestellt. Einzelheiten zur Pathogenese sind den betreffenden Kapiteln der jeweiligen Grundkrankheit zu entnehmen.

1. *Mißbildungen*, einschl. *Cysten*. (Über die seltene kongenitale Trachealstenose s. BERENDES 1953/54, KRIESSMANN 1960, Lit.).

2. *Schleimhautödeme* verschiedener Genese.

3. *Akute Entzündungen:* Laryngotracheobronchitis maligna, Diphtherie, Laryngitis subglottica, Phlegmonen, Abscesse (DOLIVO 1947).

4. *Chronische Entzündungen:* Narbige Ausheilungsstadien der Tuberkulose und der Syphilis (GAKKEL und MINKOWSKY 1931, ZÖLLNER 1931, LAMBIE 1938), seltener Durchbruch kalter Abscesse in die Luftwege (Beobachtungen von FABRE 1942

und LINK 1953), Rhinosklerom (DIXON 1942), Wegenersche Granulomatose sowie sämtliche Narben nach unspezifischen ulcerierenden Entzündungen.

5. *Lähmungen der Glottisöffner* (z. B. nach Entfernung eines Schilddrüsencarcinoms, HENROT und FABRE 1955).

6. *Funktionelle Stenosen:*

a) *Die exspiratorische Stenose der Trachea und der großen Bronchien* durch eine erschlaffte Pars membranacea der Trachea (HERZOG 1958/59). Von dieser Krankheit werden hauptsächlich Männer über 50 Jahren betroffen, die bereits seit längerer Zeit an einer schweren asthmoiden Bronchitis leiden. Ätiologie unklar, sicher ist die chronische Entzündung des Respirationstraktes eine wichtige Teilursache (HERZOG 1958/1959, Lit.).

b) *Der inspiratorische Larynxkollaps.* Er entsteht durch Zusammenfallen der aryepiglottischen Falten und Kollaps der Epiglottis unter dem starken Sog der Inspiration (CROOKS 1954). Durch die Exspiration entfaltet sich der Kehlkopf wieder. CROOKS (1954) beschrieb diese Störung bei Kindern mit gleichzeitiger Mikrognathie, wodurch die Zunge von vornherein nach rückwärts verlagert ist. Herausziehen der Zunge kann die Inspiration erleichtern. Die Störung verliert sich mit dem Wachstum.

c) *Der sog. inspiratorische arytaenoide Prolaps.* Es prolabieren die Aryknorpel bei der Inspiration in die Kehlkopflichtung.

7. *Traumen und physikalisch-chemische Einwirkungen:* Frakturen, Verletzungen (besonders Kriegsverletzungen, MARTIN und ALBRIGHT 1947), Fremdkörper, Röntgenbestrahlungen (CLERF 1938, 1940, PONCET 1951), Verätzungen, Verbrennungen, Intubation (ZANGE 1931, CLANDA 1948), Erhängen (KINDLER 1940, Beobachtung bei einer Strangulierten, die etwa 10 min gehangen hatte).

8. *Geschwülste aller Art:* Als seltenes Vorkommnis berichteten CANFIELD und HAVEN (1949, 1950) über stenosierende knöcherne Wucherungen auf dem Boden einer Kehlkopfpapillomatose.

9. *Kompressionen* von außen (KAHLER 1928):

a) *Tumoren der Schilddrüse und des Thymus* (OPITZ 1951, HENROT und FABRE 1955). Hierbei kommt es häufig zu einer symmetrischen doppelseitigen Eindellung der Trachea im Sinne der *Säbelscheidentrachea* (H. DEMME 1861, KAHLER 1928). Der Grad der Eindellung ist aber nicht allein von der Größe der Struma abhängig. KRÖNLEIN (1892) und EWALD (1894) haben die Bildung einer Säbelscheidentrachea durch eine nur walnußgroße Struma beobachtet.

b) *Gefäßanomalien,* z. B. doppelter Aortenbogen, aberrierende A. subclavia usw. (MITCHELL-NELSON 1951, SCOTT und DANIEL 1953, KOMMERELL 1953, ZHA und CORONE 1956).

c) *Aneurysmen* insbesondere des Arcus aortae (Abb. 20) und A. brachiocephalica (vgl. KAHLER 1928, HART und MAYER 1928).

d) *Mißbildungen* der umliegenden Organe einschl. Cysten. MAIER (1950) beobachtete eine branchiogene Cyste bei einem $2^{1}/_{2}$jährigen Kind, welche durch Druck von außen zu einer Lichtungseinengung der Trachea geführt hatte.

e) *Vergrößerte Lymphknoten* engen die Trachea nennenswert nur bei Vorliegen ausgedehnter Tumormetastasierungen oder Hämoblastosen bzw. tumorartiger

Systemerkrankungen des Lymphgewebes ein. Entzündlich vergrößerte Lymphknoten rufen kaum Lichtungsveränderungen der Luftröhre hervor. Über den Einbruch tuberkulöser Lymphknoten in die Trachea und großen Bronchien siehe Kapitel „Tuberkulose". OLSON (1953) beschrieb eine Trachealstenose durch gutartige Hyperplasie des Lymphgewebes der Schleimhaut.

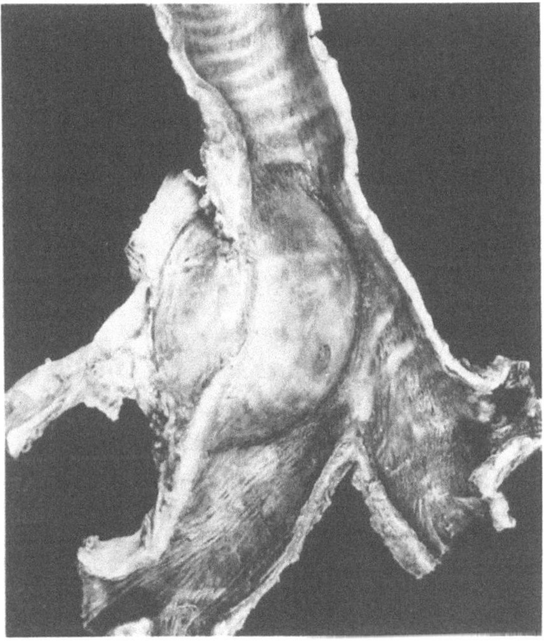

Abb. 20. Faustgroßes Aneurysma des Arcus aortae. Vorwölbung in die Lichtung der Trachea unter Zerstörung der Trachealknorpel

H. Die Tumoren

Vorbemerkungen

Die tumorartigen Veränderungen der Luftwege, sowohl die Pseudotumoren als auch die echten blastomatösen Neubildungen, zeigen eine einheitliche, durch die Lokalisation und Ausdehnung bestimmte klinische Symptomatik. In den meisten Fällen besteht Fremdkörpergefühl, Hustenreiz, mehr oder minder starke Atemnot und, bei Sitz auf den Stimmbändern, Beeinträchtigung der Stimmbildung. Größere Tumoren können bei Befall der physiologischen Engen des Respirationstraktes lebensbedrohende Atemhindernisse darstellen und eine Tracheotomie notwendig machen (U. OSTERLAND 1961). Die *bösartigen* echten Geschwülste neigen zu frühzeitigem infiltrierendem Wachstum, während sie erst relativ spät metastasieren. Durch Zerfall des Tumorgewebes oder infolge eines Durchbruches in den Oesophagus werden nicht selten Aspirationspneumonien oder auch Weichteilphlegmonen provoziert.

Der Differentialdiagnose zwischen den echten tumorartigen Neubildungen und den sog. Pseudotumoren kommt gerade wegen der gemeinsamen klinischen Symptomatik, besonders der Frühsymptomatik, eine große praktische Bedeutung zu (MATZKER 1963). Im folgenden seien deshalb noch einmal alle jene Bildungen zusammengefaßt, die klinisch-symptomatisch zu den Tumoren gerechnet werden müssen, pathologisch-anatomisch aber *Pseudotumoren* darstellen (Einzelheiten über diese Bildungen sind in den entsprechenden Kapiteln nachzulesen).

1. *Laryngocelen* und *Larynxcysten* (Seite 166).

2. *Dyschylische Pseudotumoren* (RUCKES und MATZKER 1960). Durch chronisch rezidivierende Entzündungen im Bereich der Taschenbänder kann es zu einer Stenose bzw. zum Verschluß der Ausführungsgänge der dort mündenden tubulo-alveolären Schleimdrüsen kommen. Sekreteindickung führt schließlich zu einer cystischen Erweiterung und tumorartigen Auftreibung der Drüse, so daß eine erhebliche Volumenzunahme des Taschenbandes die Folge sein kann.

3. *Amyloidtumoren* (Seite 175) und *Gichttophi* (Seite 177).

4. *Chronische granulierende Entzündungen*

a) unspezifisch, z. B. *Intubationsgranulome* (Seite 201).

b) spezifisch, z. B. *pseudotumorale Tuberkulose* MANASSE (1926, 1927), RANDERATH (1939) (Seite 207).

c) Wegenersche Granulomatose (BECKER, DIEMER und MATZKER 1957, ALTMANN und SCHICHE 1959, siehe Kapitel „Nase und Nasennebenhöhlen").

5. *Intralaryngeale Strumen* (Seite 170).

6. *Erkrankungen des Blutes und lymphoreticulären Gewebes*. Diese Gruppe zeigt fließende Übergänge zu echten Geschwulstbildungen (Lymphosarkom LEGLER 1949, Lymphogranulomatose DONAT 1959, Plasmocytom) (Seite 182).

7. *Papillome, Polypen (Sängerknötchen)*. Diese werden wegen ihrer differentialdiagnostischen Abgrenzung zu den echten malignen Neubildungen und ihrer Bedeutung als fakultative Präcancerosen im Kapitel der epithelialen Tumoren (Seite 247) abgehandelt.

Die *echten primären* blastomatösen *Neubildungen* kommen im Kehlkopf und in den Bronchien wesentlich häufiger vor als in der Luftröhre. Hier sind sie sogar relativ selten (HART und MAYER 1928, DE RUITER 1957, D'AUNOY und ZOELLER 1931 (Lit.), RAPP 1933, LÜSCHER 1956). Nach HOLINGER, NOWAK und JOHNSTON (1950) ist das Verhältnis der Luftröhrentumoren zu denen des Kehlkopfes etwa 1:300—800. Während die Mehrzahl der Kehlkopftumoren von den wahren und falschen Stimmbändern ausgeht, haben 50% aller Trachealgeschwülste ihren Sitz im unteren Drittel der Luftröhre einschließlich der Bifurkation, 35% im oberen Drittel, also im subglottischen Raum und nur 15% im mittleren Abschnitt (vgl. CALICETI 1955). Diese Verteilung erklärt sich zwanglos durch die exogenen Einflüssen stärker ausgesetzte Lage der Carina tracheae (TEUBLER 1933).

I. Die mesenchymalen Tumoren

(Zusammenfassende Darstellung der gutartigen Kehlkopftumoren siehe
CH. L. JACKSON 1957)

1. Gutartige Neubildungen

a) Fibrome

Als häufigste, wenngleich immer noch relativ selten vorkommende, gutartige
mesenchymale Geschwülste des Kehlkopfes und auch der Luftröhre gelten die
Fibrome.

Die ältere Literatur (HART und MAYER 1928, THOST 1913, 1929) nennt die
Kehlkopffibrome als besonders häufige Tumoren des Respirationstraktes, jedoch
waren hier in erster Linie Polypen, Sängerknötchen und Papillome gemeint, also
Bildungen, die wir heute nicht mehr zu den echten Geschwülsten rechnen, sondern den sog. entzündlichen Tumoren oder Reizhyperplasien zuzählen (s. unten).

α) Echte Fibrome

Echte Fibrome sind entgegen älteren Anschauungen im Respirationstrakt
selten (HAJEK 1932, v. ALBERTINI 1955, MATZKER 1963); sie erreichen etwa Walnußgröße, entwickeln sich im submukösen Gewebe und treten an allen Abschnitten
des Kehlkopfes und der Luftröhre auf, besonders aber an den *Taschenbändern,*
im *subglottischen Raum,* am *Lig. pharyngo-epiglotticum* und an den *aryepiglottischen
Falten* (HAJEK 1932). Sie können auch als breitbasige oder gestielte Polypen die
Schleimhaut überragen *(Fibroma pendulans).*

Histologisch werden *weiche* und *harte* Fibrome unterschieden: das weiche Fibrom
(Fibroma molle) zeigt spindelförmige zellige Elemente mit breitovalen Kernen
und eine saftreiche ungeformte Zwischensubstanz, es wird häufiger beobachtet als
das harte Fibrom *(Fibroma durum).* Die Kehlkopffibrome weisen nicht selten
neurinomartige Strukturen auf, wie wir sie bereits im Kapitel ,,Nase und Nasennebenhöhlen'' in einem Nasenfibrom darstellen konnten. Die Ähnlichkeit der
Kehlkopffibrome mit den von FEYRTER (1948) beschriebenen fusiformen und
multiformen Neurinomen betont vor allem OFFENHAMMER (1954, 1955). Er fand
unter den banalen Larynxfibromen etwa 10% mit endoperineuraler Abstammung
und äußerte den Verdacht, daß viele der in der Literatur, so auch die von MINNI-
GERODE (1929, 1949) und KOSCHIER (1952) beschriebenen Fibrome des Respirationstraktes in Wahrheit Neurome seien, obwohl MINNIGERODE (1929, 1949) ausdrücklich die Neurofibromnatur der von ihm beschriebenen Geschwülste abgelehnt hat.

In der *Trachea* sind nach KNIGHT und BUNTING (1948) bisher etwa 35 echte
Fibrome beobachtet worden, ein ungestieltes echtes Fibrom der Luftröhre beschrieb u. a. PUSATENI (1949).

Fibrome kommen in allen Lebensaltern vor, am häufigsten jedoch im Kindesalter. Die älteste Beobachtung eines nicht näher bezeichneten Fibroepithelioms
stammt von LIEUTAUD (1767): es handelt sich um einen Knaben, der durch die
Verlegung der Luftröhre erstickt war.

β) Besondere Fibromarten

Die mitunter reichliche Entwicklung von Blutgefäßen in Fibromen *(Fibroma teleangiectaticum)* leitet kontinuierlich zum *Fibrohämangiom* oder *Hämangiofibrom* über. In der neueren Literatur finden sich derartige Mitteilungen bei GILBERT u. Mitarb. (1949, 1953), MERZ und GRAF (1958). Eine ödematöse Auflockerung des Grundgewebes kann ein *Fibroma myxomatosum* vortäuschen, auch können Muskelfasern eingelagert sein, so daß das Bild eines *Fibroleiomyoms* entsteht. BRANCHI (1951) beschrieb einen solchen Tumor von 2 cm Durchmesser am rechten Stimm-

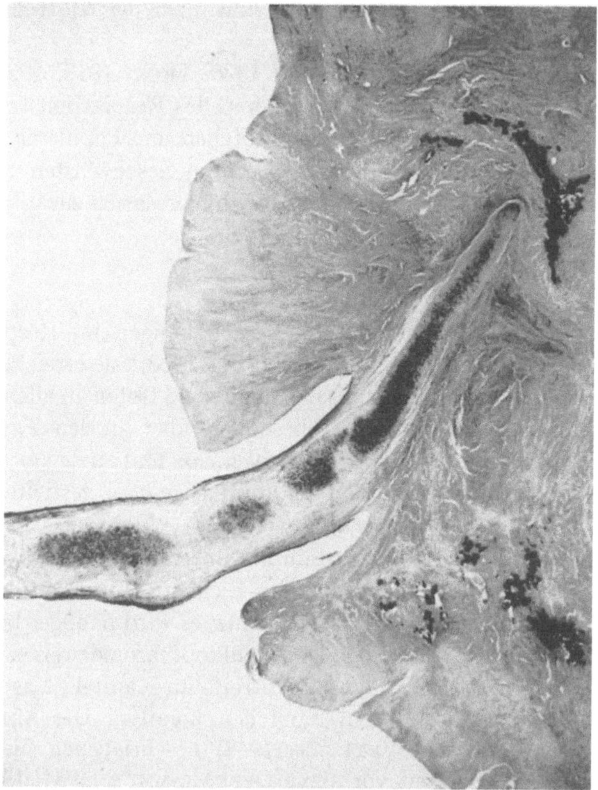

Abb. 21. 50jähr. ♀. Vom Perichondrium ausgehendes Riesenzellenfibrom der Epiglottis mit Kalkablagerungen

band einer 72jährigen Frau, KÄSER (1954) ein gleiches Vorkommnis von Mandarinengröße am linken Taschenband einer 32jährigen Frau. OFFENHAMMER (1954) deutet aber auch diese Geschwülste als neurogene Tumoren im Sinne FEYRTERS (1948).

Fibroangiome mit Nestern cholesterin- und lipoidhaltiger Zellen *(Fibroangioma xanthomatosum)* beschrieb TEMESREKASI (1955) am Stimmband. Diese Geschwülste stehen den sog. *Histiocytomen* (WORINGER und KWIATKOWSKI 1932) nahe.

Riesenzellfibrome (Synonyma: Riesenzelltumoren, Riesenzellgranulome, Osteoclastome, braune Tumoren, Riesenzellepulis, Epulis gigantocellularis) stellen keine pathogenetische Einheit dar (THOMA 1934, 1954, 1956). Das griechische Wort „Epulis" ($\varepsilon\pi\iota\ o\dot{v}\lambda\iota\varsigma$) bedeutet soviel wie „auf dem Zahnfleisch", es sollte nicht für die an anderen Orten lokalisierten Riesenzellfibrome gebraucht werden, obwohl eine histologische Trennung der verschiedenen Riesenzellgeschwülste nicht möglich ist. Ein Teil dieser Tumoren weist Beziehungen zur sog. „fibrösen Dysplasie" auf; GESCHICKTER und COPELAND (1931) sowie EWING (1940), LICHTENSTEIN und JAFFÉ

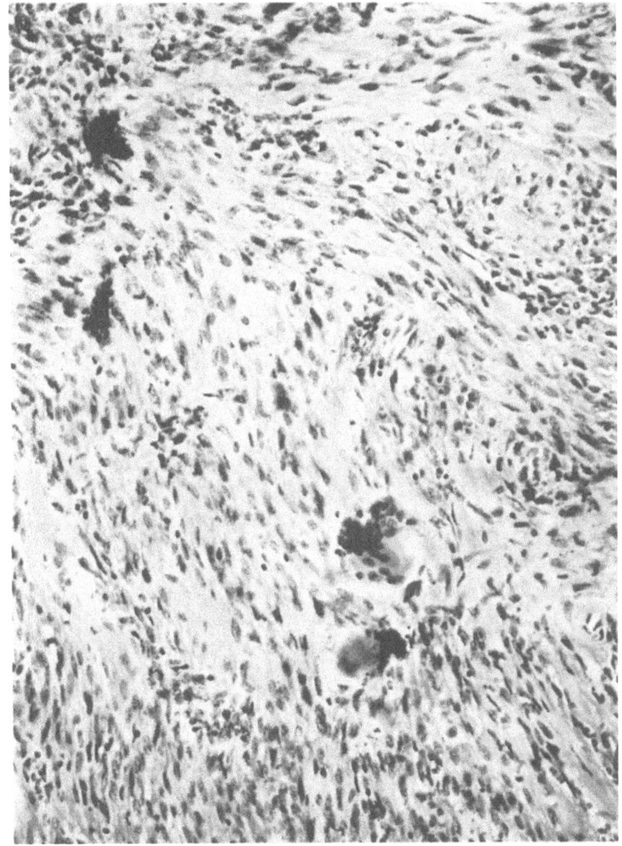

Abb. 22. 50jähr. ♀. Riesenzellenfibrom der Epiglottis, gleicher Fall wie Abb. 21. (Paraffin, HE, Vergr. 180:1)

(1942), HERZOG (1944), HELLNER (1950), SCHINZ, UEHLINGER u. Mitarb. (1952) deuten sie als echte Tumoren, SIEGMUND und WEBER (1926), HASLHOFER (1937), AXHAUSEN (1940) und BÜNGELER (1957) halten sie für reaktive Gewebswucherungen. Ihr *histologisches* Aussehen kann bunt und unterschiedlich sein, allen Vorkommnissen gemeinsam sind lediglich die *Riesenzellen*, die oft das Aussehen von *Osteoclasten* zeigen. Im übrigen wechseln junge fibrocyten- und fibroblastenreiche Gewebspartien mit älteren faserreichen. Häufiger treten auch Blutungen auf und hämorrhagisch-cystische Veränderungen (HERZOG 1944), seltener dagegen Schaumzelleneinlagerungen. Osteoide, knorpelige und knöcherne Differenzierungen sind

15*

keineswegs selten. Bevorzugt werden die langen Röhrenknochen befallen, dann,
wenn auch seltener, die Kiefer (LANGER 1958). Ihren Ausgang nehmen sie vom
Endost oder Periost. Im Kehlkopf oder in der Trachea stellen sie ausgesprochene
Raritäten dar, die ihre Matrix im Perichondrium haben (Abb. 21, 22), bzw., bei
älteren Menschen mit verknöchertem Kehlkopfskelet, im Periost. Es handelt sich
stets um gutartige Tumoren, die jedoch bei unvollständiger Entfernung leicht zu
Rezidiven neigen. WESSELY (1939, 1940) beschrieb einen solchen Tumor, den er als
„Epulis" bezeichnete, am Kehldeckel. Wir selbst sahen ebenfalls ein Riesenzell-

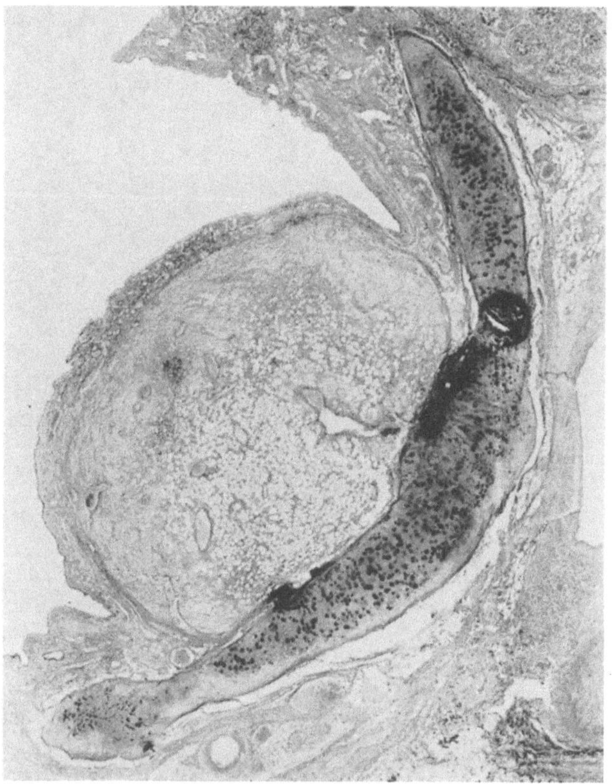

Abb. 23. 67jähr. ♀. Halberbsgroßes Lipom des rechten Hauptbronchus. (Paraffin, HE, Übersicht)

fibrom, das von der Epiglottis ausging (Abb. 22, 23) und WAGEMANN (1952)
beobachtete einen gleichen Tumor am Lig. thyreocricoideum. CID und LOPEZ-
BONILLA (1941) berichteten über eine Riesenzellgeschwulst an der Bifurcatio
tracheae.

b) Lipome

Lipome finden sich im Kehlkopf selten, sie können aber auffällig groß werden
(pfefferkorn- bis apfelgroß, BRUCH 1931, 1936) und baumartig gelapptes Aussehen
(Lipoma arborescens) zeigen. Sie kommen an allen Abschnitten des Respirationstraktes als breite Schleimhautvorbuckelungen oder als polypöse Auswüchse vor

(vgl. HART und MAYER 1928, THOST 1929). Die Seltenheit ihres Vorkommens mag der Grund der reichlichen Kasuistik sein. B. MEYJERS (1905) beobachtete ein Kehlkopflipom von 28 g bei einem 8jährigen Knaben.

Neuere Literatur: FLYNN (1933), DAVIS (1933), BIRKETT (1934), HEIBERG (1935), SCHWARZBART (1937; rezidivierendes Lipom des Kehlkopfes bei einem 65jährigen Mann), DOOTERMANN (1937/38), KLOSE (1938), HARBERT (1951), MACONI (1951), GULLI (1955), RICCABONA (1956).

Lipome der Luftröhre finden sich noch seltener als die des Kehlkopfes. Nach LINK (1964) waren bis zum Jahre 1928 erst 26 Tracheallipome beschrieben worden. MEYERSON (1929) konnte aber bereits 35 Fälle aus der Literatur zusammenstellen. Weitere Beobachtungen siehe MINNIGERODE (1929/1949). Zwei eigene Beobach-

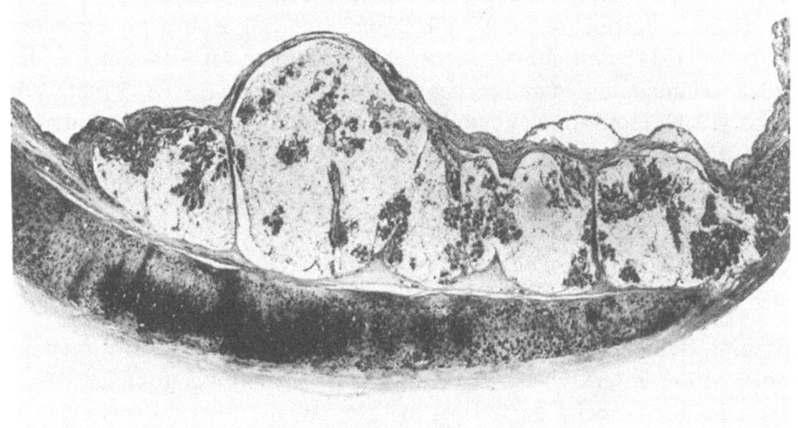

Abb. 24. 74jähr. ♂. Lipom der Trachea. Zufallsbefund, keine klinische Symptomatik (Paraffin, HE, Vergr. 8:1)

tungen geben wir in Abb. 23 und 24 wieder. Viele Autoren (s. ENGELKING 1959) sehen in den Lipomen Hamartome.

Lipome der großen Bronchien wurden von FELLER (1922), HONIG (1934), BEATON und HEATLY (1952), BREWIN (1952), ferner von BIKFALVI, KASSAY und TAKACS-NAGY (1956), S. OCHSNER, LE JEUNE und A. OCHSNER (1957) beschrieben.

Xanthome werden zuweilen bei Stoffwechselstörungen in der Schleimhaut des Kehlkopfes und der Trachea beobachtet (siehe Kapitel „Stoffwechselstörungen", S. 175), kommen aber auch als solitäre Tumoren ohne Fettstoffwechselstörungen vor (MATZKER 1963); besonders eindrucksvoll war die Beobachtung von GOTO und KUGA (1934). Weitere Mitteilungen: WEIDMANN und SCHAFFER (1937), JODICE (1957).

c) Hämangiome, Lymphangiome

Hämangiome und Lymphangiome stellen im Kehlkopf und in den tieferen Abschnitten des Respirationstraktes Seltenheiten dar. FERGUSON (1944) stellte aus der Weltliteratur 125 derartige Fälle zusammen. Kinder werden bevorzugt befallen (SCHORP 1949, LAZAR und LEROY 1950, BAKER und PENNINGTON 1956). DOERMANN, LUNSETH und SEGNITZ (1958) beschrieben ein obturierendes subglottisches

Hämangiom bei einem Kleinkind, CAMPBELL u. Mitarb. (1958) berichteten über angeborene subglottische Hämangiome. FERGUSON und FLAKE (1961) sahen zwischen 1951 und 1960 17 Kinder mit subglottischen Hämangiomen. In Gestalt von *Teleangiektasien* treten diese Geschwülste auch in Zusammenhang mit dem Morbus Osler auf. *Histologisch* überwiegt im Respirationstrakt das *kavernöse* Hämangiom, während das *Angioma capillare simplex* bisher kaum beobachtet wurde. Lieblingssitz ist das Stimmband, seltener die Regio interarytaenoidea, die Taschenbänder oder der Sinus Morgagni. Die Tumoren zeigen zumeist Hanfkorn- bis Haselnußgröße und glatte oder warzige Oberflächen, sie sitzen der Schleimhaut polypenartig auf. Blutungsneigung erwähnt bereits v. SCHRÖTTER (1893).

Die *Lymphangiome* gleichen in Sitz, Größe und Aussehen den Hämangiomen, sie sind aber noch seltener als diese (CORDRAY 1951).

Weitere Literatur: Ältere Literatur bei HART und MAYER (1928), neuere siehe DEUTSCH (1932; multiple kavernöse Hämangiome am Kehlkopf, Tonsille und Hals), EBSKOV (1934; gestieltes kavernöses Hämangiom im Kehlkopf), L. HOFFMANN (1938; Hämangiom der Trachea), FERGUSON (1944), BERNTSEN (1949), BERNHARDT (1949), HOLINGER (1950), DARGEON und DALY (1951), HAARDT (1952), BERTELLI (1953), BARTALENA (1954), BAKER und PENNINGTON (1956; Hämangiome des Larynx, vergesellschaftet mit Lippen- und Mundschleimhauthämangiomen), CAMERON u. Mitarb. (1960).

d) Chondrome

Chondrome stellen im Kehlkopf ebenfalls seltene (TERRACOL u. Mitarb. 1948, 1959, haben in der Literatur bis 1948 nur 89 Beobachtungen finden können), langsam wachsende, äußerst harte Geschwülste dar, die in der Regel zwar klein bleiben, aber auch bis Hühnereigröße erreichen können (Abb. 25, eigene Beobachtung). Sie treten in jedem Lebensalter auf, bevorzugen jedoch ältere Jahrgänge. Keine Geschlechtsdisposition. Die Chondrome des Kehlkopfes wachsen solitär oder auch multipel, seltener kommen sie in Zusammenhang mit einer systematisierten Chondromatose vor (*Olliersche Wachstumsstörung* auf erblicher Disposition).

Nach HART und MAYER (1928) gilt der *Ringknorpel* als bevorzugter Sitz (44,4%, nach CALVET, COLL und LACOMME, 1958, sogar 75%), dann folgt der Schildknorpel (33,3%) und die *Epiglottis* und der *Aryknorpel* mit je 8,3%. Die Chondrome wachsen nicht nur in die Kehlkopflichtung hinein, sondern zuweilen auch nach außen in das lockere Bindegewebe zwischen Oesophagus und Kehlkopf.

Histologisch bestehen sie aus hyalinem Knorpel, zuweilen mit Anteilen von Faser- und Netzknorpel. Verkalkungen, Verknöcherungen, Fetteinlagerungen, Verflüssigungen und Höhlenbildungen werden beschrieben. Zuweilen finden sich auch myxomatöse Anteile, UNGERECHT (1951), WALTER (1959) und LEROUX-ROBERT (1956), REINHARD (1960) sahen neben ausgereiften gutartigen Partien entdifferenzierte sarkomatöse Abschnitte.

Chondrome der Luftröhre (siehe bei LINK 1964) sind noch seltener als die des Kehlkopfes. C. v. EICKEN (1907) entfernte als erster bei einer 41jährigen Frau ein sog. Enchondrom aus der hinteren Circumferenz des linken Hauptbronchus (weitere Beschreibungen bei EVANS 1951, FOXWELL 1955, DUNAJVICER 1955). Chondro-

matöse Bildungen der Trachea, die jedoch keine echten Tumorbildungen darstellen, kommen ferner in Gestalt der bereits im Kapitel „Mißbildungen" besprochenen *Tracheopathia osteochondro-dysplastica* vor (*diffuse Chondromatose*, PIERI
und CASALONGA 1957).

Neuere Publikationen: HÜTTNER (1931), HENNESSY (1935), KRÜGER (1941),
DIMITRU (1943), ROSEDALE (1947), JACKSON und JACKSON (1959, 1960), RADCLIFFE
(1952), DENECKE (1955; hühnereigroßes Chondrom bei 38jährigem Mann an der

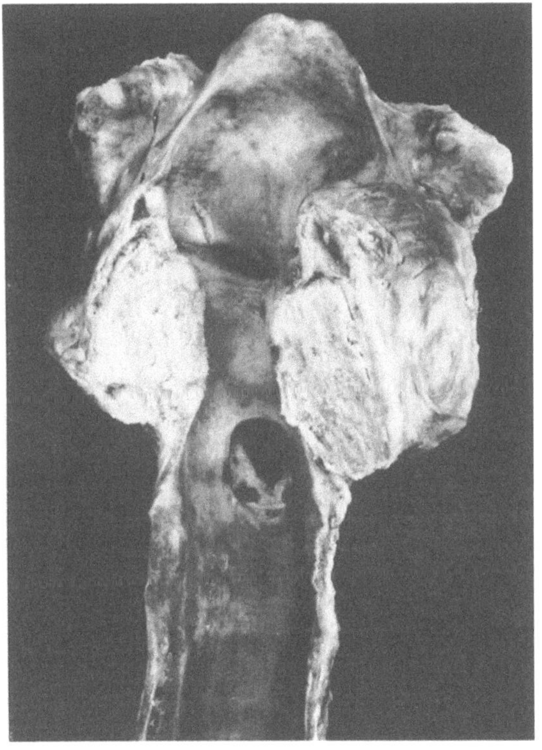

Abb. 25. 68jähr. ♂. Vom Ringknorpel ausgehendes Chondrom des Kehlkopfes. Tracheotomie wegen
hochgradiger Atemnot

Ringknorpelplatte), PITKIN und SPENCER (1953), HUET und LABAYLE (1953),
MAYOUX, MARTIN und REBATTU (1955; zwei Kehlkopfchondrome, das eine mit
sarkomatöser Entartung), JACKSON (1960).

e) Osteome

Osteome sind als primäre Tumoren im Respirationstrakt bisher kaum beschrieben worden. Dagegen werden *Ossifikationen* in Fibromen und Chondromen häufiger
beobachtet (Fibrochondroosteom, Fall HOPMAN 1935). Echte Osteome des Kehlkopfes sahen D'AUNOY und ZOELLER (1931), VERSTENNIKOVA (1957) und GERA-
SCENKO (1957), ein Osteom in der Luftröhre eines Pferdes erwähnt SALOMON (1932).
Dem *histologischen* Aufbau nach werden das *Osteoma eburneum* und das *Osteoma*

spongiosum unterschieden. Wesentlich häufiger als die echten Knochengeschwülste kommen am verknöcherten Kehlkopfskelet *Exostosen* vor.

f) Myxome

Das Vorkommen von *Myxomen* im Respirationstrakt wird bereits von HART und MAYER (1928) in Zweifel gezogen. Ganz offensichtlich stellen die meisten in der Literatur publizierten Kehlkopfmyxome ödematöse pseudomyxomatöse Polypen dar oder echte Fibrome mit myxomatöser Entartung der Grundsubstanz (MATZKER 1963).

Literatur: URFER (1947; Myxolipom), ROMENALDI und COSTESI (1947).

g) Myome

Leiomyome stellen im Kehlkopf und in der Luftröhre ebenfalls ausgesprochene Raritäten dar. GILBERT, MAZARELLA und FEIT (1953) fanden unter 546 Trachealtumoren nur zwei Leiomyome. KANZ (1953) beschreibt ein kleines Leiomyom des linken Hauptbronchus und HAARDT (1944) ein solches der Trachea. Auch LANGE (1966, Lit.) beobachtete ein Leiomyom der Trachea bei einem 27jährigen Mann.

Die sog. *Rhabdomyome* (oder *Myoblastenmyome*) treten etwas häufiger auf als Leiomyome. Sie wurden von ABRIKOSSOFF (1926, 1931) als Neubildungen der quergestreiften Muskulatur aufgefaßt, haben jedoch keine Ähnlichkeit mehr mit dieser, sondern bestehen aus unförmigen, etwa 20 bis 30 μ großen Zellen mit kleinen, polymorphen, chromatinreichen Kernen. Der Zelleib ist aufgelockert, groß und hell, von körniger bis vacuolärer Beschaffenheit und von eosinophilen Granula durchsetzt. Da ABRIKOSSOFF (1926) glaubte, es mit embryonalen Muskelzellen zu tun zu haben, nannte er diese Geschwülste *Myoblastenmyome*. Die *Histogenese* dieser Tumoren ist jedoch nicht befriedigend geklärt. V. ALBERTINI (1955) ordnet die zelligen Elemente dieser Geschwülste nicht den embryonalen Muskelzellen zu, die bekanntlich nur in Teratomen vorkommen, sondern spricht von „entarteten" Muskelzellen, die die ihnen angebotenen Nahrungsstoffe nicht mehr genügend verarbeiten könnten und durch Stapelung derselben ein helles körniges vacuoläres Plasma zeigten. Er hält die Anwesenheit dieser großen hellen „onkocytären" Zellelemente zur Diagnostik des Myoblastomas für unbedingt erforderlich.

OFFENHAMMER (1955) wirft die Frage auf, ob es sich bei diesen seltenen Leio- und Rhabdomyomen (Myoblastenmyomen) nicht auf Grund der histologischen Ähnlichkeit zwischen myogenen und neurogenen Gewächsen um eine histogenetische Verkennung handele und auch diese angeblichen myogenen Tumoren in Wahrheit neurogene Geschwülste seien. SMITH (1959) wendet sich aber entschieden gegen die Gleichstellung der Begriffe granuläres Myoblastom und Rhabdomyom, er fordert zur Diagnose des Rhabdomyoms den Nachweis quergestreifter Muskulatur. Das Vorkommen von Leiomyomen im Kehlkopf bestreitet OFFENHAMMER (1954, 1955), diese Diagnose träfe lediglich für ein von NEIVERT und ROYER (1946) beschriebenes *Angioleiomyom* zu. Auch FEYRTER (1948, 1952) kommt zu der gleichen Überzeugung, daß das sog. Myoblastenmyom ein gekörntzelliges neurogenes Gewächs sei. Er stützt sich dabei auf die Erkenntnis, daß das Geschwulstgewebe der Myoblastenmyome von dem der gekörntzelligen neurogenen Tumoren nicht zu unterscheiden sei.

Myoblastenmyome des Kehlkopfes wurden von Eickhoff (1949), Mac Naughtan und Fraser (1954) sowie von Keohane und Stettler (1956) beschrieben. Sie sollen nach den Erfahrungen der letztgenannten Autoren (15 Beobachtungen) besonders in der Mundhöhle und in den Atemwegen vorkommen. Sie sitzen der Schleimhaut gestielt, polypös oder breitbasig auf (siehe auch Lyons, Haindel und Blatt 1962). Der jüngste Patient ihrer Beobachtungsreihe war 9 Jahre alt. Über Rezidive nach operativer Behandlung berichten Kernan und Cracovaner (1935), La Manna (1937).

Mitteilungen über das Vorkommen dieser Geschwülste in der *Trachea* und in den *Bronchien* liegen von Imperatori (1933), La Manna (1937) und Eigler (1937) vor.

In seltenen Fällen tritt eine maligne Entartung ein (Liebow 1952, v. Albertini 1955, Offenhammer 1955, Pearson, Gammell und Thayer 1956, Hebert, Seale und Samson 1957, Budzinski 1958, Busanny-Caspari und Hammar 1958). Viele dieser Publikationen sind jedoch nicht ohne Widersprüche geblieben. Piaget u. Mitarb. (1943) beschrieben einen dem Rhabdomyosarkom ähnlichen Tumor des Kehlkopfes bei einem 82jährigen Mann. Es handelte sich um ein nußgroßes Gebilde, das der vorderen Hälfte des linken Stimmbandes polypenartig aufsaß. *Histologisch* wird der Tumor als aus wirbelartig angeordneten Zellbündeln bestehend beschrieben, mit reichlich atypischen Mitosen und einem basophilen, granulierten Cytoplasma. Die Verff. bezeichneten dieses Gewächs als atypisches Epitheliom mit entdifferenzierten myoepithelialen Zellelementen. Gignoux, Takizawa, Guichard und Haguenauer (1957) diagnostizierten ein Rhabdomyosarkom des Kehlkopfes bei einem 76jährigen Mann. Klinisch bestand Heiserkeit, Dyspnoe und laryngoskopisch fand sich eine polypöse Verdickung des Stimmbandes. Histologisch bot sich das Bild eines polymorphzelligen Sarkoms mit runden bis geschlängelten Zellen, welche ein acidophiles Plasma und oftmals Vielkernigkeit aufwiesen.

2. Bösartige Neubildungen

Bösartige mesenchymale Geschwülste, *Sarkome*, finden sich im Kehlkopf wesentlich seltener als bösartige epitheliale, *Carcinome* (Matzker 1958, Leicher 1963). Das Häufigkeitsverhältnis der Sarkome zu den Carcinomen wurde in der älteren Literatur für den Kehlkopf noch mit 1:12 angegeben, von Spiess (1928) dagegen mit 2:127. Kahler (1908, 1929) sprach von 183 in der Weltliteratur publizierten Kehlkopfsarkomen, Mahkorn (1932) von 198 und Matzker (1958) schätzte die bis 1958 veröffentlichten Fälle auf nur 250. Im Material von Leicher (1963) entfallen auf 100 Carcinome etwa 0,1 bis 1,0% Sarkome, Norris und Peale (1961) schätzen die Häufigkeit ebenfalls auf unter 1% der Carcinome. Die Prädilektionsstellen des Kehlkopfsarkoms decken sich mit denen des Kehlkopfcarcinoms.

In der *Trachea* scheint das Sarkom etwa gleich häufig vorzukommen wie das hier ebenfalls seltene primäre Carcinom. Hinter- und Seitenwand gelten als bevorzugter Sitz (Struppler 1958).

Makroskopisch handelt es sich häufig, namentlich bei den fibroblastischen Sarkomen, um polypös gestielte Tumoren (Ingersoll 1915, Leicher 1963), die die Lichtung verlegen und Atemstörungen verursachen können. Keine Geschlechtsdisposition! Alle Lebensalter werden etwa gleich häufig betroffen. Cummings (1948) berichtete über ein Fibrosarkom des Kehlkopfes einer 72jährigen Frau, und MATZKER (1958) über ein solches bei einem 72jährigen Mann. Über das Vorkommen derartiger Geschwülste bei *Kindern* liegen Mitteilungen von HART und MAYER (1928), ABBATZ (1935), D. MILLER (1950) und HOLINGER (1950; Fibrosarkom des Kehlkopfes bei einem 17 Tage alten Säugling) und HARRIS (1961; 3jähriges Mädchen mit einem Rhabdomyosarkom im Kehlkopf) vor.

Histologisch werden folgende Formen des Sarkoms unterschieden:

a) Das fibroblastische Sarkom (Fibrosarkom)

Es macht nach BROUGHTON-BARNES u. Mitarb. (1948) und DWYER (1953) etwa 1% aller Kehlkopftumoren aus. MATZKER (1958, 1963) betont die Sonderstellung dieser Sarkomform:

„Das Fibrosarkom bevorzugt ein exstruktives Wachstum (KAHLER) und ähnelt daher klinisch lange Zeit den gutartigen Fibromen, bevor es infiltrativ in seine Umgebung einwächst. Die anderen Formen des Sarkoms dagegen dringen bereits in ihrem Frühstadium infiltrativ in die tieferen Schichten vor, aus denen sie sich ja meistens entwickeln. Diese Sonderstellung des Fibrosarkoms hat manche Untersucher bewogen, überhaupt an der klinischen Bösartigkeit dieser Larynxgeschwulst zu zweifeln und sie vielmehr zu den pseudomalignen Granulomen zu rechnen" (ZANNI 1938).

Weitere Beobachtungen: FIGI (1933), NEW (1935), BALLENGER und BALLENGER (1943), COAKLEY und SALE (1948), LACHMANN (1951), DIEHL (1953), VYSLONZIL (1956), K. C. JOHNSTON (1957), GIRAUD (1957), HALL (1958).

b) Andere Sarkomformen

Die anderen Sarkomformen stellen Raritäten dar. Sie wachsen im Unterschied zum fibroblastischen Sarkom äußerst schnell, infiltrieren und metastasieren frühzeitig. Über *Spindelzellsarkome* publizierten WEISS und BIERMANN (1932), BOURGEOIS, DUPERRAT und PINEL (1952; mandarinengroßer Tumor oberhalb der Stimmbänder). Ein breitbasig der Schleimhaut der mittleren Trachea aufsitzendes *polymorphzelliges Sarkom* mit Riesenzellen sahen McKENZIE und REZEK (1953). Über *Chrondrosarkome* und *Chrondromyxosarkome* berichteten UNGERECHT (1951) — welcher sie als multiple Tumoren im Kehlkopf und in der Luftröhre antraf —, ferner AUBRY und LEROUX-ROBERT (1937), M. R. LINK (1949) und SIROTA und HURWITZ (1952). Und schließlich werden im Kehlkopf und in der Luftröhre zuweilen auch *Retothelsarkome* beobachtet. GRIMAUD und WERNER (1955) beschrieben ein solches Sarkom mit Hautmetastasen bei einem 54jährigen Mann, ähnliche Beobachtungen liegen von NORRIS und PEALE (1961) vor. Die seltenen Rhabdomyosarkome wurden bereits bei der Besprechung der Rhabdomyome erwähnt (s. oben).

c) Carcinosarkome

GRIEPENTROG (1955) hat sechs in der Weltliteratur veröffentlichte Fälle von Carcinosarkomen des Kehlkopfes zusammengestellt: SZMURLO (1894) publizierte einen „Fall von Koexistenz von Sarkom und Carcinom im Kehlkopf" in Gestalt eines haselnußgroßen Tumors des rechten Stimmbandes, der sich histologisch an der Oberfläche als ein verhornendes Plattenepithelcarcinom erwies, in der Tiefe aber das Bild eines „Sarcoma parvifusogigantocellulare" zeigte. Weitere Fälle stammen von H. ULLMANN (1920, 1922), WESSELY (1951), COASSOLO (1952), FIOR (1955), DRURY und STIRLAND (1959), GRIGG, RACHMANINOFF und ROBB (1961; Pseudosarkom bei Plattenepithelcarcinom).

d) Melanoblastoma malignum

Das *Melanoblastoma malignum*, das zwar weder zu den Sarkomen noch zu den Carcinomen zu rechnen ist, soll an dieser Stelle als extrem seltenes Vorkommnis ebenfalls erwähnt werden. Ob es überhaupt primäre Melanoblastome im Kehlkopf und in der Luftröhre gibt, ist umstritten (JAFFÉ, LEICHER und PFEIFFER 1931, LEICHER 1963). N. SCHREINER (1942) beobachtete multiple Absiedlungen eines malignen Melanoms auf den Tonsillen, dem Gaumen und der Epiglottis.

II. Die neurogenen Tumoren

Neurogene Tumoren sind im oberen Respirationstrakt keineswegs so selten, wie oft angenommen wurde (OFFENHAMMER 1954, 1955; C. H. WEISS 1957). Wir haben bereits darauf hingewiesen, daß OFFENHAMMER (1954, 1955) viele der als Fibrome, Leiomyome und Myoblastenmyome publizierten Geschwülste des Kehlkopfes für neurogene Tumoren hält (s. oben).

FEYRTER (1948, 1951) hat für alle Geschwülste des peripheren Nervengewebes den Namen „Neurom" vorgeschlagen. Er unterscheidet nach dem zelligen Bild die sehr häufigen *fusiformen* Neurome (75% aller neurogenen Tumoren), die *multiformen*, welche beide mit dem älteren Begriff des „*Neurinoms*" identisch sind, ferner die selteneren *mikrocytären* und *reticulären* Neurome und schließlich die *granulären*, die den sog. *Myoblastenmyomen* (LYONS, HAINDEL und BLATT 1962) entsprechen. Die Neurome zeigen in wechselnder Menge ein bindegewebiges Stroma, überwiegt dieses, so sprechen wir von *Neurofibromen*. Es bestehen aber kontinuierliche Übergänge zwischen den reinen Neuromen, den Neurofibromen und den Fibromen.

Im Kehlkopf und in der Trachea kommen, wenngleich auch selten, sämtliche eben genannten Formen des Neuroms vor. Sie treten im Alter häufiger als in der Jugend auf, das weibliche Geschlecht überwiegt. Sie sind im subepithelialen Gewebe gelagert, wölben sich in die Lichtung vor oder haften der Schleimhaut polypös an. Das bedeckende Epithel ist zumeist plattenepithelial umgewandelt. In wenigen Fällen ist eine *carcinomatöse Entartung* des bedeckenden Epithels beschrieben worden (EICKHOFF 1939, LAUCHE 1944, 1947), welche Beobachtungen von H. CHIARI (1952) aber in Zweifel gezogen werden.

Neurofibrome wurden im Kehlkopf von OLIVER, DIAB, ABU-DAUDEH (1948), FISHER und ODESS (1949), HELG (1950), FIGI und STARK (1953) beobachtet. YURICH und BEEKHUIS (1960) beschrieben eine multiple Neurofibromatose des Kehlkopfes.

Über *Neurinome* oder *Schwannome* des Kehlkopfes und der Luftröhre publizierten WALKER (1947), NEW und DEVINE (1947), PEARLMAN, FRIEDMAN und

APPEL (1950), MCHENRY (1953), RICCABONA (1953), BAUM (1957), SZÖNYI und
BERENYI (1960, Lit.), KITTINGER (1961).

KRIEBEL sah bei einem 10jährigen Kind ein *Ganglioneurom* (vgl. HART und
MAYER 1928), einen weiteren Fall beschrieb SPIESS (1929).

Die interessantesten Geschwülste dieser Reihe sind ohne Zweifel die sog.
granulären Neurome oder *Myoblastenmyome* (s. auch unter „Rhabdomyom").
OFFENHAMMER (1954, 1955) stellt aus der Literatur 49 derartige Kehlkopftumoren
zusammen, schätzt ihr tatsächliches Vorkommen aber weit höher ein, da sie
meistens verkannt werden. Sie zeigen große protoplasmareiche Zellen, die scharf
begrenzt sind und wegen ihres hellen, feinkörnigen Plasmas an Speicherzellen
erinnern. Die Kerne sind klein und chromatinreich. Es finden sich auch mehrkernige Zellen. Im Protoplasma sind Lipoproteine, Polysaccharide und Mucopoly-
saccharide nachweisbar. Mit der Feyrter'schen Einschlußfärbung geben sie eine
rosenrote Chromotropie.

Seltene Tumoren. Ein sog. Glomustumor *(Non-chromaffine-Paraganglioma)* des
Kehlkopfes wurde von A. H. ANDREWS (1955) bei einem 27jährigen Mann, der über
Heiserkeit klagte, beschrieben. ZEITLHOFER (1955) diagnostizierte einen gleichen
kirschgroßen Tumor an den aryepiglottischen Falten bei einer 56jährigen Frau
und ZEMAN (1956) konnte ein solches nichtchromaffines Paragangliom als blutenden Tumor an der seitlichen Tracheawand unmittelbar unterhalb der Glottis bei
einem 45jährigen Mann beobachten. Weitere Beschreibungen von Glomustumoren
der Trachea siehe HUSSAREK und RIEDER (1950).

Die *Paragangliome*, die bekanntlich zumeist chromaffin sind *(Chromaffinome,
Phäochromocytome)* sind seltene Geschwülste, die von den Phäochromkörperchen
ausgehen. Es werden jedoch auch Paraganglien angetroffen, deren Zellen keine
einwandfreie Chromreaktion geben, z. B. im Glomus caroticum. Die hiervon ausgehenden Geschwülste werden daher als *„non-chromaffine-Paraganglioma"* oder als
„Glomustumoren" bezeichnet. Auf die weitere Problematik der Glomustumoren,
insbesondere auf die Frage der Beziehungen zu den von MASSON beschriebenen
Glomustumoren der Haut, kann in diesem Zusammenhang nicht eingegangen
werden.

Den Paragangliomen stehen die von MULLIGAN (1950) beschriebenen *Chemodectome* nahe. Sie sollen sich nicht vom chromaffinen System oder von den Paraganglien ableiten und wurden in der älteren Literatur meist als *Sympathogoniome*
gedeutet. MULLIGAN (1950) bezeichnete als Chemodectom eine Geschwulst aus
*Chemoreceptoren (Chemodector*zellen), welche vom Mesoderm der dritten Bronchial-
arterie und vom Ektoderm des Nervus glossopharyngeus abstammen. Der Name
„Chemodectom" wurde geprägt, weil die Stammzellen dieser Neubildung auf
Änderungen des Blutchemismus ansprechen. BLANCHARD und SAUNDERS (1955)
beobachteten ein solches Gewächs im Kehlkopf eines 38jährigen Mannes. Diese
Tumoren bleiben im allgemeinen klein, ähnlich den Glomustumoren. Im Falle
BLANCHARD und SAUNDERS (1955) fiel der große Blutreichtum der Geschwulst auf.
NEUSS (1956) weist darauf hin, daß viele dieser Tumoren lange symptomlos wach-
sen und erst entdeckt werden, wenn eine operative Entfernung nicht mehr mög-
lich ist.

III. Die epithelialen Tumoren

1. Gutartige Neubildungen

Echte gutartige epitheliale Tumoren sind im Kehlkopf und in der Luftröhre selten (EPSTEIN 1951).

a) Adenome

Adenome kommen fast nur als sog. „*Bronchialadenome*" in der Luftröhre und im Bronchialbaum vor (s. unten); Adenome des Kehlkopfes sind bis auf einige wenige Mitteilungen so gut wie unbekannt. V. BRUNS (1898) erwähnt eine derartige Geschwulst, RANGER und THACKRAY (1953) beschreiben *papilläre Cystadenome* unterhalb der Stimmbänder. SOM und PEIMER (1949) beobachteten ein onkocytäres Cystadenom des Recessus Morgagni. HART und MAYER (1928) weisen auf das nicht seltene Vorkommen umschriebener adenomatöser Bildungen in Fibromen des oberen Respirationstraktes hin; der von HABERMANN (1949) mitgeteilte Fall einer Geschwulst im offenen Foramen thyreoideum, die histologisch das Bild eines *cystischen Adenofibroms* zeigte, gehört hierher. BARBACCIA, NICELLI und TOSI (1956) publizierten ein Adenolymphom der Stimmbänder.

Das Bronchusadenom (*Synonyma:* Basallzellcarcinom, GEIPEL 1931, Carcinoid, KERNAN 1935, HAMPERL 1937, Vascular adenoma of the bronchus, ZAMORA und SCHUSTER 1937).

Der Ausdruck „*Bronchusadenom*" geht auf R. KRAMER (1930) zurück, obwohl erste Beschreibungen dieser Tumoren bereits von LAENNEC (1831) und MÜLLER (1882) vorliegen. Die Benennung dieser gutartigen epithelialen Bronchus- und Trachealgeschwülste ist bis heute noch uneinheitlich. ZAMORA und SCHUSTER (1937) sprechen von „vasculären Adenomen", desgleichen auch CLERF (1948), PRUVOST, JACOB, DELARUE und DEPIERRE (1941) vom „Epistom", LECOEUR (1943) vom „Bronchiom", BREDT (1950) von „angiomatoiden Adenomen", MANZ (1951) von „Fibroepitheliomen", REID (1952) vom „Adenoid cystic carcinoma". In früheren Jahrzehnten (z. B. BERGER 1922) wurden diese Tumoren noch den echten Mischgeschwülsten zugerechnet. *Histologisch* handelt es sich aber stets um ein „*Epithelioma solidum benignum*". Wir selbst schließen uns in der Namensgebung den Ausführungen HAMPERL's an und verwenden den Ausdruck *Bronchusadenom* als übergeordneten Begriff für alle gutartigen epithelialen Bronchustumoren. Während HAMPERL (1932, 1937, 1952) die Bronchusadenome a) in die *Carcinoide* und b) in die *Cylindrome* (ausführliche Darstellung bei HAMPERL 1932, 1936, 1937, 1952, JÄGER 1954, LESCHKE 1956, 1957, BALO 1957) einteilt, nennen wir in Übereinstimmung mit v. ALBERTINI (1955) als dritte Gruppe noch c) das *typische Adenom* (Typ JACKSON).

A. v. ALBERTINI (1955) unterteilt die Bronchusadenome in a) das *typische Adenom* (Typ Jackson), b) das *atypische Adenom*, α) vom Carcinoidtypus (HAMPERL 1936, 1937) oder β) vom Oat-Cell-Typ (GALY 1950, HOFFMANN 1951) und c) die *Cylindrome* mit den Untergruppen des hyalinisierten Pseudocylindroms und des selteneren verschleimenden Cylindroms. SOULAS (1949) trennt Carcinoide und Cylindrome, Mischgeschwülste und sehr seltene myoepitheliale Tumoren.

Die erste ausführliche Beschreibung der Bronchialadenome stammt von
WESSLER und RABIN (1932). Sie leiteten diese Geschwülste von den Ausführungsgängen der Bronchialschleimhautdrüsen ab. HAMPERL (1937) und auch STOUT
(1943) sehen sie aber als Abkömmlinge der „Onkocyten" oder „Pyknocyten" an,
WELT und WEINSTEIN (1937) sowie EDWARDS und TAYLOR (1938) als Abkömmlinge der Endothelien. WOMACK und GRAHAM (1938) deuten sie als Mischtumoren,
GEIPEL (1931) hielt sie für Basalzellencarcinome im Sinne KROMPECHER's (1903),
und ALEXANDER (1945) sah sie für echte Carcinome mit geringer Malignität an.
KRAMER und SOM (1935) sowie JACKSON, KONZELMANN und NORRIS (1949) sprechen von echten Adenomen. Andere Autoren sind der Ansicht, es handele sich um
Tumoren, die in den seromukösen Drüsen entstehen und den Speicheldrüsen-
tumoren entsprechen (BROCK 1938, JACOB, DELARUE und GAULTIER 1939, HUIZINGA
1941, LEEGARD 1942, POLICARD und GALY 1945, HOLINGER 1950).

Eine vollständige Übersicht über die bis 1953 beschriebenen Bronchialadenome
gibt JAEGER (1954; frühere Zusammenstellungen vgl. LINDGREN 1932). JÄGER
(1954) konnte 824 gutartige epitheliale Tumoren des Tracheobronchialbaumes in
der Literatur auffinden. Nach Angaben von FRIED (1947, 1948) sollen auf 100
Bronchuscarcinome sechs bis zwölf Adenome fallen. JENNY (1949) sah unter 1600
Bronchialcarcinomen 17 Adenome, DUMONT u. Mitarb. (1952) geben die Häufigkeit
der Bronchialadenome mit 5 bis 10% der Carcinome an, PERÄSALO (1952) sah
unter 118 Bronchialkrebsen vier Adenome, FREY und LÜDEKE (1953, 1958)
unter 215 Krebsen zwölf Adenome.

Alter. Der Häufigkeitsgipfel liegt nach HAMPERL (1952) zwischen dem 30. und
40. Lebensjahr. Im Beobachtungsgut von BALO (1957) waren von 23 Adenomträgern 14 jünger als 40 Jahre. FUCHS (1958) gibt die Altersverteilung von 18 bis
70 Jahren an mit dem Durchschnittsalter von 50 Jahren, MOERSCH und MCDONALD
(1950) zwischen 15 und 67 Jahren. JAEGER (1957) fand in der Literatur 21 Fälle
zwischen 10 und 19 Jahren, 58 zwischen 20 und 29, 74 zwischen 30 und 39, 77 zwischen 40 und 49 und 55 über 50 Jahren. BERGER, BOREADIS und KREMENS (1953)
sahen als jüngsten Fall ein Bronchusadenom bei einem 4jährigen Knaben. WARD,
BRADSHAW und PRINCE (1954) publizierten acht Fälle bei Kindern, SMOLLER und
MARQUARD (1951) ein Adenom bei einem 9jährigen Kind. Der jüngste Patient
von OVERHOLT, BOUGAS und MORSE (1957) war 13, der älteste 71 Jahre (insgesamt 60 Beobachtungen).

Geschlecht. HAMPERL (1937, 1950, 1957) gibt ein Geschlechtsverhältnis von
männlich:weiblich = 19:13 an. Nach FRIED (1947), FRITSCHY (1948), HUIZINGA
und IWEMA (1951) und BALO (1957) tritt das Bronchusadenom bei Frauen doppelt
so häufig auf wie bei Männern. JAEGER (1954) fand unter 824 Adenomträgern der
Literatur 161 Männer und 158 Frauen. FUCHS (1958) gibt ein geringes Überwiegen
des männlichen Geschlechts an, KAPPERT (1948) des weiblichen.

Sitz. Die Bronchusadenome finden sich hauptsächlich in der unteren Trachea,
an der Bifurkation und in den großen Bronchien, nur 3,3% wurden in den peripheren Lungenabschnitten beobachtet.

JAEGER (1954) fand unter 294 in der Literatur veröffentlichten Bronchusadenomen 21 (7%) in der unteren Trachea, 47 (15%) im rechten Hauptbronchus,
41 (14%) im linken, 20 (7%) im rechten Oberlappenbronchus, 26 (9%) im rechten
Mittellappenbronchus, 71 (24%) im rechten Unterlappenbronchus, 26 (9%) im lin-

ken Oberlappenbronchus, 42 (14%) im linken Unterlappenbronchus. BALO (1957) sah unter 23 Bronchialadenomen fünf im linken Hauptbronchus, zwei im rechten Hauptbronchus, zehn im rechten Mittellappenbronchus, einen im linken Unterlappenbronchus, vier im linken Oberlappenbronchus und einen im rechten Oberlappen.

Makroskopisches Verhalten und Metastasierung. Das Bronchialadenom ragt zumeist als bohnen- bis kirsch- oder walnußgroßer Tumor (VIKING 1952 beschrieb ein Bronchialadenom mit 6,5 cm Durchmesser) polypös in die Bronchiallichtung hinein (Abb. 26, 27, 28). Seine Oberfläche ist von intakter, seltener ulcerierter

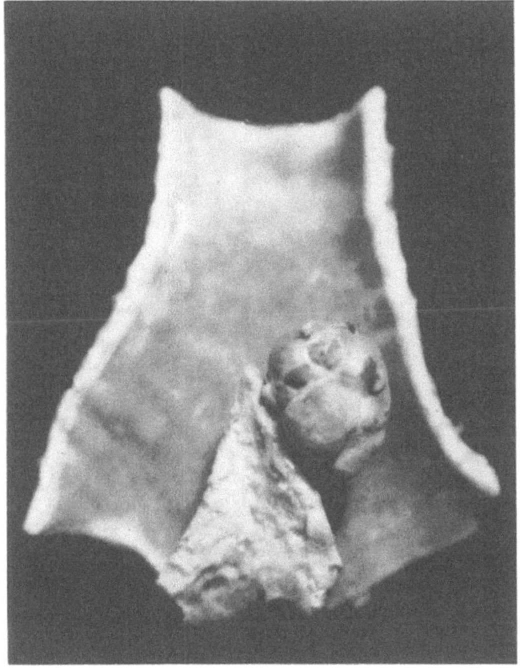
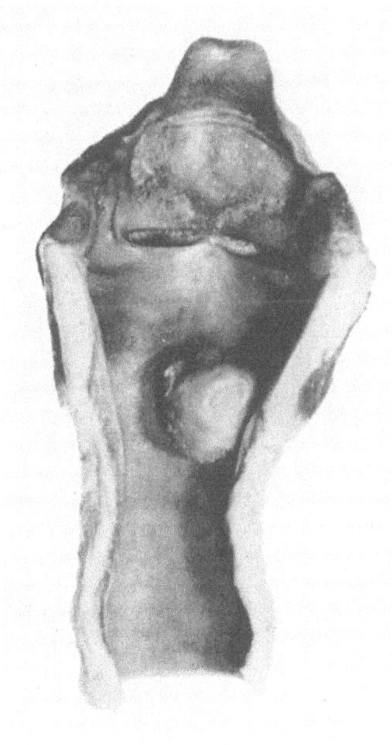

Abb.26   Abb. 27

Abb. 26. 49jähr. ♀. Haselnußgroßes polypöses Adenom des rechten Hauptbronchus

Abb. 27. 17jähr. ♀. Subglottisches Adenom der Trachea vom Carcinoidtyp

Schleimhaut bedeckt. Dieser *endobronchialen* Wuchsform steht die etwas seltenere *intramurale* und die viel seltener *extramurale* Ausbreitung gegenüber (HAMPERL 1950, 1952). Nicht selten wächst der Tumor zu einem kleineren Teil endobronchial, während der größere Anteil intra- oder extrabronchial liegt (sog. „*Eisberg-Typus*"). Die *Farbe* des Tumors ist grau bis grau-gelblichrötlich, die Schnittfläche von graurötlicher Farbe und glatt.

Wenngleich die Bronchialadenome die Bronchuswand auch zuweilen vollständig durchsetzen und außerhalb der Bronchialwand weiterwachsen, so tritt ein eigentliches infiltrierendes Wachstum nur selten auf. LESCHKE (1956, 1957) fand unter 694 im Schrifttum niedergelegten und eigenen Beobachtungen 61 (10%), die er als „*regionäre maligne Adenome*" bezeichnet, da sie infiltrierendes Wachstum und regionäre Lymphknotenmetastasen aufwiesen, histologisch sich jedoch wie reine gutartige Bronchialadenome verhielten. Dieser Gruppe standen 21 (3%) auch histologisch krebsig entartete Bronchusadenome gegenüber. Nach SCHREIBER und DIETMANN (1956) entarten etwa 10 bis 15% der Bronchusadenome maligne (vgl. Abb. 29).

Die Bronchusadenome stehen klinisch an der Grenze zwischen gut- und bösartig. Sie wachsen ausgesprochen langsam, können jedoch jederzeit carcinomatös

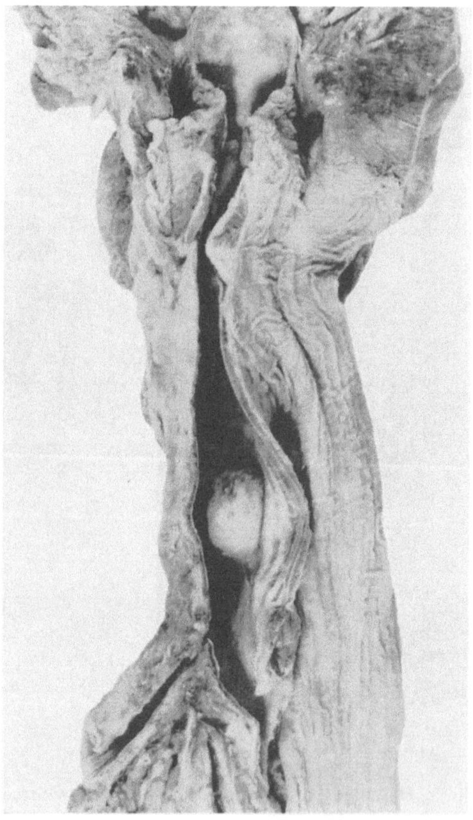

Abb. 28. 40jähr. ♀. Kirschgroßes, der Schleimhaut breit aufsitzendes Adenom der Trachea

entarten, infiltrieren und Metastasen setzen, ähnlich den Darmcarcinoiden. „Die Metastase kann auftreten, wenn der Tumor bereits 30 Jahre bestand, aber auch dann, wenn er nur wenige Monate vorhanden ist."

Krebsig entartete Bronchusadenome sind in der Literatur häufiger beschrieben worden (Lit. bei JAEGER 1954, LESCHKE 1956, 1957, BALO 1957). RABIN und NEUHOF (1949) fanden in der Literatur 14% Metastasen. GOLDMAN (1949) beschrieb ein Bronchusadenom vom Carcinoidtyp mit Einbruch in die Arterie und Vene. Nach MOERSCH und MCDONALD (1950) soll die cylindromatöse Form des Bronchusadenoms häufiger bösartig werden als die carcinoide, welche Beobachtungen

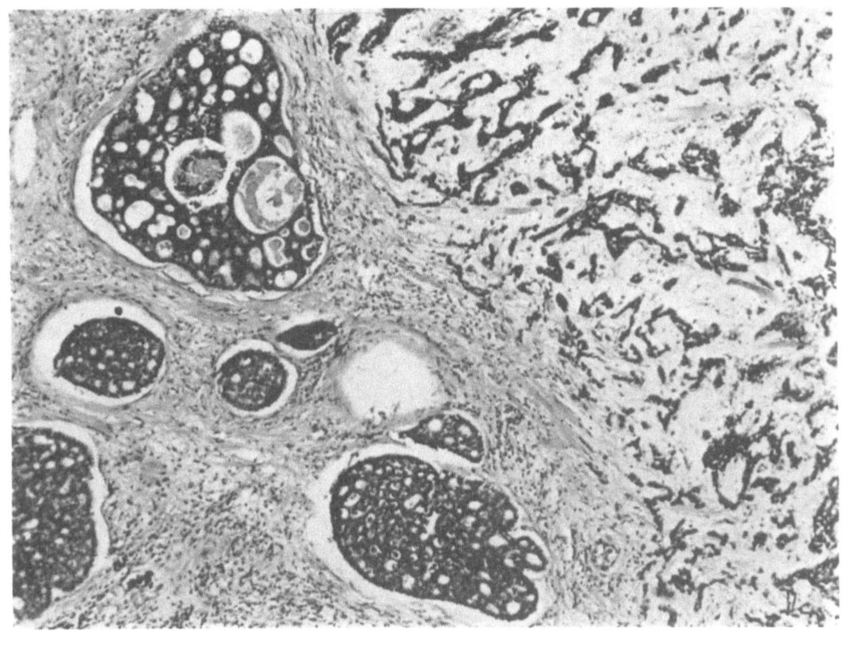

a

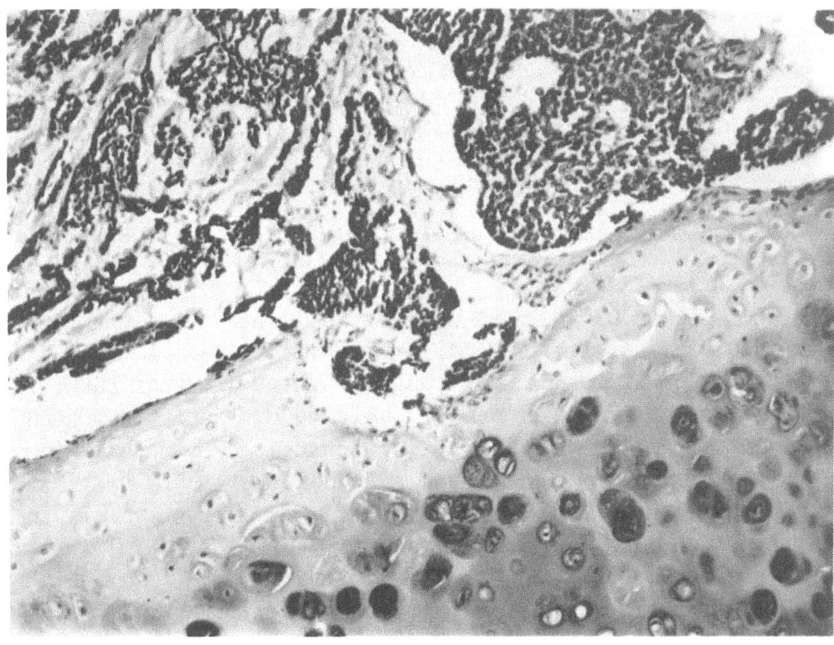

b

Abb. 29. 57jähr. ♀. Cylindromatös wachsendes Carcinom oder verkrebstes Cylindrom. Tiefe krebsige
Knorpelusuren. (Paraffin, HE, Vergr. 80:1 und 110:1)

auch Holinger (1950) und Ritama und Ojala (1953) bestätigen. Fuchs (1958) zählt unter 60 Fällen 19 (32%) mit Metastasen.

Klinisch zeigen die Bronchusadenome die allen gutartigen Tumoren des Tracheobronchialbaumes eigene Symptomatologie: Reizhusten, asthmatoide Anfälle, gelegentlich Hämoptysen, bei weiterem Wachstum die Zeichen des Bronchialverschlusses mit den bekannten Komplikationen einschließlich Lungenabsceß und Lungengangrän. Die Bronchusadenome sind außerordentlich rezidivfreudig, so beschrieb Klein (1950) einen seit 10 Jahren ständig rezidivierenden Tumor.

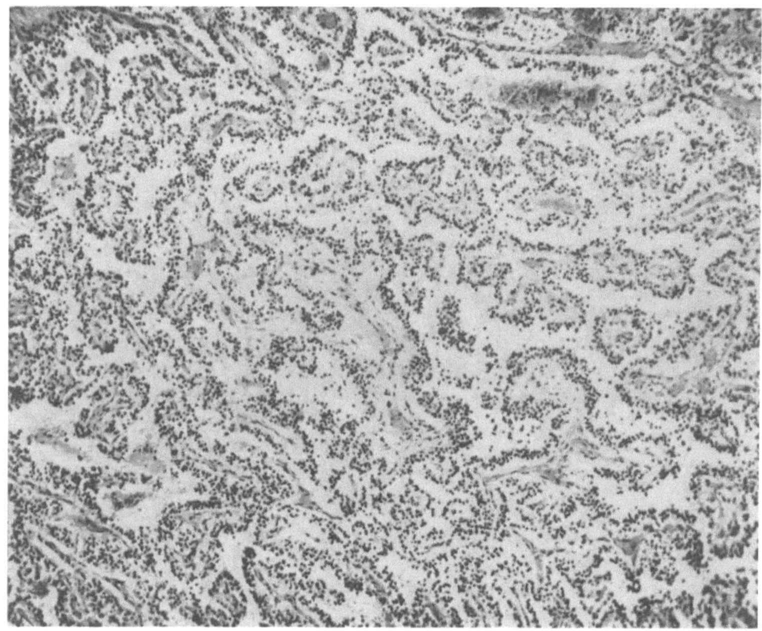

Abb. 30. Haselnußgroßes polypöses Adenom des rechten Hauptbronchus. Histologisch Carcinoidtypus

Die *Histologie* der Bronchialadenome ist ausführlich von Geipel (1931), Hamperl (1937), v. Albertini (1951, 1955), Jaeger (1954), Leschke (1956, 1957) und Balo (1957) abgehandelt worden. Während Hamperl (1937, 1952) (siehe auch Feyrter 1959) nach dem histologischen Bild die Bronchialadenome in *Carcinoide* und *Cylindrome* trennt „zwei vollkommen verschiedene Geschwulstarten, die auch nie ineinanderübergehen", so betont Balo (1957), daß die Carcinoide und Cylindrome der Bronchien nicht als zwei verschiedene Geschwulstsorten zu betrachten sind. Balo (1957) hält sie wie Geipel (1931) für eine Art von Basalzellcarcinomen. V. Albertini (1955) schreibt dagegen:

„Auf Grund einer eingehenden Untersuchung unserer eigenen Fälle von Bronchialadenomen ... sind wir 1945 zur Überzeugung gekommen, daß die einfache amerikanische Bezeichnung eines Bronchusadenoms vorläufig das Richtige trifft und daß Sonderbezeichnungen wie Basalzellenkrebs oder Carcinoid als Oberbegriff nicht in Frage kommen. Die Deutung dieser Geschwülste als Basalzellenkrebs, wie sie GEIPEL mehr aus klinischen Überlegungen heraus gegeben hat, müssen wir heute ablehnen".

Die *Carcinoide* des Bronchus verhalten sich histologisch ganz ähnlich wie die Darmcarcinoide, weshalb sich HAMPERL (1937) bei der Namensgebung auf diese berief (Abb. 30, 31, 32). Die Zellen sind in Trabekeln oder kleinen Alveolen angeordnet, sie sind kubisch, auch cylindrisch, scharf begrenzt und zeigen rundliche, regelmäßig angeordnete Kerne. Mitosen sind ausgesprochen selten. V. ALBERTINI (1955) nennt den endokrinen alveolären Bau für diese Geschwülste charakteristisch, „wobei die Zellen palisadenartig den schmalen, meist nur aus Capillaren bestehenden Stromasepten aufsitzen". Andere Bronchusadenome zeigen breites Stroma, das

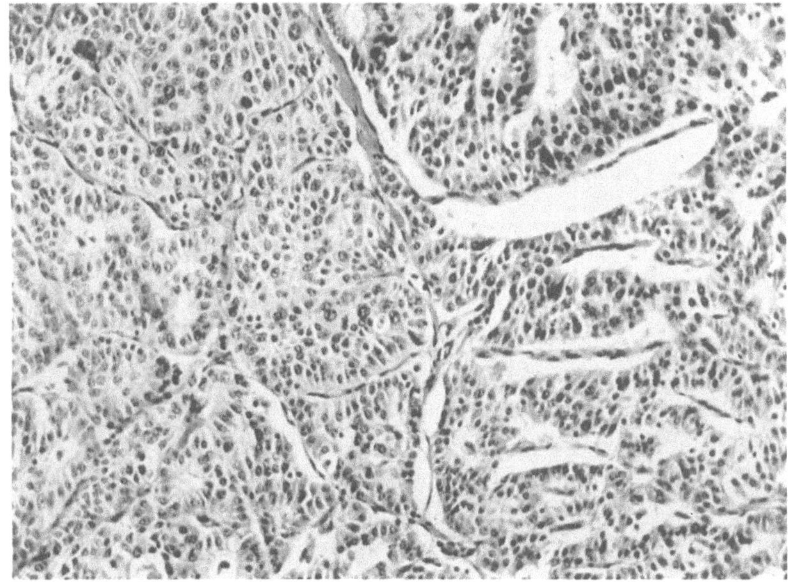

Abb. 31. 39jähr. ♂. Carcinoid des Bronchus (Paraffin, HE, Vergr. 160:1)

zumeist durch die hyalin verdickten Gefäßwände zustande kommt, seltener durch Bildung faserigen Bindegewebes. Entzündliche Stromareaktionen fehlen so gut wie ganz.

Gegen die echte Carcinoidnatur der Bronchusadenome (vgl. STEGER 1957) wurde stets geltend gemacht, daß den Zellen dieser Tumoren die Eigenschaft der Argentaffinität fehle, d. h. die Fähigkeit, Silber aus einer ammoniakalischenLösung zu reduzieren. Auch fanden RATZENHOFER, MESSERKLINGER und LEMBECK (1957) ein 18 Jahre lang beobachtetes rezidivierendes Bronchialadenom stets frei von 5-Hydroxytryptamin, woraus sie folgern, daß die Bronchuscarcinoide den Darmcarcinoiden nicht gleichgestellt werden dürften. Nur FOOT (1945) und HOLLEY (1946) erwähnen argyrophile Körnchen in den Zellen der Bronchialadenome. JAEGER (1954) konnte in zwei Bronchialcarcinoiden Argyrophilie mittels der modifizierten Imprägnationsmethode nach BODIAN nachweisen. Auch FEYRTER (1959, 1960) weist darauf hin, daß die Bronchuscarcinoide in der überwiegenden Mehrzahl

16*

weder chromaffin, noch argentaffin oder argyrophil sind. Er konnte aber, wie auch
WEITZEL u. Mitarb. (1956), einen ungewöhnlich hohen Zinkgehalt in den Bronchus-
carcinoiden feststellen, was insofern bemerkenswert ist, als solche hohen Zinkwerte
nur dem Inselorgan und den Darmcarcinoiden eigen sind. FEYRTER (1959, 1960)
vertritt des weiteren die Ansicht, daß die Bronchuscarcinoide zu Recht den ihm
von HAMPERL (1937) gegebenen Namen tragen, da sie sicherlich ähnlich den Darmcarcinoiden endokrin aktiv sind. Er glaubt dieses an einigen klinischen Beispielen

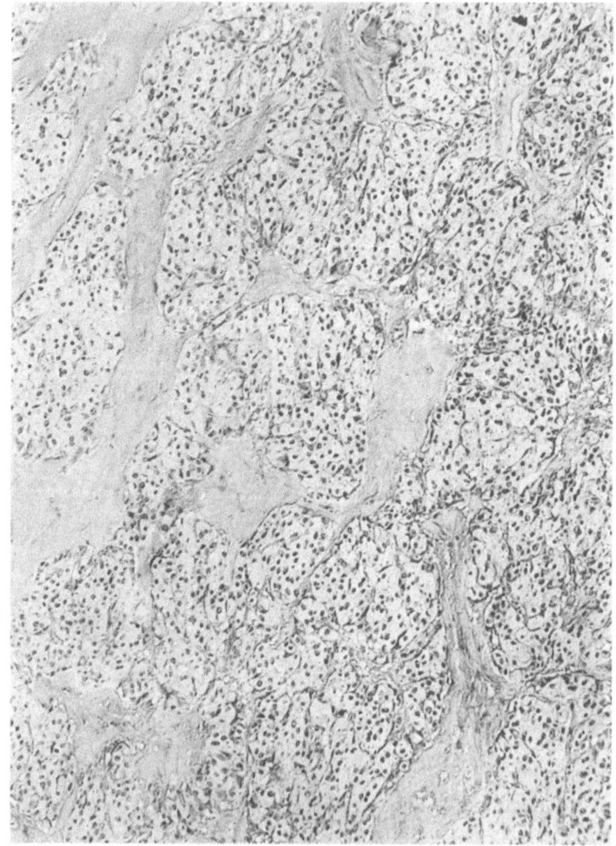

Abb. 32. Carcinoid des linken Hauptbronchus mit wasserhellen hypernephromartigen Zellen. (Paraffin,
HE, Vergr. 110:1)

belegen zu können (vgl. FEYRTER 1959), jedoch ist diese Ansicht bis heute umstritten.

Histogenetisch werden die *Bronchialcarcinoide* von den sog. „Hellen Zellen"
der Bronchialschleimhaut abgeleitet (HAMPERL 1937, 1952, FEYRTER 1959, 1960),
die *Cylindrome* dagegen nach Ansicht HAMPERLS (1952) von den Schleimdrüsen
des Bronchialraumes. Die Cylindrome (Abb. 33), die wesentlich seltener als die
Carcinoide auftreten (das Verhältnis ist nach JAEGER 1954 etwa 1:10, nach
THOMAS 1958 1:4, nach HUIZINGA und IWEMA 1951 2:17, nach MOERSCH und

McDonald 1950 1:10), stimmen wohl eher mit den Basaliomen Krompecher's (1918) überein, die dieser in der Nase, im Kehlkopf und in der Luftröhre beobachtete. Auch in der Haut sind uns die cylindromatösen Basaliome bekannt. Geipel (1931) hatte wohl ebenfalls diese Cylindrome im Auge, als er alle Bronchialadenome für Basalzellenkrebse erklärte, eine Ansicht, gegen die sich auch Hamperl (1952) ausführlich wendet. Die Cylindrome metastasieren nach Angaben von Rothe und Kläring (1955, s. auch Schweissinger 1958) häu-

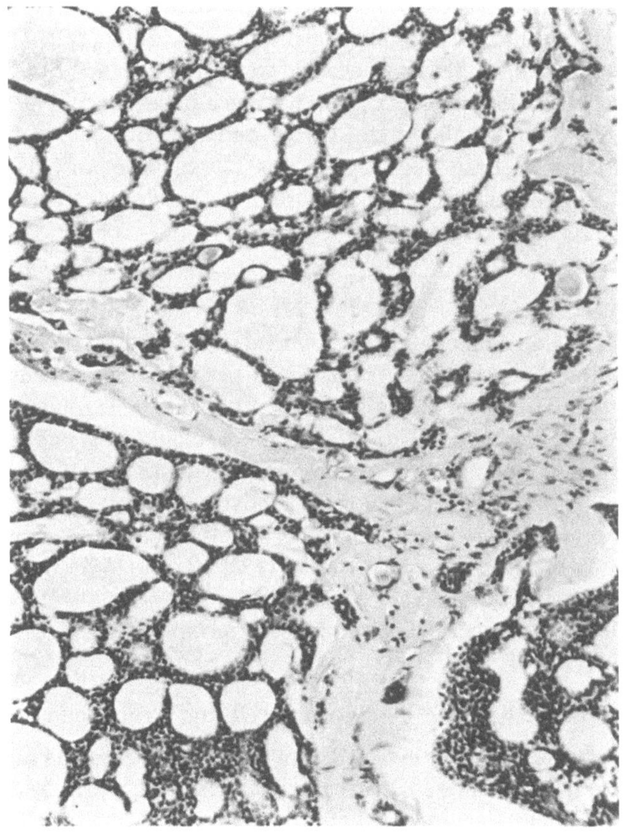

Abb. 33. Adenom der Trachea: Cylindromtyp. (Paraffin, HE, Vergr. 110:1)

figer als die Carcinoide, auch Ratzenhofer, Messerklinger und Lembeck (1957) halten das Bronchialcarcinoid für gutartiger als das Cylindrom.

b) Besonderheiten der Bronchialadenome
α) *Schleimbildung*

Sezernierende, schleimbildende Bronchialadenome sind von Engelberth-Holm (1944/45), Goldman (1949), Carlens u. Mitarb. (1954), Balo (1957), Leschke (1957) beobachtet worden. Die Schleimbildung kann innerhalb der soliden Zellgruppen auftreten (Leschke 1957) als auch in drüsenähnlichen Formationen

(BALO 1957). Ferner muß hier die mukoepidermale Variante der Cylindrome, wie sie LIEBOW (1952) beschrieb, und der „Mucous gland type" WEINBERGER's (1955) erwähnt werden. Nach LESCHKE (1957) spricht die Schleimbildung *gegen* eine Gleichstellung der Bronchuscarcinoide mit den Darmcarcinoiden, weil „entsprechende Befunde dort nicht vorkommen, und *für* eine Abstammung dieser Tumoren von den bronchialen Schleimdrüsen oder von einem Blastem mit gleicher Entwicklungsmöglichkeit".

β) Drüsenlichtungen

Sowohl in den Bronchusadenomen vom carcinoiden Typ als auch in den Cylindromen können drüsenähnliche Lichtungen auftreten. Kleinere Hohlräume sowie drüsenartige Anordnungen der Epithelzellen werden von BALO (1957) beschrieben, auch LESCHKE (1956, 1957) bildet „drüsenartige Lücken und Spalten" in einem soliden Bronchuscarcinoid ab. FUCHS (1958) berichtet über ein polypöses Cylindrom einer 47jährigen Frau am Abgang des Lingulabronchus, das von bereits makroskopisch sichtbaren cystischen Hohlräumen durchsetzt war, die sich histologisch als erweiterte Schleimdrüsen offenbarten.

γ) Vorkommen von Onkocyten

Das Auftreten von Onkocyten in Bronchusadenomen ist keineswegs selten, zumal viele Autoren (s. HAMPERL 1937, 1952) die Carcinoidform überhaupt von den Onkocyten der Tracheobronchialschleimhaut ableiten. HAMPERL (1937) spricht sogar von einer „onkocytoiden" Unterform der Carcinoide, SOM und PEIMER (1949) erwähnen diese als „onkocytäres Adenom". V. ALBERTINI (1955) dagegen will niemals Onkocyten in Bronchusadenomen beobachtet haben.

Verkalkungen und Verknöcherungen. Knochenbildungen in Bronchialadenomen wurden von KASSAY, BIKFALVI und BALO (1955), BALO (1957), ferner von SANO und MEADE (1947), LANGER und GUSMANO (1955), C. R. THOMAS (1958), ALTMANN und SCHÜTZ (1959), FEYRTER (1959) u. a. beschrieben.

c) Die epithelialen Pseudotumoren und Präcancerosen

Eine große und wichtige Rolle spielen im Kehlkopf, besonders an den Stimmbändern, die bereits erwähnten *Pseudotumoren: Polypen, Sängerknötchen, Papillome* sowie die tumorartigen Verdickungen des Stimmbandepithels, die *Pachydermien, Leukoplakien* und der *Morbus Bowen.* Wenngleich heute — im Gegensatz zu früher — alle diese Bildungen auch nicht mehr zu den echten Geschwülsten gezählt werden, so zeigen sie doch wichtige Beziehungen zu den echten Tumoren, besonders zu den malignen Neubildungen des Kehlkopfes (siehe LEICHER 1963) und sollen deshalb an dieser Stelle abgehandelt werden. Ihre histologische Abgrenzung gegen malignes Wachstum ist für den Pathologen eine äußerst verantwortungsvolle und nicht immer leichte Aufgabe, vor allem da die Beurteilung des Charakters der Epithelveränderungen zumeist an kleinsten Probeexcisionsstückchen vorgenommen werden muß.

Die *Terminologie* der genannten Veränderungen wird nicht immer einheitlich gehandhabt (EPSTEIN, WINSTON u. Mitarb. 1957). So konnten u. a. FITZ-HUGH, SMITH und CHIONG (1958) bei der Nachprüfung der histologischen Diagnosen von

300 im Laufe von 8 Jahren excidierten Stimmbandknötchen, die von verschiedenen Pathologen befundet waren, große Unterschiede in den einzelnen Auffassungen und im Gebrauch der Terminologie feststellen. Sie erklären dies zum Teil durch die Tatsache, daß durch die mannigfachen regressiven Veränderungen der Stimmbandknötchen Übergänge zwischen den einzelnen Formen vorgetäuscht würden.

Ätiologisch werden für die gesamte Gruppe der genannten pseudotumorösen Stimmbandläsionen (Polypen, Sängerknötchen, Papillome, Pachydermien und Leukoplakien) immer wieder gleiche Ursachen angeschuldigt: Rauchen, Alkoholkonsum, Einatmen staubhaltiger Luft, unphysiologischer Stimmgebrauch (Schrei-

Tabelle 1

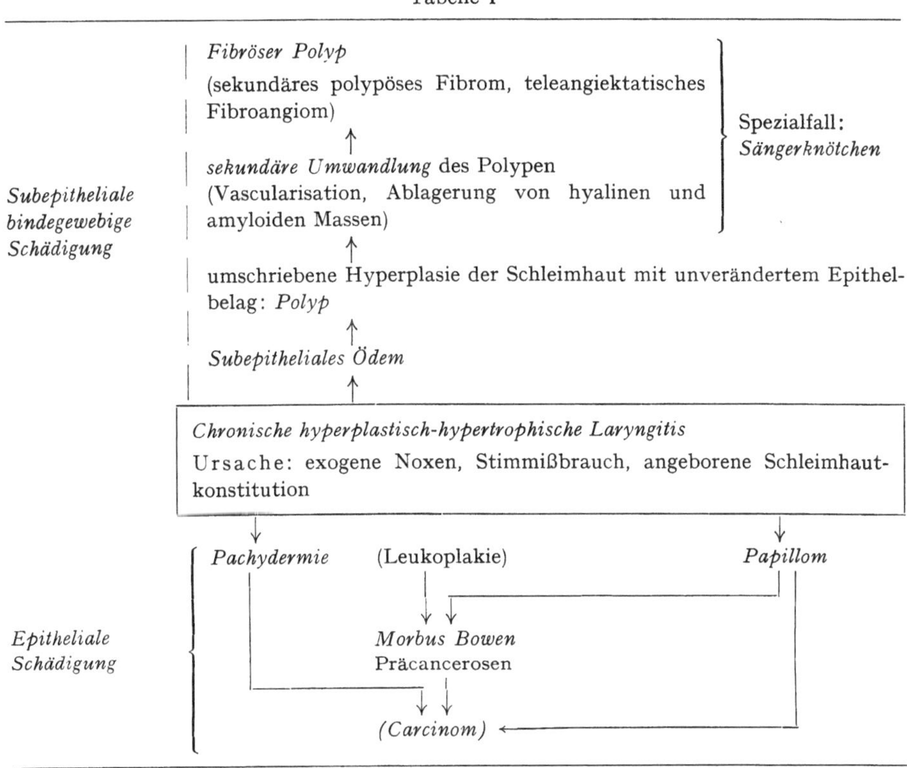

en, Singen), chronische unspezifische Entzündungen. Es scheint so, als ob übermäßiger und unphysiologischer Stimmgebrauch in erster Linie Veränderungen des *subepithelialen Bindegewebes* verursacht (subepitheliales Ödem — polypöses Vorquellen umschriebener Bezirke — Sängerknötchen), während von außen in den Kehlkopf eindringende schädigende Noxen (Tabakrauch, Staubluft) eher zu Veränderungen am *Epithel* selbst führen (isoliertes Alterspapillom, Pachydermie, Leukoplakie, Morbus Bowen). Jedoch treten auch Mischformen auf, wie z. B. Polypen mit atypischem oder sogar carcinomatösem Epithelbelag. Viele der genannten Bildungen, besonders die Gruppe der „epithelialen Schädigung" sind überhaupt als *Präcancerosen* zu werten (KÖHN 1959, KLEINSASSER 1959, 1961, 1962, 1963, 1964, LEICHER 1963).

α) Der Stimmbandpolyp

Wenngleich mit dem Namen „*Polyp*" ursprünglich auch keine bestimmte, d. h. keine histologisch genau definierte Geschwulstform, sondern lediglich eine *Wuchsform* bezeichnet wurde, so hat es sich doch eingebürgert, als „Polypen" ganz bestimmte, aber je nach Organbereich verschiedene Tumoren oder Pseudotumoren zu bezeichnen, je nachdem, welche Bildungen in dem betreffenden Organ am häufigsten in polypöser Form zur Beobachtung kommen. So verstehen wir unter einem Polypen des Magen-Darm-Traktes oder des Uterus ein polypöses Adenom, unter einem Kehlkopfpolypen aber keine echte Geschwulst, sondern analog dem Polypen des oberen Respirationstraktes eine *umschriebene polypöse Schleimhauthyperplasie* auf dem Boden eines subepithelialen Ödems. Zwar können im Kehlkopf auch spezifische Entzündungen (Tuberkulose, Syphilis) oder echte Tumoren, vor allem Krebse, polypös wachsen, doch wird man in diesen Fällen besser von einer polypösen Tuberkulose, einem polypösen Fibrom usw. oder von einem polypösen Carcinom sprechen und den nicht näher charakterisierten Ausdruck „Kehlkopfpolyp" für die häufigeren oben genannten Bildungen reservieren. Entgegen der Ansicht einiger neuerer Publikationen (SCHWEIZER 1953) halten wir an dem eingebürgerten Ausdruck „*Kehlkopfpolyp*" fest, da er unseres Erachtens durchaus korrekt ist und kaum durch einen treffenderen Namen ersetzt werden könnte. HOLINGER und JOHNSON (1951) sprechen nicht sehr glücklich von polypösen Degenerationen der Stimmbänder und SCHWEIZER (1953) in Verkennung der ursprünglichen Bedeutung des Namens „Polyp" von „falschen" oder „sogenannten" Polypen.

Polypen, d. h. polypöse Schleimhauthyperplasien können am gesamten Respirationstrakt auftreten, sie sind aber nach KLASEN (1947/49) im subglottischen Raum am häufigsten, nach RUEDI (1956) dagegen am freien Rand des vorderen Drittels des Stimmbandes. Die Lokalisation am Übergang des vorderen zum mittleren Drittel des Stimmbandes erklären FRIEDBERG und SEGALL (1941) durch den sich hier bemerkbar machenden „*Vibrationsnode*". Wird das physiologische Ausbeuteln der Schleimhaut an dieser Stelle gestört, so resultiert allmählich ein umschriebener Schleimhautprolaps in Gestalt eines Polypen oder auch eines Sängerknötchens (s. dort).

An den Stimmbändern treten die Polypen — im Gegensatz zu den Sängerknötchen — meist einseitig und in der Einzahl auf, obwohl auch multiple Kehlkopfpolypen bekannt sind (CSILLAG 1955). Ihre Farbe ist rosarot bis livide (KLASEN 1947/49). Sie werden im allgemeinen stecknadelkopf- bis erbsgroß, doch sind in anderen Bereichen des Respirationstraktes auch wesentlich größere Polypen beobachtet worden. GUILLON, BATISSE und CAUCHOIS (1955) beschrieben einen birnengroßen gelappten Polypen in der Nähe der Epiglottis bei einem 67jährigen Mann.

EPSTEIN, WINSTON, FRIEDMAN und ORMEROD (1957) unterscheiden drei Arten von Polypen: *Ödematöse, vasculäre* und *fibröse*, es handelt sich hierbei aber nur um verschiedene Entwicklungsstadien ein und derselben Veränderung. So teilt KLUMPP (1938) den Werdegang der Polypen in vier Stadien ein:

1. Der ödematöse Polyp mit weiten sinusoiden Gefäßen.
2. Der ödematöse Polyp mit fibrinoiden Verquellungen.

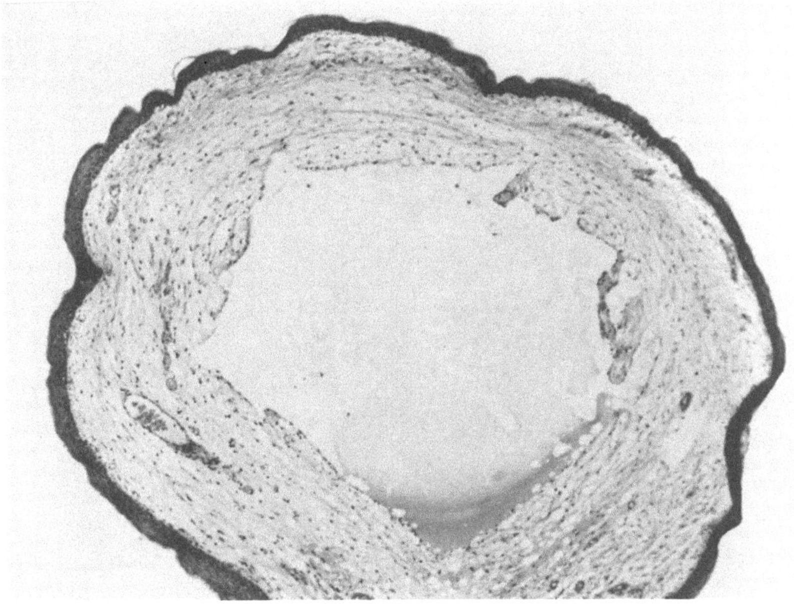

a

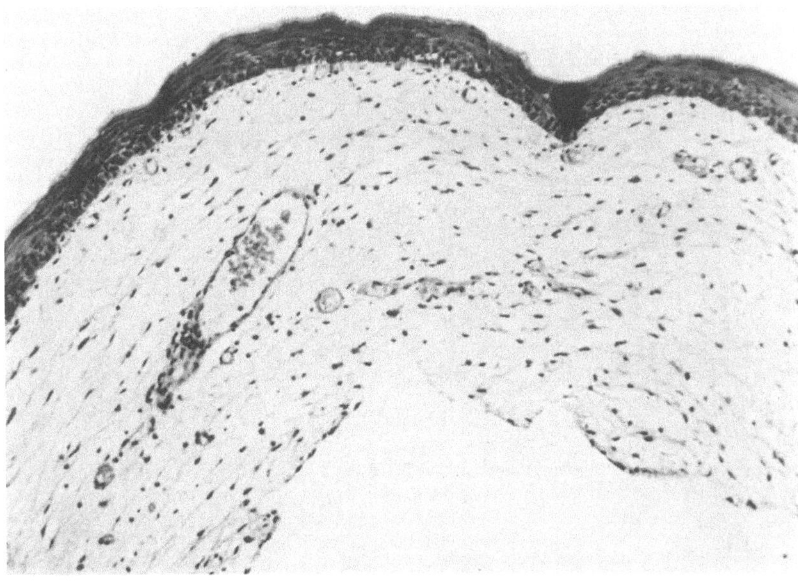

b

Abb. 34 a u. b. 51jähr. ♂. Stimmbandpolyp mit locker reticulär gebautem ödematösem Stroma und zentraler Lymphcyste. Regelrechte Epithelverhältnisse. (Paraffin, HE, Vergr. 40:1 und 110:1)

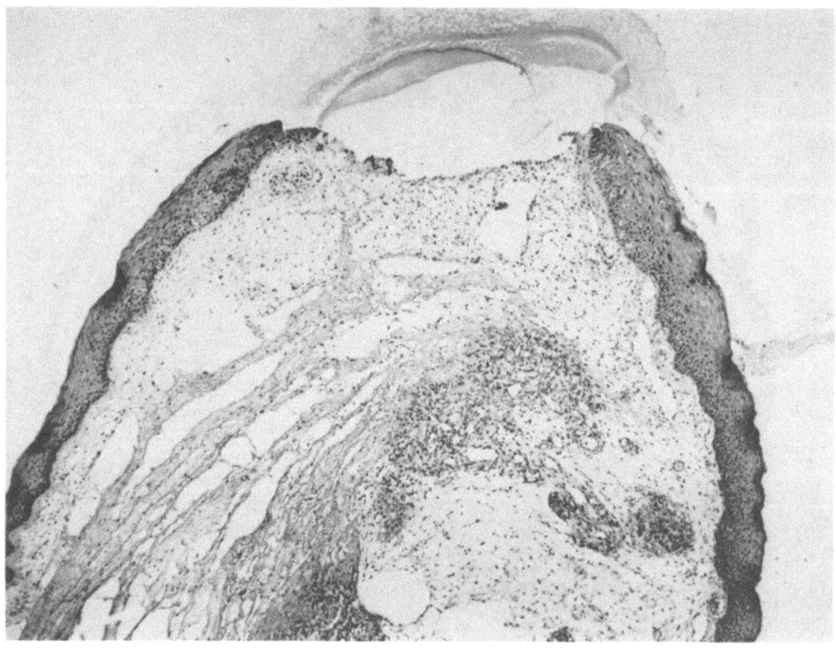

Abb. 35. 59jähr. ♂. Oberflächlich ulcerierter Stimmbandpolyp. Ödematöses reticuläres Stroma mit weiten Blut- und Lymphgefäßen. Diffuse entzündliche Zellinfiltrate. (Paraffin, HE, Vergr. 45:1)

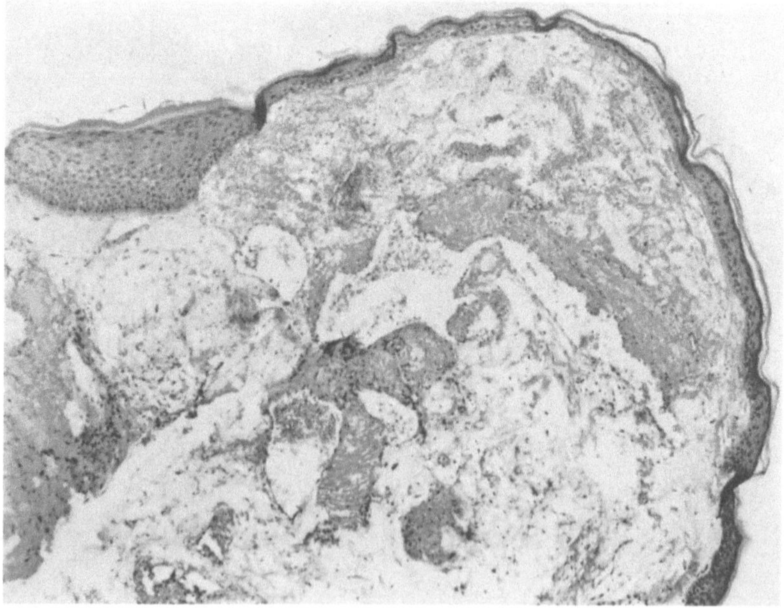

Abb. 36. 55jähr. ♂. Stimmbandpolyp mit weiten Lymph- und Blutgefäßen sowie hyalinen oder amyloiden Ablagerungen. Acanthose und Hyperkeratose des bedeckenden Epithels. (Paraffin, HE, Vergr. 60:1)

3. Der ödematöse Polyp mit stärkeren fibrinoiden Verquellungen sowie hyalinen und amyloiden Ablagerungen.

4. Der fibrös umgewandelte Polyp *(sekundäres Fibrom)*.

Zunächst stellt der Kehlkopfpolyp eine umschriebene ödematöse, mehr oder minder gestielte Hyperplasie, eine Art Prolaps der Schleimhaut dar (Abb. 34, 35). Der epitheliale Überzug besteht zumeist aus unverändertem Plattenepithel, oft

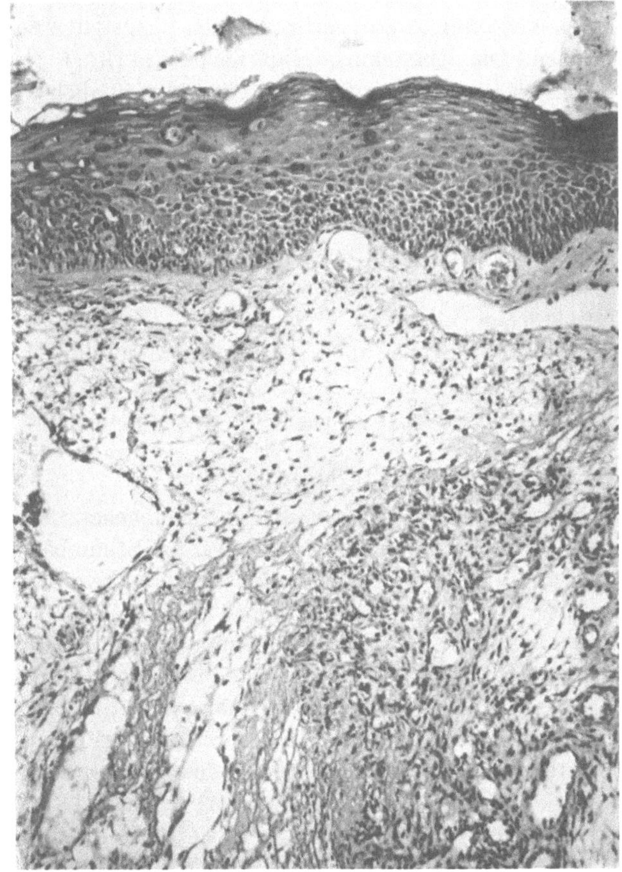

Abb. 37. 59jähr. ♂, Ausschnitt aus Abb. 36. Im lockeren Stroma des Polypen finden sich neben kavernösen Lymphräumen hämangiomartige Blutgefäßanhäufungen. Pachydermisch verdickter Epithelbesatz. (Paraffin, HE, Vergr. 110:1)

finden sich aber auch pachydermische Epithelbeläge oder es treten Zellatypien auf. Das lockere ödematöse bindegewebige Stroma zeigt weite Blut- und Lymphgefäße, zellige Infiltrate können vollkommen fehlen, sie können aber auch in Form von Plasmazellen, Lymphocyten und eosinophilen Leukocyten das Bild beherrschen. Bei längerem Bestand des Polypen kommt es zu fibrinoiden Verquellungen, hyalinen oder auch amyloiden Degenerationen des Stromas (Abb. 36). Schließlich tritt in dem ödematösen Bindegewebe eine immer stärkere Bildung kollagener Fasern ein, die zur Sklerosierung des Ödems (RÖSSLE, 1949, HOMMERICH 1952) führt.

Die Gefäße des Polypen, die zunächst sehr zartwandig sind, weisen schließlich
dicke, hyalinisierte Wände auf und werden ebenfalls von lymphocytären und
plasmazelligen Elementen umgeben oder sogar durchsetzt. Nicht selten ist in
älteren Polypen ein richtiges gefäßreiches Granulationsgewebe entwickelt (Abb. 37).
Während die gefäßreichen Polypen Veranlassung zu Verwechslungen mit Hämangiomen geben (STEWART 1957), findet man die fibrosierten Polypen fälschlicherweise häufig als „Stimmbandfibrome" bezeichnet.

O. CHIARI (1905) hat in einer Anzahl von Fällen die Entstehung von Polypen
aus den chronisch-entzündlichen, hypertrophischen Längsfalten der Stimmbänder
nachweisen können. Die Entstehung zeigt nach WÜSTHOFF (1944) eine klare
Beziehung zur Gesamtkonstitution des Polypenträgers, ähnlich wie wir es für die
Schleimhautpolypen der Nase und Nasennebenhöhlen dargelegt haben. THOST
(1928) denkt auch an eine mechanische Entstehung (vgl. auch SCHWEIZER 1953
und HOMMERICH 1952). MYERSON (1950) und WALLNER (1954) halten den sog.
chronischen Raucherkatarrh für das Vorstadium der Polypenentwicklung, sie
weisen mit SALINGER (1956), FRIEDBERG und SEGALL (1941) auf die Bedeutung
des Schleimhautödems als Wegbereiter der Polypen hin, namentlich des subepithelialen Reinkeschen Ödems.

Wie bereits erwähnt, können auch spezifische Entzündungen, wie z. B. die
Tuberkulose, in polypöser Form auftreten. So beschrieb MARKOWICZ (1931) einen
ödematösen Larynxpolypen als Ausdruck einer beginnenden Kehlkopftuberkulose.

β) Die Sängerknötchen

Die Sängerknötchen stellen histologisch und histogenetisch Spezialfälle der
Polypen dar. Sie treten ausschließlich an den wahren Stimmbändern auf, sitzen
ihnen breitbasig an der Grenze zwischen mittlerem und vorderem Drittel auf,
werden im allgemeinen nicht über hirsekorngroß und finden sich fast stets doppelseitig. Im Gegensatz zu den Polypen, die im laryngoskopischen Bild rosarot
erscheinen, zeigen sie ein blaßgraues Aussehen, da in ihnen häufig die Faserbildung
überwiegt, das Ödem und die Vascularisation dann zurücktreten können (Abb. 38).
Jedoch kommen auch hier alle Variationen vor, und die histologische Abgrenzung
zum Polypen wird meist recht willkürlich gehandhabt. So finden sich für die
Sängerknötchen die mannigfaltigsten Bezeichnungen: KLASEN (1947/49) spricht
von „umschriebenen Epithelhyperplasien mit subepithelial aufgelockertem Bindegewebe", und v. EICKEN (1923) trennt sie überhaupt nicht von den Polypen ab,
STÖRCK (1885. 1897), CORDES (1910) und BLUMENFELD (1928, 1931) halten sie
für Fibrome, KLEYENSTEUBER (1899) und KRÜGER (1912) sehen sie lediglich für
umschriebene Hyperplasien an und O. CHIARI (1891, 1905) und GÜTTICH (1922)
rechnen sie den Pachydermien zu.

Die Sängerknötchen entstehen besonders häufig bei Kleinkindern als sog.
„Schreiknötchen", ferner vor allem bei Personen, die berufsmäßig zu stimmlicher
Überanstrengung veranlaßt werden: Sänger, Redner, Lehrer, Militärs. Nach
WÜSTHOFF (1944) und KLASEN (1947/49) erkranken Frauen häufiger als Männer,
so fand sie LABUS (zit. nach KLASEN 1947/49) bei Koloratursängerinnen bedeutend
häufiger als bei Bassisten. Das Verhältnis Männer:Kinder:Frauen gibt POMMEZ
(1954) mit 1:5:12 an. Eine krebsige Entartung ist nicht zu befürchten. *Klinisch*
verursachen sie eine rauhe Stimme, Dysphonie und Heiserkeit.

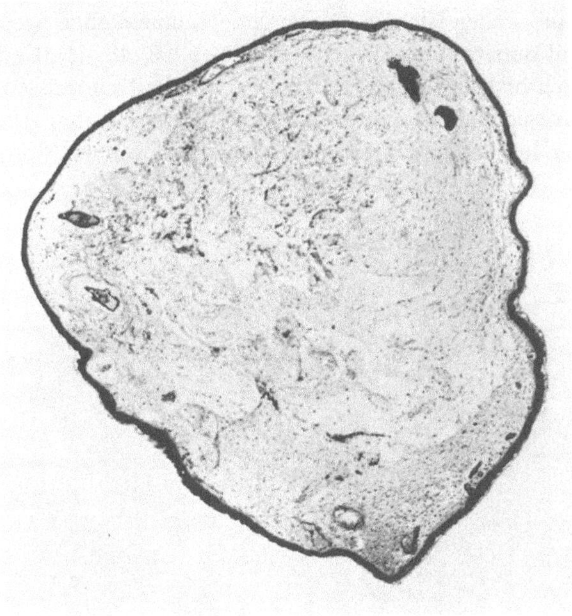

Abb. 38. 63jähr. ♂. Sog. Sängerknötchen (weitgehend fibrosierter kleiner Stimmbandpolyp; Paraffin, HE, Vergr. 25:1)

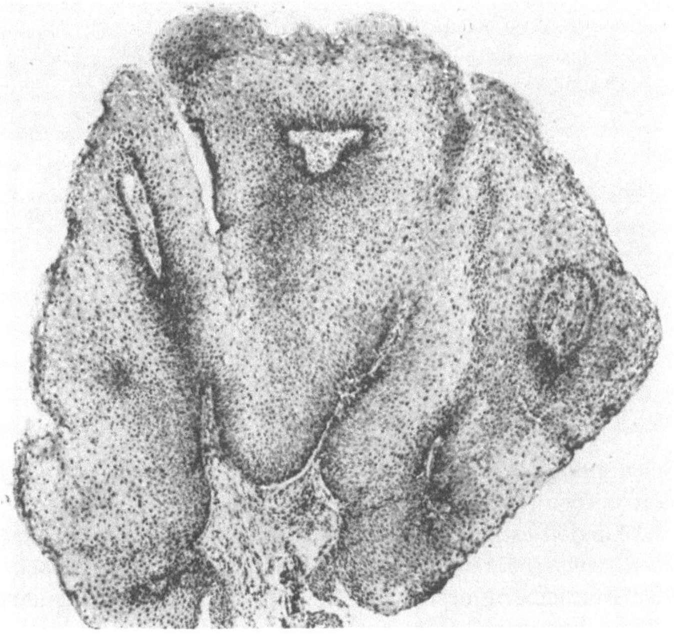

Abb. 39. 59jähr. ♂. Stimmbandpapillom. (Paraffin, HE, Vergr. 35:1)

γ) Die Papillome

Die Papillome stellen leicht rezidivierende, blumenkohlartige, gestielt polypös
der Schleimhaut aufsitzende Gewächse dar (Abb. 39, 40, 41). Genetisch und ätiologisch und auch hinsichtlich ihres klinischen Verhaltens müssen die isoliert auftretenden, hauptsächlich an den Stimmbändern lokalisierten *Alterspapillome*, die
Beziehungen zu den Leukoplakien aufweisen, scharf von den durch *Virusinfektion*

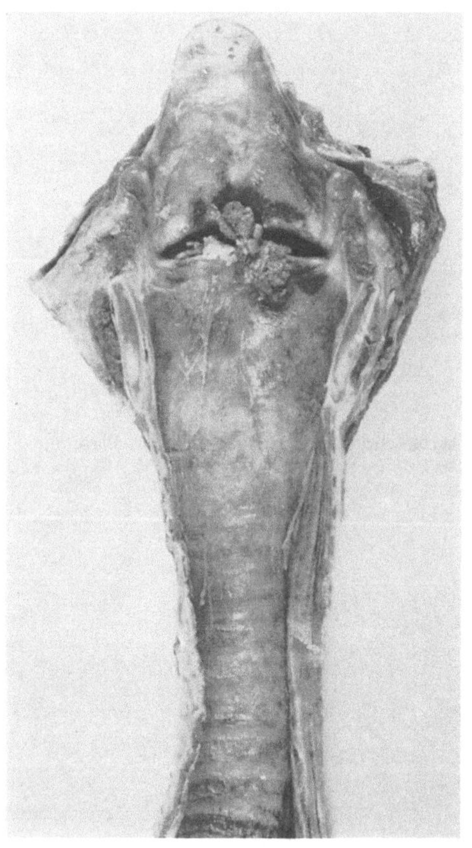

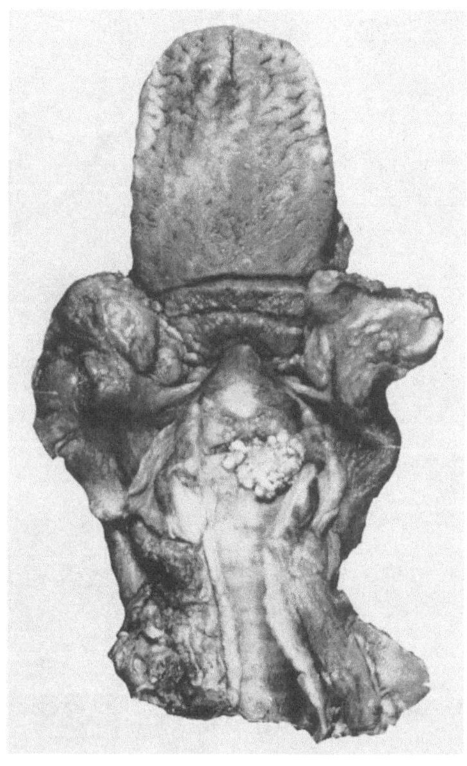

Abb. 40   Abb. 41

Abb. 40. 76jähr. ♂. Stimmbandpapillom

Abb. 41. Papillomatose des Kehlkopfes beim Kleinkind

hervorgerufenen *multiplen Papillomen (Papillomatose)* der Kinder und Jugendlichen getrennt werden (Köhn 1959, Matzker 1963).

Histologisch handelt es sich in allen Fällen um *Fibroepitheliome*, die aus einem
bindegewebigen, von ernährenden Gefäßen durchzogenen Grundstock und dem
überkleidenden Epithelbelag bestehen (Abb. 39). Der Epithelbelag kann je nach
Sitz der Papillome Plattenepithel (häufiger) oder Cylinderepithel (selten) darstellen,
das Plattenepithel kann starke Verhornung zeigen *(hyperkeratotische Papillome,*

sog. *weiße Kehlkopfgeschwülste)*. Der bindegewebige Grundstock ist zumeist von mehr oder minder reichlichen, chronisch-entzündlichen Zellinfiltraten durchsetzt. Solange die Grenzen zwischen den bindegewebigen Anteilen und dem Epithel scharf sind, der Grundstock also nicht vom Epithel durchsetzt wird, sind diese Gebilde sicher gutartig und zeigen auch kaum Atypien oder pathologische Mitosen. Jedoch finden sich namentlich bei den Alterspapillomen kontinuierliche Übergänge zu leukoplakischen Epithelbelägen und zum echten Stimmbandcarcinom (s. unten). Bei der Papillomatose der Jugendlichen wird carcinomatöse Entartung kaum beobachtet, obwohl im histologischen Aufbau der einzelnen Papillomarten keine nennenswerten Unterschiede bestehen (BRADBURN 1951). VOZNESENKAJA (1950) weist aber darauf hin, daß das kindliche Papillom feiner gegliedert sei und ein lockeres Stroma habe.

Die Papillome stellen im Kehlkopf ungewöhnlich häufige Tumoren dar (LEROUX-ROBERT und ROGEON 1957). Nach Angaben von JURASZ (1891, 1898) sind 59,7%, nach HAJEK (1932) 30% aller gutartigen Tumoren des Kehlkopfes Papillome. Treten sie als Alterspapillome isoliert auf, so sitzen sie am häufigsten an den Stimmbändern, nach FAUVEL (zit. nach HART und MAYER 1928) hauptsächlich an der Unterseite der Stimmbänder, seltener in der Regio interarytaenoidea und am Kehldeckel (BOENNINGHAUS 1956). Die Papillomatose der Kinder findet sich dagegen diffus in Form von feinwarzigen zottigen Wucherungen über den ganzen Respirationstrakt, oft bis weit in die Bronchien hinein, ausgedehnt (SYNE 1927, ZAMORA 1931, HITZ und OESTERLIN 1923, KIRCHNER 1951, KOHLMOOS 1955). KIRCHNER (1951) publizierte eine durch Lungenkomplikationen letal verlaufende Papillomatose eines 7jährigen Kindes, PATTERSON (1939), HITZ u. Mitarb. (1932) erwägen die Ausbreitung der Papillomatose in den Bronchialbaum durch Aspiration papillomatösen Materials.

Weitere neue Kasuistik siehe: BROYLES (1941), HOLINGER, JOHNSTON und ANISON (1950), M. THOMAS (1956), FONT (1956), BJÖRK und WEBER (1956), HUIZINGA (1957), CAPPS (1957).

Solitäre Papillome sind im jugendlichen Alter selten, DWORACEK (1956) fand unter 100 jugendlichen Papillomträgern nur 19 mit solitären Papillomen, demgegenüber konnte STATHEROU (1957) im Erwachsenenalter nur 36% Papillomatosen gegenüber 64% isolierten Papillomen beobachten. Die Häufigkeit der Papillomatose, die das frühe Kindesalter bis zum 5. Lebensjahr (BRADBURN 1951, KOHLMOOS 1955) bevorzugt, nimmt zur Pubertät hin deutlich ab (PFEIFFER 1932, HOLINGER, JOHNSTON und ANISON 1950, v. ALBERTINI 1955, STATHEROU 1957). BAJKAY (1940) fand in der Literatur nur sechs Fälle von Papillomatosen nach dem 6. Lebensjahrzehnt, im 8. Lebensjahrzehnt sogar nur zwei Fälle, DUPONT (1949) beschreibt eine Papillomatose des Respirationstraktes bei einem 70jährigen Mann. In der älteren Literatur (vgl. HART und MAYER 1928) wird auch von angeborenen Papillomatosen Neugeborener berichtet, jedoch werden diese Beobachtungen von BJÖRK und WEBER (1956) bezweifelt.

Das männliche Geschlecht scheint bevorzugt befallen zu werden (CROWE und BREITSTEIN 1922, PFEIFFER 1932, FERGUSON und SCOTT 1944, FR. ALTMANN, BASEK und STOUT 1955, v. ALBERTINI 1955, BJÖRK und WEBER 1956). HOLINGER, JOHNSTON und ANISON (1950) sowie BRADBURN (1951) verneinen eine Geschlechtsdisposition. BJÖRK und WEBER (1956) zeigen anhand ihres Materials in Finnland, daß die Bevorzugung des männlichen Geschlechtes erst nach dem 40. Lebensjahr deutlich wird, d. h. erst das Vorkommen der isolierten Alterspapillome betrifft, nicht dagegen die jugendliche Papillomatose, woraus zu ersehen ist, daß in ätiologischer Hinsicht Unterschiede zwischen den beiden Papillomarten vorhanden sein müssen.

Die Papillome der kindlichen Papillomatose zeigen stets ein graurötliches bis graurosa Aussehen (LEROUX-ROBERT 1956, 1957), während im Erwachsenenalter häufig die sog. *weißen Papillome* beobachtet werden, zu denen auch die *papillomatöse Leukoplakie* oder die *Pachydermia corniquens* zählt.

Ätiologie und Pathogenese: Hinsichtlich der Ätiologie der Kehlkopfpapillome müssen wir zwischen der Papillomatose der Kinder und den Alterspapillomen unterscheiden (MATZKER 1963).

Die kindliche *Papillomatose* ist eine *Virusinfektion* mit hoher Rezidivneigung. Neuere elektromikroskopische Untersuchungen von MEESSEN und SCHULZ (1957) haben die Virusätiologie der Papillome beweisen können, TIMMEL (1961) konnte diese Ergebnisse bestätigen. Schon 1922 hatte E. V. ULLMANN (1923) die Übertragung von Kehlkopfpapillomen auf die Haut-Schleimhautgrenze der Lippe bei einem Kinde beobachten können, das während der operativen Entfernung von Kehlkopfpapillomen mit dem Messer an der Lippe geritzt wurde und nach 3 Monaten an gleicher Stelle papillomatöse Wucherungen zeigte. Impfmetastasen wurden schon von BRUZZONE (1915) und KNICK (1920) beschrieben, die Übertragbarkeit von Mensch zu Mensch beobachteten DAHMANN (1929) und JAKOBI (1955). Für die Virusätiologie sprechen sich auch KIRCHNER (1951), KLOS (1955), STRUPLER (1955), DE GRAF-WOODMAN (1955) und WEBB (1956) aus. Das zeitweilige Mißlingen des Virusnachweises kann nicht gegen die Virusätiologie der Papillome sprechen (MEESSEN und SCHULZ 1957). Nach den Untersuchungen von MEESSEN und SCHULZ (1957) hat das ausgereifte Virus des Kehlkopfpapilloms große Ähnlichkeit mit den reifen Viren des Shope'schen Fibroms (SHOPE und WESTON HURST 1933, ROUS und BEARD 1935, BERNHARD u. Mitarb. 1954, BAUER und CONSTANTIN 1956). Dagegen soll keine Ähnlichkeit zu den Viren der menschlichen Hautpapillome bestehen (MELNICK u. Mitarb. 1952). BIRNMEYER (1957) hält es für denkbar, daß dem Wachstum der multiplen Kehlkopfpapillome eine bestimmte neurovegetative Reaktionslage des Wirtsorganismus zugrunde liegt, er sieht es mit der infektiösen Genese der Kehlkopfpapillome für nicht vereinbar an, daß AMARANTE (1957) das spontane Verschwinden von Kehlkopfpapillomen im Anschluß an heftige Gemütsbewegungen beschrieb.

BJÖRK und WEBER (1956) weisen darauf hin, daß die Übertragung der Papillome nur bei den sog. Kinderpapillomatosen gelang, dagegen *nicht* bei den Papillomen älterer Menschen. Sie halten daher die Alterspapillome für andersartige Bildungen. Viruspapillome treten bei älteren Menschen nur sehr selten auf, wohingegen die *Alterspapillome* im Sinne von *präcancerösen* Pachydermien zu verstehen und zu werten sind (siehe auch SCUDERI 1953 und LEROUX-ROBERT 1956, 1957). Verf. ziehen hier Parallelen zu den Hautwarzen jugendlicher und älterer Menschen und weisen auf die Tatsache hin, daß die Alterspapillome in der Hauptsache bei Männern auftreten, die exogenen Schädlichkeiten (Rauchen, Schreien) stärker ausgesetzt seien.

Auch wurde das *hormonelle Geschehen* als maßgeblich an der Entstehung der kindlichen Papillomatose beteiligt angesehen, wofür immer wieder das spontane Verschwinden dieser Bildungen in der Pubertätszeit angeführt wird. Der von vielen behauptete günstige Einfluß der Pubertät auf die Abheilung der Papillome und damit der behauptete ätiologische Zusammenhang mit dem Hormonhaushalt (NEW und ERICH 1938, BROYLES 1941, BRADBURN 1951, ECKEL 1957) wird von BJÖRK und WEBER (1956) auf Grund eigener Nachprüfungen energisch bestritten. Auch JACKSON und JACKSON (1947, 1959) lehnen einen solchen Zusammenhang ab.

MEESSEN und SCHULZ (1957) sehen die Papillome des Respirationstraktes ganz allgemein als Virustumoren an und meinen, es bliebe zu prüfen, „ob das Virus auch an der malignen Entartung der Kehlkopfpapillome ätiologisch beteiligt" sei. Der *Übergang von gutartigen Papillomen in carcinomatöses Wachstum* ist, wenn auch nicht gerade häufig, was sich bereits aus der Altersverteilung der Papillome ergibt, so doch mehrfach beobachtet worden (SMITH 1932, COHEN 1933, MATSCHNIG 1954, v. ALBERTINI 1955, DWORACEK 1956, BJÖRK und TEIR 1957, ECKEL 1957, KLEINSASSER 1958, 1959, 1961, 1962, 1963). Nach DWORACEK (1956) stellt die *carcinomatöse Entartung der Papillome* keine Seltenheit dar. JACKSON und JACKSON (1947, 1959) geben die maligne Entartung für 3% aller Papillome an, CUNNING (1950) sogar für 14%. BJÖRK und WEBER (1956) zweifeln die Zuverlässigkeit dieser Werte an, nach ihrer Meinung habe CUNNING (1950) hierbei auch die primären papillomatös wachsenden Carcinome zu den maligne entarteten Papillomen gezählt (vgl. BREZA 1950). Sie halten die sekundäre maligne Entartung der primär benignen Papillome für wesentlich seltener, wie auch NEW und ERICH (1938). Aber auch DWORACEK (1956) will unter 36 Papillomen des Kehlkopfes nur sieben absolut gutartige gefunden haben. PUTNEY (1955) weist darauf hin, daß am Jefferson-Hospital bei nur 5% der diagnostizierten Papillome innerhalb von 1 bis zu 23 Jahren ein Carcinom zur Entwicklung kam. KLEINSASSER (1958, 1962, 1963) hält besonders die Papillome mit ausgesprochenen Zellatypien für krebsverdächtig. Er berichtet über 17 Papillome mit Zellatypien, von denen im Verlaufe von 1 bis 20 Jahren nicht weniger als elf carcinomatös entarteten. Somit glaubt er, die Papillome mit Zellatypien „als Veränderung im Sinne eines papillären präinvasiven Carcinoms ansehen" zu müssen (siehe auch LEICHER 1963).

Bei Kindern wird natürlicherweise eine solche maligne Entartung kaum gefunden. STATHEROU (1957) erwähnt hierzu die Beobachtungen von WALSH und BEAMER (1950), die bei einem 12jährigen Knaben und einem 13jährigen Mädchen Kehlkopfpapillome seit der Kindheit beobachten konnten und schließlich den Übergang in malignes Wachstum erleben mußten. Einen weiteren Fall einer carcinomatös entarteten kindlichen Kehlkopfpapillomatose berichtet CEGIELSKA (1955).

GIGNOUX und CARRÉ (1954, 1955) publizierten über die carcinomatöse Entartung rezidivierender Kehlkopfpapillome bei einer 55jährigen Frau, bei der 15 Jahre vor dem Auftreten des Krebses eine Röntgenstrahlentherapie durchgeführt worden war. In diesem Zusammenhang gibt BIRNMEYER (1957) zu bedenken, daß mancher Fall von krebsiger Entartung eines Papilloms vielleicht als Folge der Röntgentherapie anzusprechen sei (v. RICCABONA 1960). Er rät aus diesem Grunde dringend von einer Bestrahlung der Papillome ab. BOUCHET, PAILLER und DULAC (1956)

erwähnen die carcinomatöse Entartung von Kehlkopfpapillomen bei einem 70jäh-
rigen Mann, der seit der Kindheit Papillome aufwies und seit dem 45. Lebensjahr
wiederholt mit Röntgenstrahlen behandelt worden war. DUPONT (1949) und
SCUDERI (1953) beschreiben Papillome, deren Epithel bereits deutlich präcancerös
im Sinne des Morbus Bowen verändert war. DUPONT (1949) spricht von einem
verhornenden, zottigen, perlmutterweißen Papillom bei einer 65jährigen Frau und
einem 70jährigen Mann. Diese Gebilde zeigten reichliche Kernpolymorphien, Mitosen und Dyskeratosen, aber noch kein infiltrierendes Wachstum.

δ) Die sog. Präcancerosen

Als Präcancerosen im engeren Sinne bezeichnen wir am Kehlkopf die *Pachydermie (Leukoplakie, Keratose)* und den *Morbus Bowen.*

αα) Pachydermie oder Leukoplakie

(Synonyma: Leukokeratosis laryngis, Keratosis laryngis, weiße Tumoren des
Kehlkopfes, Cornu laryngicum, Laryngitis hyperplastica, franz.: Leukoplasie
laryngé).

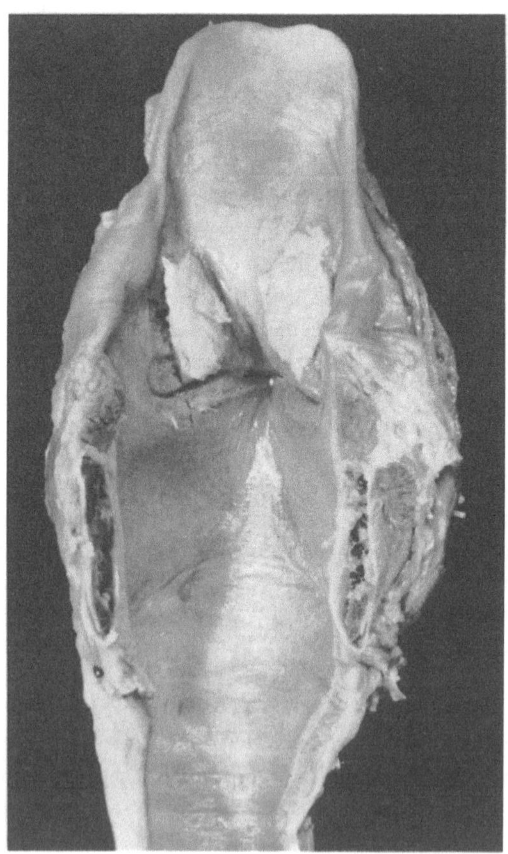

Abb. 42. Ausgedehnte doppelseitige Leukoplakie des Kehlkopfes

Die Ausdrücke „Pachydermie" und „Leukoplakie" oder „Leukokeratose" werden von uns im gleichwertigen Sinne gebraucht. Ein hinreichender Grund, sie pathologisch-anatomisch zu trennen, ist nicht ersichtlich. Der Ausdruck *Leukoplakie* gibt lediglich das äußere klinische Bild, das als weißer Fleck imponiert, wieder (Abb. 42). In beiden Fällen handelt es sich um eine *umschriebene Epithelhyperplasie* mit verlängerten und verbreiterten Epithelleisten *(Acanthose)* und oft überschüssigen Hornbildungen (Hyperkeratose) (Abb. 43, 44, 45), oder auch pathologischen Hornbildungen *(Parakeratosen* oder *Dyskeratosen* — Abb. 46*)*. Äußerlich erscheinen sie als grau-weiße, leicht erhabene, zuweilen auch warzenartige, papillär

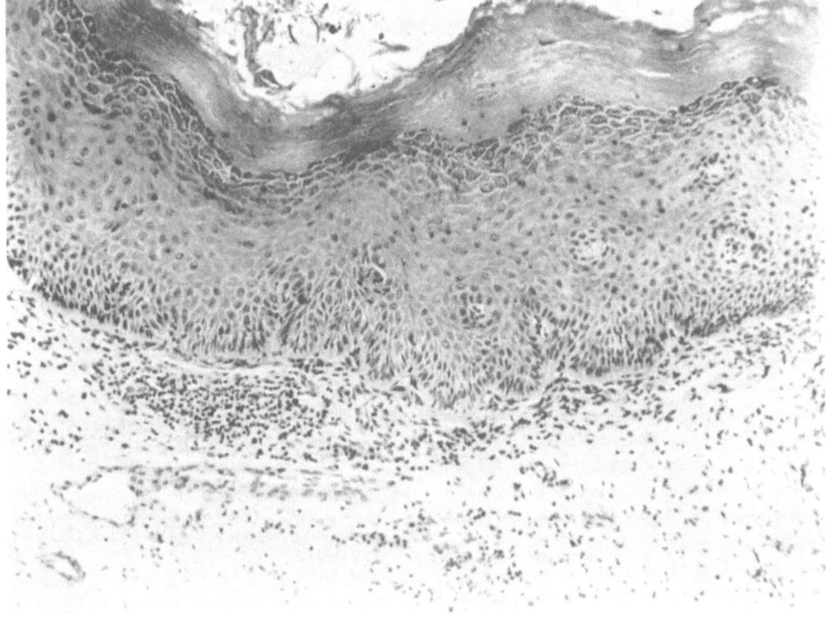

Abb. 43. 62jähr. ♂. Pachydermie oder Leukoplakie des Stimmbandes. Hyperkeratose und Acanthose, jedoch regelhafter Epithelaufbau, kein infiltrierendes Wachstum. Scharfe Begrenzung zum subepithelialen Bindegewebe. (Paraffin, HE, Vergr. 120:1)

proliferierende Flecke derber Konsistenz. Nicht selten finden sie sich am hinteren Ende der Taschenbänder (MINNIGERODE 1956). Es werden hauptsächlich höhere Lebensalter (5. bis 6. Lebensjahrzehnt) betroffen. Männer überwiegen. Der Übergang zu den isolierten Papillomen älterer Menschen ist fließend (vgl. ROTTER und LAPP 1958), sicherlich bestehen zwischen beiden Formen ätiologische und pathogenetische Beziehungen.

HART und MAYER (1928) unterscheiden eine *Leukoplakia simplex*, die keine Neigung zur Proliferation zeigt und eine *Leukoplakia vegetans* mit papillären und verrukösen Proliferationstendenzen. JACKSON und JACKSON (1947) trennen die Begriffe *Leukoplakie* und *Leukokeratose*, auch NEW und ERICH (1938) wollen sie nicht als Einheit gelten lassen, betonen aber ihre große Ähnlichkeit. Der Streit um die Klassifizierung dieser Gebilde dauert bereits seit STAMM (1926) und FINDER

17*

(1928) an. Vom rein morphologischen Standpunkt aus ist aber eine Unterteilung dieser Formen, die sämtlich ineinander übergehen, nicht vertretbar.

VIRCHOW (1887) hatte von einer „*Pachydermia diffusa*" gesprochen, die dem heutigen Begriff der Leukoplakie entspricht und von einer „*Pachydermia verrucosa*" (Abb. 45), welche dem Papillom gleichgesetzt werden muß. Andere Autoren sprechen vom „*Keratoacanthom*" (v. ALBERTINI 1955, 1958).

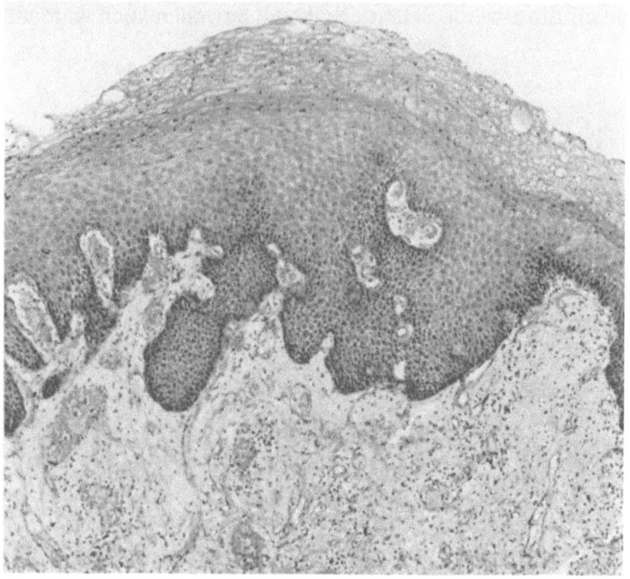

Abb. 44. 59jähr. ♂. Leukoplakie des Stimmbandes. Acanthose, Hyperkeratose und Parakeratose. Beginnendes Tiefenwachstum, jedoch noch scharfe Begrenzung zwischen Epithel und Bindegewebe. Präcancerose. (Paraffin, HE, Vergr. 70:1)

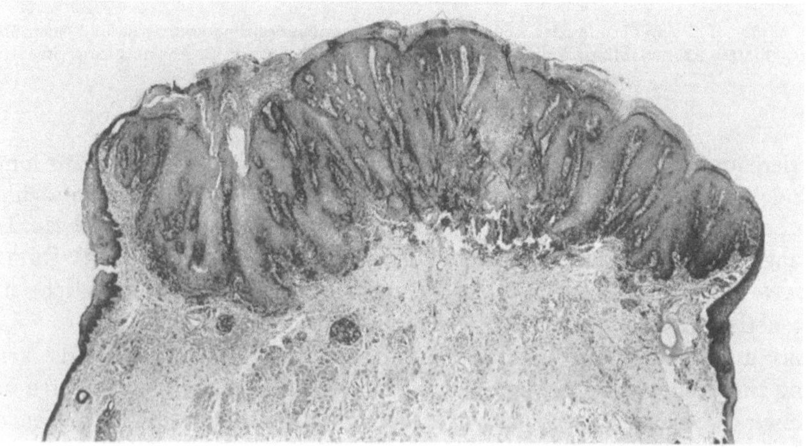

Abb. 45. 63jähr. ♂. Pachydermia verrucosa. Vereinzelte Zell- und Kernatypien. Präcancerose, jedoch noch kein sicheres carcinomatöses Wachstum. (Paraffin, HE, Vergr. 25:1)

Der *Übergang in krebsiges Wachstum* ist relativ häufig (GÖMÖRI 1959), worauf sich die Berechtigung stützt, diese Gebilde als *Präcancerosen* zu bezeichnen. KLEINSASSER (1962, 1963, 1964) unterscheidet drei verschiedene Entwicklungsstufen des Epithels:

Gruppe I   = Einfache Plattenepithelhyperplasie,

Gruppe II = Plattenepithelhyperplasie und vereinzelten Zellatypien und

Gruppe III = Präcanceröses Epithel (einschl. Carcinoma in situ).

Verschiedene Formen des Oberflächencarcinoms im Kehlkopfbereich beschrieb NOELL (1961). Nach SCHÖNGARTH (1896) gehen 22% aller Leukoplakien in carcinomatöses Wachstum über, nach POYET (1908) etwa 30% und nach M. THOMAS (1956) 42%. PUTNEY und O'KEEFE (1953) sahen von 125 Leukoplakien des Kehlkopfes

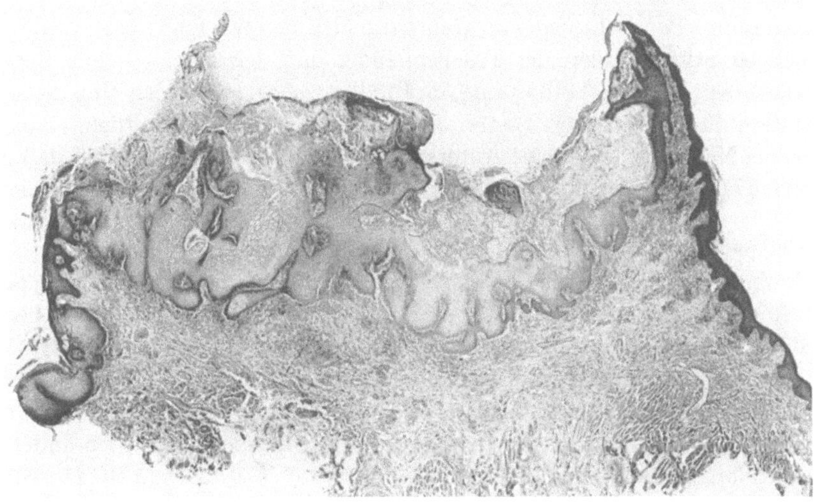

Abb. 46. 55jähr. ♂. Kerato-Acanthom des Stimmbandes. Präcancerose, kein sicheres malignes Wachstum. (Paraffin, HE, Vergr. 25:1)

57 maligne entarten, 27 weitere verhielten sich zunächst benigne, um dann später doch noch in carcinomatöses Wachstum überzugehen. NISKANEN (1951) berichtet von zwei carcinomatösen Entdifferenzierungen bei zwölf Keratosen. Er hält diese Bildungen insofern für besonders heimtückisch, als man weder ihrem makroskopischen noch ihrem histologischen Bild die spätere krebsige Veränderung ansehen kann. Er konnte auch einen Fall beobachten, in dem ein Carcinom und eine Keratose unabhängig voneinander nebeneinander bestanden. NEW und ERICH (1938) publizierten über zehn Keratosen, von denen zwei bösartig wurden. CLERF (1940) verfolgte die bösartige Entwicklung von Keratosen innerhalb einer Zeit von 8 Monaten bis zu 3 Jahren (siehe auch BLACK u. DAVIS 1954).

Ursächlich werden für diese Bildungen, wie überhaupt für die ganze Gruppe der entzündlichen reaktiven Pseudotumoren, *exogene Schädlichkeiten* in Form von Tabakrauch, ferner von Alkoholabusus und Stimmißbrauch angeschuldigt (MYERSON 1950, RYAN, McDONALD und DEVINE 1955, 1956, RUEDI 1959) und, abgesehen von der Ätiologie, ganz allgemein die Laryngitis (KLEINSASSER 1959, 1962, LEICHER

1963). BIRNMEYER (1959) betont ebenfalls die Plattenepithelmetaplasien verursachende Wirkung von Inhalationsnoxen.

PUTNEY und O'KEEFE (1953) fanden unter ihren Patienten mit Leukoplakien
nur 11,2% Nichtraucher, verglichen mit der übrigen Bevölkerung, die 34% Nichtraucher aufweist. FRIEDBERG und WALLNER (1953) geben alle ihre Leukoplakie-
Patienten als starke Raucher an (Smokers Larynx, WALLNER 1954).

Nach LE JEUNE (1940, 1951) haben entsprechend dem Tabakkonsum die Keratosen des Kehlkopfes erheblich zugenommen. Auch CLERF (1940) hält den Tabakrauch für den wichtigsten ursächlichen Faktor dieser Bildung, betont aber, daß ein
stichhaltiger Beweis hierfür noch aussteht.

RYAN, McDONALD und DEVINE (1955, 1956) fassen unter Hinweis auf ähnliche
Untersuchungsergebnisse bei CUMMER (1946), KENNAWAY und KENNAWAY (1947),
WYNDER und GRAHAM (1950), VALKO (1952), MILLER und FISHER (1953) u. a. die
Resultate ihrer Beobachtungen an Raucherkehlköpfen wie folgt zusammen: „Das
Epithel der Stimmbänder, der Taschenbänder und der subglottischen Bereiche
ist dicker, zeigt stärkere Verhornung, im Bindegewebe ist das Ödem und die zellige
Infiltration ausgesprochener. Es treten auch bedeutend mehr Epithelmetaplasien
auf als bei Nichtrauchern." Die Autoren weisen auf die Erfahrung hin, daß diese
Bildungen bei Einstellen des Tabakrauchens in vielen Fällen verschwinden können.

ββ) Morbus Bowen

Die Bowen'sche Dermatose *(Dermatose précancéreuse de Bowen)* ist als typische
Präcancerose zuweilen auch an den Stimmlippen zu beobachten. Die hervor-
stechendsten Veränderungen sind die *Dyskeratose* und die gesteigerte *Atypie* des
Aufbaues und der einzelnen Zellelemente des Epithels mit sog. *Clumping-Kernen*
(vergrößerte deformierte Kerne). GANS und STEIGLEDER (1957) sprechen von einer
„verwirrenden Unregelmäßigkeit der Zell- und Kernformen". Daneben findet sich
ein intracelluläres Ödem und zahlreiche (pathologische) Mitosen (Abb. 47, 48). Die
Färbbarkeit des Cytoplasmas und der Kerne läßt ebenfalls Abweichungen von der
Norm erkennen. Obwohl neben der Dys- und Parakeratose auch eine erhebliche
Acanthose vorliegt und dadurch die Dicke des Epithels um ein beträchtliches
zunimmt, wird ein infiltrierendes Wachstum stets vermißt, der Verlauf der Epithel-
Cutisgrenze ist zwar unregelmäßig, aber stets scharf. Im Corium finden sich reichlich entzündliche Zellinfiltrate. Inwieweit man die Bowen'sche Dermatose den
Präcancerosen zurechnen will, hängt von der Einstellung des einzelnen zur Frage
der Präcancerosen überhaupt ab (vgl. v. ALBERTINI 1955). An den Stimmbändern
wurde der Morbus Bowen von PIQUET, BENOIT und GELAIN (1956), HARRIS (1948)
und SISCHKA (1956) beschrieben. Der Übergang der Krankheit in ein echtes Carcinom ist an den Stimmbändern etwa gleich häufig wie bei den Leukoplakien (s. dort
Abb. 48).

2. Bösartige Neubildungen

a) Der Kehlkopfkrebs

α) Vorkommen

Die Häufigkeit des Kehlkopfkrebses wird sehr unterschiedlich angegeben,
„weil häufig auch die Geschwülste des Recessus piriformis und der Valleculae sowie

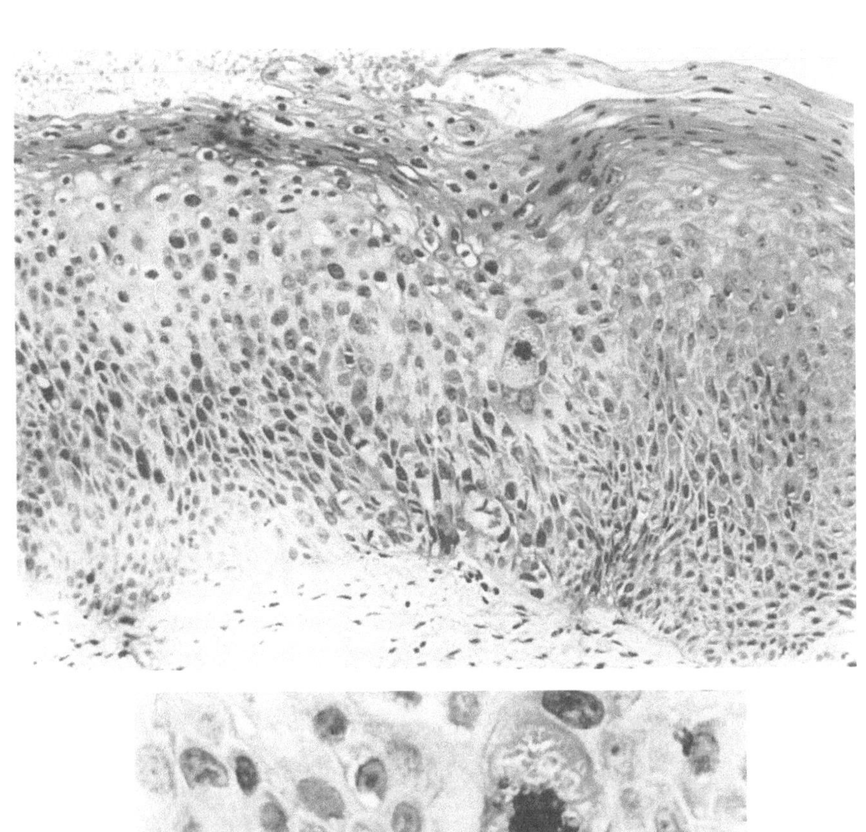

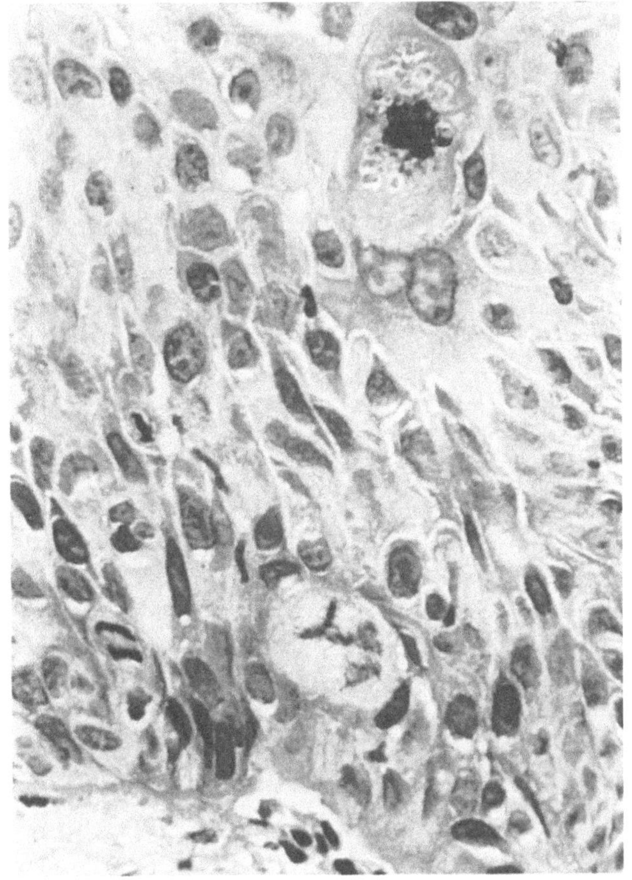

Abb. 47. 68jähr. ♂. Morbus Bowen des Stimmbandes. Hochgradige Zell- und Kernatypien, sog. Clumping-Kerne. (Paraffin, HE, Vergr. 250:1 und 700:1)

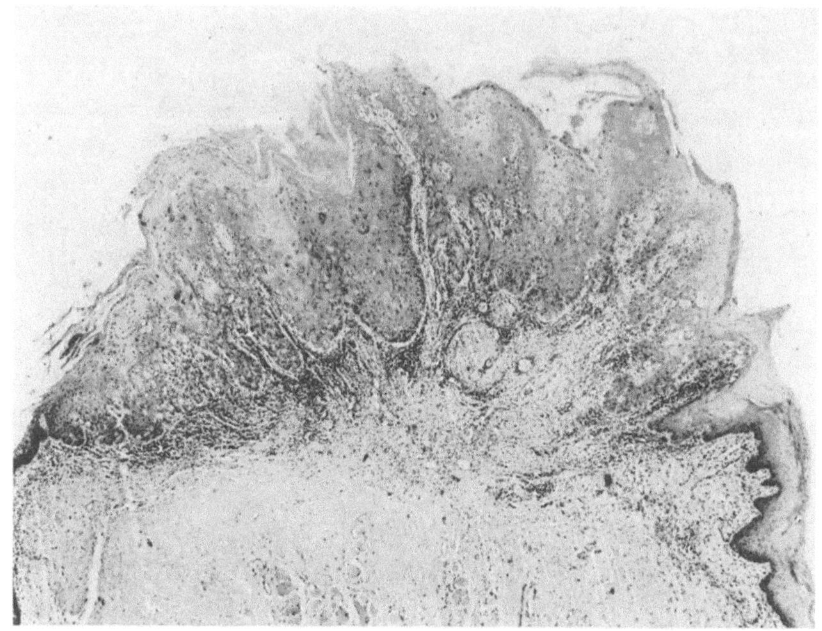

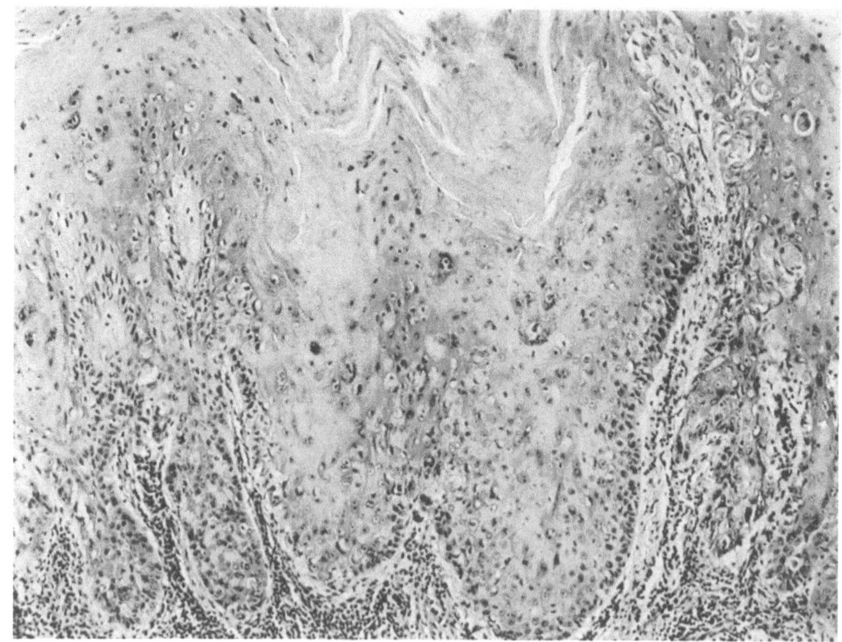

Abb. 48. Morbus Bowen des Stimmbandes mit Übergang in verhornendes Plattenepithelcarcinom.
(Paraffin, HE, Vergr. 25:1 und 200:1)

der glossoepiglottischen Falten" (WALTHER 1948), also die Pharynxcarcinome, als äußere Kehlkopfkrebse hinzugerechnet werden. Größere Übersichtsstatistiken über die Häufigkeit des Kehlkopfkrebses fehlen. DUCUING (1949) gibt die Häufigkeit mit 6% des Sektionsgutes an, WALTHER (1948) mit 0,83%, BALLENGER (1938) mit 1,8% sämtlicher Carcinomsektionen, KAHLER (1929) mit 0,56% des Gesamtkrebsvorkommens, E. MÜLLER (1955, 1956, 1958) mit 1,1%, und K. H. BAUER (1954) mit 1% aller Organkrebse. SCHWAB u. Mitarb. (1957) finden in 1% der Krebstodesfälle Kehlkopfkrebse, MONTREUIL (1956) in 3,5% der Krebse des Cancer-Instituts Notre Dame Hospital in Montreal, Canada. RAVEN (1958) spricht für England von einem relativ seltenen Organkrebs. LÜSCHER (1956) stellt fest: „Der Kehlkopfkrebs ist erheblich seltener als der Krebs im Kehlkopfrachen, gehört aber doch zu den relativ häufigen Geschwülsten." LEICHER (1963) beziffert den Anteil der Kehlkopf- und Hypopharynxcarcinome an den Malignomen im HNO-Bereich mit 60%.

Nach englischen Statistiken (KENNAWAY und KENNAWAY 1947 und MAXWELL 1955) soll die Häufigkeit des Kehlkopfkrebses in den letzten 20 Jahren deutlich abgenommen haben, nach OBERLING (1954) und DONTENWILL (1955) ist für Deutschland weder eine Zu- noch Abnahme der Häufigkeit des Kehlkopfkrebses festgestellt worden. BLÜMLEIN (1956, 1958) konnte aber anhand des Untersuchungsmaterials der HNO-Klinik Erlangen eine statistisch sichere Zunahme des Kehlkopfkrebses feststellen, desgleichen WYNDER u. Mitarb. (1950, 1953) für die USA (vgl. hierüber auch LICKINT 1956). Sie alle führen die *scheinbare* Abnahme des Kehlkopfkrebses auf die in jüngster Zeit ständig zunehmende Heilungsquote dieses Organkrebses zurück. JACKSON und JACKSON (1947, 1959) geben die Häufigkeit des Larynxkrebses für Amerika von 1928 bis 1933 mit 0,24%, von 1934 bis 1943 mit 0,66% und von 1944 bis 1948 mit 1,7% aller Hals-Nasen-Ohrenpatienten an. In Indien sollen nach WYNDER 12,1% aller Carcinomtodesfälle durch das Kehlkopfcarcinom hervorgerufen werden. Auch LEICHER (1963) hebt die Zunahme des Kehlkopfkrebses in den letzten 25 Jahren hervor.

β) Alter und Geschlecht

Der Kehlkopfkrebs befällt alle Altersklassen, am häufigsten jedoch das 5. bis 7. Lebensjahrzehnt (HART und MAYER 1928, COLY jr. 1949, LÜSCHER 1956, RAVEN 1958, LEICHER 1963), nach MACKENZIE (1950) das 4. bis 7. Lebensjahrzehnt und nach RUEDI (1956) das 4. bis 5. Lebensjahrzehnt. FILIPPI und CALIGARIS (1959) fanden, daß die Krebse der Epiglottis und des Kehlkopfeinganges früher auftreten als die Carcinome der Stimmlippen. Nach HEROLD und BÖCKMÜHL (1966) liegt das Häufigkeitsmaximum erst im 7. Lebensjahrzehnt. Es liegen aber auch zahlreiche kasuistische Mitteilungen über Stimmlippenkrebse bei Kindern, Jugendlichen und jüngeren Erwachsenen vor. So beschrieb CROOKS (1953) ein Plattenepithelcarcinom des rechten Stimmbandes bei einem $9^1/_2$jährigen Knaben, WEINSTEIN (1955) ein solches bei einem 19jährigen Mädchen und v. DROSTE (1957) bei einem 7jährigen Knaben. JENGO und GALOGERO (1954) fanden ein Cancroid des Stimmbandes bei einem 14jährigen Jungen, LEICHER (1963) erwähnt das Vorkommen eines Kehlkopfcarcinoms bei einem 15jährigen Jungen, PORTMANN und PHILIP (1933) sammelten 14 Fälle jugendlicher Kehlkopfkrebse, SAARESTE (1940) beobachtete vier Fälle von Kehlkopfkrebs bei 22- bis 27jährigen und FIGI und NEW (1929) beschrieben ein Larynxcarcinom bei einem 15jährigen Jungen.

Weitere Publikationen: REHAK (1944: 14jähriges Mädchen), M. B. KAPLUN (1951: 13jähriges Mädchen). RUNGE (1957) konnte an der Hals-Nasen-Ohrenklinik Heidelberg unter 5179 stationär behandelten Kindern nur 19mal (0,4%) bösartige Geschwulstbildungen im HNO-Bereich beobachten, aber niemals ein Carcinom des Stimmbandes.

Das *männliche* Geschlecht überwiegt im Vorkommen des Kehlkopfkrebses ganz eindeutig. Nach RUEDI (1956) erkranken Männer 12mal häufiger als Frauen, nach JACKSON und JACKSON (1947) sind 86,7% der Erkrankten Männer, nach MARTIN (1947) 95%, nach MONTREUIL (1956) 88%; LEHNHARDT (1956) sah in der Rostocker Hals-Nasen-Ohrenklinik in 25 Jahren 171 Kehlkopfkrebskranke, darunter nur zwölf Frauen. LENART (1941) errechnete ein Verhältnis von $♀:♂ = 1:37$, ORTON (1938) und VOGEL (1950) ein solches von $1:11$, v. ALBERTINI (1955) $1:8$. RAUCH (1956) fand nur 9,2% aller Larynxcarcinome bei Frauen. KIRCHNER und MAKLIN (1953) fanden unter 235 Kehlkopfkrebsträgern 217 Männer und 18 Frauen. Näheres hierüber siehe LEICHER (1963).

γ) Sitz

Nach dem Vorschlage von KRISHABER (1868) und ISEMBERT (1876) teilt man die Kehlkopfkrebse allgemein in *äußere* und *innere* ein, die äußeren stellen eigentlich keine echten Kehlkopfkrebse dar, sondern müssen nach ihrer topographischen Lage als Hypopharynxcarcinome bezeichnet werden, wozu auch die Krebse des Sinus piriformis rechnen. *Allein die inneren Kehlkopfkrebse werden zu Recht als Larynxcarcinome bezeichnet und hier berücksichtigt.*

Über den Gebrauch der ursprünglich von KRISHABER (1880) und ISEMBERT (1876) gewählten Termini „intrinsic" und „extrinsic" herrscht bei den einzelnen Bearbeitern keine Klarheit (vgl. LINDSAY und IRONSIDE 1955). WALSH (1947) sowie H. MARTIN (1947) und GARLAND (1952) rechnen zu den „Intrinsic"-Carcinomen nur die des Stimmbandes, andere dagegen — und diesen schließen auch wir uns an — identifizieren den Ausdruck „Intrinsic" mit endolaryngeal, rechnen also die Intrinsic-Carcinome zu den echten Kehlkopfkrebsen, die Extrinsic-Carcinome zu den Hypopharynxtumoren (SCHWAB 1955 und SCHWAB u. Mitarb. 1956, 1957).

Nach dem Vorschlage eines im Juli 1953 in Kopenhagen tagenden internationalen Komitees (I.C.P.R.) werden die Kehlkopfkrebse in folgende Gruppen eingeteilt (vgl. LINDSAY und IRONSIDE 1955):

1. die supraglottischen,
2. die Stimmbandcarcinome,
3. die subglottischen,
4. die Krebse der Kehlkopfumgebung und -begrenzung.

Die Abgrenzung der Gruppe 4 ist sehr ungenau und von vielen beanstandet worden. Man hätte besser von extralaryngealen, hypopharyngealen Krebsen sprechen sollen. LEICHER (1963) gibt die Einteilung wieder, die von zwei internationalen Kommissionen 1959 und 1960 in Paris empfohlen wurde und die etwa der in Kopenhagen erarbeiteten entspricht:

1. Supraglottische Carcinome,
2. Carcinome der Glottisregion,
3. Subglottische Carcinome,

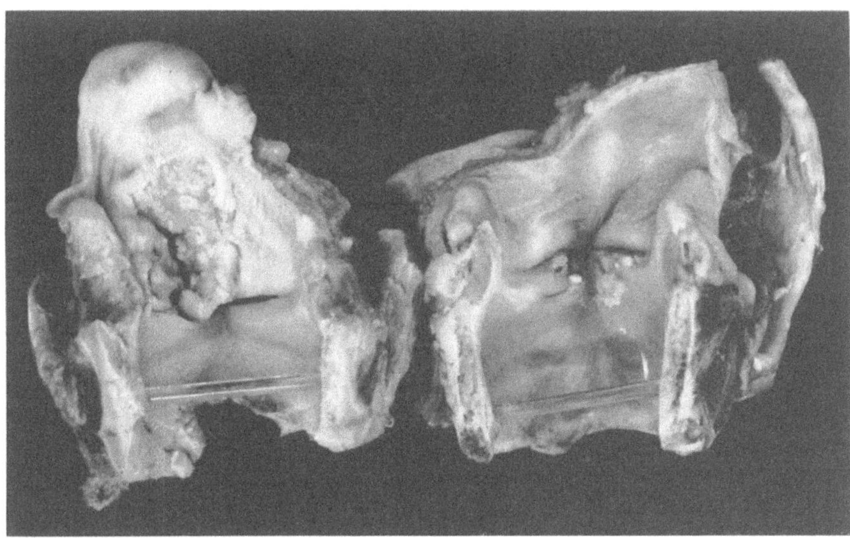

Abb. 49. Plattenepithelcarcinome des Kehlkopfes, links vom Taschenband, rechts vom Stimmband ausgehend. Operationspräparate

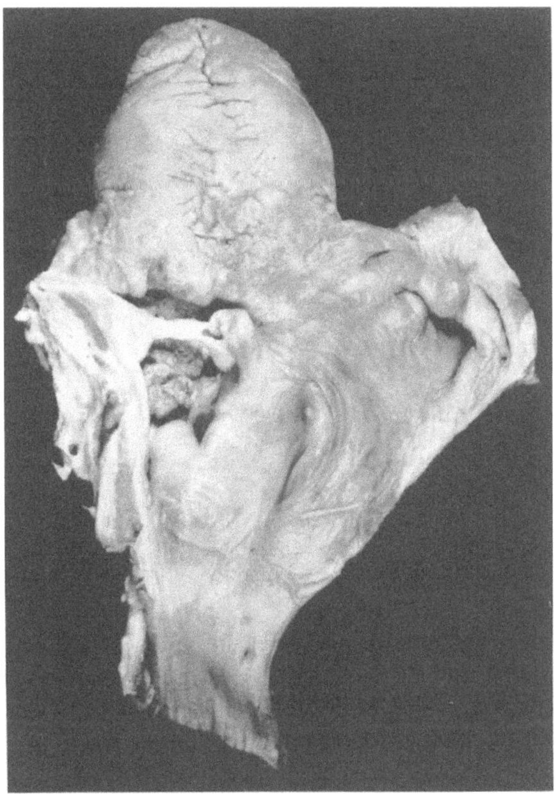

Abb. 50. Vorgeschrittenes nekrotisierendes Kehlkopfcarcinom. Völlige Zerstörung der Epiglottis und des Zungengrundes. Keine Fernmetastasen

4. Carcinome des Kehlkopf-Pharynxrandgebietes,

5. Carcinome des Hypopharynx.

Weitere Klassifizierungsvorschläge siehe STRUBEN (1957) und DENOIX und BACLESSE (1957).

Die inneren Kehlkopfkrebse (Abb. 49, 50, 51) haben ihren Lieblingssitz an den *Stimmbändern*. Nach RUEDI (1956) befallen 85% der Kehlkopfkrebse die Stimmbänder, am zweithäufigsten die Taschenbänder und den Sinus Morgagni (10% aller

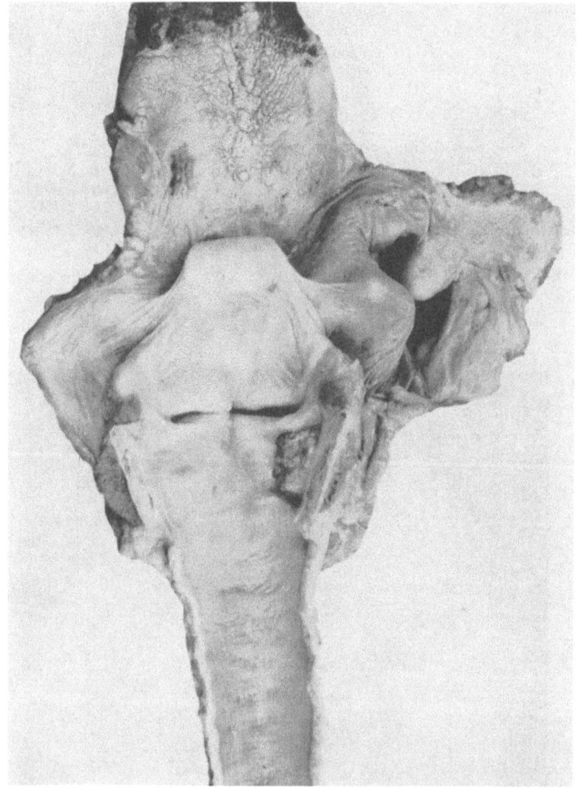

Abb. 51. Kleines subglottisches Kehlkopfcarcinom ohne Metastasen.

Larynxkrebse, MEDA 1952, 1953) und bedeutend seltener die Epiglottis, die aryepiglottischen Falten, den subglottischen Raum (E. MÜLLER 1955) und die Hinterwand des Kehlkopfes (KAHLER 1929). Der bevorzugte Entstehungsort ist die Grenzzone zwischen Cylinder- und Plattenepithel (LEICHER 1963).

Die *subglottischen Carcinome* dringen frühzeitig in den Ringknorpel ein unter Provokation einer Perichondritis und Chondritis mit sekundär eitriger Einschmelzung. Sie zeigen deshalb eine schlechtere Prognose als die übrigen Kehlkopfkrebse (ZANGE 1953, MÜLLER 1956).

Die *Epiglottiskrebse* werden in ihrer Häufigkeit recht unterschiedlich angegeben. REVESZ (1948) will überhaupt keine primären Epiglottiskrebse anerkennen, er nimmt an, sie seien alle vom Pharynx übergeleitet. WITHALM (1953) fand die Häufigkeit etwa zu 15%, DUCUING und DUCUING (1949) mit 37,7%, welche Zahl wohl zu hoch gegriffen sein dürfte, FIOR (1958) beziffert sie auf 1,92% und KREJCI (1951) mit 10,34%. KAHLER (1929) fand unter 56 Kehlkopfkrebsen vier Epiglottiskrebse, CHIARI (zit. nach KREJCI 1951) unter 330 zehn und REUTER (zit. nach KREJCI 1951) unter 53 drei. Diese unterschiedlichen Zahlen erklären sich wohl durch die unterschiedlichen Auffassungen der einzelnen Autoren in Bezug auf die Zuordnung der Kehlkopfeingangscarcinome (s. auch BOCCA 1953). Viele rechnen die Krebse der lingualen Fläche der Epiglottis zu den Pharynxkrebsen. Nach LEROUX und MASPETIOL (1950) sowie nach FIOR (1958) verhalten sich die Epiglottiscarcinome der lingualen Fläche in Bezug auf Metastasierung und Ausbreitung nicht wie die Kehlkopfkrebse, sondern wie die Oesophago-pharyngealen Carcinome, d. h. sie metastasieren im Gegensatz zu den Kehlkopfkrebsen frühzeitig (SHAW und EPSTEIN 1959).

δ) Makroskopisches Verhalten

Die Kehlkopfkrebse zeigen zu Beginn das Aussehen von Hyperkeratosen, grauweißlichen Epithelverdickungen oder grau-rötlichen Papillomen bzw. Polypen, zuweilen aber auch das eines kleinen Knötchens oder einer geringfügig angerauhten Stelle des Stimmbandes (weshalb diese Bildungen stets histologisch untersucht werden sollten, da man ihnen ihre bösartige Natur makroskopisch keineswegs immer ansehen kann). KAULICH (1951) beschrieb ein kirschgroßes, gestielt polypöses Larynxcarcinom bei einem 69jährigen Mann, das makroskopisch durchaus das Bild eines benignen Polypen bot. Weitere Beschreibungen von kleinen polypösen Carcinomen siehe DAHMANN (1929), KAHLER (1929), HAJEK (1932), POLEDNAK (1933; kleiner haselnußgroßer Polyp mit 4 mm langem Stiel bei 69jährigem Mann), BARTH (1949).

Die Anfangsstadien des Krebses können aber auch denen der spezifischen Entzündungen (Tuberkulose, Syphilis) ähneln. Der Stimmbandkrebs tritt zuweilen oberflächlich kaum hervor, er breitet sich dann aber frühzeitig diffus zur Tiefe hin aus. In diesen Fällen erscheint das Stimmband in toto verdickt, von einer gewissen Starre (LÜSCHER 1956), und die Funktion ist frühzeitig beeinträchtigt. Diese Carcinome werden häufig auch durch Probeexcisionen nicht diagnostiziert, weshalb ECKERT-MÖBIUS und GÜNNEL (1953) darauf hinweisen, daß auch bei negativem histologischem Befund radikal operiert werden sollte, sofern klinisch die Diagnose „Krebs" gesichert erscheint.

Im weiteren Verlauf kann der Krebs oberflächlich ulcerieren, auf das Kehlkopfskelet und auf die weitere Umgebung übergreifen. Eitrig-phlegmonöse Begleitentzündungen, Perichondritiden, Verjauchungen und auch Perforationen in den Oesophagus (4% nach RAVEN 1958) und ins Mediastinum sowie nach außen, sind keine Seltenheiten. (OESER 1943, 1951, LEBORGNE 1953, GLANINGER 1959 u. a. haben eine besondere Stadieneinteilung I—IV gegeben, siehe auch RUEDI 1956 und LEICHER 1963).

ε) Metastasen

Metastasen der Stimmbandkrebse treten relativ selten und spät auf, was durch die schlechte Lymphgefäßversorgung des Stimmbandes erklärt wird (s. Abschnitt

Anatomie; NAUMANN 1957, ZECHNER 1963). LEICHER (1963) gibt zu bedenken, ob
dieses nicht eine Folge der zumeist weiten Ausdifferenzierung der Stimmlippenkrebse sein könnte. Unter 550 eigenen Beobachtungen sah FABBI (1952) in 8,2%
regionäre Lymphknotenmetastasen, in 1,3% Fernmetastasen, dagegen fand
WÄTJEN (1954) bei den subglottischen Krebsen in 50% und bei den äußeren Kehlkopfkrebsen in 57% Metastasen. Nach OGURA (1955) treten bei den Krebsen der
Stimm- und Taschenbänder Metastasen in 30% der Fälle auf (den gleichen Prozentsatz nennen DWORACEK 1955, 1956 und REIF 1957), nach CLERF (1940, 1955) in
25 bis 30%. MUMMA und CHUSID (1961) schließen hieraus, daß die Metastasen beim
Kehlkopfkrebs keineswegs so selten sind, wie früher angenommen wurde.

Hämatogene Metastasen sind bedeutend seltener als *lymphogene*, nur in 1 bis 4%
aller Kehlkopfcarcinome (LEICHER 1963). TERRACOL (1958) stellte aus der Literatur
von 1878 bis 1947 nur 14 Fälle mit ausgedehnten Organmetastasen zusammen.
Am häufigsten waren die Lungen (zehnmal), dann die Leber (viermal) und die
Nieren (dreimal) befallen (GLANINGER 1959). RAVEN (1958) erwähnt die Publikation SAWYER, PANNOPOULOS und McCLURE über ein Kehlkopfcarcinom eines
76jährigen Mannes mit sehr zahlreichen Organmetastasen, u. a. auch im Colon
transversum, wodurch ein Okklusionsileus entstanden war. LÜSCHER (1956) vergleicht den Kehlkopfkrebs in seiner Prognose mit den Hautkrebsen wegen der
seltenen und späten Metastasierung. Nach RAVEN (1958) finden sich in 4 bis 5%
auch abdominale Lymphknotenmetastasen. Die Krebse der lingualen Fläche des
Kehldeckels und die subglottischen Carcinome metastasieren jedoch früher und
ausgedehnter als die eigentlichen Kehlkopfkrebse (FIOR 1958), nach MEDA (1953)
gilt dies auch für die Krebse des Ventriculus Morgagni. LEICHER (1963) gibt die
Tabelle von PIETRANTONI, AGAZZI und FIOR (1958) wieder. Diese Autoren sahen
in 10,4% Metastasen beim Glottiscarcinom, dagegen in 37,5% bei den supraglottischen Krebsen, in 53,6% bei den Krebsen des Kehlkopfrandgebietes und in
73,6% bei den Carcinomen des Hypopharynx.

ζ) Histologisches Verhalten

Histologisch handelt es sich fast durchweg um Plattenepithelkrebse (nach REIF
1957 in 90%), die je nach Reifegrad Verhornung zeigen, nicht verhornende Krebse
darstellen oder, seltener, völlig entdifferenziert sind (Abb. 52, 53). Die Verhornung
kann sehr hochgradig sein und mit reichlicher Ausbildung von Hornperlen einhergehen *(Cancroid)*. Basalzellenkrebse im Sinne KROMPECHERS sind im Kehlkopf selten
(nach HAJEK 1932 etwa 2% aller Kehlkopfkrebse, siehe auch DIETZ 1935, Raven
1958), ebenso gelten die von den Drüsen ausgehenden echten *Adenocarcinome* als
sehr selten (LÜSCHER 1956, RAVEN 1958). NEW, FIGI, HAVENS und ERICH (1947)
sahen unter 1300 Kehlkopfkrebsen nur sechs Adenocarcinome, LEICHER (1963)
unter 800 Carcinomen nur ein Adenocarcinom.

Die Krebse der *Epiglottis* sind nach WITHALM (1953) zu 60 bis 80% verhornende
Plattenepithelcarcinome, zu 10 bis 14% solide, entdifferenzierte Krebse, zu etwa
3 bis 4% Basalzellenkrebse und zu etwa 1% Adenocarcinome oder cylindromatöse
Krebse. Ein Adenocarcinom der Epiglottis beschrieb WALTHARD (1930) bei einem
77jährigen Mann in Gestalt eines 2:1,5:1 cm messenden, graurötlichen Polypen
am Kehlkopfeingang.

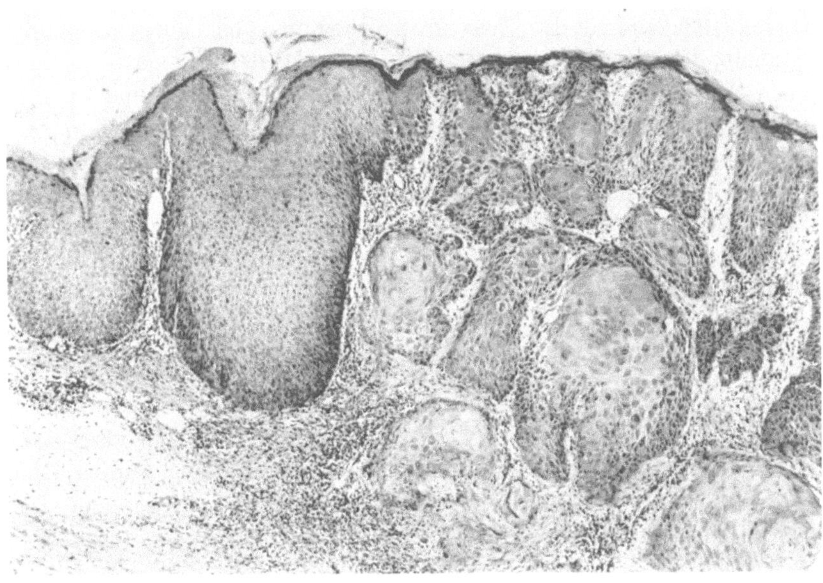

Abb. 52. 72jähr. ♂. Verhornendes Plattenepithelcarcinom des rechten Stimmbandes. Übergang einer Leukoplakie mit atypischem Epithel in echtes carcinomatöses Wachstum. (Paraffin, HE, Vergr. 40:1)

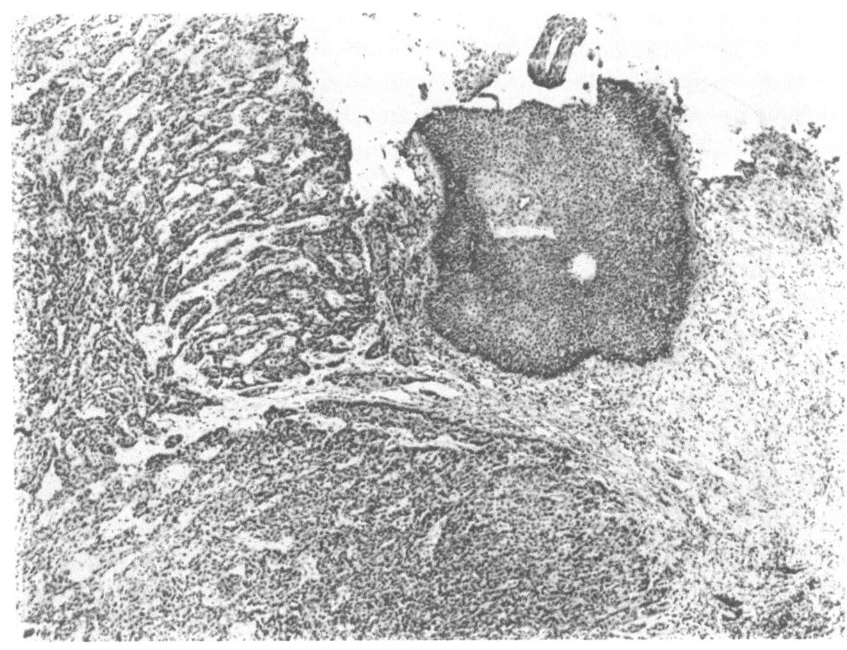

Abb. 53. 69jähr. ♂. Leukoplakische Epithelverdickung mit Zell- und Kernatypien. In der Umgebung davon ein nicht verhornender, weitgehend entdifferenzierter Plattenepithelkrebs. (Paraffin, HE, Vergr. 45:1)

η) Kehlkopftuberkulose und Kehlkopfkrebs

HAJEK (1932) widmet dem Zusammenvorkommen von Tuberkulose und Krebs des Stimmbandes ein besonderes Kapitel. RAVEN (1958) gibt das Zusammenvorkommen mit 4% an. Weitere Publikationen: CALVET, RIBET und COLL (1953), BECKMANN (1953), MAURER (1958). Selbst durch die gestiegene Lebenserwartung der Tuberkulösen dürfte ein solches Zusammentreffen nicht häufiger als früher geworden sein, da die Kehlkopftuberkulose unter der tuberculostatischen Therapie zumeist völlig ausheilt. Es bleibt hier lediglich die Frage offen, wie häufig in solchen alten, vernarbten Kehlkopftuberkulosen Krebs zur Entwicklung gelangen kann, analog dem Narbenkrebs der Lunge (s. dort).

ϑ) Prognose

Die Prognose des Kehlkopfes ist relativ gut. Er wächst langsam, so daß er unbehandelt im Durchschnitt erst nach 2 bis 3 Jahren zum Tode führt (LÜSCHER 1956), bei rechtzeitiger operativer oder Strahlenbehandlung werden Heilungsquoten von 70 bis 90% angegeben (vgl. LÜSCHER 1956, JACKSON und JACKSON 1947, RUEDI 1956, LEICHER 1963).

ι) Pathogenese und Ätiologie

Die *Entstehungsursachen* des Kehlkopfkrebses sind, wie die des Krebses überhaupt, noch dunkel. So wenig wir von den endogenen Noxen der Krebsentstehung heute wissen, so reichhaltig ist das Material, das für die Bedeutung gewisser exogener Momente bei der Entstehung des Kehlkopfkrebses spricht. Der Geschlechtsunterschied in der Häufigkeit des Kehlkopfkrebses, der ebenso auffällig ist wie im Falle des Lungenkrebses, deutete schon lange daraufhin, daß gewisse, in der Hauptsache das männliche Geschlecht betreffende exogene Noxen an der Entstehung des Kehlkopfkrebses beteiligt sind. Bereits SEGNI (1911) äußerte den Verdacht, daß das Tabakrauchen an der Auslösung des Kehlkopfcarcinoms schuld sei. Nach den Untersuchungen von BLÜMLEIN (1955, 1956), LICKINT (1956) und WYNDER u. Mitarb. (1950, 1953, 1956, 1959) hat auch der Kehlkopfkrebs beim männlichen Geschlecht seit der Zunahme des Lungenkrebses ebenfalls eine eindeutige Zunahme erfahren. Dafür sprechen auch die Untersuchungen von BALTZELL und PUTNEY (1954). Da jedoch die Prognose des Kehlkopfkrebses bei rechtzeitiger Behandlung wesentlich günstiger liegt als beim Lungenkrebs, geben die Sektionszahlen über die wahre Häufigkeit des Kehlkopfkrebses nur sehr bedingt Auskunft. Amerikanische Statistiken zeigen einen Anstieg der Häufigkeit des Larynxcarcinoms von 1937 bis 1947 um 75%, während die Letalität dieses Krebses im gleichen Zeitraum nur um 42% stieg. BLÜMLEIN (1956) vertritt die Ansicht, daß der Kehlkopfkrebs eine lokale Tumordisposition besitze. Diese soll in der funktionellen physiologischen Belastung der Stimmbänder gegeben sein, denn nur in seltenen Fällen entwickele sich ein Krebs an den Taschenbändern. Der Epithelüberzug der Stimmbänder besitzt am freien Rand im Gegensatz zu der mächtigen Hornschicht der Fingerbeere ein nur wenige Schichten zählendes Pflasterepithel. Geringste Epithelläsionen ermöglichen deshalb eine direkte Einwirkung aerogener Noxen (wie z. B. Tabakteer) auf die Keimschicht des Epithels. In 241 Fällen von Kehlkopfkrebs erhob BLÜMLEIN (1955, 1956) Raucheranamnesen. Als Resultat wurden in 95,5% starke und stärkste Raucher unter den Kehlkopfcarcinomträgern eruiert, bei der krebsfreien Vergleichsgruppe fanden sich 18% Nichtraucher gegenüber 0,8% bei Kehlkopfkrebskranken, während der Anteil der Nichtraucher bei der übrigen Bevölkerung etwa 34% betrug. 52% der Kehlkopfkrebskranken rauchten 20 und mehr Zigaretten pro Tag.

Auch JACKSON und JACKSON (1947, 1959) fanden eine Zunahme des Kehlkopfkrebses parallel dem Anstieg des Lungenkrebses. WYNDER u. Mitarb. (1950, 1953) kommen ebenfalls zu dem Ergebnis, daß das Kehlkopfcarcinom zugenommen habe, „wenn auch nicht so stark wie das Lungencarcinom". Als Ergebnis ihrer umfangreichen Studien stellen sie fest, daß die Wahrscheinlichkeit, ein Kehlkopfcarcinom zu erwerben, mit dem Tabakverbrauch deutlich zunehme. Unter den Carcinomträgern ihres Beobachtungsmaterials fand sich nur ein einziger Nichtraucher, unter den Vergleichspersonen dagegen zeigen 22 Zigarren- und Pfeifenraucher verhältnismäßig häufiger ein Kehlkopfcarcinom als ein Lungencarcinom, ganz im Gegensatz zu den Zigarettenrauchern. KENNAWAY u. KENNAWAY (1951) sind der Ansicht, daß der Tabakrauch einen wesentlichen ätiologischen Faktor für die Entstehung des Kehlkopfkrebses darstellt. Für die ursächliche Bedeutung des Tabakrauchens spricht auch das gehäufte Auftreten von Präcancerosen nach Tabakabusus (s. dort), die in einem hohen Prozentsatz später in krebsiges Wachstum übergehen und gar nicht selten nach Einstellung der Rauchgewohnheit wieder verschwinden. WEILAND (1955) erzeugte experimentell Kehlkopfkrebse durch Teerpinselungen beim Kaninchen.

Neben dem Tabakrauch müssen aber auch andere exogene, also Inhalationsnoxen (BIRNMEYER 1959, 1961) in Betracht gezogen werden, z. B. Rauch, Staub, konzentrierter Alkohol, kurz alle Faktoren, die die Schleimhaut des Kehlkopfes oder des Hypopharynx schädigen und zu Epithelmetaplasien Veranlassung geben können. So sah BIRNMEYER (1961) die Carcinome in der Regel auch in der vorderen Kehlkopfhälfte lokalisiert, dort wo durch die besonderen anatomischen und physiologischen Verhältnisse Inhalationsteilchen der Atemluft bevorzugt niedergeschlagen werden.

Freilich können hierdurch nicht alle Kehlkopfkrebse ätiologisch geklärt werden, wissen wir doch von den endogenen Noxen der Krebsentstehung so gut wie gar nichts. FIOR (1957) erwägt eine familiär-erbliche Disposition. Bei 18,82% seiner Kehlkopfkrebskranken fand er in der Familie weitere Krebsträger gegenüber bei 9,41% der Kontrollfälle.

x) Kehlkopfkrebs und Berufskrankheit

Zum Thema *Kehlkopfkrebs und Berufskrankheit* nimmt CADOTSCH (1950) ausführlich Stellung. Ein 72jähriger Mann, der 20 Jahre als Galvaniseur Chrom-, Nickel-, Silber-, HCL- und Salpetersäuredämpfen ausgesetzt war und seit Jahren an Reizhusten litt, entwickelte ein Stimmbandcarcinom, dessen Ursache der Verf. möglicherweise in der ständigen Einatmung der Dämpfe sieht. BIRKHOLZ (1924) beschrieb ein Kehlkopfcarcinom bei einem 43jährigen Chauffeur nach schwerer Benzinverätzung des Schlundes, HÜNERMANN (1929) und SPANNER (1921) nach Senfölvergiftung, NIEHUES (1939) auf dem Boden einer Kehlkopfverletzung, HARRIS (1934) publizierte über sechs Kehlkopfkrebse bei Pneumokoniosen und glaubt einen ursächlichen Zusammenhang zwischen beiden Krankheiten sehen zu müssen. Mehrfach wurde über gehäuftes Vorkommen von Kehlkopfkrebsen bei Schlächtern und Köchen als Folge vermehrter Benzpyren-Inhalation berichtet (s. u. a, K. H. BAUER 1963). Ausführliche Darstellungen der Gewerbe- und Berufskrebse des Respirationstraktes bei F. KOELSCH (1959) und K. SIEBERT (1964, Lit.).

b) Der Luftröhrenkrebs

Der *primäre* Krebs der Luftröhre findet sich wesentlich seltener als der Kehlkopfkrebs (FEISCHL 1963, LINK 1963). Die ersten genaueren Beschreibungen stammen von v. ROKITANSKY (1856) und LANGHANS (1871; — ältere Literatur bei HART und MAYER 1928, CALICETI 1955 und K. MÜLLY 1956). In der Neoplastic Clinic of the Brompton Hospital und Royal Marsden Hospital wurden bis 1956 1633 Fälle von Bronchialcarcinomen behandelt, während in der gleichen Zeit nur elf Luftröhrenkrebse zur Beobachtung kamen, davon jedoch nur fünf primäre Carcinome der Trachea. LAVAL u. Mitarb. (1961) beziffern die Häufigkeit auf 1,5 bis 2% aller tracheobronchialen Krebse überhaupt. Am häufigsten wird der untere Abschnitt der Luftröhre befallen (MINNIGERODE 1929, FEISCHL 1963). In der überwiegenden Mehrzahl nehmen die Geschwülste ihren Ausgang von der *Pars membranacea* und wachsen diffus infiltrierend in die Umgebung (LANGHANS 1871, W. FISCHER 1922, 1931, CALICETI 1955), andere zeigen knotiges, papilläres oder polypöses Wachstum (K. HOFFMANN 1951; — Abb. 29). Die Krebse der unteren Trachea und der Hauptbronchien rechnen bereits zu den Bronchialkrebsen und werden dort mit aufgeführt. *Histologisch* erweisen sich die Trachealkrebse zumeist als *Plattenepithelcarcinome*, ELLMAN und WHITEKER (1947) fanden dagegen nur 41% Plattenepithelkrebse, 47% Adenocarcinome und 12% Basaliome, auch nach FEISCHL (1963) überwiegen eindeutig die Adenocarcinome.

Die *Häufigkeit* des Luftröhrenkrebses hat sich zum Unterschied von den Kehlkopf- und Lungenkrebsen in den letzten Jahrzehnten nicht geändert. Exogene Noxen scheinen also in der Genese dieses Krebses nicht die Bedeutung zu haben wie bei den übrigen Krebsen des Respirationstraktes, was mit der Lage der Trachea und der geringen Verweildauer von außen einkommender Schädlichkeiten zusammenhängen könnte. Es bestehen auch keine auffälligen Geschlechtsunterschiede im Vorkommen dieser Krebsart.

Neuere Literatur: W. WATSON (1936), KERGIN (1952), ZAROWITZ und HOFFMAN (1952), PIAGET (1955), CALICETI (1955; ausführliche Lit.), BAGOLAN (1956), DE RUITER (1957).

c) Sekundäre metastatische Geschwülste in Kehlkopf, Trachea und großen Bronchien

Sekundäre Geschwülste sind in den extrapulmonalen Organen des Respirationstraktes eine große Seltenheit. Am häufigsten werden solche Metastasen bei *Hypernephromen* und *Melanoblastomen* gefunden.

CLAIRMONT (1904) berichtete über eine Hypernephrometastase in der Trachea. TURNER (1924) publizierte über Hypernephrommetastasen in Form eines beidseitigen subglottischen Infiltrates bei einem 70jährigen Mann. Bei E. OPPIKOFER (1931) findet sich eine Zusammenstellung von zehn derartigen sowohl eigenen als auch in der Weltliteratur niedergelegten Beobachtungen. Die Metastasen fanden sich am Kehldeckel, am Taschenband, Stimmband, im subglottischen Raum und in der Trachea. A. Köhle (1954) sah Hypernephrommetastasen in der Trachea eines 67jährigen Mannes, der über Atemnot klagte. Die Metastase wurde operativ entfernt, das hieraus diagnostizierte Hypernephrom konnte jedoch erst bei der einige Monate später erfolgenden Obduktion gefunden werden.

Weitere Fälle: Tamura und Nakamoto (1956), Bergstedt und Herberts (1962).

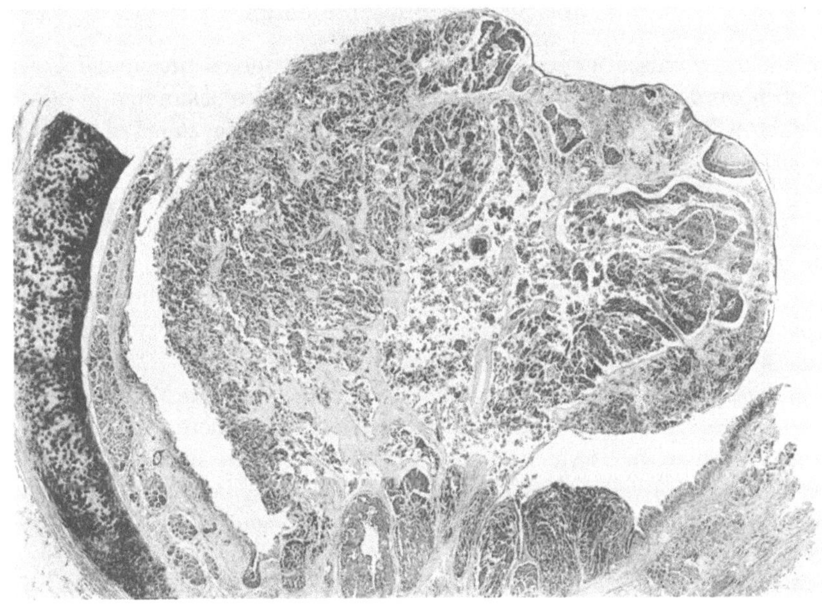

Abb. 54. 74jähr. ♀. Metastase eines kleinzelligen Lungenkrebses in der unteren Trachea. (Paraffin, HE, Vergr. 20:1)

Ein metastatisches *Melanoblastoma malignum* im Kehlkopf einer 60jährigen Frau beschrieben Fisher und Oders (1951), weitere Publikationen bei J. R. Loughead und Bushnell (1954; Lit.).

Walther (1948) berichtet über eine Metastase eines kleinzelligen Lungenkrebses im Kehlkopf einer 49jährigen Frau. Wir selbst konnten eine isolierte polypöse Schleimhautmetastase eines kleinzelligen Lungenkrebses in der unteren Trachea einer 74jährigen Frau diagnostizieren (Abb. 54).

F. B. Quinn und McCabe (1957) fanden Metastasen beim Prostatakrebs und Nicod (1939) eine Luftröhrenmetastase eines Ovarialcarcinoms.

IV. Mischtumoren

1. Teratome

Teratome stellen im Respirationstrakt äußerst seltene Tumoren dar, sie müssen als ausgesprochene Raritäten betrachtet werden. Johnson und Strong (1954) beschrieben eine solche Geschwulst von Kirschgröße, die an der aryepiglottischen Falte eines seit 10 Jahren heiseren 50jährigen Mannes gefunden wurde. Fleischer (1956) sah ein kleinkirschgroßes Teratom am Kehlkopfeingang, das mit schmalem Stiel der rechten aryepiglottischen Falte aufsaß.

2. Speicheldrüsenmischtumoren

Speicheldrüsenmischtumoren sind sowohl im Kehlkopf als auch in der Trachea beschrieben worden. Sie sollten aber nur bei Vorliegen des bekannten klassischen histologischen Bildes (Reticulierung des Epithels, epitheloide, zum Teil solide oder adenomatöse oder cylindromatöse Zellnester in myxomatöser Grundsubstanz, zuweilen auch knorpelzellähnliche Bilder) diagnostiziert werden. Das gilt besonders für die Tumoren der Trachea. Im Schrifttum finden sich zahlreiche Verwechselungen mit den Bronchusadenomen von cylindromatösem Bau, die sehr viel häufiger als die echten Speicheldrüsenmischtumoren in der Trachea und in den Bronchien vorkommen. Ob eine pathogenetische Verwandtschaft zwischen beiden besteht, ist bis heute noch nicht völlig geklärt.

Über die Speicheldrüsenmischtumoren der *Trachea* liegt eine Monographie von G. Rossi (1953) vor. Er konnte aus der Weltliteratur 67 sichere und elf unsichere Fälle zusammenstellen sowie drei eigene Beobachtungen hinzufügen. Jedoch rechnet Rossi (1953) viele in der Literatur als Cylindrome beschriebene Trachealtumoren den Speicheldrüsenmischtumoren zu, so daß seiner Statistik gegenüber Zurückhaltung am Platze scheint.

Weitere Mitteilungen siehe Minnigerode (1929), Schoenlebe (1943), O. H. Richter (1948) und H. H. Naumann (1948). Schlorhaufer (1955) beschrieb einen echten kirschgroßen Speicheldrüsenmischtumor in der unteren Trachea eines 37 Jahre alten Mannes.

Über das Vorkommen dieser Tumoren im Kehlkopf liegen Beobachtungen von Lambert (1953), Abercromby und Rewell (1955) sowie von Fleischer (1956) vor. Abercromby und Rewell (1955) sahen einen 4:3 cm messenden grauweißlichen, gestielt am hinteren linken Stimmband in der Nähe des Aryknorpels sitzenden Tumor, der durch Lichtungseinengung hochgradige Dyspnoe hervorgerufen hatte. Die Beobachtung Fleischer's (1956) betrifft einen 58jährigen Mann, der einen überkirschgroßen glatten Tumor an der aryepiglottischen Falte aufwies.

Literatur

Zusammenfassende Darstellungen in Hand- und Lehrbüchern

BALLENGER, W. L., and H. CH. BALLENGER: Diseases of the Nose, Throat and Ear, 7. Aufl. Philadelphia: Lea and Febiger 1938, 8. Aufl. 1943. — BERENDES, J., R. LINK u. F. ZÖLLNER: Hals-, Nasen-, Ohrenheilkunde. Ein kurzgefaßtes Handbuch in drei Bänden. Stuttgart: Thieme 1963/64; mit Beiträgen von: AROLD, K.: Tracheobronchoskopie; BECKMANN, G.: Akute und chronische Entzündungen des Kehlkopfes (mit Tuberkulose); BERENDES, J.: Funktionsstörungen des Kehlkopfes; DIETZEL, K.: Anatomie und Physiologie der Luftröhre und der Bronchien sowie endoskopische Untersuchungstechnik der unteren Luftwege; JAFFÉ, L.: Die Hals-Nasen-Ohren-Heilkunde der Tropen und Subtropen; LEICHER, H.: Bösartige Tumoren des Kehlkopfes und des Hypopharynx; LINK, R.: Tumoren der Trachea und der Bronchien; MATZKER, J.: Gutartige Tumoren des Kehlkopfes; SCHWAB, W., u. W. EY: Verletzungen und Stenosen des Kehlkopfes und der Luftröhre; SIEBERT, K.: Gewerbeerkrankungen der Luftwege; WUSTROW, F.: Vergleichende Anatomie und Entwicklungsgeschichte, Mißbildungen, Anomalien und Varianten, Branchiogene Halsfisteln. — BLUMENFELD, F., u. R. JAFFÉ: Pathologie der oberen Luft- und Speisewege. Leipzig: C. Kabitzsch, 1931, mit *Beitrag* von JAFFÉ, LEICHER u. PFEIFFER: Tumoren. — DENKER, A., u. O. KAHLER: Handbuch der Hals-Nasen-Ohren-Heilkunde. Berlin u. München: Springer u. Bergmann 1925 bis 1929, mit *Beiträgen* von ELZE, C.: Anatomie des Kehlkopfes und des Tracheobronchialbaumes, I/1925; MANGOLD, E.: Physiologie der Luftröhre und Bronchien. I/1925; NADOLECZNY, M.: Physiologie der Stimme und Sprache, I/1925; SKRAMLIK, E.: Physiologie des Kehlkopfes, I/1925; SCHUMACHER, S.: Histologie der Luftwege und der Mundhöhle, I/1925; SCHNEIDER, P.: Mißbildungen und Anomalien des Kehlkopfes, II/1926; ALBRECHT, W.: Fremdkörper des Kehlkopfes, der Trachea und Bronchien, III/1928; BLUMENFELD, F.: Laryngitis, III/1928; FINDER, G.: Ödem und akute submuköse Entzündung in Rachen und Kehlkopf, III/1928; HINSBERG, G.: Die Perichondritis und Chondritis der Kehlkopfknorpel, III/1928; HOFER, G.: Die entzündlichen Erkrankungen der Luftröhre und der Bronchien III/1928; MARSCHIK, H.: Verletzungen des Kehlkopfes, der Luftröhre und der Bronchien III/1928; GLAS, E.: Rotz (Malleus) — Milzbrand (Anthrax) IV/1928; HOFER, G.: Syphilis des Kehlkopfes, IV/1928; MENZEL, K. M.: Erkrankungen des Kehlkopfes und der Luftröhre bei Dermatosen; IV/1928; MEYER, E.: Die Tuberkulose der oberen Luftwege; IV/1928; THOST, A.: Blutungen aus den Luftwegen, IV/1928; BUMBA, J.: Die Affektionen des Rachens und des Kehlkopfes bei allgemeinen Krankheiten des Organismus, V/1929; IMHOFER, R.: Erkrankungen der oberen Luftwege bei allgemeinen Krankheiten des Organismus, V/1929; KAHLER, O.: Die bösartigen Neubildungen des Kehlkopfes, V/1929; MINNIGERODE, W.: Die Geschwülste der Luftröhre und der Bronchien, V/1929; PEYSER, A.: Gewerbekrankheiten der oberen Luftwege, V/1929; STERN, H.: Der Mechanismus der Sprach- und Stimmbildung bei Laryngektomierten und die bei derartigen Fällen angewandte Übungstherapie, V/1929; THOST, A.: Die Geschwülste des Kehlkopfes, V/1929. — HAJEK, M.: Pathologie und Therapie der Erkrankungen des Kehlkopfes, der Luftröhre und der Bronchien. Leipzig: C. Kabitzsch 1932. — HART, C., u. E. MAYER: Kehlkopf, Luftröhre und Bronchien. In: Hdb. spez. Path. Anat. (HENKE-LUBARSCH) III/1. Berlin: Springer 1928. — HEYMANN, P.: Handbuch der Laryngologie und Rhinologie. Wien: A. Hölder 1898. — JACKSON, CH., and CH. L. JACKSON: Diseases of the Nose, Throat and Ear. Philadelphia and London: W. B. Saunders Com. 1947, 1959. — LÜSCHER, E.: Lehrbuch der Nasen- und Halsheilkunde. Wien: Springer 1956. — PIQUET, J., et J. TERRACOL: Les maladies du larynx. Paris: Masson & Cie 1958. — RUEDI, L.: Die Erkrankungen des Kehlkopfes. In: Handb. Inn. Med. 4. Aufl. (Hrsg. G. v. BERGMANN, W. FREY u. H. SCHWIEGK) IV/2. Berlin-Göttingen-Heidelberg: Springer 1956. —

A. *Anatomie, Entwicklungsgeschichte und Physiologie*

ADAMS, F. M.: Laryngeal Paralysis in Tabes. Providence med. J. 17, 153 (1916). — AMERSBACH, K.: Die Nervenkrankheiten des Kehlkopfes und der Luftröhre. In: Hdb. Hals-, Nasen-, Ohrenheilk. (DENKER-KAHLER), V, 791. Berlin u. München: Springer u. Bergmann 1929 (s. unter Hand- u. Lehrbücher). — ARNOLD, G. E.: Die traumatischen und konstitutionellen Störungen der Stimme und Sprache. Wien: Urban u. Schwarzenberg 1948. Neue Wege der Phoniatrie. Mschr. Ohrenheilk. **82**, 412 (1948). — ARNOLD, G. E., u. R. LUCHSINGER: Lehrbuch der Stimm- und Sprachheilkunde. Wien: Springer 1949. — AVELLIS, G.: Die Ventrikelform beim Sängerkehlkopf. Arch. Laryng. Rhin. (Berl.) **18**, 458 (1906). — AZÉMAR, R.: L'innervation vasomotrique du larynx. Thèse, Montpellier 1932.

BALLENGER, J. J.: The production of negative pressures by respiratory cilia. Ann. Otol. (St. Louis) **59**, 694 (1950). — BARTELS, P.: Über die Nebenräume der Kehlkopfhöhle. Z. Morph. Anthrop. **8**, 1 (1905). — BATEMAN, G. H., and S. R. MAWSON: A case of herpes zoster confined to the tenth cranial nerve. J. Laryng. **64**, 17 (1950). — BECK, J.: Über die „persistierende Fistelstimme". Z. Laryng. Rhinol. **34**, 60 (1955). — BECKER, A.: Die virusbedingten Erkrankungen im Hals-Nasen-Ohrenbereich. Arch. Ohrenheilk. **167**, 106 (1955). — BEHRINGER, S.: Die Anordnung der Muskulatur in der menschlichen Stimmlippe und im Gebiet des Conus elasticus. Z. Anat. Entwickl.-Gesch. **118**, 324 (1955). — BELUSSI, G.: Aspetti e problemi fenetici delle paralisi del nervo laringeo inferiore. Otol. ecc. ital. **20**, 245 (1952). — BERENDES, J.: Neue anatomische Grundlagen zur Physiologie und Pathologie der Stimmlippenspannung. Zbl. Hals-, Nas.- u. Ohrenheilk. **41**, 13 (1950/51); Einführung in die Sprachheilkunde. Leipzig: A. Barth 1953; Neuere Ergebnisse über Bewegungsstörungen des Kehlkopfes. Z. Hals-, Nas.- u. Ohrenheilk. **169**, 1 (1956); In: Hals-, Nasen- u. Ohrenheilk. Hrsg. BERENDES, LINK u. ZÖLLNER. II/2. Stuttgart: Thieme 1963; s. unter Hand- u. Lehrbücher. — BERENDES, J., u. R. LUCHSINGER: Stimmlippenschwingungen bei beiderseitiger sog. Posticuslähmung mit Arypexie. HNO (Berl.) **6**, 193 (1957). — BERENDES, J., u. G. SCHALLOCK: Histologische Untersuchungen zur nervösen Versorgung im Bereich der Stimmlippe. Z. Laryng. Rhinol. **31**, 517 (1952). — BERG, VAN DEN, J.: Larynx et Phonation. Bibliothèque des Centres d'Etudes Superieures Special. Presses Universitaires de France, 1957. — BERG, VAN DEN, J., u. J. MOLL: Zur Anatomie des menschlichen Musculus vocalis. Zschr. Anat. Entwickl.-Gesch. **118**, 465 (1955). — BERLINGER, R.: Beitrag zum Reinkeschen Stimmbandödem. Ein Fall von maligner Entartung. Pract. oto.-rhino-laryng. (Basel) **18**, 214 (1956). — BLOCK, W.: Zur Frage der Lebensprognosestellung auf Grund röntgenologischer Untersuchung des Kehlkopfes (Kehlkopfverknöcherung). Diss., Göttingen 1935. — BORDONE, S.: Contributo allo studio della istogenesi della cartilagine tiroidea e delle modificazioni che questa cartilagine presenta nelle varie epoche della vita. Otol. ecc. ital. **19**, 53 (1950). — BOUCHET et PIALOUX: Sur une paralyse des dilatateurs au cours d'une sclérose latérale amyotrophique. Ann. Oto-laryng. (Paris) **67**, 721 (1950). — BRAUN, H., u. G. DHOM: Verknöcherung des Tracheo-Bronchialskelets mit tödlichem Ausgang. Z. klin. Med. **151**, 355 (1954). — BRAUS, H.: Anatomie des Menschen. Fortgef. v. C. ELZE. 3. Aufl. II. Berlin-Göttingen-Heidelberg: Springer 1956. — BRÜCKNER, H.: Die Lage- und Formveränderungen der Luftröhre beim Kropf und ihre postoperative restitutio ad integrum. Bruns Beitr. klin. Chir. **179**, 33 (1950); Bewegungen des Bronchialbaumes. Z. Anat. Entwickl.-Gesch. **116**, 276 (1952). — BRÜNINGS, W.: Direktive Laryngoskopie. Wiesbaden 1910; In: Hdb. Hals-Nasen-Ohrenheilk. (DENKER-KAHLER) I, 262 (1928); s. unter Hand- u. Lehrbücher. — BUCHER, O.: Beitrag zum funktionellen Bau des menschlichen Kehlkopfgerüstes. Morph. Jb. **87**, 116 (1942). — BÜCHNER, F., u. F. FRÖHLICH: Das System der Hellen Zellen; In: Naturforschung u. Medizin in Deutschland. Bd. 71/II. Hrsg. BÜCHNER. Weinheim: Verlag Chemie 1953.

CAHN, A.: Semons Zbl. **1903**, 209. — CHIEVITZ, J. H.: Untersuchungen über die Verknöcherung der Kehlkopfknorpel. Arch. Anat. Physiol. (Anat. Teil) **1882**, 263. — CHOSSEGROS et MEREAUD: J. franç. Oto-rhino-laryng. **1**, 64 (1922). — CITELLI, S.: Sulla considetta tonsilla laringea nell'uomo in condizioni normali e pathologiche. Anat. Anz. **29**, 332 (1906). — CLERF, L. H.: Bilateral Abductor paralysis of the Larynx. Ann. Otol. (St. Louis) **64**, 38 (1955). — CORTESI, C., u. F. CIPPARRONE: Experimentelle Untersuchung über die nervöse Versorgung des Kehlkopfes. Boll. Mal. Orecch **68**, 183 (1950). — CRUSE, N. O.: Aetiologic factors of central paresis of the recurrent nerve. Acta oto-laryng. (Stockh.) **34**, 544 (1946). CUNNING, D. S.: Unilateral vocal cord paralysis. Ann. Otol. (St. Louis) **64**, 487 (1955).

DABROWSKI, K.: Physiologie und Physiopathologie des Luftröhren-Bronchien-Astes. Gruźlica **18**, 40 (1950). — DEAM, H.: Contribution à l'étude des voies lymphatiques du larynx et de la trachée. Acta oto-rhino-laryng. Belg. **13**, 229 (1959). — DESPONS, J.: Paralysies des dilatateurs après guérison d'une laryngite tuberculeuse par la streptomycine. Rev. Oto-neuro-ophthal. **26**, 168 (1954); **28**, 143 (1955). — DIETZEL, K.: In Hals-Nasen-Ohrenheilk., ein kurzgefaßtes Handbuch in drei Bänden. I. Hrsg. BERENDES, LINK und ZÖLLNER. Stuttgart: Thieme 1964; s. unter Hand- u. Lehrbücher. — DIEZEL, W.: Untersuchungen über die Gewebsstruktur des Bronchus und seiner Beziehungen zu Konstitution und Alter. Z. Konstit.-lehre 21, 572 (1938). — DOLOWITZ, D. A., and C. S. LEWIS: Left vocal cord paralysis associated with cardiac disease. Amer. J. Med. 4, 856 (1958). — DONALDSON, S. W., and A. C. TOMPSETT jr.: Tracheal diameter in the normal newborn infant. Amer. J. Roentgenol. 67, 785 (1952).

ECKENHOFF, J. E.: Some anatomic considerations of the infant larynx influencing endotracheal anaesthesia. Anaesthesia 12, 401 (1951). — EIGLER, G.: Seltene Recurrenslähmung allergischer Genese. Hals-, Nasen-, Ohrenarzt 1, 230 (1947/49). — ELZE, C.: Anatomie des Kehlkopfes und des Tracheobronchialbaumes. In: Hdb. Hals-Nasen-Ohrenheilk. (DENKER-KAHLER); s. unter Hand- u. Lehrbücher; Die Bewegungen im Crico-arytaenoid-Gelenk des menschlichen Kehlkopfes. Roux Arch. Entw. mech. 106, 353 (1925). — v. ENGELBRECHT, H.: Über Altersveränderungen in den Knorpelringen der Trachea. Virchows Arch. path. Anat. 216, 331 (1914). — VAN EYCKE: Ann. Otol. (St. Louis) 60, 253 (1950).

FABBI, F.: Su alcuni casi di paralisi ricorrenziali in posizione paramediana, di natura infettiva. Otol. ecc. ital. 16, 213 (1948); Considerazioni sull'innervazione della laringe umana dedotte da osservazioni eseguite al tarolo operatorio. Arch. ital. Otol. 64, 589 (1953). — FERGUSON, G. B.: Organic Lesions of the Larynx Produced by Mis-Use of the Voice. Laryngoscope (St. Louis) 65, 327 (1955). — FEYRTER, F.: Über diffuse endokrine epitheliale Organe. Leipzig: J. A. Barth 1938; Über die These von den peripheren endokrinen Drüsen. Wien. Z. inn. Med. 1946, 10; Über die argyrophilen Epithelzellen des Menschen. Verh. dtsch. Ges. Path. 33, 155 (1950); Über die peripheren endokrinen Drüsen des Menschen. Wien: W. Maudrich 1953; Zur Pathologie des argyrophilen Helle-Zellen-Organes im Bronchialbaum des Menschen. Virchows Arch. path. Anat. 325, 723 (1954). Zur Frage der Endokrinie des argyrophilen Helle-Zellen-Organs im menschlichen Bronchialbaum. Dtsch. med. Wschr. 1958, 958. — FIEN, I., D. PROCTER, and J. E. MOORE: Laryngeal manifestations of tabes dorsalis. Arch. Otolaryng. 55, 689 (1952). — FISCHEL, A.: Lehrbuch der Entwicklung des Menschen. Wien und Berlin: Springer 1929. — FLOTTES, A. G., DE LA BERNADIE et DEVILLA: Polioencephalite à forme bulbaire paralysie des dilatateurs inondation trachéo-bronchique — Abscès du poumon — Guérison. J. franc. Oto. rhino-laryng. 1, 351 (1952). — FRÄNKEL, B.: Zur Histologie der Stimmbänder. Virchows Arch. path. Anat. 118, 370 (1889); Studien zur Anatomie des Kehlkopfes. Arch. Laryng. Rhinol. (Berl.) 1, 1, 94 (1893/94). — FRAENKEL, E.: Über die Verknöcherungen des menschlichen Kehlkopfes. Fortschr. Röntgenstr. 12, 151 (1908); Anatomisch-röntgenologische Untersuchungen über die Luftröhre. Fortschr. Röntgenstr. 21, 269 (1913/14). — FREEDMAN, L. M. : The role of the cricoid muscle in tension of the vocal cords in bilateral recurrent laryngeal nerve paralysis. Laryngoscope (St. Louis) 66, 574 (1956). — FRENDBY, A.: Some cases of recurrent nerve paresis in connection with encephalitis. Acta oto-laryng (Stockh.) 34, 19 (1946). — FREYSTADTL, B.: Kehlkopf und Rachen in ihren Beziehungen zu den Erkrankungen des Zentralnervensystems. Berlin: S. Karger 1928. — FRITZSCHE, E.: Radikale Kropfoperation und Kropfprophylaxe. Schweiz. med. Wschr. 1951, 718. — FRÖHLICH, F.: Die Helle Zelle der Bronchialschleimhaut und ihre Beziehungen zum Problem der Chemoreceptoren. Beitr. path. Anat. 1948, 110; Frankfurt. Z. Path. 60, 517 (1949). — FÜRBRINGER, M.: Zur Kenntnis der Kehlkopfmuskulatur. Diss., Erlangen 1875.

GALEN, C.: De Usu Partium Corporis. Hermani 1, 405 (1550). — GARDE, E.: Physiologie et Pathologie de la voix oesophagienne. Rev. Laryng. (Bordeaux) 74, Suppl. 149 (1953). — GISEL, A., u. H. PICHLER: Anatomische Untersuchungen zur Topographie der Kehlkopfnerven. Z. Hals-, Nas.- u. Ohrenheilk. 169, 221 (1956); Untersuchungen über die extralaryngeale Recurrensteilung. Mschr. Ohrenheilk. 91, 294 (1957). — GLÄSER, A.: Zur Pathologie der tracheobronchialen Schleimdrüsen. Beitr. path. Anat. 117, 425 (1957). — GÖPPERT, E.: Kehlkopf und Trachea. Handb. d. vergleichenden Anatomie d. Wirbeltiere III. Berlin u. Wien: Springer 1937. — GOERTTLER, K.: Die Anordnung, Histologie und Histogenese der quergestreiften Muskulatur im menschlichen Stimmband. Klin. Wschr. 1948, 126; Z. Anat. Entwickl.-Gesch. 115, 352 (1950). — GRABOWER, H.: Arch. Laryng. Rhinol. (Berl.) 10, 320 (1900); Arch. mikr. Anat. 60, 1 (1902). — GRAČEVA, M. S.: Die sympathische Innervation des Kehlkopfes. Vestn. Oto-rino-laring. 13, 37 (1951) (russ.). — GRÄFFNER, H.: Studien über Tabes dorsalis mit besonderer Berücksichtigung der Kehlkopfsymptome. Münch. med. Wschr.

1905, 1775. — GROSSER, O.: Entwicklung des Kiemendarmes und des Respirationsapparates. Hdb. Entw. gesch. d. Menschen (KEIBEL-MALL) Bd. 2 (1911). — GROSSER, O., u. G. POLITZER: Grundriß der Entwicklungsgeschichte des Menschen, 4. Aufl. Berlin-Göttingen-Heidelberg: Springer 1953. — GUNDRUM, L. K.: J. Amer. med. Ass. 138, 22 (1948). — GURR, E.: Untersuchungen zur Feststellung der Lage des Stimmbandes am uneröffneten Kehlkopf. Z. Laryng. Rhinol. 1, 71 (1948). — GUTZMANN, H.: Causes et traitement de la paralysie des nerfs recurrents. Ann. oto-laryng (Paris) 3, 208 (1938); Aufgaben und Grenzen der Sprach- und Stimmheilkunde. Folia. phoniat. (Basel) 3, 129 (1951).

HABÖCK, FR.: Die Kastraten und ihre Gesangskunst. Stuttgart: Dtsch. Verlagsanstalt 1927. — HAJEK, M.: Pathologie und Therapie der Erkrankungen des Kehlkopfes, der Luftröhre und der Bronchien. Leipzig: C. Kabitzsch 1932. — HAMPERL, H.: Onkocyten und Geschwülste der Speicheldrüsen. Virchows Arch. path. Anat. 282, 724 (1931); Über das Vorkommen von Onkocyten in verschiedenen Organen und Geschwülsten. Virchows Arch. path. Anat. 298, 327 (1937); Über gutartige Bronchialtumoren (Cylindrome und Carcinoide). Virchows Arch. path. Anat. 300, 46 (1937). — HASSIN, G. B.: Carcinoma of muscle tissue as a cause of laryngeal paralysis. J. Neuropath. exp. Neurol. 6, 358 (1947). — HAYEK, H. v.: Die Trachea; In: Hdb. Thoraxchirurgie (E. DERRA) I, 1. Berlin-Göttingen-Heidelberg: Springer 1957. — HEISS, R.: Der Atmungsapparat. In: Hdb. mikrosk. Anatomie des Menschen (v. MÖLLENDORFF). Berlin: Springer 1936. — HENCKEL, O.: Zum funktionellen Bau der Kehlkopfknorpel. Anat. Anz. 76, 438 (1933). — HENKE, R.: Zur Morphologie der Epiglottis. Mschr. Ohrenheilk. 33, 279, 336 (1899). — HEYMANN, R.: Beitrag zur Kenntnis des Epithels und der Drüsen des menschlichen Kehlkofes im gesunden und im kranken Zustande. Virchows Arch. path. Anat. 118, 320 (1889). — HEYMANN, O.: Die Stimmlippenschwingungen im Lichte der neurocerebralen Untersuchungen HUSSONS. Z. Laryng. Rhinol. 34, 81 (1955). — HÖRBST, L.: Über die enge Glottis bei Recurrenslähmung. Wien. klin. Wschr. 1953, 467. — HOFER, G.: Zur motorischen Innervation des menschlichen Kehlkopfes. Mschr. Ohrenheilk. 81, 57 (1947). — HOFER, G., u. J. JESCHEK: Die Lähmung des Nervus recurrens beim Menschen. Z. Hals-, Nas.- u. Ohrenheilk. 45, 401 (1940). — HOGEWIND, F.: Arch. Sprach- u. Stimmphysiol. 5, 34 (1941). — HOLINGER, P. H.: Omana Mid. West Clin. Soc. 6, 25 (1945). — HOPP, E. S.: The Development of the Epithelium of the Larynx. Laryngoscope (St. Louis) 65, 475 (1955). — HÜNERMANN, TH.: Das Reinkesche Stimmlippenödem und seine Genese. Z. Laryng. Rhinol. 37, 182 (1958). — HUSSON, R.: Étude des phénomènes physiologiques et acoustiques fondamentaux de la voix chanteé. Paris: Duhem 1951; Folia phoniat. (Basel) 3, 240 (1951); Conduction recurrentielle polyphasée pendant la phonation. J. franç. Oto. rhino-laryng. 1, 188 (1952); La mesure in situ de l'excitabilité récurentelle chez l'homme et ses applications physiologiques et cliniques. Bull. Acad. nat. Méd. (Paris) 1/2, 25 (1955); Über einige neue Ergebnisse der Kehlkopfphysiologie und -pathologie. Z. Hals-, Nas.- u. Ohrenheilk. 169, 176 (1956).

IBRAHIM: Dtsch. Z. Nervenheilk. 41, 76 (1911). — IMHOFER, R.: Über das elastische Gewebe im Stimmbande alter Individuen, nebst Bemerkungen zur Technik der gleichzeitigen Fett- und Elasticafärbung. Zbl. allg. Path. path. Anat. 25, 337 (1914).

JABONERO, V.: Über die normale und pathologische Histologie der Innervation des Kehlkopfes. Z. mikr.-anat. Forsch. 64, 364 (1958). — JACOB, H.: Ein Beitrag zur Kenntnis der Gefäßversorgung von Trachea und Hauptbronchus. Dtsch. Z. Chir. 272, 376 (1952). — JANSEN, H. H., u. A. O. C. NETTEY-MARBELL: Die parasympathischen Paraganglien des menschlichen Kehlkopfes. Zbl. allg. Path. path. Anat. 110, 246 (1967). — JESCHEK, J.: Theorie und Klinik der Stimmbandlähmungen. Arch. Ohr.-, Nas.- u. Kehlk.-Heilk. 145, 315 (1938); Arch. Ohr.-, Nas.- u. Kehlk.-Heilk. 162, 237, 269 (1953), 169, 219 (1956); Sur l'innervation motorice du larynx. Rev. Laryng. (Bordeaux) 77 (Suppl.) 468 (1956); Über den derzeitigen Stand auf dem Gebiet der Stimmbandlähmungen. Folia phoniat. (Basel) 10, 129 (1958).

KANTHACK, A. A.: Studien über die Histologie der Larynxschleimhaut. Virchows Arch. path. Anat. 118, 137 (1889). — KECHT, B.: Ménière bei Recurrensparese. Arch. Ohr.-, Nas.- u. Kehlk.-Heilk. 159, 239 (1951); Kritische Betrachtungen über den Ablauf der Kehlkopflähmungen. Mschr. Ohrenheilk. 92, 44 (1958); Doppelseitige Posticusparese infolge Myositis syphilitica laryngis. Z. Laryng. Rhinol 37, 534 (1958). — KILLIAN, G.: Über Recurrenslähmungen bei Mitralstenosen. Verh. dtsch. Ges. Laryng. 20 (1913). — KING, F. H., W. M. HITZIG, and A. M. FISHBERG: Recurrent laryngeal paralysis in left ventricular failure. Amer. J. med. Sci. **188**, 691 (1934). — KLEINSASSER, O.: Das Glomus laryngicum inferius. Arch. Ohr.-, Nas.- u. Kehlk.-Heilk. **184**, 214 (1964). — KLESTADT, W.: Die kurative Durchschneidung des Recurrens bei Posticuslähmungen. Verh. dtsch. Ges. HNO-Ärzte 1921. — KÖNIG, W. F.: Histologische Untersuchungen über die sensiblen nervösen Endigungen im Stimmband des Menschen. Arch. Ohr.-, Nas.- u. Kehlk.-Heilk. **174**, 92 (1958). — KOFLER, K.: Die Histologie des Alterskehlkopfes. Mschr. Ohrenheilk. **66**, 1468 (1932). — KOPSCH, FR.: In: RAUBER-KOPSCH, Lehrbuch und Atlas der Anatomie des Menschen. Leipzig: Thieme 1932; Stuttgart: Thieme 1955. — KRESSNER, A.: Zwei neue operative Verfahren bei bilateraler Posticusparalyse. Zbl. Hals-, Nas.- u. Ohrenheilk. **38**, 134 (1949); Zur Operation der bilateralen Posticus-Paralyse. HNO (Berl.) **3**, 170 (1952/53); Beitrag zur Frage der Stimmbandlähmungsbilder und zur funktionellen Anatomie des Kehlkopfes. Arch. Ohrenheilk. **162**, 479 (1953). — KREUZFUCHS, S.: Die Bifurkation der Trachea in Konstitution und Pathologie. Wien. klin. Wschr. 1938, 420. — KRMPOTIČ, J.: Über den wahren Verlauf des rechten Nervus recurrens. Z. Hals-, Nas.- u. Ohrenheilk. **169**, 533 (1956).

LADWIG, A.: Ein bemerkenswerter Fall von Mißbildung des Oesophago-Trachealrohres, zugleich ein Beitrag zur Auffassung von der formalen Genese derartiger Mißbildungen. Zbl. allg. Path. path. Anat. **31**, 613 (1920). — LASCHKOW, W. F.: Zur Morphologie der Innervation der Trachealschleimhaut. Z. mikr.-anat. Forsch. **61**, 229 (1955). — LASKIEWICZ, A.: On the s. c. Laryngitis adenopathica — Angina tonsillae laryngeae. Pract. oto-rhino-laryng. (Basel) **20**, 7 (1958). — LEICHSENRING, E., u. HEGENER, J.: Die curative Recurrenslähmung und das Semon-Rosenbachsche Gesetz. Z. Hals-, Nas.- u. Ohrenheilk. **7**, 284 (1924). — LEUTERT, G.: Über die histologische Biomorphose der menschlichen Stimmlippen. Gegenbaurs morph. Jb. **106**, 11 (1964). — LEWINSTEIN, O.: Die Appendix ventriculi Morgagni (Tonsilla laryngis) Arch. Laryng. Rhinol. (Berl.) **22**, 447 (1909). — LINDEMANN, A.: Über regressive Veränderungen des Epiglottisknorpels und deren Folgezustände. Virchows Arch. path. Anat. **193**, 270 (1908). — LINK, R., u. D. PELLNITZ: Almanach für Ohren-, Nasen-, Rachen- und Kehlkopfkrankheiten. München: J. F. Lehmanns Verlag 1959. — LINZBACH, A. J.: Über generalisierte Gefäßverkalkungen bei einem Fall von gleichzeitiger knöcherner Stenose der Trachea und der Bronchien und ihre Beziehungen zur Dystrophie der Interzellularsubstanzen. Virchows Arch. path. Anat. **308**, 629 (1942). — LOSSEN: Diss., Königsberg 1900. — LUCHSINGER, R.: Der Mechanismus der Sprech- und Stimmbildung bei Laryngektomierten und ihre Übungsbehandlung. Schweiz. med. Wschr. 1942, 1195; Über die Stimme und Sprache der Kretinen. Schweiz. med. Wschr. **1942**, 811; Endokrin bedingte Stimmstörungen. Arch. Ohrenheilk. **155**, 245 (1949); Stimmphysiologie und Stimmbildung. Wien: Springer 1951; Zur Geschichte der Phoniatrie im 18. Jahrhundert. Folia phoniat. (Basel) **3**, 178 (1951). — LUCHSINGER, R., u. G. E. ARNOLD: Lehrbuch der Stimm- und Sprachheilkunde. 2. Auflage. Wien: Springer 1959. — LUSCHKA, H. v.: Der Kehlkopf des Menschen. Tübingen: H. Laupp 1871.

MANGOLD, E.: Physiologie der Luftröhre. Hdb. Hals-, Nasen-, Ohrenheilk. (DENKER-KAHLER) I/1925, s. unter Hand- u. Lehrbücher. — MAYET, A.: Zur funktionellen Anatomie der menschlichen Stimmlippe. Z. Anat. Entwickl.-Gesch. **119**, 87 (1956); Die morphologischen Grundlagen des Reinkeschen Stimmbandoedems. Arch. Ohr.-, Nas.- u. Kehlk.-Heilk. **177**, 160 (1961). — MARSCHIK, H.: Verletzungen des Kehlkopfes, der Luftröhre und der Bronchien. Hdb. Hals-, Nasen-, Ohrenheilk. (DENKER-KAHLER) III/1928, s. unter Hand- u. Lehrbücher. — MENZEL, M.: Zur Frage der Recurrenslähmung. Arch. Laryng. Rhinol. (Berl.) **34**, 65 (1921); Experimentelle Untersuchungen über die Funktion der menschlichen Kehlkopfmuskulatur. Z. Hals-, Nas.- u. Ohrenheilk. **25**, 555 (1930). — MERKEL, F.: In: BARDELEBENS Lehrbuch der Anatomie. VI/1, Jena 1902. — MESSERKLINGER, W.: Über periodische Veränderungen des Flimmerepithels der Luftwege durch Reizung des vegetativen Systems. Arch. Ohrenheilk. **167**, 344 (1955); Apokrine Sekretion im Flimmerepithel der Luftwege? Z. Laryng. Rhinol. **34**, 660 (1955); Über das Hyaluronsäure-Hyaluronidasensystem in der pathologischen Physiologie der Schleimhäute der oberen Luftwege. Z. Laryng. Rhinol. **34**, 223 (1955). — MICHAJLOWSKY, S.: Zur Frage der Altersveränderungen der Gewebe und der Verrichtungen der Ventriculi Morgagnii. Virchows Arch. path. Anat. **284**, 249 (1932). — MINK, P. J.: Physiologie der oberen Luftwege. Leipzig: Vogel 1920. — MINNE, J., C. LIBERSA et M. FONTAINE: Sur la morphogénèse du larynx. C. R. Ass. Anat. **85**, 419 (1955). — MINNIGERODE, B.: Zur Ausbreitung des

Plattenepithels im menschlichen Kehlkopf. Arch. Ohr.-, Nas.- u. Kehlk.-Heilk. **179**, 290 (1962). — Mitchinson, A. G. H., and J. M. Yoffey: Changes in the vocal folds in humming low and high notes. A radiographic study. J. Anat. (Lond.) **82**, 88 (1948). — Möckel, G., u. B. Schlosshauer: Kehlkopflose Sprache. Dtsch. med. Wschr. **1955**, 1244. — Morgagni, J. B.: Adversaria anatomica I (1731). — Moser, F.: Morphologische Befunde bei den Innervationsstörungen des Kehlkopfes. Z. Laryng. Rhinol. **35**, 591 (1956); Z. Hals-, Nas.- u. Ohrenheilk. **169**, 201 (1956); Periphere und zentrale Recurrensschädigungen und ihre Auswirkungen. Arch. Ohr.-, Nas.- u. Kehlk.-Heilk. **173**, 285 (1958). — Most, A.: Über Lymphgefäße und Lymphdrüsen des Kehlkopfes. Anat. Anz. **15** (1899). — Motta, R.: Die Veränderungen des Hahnenschreies infolge von Kastration. Valsalva **14**, 478 (1938). — Mündnich, K.: Anatomische und histologische Untersuchungen und Experimente zur Physiologie und Pathologie des menschlichen Kehlkopfes. Z. Hals-, Nas.- u. Ohrenheilk. **169**, 190 (1956); Neuere Forschungsergebnisse über die Anatomie und die Physiologie der Kehlkopfnerven des Menschen und ihre Bedeutung für die Klinik. Klin. Wschr. **1957**, 802. — Mündnich, K., u. W. Mandl: Strumektomie und Stimmbandlähmung. Langenbecks Arch. klin. Chir. **283**, 13 (1956). — Muller, M.: Paralysis des dilatateurs chez un enfant de 2 ans ½. Ann. Oto-laryng. (Paris) **67**, 322 (1950).

Nadoleczny, M.: Kurzes Lehrbuch der Sprach- und Stimmheilkunde. Leipzig: F. C. W. Vogel 1926; In: Hdb. Hals-, Nasen-, Ohrenheilk. (Denker-Kahler) I/1925, s. unter Hand- u. Lehrbücher. — Nauck, E. Th.: Zur Lageentwicklung des Kehlkopfes. Morph. Jb. **87**, 536 (1942). — Naumann, H. H.: Funktionserhaltende Eingriffe beim Kehlkopfcarcinom. Dtsch. med. Wschr. **1957**, 2125. — Neffson, A. H.: Arch. Otolaryng. **27**, 201 (1938). — Negus, V. E.: The mechanism of the Larynx. London 1929; Proc. roy. Soc. Med. **40**, 849 (1947); J. Laryng. **62**, 543 (1948); Comparative anatomy and physiology of the larynx. New York: Grune and Stratton 1949.

Oltersdorf, U.: Wie kommt bei der Recurrensschädigung eine Abweichung vom Semon-Rosenbachschen Gesetz zustande? Arch. Ohrenheilk. **161**, 461 (1952). — Oppikofer, E.: Paraffin-Wachsausgüsse von Larynx und Trachea bei strumöser Bevölkerung. Arch. Laryng. Rhinol. (Berl.) **26**, 399 (1913); Wachsparaffinausgüsse der Luftröhre, in situ der Organe hergestellt. Arch. Laryng. Rhinol. (Berl.) **27**, 383 (1914). — Osterland, R.: Untersuchungen an menschlichen Kehldeckeln unter besonderer Berücksichtigung der regressiven Veränderungen. Diss., Berlin 1962.

Panconcelli-Calzia, G.: Hussons neuro-chronaxische und cerebrale Theorie der Stimmlippenschwingungen im Gegensatz zu der bisherigen myo-elastischen Theorie. Hals-, Nas.- u. Ohrenarzt **3**, 129 (1952). — Pantow, N. A.: Histologische Altersveränderung an der Schleimhaut des Kehlkopfes. Z. Hals-, Nas.- u. Ohrenheilk. **37**, 77 (1935). — Pascher, M.: Zur Kenntnis der Altersveränderungen in den menschlichen Kehlkopfknorpeln, insbesondere der körnigen Entartung der Knorpelgrundsubstanz, der Vascularisations-, Resorptions- und Verknöcherungsbefunde. Virchows Arch. path. Anat. **246**, 198 (1923). — Peacher, W. G.: Speech disorders in world war II. Arch. Otolaryng. **46**, 282 (1947). — Peacher, W. G., and P. Holinger: Contact-Ulcer of the larynx. The role of vocal reeducation. Arch. Otolaryng. **46**, 617 (1947). — Pellnitz, D.: Über den durch das Altern bedingten Gestaltswandel der menschlichen Epiglottis. Arch. Ohr.-, Nas.- u. Kehlk.-Heilk. **178**, 350 (1961). — Piaget, J.: Trois cas de paralysie des dilatateurs de la glotte d'origine polio-encephalique. J. franç. Oto-rhino-laryng. **4**, 133 (1955). — Pignatti, G.: Ictus emiplegico con paralisi monolaterale degli abduttori. Otol. ecc. ital. **16**, 260 (1948). — Piquet, J., M. Hoffmann et R. Husson: Recherches histologiques sur le nerf recurrent et sur les plaques motrices de la musculature laryngée intrinsèques de l'homme. Acta oto.-laryng. (Stockh.) **48**, 7 (1957). — Plotz, M., and M. J. Brooks: Vocal-cord paralysis in heart disease. Arch. Otolaryng. **54**, 273 (1951). — Politzer, G., u. K. Portele: Die formale Genese der kongenitalen Oesophagusatresie und Oesophago-Trachealfistel. Beitr. path. Anat. **114**, 355 (1954). — Putschkowsky, A. M.: Ohren-Nasen-Halskrankheiten. Kiew 1926.

Rabl, H.: Notiz zur Morphologie der Geschmacksknospen auf der Epiglottis. Anat. Anz. **11** (1898). — Rauber-Kopsch: Lehrbuch und Atlas der Anatomie des Menschen, Hrsg. Fr. Kopsch. Leipzig: Thieme 1930 (13. Aufl.), 1941 (16. Aufl.). — Rebattu, J., et P. Mounier-

Kuhn: Syphilis du larynx et paralysies laryngées. Oto-rhino-laring. int. **20,** 723 (1936). — Rehn, L.: Ein Fall von Lähmung der Glottiserweiterer nach Typhus abdominalis. Dtsch. Arch. klin. Med. **18,** 1 (1876). — Reinke, Fr.: Untersuchungen über das menschliche Stimmband. Fortschr. Med. **13,** 496 (1895); Über die funktionelle Struktur der menschlichen Stimmlippe. Anat. H. **9,** 103 (1897). — Réthi, A.: Die operative Lösung der bei der beiderseitigen Posticuslähmung bestehenden Medianlage. Mschr. Ohrenheilk. **56,** 200 (1922); Versuch zur operativen Heilung der Internuslähmung. Mschr. Ohrenheilk. **67,** 137 (1933); Taschenbandstimme. Mschr. Ohrenheilk. **67,** 572 (1933); Anatomisches Spiegelbild des Mechanismus der Taschenbandstimme und die Recurrensfrage. Mschr. Ohrenheilk. **68,** 586 (1934); Physiologie und Pathologie der Kehlkopfinnervation. Mschr. Ohrenheilk. **70,** 626 (1936); Stimmbandfüllung in Fällen von nichtnarbenbedingten Glottisspalten. Mschr. Ohrenheilk. **88,** 295 (1954); Pathologie der Paramedianstellung der Stimmbänder, bedingt durch beiderseitige Recurrenslähmung bzw. beiderseitige Aryknorpelankylose. Z. Laryng. Rhinol. **34,** 456, 464 (1955). — Richard, M.: Über die Recurrenslähmung bei der Strumektomie. Schweiz. med. Wschr. **1949,** 1184. — Roger, H., M. Révot et M. Wahl: Rev. Oto-neuro-ophtal. **12,** 419 (1934). — Rohrer: Strömungswiderstand in den menschlichen Atemwegen. Pflügers Arch. Ges. Physiol. **162,** 225 (1915). — Roncallo, P.: Researches about ossification and confirmation of the thyroid cartilage in men. Acta oto-laryng. (Stockh.) **36,** 110 (1948). — Rosenthal, A. H.: Arch. Path. **12,** 756 (1931). — Rosskopf, R.: Untersuchungen über den Verlauf der Art. cricothyreoidea, veranlaßt durch eine seltene Kehlkopfverletzung. Z. Laryng. Rhinol. **34,** 77 (1955). — Ruckes, J.: Dyschylie und Mikrolithiasis im menschlichen Taschenband in Abhängigkeit vom Lebensalter. Z. Laryng. Rhinol. **43,** 207 (1964). — Ruckes, J., u. A. Causé: Über Ausdehnung und Vorkommen von Plattenepithel am menschlichen Taschenband. Z. Laryng. Rhinol. **43,** 197 (1964). — Ruckes, J., u. M. Hohmann: Über die Topographie und das Vorkommen von Fettgewebe im menschlichen Taschenband in Abhängigkeit von Alter, Gewicht und Krankheit. Anat. Anz. **112,** 409 (1963).

Schaffer, J.: Lehrbuch der Histologie des Menschen. 2. Aufl. Leipzig: Verlag Engelmann 1922. — Schlosshauer, B., u. K. H. Vosteen: Über die Anordnung und Wirkungsweise der im Conus elasticus ansetzenden Fasern des Stimmuskels. Z. Laryng. Rhinol. **36,** 642 (1957). — Schönberger, W.: Über die Paraganglien in der Plica ventricularis bei Neugeborenen. Anat. Anz. **119,** 296 (1966). — Schottelius: Die Kehlkopfknorpel. Wiesbaden: Bergmann 1879. — Schröder, H.: Über Morphologie, Pathologie und Physiologie der Morgagnischen Tasche des Kehlkopfes und ihres Anhanges. Virchows Arch. path. Anat. **281,** 330 (1931). — Schürmann, F.: Zur Ätiologie der einseitigen Recurrenslähmungen. Med. Klin. **1947,** 193. — Schumacher, S.: Histologie der Luftwege und der Mundhöhle. In: Hdb. Hals-, Nasen-, Ohrenheilk. (Denker-Kahler), Bd. I (1925), s. unter Hand- u. Lehrbücher. — Segré, R.: Spasmodic aphonia. Folia phoniat. (Basel) **3,** 150 (1951). — Seiter, G.: Embryologie comparee des cordes vocales. Rev. Laryng. (Bordeaux) **77** (Suppl.) 408 (1956). — Semon, F.: In: Handb. d. Laryngologie und Rhinologie (P. Heymann). Wien: Hölder 1898, s. unter Hand- u. Lehrbücher. — Seyss, R.: Formveränderungen der Luftröhre bei Bewegungen der Nachbarorgane. Klin. Med. (Wien) **10,** 371 (1955). — Simmonds, M.: Über Alterssäbelscheidentrachea. Virchows Arch. path. Anat. **179,** 15 (1905). — Sjöberg, A.: Experimental and clinical studies of paresis of the pharynx, larynx and oesophagus. Acta oto-laryng. (Stockh.) **38,** 1 (1939); Mechanism of suffocation in spinobulbar poliomyelitis and experiences with operative treatment. Arch. Otolaryng. **52,** 323 (1950). — Skramlik, V.: Physiologie des Kehlkopfes. In: Hdb. Hals-, Nasen-, Ohrenheilk. (Denker-Kahler) Bd. I (1925), s. unter Hand- u. Lehrbücher. — Smith, S.: Théorie aérodynamique de la vibration des cordes vocales. J. franç. Oto-rhino-laryng. **5,** 323 (1956). — Sommerfeld, W. S.: A case of central abductor paresis of the vocal cords. J. Laryng. **65,** 373 (1951). — Spoendlin, H.: Elektronenmikroskopische Untersuchung am respiratorischen Epithel der oberen Luftwege. Pract. oto-rhino-laryng. (Basel) **21,** 984 (1959). — Starck, D.: Embryologie. Stuttgart: Thieme 1955. — Steinmann, E. P.: Die Längenmaße der Trachea. Pract. oto-rhino-laryng. (Basel) **12,** 186 (1950). — Stern, H.: Die physiologischen Grundbedingungen einer richtigen Stimmbildung. Mschr. Ohrenheilk. **45,** 374 (1911); Der Mechanismus der Sprach- und Stimmbildung bei Laryngektomierten und die bei derartigen Fällen angewandte Übungstherapie. In: Hdb. Hals-, Nasen-, Ohrenheilk. (Denker-Kahler) Bd. V, 494 (1929), s. unter Hand- u. Lehrbücher; Über einige Ursachen und Folgen der Alterserscheinungen in der Stimmgebung. Mschr. Ohrenheilk. **66,** 1143 (1932). —

STIEDA: Über ein neues Kehlkopfmodell. Verh. dtsch. anat. Ges. 1897. — STOERK, O.: Über Cholera. Beitr. path. Anat. **62**, 121 (1916). — SZABOLCS, Z.: Das Verhalten der Kehlkopfmuskeln bei Myasthenia gravis. Frankfurt Z. Path. **48**, 407 (1935).

TERRACOL, J.: L'innervation sympathique du larynx. Acta oto-laryng. (Stockh.) **26**, 207 (1938). — TERRACOL, J., et Y. GUERRIER: La vascularisation de la corde vocale. Ann. Otolaryng. (Paris) **73**, 407 (1956). — THORNELL, W. C.: Paralysis of the vocal cord. Report of a case of unilateral paralysis with inadequate airway. Ann. Otol. (St. Louis) **65**, 945 (1956). — TONNDORF, W.: Gedanken über Kehlkopfanatomie und -physiologie. HNO (Berl.) **4**, 190 (1953/54). — TRUFFERT, P.: La musculature du larynx. J. franç. Oto-rhino-laryng. **5**, 312 (1956). — TURUNEN, M.: Über die Drüsen der Trachea und der Bronchien. Ann. Acad. Sci. fenn. A 5 **44**, 1 (1955).

VALLESI, R. N.: Comportamento attraverso le varie età della vita degli dimenti mucosi della trachea. Boll. Soc. ital. Biol. sper. **27**, 754 (1951). — VIDONI, G.: SULLO Sviluppo e sull'istogenesi del labbro vocale. Arch. ital. Otol. **64**, 297 (1953). — VINZENZ, I.: Berufsbedingte Stimmstörungen. Mschr. Ohrenheilk. **85**, 103 (1951). — VOGEL, KL.: Zur Erklärung der Posticusstellung bei Recurrenslähmung. HNO (Berl.) **3**, 1 (1952).

WALDAPFEL, R.: Über Knorpelbildung in der Hinterwand der Trachea. Z. Anat. Entwickl.-Gesch. **96**, 258 (1931). — WATZKA, M.: Über die Paraganglien in der Plica ventricularis des menschlichen Kehlkopfes. Dtsch. med. Forsch. **1**, 19 (1963). — WEINGÄRTNER, M.: Das Röntgenverfahren in der Laryngologie. Berlin: H. Meußer 1914. — WETHLO, F.: Tonhöhenänderung der Stimme bei steigendem Atemdruck. Arch. Hals-, Nas.- u. Ohr.-Heilk. **155**, 283 (1949). — WILL, E.: Über die Articulatio cricoarytaenoidea. Diss. Königsberg 1895. — WIJNBLADH, HJ., O. SMITH, and F. HAGEMAN: Postoperative vocal cord paralysis. Nord. Med. **54**, 1096 (1955). — WILLIAMS, A. F.: The nerve supply of the laryngeal muscles. J. Laryng. **65**, 343 (1951); Observations on abductor paralysis of the vocal cords. J. Laryng. **65**, 397 (1951). — WILLIAMS, R. G.: Anatomy of the neck, larynx, lower respiratory tract and oesophagus. In: Otolaryngology, from COATES MORRISON, G., H. P. SCHENCK, and M. V. MILLER. Hagentown, Maryland: W. F. Prior Comp. INC 1956. — WOLF-HEIDEGGER, G.: Die funktionelle Struktur der ligg. anularia der menschlichen Trachea. Acta anat. (Basel) **4**, 294 (1947). — WUSTROW, F.: Bau und Funktion des menschlichen Musculus vocalis. Z. Anat. Entwickl.-Gesch. **116**, 506 (1952); In: HNO-Heilk. Ein kurzgefaßtes Handbuch. Hrsg.: BERENDES, LINK u. ZÖLLNER. II/1. Stuttgart: Thieme 1963, s. unter Hand- und Lehrbücher. — ZENKER, W.: Über Bindegewebsstrukturen des Kehlkopfes und seines Aufhängesystems und deren funktionelle Bedeutung für den Kehlkopfraum. Mschr. Ohrenheilk. **92**, 269 (1958).

B. *Die Mißbildungen, Anomalien und Varianten*

ACKERMANN, G.: Über Wesen und Bedeutung der sogenannten suffokatorischen Stellung der Epiglottis. Virchows Arch. path. Anat. **303**, 412 (1939). — ALLMANN, C. H., and D. P. CORDAY: Laryngocele. Ann. Otol. (St. Louis) **51**, 586 (1942). — ARIËNS KAPPERS, J., u. W. J. POTHOVEN: Über den Sulcus glottideus. Arch. Otolaryng. **147**, 202 (1940). — AROLD, K.: Tracheobronchoskopie. In: Hals-, Nasen-, Ohrenheilk. I, Hrsg.: BERENDES, LINK, ZÖLLNER. Stuttgart: Thieme 1964; s. unter Hand- u. Lehrbücher. — AVELLIS, G.: Über Kehlkopfluftsäcke beim Menschen (Laryngocele). Arch. Laryng. Rhin. (Berl.) **19**, 464 (1907).

BACHMANN, K. D.: Empyem einer Laryngocele (vereiterte, abgeschlossene äußere Laryngocele). Z. Laryng. Rhinol. **31**, 19 (1951). — BATEMAN, G. H., and M. O. CARRUTHERS: A case of congenital subglottic stenosis. J. Laryng. **70**, 36 (1956). — BATZENSCHLAGER, A.: La trachéopathie chondro-ostéoplastique. Ann. Anat. path. N. S. **4**, 483 (1959). — BAUROWICZ, A.: Über Schilddrüsengeschwülste im Innern des Kehlkopfes und der Luftröhre. Arch. Laryng. Rhin. (Berl.) **8**, 362 (1898). — BECK, K.: Über Aplasie der Epiglottis. Z. Ohrenheilk. **65**, 249 (1912). — BECK, K., u. P. SCHNEIDER: Mißbildungen des Kehlkopfes. Hdb. Hals-, Nasen-, Ohrenheilk. (DENKER-KAHLER) **II**, 409 (1926), s. unter Hand- u. Lehrbücher. — BEITZKE: Zit. nach ACKERMANN. — BENNETT, E. H.: Proc. Path. Soc. Dublin Quart. J. med. Sci. **40**, 427 (1865). — BERGENGRÜN: Arch. Laryng. Rhin. (Berl.) **4**, 107 (1896). — BIRCHER, E.: Primäres Carcinom einer intratrachealen Struma. Arch. Laryng. Rhin. (Berl.) **20**, 443 (1908). —

Bizza, P.: Angeborene Atresie des Kehlkopfes mit beiderseitiger Lungenhyperplasie. Virchows Arch. path. Anat. **307**, 515 (1941). — Braun, H., u. G. Dhom: Verknöcherungen des Tracheo-Bronchialskelets mit tödlichem Ausgang. Z. klin. Med. **1954**, 355. — Broesike, G.: Über einen Fall von medianem Ventriculus laryngis tertius. Virchows Arch. path. Anat. **98**, 342 (1884). — Bruns, P. v.: Über das angeborene Diaphragma des Kehlkopfes. Bruns' Beitr. klin. Chir. **10**, 509 (1893); Über Kropfgeschwülste im Innern des Kehlkopfes und der Luftröhre und ihre Entfernung. Bruns' Beitr. klin. Chir. **41**, 1 (1906). — Butler, H.: Bilateral external laryngocele ventricularis. J. Laryng. **64**, 625 (1950).

Calman, A.: Zur Kasuistik der Mißbildungen an Zunge und Kehlkopf. Virchows Arch. path. Anat. **134**, 340 (1893); Diss., Berlin 1893. — Calogero, B., e S. Jodice: La laringoptosi nel quadro delle anomalie congenite della laringe. Arch. ital. Otol. **64**, 29 (1956). — Carr, D. T., and A. M. Olsen: Tracheopathia osteoplastica. J. Amer. med. Ass. **155**, 1563 (1954). — Chessebeuf: A propos d'une laryngo-mucocele. J. franç. Oto-rhino-laryng. **7**, 431 (1958). — Chessen, J., and P. Luter: Laryngocele and Laryngopyocele. Laryngoscope (St. Louis) **65**, 1057 (1955). — Chiari, H.: Kongenitales Ankylo- et Synblepharon und kongenitale Atresia laryngis bei einem Kind mit mehrfachen anderweitigen Bildungsanomalien. Z. Heilk. **4**, 143 (1883). — Citelli, S.: Über die Bedeutung der angeborenen Doppelbildung der Stimmbänder. Arch. Laryng. Rhin. (Berl.) **27**, 620 (1913). — Collins, E. G.: Laryngocele. J. Laryng. **62**, 708 (1948). — Cooper, T. V.: A case of aberrant thyreoid tissue in the trachea. J. clin. Path. **3**, 48 (1950). — Coupard, G.: Sur une disposition singulière de la partie laryngienne du cartilage thyreoide. Ventricule antérieur supplémentaire du larynx. Rev. Laryng. (Bordeaux) **3**, 74 (1883). — Culp, W.: Über mediane vollkommene Spaltung der Epiglottis. Frankfurt. Z. Path. **24**, 177 (1920).

Davis, E. D. D.: Retention cysts of the larynx. Proc. roy. Soc. Med. **43**, 664 (1950). — Denecke, H.: Zur Behandlung der kongenitalen Larynxcyste. HNO (Berl.) **1**, 175 (1947/49). — Donaldson, F.: A case of congenital defect of epiglottis. N. Y. med. J. **44**, 149 (1886). — Drabe, J.: Pathogenetische Betrachtungen über die Hals- und Kehlkopfcysten. Arch. Ohr.-, Nas.- u. Kehlk.-Heilk. **164**, 147 (1953).

Ebert, C.: Hochgradiger Defekt der Epiglottis. Virchows Arch. path. Anat. **43**, 135 (1868). — Eicken, C. v.: Die klinische Verwertung der direkten Untersuchungsmethoden der Luftwege und oberen Speisewege. Arch. Laryng. Rhin. (Berl.) **15**, 371 (1904) — Eppinger, H.: Larynx u. Trachea. Klebs Hdb. path. Anat. II (1880).

Falk, P.: Neue Ergebnisse über Thymus- und Thyreoideatumoren im subglottischen Raum. Zbl. Hals-, Nas.- u. Ohrenheilk. **27**, 671 (1937); Entstehungsweise subglottischer Schilddrüsen- und Thymustumoren. Med. Klin. **1939**, 445. — Fein, J.: Die Verklebungen im Bereiche des embryonalen Kehlkopfes. Arch. Laryng. Rhin. (Berl.) **15**, 613 (1903/04); Das angeborene Kehlkopfdiaphragma. Berlin 1904. — Fleischer, K.: Plattenepithelcysten am Stimmband. HNO (Berl.) **2**, 254 (1950/51). — Fleischmann, G.: De chondrogenesi asperae arteriae etc. Erlangen 1820. — Forschner, L.: Einseitige Hyperplasie des Taschenbandes. Z. Hals-, Nas.- u. Ohrenheilk. **161**, 563 (1952). — Frankenberger, O.: Angeborene Atresie des Kehlkopfes. Virchows Arch. path. Anat. **182**, 64 (1905). — Freedman, A. O.: Diseases of the ventricle of Morgagni with special reference to pyocele of a congenital air sac of the ventricle. Arch. Otolaryng. **28**, 329 (1938). — Freeman, J.: Three cases of infected laryngocele. J. Laryng. **66**, 409 (1952). — Freund: Über Tracheopathia osteoplastica. Diss., Berlin 1914.

Geipel, P.: Talgdrüse im Kehlkopf. Zbl. allg. Path. path. Anat. **85**, 69 (1949). — Glas, E.: Über Larynxcysten. Arch. Laryng. Rhin. (Berl.) **19**, 285 (1907). — Gollmitz, H.: Laryngocelen. Med. Klin. **1958**, 336. — Gorny: Eine seltsame Entwicklungsstörung des Kehlkopfes. Z. Hals-, Nas.- u. Ohrenheilk. **40**, 546 (1936). — Grabert: Z. Morph. Anthrop. **16**, 65 (1913). — Gruber, W.: Über eine congenitale Articulatio hyo-thyreoidea. Arch. Anat. Physiol. **1876**, 753. — Grünberg und Thielemann: Laryngocelen. Arch. Ohr.-, Nas.- u. Kehlk.-Heilk. **122**, 97 (1929).

Haardt, W.: Luftröhrengeschwülste bei Strumen. Wien. klin. Wschr. **1956**, 62. — Haas, E.: Zur Genese der intralaryngealen Struma. Zschr. Laryng. Rhinol. **46**, 229 (1967). — Hager, A.: Zur intratrachealen Struma. Mschr. Ohrenheilk. **87**, 107 (1953). — Hansemann,

D. v.: Die Mißbildungen der Schilddrüse. In: Handb. Laryngologie v. P. Heymann, s. unter Hand- u. Lehrbücher. — Harmer, L.: Angeborene Membran an der hinteren Wand des Kehlkopfes. Wien. klin. Wschr. 1902, 1217. — Harrison, K.: Laryngoceles in the human. Proc. roy. Soc. Med. 43, 660 (1950). — Heineken, H.: Beitrag zur angeborenen Kehlkopfatresie. Frankfurt. Z. Path. 63, 30 (1952). — Heise: Über Schilddrüsentumoren im Innern des Kehlkopfes und der Trachea. Bruns' Beitr. klin. Chir. 3, 109 (1888). — Hempel, K. J.: Beitrag zur kongenitalen Atresie des Larynx und Aplasie der Trachea. Zbl. allg. Path. path. Anat. 95, 226 (1956); Über Knorpelringbildungen der Trachea. Frankfurt. Z. Path. 68, 35 (1957). — Hempel, K. J., u. A. Gläser: Zur Pathogenese der Tracheopathia chondro-osteoplastica. Virchows Arch. path. Anat. 331, 36 (1958). — Henke, R.: Zur Morphologie der Epiglottis. Ihre Variationen und Anomalien im Spiegelbild. Mschr. Ohrenheilk. 33, 279 (1899). — Herlinger, J.: Beitrag zur Pathologie und Therapie der malignen intratrachealen Struma. Pract. oto-rhino-laryng. (Basel) 16, 132 (1954). — Heyden, R.: Tracheopathia osteoplastica. Acta oto-laryng. (Stockh.) Suppl. 116, 134 (1954). — Hippel, R. v.: Über Kehlsackbildung beim Menschen. Dtsch. Z. Chir. 107, 477 (1910). — Hirsch, M.: Eine Beobachtung dystopischer Knochenneubildungen in Lungen, Trachea, Bronchien und Gaumentonsillen zusammen mit Morbus Paget (Osteopathia deformans) und die Beziehungen der beiden Erkrankungen zueinander. Zbl. allg. Path. path. Anat. 87, 151 (1951). — Hoffmann, R.: Thyreoidea accessoria intratrachealis. Z. Ohrenheilk. 59, 373 (1917). — Holinger, P. H., K. C. Johnston, and F. Schiller: Congenital anomalies of the larynx. Ann. Otol. (St. Louis) 63, 581 (1954); Arch. Otolaryng. 61, 120 (1955). — Holinger, P. H., and E. P. Steinmann: Congenital cysts of the larynx. Pract. oto-rhino-laryng. (Basel) 9, 129 (1947). — Horowitz, S.: Laryngoceles. J. Laryng. 65, 724 (1951). — Hückel, R.: Zur Kenntnis der Larynxcysten. Zbl. allg. Path. path. Anat. 68, 113 (1937). — Hütter, F.: Ein Beitrag zu den Mißbildungen des Kehlkopfes. Wien. klin. Wschr. 1908, 589. — Huzly, A.: Atlas der Bronchoskopie. Stuttgart: Thieme 1961.

Israel, R., J. Gilberg et J. Lechien: Un nouveau cas de maladie ossifiente de la trachée. J. franç. Méd. Chir. thor. 11, 191 (1957). — Issel, W.: Intratracheale Struma. HNO (Berl.) 4, 121 (1954). — Iwanow, A.: Zur Kasuistik und Therapie der Laryngocele. Zbl. Hals-, Nas.- u. Ohrenheilk. 8, 715 (1926).

Jepsen, O., and H. Soerensen: Tracheopathia osteoplastica and ozena. Acta oto-laryng. (Stockh.) 51, 79 (1960). — Jauerneck, A.: Über einen Fall von paralaryngealer Zyste (Zystisch degenerierter Nebenkropf). Hals-, Nas.- u. Ohrenarzt 28, 192 (1937).

Kallay, F.: Retentionscysten des Kehlkopfes. Mschr. Ohrenheilk. 76, 251 (1942). — Kallius, E.: Beiträge zur Entwicklung des Kehlkopfes. Anat. H. 9, 332 (1897). — Keim, W. F., N. J. Newark, and R. G. Livingstone: Internal Laryngocele. Ann. Otol. (St. Louis) 60, 39 (1951). — Kiaer, G.: Congenital diaphragma of the larynx. Laryngoscope (St. Louis) 1908; ref. Int. Zbl. Laryng. 25, 200 (1909). — Kittel, G.: Die Beziehungen der Larynxzyste zur Laryngocele. Z. Laryng. Rhinol. 40, 619 (1961). — Knapp, E.: Eine Epithelcyste des Stimmbandes. Mschr. Ohrenheilk. 69, 87 (1935). — Kneiszl, F.: Angeborene Kehlkopfatresie und beiderseitige Lungenhyperplasie. Schweiz. Z. Tuberk. 17, 196 (1960). — Koschier, I. R.: Diaphragmabildung des Kehlkopfes bei einem Säugling. Mschr. Ohrenheilk. 85, 230 (1951). — Kovacs, A.: Angeborene Atresie des Kehlkopfes mit beiderseitiger Lungenhyperplasie und Hydrops fetus universalis. Virchows Arch. path. Anat. 288, 243 (1933). — Krauland, W.: Zur Kenntnis des angeborenen vollständigen Kehlkopfverschlusses. Virchows Arch. path. Anat. 295, 606 (1935). — Krauss, K.: Über eine intratracheale Struma mit ungewöhnlichem Sitz. Virchows Arch. path. Anat. 309, 847 (1942).

Laff, H. J.: Cysts in the ventricular area of the larynx. Laryngoscope (St. Louis) 63, 227 (1933). — Larrey, D. J.: Du goitre aérien ou vesiculaire. Clinique chirurg. Exercée part. dans les Hôpitaux Militaires depuis 1792—1836. 2, 81 (1829). — Lautenschläger, E.: Ein Fall von Doppelbildung der Stimmbänder. Arch. Laryng. Rhin. (Berl.) 26, 706 (1912). — Lelli, G.: Un caso raro di cisti congenite multiple della laringe. Oncologia (Basel) 23, 1 (1949). — Levinger, A. J.: Osteome der Luftröhre. Münch. med. Wschr. 1910, 2422. — Lindsay, J. R.: Laryngocele ventricularis. Ann. Otol (St. Louis) 49, 661 (1940). — Link, R.: Tumoren der Trachea und der Bronchien. In: Hals-Nasen-Ohren-Heilk. I. Hrsg. Berendes, Link, Zöllner. Stuttgart: Thieme 1964, s. unter Hand- und Lehrbücher. — Lund, R.: Atavismus des Kehlsackes der Affen. Nord. Med. **4**, 3851 (1939). — LUSCHKA, H. V.: Der Kehlkopf des Menschen. Tübingen 1871.

MACKENZIE, M.: A case of congenital fissure between the arytaenoid cartilages, with trilobate epiglottis occuring in conjunction with cleft palate and harelip. Med. Tms. Gaz. **1862**, 402. — MANIFOLD, H.: Report of a case of bifurcated epiglottis. Lancet **4**, 10 (1851). — MARSCHIK, H.: Sekundäre Laryngocele bei Carcinoma laryngis. Zbl. Hals-, Nas.- u. Ohrenheilk. **10**, 104 (1927). — MARX, H.: Angeborene Kehlkopfcyste. Z. Hals-, Nas.- u. Ohrenheilk. **21**, 376 (1928). — MATZKER, J.: Über große Zysten und Zelen des Larynxeinganges und seiner Umgebung. Z. Laryng. Rhinol. **36**, 318 (1957). — MEYER, ED.: Über die Luftsäcke der Affen und die Kehlkopfdivertikel beim Menschen. Arch. Laryng. Rhin. (Berl.) **12**, 1 (1902); Säugling mit angeborener endolaryngealer Struma. Dtsch. med. Wschr. **1910**, 2362. — MEYER, W.: Operierte äußere Laryngocele. Mschr. Ohrenheilk. **74**, 501 (1940); Vereiterte innere Laryngocele. HNO (Berl.) **2**, 130 (1950/51). — MISCOLCZY-FODOR, FR.: Pathogenese eines Falles von multiplen Retentionscysten im Larynx. Mschr. Ohrenheilk. **83**, 301 (1949). — MÖLLER, A.: Über Diaphragma des Kehlkopfes und andere seltene Kehlkopfbilder. Z. Laryng. Rhinol. **32**, 295 (1953). — MOERSCH, H. J., A. C. BRODERS, and F. Z. HAVENS: Tracheopathia osteoplastica. Arch. Otolaryng. **26**, 291 (1937). — MONTREUIL, F.: Bifid epiglottis. Report of a case. Laryngoscope (St. Louis) **59**, 194 (1949). — MOORE, J.: The so-called prolapse of the laryngeal ventricle and eversion of the sacculus. J. Laryng. **37**, 265, 333, 381 (1922). — MOSER, F., u. J. THEM: Zur Ätiologie und dem klinischen Bilde der Tracheopathia chondroosteoplastica. Z. Laryng. Rhinol. **33**, 455 (1954). — MÜLLY, K.: Die Tracheopathia chondroosteoplastica. In: Hdb. Inn. Med. (v. BERGMANN, FREY, SCHWIEGK) 4. Aufl. IV/4. Berlin-Göttingen-Heidelberg: Springer 1956. — MEYERSON, M. C.: Cysts of the larynx. Arch. Otolaryng. **18**, 281 (1933).

NAGER, F. R.: Über Laryngocelen. Schweiz. med. Wschr. **1942**, 574. — NEUMAYER, H.: Intratracheale Strumen. Mschr. Ohrenheilk. **38**, 389 (1904). — NOVOTNY, O.: Larynxcyste. Mschr. Ohrenheilk. **83**, 396 (1949); Maligne Degeneration einer Larynxcyste. Mschr. Ohrenheilk. **88**, 140 (1954).

OERTEL: Über Mißbildungen des Larynx und der Trachea mit einem Fall von angeborener Spaltbildung der Stimmbänder. Z. Laryng. Rhinol. **4**, 125 (1912). — O'KEEFE, J. J.: Laryngocele. Arch. Otolaryng. **54**, 29 (1951). — OLTERSDORF, U.: Beitrag zur Genese der intralaryngotrachealen Strumen. Arch. Hals-, Nas.- u. Ohrenheilk. **157**, 12 (1949). — OPPIKOFER, E.: Gibt es einen Prolaps des Ventriculus Morgagni? Arch. Hals-, Nas.- u. Ohrenheilk. **145**, 303 (1938). — ORSÒ, E.: Über Kehlkopfcysten. Arch. Hals-, Nas.- u. Ohrenheilk. **151**, 402 (1942). — ORTH, J.: Lehrbuch der spez. path. Anatomie I. Berlin: Hirschwald 1887; Pathologisch-anatomische Diagnostik, 8. Aufl. Berlin: Hirschwald 1917.

PALTAUF, R.: Zur Kenntnis der Schilddrüsentumoren im Innern des Kehlkopfes und der Luftröhre. Beitr. path. Anat. **11**, 71 (1892). — PETERS: Zur Kenntnis des Skleroms und der Osteome der Trachea. Wien. klin. Wschr. **1909**, 607. — PIQUET, DECROIX et LIBERSA: Un cas de laryngocele bilatéral. Ann. Oto-laryng. (Paris) **73**, 73 (1956). — POTTER, E. L., and G. BOHLENDER: Intra-uterine respirations in relation to development of the fetal lung. Amer. J. Obstet Gynec. **42**, 14 (1941).

RADESTOCK: Ein Fall von Struma intratrachealis. Beitr. path. Anat. **3**, 289 (1888). — RAGAINI, L., e P. PICCOLI: Tracheo-bronchopatia condro-osteoplastica. Riv. Anat. pat. **13**, 188 (1957). — RANKIN, N. E., and I. R. MENDELSON: A case of atresia of the larynx. Arch. Dis. Childh. **31**, 324 (1956). — RENDU: Rev. Laryng. (Bordeaux) **60**, 521 (1939). — RENDU, et CANUYT: Maladies du larynx. Paris 1939. — RIEDER, W.: Ein Fall von Tracheopathia chondro-osteoplastica. Mschr. Ohrenheilk. **89**, 149 (1955); Zur Klinik und Genese der Tracheopathia chondroosteoplastica. Mschr. Ohrenheilk. **92**, 245 (1958). — RODE: Über Exostosen in der Trachealschleimhaut. Dtsch. med. Wschr. **1902**, 14. — ROHRMANN, A.: Beitrag zu den Mißbildungen des Kehlkopfes. Virchows Arch. path. Anat. **283**, 304 (1932). — ROSE: Über Atresien seltener Art. Mschr. Geburtsh. **28**, 243 (1866). — RUCKES, J., u. J. MATZKER: Der dyschylische Tumor der Taschenlippe. Z. Laryng. Rhinol. **39**, 796 (1960).

SCHEFF: Zit. nach SCHNEIDER. — SCHEICHER, A.: Z. org. ges. Chir. **97**, 64 (1940). — SCHEID, P.: Frankfurt. Z. Path. **52**, 114 (1938). — SCHILLING, H.: Über Retentionscysten und

Stimmbandknötchen. Hals-, Nas.- u. Ohrenarzt 28, 196 (1937). — SCHMIT, H.: Agenesie beider Lungen. Virchows Arch. path. Anat. 134, 25 (1893). — SCHMORL, G.: Disk. Beitr. zu ASCHOFF. Verh. dtsch. Ges. Path. 14, 126 (1910). — SCHNEIDER, P.: Die Mißbildungen der Atmungsorgane. In: Die Morphologie der Mißbildungen des Menschen und der Tiere (E. SCHWALBE). Jena: G. Fischer 1912. — SCHNEIDER, W.: Tracheopathia osteoplastica. HNO (Berl.) 1, 514 (1947/49). — SCHNITZER, R.: Über Tracheopathia osteoplastica. Arch. Laryng. Rhin. (Berl.) 32, 236 (1920). — SCHRÖDER, K.: Über 3 Fälle von stenosierender Kehlkopfmißbildung. Z. Hals-, Nas.- u. Ohrenheilk. 28, 182 (1931). — SCHULTZE, C.: Über Anomalien des Schildknorpels. Diss., Kiel 1890. — SCHULTZE, W. H.: Über die suffokatorische Stellung des Kehlkopfes. Verh. dtsch. Ges. Path. 31, 421 (1939). — SCHWARZ, H.: Über eine seltene Mißbildung des Kehlkopfes. Zbl. allg. Path. path. Anat. 64, 134 (1935). — SEGURA: Intratracheale Struma. Zit. nach HART und MAYER. — SEMON, F.: A case of congenital malformation of the larynx and trachea with diverticulum of the oesophagus. Trans. clin. Soc. Lond. 25, 298 (1892). — SOBOCZYNSKI, A.: Tracheopathia osteoplastica. Otolaryng. pol. 9, 359 (1955). — SORS, C., Y. ROSE, VILLENEUVE et COTTIN: Ossification de la muqueuse trachéale. J. franç. Méd. Chir. thor. 9, 454 (1955). — STEINMANN, E. P.: Beitrag zur Ätiologie, Klinik und Therapie der Laryngocelen. Mschr. Ohrenheilk. 78, 471 (1944). — STROEM, J., u. L. TROELL: Ein Fall von Kehlkopfmißbildung mit letalem Verlauf. Acta paediat. (Uppsala) 25, 266 (1939). — SWINBURNE, G.: The laryngeal ventricle and its appendix (Laryngeal saccule) and their associated pathological lesions, with the report of three cases of laryngocele. Med. J. Aust. 1952, 396. — SZABÒ, M.: Ein Fall von beiderseitiger Laryngocele bei einem 5jährigen Kind. Kinderärztl. Prax. 14, 121 (1943). — SZENDE, B.: Kropfknoten in der Luftröhre. Mschr. Ohrenheilk. 73, 375 (1939).

THORÉN, L.: Intratracheal goiter. Acta chir. scand. 95, 495 (1947). — TOBECK, A.: Halbseitige Aplasie der Epiglottis. Z. Laryng. Rhinol. 28, 502 (1949). — TRUMPP, J.: Über eine anatomisch und klinisch bemerkenswerte Anomalie des Laryngotrachealrohres. Arch. Kinderheilk. 50, 242 (1909).

VAGO, A.: Il laringocele. Arch. ital. Otol. 67, 239 (1956). — VIDEBECK, H.: Über einen Fall von inflammierter Laryngocele. Acta oto-laryng. (Stockh.) 29, 123 (1949). — VIRCHOW, R.: Die krankhaften Geschwülste 3, 35 (1867). Berlin: Hirschwald.

WALANDER, A.: The mechanism of origin of congenital malformation of the larynx. Acta oto-laryng. (Stockh.) 45, 425 (1955). — WALDAPFEL, R.: Über Knorpelbildung in der Hinterwand der Trachea. Z. Anat. Entwickl.-Gesch. 96, 258 (1931). — WEGELIN, C.: Zur Entstehung des intralaryngotrachealen Kropfes. Schweiz. med. Wschr. 1939, 593. — WEINGAERTNER, M.: Das Röntgenverfahren in der Laryngologie. Berlin 1914. — WICHELS, P., u. H. BÖHLEN: Zur Pathogenese der medianen Laryngozele und der medianen Aerozelen am Hals bei Larynxtuberkulose. Virchows Arch. path. Anat. 252, 449 (1924). — WIETHE, C.: Eine eigenartige Kehlkopfanomalie. Ein fünftes Schildknorpelhorn (Cornu medium). Mschr. Ohrenheilk. 66, 1115 (1932). — WILKINSON, R. W.: Congenital stenosis of the larynx. J. Amer. med. Ass. 102, 1756 (1934).

ZANGE, J.: Neues über den Kehlkopfsack beim Menschen und seine operative Behandlung. Z. Hals-, Nas.- u. Ohrenheilk. 34, 379 (1933). — ZIEMSSEN, v.: Handb. spez. Path. und Therapie IV/1, 411 (1876). — ZÖLLNER, F.: Über das Kehlsackempyem. Passows Schaefers Beitr. Hals-, Nas.- u. Ohrenheilk. 30, 274 (1933). — ZURHELLE: Ein Fall von kongenitaler Larynxstenose. Berl. klin. Wschr. 1869, 544.

C. *Stoffwechselstörungen, Störungen des Hormon- und Vitaminhaushaltes*

BALSER: Tracheo-Bronchostenose mit Amyloid in der Wandung der Luftwege. Virchows Arch. path. Anat. 91, 67 (1883). — BERGER, W.: Zur Kenntnis der tumorförmigen Amyloidosis. Arch. Ohr.-, Nas.- u. Kehlk.-Heilk. 114, 95 (1926). — BERNFELD, K.: Ein Fall von Myxoedema laryngis et pharyngis. Mschr. Ohrenheilk. 63, 454 (1929). — BLASI, A. DI: In tema di amiloidosi laringea. Boll. Mal. Orecch. 73, 253 (1955). — BROWN-KELLY, H. D., and J. E. CRAIK: Laryngeal nodes and the so-called amyloid tumour of the cords. J. Laryng. 66, 339 (1952).

CASORATI, V., e S. CRIFÒ: Alterazioni istomorfologiche e istochimiche delle prime vie aeree del ratto albino in carenza di vitamina A. Minerva otorinolaring. 5, 171 (1955).

Dahlin, D. C.: Med. Clin. N. Amer. 34, 1107 (1950). — Della Vedova, A.: Un caso di amiloidosi tumorale laringea in un ragazzo di sedici anni. Valsalva 10, 808 (1934).

Ephraim, A.: Bedrohliche Anschwellung einer Kehlkopfgeschwulst durch Gravidität und Entbindung. Mschr. Ohrenheilk. 33, 198 (1899).

Figi, F. A.: Excision of amyloid tumor of the larynx and skin graft. Report of a case. Proc. Mayo Clin. 17, 239 (1942). — Figi, A. F., and H. L. Berman: Amyloid tumors of the larynx and trachea. Arch. Otolaryng. 65, 214 (1957). — Fimey, W. P., H. Montgomery and G. B. New: Xanthoma multiplex. Two cases involving the larynx and trachea and associated with diabetes insipidus. J. Amer. med. Ass. 99, 1071 (1932). — Fine, R. M., L. J. Rutledge and E. R. Villemez, jr.: Lipoid proteinosis. Report of a case illustrating laryngeal findings. Arch. Otolaryng. 75, 78 (1962). — Forschner, L.: Ein Fall von Laryngopathia gravidarum. Mschr. Ohrenheilk. 69, 1132 (1935).

Gerhardt: Kehlkopfgeschwülste. In: Nothnagels spez. Pathologie und Therapie. XIII (1896). — Glauser, O.: Über tumorförmiges Amyloid der Lungen. Beitrag zur dystrophischen Knochenbildung. Schweiz. Z. Path. 18, 42 (1955). — Glockner: Über lokales tumorförmiges Amyloid des Larynx, der Trachea und der großen Bronchien mit dadurch bedingter Laryngo-Trachealstenose. Virchows Arch. path. Anat. 160, 583 (1900). — Grotting, J. K., and J. de Pemberton: Fixation of the cords in acromegaly. Arch. Otolaryng. 52, 608 (1950).

Hofmeier, K.: Beitrag zur primären Amyloidose des Larynx. Diss., Würzburg 1917. — Howanietz, L. F.: Über lokales tumorartiges Amyloid der unteren Luftwege. Zbl. allg. Path. path. Anat. 97, 527 (1958). — Hübschmann, P.: Über Kehlkopfknötchen mit sog. „amyloiden" Einlagerungen (Fibrinoid-hyaline Knötchen). Virchows Arch. path. Anat. 275, 698 (1929).

Imhofer, R.: Über Schwangerschaftsveränderungen im Larynx. Z. Laryng. Rhinol. 4, 745 (1912); In: Hdb. Hals-, Nasen-, Ohrenheilk. (Denker-Kahler) V (1929), s. unter Lehr- u. Handbücher.

Jackson, Ch.: Acromegaly of the larynx. J. Amer. med. Ass. 1918, zit. nach Leicher und Matzker. — Janigan, D. T.: Experimental Amyloidosis. Strukturelle Beziehungen zwischen Amyloid und Reticulin. Amer. J. Path. 49, 657 (1966). — Johanni: Über einen Amyloidtumor des Kehlkopfes und der Trachea. Arch. Laryng. Rhin. (Berl.) 14, 73 (1903).

Kecht, B.: Zur Kenntnis der Laryngopathia gravidarum. Z. Laryng. Rhinol. 30, 230 (1951). — Kecht, B., u. M. Schön: Zur Kenntnis von Schwangerschaftsveränderungen im Larynx. Wien. klin. Wschr. 1935, 395. — Kelly, D. B.: Amyloidosis of larynx. J. Laryng. 64, 210 (1950). — Kley und Schleicher: Zit. nach Matzker, J. 1963. — Kriegsmann, G.: Über Amyloidtumoren des Kehlkopfes. Arch. Ohrenheilk. 130, 198 (1932).

Lebedeva, N.: Über die Ablagerung von Lipoidsubstanzen im Kehlkopf und in der Trachea. Z. Hals-, Nas.- u. Ohrenheilk. 25, 518 (1930). — Lefkovits, A. M.: Gouty involvement of the larynx. Arthr. and Rheum. 8, 1019 (1965). — Leicher, H., u. J. Matzker: Die Einwirkungen hormonaler Störungen auf den Kehlkopf. Z. Laryng. Rhinol. 34, 569 (1955). — Lemariey, J. Rouget et Hamelin: Un cas de laryngite goutteuse dyspnéisante. Ann. Otolaryng. (Paris) 69, 327 (1952). — Leroux-Robert, J.: Tumeurs amyloides du larynx. Ann. Oto-laryng. (Paris) 79, 249 (1962). — Löffler, W., u. F. Koller: Die Gicht. Hdb. Inn. Med. 4. Aufl. (v. Bergmann, Frey, Schwiegk) VII/II, 1955. — Losert, W.: Zur Kasuistik der seltenen Kehlkopferkrankungen. Dtsch. Z. Chir. 234, 764 (1931). — Luchsinger, R., u. G. E. Arnold: Lehrbuch d. Stimm- u. Sprachheilkunde. Wien: Springer 1949.

Manasse: Über multiple Amyloidgeschwülste der oberen Luftwege. Virchows Arch. path. Anat. 159, 117 (1900). — Mann, M.: Seltene Kehlkopferkrankung mit eigentümlichem klinischem Verlauf. Z. Hals-, Nas.- u. Ohrenheilk. 21, 369 (1928); Das klinische Bild des Myxoedems (insbesondere an Ohr, Hals, Nase) auf Grund von sechs eigenen Fällen. Z. Hals-, Nas.- u. Ohrenheilk. 22, 145 (1928); Myxoedemkranke beim Hals-Nasen-Ohrenarzt. Mschr. Ohrenheilk. 65, 1363 (1931). — Marx, H.: Pachydermie der Stimmbänder durch Akromegalie. Z. Hals-Nas.- u. Ohrenheilk. 21, 369 (1928); Handb. Inn. Med. 3. Aufl. (v. Bergmann u. Staehelin) IV, 343. Berlin: Springer 1941. — Matzker, J.: Akromegalie des Kehlkopfes. Z. Laryng. Rhinol. 33, 77 (1954); Gutartige Tumoren des Kehlkopfes. In: Hals-Nasen-Ohren-Heilk. Ein kurzgefaßtes Hdb. Hrsg. BERENDES, LINK u. ZÖLLNER, 1963, II/2, s. unter Hand- u. Lehrbücher. — MAYER, B.: Die Beziehungen des Diabetes mellitus zu den oberen Luftwegen. Mschr. Ohrenheilk. **69**, 397 (1935). — MERKER, M. J., S. SHIBOLET, E. SOHAR, J. GAFNI u. H. HELLER: Periodische Querstreifung in Amyloidfilamenten. Nature (Lond.) **211**, 1401 (1966). — MIEHLKE, A.: Beitrag zur Laryngopathia gravidarum. Z. Laryng. Rhinol. **35**, 239 (1956). — MORITSCH, E.: Amyloidtumoren im Larynx. Mschr. Ohrenheilk. **93**, 247 (1959). — MORITSCH, E., u. H. KÜRSTEN: Amyloidtumoren im Larynx. Mschr. Ohrenheilk. **94**, 86 (1960). — MOSLER, FR.: Über Myxoedem. Virchows Arch. path. Anat. **114**, 442 (1888). — MOUNIER-KUHN, P., et CH. WILD: Manifestations goutteuses laryngées et perilaryngées chez un malade précédemment irradié. Ann. Oto-laryng. (Paris) **73**, 872 (1956). — MÜHE, J.: Zur Frage der lokalen tumorförmigen Amyloidose in den oberen Luftwegen. Hals-, Nas.- u. Ohrenarzt **32**, 302 (1942). — MULERT, D.: Multilokuläre Ostitis fibrosa (Paget) des Gesichtsschädels in Verbindung mit Akromegalie und Stoffwechselstörungen. Zbl. Hals-, Nas.- u. Ohrenheilk. **20**, 163 (1933).

NACHLAS, E. N.: Acromegaly. With special reference to the otolaryngological aspect. Laryngoscope (St. Louis) **61**, 1096 (1951). — NEUFELD: Über Kehlkopfveränderungen bei Akromegalie. Z. klin. Med. **64** (1908). — NORING, O., and H. PAABY: Acta path. microbiol. scand. **31**, 4 (1952).

OTTO, H., u. J. KIWI: Die Beeinflussung der Trachealepithelregeneration durch Vitamin A und ihre Bedeutung für die Grippepneumonie. Klin. Wschr. **1959**, 203.

PAGNINI, G.: Su di un caso di amiloidosi della laringe trattata e guarita con ACTH. Minerva otorinolaring. **5**, 24 (1955). — POLLAK, E.: Beiträge zur Kenntnis der Amyloidtumoren der Luftwege und der Mundrachenhöhle. Z. Laryng. Rhinol. **7**, 25 (1915); Laryngitis sicca gravidarum. Mschr. Ohrenheilk. **66**, 832, 897 (1932). — PÜSCHEL, L., u. H. NOWAKOWSKI: Über den Einfluß der androgenen Hormone auf die Verknöcherung des Kehlkopfskelets. Arch. Ohr.-, Nas.- u. Kehlk.-Heilk. **166**, 255 (1954). — PUGNAT, A.: Etude sur les tumeurs amyloides du larynx. Rev. Laryng. (Bordeaux) **1918**, 9.

SALTYKOW, S.: Über die sog. Amyloidtumoren der Luftwege und des Anfangsteils des Verdauungstraktes. Arch. Laryng. Rhin. (Berl.) **14**, (1903). — SCHNEIDER, G.: Über die Pathogenese der Amyloidose. Ergebn. allg. Path. path. Anat. **44**, 1 (1964). — SEIFERT, O.: Ulcerationen der Schleimhaut des Larynx und der Trachea. Hdb. Laryng. Rhinol. (P. HEYMANN), I, 427 (1898), Wien-Hölder, s. unter Hand- u. Lehrbücher. — SCHREINER, L.: Zur Pathogenese und Klinik des Amyloids im Kehlkopf. Mschr. Ohrenheilk. **98**, 107 (1964). — SCHROER, R.: Das Kehlkopfamyloid und seine chemische Struktur. Z. Laryng. Rhinol. **32**, 38 (1953). — SIEGLER, J.: Acromegaly associated with laryngeal obstruction. J. Laryng. **66**, 620 (1952). — SOKOLOWSKI, A. v.: In Hdb. Laryngologie u. Rhinologie (P. HEYMANN). Wien: Hölder 1898, s. unter Hand- u. Lehrbücher. — SOTTI, G.: Contributo alla conoscenza della amiloidosi del laringe. Pathologica **20**, 106 (1928). — STARK, D. B., and J. R. McDONALD,: Amyloid tumors of the larynx, trachea and bronchi. A histologic study of fifteen cases. Amer. J. clin. Path. **18**, 778 (1948). — STARK, D. B., and G. B. NEW: Amyloid tumors of the larynx, trachea or bronchi. A report of 15 cases. Ann. Otol. (St. Louis) **58**, 117 (1949). — STRAUSS, A.: Über Paramyloidose. Virchows Arch. path. Anat. **291**, 219 (1933). — STEINMANN, E. P.: Amyloid der Bronchien. Pract. oto-rhino-laryng. (Basel) **20**, 190 (1958).

TAILLENS, J. P.: Les lésions scorbutiques précoces des voies aériennes et digestives supérieures. Pract. oto-rhino-laryng. I (Basel) **12**, 295 (1950). — TERRACOL, M. M., et R. AZÉMAR: Le larynx et les glandes endocrines. Ann. Oto-laryng. (Paris) **9**, 962 (1935). — THOST, A.: Die Gicht in den oberen Luftwegen. Arch. Laryng. Rhin. (Berl.) **26**, 95 (1912).

URBACH, E., u. C. WIETHE: Lipoidosis cutis et mucosae. Virchows Arch. path. Anat. **273**, 285 (1929).

VIRCHOW, R.: Die krankhaften Geschwülste. Berlin: Hirschwald 1865; Seltene Gichtablagerungen. Virchows Arch. path. Anat. **44**, 137 (1868).

WEIDMAN, F. D., and H. W. SCHAFFER: Xanthoma of the skin and larynx, associated with carcinoma of the stomach. Arch. Derm. Syph. (Chic.) **35**, 767 (1937). — WIETHE, C.: Seltene und neue Beobachtungen von Erkrankungen der oberen Luftwege bei Stoffwechselstörungen. Z. Hals-, Nas.- u. Ohrenheilk. 32, 342 (1933). — WHITWELL, F.: Lokalized amyloid infiltrations of the lower respiratory tract. Thorax 8, 309 (1953).

YOUNG, G.: Amyloidosis of Pharynx and Larynx. J. Laryng. 64, 211 (1950).

ZIEGLER, E.: Amyloide Tumorbildung in der Zunge und dem Kehlkopf. Ein Beitrag zur Lehre der amyloiden Degeneration. Virchows Arch. path. Anat. 65, 273 (1875). — ZWILLINGER: Amyloid des Kehlkopfes. Laryng. Sekt. ungar. Ärzteverein Budapest, Mai 1911.

D. *Kreislaufstörungen*

ANDERSON, O. E.: Laryngeal obstruction due to antibiotic therapy. Arch. Otolaryng. 54, 34 (1951). — AVELLIS, G.: Lehrreiche Beispiele von Fehldiagnosen. Mschr. Ohrenheilk. 45, 825 (1911).

BABLIK, L., u. H. KÜRSTEN: Akutes Larynxödem als Komplikation bei Grippe. Wien. klin. Wschr. 1958, 681. — BARKO, N.: Über die Gefäßerweiterungen der Luftröhre. Mschr. Ohrenheilk. 67, 639 (1933). — BERLINGER, R.: Beitrag zum Reinkeschen Stimmbandoedem. Ein Fall von maligner Entartung. Pract. oto-rhino-laryng. (Basel) 18, 214 (1956). — BRÜNINGS: Bericht über die Anwendung der Tracheobronchoskopie in der otolaryngologischen Universitätsklinik Jena. Zschr. Ohrenheilk. 62, 180, 324 (1911).

CHIARI, O.: Über Blutungen in den oberen Luftwegen. Mschr. Ohrenheilk. 43, 72 (1909). — COLMAN, B. H.: Haemophilia involving the pharynx and larynx. J. Laryng. 70, 540 (1956). — CORDIER, V., et P. L. MOUNIER-KUHN: Sur une forme d'hémoptysie nonpulmonaire. Les hémorrhagies tracheales (trachèite hémorrhagique). Presse méd. 1938, 1065.

DUJARIER, C.: Arch. int. Laryng. 9, 1216 (1930).

FINDER, G.: Oedem und akute submuköse Entzündungen im Rachen u. Kehlkopf. Hdb. Hals-, Nasen-, Ohrenheilk. (DENKER-KAHLER) III/278 (1928), s. unter Hand- u. Lehrbücher. — FRAENKEL, B.: Über Laryngitis hämorrhagica. Berl. klin. Wschr. 1873, 2.; Über Erkrankungen der oberen Luftwege im Gefolge von Influenza. Dtsch. med. Wschr. 1890, 28. — FREYSTADL, B.: Über Trachealblutungen aus Venektasien. Berl. klin. Wschr. 1920, 638; Habituelle Trachealblutungen. Mschr. Ohrenheilk. 58, 6 (1924).

HAHN, K.: Akutes Quinckesches Oedem des Larynx. HNO (Berl.) 5, 57 (1955).

KUHFUS, W.: Beitrag zur Frage des Glottisoedems. Dtsch. med. Rdsch. 3, 398 (1949). — KUTTNER, A.: Larynxoedem und submuköse Laryngitis. Berlin: G. Reiner 1895.

MENZEL, K. M.: Beitrag zur Kenntnis der leukämischen Veränderungen in der Schleimhaut der oberen Luft- und Digestionswege. Arch. Laryng. Rhin. (Berl.) 18, 126 (1906). — MEURMANN, O. H.: On laryngeal bleeding. Acta oto-laryng. (Stockh.) 38, 27 (1950).

NAUSSAC, H., et H. MARTIN: Oedème sous-glottique par goitre plongeant. J. franç. Oto-rhino-laryng. 4, 125 (1955). — NEWRZELLA, A.: Die Ursache des postoperativen Glottisoedems. Zbl. Chir. 1947, 586. — NIDA, S. v.: Tödliches Glottisoedem nach Dimethylsulfatverätzung der oberen Verdauungswege. Klin. Wschr. 1947, 633.

ORTH, J.: Lehrbuch der spez. path. Anatomie, I. Berlin: Hirschwald 1887; Pathologisch-anatomische Diagnostik. 8. Aufl. Berlin: Hirschwald 1917.

RAVENNA, P., and J. SNYDER: The occurence of edema of the pharynx and larynx in infectious mononucleosis. Ann. intern. Med. 28, 861 (1948).

SCHMIDT, M.: Die Krankheiten der oberen Luftwege. Berlin 1903. — v. SCHRÖTTER: Vorlesungen über die Krankheiten der Luftröhre. Wien-Leipzig: Braumüller 1896.

TAILLENS, J. P.: Les lésions scorbutiques précoces des voies aériennes et digestives supérieures. Pract. oto-rhino-laryng. (Basel) 12, 295 (1950). — THOST, A.: Blutungen aus den Luftwegen. In: Hdb. Hals-, Nasen-, Ohrenheilk. (DENKER-KAHLER) IV (1928), s. unter Hand- u. Lehrbücher.

WEIGERT, M.: Über das Glottisoedem. Münch. med. Wschr. 1934, 617. — WIETHE, C.: Über die Tonsilla sinus piriformis. Ein Beitrag zur Ätiologie des akuten Larynxoedems. Z. Hals-, Nas.- u. Ohrenheilk. 30, 235 (1932).

E. *Veränderungen der Kehlkopf- und Luftröhrenschleimhaut bei Erkrankungen des Blutes,
des Knochenmarkes und des Lymphgewebes*

ALTMANN, FR.: Zur Kenntnis der Veränderungen des Kehlkopfes und der Luftröhre bei
Erkrankungen des lymphatischen Apparates. Mschr. Ohrenheilk. 71, 138 (1957). — ANGYAL,
FR.: Stimmbandnekrose bei Panmyelophthise. Mschr. Ohrenheilk. 74, 155 (1940).

BARNICK: Veränderungen im Kehlkopf und in der Trachea bei Leukämie. Münch. med.
Wschr. 1898, 133. — BAUCHWITZ, M.: Pathologisch-anatomische Untersuchungen an medullären und extramedullären Plasmocytomen. Diss., Berlin 1958. — BERDAL, P.: Nord. Med.
41, 369 (1941). — BOYD, W.: Surgical Pathology. Saunders Philadelphia: 1947. — BUMBA, J.:
Die Affektionen des Rachens, der Mundhöhle, des Kehlkopfes und der Luftröhre bei allgemeinen Krankheiten des Organismus. Hdb. Hals-, Nasen-, Ohrenheilk. (DENKER-KAHLER)
V/1929, s. unter Hand- u. Lehrbücher.

CARNEVALE-RICCI, F.: Lesione epiglottica in un caso di agranulocitosi. Boll. Mal. Orecch.
52, 536 (1934). — CLOPSTON, J. W.: Extramedullary plasmocytoma. Laryngoscope (St. Louis)
62, 211 (1952). — COSTEN, J. B.: Plasmocytoma. Report of a case. Laryngoscope (St. Louis)
58, 671 (1948); Plasmocytoma. A case with original lesion on the epiglottis and metastasis to
the tibia. Laryngoscope (St. Louis) 61, 266 (1951).

DAMESHAK, W.: Blood dyscrasias and their relation to laryngology. Arch. Otolaryng.
61, 119 (1955). — DINES, D. E., J. C. LILLIE, L. L. HENDERSON, and J. M. STICKNEY: Solitary
plasmocytoma of the trachea. Amer. Rev. resp. Dis. 92, 949 (1965). — DONAT, R.: Isolierte
tumorartige polypöse Lymphogranulomatose des Stimmbandes bei allgemeiner Lymphogranulomatose. Zbl. allg. Path. path. Anat. 100, 7 (1959). — DVORACEK, H.: Larynxveränderungen
bei Agranulocytose. Wien. klin. Wschr. 1951, 704.

EBSTEIN, L.: Larynxstenose durch leukämische Infiltration. Wien. klin. Wschr. 1896, 22.

FERRARI, E., u. V. CORNINOTTI: Wien. klin. Rdsch. 1900, 1035. — FERRERI, G., e R. LI-
BERTI: Reticulo-istocitoma — linfoblastico della laringe. Valsalva 32, 148 (1956). — FRÄNKEL,
E., u. H. MUCH: Z. Hyg. Infekt.-Kr. 67, 159 (1910); Münch. med. Wschr. 1901, 685. — FRAN-
KENBERGER, O.: Malignes Granulom des Mediastinum, in die Trachea penetrierend. Mschr.
Ohrenheilk. 48, 161 (1914). — FRESEN, O.: Orthologie u. Pathologie der heterotropen Hämo-
poese. Ergebn. allg. Path. path. Anat. 40, 139 (1960).

GIUFFRIDA, A.: Acta oto-rhino-laryng. belg. 36, 470 (1948). — GRANT, J. W. B., and
J. D. Ross: Plasma cell tumour of trachea. Brit. J. Tuberc. 52, 299 (1958).

HAGER, A.: Die Lymphogranulomatose der Trachea. Mschr. Ohrenheilk. 85, 113 (1951). —
HALL, J. S.: Plasmocytoma of subglottis. J. Laryng. 62, 429 (1948); 65, 298 (1951). — HAS-
LINGER, F.: Ein Beitrag zur Lymphogranulomatose des Oesophagus. Arch. Ohrenheilk. 150,
123 (1941). — HEILMEYER, L., u. H. BEGEMANN: Blut und Blutkrankheiten. Hdb. Inn. Med.
4. Aufl. (v. BERGMANN, FREY, SCHWIEGK) II. Berlin-Göttingen-Heidelberg: Springer 1951. —
HELLWIG, C. A.: Extramedullary plasma cell tumors as observed in various locations. Arch.
Path. 36, 95 (1943). — HÖRBST, L.: Über das Plasmocytom im Nasenrachenraum. Mschr.
Ohrenheilk. 81, 316 (1947).

KRIEGSMANN, G.: Aleukämische Lymphadenose mit Beteiligung der Schleimhaut im
Bereich der oberen Luftwege. Z. Hals-, Nas.- u. Ohrenheilk. 30, 281 (1932).

LEGLER, U.: Über ein als atypisches „Asthma bronchiale" verlaufendes primäres Lymphosarkom der Trachea. HNO (Berl.) 1, 365 (1949). — LOEBELL, G.: Leukämische Veränderungen im Kopf- und Halsbereich. Z. Laryng. Rhinol. 35, 120 (1956).

MAYER, J.: Seltener Larynxbefund bei Agranulocytose. Mschr. Ohrenheilk. 84, 150
(1950). — MAYER, K.: Über tumorförmiges Lymphogranulom des Mediastinum und der
Trachea. Arch. Laryng. Rhin. (Berl.) 32, 117 (1920). — MASSHOFF, W.: Isoliertes extra-
medulläres Plasmocytom. Dtsch. med. Wschr. 1947, 489. — MENZEL, K. M.: Beitrag zur
Kenntnis der leukämischen Veränderungen in der Schleimhaut der oberen Luft- und Digestionswege. Arch. Laryng. Rhin. (Berl.) 18, 2 (1906).

NESS and TEACHER: Glasg. med. J. 21, 179 (1909).

PLONSKIER, M.: Über die Beteiligung der Trachea an generalisierter Lymphosarkomatose. Z. Krebsforsch. 35, 467 (1932). — POTHOVEN, W. J.: Bilaterale Larynxnekrose bei Agranulocytose. Arch. Ohrenheilk. 147, 196 (1940).

REBOUL, J., G. DELORME et J. LUGAGNE: Localisations endocavitaires trachéo-bronchiques de la maladie de Hodgkin. Rev. Laryng. (Bordeaux) 77, 233 (1956).

SCHLEMENSON, M., and E. CACERES: Lymphosarcoma of the larynx. Report of a case. Arch. Path. 43, 393 (1947). — SEELENFREUND, B.: Leukämische Veränderungen im Kehlkopfe. Z. Laryng. Rhinol. 14, 180 (1926). — SIEBENMANN: Pseudoleukämischer Tumor in Larynx, Trachea und Nase. Verein. Schweiz. Hals-, Nas.- u. Ohrenärzte, 28. 5. 1918, Basel. — STIEDA: Larynxstenose bei einem Kinde bedingt durch pseudoleukämische Schleimhautinfiltration. Arch. Laryng. Rhin. (Berl.) 4, 46 (1896).

TEMESREKASI, D.: Zwei seltene gutartige Kehlkopfgeschwülste. Pract. oto-rhino-laryng. (Basel) 17, 122 (1955). — TOSCH, R.: Seltene Lokalisation eines Plasmocytoms im Hals-Nasen- und Ohren-Gebiet. HNO (Berl.) 5, 120 (1955).

VIRCHOW, R.: Die krankhaften Geschwülste. Berlin: Hirschwald 1865.

WACHTER: Ein Fall von multiplem Plasmocytom der oberen Luftwege. Arch. Laryng. Rhin. (Berl.) 28, 69 (1914). — WEINBERG, F.: Z. klin. Med. 85, 32 (1917).

ZANGE, J.: Histopathologisches und Klinisches von der Angina necroticans bei Agranulocytose und anderen Schwächelagen des leukopoetischen Systems: Frankfurt. Z. Path. 48, 464 (1935).

F. *Die entzündlichen Erkrankungen*

ABATE, L., e C. JEMMI: Manifestazioni laringee in corso di infezione tifica. Otol. ecc. ital. 19, 271 (1951). — ALBERTINI, A. V.: Diskussionsbemerk. zum Vortrag PH. SCHWARTZ: Die Beziehungen der Lymphdrüsentuberkulose zur Entstehung der Lungenphthise. Schweiz. med. Wschr. 1951, 1283. — ALBRECHT, R.: Die Behandlung der Larynx-, Tracheal- und Bronchialdiphtherie. Mschr. Kinderheilk. 96, 309 (1948); Perichondritis bei Kehlkopfcarcinom und Röntgenbestrahlung. Arch. Ohr.-, Nas.- u. Kehlk.-Heilk. 159, 126 (1951). — ALBRECHT, W.: Experimentelle Untersuchungen über die Entstehung der Kehlkopftuberkulose. Z. Ohrenheilk. 56, 349 (1908); Zbl. ges. Tuberk.-Forsch. 3, 287 (1909). — ALEXANDER, H.: Über Kehlkopftuberkulose. Med. Welt 1940, 397; Zur Frage der Tuberkulose der großen Bronchien. Acta med. scand. 133, 80 (1949). — ALEXANDER, H., u. TH. HASSELBACH: Lungentuberkulose und Atelektase. Z. Tuberk. 77, 1, (1937). — AMOUDRUZ, A.: La laryngo-trachéo-bronchite aigue de l'enfance. Praxis 1951, 1027. — ANDREWES, C. H., P. P. LAIDLAW and W. SMITH: Influenza virus: A further advance. Lancet 1934, 879; Influenza: Observations on the recovery of virus from man and on the antibody contact of human sera. Brit. J. exp. Path. 16, 566 (1935). — ANDREWES, C. H., and W. SMITH: Influenza. Brit. J. exp. Path. 18, 43 (1937); 20, 309 (1939). — ANDREWES, C. H., W. SMITH and C. H. STUART HARRIS: Spec. Rep. Ser. med. Res. Coun. (Lond.) 1938, 228. — APPAIX, A., et A. GOUBERT: Epiglottite hémorragique. Ann. Oto-laryng. (Paris) 70, 47 (1953). — ARLT, H. G.: Epiglottitis phlegmonosa oedematica acutissima. Mschr. Kinderheilk. 104, 424 (1956). — ARNOULD, G. E.: Ätiologie, Pathogenese und Therapie einer sekundären Laryngitis. Mschr. Ohrenheilk. 76, 48 (1942). — ARNSTEIN, A.: Indurative und Zerfallsvorgänge in den mediastinalen Lymphknoten im höheren Alter mit Schädigung der benachbarten Organe. Beitr. klin. Tuberk. 85, 197 (1934). — AROLD, C.: Die Indikationsstellung zur aktiven Behandlung der Kehlkopftuberkulose. Zbl. ges. Tuberk.-Forsch. 40, 1 (1934); Über den Schleimhautlupus der oberen Luftwege. Zbl. ges. Tuberk.-Forsch. 50, 281 (1939); Die Chemotherapie der Tuberkulose der oberen Luftwege. Ergebn. ges. Tuberk.-Forsch. 13, 437 (1956); Über den derzeitigen Stand der Therapie der Schleimhauttuberkulose. Z. Laryng. Rhinol. 32, 141 (1953); Die Tuberkulose der oberen Luftwege. In: Die Tuberkulose. Hrsg. DEIST, H., u. H. KRAUS. Stuttgart: F. Enke 1959; Tracheobronchoskopie. In: Hals-Nasen-Ohren-Heilk., ein kurzgefaßtes Handbuch in drei Bänden (BERENDES, LINK, ZÖLLNER) I/1964; s. unter Hand- u. Lehrbücher. — AUERBACH, O.: Tuberculosis of the trachea and maior bronchi. Amer. Rev. Tuberc. 60, 604 (1949). — AVELLIS: Tuberkulöse Larynxgeschwülste. Dtsch. med. Wsch. 1891, 973, 993.

BAJTMAN, S. J.: Über Luftröhrensyphilis. Vestn. Oto-rino-laring. 12, 58 (1950) (russ.). —
BAKER, jr., D. C.: Contact ulcers of the larynx. Laryngoscope (St. Louis) 64, 73 (1954). —
BALLIN: Krankheiten der oberen Luftwege. Dtsch. med. Wschr. 1922, 1518. — BAMBERGER,
PH., u. H. LACHTROP: Über den Rückgang der Erkrankungshäufigkeit an Kehlkopfphthise.
Z. Kinderheilk. 58, 346 (1936). — BARLEY, D. A.: A case of supposed Boecks sarcoidosis of the
larynx. J. Laryng. 63, 531 (1940). — BARTH, H.: Tumorartige Granulationsbildung im rechten
Sinus piriformis nach Salzsäureverätzung. Sitzungsber. otolaryng. Ges. S. 116, Berlin 1932. —
BAUER, E.: Über lokale Schäden nach Intubationsnarkose. Mschr. Ohrenheilk. 85, 108 (1951).—
BEACH: J. exp. Med. 59, 801 (1931). — BEALE, A. J.: Zit. nach C. G. LOOSLI, Ann. N. Y. Acad.
Sci. 67, 302 (1957). — BECK, H.: Über eine eigenartige Röntgenspätschädigung des Kehlkopfes.
Z. Hals-, Nas.- u. Ohrenheilk. 31, 279 (1932). — BECKER, A.: Die virusbedingten Erkrankungen
im Hals-Nasen-Ohren-Bereich. Arch. Ohr.-, Nas.- u. Kehlk.-Heilk. 157, 106 (1955). — BECK-
MANN, G.: Akute und chronische Entzündungen des Kehlkopfes. In: Hals-Nasen-Ohren-Heilk.,
ein kurzgefaßtes Handbuch in drei Bänden (BERENDES, LINK, ZÖLLNER), II, 1, 1963; s. unter
Hand- u. Lehrbücher. — BEITZKE, H.: Pathologische Anatomie des Tracheobronchialdrüsendurchbruches. Ergebn. Tuberk.-Forsch. 12, 17 (1954). — BELOWIDOW, V. P.: Das Verhalten der
oberen Luftwege und des Gehörorgans bei den Aussätzigen des Leprosoriums „Krutye Rutschji"
(bei Leningrad). Z. Hals-, Nas.- u. Ohrenheilk. 28, 532 (1931). — BERARD, F.: Sclérome des
voies respiratoires supérieures. Ann. oto-laryng. (Paris) 74, 755 (1957). — BERBLINGER, W.:
Acta davos. 8, 1 (1948). — BERENDES, J.: Der Infektionsmechanismus der Kehlkopfphthise.
Z. Hals-, Nas.- u. Ohrenheilk. 33, 99 (1933); Zur Qualitätsdiagnose der Kehlkopfphthise.
Passow-Schäfers Beitr. Hals-, Nas.- u. Ohrenheilk. 31, 69 (1935) — BERGENGRÜN, P.: Die
lepröse Erkrankung des Larynx und der Trachea. HEYMANNS Hdb. Laryngologie. Bd. I, 2.
1241 (1898), s. unter Hand- u. Lehrbücher. — BERGER, U.: Die Treponemen der Mundhöhle
und ihre Bedeutung für die Pathogenese der oralen Fusospirochätosen. Leipzig: Ambrosius
Barth 1958. — BERLINGER, R.: Beitrag zum Reinkeschen Stimmbandoedem. Ein Fall von
maligner Entartung. Pract. oto-rhino-laryng. (Basel) 18, 214 (1956). — BERNDT, H.: Über
Geschwürsprozesse an dem Mund-Rachen und den mittleren Luftwegen bei Scharlach. Arch.
Ohrenheilk. 141, 217 (1936). — BESELIN, O.: Laryngitis superior acuta. Dtsch. med. Wschr.
1954, 1802. — BETTINGTON, R. H.: Laryngeal tuberculosis. Med. J. Aust. 39, 8 (1952). —
BREWER, D. W., and J. H. TOM-RAMBO: Influenzal Laryngitis. Ann. Otol. (St. Louis) 57,
96 (1948). — BIESALSKI, P.: Die stenosierende Laryngo-Tracheitis im Kindesalter. Z. Laryng.
Rhinol. 35, 226 (1956). — BINGOLD, K.: Typhus abdominalis und Paratyphus. Hdb. Inn.
Med. (v. BERGMANN, FREY, SCHWIEGK) 4. Aufl. Berlin-Göttingen-Heidelberg: Springer 1952;
Erysipel. Ebenda; s. unter Hand- u. Lehrbücher. — BIRNMEYER, G.: Über die Ursache stenosierender Granulationsbildung in der Trachea Laryngektomierter. Z. Laryng. Rhinol. 37, 59
(1958). — BLAUD, P.: Nouvelles recherches sur la laryngotrachéite comme sous le nom de
croup. Paris 1825. — BLEGVAD, N. R.: Diagnostic du début de la tuberculose du larynx.
Acta oto-laryng. (Stockh.) 10, 508 (1927); Discussion on the problem of early laryngeal tuberculosis. Proc. roy. Soc. Med. 30, 221 (1937); Contact ulcer of the larynx. Nord. Med. 23, 1347
(1943). — BLEGVAD, N. R., and WÜRTZEN: Laryngeal tuberculosis in patients with pulmonary
tuberculosis without tubercle bacilli in the sputum. Acta tuberc. scand. 4, 1 (1928). — BLUMEN-
FELD, F.: Die akute und chronische Laryngitis. Hdb. Hals-, Nasen-, Ohrenheilk. (DENKER-
KAHLER) III, 1928, s. unter Hand- u. Lehrbücher. — BLUMENFELD, F., u. R. JAFFÉ: s. unter
Hand- u. Lehrbücher. — BOCH: Zit. nach TÜRCK. — BÖHM, F.: Zur klinischen Pathologie der
Tuberkulose des Tracheobronchialbaumes. Beitr. Klin. Tuberk. 105, 11 (1951). — BOUCHER,
H.: Primo-infection tuberculeuse dans l'armée et endoscopie bronchique. Rev. Tuberc. (Paris)
15, 712 (1951). — BOUCHET, DEBAIN, H. BOISSIERE et FABRE: A propos de 25 cas de laryngite
sousglottique. Renseignements fournis par l'épidémie de 1951/52. Ann. Oto-laryng. (Paris)
70, 454 (1953). — BRAULKE, H.: Über entzündliche nicht diphtherische Stenosen der Trachea
und Bronchien. Z. Kinderheilk. 59, 181 (1938). — BRENNEMAN, J., W. M. CLIFTON, F. ALBERT,
and P. HOLINGER: Acute laryngotracheobronchitis. Amer. J. Dis. Child. 55, 667 (1938). —
BRIGGS, B. D.: Prolonged endotracheal intubation. Anesthesiology 11, 130 (1950). — BRIGHTON,
G. R.: Laryngotracheobronchitis. Ann. Otol. (St. Louis) 49, 1070 (1940). — BROWN, L. A.:
Granuloma of larynx following intubation. Spontaneous recovery. Arch. Otolaryng. 56, 521
(1952). — BRÜGGEMANN, A., u. C. AROLD: Schwierigkeiten bei der Erkennung von Kehlkopftuberkulose. Z. Hals-, Nas.- u. Ohrenheilk. 50, 70 (1944). — BRUGSCH, TH.: Ther. d. Gegenw.

1943, 41. — Brunetti, F.: Un caso di laringite tubercolare a localizzazione in consueta. G. med. Osp. civ. Venezia 1, 209 (1927). — Buckles and Neptune: Amer. Rev. Tuberc. **60**, 604 (1949). — Bumba, J.: Die Kehlkopftuberkulose vom Standpunkt der immunbiologischen Forschung. Z. Laryng. Rhinol. 13, 1 (1924). — Buschke: Zit. nach O. Seifert. — Busse: Zit. nach O. Seifert.

Camino, C. P. de: Rev. esp. y amer. laring. etc. 25, 4171 (1934). — Castello, R.: Enantema varicellosos localizzato in laringe. Otorinolaring. ital. **5**, 361 (1955). — Chanock, R. M.: Ann. N. Y. Acad. Sci. 67, 287 (1957). — Chanock, R. M., B. Roizman and R. Myers: Comission on respiratory diseases. Bull. Johns Hopk. Hosp. 79, 97 (1946). — Charlier, M. T.: Beitrag zur Frage des isolierten Vorkommens der Kehlkopftuberkulose. Z. Tuberk. 79, 242 (1938). — Chiba, S.: Über die aphthöse Geschwürsbildung in der Trachea und dem Kehlkopf bei tuberkulösen Phthisikern. Arch. Laryng. Rhin. (Berl.) 24, 11 (1911). — Chick, E. W., H. J. Peters, J. F. Denton und W. D. Boring: Die nordamerikanische Blastomykose. Ergebn. allg. Path. path. Anat. 40, 34 (1960). — Childs, P.: Paralaryngeal actinomycosis. Report of an early case with short review of the condition. Brit. J. Surg. 35, 429 (1948). — Chimani, F.: Der Epiglottisabscess. Mschr. Ohrenheilk. 74, 377 (1940). — Claus, H.: Gonorrhoische Gelenkerkrankung des Larynx. Passow-Schaefers Beitr. Anat. Ohr. 3, 336 (1910). — Clausen, R. J.: Unusual sequela of trachea intubation. Proc. roy. Soc. Med. p. 2. 25, 1507 (1932). — Clerf, L. H., and C. J. Bucher: Blastomycosis of the larynx. Ann. Otol. (St. Louis) **45**, 923 (1936). — Cody, Cl. C.: Moniliasis of the larynx. Arch. Otolaryng. 49, 118 (1949). — Coppo: Contributo anatomo-clinico allo studio dei tumori tubercolari della laringe. Granuloma tubercolare laringeo gigante. Ann. Laring. (Torino) **35**, 63 (1935). — Cordier, V., et P. L. Mounier-Kuhn: Sur une forme d'hémoptysie non pulmonaire. Les hémorragies trachéales (Trachéite hémorragique) Presse méd. **1938**, 1065. — Cornwall, V. C.: Laryngeal tuberculosis associated with pulmonary tuberculosis, its incidence, prognosis and treatment. Med. Press **223**, 361 (1950). — Costa, A., e A. Del Magro: Prima osservazione autopsica di granulomatosi di Boeck-Schaumann laringotracheale diffusa tuberosa, apparentemente primitiva con diffusione miliariforme pluriv001iscerale. Arch. De Vecchi Anat. pat. 20, 181 (1953). — Curtis, A. C., and J. N. Grekin: Histoplasmosis. J. Amer. med. Ass. 134, 1217 (1947).

Dam, W., and E. Zwergius: Laryngeal complications following protracted intubation of patient with narcotic poisoning. Nord. Med. 48, 1095 (1952). — Davison, F. W.: Acute laryngotracheobronchitis. Further studies on treatment. Arch. Otolaryng. 47, 455 (1948). — Dean, L. W.: Histoplasmosis of the larynx. Arch. Otolaryng. 36, 390 (1942). — De Rudder, B.: Die akuten Zivilisationsseuchen. Leipzig: Thieme 1934. — Despons, J.: A propos des laryngites suffocantes de l'enfance. Sem. Hôp. Paris **1956**, 1893. — Diacomoupoulos: La bronchoscopie chez les tuberculeux. Paris: Le François 1948. — Dickmann, H.: Statistische Untersuchungen über die Kehlkopftuberkulose. Diss., Düsseldorf 1939. — Dixon, F. W.: Scleroma of the trachea. Case report. Arch. Otolaryng. 36, 937 (1942). — Dobromylski, F. J.: Chronische Kehlkopftuberkulose bei abazillären Kranken. Z. Hals-, Nas.- u. Ohrenheilk. 33, 140 (1933). — Dolgorozewa, N. A.: Ein Fall von Syphilis der Trachea. Vestn. Oto.-rino-laring. 14, 72 (1952). — Dolivo, G.: Helv. paediat. Acta 2, 397 (1947). — Dufourt, A., et G. Despierre: Contribution à l'étude des petites ruptures ganglionnaires dans les bronches. Lyon méd. **1946**, 120; Klinik des Tracheobronchialdrüsendurchbruches. Ergebn. Tuberk.-Forsch. **12**, 47 (1954). — Dufourt, A., et P. Mounier-Kuhn: Les infiltrats secondaires d'origine ganglionnaire. Rev. Tuberc. (Paris) 11, 155 (1947). — Dupont, P.: Tuberculose laryngée. Acta oto-rhino-laryng. belg. 4, 551 (1950). — Dupuy: Laryngeal complications in typhoid fever. N. Y. med. J. 1903. — Dworacek, H.: Larynxschädigung bedingt durch Intubationsnarkose. Wien. klin. Wschr. **1958**, 680. — Dworetzky, J. P.: Laryngo-pulmonary tuberculosis. A review of twenty years experience. Med. Rec. (N. Y.) **100**, 57 (1921); Amer. Rev. Tuberc. 31, 443 (1935). — Dworetzky, J. P., and O. C. Risch: Modern concepts of laryngeal tuberculosis. Ann. Otol. (St. Louis) 47, 481 (1938); Laryngeal tuberculosis. A study of 500 cases of pulmonary tuberculosis with a résumé based on twenty eight years of experience. Ann. Otol. (St. Louis) **50**, 745 (1941). — Dwyer, G. K.: Laryngoscleroma. Report of a case. Ann. Otol. (St. Louis) **62**, 191 (1953).

Ebskov (1934): Zit. nach Randerath. — Eckert, A.: Erfolgreiche Behandlung der menschlichen Aktinomykose mit Yatren. Klin. Wschr. **1922**, 36. — Eickhoff, H.: Der

Schleimhautlupus. HNO (Berl.) 1, 278 (1949). — EIGLER, G.: Pseudocroup und Allergie. Z. Laryng. Rhinol. 32, 228 (1953). — EILERTSEN, E.: Akute Laryngitis bei Kindern. Nord. Med. 43, 120 (1950). — ELLENBOGENRAIM, N. C., J. RAIM and L. LY HON: Abscess of the epiglottis. Problem in differential diagnosis. J. Amer. med. Ass. 159, 1289 (1955). — EMERY, F. C.: Acute laryngotracheobronchitis. Arch. Pediat. 67, 116 (1950); Acute laryngotracheobronchitis in children. A study of the incidence and pathology. Brit. med. J. 4793, 1067 (1952). — ENGELSTEDT: Zit. nach O. SEIFERT. — EPPINGER, H.: Pathologische Anatomie des Larynx und der Trachea. Klebs Handb. path. Anat. Bd. 2. Berlin 1880. — EPSTEIN, S. S., and P. WINSTON: Intubation granuloma. J. Laryng. 71, 37 (1957). — ESCH, A.: Pathologisch-anatomische Untersuchungen über die Kehlkopftuberkulose. Z. Hals-, Nas.- u. Ohrenheilk. 17, 222, 530 (1927). — ESCHER, F.: Die perakute Laryngotracheobronchitis. Praxis 38, 1087 (1949); Die perakute Laryngo-Tracheo-Bronchitis maligna des Kleinkindes. Schweiz. med. Wschr. 1954, 67. — ESCHER, F., u. H. LÖFFLER: Der Nachweis von Influenzavirus bei der perakuten Laryngotracheobronchitis. Schweiz. med. Wschr. 1954, 920. — ESCHER, F., u. M. NEIGER: Die perakute Laryngo-Tracheo-Bronchitis maligna des Kleinkindes. Schweiz. Rdsch. Med. 48, 525 (1959). — ESCHWEILER, H.: Röntgen-Spätschädigung des Kehlkopfes. Z. Hals-, Nas.- u. Ohrenheilk. 39, 189 (1936); Vergleichende klinische und histologische Beobachtungen und Untersuchungen über die Entwicklung der Tuberkulose in den oberen Luft- und Speisewegen. Z. Hals-, Nas.- u. Ohrenheilk. 43, 163 (1938); Zur pathologischen Histologie der Kehlkopftuberkulose. Z. Hals-, Nas.- u. Ohrenheilk. 45, 31 (1940); Zur funktionellen Pathologie der Kehlkopftuberkulose. Arch. Ohrenheilk. 155, 17 (1949). — EVERETT, A. R.: Acute laryngotracheobronchitis. An analysis of 1175 cases with 98 tracheotomies. Laryngoscope (St. Louis) 61, 113 (1951). — EYCK, M. VAN: Ann. Otol. (St. Louis) 60, 253 (1951).

FALTA, L.: Die oto-rhino-laryngologischen Beziehungen der letzten Scharlach-Epidemien. Praxis 40, 1036 (1951). — FAZEKAS, J. G.: Erstickungstod infolge von Sklerom. Orv. Hetil. 90, 478 (1949). — FEGIZ: Le forme anatomo-cliniche della tuberculosi pulmonare in rapporto alla localizzazione laringea. Ann. Laring. (Torino) 35, 209 (1935). — FEINMESSER, M., L. ALADJEMOFF and M. S. CHAYEN: Some laryngotracheal complications associated with endotracheal anesthesia. Arch. Otolaryng. 59, 555 (1954). — FENTON, R. A.: Laryngeal tuberculosis. Ann. Otol. (St. Louis) 61, 470 (1952). — FERGUSON, G. B.: North American Blastomycosis. A review of the literature and a report of two cases primary in the larynx. Laryngoscope (St. Louis) 61, 1 (1951). — FIALHO, A.: Die pathologische Anatomie der südamerikanischen Blastomykose (Lutzsche Krankheit). Ergebn. allg. Path. path. Anat. 40, 99 (1960). — FILIPO, D.: Laringo-tracheo mediastinite luetica. Clin. otorinolaring. 2, 121 (1950). — FINDER, G.: Laryngitis phlegmonosa. Berlin, laryng. Ges. 14. 1. 1910; Oedem und akute submuköse Entzündungen im Rachen und Kehlkopf. Hdb. Hals-, Nasen-, Ohrenheilk. (DENKER-KAHLER) III, 278 (1928), s. unter Hand- u. Lehrbücher. — FINLEY: Zit nach SCHECH. — FISCHER, B., u. E. GOLDSCHMIDT: Über Veränderungen der Luftwege bei Kampfgasvergiftungen und Verbrennungen. Frankfurt. Z. Path. 23, 11 (1920). — FISCHER, J.: Lues laryngis unter dem Bilde eines Tumors. Mschr. Ohrenheilk. 67, 890 (1933). — FISCHL, R.: Ergebn. inn. Med. Kinderheilk. 16, 107 (1918). — FLAGG, P. J.: Incidence and control of trauma accompanying endotracheal anesthesia. Arch. Otolaryng. 53, 439 (1951). — FLATAU, TH. S.: Nasen-, Rachen- und Kehlkopfkrankheiten. Leipzig: J. A. Barth 1895. — FOERSTER, A.: Über Veränderungen der Luftröhrenschleimhaut bei Verbrannten. Dtsch. Z. Ges. gerichtl. Med. 19, 14 (1932). — FONT, J. H., and A. ORTIZ: Laryngotracheobronchitis. Puerto Rico Hlth Bull. 3, 109 (1929). — FORBUS, D. W., and A. M. BESTERBREUTJE: Milit. Surg. 99, 653 (1946). — FRAENKEL, E.: Demonstration eines Kehlkopfes von „primärer Kehlkopftuberkulose". Dtsch. med. Wschr. 1886, 490; Über nekrotisierende Entzündung der Speiseröhre und des Magens im Verlauf des Scharlachs und über sogenannte akute infektiöse Phlegmone des Rachens. Virchows Arch. path. Anat. 167, 92 (1902); Über Luftröhrensyphilis. Münch. med. Wschr. 1925, 335. — FRIEDREICH: Krankheiten des Kehlkopfes. Virchows Hdb. spez. Path. u. Therapie Bd. V, S. 1 (1854). — FULLER, T. E.: Blastomycosis. Laryngeal complicating carcinoma case. J. Ark. med. Soc. 33, 37 (1936). — FURCULOW, M.: Geographic differences in sensitivity to Histoplasmosis. Publ. Hlth Rep. (Wash.) 61, 6 (1946).

GAKKEL, V., and A. MINKOVSKY: A rare pathologic anatomic finding (Gumma of trachea and bronchus) Laryngoscope (St. Louis) 41, 711 (1931). — GAMMELL, E. B., and R. L. BRECKEN-

RIDGE: Histoplasmosis of the larynx. Ann. Otol. (St. Louis) 58, 249 (1949). — GANS, O., u. G. K. STEIGLEDER: Histologie der Hautkrankheiten. 2. Aufl. Berlin-Göttingen-Heidelberg: Springer 1955, 1957. — GARSCHIN, W. G.: Über Differenzierungsvorgänge im Epithel der Luftwege bei Regeneration und entzündlicher Proliferation. Frankfurt. Z. Path. 49, 121 (1936). — GARSON, J. Z.: Acute laryngotracheo-bronchitis. Brit. med. J. 4653, 578 (1950). — GASSER, C.: Epiglottitis phlegmonosa oedematica acutissima. Schweiz. med. Wschr. 1952, 379. — GAUS: Zur Kritik der Tracheotomie bei der grippösen Tracheo-Bronchitis und Vorschläge zur Behandlung. Arch. Ohrenheilk. 150, 180 (1941). — GENTINETTA, O.: Über einen Fall von Lepra unter spezieller Berücksichtigung der Luftwege und über einen Fall einer wahrscheinlich abortiven Lepra. Pract. oto-rhino-laryng. (Basel) 10, 307 (1948). — GERBE, H., u. M. ECK: Über unsere diesjährige Masernepidemie. Münch. med. Wschr. 1940, 851. — GERBER, P. H.: Akute infektiöse Phlegmone, Erysipelas im Larynx. HEYMANNS Hdb. Laryng. s. o. Bd. I, 2 S. 1260; Über Syphilis der Nase, des Halses und des Ohres. Hdb. d. Geschlechtskrankheiten (JADASSOHN) 2. Aufl. Berlin: Springer 1910; Zur Histologie des Schleimhautlupus. Arch. Laryng. Rhin. (Berl.) 29, 49 (1914). — GERHARDT, C.: Die syphilitische Erkrankung des Kehlkopfes und der Luftröhre. HEYMANNS Hdb. Laryngologie. Bd. I, 2, S. 1195, s. unter Hand- u. Lehrbücher. — GERHARDT, C., u. F. ROTH: Die syphilitischen Krankheiten des Kehlkopfes. Virchows Arch. path. Anat. 21, 7 (1861). — GHON, A.: Der primäre Lungenherd bei der Tuberkulose der Kinder. Wien und Berlin 1912; Zur Ätiologie der Laryngitis und Tracheobronchitis. Dtsch. med. Wschr. 1917, 1184. — GIANNI, O.: Fibrotuberculoma della laringe. Valsalva 9, 450 (1933). — GILBERT, J. G., H. MEYERSBURG and J. S. SILVERBERG: Croup: Preliminary report on one years investigation of two hundred and twenty six cases. Arch. Otolaryng. 34, 281 (1941). — GILCHRIST, T. C., and W. R. STOKES: The presence of an Oidium in the tissues of a case of pseudolupus vulgaris. Bull. Johns Hopk. Hosp. 7, 129 (1896). — GLANZMANN, E.: Scharlach. Handb. Inn. Med. (v. BERGMANN, FREY, SCHWIEGK) 4. Aufl. I, 1. Berlin-Göttingen-Heidelberg: Springer 1952. — GLAS, F.: Rotz (Malleus), Hdb. Hals-, Nasen-, Ohrenheilk. (DENKER-KAHLER) Bd. IV, S. 390 (1928); Milzbrand (Anthrax), Hdb. Hals-, Nasen-, Ohrenheilk. (DENKER-KAHLER) Bd. IV, S. 398 (1928), s. unter Hand- u. Lehrbücher; Abscess im rechten Ventriculus Morgagni nach Grippe. Durchbruch desselben durch das Taschenband. Mschr. Ohrenheilk. 62, 1116 (1928). — GOUBLETT: Un cas de zona laryngé. Rev. Laryng. (Paris) 76, 323 (1955). — GOULD, R. B.: Laryngeal granuloma following intratracheal intubation. Brit. med. J. 2, 499 (1935). — GRAHE, K.: Morgagnischer Ventrikel und Laryngitis. Arch. Ohrenheilk. 130, 274 (1932). — GRAVESEN, P. B.: Some cases illustrating the benign lymphogranulomatosis as an internal disease. Acta med. scand. 103, 436 (1940). — GRAVESEN, P. B., and GODBEY: Tubercle (Edinb.) 8, 10 (1927). — GRAVESEN, P. B., u. HOMANN: Sarcoid Boeck der oberen Luftwege. Derm. Wschr. 115, 888 (1942). — GREVEN, H.: Die Bedeutung der subepithelialen lymphatischen Apparate für die Entstehung und Ausbreitung der Larynxtuberkulose. Arch. Ohr.-, Nas.- u. Kehlk.-Heilk. 158, 493 (1950). — GRÖHN, K.: Über Pseudocroup. Duodecim (Helsinki) 63, 894 (1947). — GRONEMEYER, W.: Urticaria, Quincke Oedem und verwandte Zustände. In: Allergie. Hrsg. K. HANSEN. Stuttgart: Thieme 1957. — GULLI, O.: Abscess of epiglottis. Nord. Med. 53, 645 (1955).

HABERSHON: Die Kehlkopftuberkulose und ihre Behandlung. Arch. Laryng. Rhin. (Berl.) 20, 442 (1905). — HAEFLIGER, E.: Bronchus und Kavernenheilung. Schweiz. Z. Tuberk. 1950, 109. — HÄRTING: Blutegel im Kehlkopf. Münch. med. Wschr. 1916, 1505. — HAIKE: Int. Zbl. Laryng. 33, 186 (1917). — HAJEK, M.: s. unter Hand- u. Lehrbücher. — HAMANN, H.: Sarcoid Boeck der oberen Luftwege. Derm. Wschr. 115, 888 (1942). — HANSEN, F.: Diskussionsbemerk. Dtsch. Kongreß Kinderheilk. Sept. 1955, zit. nach BIESALSKI. — HARMS: Über Lupus der Zunge und des Kehlkopfes. Z. Laryng. Rhinol. 5, 114 (1913). — HART, C., u. E. MAYER: s. unter Hand- u. Lehrbücher. — HASSLINGER, F., u. STERNBERG: Die Flora des Tracheobronchialbaumes am Lebenden. Z. Hals-, Nas. u. Ohrenheilk. 16, 108 (1926). — HEAPS: Lancet 1924, 698. — HEINZE, O.: Die Kehlkopfschwindsucht. Leipzig 1879. — HELLER, M. F.: Postintubation laryngeal granuloma. Arch. Otolaryng. 57, 514 (1953). — HERYNG: La phthise du larynx. Paris 1888. — HERZOG, W., u. F. W. CONRAD: Zur Pathologie der Luftröhrensyphilis. Zbl. allg. Path. path. Anat. 93, 114 (1955). — HILLE, G.: Die Rolle der Kehlkopftuberkulose im tuberkulösen Geschehen der Nachkriegszeit und ihre Pathogenese. Diss., Berlin 1949. — HINSBERG, V.: Die Perichondritis und Chondritis der Kehlkopfknorpel. Hdb. Hals-, Nasen-, Ohrenheilk. (DENKER-KAHLER). Bd. III, S. 378, s. unter Hand- u. Lehr-

bücher. — HIRSCH, M.: Tuberculosis of the larynx. Laryngoscope (St. Louis) **45**, 209 (1935).—
HIRSCHMANN, A.: Pathologisch-anatomische Studien über akute und chronische Laryngitis
nicht spezifischen Ursprungs nebst Anmerkungen über das Vorkommen von Plasma- und
Mastzellen. Virchows Arch. path. Anat. **164**, 541 (1901). — HÖRBST, L.: Zur pathologischen
Histologie des Krikoarytaenoidgelenkes. Mschr. Ohrenheilk. **70**, 48 (1936). — HÖRBST, L.,
u. J. KONRAD: Laryngitis ulcerosa Plaut-Vincenti mit unspezifischen positiven Seroreaktionen
nach Serum-behandelter Diphtherie. Wien. klin. Wschr. **1947**, 724. — HÖRING, F. O.: Pocken.
In Hdb. Inn. Med. (v. BERGMANN, FREY, SCHWIEGK) 4. Aufl. Göttingen-Berlin-Heidelberg:
Springer 1952. — HOFER, G.: Die Tracheobronchitis und die Bronchiektasen. Hdb. Hals-,
Nasen-, Ohrenheilk. (DENKER-KAHLER) III, S. 235; Die Syphilis des Kehlkopfes, der Luft-
röhre und der Bronchien. Ebenda, Bd. IV, s. unter Hand- u. Lehrbücher. — HOFER, J.:
Über Kriegsverletzungen der Nase, Nebenhöhlen, Hals und Kehlkopf nebst Fällen von
Kriegshysterie infolge Schock oder Verletzungen des Halses und des Kehlkopfes. Wien. med.
Wschr. **1920**, 369. — HOFMEISTER, F. v.: Über tödlich verlaufende Röntgenschädigungen des
Kehlkopfes. Münch. med. Wschr. **1922**, 1687. — HOTTINGER, A.: Diphtherie. Hdb. Inn.
Med. (v. BERGMANN, FREY, SCHWIEGK) 4. Aufl. Bd. I. Berlin-Göttingen-Heidelberg: Springer
1952. — HOWLAND, W. S., and J. S. LEWIS: Mechanisms in the development of postintubation
granulomas of the larynx. Ann. Otol. (St. Louis) **65**, 1006 (1956). — HÜBSCHMANN, P.: Die
pathologische Anatomie der Tuberkulose. Berlin: Springer 1929; Kehlkopftuberkulose und
TB I. Z. Laryng. Rhinol. **29**, 285 (1950). — HÜNERMANN, TH.: Über histologische Untersuchungen an der Luftröhrenschleimhaut nach Einwirkungen von Bakterien und Bakterien-
toxinen. Passow-Schaefers Beitr. Hals-, Nas.- u. Ohrenheilk. **29**, 280 (1932). — HÜTTEROTH, R.:
Perichondritis des Kehlkopfes bei Grippe und bei latentem Carcinom. Z. Hals-, Nas.- u.
Ohrenheilk. **47**, 367 (1941). — HUIZINGA, E.: Laryngitis subglottica. Ned. T. Geneesk. **1951**,
975. — HULSE, W. F.: Laryngeal histoplasmosis. Arch. Otolaryng. **54**, 65 (1951). — HUTCHI-
SON, H. E.: Laryngeal histoplasmosis simulating carcinoma. J. Path. Bact. **64**, 309 (1952).

ILLICH: Beitrag zur Klinik der Aktinomykose. Wien 1892. — IMHOFER, R.: Larynxtuberkulose. Med. Klin. **1925**, 727. — IOANNOVICH, D.: Bilateral polypoid granuloma of the larynx
following endotracheal anesthesia. Report of a case. Arch. Otolaryng. **58**, 31 (1953).

JACKSON, CH.: Insufflation Anesthesia. Laryngoscope (St. Louis) **23**, 955 (1913); Contact
Ulcer of the larynx. Ann. Otol. (St. Louis) **37**, 227 (1928); Contact Ulcer granuloma and other
laryngeal complications of endotracheal anesthesia. Anesthesiology **14**, 425 (1953); Le granu-
lome sur l'ulcère de contact et autres complications laryngées de l'anesthésie endotrachéale.
Ann. Oto-laryng. (Paris) **71**, 5 (1955). — JACKSON, C. L.: Etiology and Treatment of Contact
Ulcer of the Larynx. Laryngoscope (St. Louis) **43**, 718 (1933). — JACKSON, CH., and C. L.
JACKSON: Contact ulcer of the Larynx. Arch. Otolaryng. **22**, 1 (1935); The larynx and its
diseases. Philadelphia: W. B. Saunders Comp. 1937; Diseases and Injuries of the larynx.
Ed. 2, New York: Macmillan Comp. 1942; Diseases of the nose, throat and ear. Philadelphia:
W. B. Saunders Comp. 1947, 1959, s. unter Hand- u. Lehrbücher. — JAFFÉ, L.: Die Hals-
Nasen-Ohren-Heilkunde der Tropen und Subtropen. In: Hals-Nasen-Ohren-Heilk., ein kurz-
gefaßtes Handbuch in drei Bänden (BERENDES, LINK, ZÖLLNER), II/2, 1963, s. unter Hand- u.
Lehrbücher. — JANSSEN, TH.: Zum Problem der Entstehung der Kehlkopftuberkulose.
Beitr. klin. Tuberk. **97**, 64 (1942). — JEFFREY, F. W.: Epidemic of acute laryngotracheo-
bronchitis. Zit. nach PERRET. — JEZEK, A.: Herpes zoster laryngis. Z. Laryng. Rhinol. **38**,
1 (1959). — JEUNE, M., P. MOUNIER-KUHN et F. POTTEN: La fistulation ganglionnaire au
cours de la primo infection. Sem. Hôp. Paris **33**, 1428 (1951). — JOHANSEN, H., and W. KIAER:
Contact ulcers and laryngeal tuberculosis. Arch. Otolaryng. **50**, 264 (1949). — JOHNSON, ST.:
Larynxgranulom nach Intubationsnarkose. Nord. Med. **43**, 956 (1950). — JUDD: J. thorac.
Surg. **16**, 512 (1947).

KANTHACK, A. A.: Studien über die Histologie der Larynxschleimhaut. Virchows Arch.
path. Anat. **118**, 137 (1889), **119**, 326 (1890), **120**, 273 (1890); Beiträge zur Histologie der Stimmbänder mit besonderer Berücksichtigung des Vorkommens von Drüsen und Papillen. Virchows
Arch. path. Anat. **117**, 531 (1889). — KARTAGENER, M.: Die Bronchitiden. Hdb. Inn. Med.
(v. BERGMANN, FREY, SCHWIEGK), 4. Aufl. Bd. IV/II. S. 320. Berlin-Göttingen-Heidelberg:
Springer 1956. — KAUFMANN, E.: Lehrbuch der spez. Pathologie. 4. Aufl. Berlin: G. Reimer
1907. — KECHT, B.: Zur Kenntnis der Laryngopathia Gravidarum. Z. Laryng. Rhinol. **30**,

230 (1951); Doppelseitige Postikusparese infolge Myositis syphilitica laryngis. Z. Laryng. Rhinol. 37, 534 (1958). — KECHT, B., u. M. SCHÖN: Zur Kenntnis von Schwangerschaftsveränderungen im Larynx. Wien. klin. Wschr. 1935, 395. — KEIMER: Karzinom nach Gumma des Kehlkopfes. Mschr. Ohrenheilk. 33, 65 (1899). — KIEFFER: Statistische und klinische Beiträge zur Lungentuberkulose. Z. Tuberk. 32, 2 (1920). — KING, H., and J. CLINE: Histoplasmosis involving the larynx. Arch. Otolaryng. 67, 649 (1958). — KLESTADT u. FÜRST: Pathologisch-anatomischer Beitrag zur Röntgenspätschädigung des Kehlkopfes. Z. Hals-, Nas.- u. Ohrenheilk. 31, 281 (1932). — KLINKE, K.: In: Lehrb. Kinderheilk. v. E. ROMINGER, 4. u. 5. Aufl. Berlin-Göttingen-Heidelberg: Springer 1950. — KNAPP, E.: Neuere Ergebnisse der pathologischen Histologie der Kehlkopftuberkulose, insbesondere der Frage des hämatogenen Infektionsweges. Hals-, Nas.- u. Ohrenarzt I, 29, 303 (1938); Die Ausbreitung des Skleroms in Deutschland. Z. Hals-, Nas.- u. Ohrenheilk. 45, 67 (1940). — KOCH, FR.: Zur Diagnose und Behandlung entzündlicher — nicht diphtherischer — Stenosen der Trachea und Bronchen. Med. Klin. 1940, 963. — KOCH, O.: Zur Pathologie der Tuberkulose des lymphatischen Systems. Tuberk.-Arzt 6, 67 (1952). — KÖHN, K., u. H. H. JANSEN: Gestaltwandel klassischer Krankheitsbilder. Berlin-Göttingen-Heidelberg: Springer 1957. — KÖNN, G.: Wandlungen des morphologischen Bildes der menschlichen Tuberkulose unter der Chemotherapie. Ergebn. Tuberk.-Forsch. 13, 1 (1956). — KÖRNER, O.: Die Beteiligung des Kehlkopfes an aktinomykotischen Erkrankungen. Z. Ohrenheilk. 57, 341 (1916). — KOSCHIER, R.: 2 Fälle von Botulismus, davon einer mit einer Larynxphlegmone. Mschr. Ohrenheilk. 82, 184 (1948). — KRIEG, R.: Ein Fall von spontaner Fistula laryngis bei Perichondritis laryngis tuberculosa. Virchows Arch. path. Anat. 72, 92 (1878); Klinisch-statistischer Beitrag zur Frage, auf welchem Wege die Tuberkulose in den Kehlkopf eindringt. Arch. Laryng. Rhin. (Berl.) 8, 519 (1898); Die Entzündung der Schleimhaut des Kehlkopfes und der Luftröhre. HEYMANNS Hdb. Laryng. Bd. I/I, S. 383, s. unter Hand- u. Lehrbücher. — KRISHABER, J.: Conférences sur les maladies du larynx. Paris 1877. — KUTTNER, A.: Larynxoedem und submuköse Laryngitis. Eine historisch-kritische Studie. Virchows Arch. path. Anat. 139, 117 (1895); Larynxoedem und submuköse Laryngitis. Berlin: G. Reimer 1896.

LABAYLE: Zona laryngé. Ann. Oto-laryng. (Paris) 66, 682 (1949). — LAKE, R.: A contribution of the pathology of laryngeal phthisis. Amer. J. med. Sci. 1895, 4. — LAMBIE, C. G.: Syphilitic stenosis of the trachea. Med. J. Aust. 1, 897 (1938). — LASKIEWICZ, A.: On the s. c. Laryngitis adenopathica — Angina tonsillae laryngeae. Pract. oto-rhino-laryng. (Basel) 20, 7 (1958). — LEDEN, H. v., and P. MOORE: Contact ulcer of the larynx. Arch. Otolaryng. 72, 746 (1960). — LEDERER, F.: Tuberculosis of the larynx. Ed. by Goldberg, Philadelphia 1947. — LEDERMANN, P.: Kehlkopfkarzinom auf luetischer Basis. Z. Ohrenheilk. 68, 20 (1913). — LEEGARD, T.: Pseudocroup. Acta oto-laryng. (Stockh.) Suppl. 158, 11 (1960). — LEEMANN, C.: Das Larynxgranulom. Pract. oto-rhino-laryng. (Basel) 21, 381 (1959). — LEICHER, H.: Akute Tracheobronchitis hämorrhagica sicca und Tracheotomie. Z. Hals-, Nas.- u. Ohrenheilk. 24, 565 (1929); Die Grippe-Tracheo-Bronchitis und ihre Behandlung. Z. Hals-, Nas.- u. Ohrenheilk. 47, 111 (1941). — LEITNER, ST.: Der Morbus Besnier-Boeck-Schaumann. Basel: Schwabe 1949. — LERCHE: Infektiöse Laryngotracheitis beim Huhn auch in Deutschland. Berl. Münch. tierärztl. Wschr. 1932, 145. — LESNE, LAUNAY et WAITZ: Bull. Soc. Pédiat. 27, 249 (1929). — LESTER, C. F., F. G. CONRAD, and R. J. ATWELL: Primary laryngeal blastomycosis. Review of the literature and presentation of a case. Amer. J. Med. 24, 305 (1958). — LEVIN, G.: Kritische Beiträge zur Pathologie und Therapie der Larynxsyphilis. Charité-Ann. 6, 557 (1881). — LIEBERMAN, G. E.: Bilateral granuloma of the larynx due to intratracheal anesthesia. Arch. Otolaryng. 56, 204 (1952). — LINDSAY, S., and H. B. PERLMANN: Sarcoidosis of the upper respiratory tract. Ann. Otol. (St. Louis) 60, 549 (1951). — LINDEMAN, H., and A. HARBOE: Acute obstructive influenza laryngitis in children. Acta oto-laryng. (Stockh.) 49, 144 (1958). — LOEBELL, H.: Zur akuten Grippelaryngitis. Z. Laryng. Rhinol. 31, 487 (1952); Zur Frage von Kehlkopfschäden nach Intubation. Mschr. Ohrenheilk. 87, 296 (1953). — LÖFFLER, H.: Zit. nach KARTAGENER. — LÖFFLER, W., u. W. BEHRENS: Morbus Boeck. Hdb. Inn. Med. (v. BERGMANN, FREY, SCHWIEGK) 4. Aufl. IV/III, S. 484. Berlin-Göttingen-Heidelberg: Springer 1956. — LOEWENBACH u. OPPENHEIM: Beitrag zur Kenntnis der Hautblastomykose. Arch. Derm. Syph. (Berl.) 69, 121 (1904). — LOOPER, E. A.: Laryngeal Tuberculosis. Arch. Otolaryng. 49, 117 (1949). — LÜDERS, C. J., u. K. G. THEMEL: Die Narbenkrebse der Lungen als Beitrag zur Pathogenese des peripheren Lungencarcinoms. Virchows

Arch. path. Anat. **325**, 499 (1954). — Lünenburg: Ein Fall von luetischem Primäraffekt im Larynx. Mschr. Ohrenheilk. **37**, 253 (1903). — Lüscher, E.: siehe unter Hand- u. Lehrbücher.— Lütgerath, Fr.: Über abazilläre Kehlkopftuberkulose. Z. Hals-, Nas.- u. Ohrenheilk. **45**, 316 (1940); Über Kehlkopfbefunde im Generalisationsstadium. Dtsch. Tuberk.-Bl. **16**,3 (1942).— Lundy, J. S.: Clinical Anesthesia. A manual of clinical anesthesiology. Philadelphia: W. B. Saunders Comp. 1943. — Lunin: Ein Fall von Larynxerysipel. Petersburger med. Wschr. **1889**, 40; Über Kehlkopferysipel. Petersburger med. Wschr. **1894**, 1.

MacCormick, C.: The larynx in leprosy. Arch. Otolaryng. **66**, 138 (1957). — Mackenzie, J.: Krankheiten des Halses und der Nase. Berlin 1880. — Magill, T. P.: Reactions of the cells of the respiratory tract to virus infections. In: The pathogenesis and pathology of viral diseases. Ed. by J. G. Kidd. New York: Columbia Univ. Press 1950. — Malan: Riesentuberkulom des Kehlkopfes. Arch. ital. Otol. **44**, 15 (1933). — Maloney, W. H.: Laryngeal complications of endotracheal anesthesia. Laryngoscope (St. Louis) **64**, 861 (1954). — Manasse, P.: Über primäre Larynxtuberkulose. Arch. Laryng. Rhin. (Berl.) **19**, 240 (1907); Pathologische Anatomie der Tuberkulose der oberen Luftwege. Z. Hals-, Nas.- u. Ohrenheilk. **15**, 1 (1926); Anatomische Untersuchungen über die Tuberkulose der oberen Luftwege. Beih. Beitr. Klin. Tuberk. Berlin: Springer 1927. — Mann, M.: Über einige Fälle von Erkrankungen der Luftröhre und der Bronchien, diagnostiziert mit Hilfe der Killianschen Tracheobronchoskopie. Münch. med. Wschr. **1907**, 1120. — Mark, G.: Die Bedeutung der Bronchustuberkulose für die Pneumothoraxbehandlung. Schweiz. med. Wschr. **1953**, 622. — Marschik, H.: Verletzungen des Kehlkopfes, der Luftröhre und der Bronchien. Hdb. Hals-, Nasen-, Ohrenheilk. (Denker-Kahler) Bd. III, S. 540, s. unter Hand- u. Lehrbücher. — Martel, E.: Z. Laryng. Rhinol. **6**, 69 (1890). — Masing, H., u. H. Kaess: Die Tracheotomie im Kindesalter an Hand des Krankengutes der Heidelberger Kliniken 1945—1954. Z. Laryng. Rhinol. **35**, 425 (1956). — Masip: Der schwere Pseudocroup. Z. Laryng. Rhinol. **21**, 217 (1905). — Masseis: Über das primäre Erysipel des Kehlkopfes. Berlin: Hirschwald 1886. — Massini, R., u. H. Baur: Grippe. Hdb. Inn. Med. (v. Bergmann, Frey, Schwiegk) 4. Aufl. I/I. Berlin-Göttingen-Heidelberg: Springer 1952. — Matzker, J.: Larynxschädigung durch Intubationsnarkose. Z. Laryng. Rhinol. **32**, 563 (1953). — Mayer, O.: Akute eitrige Perichondritis des Kehlkopfes. Münch. med. Wschr. **1919**, 114; Beiträge zur Behandlung der Perichondritis laryngea auf Grund eigener klinischer und histologischer Untersuchungen. Z. Hals-, Nas.- u. Ohrenheilk. **28**, 309 (1931); Neue Gesichtspunkte bei der Behandlung der eitrigen Perichondritis laryngea Mschr. Ohrenheilk. **66**, 242 (1932). — Mayet, A.: Die morphologischen Grundlagen des Reinkeschen Stimmbandoedems. Arch. Ohr.-, Nas.- u. Kehlk.-Heilk. **177**, 160 (1961). — Mayrhofer, O.: Intratracheale Narkose. Wien: Maudrich 1949; Wien. klin. Wschr. **1949**, 578. — McGovern, F. H.: Perichondritis of the larynx secondary to interstitial application of radium to the thyreoid gland. Report of a fatal case. Ann. Otol. (St. Louis) **56**, 206 (1947). — McRae, Hilts and Quenlay: Amer. Rev. Tuberk. **61**, 355 (1950). — Menne, W. R.: Zur Morphologie und Genese des Skleroms (Rhinoskleroms). Berl. Med., Sonderheft, 50 Jahre Rudolf-Virchow-Krankenhaus 1957. — Menzel, K. M.: Erkrankungen des Kehlkopfes und der Luftröhre bei Dermatosen. Hdb. Hals-, Nasen-, Ohrenheilk. (Denker-Kahler) Bd. IV. S. 575, 1928, s. unter Hand- u. Lehrbücher; Isolierter Schleimhautpemphigus des Larynx und Pharynx, Verwachsung des Gaumensegels mit der hinteren Rachenwand. Mschr. Ohrenheilk. **66**, 739 (1932); Hämatogene Kehlkopftuberkulose. Beitr. klin. Tuberk. **85**, 281 (1934). — Merten, A.: Einschmelzung eines Teiles der Cartilago epiglottica bei Lues II des Kehlkopfes, zugleich Mundschleimhautexulcerationen. Mschr. Ohrenheilk. **81**, 209 (1947). — Messerklinger, W.: Untersuchungen über den chronisch-schleimigen Katarrh der Luftwege. Z. Laryng. Rhinol. **34**, 189 (1955). — Metzlar, C.: Syphilitische Trachealstenose. Ned. T. Geneesk. **3**, 669 (1903). — Meyer, E.: Beiträge zur Pathologie der Larynxtuberkulose. Virchows Arch. path. Anat. **165**, 498 (1901); Über den Infektionsweg der Larynxtuberkulose. Z. Laryng. Rhinol. **1**, 716 (1909); Die Tuberkulose der oberen Luftwege. Hdb. Hals-, Nasen-, Ohrenheilk. (Denker-Kahler) Bd. IV. 1928; s. unter Hand- u. Lehrbücher. — Michlin, E. G.: Ein Fall von Kehlkopfbeteiligung bei Brucellose. (russ.) Vestn. Oto-rino-laring. **12**, 78 (1950). — Miller, A. H.: Scleroma of the larynx, trachea and bronchi. Laryngoscope (St. Louis) **59**, 506 (1949). — Mirovsky, J., B. Tumova and J. Kruml: Acute stenosing laryngotracheobronchitis in children. Pediat. Listy **9**, 333 (1954, tsch., engl. Zusammenfassung). — Mohr,W.: Die Mykosen. Hdb. Inn. Med. (v. Bergmann, Frey, Schwiegk), 4. Aufl. I/I, S. 827. Berlin-

Göttingen-Heidelberg: Springer 1952. — Moldenhauer, W.: Zur Pathologie des Pseudocroup. Mschr. Ohrenheilk. 19, 369 (1885). — Monaci, M.: L'anatomia patologica della flogosi stenosante acuta non differica delle vie aeree. Arch. De Vecchi Anat. pat. 17, 955 (1952). — Montgomery, W. W., P. M. Perone and LeRoy A. Schall: Arthritis of the cricoarytaenoid joint. Ann. Otol. (St. Louis) 64, 1025 (1956). — Moore, M., and L. H. Jorstad: Histoplasmosis and its importance to otorhinolaryngists. A review with a report of a new case. Ann. Otol. (St. Louis) 52, 779 (1943). — Morrison, L. F.: Scleroma. Report of three cases. Arch. Otolaryng. 28, 531 (1938). — Moulden, G. A., and R. L. Wynne: Post anesthetic granuloma of the larynx. Brit. J. Anaesth. 23, 92 (1951). — Müller, F.: Die Erkrankungen der Bronchien. Dtsch. klin. Wschr. 1907, 4. — Müller, F.: Akute virusbedingte Erkältungskrankheiten. Dtsch. med. Wschr. 1958, 1058, 1096. — Muir, A. P., and J. Straton: Membranous laryngotracheitis following endotracheal intubation. Anaesthesia 9, 105 (1954). — Mumma, Cl. S.: Coccidioidomycosis of the epiglottis. Arch. Otolaryng. 58, 306 (1953). — Myerson, M. C.: Smokers Larynx. A clinical pathological entity. Ann. Otol. (St. Louis) 59, 541 (1950); Granulomatous polyp of the larynx following direct laryngoscope. Arch. Otolaryng. 64, 464 (1956). — Mygind: Arch. Laryng. Rhin. (Berl.) 10, 131 (1900).

Nabarro, D.: Congenital Syphilis. London: Edward Arnold Publ. 1954. — Natale: Boll. Mal. Orecch. 53, 21 (1935). — Neffson, A. H.: Acute Laryngotracheobronchitis. New York: Grune and Stratton 1949. — Neffson, H. A., and S. N. Wishik: Acute infectious croup. J. Pediat. 5, 433 (1934). — Neiger, M.: Die perakute Laryngotracheobronchitis des Kleinkindes. Pract. oto-rhino-laryng (Basel) 21, 273 (1959). — Neuberger, F., u. E. Moritsch: Zur Genese der Epiglottisabscesse. Mschr. Ohrenheilk. 90, 238 (1956). — Neuber, T.: Das Intubationstrauma an der Trachea. Z. Laryng. Rhinol. 34, 826 (1955). — Neufeld, L.: Über primären Larynxlupus. Arch. Laryng. Rhin. (Berl.) 20, 118 (1908). — New, G. B., and K. D. Devine: Contact ulcer granuloma. Ann. Otol. (St. Louis) 58, 548 (1949). — Nickol, H.: Ein Beitrag zum Morbus Besnier-Boeck-Schaumann der oberen Luftwege. HNO (Berl.) 9, 108 (1961). — Nikolai, E.: Zit. nach Herzog u. Conrad. — Nowack, A.: Aktinomykose. Diss., Freiburg 1934; Z. Hals-, Nas.- u. Ohrenheilk. 43, 416 (1938).

Oeser, H.: Die Strahlentherapie der bösartigen Geschwülste des Kehlkopfes. Arch. Ohr.-, Nas.- u. Kehlk.-Heilk. 159, 59 (1951). — Okada: Arch. Laryng. Rhin. (Berl.) 7, 204 (1898). — O'Keefe, J. J.: Tuberculosis of the larynx and tracheobronchial tree. Arch. Otolaryng. 51, 146 (1950); The changing concept of tuberculous tracheobronchitis. Ann. Otol. (St. Louis) 62, 848 (1953). — Oliveira, H. N.: Blastomycosis of larynx. Arch. Otolaryng. 55, 716 (1952). — Opitz, E.: Tagg. südwestdtsch. Kinderärzte 1950, zit. nach Eigler. — Ormerod, F. C.: A review of tuberculosis of the upper air passages during the past thirty years and its treatment with streptomycin. J. Laryng. 65, 461 (1951). — Orth, J.: Lehrbuch der speziellen pathologischen Anatomie. Berlin: Hirschwald 1887.

Parsons, R. J., u. J. D. Zarafonetis: Histoplasmosis in man. Arch. intern. Med. 75, 1 (1945). — Paunz, M.: Über den Durchbruch tuberkulöser Bronchialdrüsen in den Luftwegen bei Kindern. Jb. Kinderheilk. 80, 4 (1914); Das klinische Bild des Durchbruchs tuberkulöser Bronchialdrüsen in die Luftwege. Acta oto-rhino-laryng. belg. 21, 279 (1934). — Pawlow, N. F.: Die antileprösen Organisationen in Japan und auf den Philippinen. Moskau 1929. — Peacher, G.: Vocal therapy for contact ulcer of the larynx. Laryngoscope (St. Louis) 71, 37 (1961). — Peacher, G., and P. Holinger: Contact Ulcer of the larynx. The role of vocal reeducation. Arch. Otolaryng. 46, 617 (1947). — Peimer, R., and S. S. Feuerstein: Laryngeal granuloma following intratracheal anesthesia. A report of four cases. Laryngoscope (St. Louis) 61, 165 (1951). — Pernis, P. A. v., M. E. Benson, and P. H. Holinger: J. Amer. med. Ass. 117, 436 (1941). — Peroni, A.: Contact Ulcer of the larynx: Pathologic observations. Arch. Otolaryng. 17, 741 (1933). — Perret, P.: Un cas rare de laryngo-trachéo-bronchite suffocante chez un adulte. Pract. Oto-rhino-laryng. (Basel) 13, 1 (1951). — Perwitzschky, R.: Die Grippe-Tracheo-Bronchitis und ihre Behandlung. Z. Hals- ,Nas.- u. Ohrenheilk. 47, 1 (1941). — Philipps, A.: Laryngeal Fistula following Radiotherapy and Plastic Repair. J. Laryng. 69, 277 (1955). — Philipson, L., and T. Wesslin: Recovery of a cytopathogenetic agent from patients with non diphtheric croup and from day nursery children. Arch. Virusforsch. 8, 77 (1958). — Piatta, A.: Manifestazioni laringee del morbo di Duhring. Arch. ital. Otol. 66, 445 (1955). — Piechaud, F., et J. Napee: Voies d'infection et évolution de la tuberculose laryngo-pulmonaire. Maroc. méd. 30, 903 (1951). — PIRINGER, W., u. L. PINGGERA: Untersuchungen über die Keimflora der tiefen Luftwege an der Leiche. Zbl. Bakt. 146, 238 (1941). — PIQUET, J., et J. TERRACOL: Les maladies du larynx. Paris: Masson & Cie. 1958. — POE, D. L.: Multiple benign sarcoid of upper respiratory tract. Ann. Otol. (St. Louis) 51, 430 (1942). — POE, D. L., and P. S. SEAGER: Sarcoidosis (Boecks Sarcoid) of upper respiratory tract. Arch. Otolaryng. 51, 414 (1950). — PONCET: Aktinomyköse Perichondritis der rechten Schildknorpelhälfte. Mschr. Ohrenheilk. 30, 422 (1896). — PORTMANN: Le fibrotuberculome du larynx. Presse méd. 1920, 101. — PORTMANN, M., et M. G. CLAVERI: Zona laryngée et dysphagie totale. J. franç. Oto-rhino-laryng. 3, 830 (1954). — PORTMANN, G., PORTMANN, M. et CL. ABADIE: La tuberculose laryngée aucours de ces trente dernieres années. J. franç. Oto-rhino-laryng. 3, 796 (1954). — PORTMANN et RETROUVY: Pathogenie de la tuberculose des voies aériennes. Acta oto-rhino-laryng. belg. 23, 290 (1935). — PUTNAM: Infraglottic perforating tuberculous ulcer of the larynx. Amer. Rev. Tuberc. 33, 175 (1936).

RANDERATH, E.: Die pathologische Anatomie der Kehlkopftuberkulose. Ergebn. Tuberk.-Forsch. 9, 143 (1939). — RANIER, A.: Primary laryngeal blastomycosis. A review of the literature and report of a case. Amer. J. clin. Path. 21, 444 (1951). — RAUCHFUSS, C.: Hdb. Kinderkrankheiten v. P. GERHARDT, Tübingen 1878. — REYE: Über akute diffuse nekrotisierende Tracheobronchitis. Jb. Hamburger Staatskrankenanstalten 1909, 14. — REYES-ARAGON, J.: Laringitis tuberculosa. Acta oto-rino-laring. ibero-amer. 10, 389 (1959). — REYNIER, J. P. DE: Über einen tödlichen Fall von Ozaena laryngotrachealis. Pract. oto-rhino-laryng. (Basel) 9, 1 (1947). — RHODIN, N.: Ein Fall von Gelenkerkrankung im Kehlkopf mit Gonorrhoe. Acta oto-rhino-laryng. belg. 4, 70 (1922). — RICHTER, H.: Zur Klinik und pathologischen Anatomie der primären Kehlkopftuberkulose. Arch. Ohrenheilk. 119, 225 (1928). — RICKMANN, L.: Pathologie und Therapie der Kehlkopftuberkulose. Stuttgart: Enke 1930; Über die Kehlkopftuberkulose. Ergebn. Tuberk.-Forsch. 9, 191 (1939). — RIECKE, H. G.: Zur Aktinomykose des Kehlkopfes. Z. Hals-, Nas.- u. Ohrenheilk. 36, 276 (1934); Über Verbrühung des Kehlkopfes im Kindesalter. Hals-, Nas.- u. Ohrenarzt I, 30, 111 (1939). — ROBERTS, S. E., and F. S. FORMAN: Histoplasmosis — a deficiency disease. Ann. Otol. (St. Louis) 59, 809 (1950). — RÖSSLE, R.: Die pathologisch-anatomischen Grundlagen der Epituberkulose. Virchows Arch. path. Anat. 296, 1 (1936). — ROKITANSKY, C. v.: Lehrbuch der pathologischen Anatomie. Wien: Braumüller 1856. — ROSENBERG: Primärer Kehlkopflupus. Arch. Laryng. Rhin. (Berl.) 20, 1 (1908). — RUBALTELLI, E.: Sifilide terziaria della laringe. Otol. ecc. ital. 20, 1(1952). — RUEDI, L., s. unter Hand- u. Lehrbücher; De la tuberculose laryngée. Arch. int. Laryng. 1925, 1174. — RÜLL, J.: Stimmband-Granulom nach Intubationsnarkose. Ref. Z. Hals-, Nas.- u. Ohrenheilk. 56, 101 (1957). — RUPRECHT, M.: Zur Kenntnis der Laryngitis submucosa acuta. Mschr. Ohrenheilk. 39, 49, 337 (1905). — RYAN, R. F., J. R. McDONALD, and K. D. DEVINE: The pathologic effects of smoking on the larynx. Arch. Path. 60, 472 (1955).

SAFRANEK, J.: Quantitative Klassifikation der Kehlkopftuberkulose. Zbl. Tuberk.-Forsch. 31, 431 (1929); Die Kehlkopftuberkulose im Lichte neuerer Tuberkuloseforschung. Orv. Hetil. 1, 29, 56 (1929); Die Pathologie und Therapie der Kehlkopftuberkulose im Lichte der neuzeitlichen Tuberkuloseforschung. Mschr. Ohrenheilk. 64, 635 (1930); Acta oto-rhino-laryng. belg. 23, 242 (1935). — SAMMARTANO: Ref. Zbl. Hals-, Nas.- u. Ohrenheilk. 21, 292 (1924). — SAND: Zit. nach BELOWIDOW. — SANDERSON: Tuberculoma of the larynx. Brit. med. J. 1913, 703. — SARREMONE: Rev. Laryng. (Bordeaux) 31, 1 (1899). — SATO, Y.: A case of laryngeal moniliasis. Laryng. Soc. Japan 57, 735 (1954). — SCHECH, PH.: Klinische und histologische Studien über Kehlkopfschwindsucht. Ärztl. Intellig.bl. 1880, 41; Klinische und histologische Studien über Kehlkopfschwindsucht. Arch. klin. Med. 30, 112 (1882); Die Krankheiten der Mundhöhle, des Rachens und der Nase. Leipzig und Wien: Fr. Deuticke 1890; Die tuberkulöse Erkrankung des Kehlkopfes und der Luftröhre. HEYMANNS Hdb. Laryng., s. unter Hand- und Lehrbücher Bd. I/II, 1109 (1898). — SCHENK, B. R.: A refractory subcutaneous abscess caused by a fungus possibly related to the sporotricha. Johns Hopk. Hosp. Rep. 9, 286 (1898). — SCHIESSLE, W., K. WURM und H. REINDELL: Ergebnisse und Bedeutung bronchologischer Untersuchungen bei der Lungensarkoidose (Morb. Boeck). Münch. med. Wschr. 103, 726 (1961). — SCHMIEDEL, R.: Kehlkopftuberkulose und Kehlkopflues. HNO (Berl.) 1, 401 (1949). — SCHMIDT, H.: Kehlkopfgangraen als Röntgenspätschädigung. Virchows Arch. path. Anat.

231, 557 (1921). — Schnitzler: Wien. med. Presse 1886, 59. — Schröder, G.: Über Spirochaetosis laryngis. Z. Laryng. Rhinol. 22, 42 (1931). — Schrötter, v.: Krankheiten des Kehlkopfes. Wien: Braumüller 1893. — Schwab, W.: Über entzündliche Tumoren im Rachen. HNO (Berl.) 1, 405 (1949) — Schwab, W., u. W. Ey: Verletzungen und Stenosen d. Kehlkopfes u. d. Luftröhre. In: HNO-Heilk., ein kurzgefaßtes Handbuch II/2. (Berendes, Link, Zöllner), s. unter Hand- u. Lehrbücher. — Schwartz, Ph.: Neue Ansichten über die Entstehung der chronischen Lungenphthise, insbesondere der Spitzentuberkulose. Z. Ges. inn. Med. 1956, 53; Lokalisation und Typen der tuberkulösen lymphonodogenen Schädigungen des Tracheobronchialsystems und des Oesophagus. HNO (Berl.) 5, 257 (1956). — Morphologie et Pathogénie de la tuberculose pulmonaire. Presse méd. 64, 1221 (1956). La perforation de ganglions lymphatiques tuberculeux dans le système trachéo-bronchique. Presse méd. 64, 61 (1956); Lésions bronchiques et oesophagiennes provoquées par ganglions lymphatiques tuberculeux. Etude de leur visibilité endoscopique. Ann. Oto-laryng. (Paris) 73, 127 (1956). — Schubert, K.: Zur akuten fibrinösen Laryngo-Tracheo-Bronchitis. HNO (Berl.) 5, 161 (1955). — Schütz, W.: Kasuistischer Beitrag zur Larynxaktinomykose. Z. Hals-, Nas.- u. Ohrenheilk. 43, 296 (1938). — Schwetz, F.: Herpes Zoster des 10. Hirnnerven. Mschr. Ohrenheilk. 88, 138 (1954); 89, 88 (1955). — Seifert, O.: Über Syphilis der oberen Luftwege. Dtsch. med. Wschr. 1893, 42; Ulcerationen der Schleimhaut des Larynx und der Trachea. Heymanns Hdb. Laryng. s. o. I/I, 427 (1898); Syphilis der Atmungsorgane. In Hdb. Geschlechtskrankh. (Finger, Jadassohn, Ehrmann, Gross)Wien, 1912/13; Pflanzliche und tierische Parasiten. Hdb. Hals-, Nasen-, Ohrenheilk. (Denker-Kahler) Bd. IV, 406, s. unter Hand- u. Lehrbücher. — Seige, G., u. U. Albrecht: Zur Epiglottitis phlegmonosa oedematicus acutissima. Dtsch. med. Wschr. 1959, 2073. — Sellari Franceschini, A.: Faringo-laringomicosi (Contributo clinico e sperimentale) Boll. Mal. Orecch. 68, 105 (1950). — Shea, J. J.: Diskussionsbem. zu Cody, Arch. Otolaryng. 49, 119 (1949). — Shope, R. E.: Swine Influenza. Experimental transmission and pathology. J. exp. Med. 54, 349, 373 (1931); 56, 575 (1932). — Shope, R. E., and Th. Francis jr.: J. exp. Med. 64, 791 (1936). — Shulman, A.: Acute Laryngotracheobronchitis. A clinical study of 86 cases occuring during 1946—July 1954 at the University of Berne Hospital. Winterthur: P. G. Keller 1956, Diss., Bern 1956. — Silberberg, R., M. Silberberg, and F. J. Dixon: Obliterating tracheitis, a complication following administration of radioactive iodine. J. Lab. clin. Med. 39, 256 (1952). — Simmons, F. H.: Preventive treatment of laryngotracheobronchitis in child of twenty two months Arch. Otolaryng. 56, 209 (1952). — Simon, H. A.: Toxische primäre Kehlkopfdiphtherie. Kinderärztl. Prax. 12, 227 (1941). — Sinclair, S. E.: Haemophilus Influenzae Type B in acute Laryngitis with Bacteriemia. J. Amer. med. Ass. 117, 170 (1941). — Singh, H., Ch. J. Yast, and J. H. Gladney: Coccidioidomycosis with endolaryngeal involvement. Arch. Otolaryng. 63, 244 (1956). — Smith, W. J.: Arch. Otolaryng. 23, 420 (1936). — Sokolowsky, R. v.: Lepra. Hdb. Hals-, Nasen-, Ohrenheilk. (Denker-Kahler) Bd. IV, 322, s. unter Hand- u. Lehrbücher. — Soulas, A.: Laryngo-trachéo-bronchites aigues chez l'enfant. Bronchoscopie 2, 168 (1934). — Soulas, A., et P. Mounier-Kuhn: Traité de Bronchologie. Paris: Masson & Cie. 1949. — Spira, J.: Zur Pathogenese und Klinik der hämatogenen Kehlkopftuberkulose. Mschr. Ohrenheilk. 72, 700 (1938). — Staehelin, R.: Trachea, Bronchien, Lunge, Pleura. Hdb. Inn. Med. (Mohr, Staehelin) 2. Aufl. II/2, Berlin: Springer 1930. — Steiner, P. M.: La tuberculose trachéobronchique. Lausanne 1949. — Steiner, R.: Zur Kenntnis der primären Kehlkopftuberkulose. Arch. Laryng. Rhin. (Berl.) 26, 424 (1912). — Steinmann, H.: Mesopharynxstriktur als Spätveränderung nach Röntgenbestrahlung von Krebsen der oberen Luft- und Speisewege. Oncologia (Basel) 2, 217 (1949). — Stephan: Die Klinik der tracheogenen Sepsis. Dtsch. Z. Nervenheilk. 47/48, 112 (1913). — Stoerk, K.: Die Erkrankungen der Nase, des Rachens, des Kehlkopfes und der Luftröhre. Wien 1885. — Stratton, H. J. M.: A case of gumma of the larynx. J. Laryng. 66, 153 (1952). — Stuart-Harris, C. H., C. H. Andrewes, and W. Smith: A study of epidemic influenca. Spec. Rep. Sci. med. Res. Coun. (Lond.) 1938, 1. — Sweany and Behm: Dis. Chest 14, 1 (1948).

Tenzer: Wien. laryng. Ges. 1. 2. 1922. — Teramoto, M.: Experimentelle Untersuchungen über die Veränderungen der oberen Luftwege bei Einatmung giftiger Gase. Nagoya J. med. Sci. 7, 69 (1933). — Terracol, J.: Les maladies des Fosses nasales, 2. Aufl. Paris: Masson & Cie. 1953. — Theissing, G.: Verengerung der Stimmritze infolge narbiger Fixation der Arygelenke bei einer TB I/698 behandelten und klinisch ausgeheilten exsudativen Kehlkopftuberkulose. HNO (Berl.) **2**, 11 (1950). — THOMPSON, ST. CLAIR: Lupus particularly of nose, pharynx, mouth and larynx. J. Laryng. **43**, 537 (1928); Tuberculosis of the larynx. Brit. med. J. **1929**, 751. — THORNELL, W. C.: Blastomycosis of the larynx. Ann. Otol. (St. Louis) **64**, 1155 (1956). — THORNSON, J.: Acute laryngo-tracheobronchitis. J. Laryng. **64**, 667 (1950). — THOST, A.: Der normale und kranke Kehlkopf des Lebenden im Röntgenbilde. Arch. u. Atlas der normalen u. patholog. Anatomie. Bd. 31 (1913); Perichondritis des Kehlkopfes nach Grippe. Z. Hals-, Nas.- u. Ohrenheilk. **21**, 563 (1928); Über das gleichzeitige Vorkommen von Kehlkopftuberkulose und Kehlkopfsyphilis. Mschr. Ohrenheilk. **65**, 1340 (1931); Der Schleimhaut-Katarrh der oberen Luftwege. Berlin: Springer 1937. — TOLLE, D. M.: Croup. Analysis of 344 cases. Amer. J. Dis. Child. **39**, 954 (1930). — TORZECKA, W., and Z. TORZECKI: Tuberculosis of the larynx in the autopsy material. Otolaryng. pol. **10**, 71 (1956). — TRAUTMANN, G.: Tuberkulöse Larynxtumoren. Arch. Laryng. **12**, 26 (1902). — TRET-JAKOVA, Z. V.: Ein seltener Fall von Tuberkulom der Epiglottis und der Zungenwurzel. Vestn. Oto-rino-laring. **12**, 76 (1950, russ.). — TROUSSEAU, A.: Nouvelles recherches sur la trachéotomie pratiquée dans la période extreme du croup. Paris 1851. — TÜRCK, L.: Klinik der Krankheiten des Kehlkopfes und der Trachea. Wien. 1866. — TURNER, J. A.: Present-day aspects of acute laryngo-tracheitis. Canad. med. Ass. J. **70**, 401 (1954). — TYSON: Perforation of the larynx from tuberculous laryngitis. Rev. of the literature and report of a case. Arch. Otolaryng. **12**, 297 (1930).

UEHLINGER, E.: Diagnose und Bedeutung der Bronchialtuberkulose. S.-B. Tuberk.-Arzt **4**, 641 (1950); Die pathologische Anatomie der Bronchustuberkulose. Schweiz. Z. Tuberk. **4**, 31 (1950); Die Epidemiologie der Bronchustuberkulose. Verh. dtsch. Tuberk.-Ges., 14. Tag., Goslar 1952. — ULRICI, H.: Diagnostik und Therapie der Lungen- und Kehlkopftuberkulose. 2. Aufl. Berlin: Springer 1933.

VALLESI, R. N.: Sull'incidenza della tubercolosi in ammalati di cancro della laringe. Boll. Mal. Orecch. **71**, 146 (1953). — VELASCO: Untersuchungen über die bronchogene Tuberkulose in der ersten Kindheit. Beitr. klin. Tuberk. **81**, 675 (1932). — VETTER, R.: Epiglottitis (37 cases). J. Amer. med. Ass. **173**, 990 (1960). — VIDO, DE, G., e A. ANCETTI: L'artrite cricoaritenoidea quale causa di paralisi laringea in adduzione. Minerva otorinolaring. **2**, 479 (1952). — VIEL, BARON, JOINVILLE et KERNEIS: A propos d'un cas de sclérome. Ann. Oto-laryng. (Paris) **70**, 67 (1953). — VIGI, F.: Die Therapie der laryngo-trachealen Ozaena. Otorinolaring. ital. **2**, 591 (1932). — VOGEL, K.: Zur Entstehung der Perichondritis nach Strahlenbehandlung bei Kehlkopfcarcinom. HNO (Berl.) **5**, 127 (1955). — VOGEL, K., u. U. BOGASCH: Zur Entstehung der Perichondritis nach Strahlenbehandlung bei Kehlkopfcarcinom. Arch. Ohrenheilk. **168**, 173 (1955). — VOLK, B. M., and T. M. CHIANG: Abscess of epiglottis. Ann. Otol. (St. Louis) **62**, 199 (1953). — VOORTHUYSENS, D. G. W. VAN: Tuberkulose mit Cancroid des Kehlkopfes. Acta oto-rhino-laryng. belg. **14**, 525 (1930). — VYSLONZIL, E.: Ein Fall von Erysipel des Larynx. Mschr. Ohrenheilk. **83**, 220 (1949); Lues laryngis. Mschr. Ohrenheilk. **85**, 72 (1951).

WÄTJEN, J. W.: Zur Pathologie der trachealen Schleimdrüsen. Beitr. path. Anat. **68**, 58 (1921); Zur Pathogenese der Stimmbandgeschwüre bei Grippe. Dtsch. med. Wschr. **1921**, 829. — WAGEMANN, W.: Zur Frage der Tracheotomie bei subglottischer Laryngitis und Laryngo-tracheobronchitis. Med. Klin. **1951**, 841. — WALDAPFEL, R.: Perichondritis der Aryknorpel nach perimandibulärer Phlegmone. Mschr. Ohrenheilk. **72**, 556 (1938). — WALDECKER, K.: Lupusfragen an Hand von statistischen Erhebungen. Beitr. klin. Tuberk. **91**, 457 (1938). — WALLNER, L. J.: Smokers Larynx. Laryngoscope (St. Louis) **64**, 259 (1954). — WARREN, HAMMOND, and TUTTLE: Amer. Rev. Tuberc. **41**, 708 (1940). — WATSON-WILLIAMS, E.: Recurrent granuloma of larynx following mustard gas poisoning. J. Laryng. **50**, 921 (1935). — WATTLES, M.: Bilateral granuloma of the larynx following intratracheal anesthesia. Ann. Otol. (St. Louis) **58**, 873 (1949). — WECK, H.: Über Kehlkopftuberkulose unter besonderer Berücksichtigung abazillärer Formen. Diss., Freiburg 1940. — WESSELY, E.: Die hämatogene Tuberkulose des Kehlkopfes und des Mundrachens. Mschr. Ohrenheilk. **70**, 100 (1936); Die hämatogene Tuberkulose im Bereich des oberen Respirations- und Digestionstraktes. Wien. med. Wschr. **1938**, 418; Differentialdiagnose der bronchogenen und hämatogenen Kehlkopftuberkulose. Zbl. Tuberk.-Forsch. **50**, 393 (1939); Kehlkopftuberkulose und Kehlkopfkrebs. Wien. klin. Wschr. **1943**, 309. — WESSELY, E., u. LOEWENSTEIN: Über Tuberkelbazillämie bei

Larynxtuberkulose. Beitr. Klin. Tuberk. 76, 647 (1931). — WIETHE, C.: Mycosis (Granuloma) fungoides laryngis. Mschr. Ohrenheilk. 81, 501 (1947). — WILBERG: Quart Bull. Sea View Hosp. 7, 361 (1942). — WINDORFER, A.: Tag. Südwestdtsch. Kinderärzte 1950, zit. nach EIGLER. — WITTSTOCK, G., u. K. IVENS: Epiglottitis phlegmonosa oedematica acutissima. Dtsch. med. Wschr. 1967, 1232. — WODAK, E.: Statistische klinische Studien zur Larynxtuberkulose unter besonderer Berücksichtigung der Kriegsverhältnisse. Arch. Laryng. Rhin. (Berl.) 32, 129, 377 (1920/21). — WOSNESENSKIJ, A.: Die pathologische Anatomie der Kehlkopftuberkulose im Zusammenhang mit der Klassifikation derselben. Mschr. Ohrenheilk. 63, 41 (1929). — WRIGHT, W. K.: Bilateral contact ulcer granuloma following endotracheal anesthesia. Arch. Otolaryng. 53, 670 (1951). — WURM, H.: Allgemeine Pathologie und pathologische Anatomie der Tuberkulose des Menschen. In: BRAEUNING, H., u. H. WURM, Die Tuberkulose I, 135, Leipzig: Thieme 1943. — WYNDER, E. L., E. A. GRAHAM, and A. B. CRONINGER: Experimental Production of Carcinoma with Cigarette Tar. Cancer Res. 13, 855 (1953).

ZANGE, J.: Strahlenbehandlung der Kehlkopftuberkulose. Strahlentherapie 48, 47 (1933); In: ZANGE, J., u. K. SCHUCHARDT: Rhinologische und plastische Operationen. In: THIEL, R.: Ophthalmische Operationslehre. Leipzig: Thieme 1950; Beteiligung von Hals, Nase, Ohr am Tuberkuloseablauf im menschlichen Körper. HNO (Berl.) 5, 59 (1955/56). — ZIEGELMAN: Tuberculoma of the laryngeal ventricle resembling prolapse of the mucous membrane. Arch. Otolaryng. 15, 382 (1932). — ZIMMERMANN, A.: Die Laryngitis subchondralis acuta. Z. Ohrenheilk. 63, 99 (1911). — ZÖLLNER, F.: Ungewöhnliche luische Narbenstriktur des Kehlkopfes und Oesophagus durch konservative Behandlung geheilt. Münch. med. Wschr. 1931, 654; Käsiges Kehlsackempyem bei Kehlkopftuberkulose. Arch. Ohrenheilk. 141, 327 (1936); Untersuchungen über die sogen. Perichondritis des Kehlkopfes nach Röntgenbestrahlung. Zbl. Hals-, Nas.- u. Ohrenheilk. 32, 58 (1939). — ZWERGIUS, E.: Fusion of the vocal cords after protracted endotracheal intubation. Acta oto-rhino-laryng. belg. Suppl. 109, 210 (1953).

G. *Verletzungen, Fremdkörper und Stenosen*

ALBRECHT, W.: Fremdkörper der Trachea und der Bronchien. Hdb. Hals-, Nasen-, Ohrenheilk. (DENKER-KAHLER) Bd. III, S. 918; Fremdkörper des Kehlkopfes. Hdb. Hals-, Nasen-, Ohrenheilk. (DENKER-KAHLER) s. o. Bd. III, S. 904, s. unter Hand- u. Lehrbücher. — ALI, D. S.: Hirudo medicinalis (medical leech) in the larynx: an interesting condition found in iraq. J. Laryng. 62, 752 (1948).

BARTALENA, G.: Lesioni professionali delle prime vie aeree per inalazione di polveri e di gas novici. Boll. Mal. Orecch. 72, 237 (1954). — BAUER, G.: Völlig ausgeheilter Abriß des Hauptbronchus von der Trachea. Frankfurt. Z. Path. 54, 647 (1940). — BERENDES, J.: Zur Ätiologie des kongenitalen Stridors. Hals-, Nas.- u. Ohrenarzt 4, 115 (1953/54). — BERGER, W.: Kehlkopftrauma mit Abriß beider Stimmlippen. Passow-SCHAEFERS Beitr. Hals-, Nas.- u. Ohrenheilk. 28, 326 (1931). — BESKIN, C. A.: Ruptur separation of cervicale trachea following closed chest Injury. J. thorac. Surg. 34, 392 (1957). — BINDER, A.: Zur Frage der Knorpelregeneration beim erwachsenen Menschen. Beitr. path. Anat. Suppl. 7, 515 (1905); Über die Heilung infizierter Trachealwunden. Arch. Laryng. Rhin. (Berl.) 20, 239 (1908). — BOUCHET, M., J. ZHA et P. CORONE: Deux cas de stridor par malformation de l'arc aortique. Ann. Otolaryng. (Paris) 73, 923 (1956). — BRÜGGEMANN, A.: Kriegsverletzungen des Kehlkopfes und ihre Behandlung. Ther. d. Gegenw. 83, 313 (1942).

CANFIELD, N., and N. HAVEN: Bony stenosis of the larynx. Report of a case. Ann. Otol. (St. Louis) 58, 558 (1949); Arch Otolaryng. 51, 455 (1950). — CITELLI, S.: Über die Vernarbung der Trachealwunden nach Tracheotomie. Arch. Laryng. Rhin. (Berl.) 20, 125 (1908).— CLANDA, F.: Larynxstenose. Wien. klin. Wschr. 1948, 310. — CLERF, L. H.: Historical Notes on Foreign Bodies in the Air Passages. Ann. med. Hist. 8, 547 (1936); Tracheal Stenosis from Roentgen Therapy. Trans. Amer. ther. Soc. 38, 100 (1938); Surgery 7, 276 (1940). — CROOKS, J.: Non inflammatory laryngeal stridor in infants. Arch. Dis. Childh. 29, 12 (1954).

DEDERER, J. M., u. L. A. KUZNECOV: Zum Problem des doppelseitigen spontanen Pneumothorax bei Fremdkörpern der Trachea und der Bronchien. Vestn. Oto-rino-laring. 17, 42 (1955; — russ.). — DE GRAAF WOODMAN: Laryngeal stenosis. Laryngoscope (St. Louis) 63,

714 (1953). — DEMME, H.: Beiträge zur Kenntnis der Tracheostenosis per compressionem nebst Bemerkungen über Tracheostenosis im allgemeinen. Würzb. med. Z. **1861**, 390. — DIXON, F. W.: Scleroma of trachea. Case report. Arch. Otolaryng. **36**, 937 (1942). — DOBREW, M.: Der Blutegel in der Trachea. Münch. med. Wschr. **1939**, 225. — DÖHNEN, E., u. H. GREVEN: Bombensplitter im Stimmband. Arch. Ohrenheilk. **151**, 84 (1942). — DOLIVO, G.: Sténose des voies respiratoires par inflammation phlegmoneuse primaire localisée de l'épiglotte. Helv. paediat. Acta **2**, 397 (1947). — DYSART, B. R.: Subcutaneous rupture of trachea from larynx by external trauma. Laryngoscope (St. Louis) **59**, 502 (1949).

EICKEN, C. v.: Eierschale im subglottischen Raum. HNO (Berl.) **1**, 427 (1947/49). — EWALD: Über Trachealkompression durch Struma und ihre Folgen. Vjschr. gerichtl. Med. **8**, 33 (1894).

FABRE: Rev. Laryng. (Bordeaux) **1942**, 63. — FRASER, J. P.: A case of foreign body in the trachea. J. Laryng. **69**, 573 (1955).

GAKKEL, V., and A. MINKOVSKY: A rare pathologic anatomic finding (Gumma of Trachea and Bronchus) Laryngoscope (St. Louis) **41**, 711 (1931). — GIRAUD, J. CH., et J. SUDAKA: Plaies laryngo-trachéales par armes blanches. J. franç. Oto-rhino-laryng. **6**, 1062 (1957). — GREIFENSTEIN, A.: Schußverletzungen des Halses. Z. Hals-, Nas.- u. Ohrenheilk. **49**, 307 (1944).

HAJEK, M.: s. unter Hand- u. Lehrbücher. — HAMILTON, E. S. B.: Safety-pin in larynx for five weeks. Brit. med. J. **4513**, 16 (1947). — HANCKEL, R. W.: Traumatic tracheal atresia. Laryngoscope (St. Louis) **65**, 337 (1955). — HARCOURT, F. L.: Laryngeal foreign bodies. With one case report. Laryngoscope (St. Louis) **63**, 786 (1953). — HARMER, L.: Narbenverengerungen des Kehlkopfes. Hdb. Hals-, Nasen-, Ohrenheilk. (DENKER-KAHLER) Bd. III, S. 1037; Verengerungen der Luftröhre und der Bronchien. Hdb. Hals-, Nasen-, Ohrenheilk. (DENKER-KAHLER) Bd. III, S. 1097, s. unter Hand- u. Lehrbücher. — HENROT et FABRE: Cancer du corps thyroide, myxoedeme sténose laryngée. Ann. Oto-laryng. (Paris) **72**, 423 (1955). — HENRY, G. A.: Traumatic rupture of the lower trachea with stenosis. A case report. Ann. Otol. (St. Louis) **61**, 1114 (1952). — HERZOG, H.: Exspiratorische Stenose der Trachea und der großen Bronchien durch die erschlaffte Pars membranacea. Operative Korrektur durch Spanplastik. Thoraxchirurgie **5**, 281 (1958); Exspiratorische Stenose der Trachea und der großen Bronchien, hervorgerufen durch eine erschlaffte Pars membranacea. Dtsch. med. Wschr. **1959**, 1766, 1781. — HILL, F. T.: Porcupine quills as laryngeal foreign bodies. Ann. Otol. (St. Louis) **60**, 751 (1951). — HÖH, G.: Beitrag zu schwer darstellbaren Fremdkörpern im Bronchialsystem. Z. Laryng. Rhinol. **31**, 447 (1952). — HÖRBST, L.: Zur Kenntnis der Ausheilungsbefunde von Kehlkopfbrüchen. Arch. Ohr.-, Nas.- u. Kehlk.-Heilk. **131**, 38 (1932); Histologische Befunde am Tracheostoma. Mschr. Ohrenheilk. **69**, 1404 (1935). — HOLINGER, P. H., and K. C. JOHNSTON: Factors responsible for laryngeal obstruction in infants. J. Amer. med. Ass. **143**, 1229 (1950). — HOLINGER, P. H., K. C. JOHNSTON and CL. E. BASINGER: Benign stenosis of the trachea. Ann. Otol. (St. Louis) **59**, 837 (1950). — HUIZINGA, E.: Traumatic rupture of the thoracic trachea and bronchi. Pract. oto-rhino-laryng. (Basel) **19**, 84 (1957).

JACKSON, CH., and CH. L. JACKSON: Diseases of the Nose, Throat and Ear. 1947, s. unter Hand- u. Lehrbücher. — JIMENEZ-CERVANTES, J.: Un caso de sanguijuela en traquea. Bol. laryng. otol. rin. **6**, 99 (1953). — JUNINA, A. J.: Kehlkopftraumata, Komplikationen und Behandlung derselben. Vestn. Oto-rino-laring. **17**, 35 (1955; — russ.).

KAHLER, O.: Kompressionsstenosen. Hdb. Hals-, Nasen-, Ohrenheilk. (DENKER-KAHLER). Bd. III, S. 1133, s. unter Hand- u. Lehrbücher. — KEILLER, L.: Zur Kasuistik der Vergiftungen mit Essigsäure und Calciumcarbid. Diss., Würzburg 1914. — KESSEL, O. G.: Kontusion des Kehlkopfes, Luxation des linken Aryknorpels. Med. Korrespbl. Württemberg **1909**, 829. — KINDLER, W.: Beobachtungen bei einer Strangulierten. Arch. Ohrenheilk. **148**, 176 (1940); Die frischen Schußverletzungen des Halsgebietes, dargestellt auf Grund der Erfahrungen in einem frontnahen Kriegslazarett. Arch. Ohr.-, Nas.- u. Kehlk.-Heilk. **153**, 343 (1943). — KOMMERELL, B.: Trachealkompression durch abnorm verlaufende Gefäße. Fortschr. Röntgenstr. **79**, 122 (1953). — KORNILOWITSCH, V. N.: Trichocephalus dispar und seine Eier in der Luftröhre der Hauskatze. Virchows Arch. path. Anat. **274**, 709 (1930). — KREJCI, F.: Exitus durch lang liegende Trachealfremdkörper. Mschr. Ohrenheilk. **86**, 162 (1952). — KRIESSMANN, A.: Beitrag zur Kenntnis der kongenitalen Trachealstenose. Zbl. allg. Path. path. Anat.

109, 154 (1966). — Krönlein: Klinische Untersuchungen über Kropf, Kropfoperation und Kropftod. Bruns' Beitr. klin. Chir. **9**, 577 (1892). — Kuchinka, A.: Zur Kenntnis der Ringknorpelverletzungen. Mschr. Ohrenheilk. **74**, 278 (1940).

Lallement, M., H. Henrot et J. Mercier: Fracture du larynx et pneumo-thorax spontané. Ann. Oto-laryng. (Paris) **67**, 196 (1950). — Lambie, C. G.: Syphilitic stenosis of the trachea. Med. J. Aust. **1**, 897 (1938). — Langenbeck, B.: Subcutaner Abriß des Kehlkopfes mit Luxation nach unten. Z. Hals-, Nas.- u. Ohrenheilk. **43**, 350 (1938). — Leicher, H.: Sportverletzungen des Kehlkopfes durch stumpfe Gewalteinwirkung. Dtsch. med. Wschr. **1954**, 301. — Link, R.: Trachealstenose infolge Tuberkulose (kalter Abscess) der Schilddrüse. Z. Laryng. Rhinol. **32**, 496 (1953). — Lüscher, E.: s. unter Hand- u. Lehrbücher. — Lynch, M. G.: Traumatic lesions of the larynx. Arch. Laryng. Rhin. (Berl.) **47**, 413 (1948).

Maier, H. C.: Trachealkompression from bronchogenic cyst in esophageal wall. Amer. J. Dis. Child. **80**, 423 (1950). — Marschik, H.: Verletzungen des Kehlkopfes, der Luftröhre und der Bronchien. Hdb. Hals-, Nasen-, Ohrenheilk. (Denker-Kahler) Bd. III, S. 540, s. unter Hand- u. Lehrbücher. — Martin, B. C., and A. A. Albright: Report of two cases of stenosis of the larynx and trachea. Ann. Otol. (St. Louis) **56**, 1007 (1947). — Mauthner, O.: Eine Kehlkopfverletzung durch Einwirkung stumpfer Gewalt vom Halse her mit letalem Ausgang. Mschr. Ohrenheilk. **66**, 400 (1932). — Metson, B. F.: Subcutaneous rupture of the trachea. Arch. Otolaryng. **57**, 182 (1953). — Mitchell-Nelson: Textbook of pediatrics. Philadelphia and London: W. B. Saunders Comp. 1951. — Mounier-Kuhn, P.: Les sténoses des bronches et de la trachée. Ann. Oto-laryng. (Paris) **67**, 364 (1950). — Myers, E. L.: Impacted dental plate in the larynx. Laryngoscope (St. Louis) **46**, 598 (1936).

Neuberger, F.: Granatsplitter als Fremdkörper des Larynx. Mschr. Ohrenheilk. **90**, 247 (1956). — Nilles, H.: Ungewöhnliche Ursachen croupöser Zustände. Kinderärztl. Prax. **19**, 114 (1951).

Olson, G. W.: Tracheal obstruction from benign lymphoid hyperplasia in the cricoidal and tracheal mucosa. Report of a case. Laryngoscope **63**, 304 (1953). — Opitz, H.: Kinderärztl. Praxis **19**, 11 (1951). — Oppikofer, E.: Fremdkörper der Trachea und Bronchien. Schweiz. med. Wschr. **1935**, 637.

Perron et Josseraud: Corps étranger bronchique végétal, atélectasis pulmonaire. J. franç. Oto-rhino-laryng. **2**, 63 (1953). — Piagei, F.: Contusion traumatique du larynx. J. franç. Oto-rhino-laryng. **5**, 721 (1956). — Poncet, E.: Sténose laryngée post-radiothérapique chez un enfant. Traitement dilatateur par tube d'acrylic. Ann. Oto-laryng. (Paris) **68**, 292 (1951). — Priest, R. E.: History of tracheotomy. Ann. Otol. (St. Louis) **61**, 1039 (1952).

Racz, B.: Die subkutanen Trachealfrakturen. Mschr. Ohrenheilk. **67**, 317 (1933). — Radmann, K.: Der Blutegel im Kehlkopf. Münch. med. Wschr. **1938**, 2022. — Robbins, F.: Living foreign bodies in the larynx. Laryngoscope (St. Louis) **42**, 58 (1932). — Russi, U.: Zwei Fälle von Trachealstenose. Pract. oto-rhino-laryng. (Basel) **12**, 288 (1950).

Schnaubelt, H.: Penetrierende Kehlkopfverletzung durch Metallsplitter, der zum Lungenfremdkörper wird. Mschr. Ohrenheilk. **77**, 230 (1943). — Schulz van Treeck, A.: Aspirierte Zahnprothese im Cavum laryngis. Z. Hals-, Nas.- u. Ohrenheilk. **47**, 142 (1941). — Schwab, W., u. W. Ey: Verletzungen und Stenosen des Kehlkopfes und der Luftröhre. In: Hals- Nasen-Ohren-Heilk., ein kurzgefaßtes Hdb. in 3 Bänden II/2, 1963, s. unter Hand- u. Lehrbücher. — Scott, H. W., and R. A. Daniel: Tracheal and esophageal compression by congenital vascular anomalies. Laryngoscope (St. Louis) **63**, 363 (1953). — Simmons, M. W.: Laryngeal stenosis. Arch. Otolaryng **64**, 53 (1956). — Sonska, N., and B. Fudes: An interesting case of foreign body in the bronchus. Čs. Otolaryng. **1**, 179 (1952). — Streit, H.: Über die Vernarbung von Schnittwunden des Kehlkopfes und der Luftröhre. Arch. Laryng. Rhin. (Berl.) **21**, 73 (1909). — Suggit, St.: Cut throat injury in a childs larynx. J. Laryng. **67**, 220 (1953). — Sury, K. v.: Boxtodesfall infolge akuten Larynxödems. Dtsch. Z. Ges. gerichtl. Med. **1**, 695 (1922).

Taylor, J.: A case of traumatic rupture of the trachea. J. Laryng. **49**, 593 (1934). — Tuohy, E. B., and J. de J. Pemberton: Proc. Mayo Clin. **16**, 745 (1941).

Undric, O. K.: Zur Kasuistik eines längeren Verweilens lebender Fremdkörper (Blutegel) in der Kehle und der Nase. Vestn. Oto-rino-laring. **11**, 72 (1949; — russ.). — Ungerecht, K.:

Über schwere endolaryngeale Veränderungen ohne Kehlkopfknorpelfraktur nach einem stumpfen Halstrauma. Z. Laryng. Rhinol. **36**, 330 (1957); Über Kehlkopfatresien nach Verletzungen und ihre Behandlung. Z. Laryng. Rhinol. **35**, 108 (1956). — UNTERBERGER, S.: Über Folgeerkrankungen des Kehlkopfes nach Schußverletzungen und ihre Behandlung. Mschr. Ohrenheilk. **79/80**, 547 (1946).

VOGEL, C.: Bestrahlungsschäden des Kehlkopfes. S.-B. otolaryng. Ges. Berlin **1934**, 28.

WALCHER, K.: Über tödliche Unfälle durch Ersticken infolge Verlegung der Luftwege mit Getreidespelzen. Mschr. Unfallheilk. **44**, 554 (1937). — WENZL, M.: Intrathorakale Tracheafraktur. Langenbecks Arch. klin. Chir. **284**, 186 (1956). — WIESER, F.: Totalabriß der zervikalen Luftröhre. Mschr. Ohrenheilk. **95**, 93 (1961). — WITHALM, A.: Fremdkörpergranulationsgewebe der Stimmlippe. Mschr. Ohrenheilk. **85**, 106 (1951). — WITHERS, B. T.: Foreign Bodies of the Larynx. With report of an unusual case. Ann. Otol. (St. Louis) **58**, 1085 (1949). — WORK, W. P., and E. G. Mc.COY: Surgical repair of the cervical trachea following trauma. Ann. Otol. (St. Louis) **65**, 573 (1956).

ZANGE, J.: Chronische Stenosen der Luftröhre und des Kehlkopfes, insbesondere bei erschwerter Kanülenentfernung sowie nach Verletzungen und ihre Behandlung. Münch. med. Wschr. **1931**, 654. — ZOBIN, J. S.: Ein Fall von fünfjährigem Verbleib eines Hühnerknochens im subglottalen Raum der Kehle. Vestn. Oto-rhino-laring. **1**, 82 (1949; — russ.). — ZÖLLNER, F.: Ungewöhnliche luische Narbenstriktur des Kehlkopfes und Oesophagus durch konservative Behandlung geheilt. Münch. med. Wschr. **1931**, 654.

H. *Die Tumoren*

ABBATZ, L.: Luftröhrensarkom beim Kinde. Arch. Ohr.-, Nas.- u. Kehlk.-Heilk. **140**, 179 (1935). — ABERCROMBY, B. M. L., and R. E. REWELL: Pleomorphic salivary adenoma (mixed parotid tumour) of the larynx. J. Laryng. **69**, 424 (1955). — ABRIKOSSOFF, A.: Über Myome ausgehend von der quergestreiften Muskulatur. Virchows Arch. path. Anat. **260**, 215 (1926); Weitere Untersuchungen über Myoblastenmyome. Virchows Arch. path. Anat. **280**, 723 (1931). — ALBERTINI, A. v.: Das Malignitätsproblem in histologisch-zytologischer Betrachtung. Verh. dtsch. Ges. Path. **35**, 4 (1951); Histologische Geschwulstdiagnostik. Stuttgart: Thieme 1955; Studien zur Karzinogenese. I. Die menschlichen Präkanzerosen. Schweiz. Z. Path. **21**, 688 (1958). — ALEXANDER, J.: J. thorac. Surg. **14**, 122 (1945). — ALTMANN, F., M. BASEK and A. P. STOUT: Papillomas of the larynx with intraepithelial anaplastic changes. Arch. Otolaryng. **62**, 478 (1955). — ALTMANN, H.-W., u. H. SCHICHE: Ein Beitrag zur Histologie und zur Einordnung der Wegenerschen Granulomatose. Beitr. path. Anat. **121**, 211 (1959). — ALTMANN, H.-W., u. W. SCHÜTZ: Über ein knochenhaltiges Bronchuscarcinoid (Morphologische und klinische Beobachtungen bei einer akromegalen Patientin). Beitr. path. Anat. **120**, 455 (1959). — AMARANTE, R. C. L.: Besprechung des Kehlkopfpapilloms. VI. Internat. Kongreß Otolaryng. **1957**, 153. — ANDREWS, A. H.: Glomus tumors (non chromaffin paragangliomas) of the larynx. Case report. Ann. Otol. (St. Louis) **64**, 1034 (1955). — AUBRY, M., et J. LEROUX-ROBERT: Deux cas de tumeurs pédiculées de l'endo-larynx. Ann. Oto-laryng. (Paris) **3**, 207 (1937). — AXHAUSEN, G.: Die allgemeine Chirurgie in der Zahn-, Mund- und Kieferheilkunde. München, Berlin: Lehmann 1940.

BAGOLAN, P.: Su un caso di carcinoma primitivo della trachea. Osped. maggiore **44**, 77 (1956). — BAJKAY, T. V.: Über die Pathogenese und Therapie der Stimmbandknötchen. Mschr. Ohrenheilk. **68**, 325 (1934); Hals-, Nas.- u. Ohrenarzt **31**, 140 (1940). — BAKER, D. C., and CL. L. PENNINGTON: Congenital hemangioma of the larynx. Laryngoscope (St. Louis) **66**, 696 (1956). — BALLENGER, H. CH.: In: BALLENGER, W. L., and H. CH. BALLENGER: Diseases of the Nose, Throat and Ear. Philadelphia; Lea and Febiger, 7. Aufl. 1938, 8. Aufl. 1943. — BALO, J.: Lungenkarzinom und Lungenadenom. Budapest; Verlag d. ungarischen Akademie d. Wissenschaften 1957. — BALTZELL, W. H., and F. J. PUTNEY: Cancer of the larynx. Arch. Otolaryng. **60**, 478 (1954). — BARBACCIA, F., F. NICELLI e C. TOSI: Adenolinfoma della laringe. Arch. ital. Otol. **67**, 887 (1956). — BARTALENA, G.: Hämangiom der Epiglottis. Boll. Mal. Orecch. **72**, 160 (1954). — BARTH, G.: Z. Laryng. Rhinol. **28**, 85 (1949). — BAUER, K. H.: Der Bronchial-Krebs — ein Produkt inhalierter Karzinogene. Dtsch. med. Wschr. **1954**, 615; Das Krebsproblem. 2. Aufl. Berlin-Göttingen-Heidelberg: Springer 1963. — BAUER, A., et TH. CONSTANTIN: C. R. Soc. Biol. (Paris) **150**, 246 (1956). — BAUM, H.: Kasuistischer

Beitrag zu den neurogenen Larynx-Tumoren. Mschr. Ohrenheilk. 91, 94 (1957). — BEATON, A. H., and CL. A. HEATLY: Fat in the tracheo-bronchial tree with report of a case of true lipoma of the bronchus. Ann. Otol. (St. Louis) 61, 1206 (1952). — BECKER, W., K. DIEMER und J. MATZKER: Zum Krankheitsbild des malignen Granuloms. Z. Laryng. Rhinol. 36, 66 (1957). — BECKMANN, H.: Gleichzeitiges Vorkommen von Tuberkulose und Carcinom im Kehlkopf. HNO (Berl.) 4, 62 (1953). — BERGER, S. M., A. G. BOREADIS and W. KREMENS: Bronchial adenoma. J. Pediat. 43, 417 (1953). — BERGSTEDT, M., and G. HERBERTS: Hypernephrome metastasis in the larynx. Acta oto-laryng. (Stockh.) 54, 95 (1962). — BERNHARD, W., A. BAUER, J. HAREL et CH. OBERLING: Bull. Cancer (Paris) 41, 423 (1954). — BERNHARDT, H.: Hämangioma of the larynx. Arch. Otolaryng. 50, 835 (1949). — BERNTSEN, W.: Hämangioma laryngis. Two cases. Acta oto-laryng. (Stockh.) 37, 420 (1949). — BERTELLI, L.: Kasuistischer Beitrag zum Studium des Stimmbandangioms. Valsalva 29, 28 (1953). — BIKFALVI, A., D. KASSAY und L. TAKACS-NAGY: Zur Frage der intrabronchialen Fettgeschwülste. Zbl. Chir. 81, 2051 (1956). — BIRKETT, H. S.: Lipoma of the larynx intrinsic in origin. J. Laryng. 49, 733 (1934). — BIRKHOLZ 1924, zit. nach H. LEICHER: In: Hals-, Nas.- u. Ohren-Heilk., ein kurzgefaßtes Handbuch in drei Bänden. II/2, 1963; siehe unter Hand- u. Lehrbücher. — BIRNMEYER, G.: Zur Therapie der multiplen Kehlkopfpapillome. Z. Laryng. Rhinol. 36, 31 (1957); Inhalationsnoxen und ortsfremdes Pflasterepithel im Kehlkopf. Arch. Gewerbepath. Gewerbehyg. 17, 294 (1959); Der Verlauf des Inspirationsstromes im Kehlkopf. Arch. Ohren-, Nas.- u. Kehlk.-Heilk. 174, 369 (1959); Über die Beziehungen zwischen Inhalationsnoxen und Lokalisation des Larynxcarcinoms. Z. Krebsforsch. 64, 283 (1961). — BJÖRK, H., and H. TEIR: Benign and malignant papilloma of the larynx in adults. Acta oto-laryng. (Stockh.) 47, 95 (1957). — BJÖRK, H., and CH. WEBER: Papilloma of the larynx. Acta oto-laryng. (Stockh.) 46, 499 (1956). — BLACK, M., and B. T. DAVIS: Discussion on the keratoses of the larynx. Proc. roy. Soc. Med. 43, 245 (1954). — BLANCHARD, C. L., and W. H. SAUNDERS: Chemodectoma of the larynx. Case report. Arch. Otolaryng 61, 472 (1955). — BLÜMLEIN, H.: Zur kausalen Genese des Larynxcarcinoms unter Berücksichtigung des Tabakrauchens. Arch. Hyg. (Berl.) 139, 349 (1955); Zur Frage der Häufigkeit des Kehlkopfkrebses. Z. Laryng. Rhinol. 35, 267 (1956); Zur Ätiologie des Larynxkarzinoms. Krebsarzt 13, 322 (1958). — BLUMENFELD, F.: In: Handb. Hals-, Nas.- u. Ohren-Heilk. (DENKER-KAHLER) III/1928, siehe unter Hand- u. Lehrbücher. In: BLUMENFELD und JAFFÉ: Pathologie der oberen Luft- und Speisewege. Leipzig: C. Kabitzsch 1931. — BOCCA, E.: Das Carcinom des Larynxeinganges. Arch. ital. Otol. 64, Suppl. 14, 65 (1953). — BOENNINGHAUS, H. G.: Ungewöhnlich ausgedehntes Papillom des Kehlkopfeinganges. Z. Laryng. Rhinol. 35, 183 (1956). — BOUCHET, M., R. PAILLER et G. DULAC: Papillom du larynx. Dégénérescence tardive. Ann. Oto-laryng. (Paris) 73, 345 (1956). — BOURGEOIS, R., DUPERRAT et PINEL: Volumineux sarcome fuso-cellulaire pédiculé du larynx. Ann. Oto-laryng. (Paris) 69, 141 (1952). — BRADBURN, I. M.: Multiple papilloma of the larynx. A preliminary report of four cases treated with terramycin. Laryngoscope (St. Louis) 61, 1105 (1951). — BRANCHI, P. P.: Arch. ital. Otol. 59, 332 (1951). — BREDT, H.: Grenzfälle gutartiger Bronchialtumoren. Arch. Geschwulstforsch. 2, 301 (1950). — BREWIN, E. G.: A case of lipoma of the bronchus treated by transpleural bronchotomy. Brit. J. Surg. 40, 282 (1952). — BREZA, J.: A contribution to the question of the diagnosis of papillary carcinoma of the larynx. Bratisl. lek. Listy 30, 34 (1950). — BROCK, R. C.: Pulmonary New Growth; Pathology, Diagnosis and Treatment. Lancet 1938, II, 1041, 1103. — BROUGHTON-BARNES, E., E. S. DUTHIE and B. JOLLES: Case of sarcoma of larynx. Brit. med. J. 1948, 4564, 1237. — BROYLES, E. N.: Treatment of multiple papilloma in children. Sth. med. J. (Bgham, Ala.) 34, 239 (1941). — BRUCH, E.: Über große Kehlkopflipome. Z. Laryng. Rhinol. 22, 94 (1931); Zur Frage der großen Lipome bzw. der großen fettführenden Mischgeschwülste i. d. Schlund- u. Kehlkopfgegend. Hals-, Nas.- u. Ohrenarzt 27, 130 (1936). — BRUNS, P. v.: Die Neubildungen der Luftröhre. In: Heymanns Handbuch d. Laryngologie, Band I. Wien: Hölder 1898. — BRUZZONE, C.: Arch. ital. Otol. 1915, zit. nach MEESSEN und SCHULZ. — BUDZINSKI, R.: Leiomyoma malignum in a hitherto undescribed site in the trachea. Acta oto-laryng. (Stockh.) 49, 183 (1958). — BÜNGELER, W.: Allgemeine Pathologie der Geschwülste. Dtsch. zahnärztl. Z. 12, 155 (1957). — BUSANNY-CASPARI, W. C., u. C. H. HAMMAR: Zur Malignität der sog. Myoblastenmyome. Zbl. allg. Path. path. Anat. 98, 401 (1958).

CADOTSCH, H.: Zur Frage des Zusammenhanges zwischen Kehlkopfcarcinom und Berufskrankheit. Arch. Ohr.-, Nas.- u. Kehlk.-Heilk. 157, 68 (1950). — CALICETI, G.: I Tumori primitivi della Trachea. Otorinolaring. ital. 23, 32 (1955). — Calvet, J., A. Ribet et J. Coll: Cancer et tuberculose larynges. J. franç. Oto-rhino-laryng. 2, 340 (1953). — Calvet, J., J. Coll et Y. Lacomme: Chondrome du larynx. A propos de deux observations. J. franç. Oto-rhino-laryng. 7, 635 (1958). — Cameron, A. H., W. H. P. Cant and M. E. MacGregor: Angioma of the larynx in laryngeal stridor of infancy. J. laryng. 74, 846 (1960). — Campbell, J. S.: Congenital subglottic hämangioma of the larynx and trachea in infants. Pediatrics 22, 727 (1958). — Capps, F. C. W.: Treatment of papilloma of the larynx. Ann. Otol. (St. Louis) 66, 926 (1957). — Carlens, E., Th. Wiklund and A. Bergstrand: Bronchial adenoma. A Report of 70 cases and a critical analysis of the literature. Acta chir. scand. Suppl. 185 (1954). — Cegielska, A.: A case of cancerous degeneration of laryngeal papilloma in a child. Otolaryng. pol. 9, 225 (1955). — Chiari, H.: Zur Pathologie der Mundhöhle. Öst. Z. Stomat. 49, 18 (1952). — Chiari, O.: Über Pachydermia laryngis. Wien: Hölder 1891; Die Krankheiten des Kehlkopfes und der Luftröhre. Leipzig u. Wien 1905. — Cid, J. M., and J. Lopez Bonilla jr.: Giant cell tumor of the trachea. J. thorac. Surg. 11, 210 (1941). — Clairmont, P.: Hypernephrommetastase in der Trachea. Langenbecks Arch. klin. Chir. 73, 620 (1904). — Clerf, L. H.: Cancer of the larynx. Analysis of 250 operative cases. Arch. Otolaryng. 32, 484 (1940); Adenoma of the bronchus. Ann. Otol. (St. Louis) 57, 869 (1948); Keratosis of the larynx. Amer. J. med. Ass. 132, 823 (1946); Evaluation of dissection of the neck in carcinoma of the larynx. Ann. Otol. (St. Louis) 64, 451 (1955). — Coakley, L. P., and G. G. Sale: Fibrosarcoma in a foreign body giant cell tumor of the larynx. Ann. Otol. (St. Louis) 57, 514 (1948). — Coassolo, M.: A proposito di un carcino-sarcoma della laringe. Riv. Anat. Pat. 5, 299 (1952). — Cohen, L.: Treatment of intractible laryngeal papilloma in adults, with case reports. Sth. med. J. (Bgham., Ala.) 26, 621 (1933). — Coly, Cl. C., jr.: Carcinoma of larynx. Laryngoscope (St. Louis) 59, 651 (1949). — Cordes: Beitrag zur Ätiologie und Pathologie der Stimmbandknötchen. Arch. Laryng. Rhin. (Berl.) 16, 112 (1904). — Cordray, P.: Lymphangioma of the larynx. Arch. Otolaryng. 53, 83 (1951). — Crooks, J.: Carcinoma of the larynx in a boy aged $9^1/_2$ years. J. Laryng. 67, 433 (1953). — Crowe, S. J., and M. L. Breitstein: Papilloma of the larynx in children. Arch. Surg. 4, 275 (1922). — Csillag, A.: Polyposis laryngis. Mschr. Ohrenheilk. 89, 230 (1955). — Cummer, C. L.: Leukoplakia (Leukokeratosis) of the Palate, Papular form: Its relation to the use of Tobacco. J. Amer. med. Ass. 132, 493 (1946). — Cummings, G. O.: Fibrosarcoma with underlying leukoplakia of the larynx followed twenty-two months later by squammous cell carcinoma. Ann. Otol. (St. Louis) 57, 526 (1948). — Cunning, P. S.: Diagnosis and treatment of laryngeal tumors. J. Amer. med. Ass. 142, 73 (1950).

Dahmann, H.: Z. Laryng. Rhinol. 18, 383 (1929). — Dargeon, H. W., and J. F. Daly: Hämangioma of the larynx in an infant. J. Pediat. 39, 738 (1951). — D'Aunoy, R., and A. Zoeller: Primary tumors of the trachea. Report of a case and review of the literature. Arch. Path. 11, 589 (1931). — Davis, E. D. D.: A lipome of the larynx. J. Laryng. 48, 824 (1933). — De Graf Woodman: Laryngeal papillomata. Ann. Otol. (St. Louis) 64, 794 (1955). — Denecke, H. J.: Operative Behandlung eines hühnereigroßen Chondroms der Ringknorpelplatte mit anschließender Stimmbandplastik. Z. Laryng. Rhinol. 34, 817 (1955). — Denoix, P. F., et F. Baclesse: Présentation d'un projet de classification clinique des tumeurs malignes du larynx. Ann. Oto-laryng. (Paris) 74, 389 (1957). — De Ruiter, H. J.: Tracheal Tumours. Arch. chir. neerl. 9, 289 (1957). — Deutsch, E.: Angioma cavernosum des Larynx, der Tonsille und des äußeren Halses. Mschr. Ohrenheilk. 1932, 486. — Diehl, K. L.: Sarcoma of larynx. Arch. Otolaryng. 57, 40 (1953). — Dietz, H. E.: Beitrag zur Kenntnis über das Vorkommen von Basalzellepitheliomen an ungewöhnlichen Körperstellen. Diss., Gießen 1935. — Dimitru, M.: Chondrom des Ringknorpels. Mschr. Ohrenheilk. 1943, 292. — Doermann, P., J. Lunseth und R. H. Segnitz: Obturierendes subglottisches Hämangiom des Kehlkopfes beim Kinde. New Engl. J. Med. 258, 68 (1958). — Donat, R.: Isolierte tumorartige polypöse Lymphogranulomatose des Stimmbandes bei allgemeiner Lymphogranulomatose. Zbl. allg. Path. path. Anat. 100, 7 (1959). — Dontenwill, W.: Das Bronchialcarcinom. Medizinische 1955, 776. — Dootermann, J.: Über Lipome des Kehlkopfes und des Hypopharynx. Diss., München 1937/38. — Droste, W. von: Kindlicher Kehlkopfkrebs. Z. Laryng. Rhinol. 36, 7 (1957). — Drury, R. A. B., and R. M. Stirland: Carcino-sarcomatous tumours of the respiratory tract. J. Path. Bact. 77, 543 (1959). — Ducuing, J., and L. Ducuing: Les tumeurs malignes des voies aérodigestives supérieures. Paris: Masson & Cie. 1949. — Dumont, A.,

H. Durieu, F. Declercq et A. Deprez: Acta chir. belg. 51, 23 (1952). — Dunajvicer, B. J.: Chondrom der Trachea. Vestn. Oto-rino-laring. 17, 69 (1955). — Dupont, A.: Arch. belges. Derm. 4, 301 (1949). — Dworacek, H.: Über das klinische Verhalten der maligne entarteten Larynxpapillome. Mschr. Ohrenheilk. 90, 298 (1956); Mschr. Ohrenheilk. 89, 130 (1955). — Dwyer, G. K.: Fibrosarcoma of the larynx. Arch. Otolaryng. 58, 442 (1953).

Ebskov, Ch.: Ein Fall von gestieltem kavernösem Hämangiom des Larynx. Z. Laryng. Rhinol. 25, 219 (1934). — Eckel, W.: Kehlkopfpapillome und deren carcinomatöse Entartung, entstanden jeweils während der Schwangerschaft. Ein Beitrag zur Kasuistik des Kehlkopfcarcinoms der Frau. HNO (Berl.) 6, 197 (1957). — Eckert-Möbius, A., u. Günnel: Zur klinischen und histologischen Diagnose bösartiger Kehlkopfneubildungen. Zbl. allg. Path. path. Anat. 91, 23 (1953). — Edwards, A. T., and A. B. Taylor: Vascular endothelioma of the lung. Brit. J. Surg. 25, 487 (1938). — Eicken, C. v.: Doppelte Kehlkopfpolypen. Zbl. Hals.-, Nas.- u. Ohrenheilk. 2 (1923); Bronchoskopische Mitteilungen. Verh. Verein. Süddtsch. Laryngologen 1907, 410. — Eickhoff, H.: Myoblastenmyome und Carcinome. Virchows Arch. path. Anat. 304, 432 (1939); Ein sog. Myoblastenmyom der Arygegend. Pract. oto-rhino-laryng. (Basel) 11, 206 (1949). — Eigler, G.: Hals-, Nas.- u. Ohrenarzt 28, 320 (1937), zit. nach Offenhammer. — Ellman, Ph., and H. Whitaker: Primary carcinoma of the trachea. Thorax 2, 151 (1947). — Engebreth-Holm, J.: Benign bronchial adenomas. Acta chir. scand. 90, 383 (1944). — Engelking, Ch. F.: Hamartoma of the trachea. Report of a case, with a review of the literature of benign tracheal neoplasms. Laryngoscope (St. Louis) 69, 1278 (1959). — Epstein, I.: Bronchial adenoma in a supranumerary tracheal lobe. Report of an unusual case. J. thorac. Surg. 21, 362 (1951). — Epstein, S. S., P. Winston, J. Friedman, and F. C. Ormerod: J. Laryng. 71, 673 (1957). — Evans, B. H.: Myxochondroma of the trachea. A case report. J. thorac. Surg. 22, 585 (1951). — Ewing, J.: Neoplastic diseases. Philadelphia, London: W. B. Saunders Co. 1940.

Fabbi, F.: Le metastasi del carcinoma laringes. Otol. ecc. ital. 20, 578 (1952). — Feischl, P.: Häufigkeit und Typen des Trachealkarzinoms. Krebsarzt 18, 251 (1963). — Feller, A.: Über ein lipomartiges Hamartom der Lunge. Virchows Arch. path. Anat. 236, 470 (1922). — Ferguson, C. F.: 1944; Zit. nach W. Berntsen. — Ferguson, C. F., and C. G. Flake: Subglottic hemangioma as a cause of respiratory obstruction in infants. Ann. Otol. (St. Louis) 70, 1095 (1961). — Ferguson, C. F., and H. W. Scott: Papillomatosis of the larynx in childhood. A report of fifteen cases. New Engl. J. Med. 230, 477 (1944). — Feyrter, F.: Carcinoid und Carcinom. Ergebn. allg. Path. path. Anat. 29, 305 (1939); Über Neurome und Neurofibrome, nach Untersuchungen am menschlichen Magen-Darmschlauch. Wien und Düsseldorf: W. Maudrich 1948; Über die Pathologie der vegetativen nervösen Peripherie und ihrer ganglionären Regulationsstätten. Wien und Düsseldorf: W. Maudrich 1951; Über die granulären Neurome. Virchows Arch. path. Anat. 322, 66 (1952); Über das Bronchuscarcinoid. Virchows Arch. path. Anat. 332, 25 (1959); Über das Cylindrom (mucipares Adenom) des Bronchialbaumes. Virchows Arch. path. Anat. 332, 44 (1959); Über die Unterscheidungsmerkmale zwischen dem bronchialen Carcinoid und dem bronchialen muciparen Adenom. Frankfurt. Z. Path. 69, 659 (1959); Über das bronchiale und das pulmonale Karzinoid. Über die bronchiale und die pulmonale Mikrokarzinoidose. Wien. klin. Wschr. 72, 386 (1960). — Figi, F. A.: Sarcoma of the larynx. Arch. Otolaryng. 18, 21 (1933). — Figi, F. A., and G. B. New: Arch. Otolaryng. (Chicago) 9, 786 (1929). — Figi, F. A., and D. B. Stark: Neurofibroma of the larynx. Presentation of five cases. Laryngoscope (St. Louis) 63, 652 (1953). — Filippi, P., u. F. Caligaris: Über die Lokalisationen des Kehlkopf- und Hypopharynxkarzinoms in Bezug auf das Lebensalter. Z. Laryng. Rhinol. 38, 818 (1959). — Finder, G.: Oedem und akute submuköse Entzündung im Rachen und Kehlkopf. Handb. Hals-, Nas.- u. Ohrenheilk. (Denker-Kahler) Bd. III, 1928, siehe unter Hand- u. Lehrbücher. — Fior, R.: Befund eines sarkomartigen Gewebes im Stroma eines Kehlkopfkarzinoms. Zbl. allg. Path. path. Anat. 94, 1 (1955); Heredity in cancer of the larynx. Acta oto-laryng. (Stockh.) 47, 407 (1957); Les épithéliomes indifférenciés du larynx et de l'hypopharynx. Pract. oto-rhino-laryng. (Basel) 20, 215 (1958); Beobachtungen über die Frühformen des Stimmbandkarzinoms. Mschr. Ohrenheilk. 92, 307 (1958). — Fisher, G. E., and J. S. Odess: Metastatic malignant melanoma of the larynx. Arch. Otolaryng. 54, 639 (1951); Solitary neurofibroma of the larynx. (Report of two cases). Laryngoscope (St. Louis) 59, 1345 (1949). — Fischer, W.: Krebs der Luftröhre.

Mschr. Ohrenheilk. 14, 209 (1922); Gewächse der Lunge und des Brustfells. In: Handb. spez.
Path. Anat. (HENKE-LUBARSCH) III, 3. Berlin: Springer 1931. — FITZ-HUGH, D. SMITH, and
CHIONG: Laryngoscope (St. Louis) 68, 855 (1958). — FLEISCHER, K.: Drei seltene Kehlkopftumoren. Speicheldrüsenmischtumor, Teratom, Granuloblastom. Z. Laryng. Rhinol. 35, 436
(1956). — FLYNN, J. A.: Extrinsic lipoma of the larynx. Laryngoscope (St. Louis) 43, 294
(1933). — FONT, J. H.: Laryngotracheobronchial papillomatosis of children. Report of a case.
Arch. Otolaryng. 64, 270 (1956). — FOOT, N. C.: Pathology in Surgery. Philadelphia: J. B.
Lippincott Co. 1945. — FOXWELL, P. B.: Solitary Chondroma of the trachea. J. Laryng. 69,
419 (1955). — FREY, E. K., et H. LÜDECKE: J. intern. Chir. 3, 1 (1953); Bösartige Lungengeschwülste. In: Handb. Thoraxchirurgie III. Berlin-Göttingen-Heidelberg: Springer 1958. —
FRIED, B. M.: Bronchiogenic adenoma. Benign tumor of the bronchus. Arch. intern. Med. 79,
291 (1947); Bronchogenic Carcinoma and Adenoma. Baltimore 1948. — FRIEDBERG, ST. A.,
and W. H. SEGALL: The pathologic anatomy of polyps of the larynx. Ann. Otol. (St. Louis)
50, 783 (1941). — FRIEDBERG, ST. A., and L. J. WALLNER: Selected problems in the diagnosis
of laryngeal carcinoma. Arch. Otolaryng. 58, 521 (1953). — FRITSCHY, W.: Über das Bronchialadenom. Praxis (Bern) 37, 404 (1948). — FUCHS, U.: Zur Morphologie des „Bronchialcylin-
droms". Arch. Geschwulstforsch. 12, 1 (1958).

GALY, M. P.: Ann. Oto-laryng. (Paris) 67, 351 (1950); 70, 687 (1953). — GANS, O., u.
K. STEIGLEDER: Histologie der Hautkrankheiten. Berlin-Göttingen-Heidelberg: Springer
1957. — GARLAND, L. H.: Laryngoscope (St. Louis) 62, 1 (1952). — GEIPEL, P.: Zur Kenntnis
der gutartigen Bronchialtumoren. Frankfurt. Z. Path. 42, 516 (1931). — GERASCENKO, I. F.:
Kehlkopfosteom. Vestn. Oto-rino-laring. 19, 117 (1957). — GESCHICKTER, C. F., and M. M.
COPELAND: Tumors of bone. New York, 1st. ed. 1931; 2nd ed. 1936. — GIGNOUX, M., et
CARRÉ: Bösartige Entartung einer Kehlkopfpapillomatose. J. franç. Oto-rhino-laryng. 3,
484 (1954). — GIGNOUX, M., H. TAKIZAWA, GUICHARD et J. P. HAGUENAUER: Un cas de
rhabdomyosarcome du larynx. J. franç. Oto-rhino-laryng. 6, 552 (1957). — GILBERT, J. G.,
B. KAUFMANN, and L. A. MAZARELLA: Tracheal tumors in infants and children. J. Pediat.
35, 63 (1949). — GILBERT, J. G., L. A. MAZARELLA, and L. J. FEIT: Primary tracheal tumors
in the infant and adult. Arch. Otolaryng. 58, 1 (1953). — GIRAUD, J. CH.: Un cas de sarcoma
fibroblastique de la sous-glotte. J. franç. Oto-rhino-laryng. 6, 1066 (1957). — GLANINGER, J.:
Über Häufigkeit und Art der Fernmetastasierung beim Larynxkarzinom. Mschr. Ohrenheilk.
93, 235 (1959). — GÖMÖRI, B.: Zur Frage der Pachydermie des Kehlkopfes. Mschr. Ohrenheilk.
83, 308 (1959). — GOLDMAN, A.: The malignant nature of bronchial adenoma. J. thorac.
Surg. 18, 137 (1949). — GOTO, M., u. K. KUGA: Über einen xanthomähnlichen Tumor im
subglottischen Raum. Fukuoka Acta Med. 7, 124 (1934). — GRIEPENTROG, F.: Ein Carcinosarkom des Taschenbandes. Arch. Ohr.-, Nas.-, u. Kehlk.-Heilk. 166, 350 (1955). — GRIGG,
J. W., N. RACHMANINOFF, and J. M. ROBB: Pseudosarcoma associated with squamous-cell
carcinoma of the larynx; Report of a case. Laryngoscope (St. Louis) 71, 555 (1961). — GRI-
MAUD, R., et J. WERNER: Un cas de sarcome du larynx avec métastases cutanées multiples.
Ann. Oto-laryng. (Paris) 72, 84 (1954). — GÜTTICH, A.: Die Sängerknötchen in pathologisch-
anatomischer Beziehung. Arch. exp. klin. Phonetik 1, 4 (1922). — GUILLON, H., R. BATISSE
et G. CANCHOIS: Volumineux polype bilobé de l'hypopharynx. Ann. Oto-laryng. (Paris) 72,
438 (1955). — GULLI, O.: Lipoma of the larynx. Nord. med. 53, 646 (1955).

HAARDT, W.: Leiomyom der Trachea. Mschr. Ohrenheilk. 78, 489 (1944); Hämangioma
der linken Kehlkopfhälfte. Mschr. Ohrenheilk. 86, 319 (1952). — HABERMANN, G.: Eine
intralaryngeale Geschwulst im Foramen thyreoideum des Schildknorpels. Arch. Ohr.-, Nas.-,
u. Kehlk.-Heilk. 155, 315 (1949). — HAJEK, M.: Pathologie und Therapie der Erkrankungen
des Kehlkopfes, der Luftröhre und der Bronchien. Leipzig: C. Kabitzsch 1932. — HALL, I. S.
Sarcoma of the larynx. J. Laryng. 72, 906 (1958). — HAMPERL, H.: Was sind argentaffine
Zellen? Virchows Arch. path. Anat. 286, 811 (1932); Über gutartige Bronchialtumoren (Cylindrome und Carcinoide). Virchows Arch. path. Anat. 300, 46 (1937); Die pathologische Anatomie der Lungentumoren. Wien. klin. Wschr. 1950, 109; Lungengeschwülste. Strahlentherapie
86, 377 (1952); Über argyrophile Zellen. Virchows Arch .path. Anat. 321, 482 (1952). — HAR-
BERT, F.: Lipoma of the larynx. Ann. Otol. (St. Louis) 60, 982 (1951). — HARRIS, H. H.:
Benign lesions of the true vocal cords. Ann. Otol. (St. Louis) 57, 189 (1948); Rhabdomyosarcoma of the larynx. Report of a case. Arch. Otolaryng. 74, 205 (1961). — HART, C., u.

E. Mayer: Kehlkopf, Luftröhre und Bronchien. In: Handb. Spez. Path. Anat. (Henke-Lubarsch) III, 1, 1928, siehe unter Hand- und Lehrbücher. — Haslhofer, L.: Die Engel-Recklinghausensche Krankheit (Ostitis bzw. Osteodystrophia generalisata v. Recklinghausen). In: Handb. Spez. Path. Anat. (Henke-Lubarsch) IX/3. Berlin: Springer 1937. — Heiberg, S.: Lipom des Hypopharynx. Zbl. Hals-, Nas.- u. Ohrenheilk. 24, 437 (1935). — Hebert, W. H., R. H. Seale, and P. C. Samson: Primary granular cell myoblastoma of the bronchus. Report of a case. J. thorac. Surg. 34, 409 (1957). — Helg, J. R.: Les neurinoms du larynx et la neurofibromatose de Recklinghausen. Pract. oto-rhino-laryng. (Basel) 12, 165 (1950). — Hellner, H.: Die Knochengeschwülste. 2. Aufl. Berlin-Göttingen-Heidelberg: Springer 1950. — Hennessy, R.: A chondroma of the larynx. J. Laryng. 50, 688 (1935). — Herold, H. J., u. F. Bockmühl: Über die Häufigkeit, Geschlechts- und Altersverteilung des Kehlkopfkarzinoms. Z. Laryng. Rhinol. 45, 785 (1966). — Herzog, G.: Die primären Knochengeschwülste. In: Handb. Spez. Path. Anat. (Henke-Lubarsch) IX/5. Berlin: Springer 1944. — Hitz, H. B., and E. Oesterlin: A case of multiple papillomata of the larynx with aerial metastases of the lungs. Amer. J. Path. 8, 333 (1932). — Hoffmann, L.: Hämangiom der Trachea. Z. Hals-, Nas.- u. Ohrenheilk. 44, 435 (1938). — Hoffmann, K.: Kleinzelliges infiltrierend wachsendes Adenom der Trachea. Arch. Ohr., Nas.- u. Kehlk.-Heilk. 159, 321 (1951). — Holinger, P. H.: Über die Klinik der Bronchialtumoren. Pract. oto-rhino-laryng. (Basel) 12, 236 (1950); Papilloma of the larynx. Arch. Otolaryng. 53, 347 (1951). — Holinger, P. H., and K. C. Johnston: Benign tumors of the larynx. Ann. Otol. (St. Louis) 60, 496 (1951). — Holinger, P. H., K. C. Johnston and G. C. Anison: Papilloma of the larynx. A review of 109 cases with a preliminary report of aureomycin therapy. Ann. Otol. (St. Louis) 59, 547 (1950). — Holinger, P. H., Fr. J. Nowak, and K. C. Johnston: Tumors of the trachea. Ann. Otol. (St. Louis) 59, 573 (1950). — Holley, S. W.: Bronchial adenomas. Milit. Surg. 99, 528 (1946). — Hommerich, K. W.: Über seröse Mesaortitis. Zugleich ein Beitrag zur Frage spontaner Aortenrupturen und ihrer Ursachen. Virchows Arch. path. Anat. 322, 282 (1952). — Honig, A.: Lipomartiges Gebilde des linken Stammbronchus. Mschr. Ohrenheilk. 68, 155 (1934). — Hopmann, E.: Fibrochondroosteom des Kehlkopfes. Z. Laryng. Rhinol. 26, 268 (1935). — Hünermann, T.: Kehlkopfkrebs nach Gelbkreuzvergiftung. Z. Laryng. Rhinol. 17, 369 (1929). — Huet, P. C., et J. Labayle: Les chondromes du larynx. Sem. Hôp. Paris 1953, 2270. — Hüttner, W.: Ein eigenartiger Fall von Chondrom des Kehlkopfes. Z. Laryng. Rhinol. 21, 56 (1931). — Huizinga, E.: Het parabuccale menggezwel in den luchtweg. Ned. T. Geneesk. 85, 2569 (1941); Papilloma laryngis. Ann. Otol. (St. Louis) 66, 1075 (1957). — Huizinga, E., and J. Iwema: Adenoma of the bronchus. Ann. Otol. (St. Louis) 60, 290 (1951). — Hussarek, M., u. W. Rieder: Glomustumor der Luftröhre. Krebsarzt 5, 208 (1950).

Imperatori, Ch. J.: Laryngoscope (St. Louis) 43, 945 (1933). — Ingersoll, J. M.: Polypöses Spindelzellsarkom der Trachea. 36. Vers. d. amerik. laryng. Assoz. Mai 1914/1915; Polypöse Sarkome in der Trachea. Int. Zbl. Laryng. 31, 123 (1915). — Isembert, X.: Contributions a l'étude du cancer larynx. Ann. de Mal. de l'Or. T II, p. 1 Paris 1876.

Jackson, Ch. L.: Benign tumors of the larynx. Otolaryngology V/2. Prior Comp. Maryland 1957. — Jackson, Ch., and Ch. L. Jackson: The larynx and its diseases. Philadelphia: M. B. Saunders Co. 1937; Diseases of the Nose, Throat and Ear. Philadelphia and London: W. B. Saunders Co. 1947, 1959; siehe unter Hand- u. Lehrbücher. — Jackson, Ch. L., W. F. Konzelmann, and C. M. Norris: Bronchial adenoma. J. thorac. Surg. 14, 98 (1949). — Jacob, Delarue et Gaultier: Sténose bronchique de longue durée par tumeur bénigne bronchique (Cylindrome). Bull. Soc. Méd. Hôp. de Paris 55, 525 (1939). — Jaeger, J.: Über das Bronchuskarzinoid. Z. Krebsforsch. 59, 623 (1954). — Jaffé, H. L., H. Leicher und W. Pfeiffer: In: Pathologie der oberen Luft- und Speisewege. Hrsg. Blumenfeld, M., u. R. Jaffé. Leipzig: C. Kabitsch 1931. — Jakobi, H.: Disk.-Bem. Arch. Ohr.-, Nas.- u. Kehlk.-Heilk. 167, 342 (1955). — Jengo, M., e Br. Calogero: Su di un cancro laringo dell'età giovanile. Arch. ital. Otol. 62, Suppl. 134 (1954). — Jenny, R. H.: Ist das Bronchialadenom ein gutartiger Tumor? Schweiz. med. Wschr. 1949, 604. — Jodice, S.: Lo xantoma della laringe. Arch. ital. Otol. 65, 399 (1957). — Johnson, L. F., and M. S. Strong: Teratoma of the larynx. Arch. Otolaryng. 58, 435 (1953). — Johnston, K. C.: Fibrosarcoma of the larynx. Laryngoscope (St. Louis) 67, 1194 (1957). — Jurasz, A.: Die Krankheiten der oberen Luftwege. Heidelberg 1891; Die Neubildungen des Kehlkopfes. In: Heymanns Handbuch d. Laryngologie u. Rhinologie, I/2. Wien: Hölder 1898.

KÄSER, R.: Pract. oto-rhino-laryng. (Basel) **16**, 1 (1954). — KAHLER, O.: Zur Kenntnis des Trachealsarkoms. Wien. med. Wschr. **1908**, 16; Die bösartigen Neubildungen des Kehlkopfes. In: Handb. Hals-, Nas.- u. Ohrenheilk. (DENKER-KAHLER) V, 1929, siehe unter Hand-u. Lehrbücher. — KANZ, H.: Leiomyom des linken Hauptbronchus. Wien. klin. Wschr. **1953**, 388. — KAPPERT, A.: Das Krankheitsbild und die Differentialdiagnose des Bronchialadenoms. Schweiz. med. Wschr. **1948**, 26. — KAPLUN, M. B.: Ein Fall von Kehlkopfcarcinom bei einem 13jährigen Mädchen. (russ.). Vestn. Oto-rino-laring. **13**, 70 (1951). — KASSAY, D., A. BIKFALVI und J. BALO: Bronchialadenome. Thoraxchirurgie **3**, 24 (1955). — KAULICH, F.: Gestieltes Larynxcarcinom. Mschr. Ohrenheilk. **85**, 120 (1951). — KENNAWAY, E. L., and N. M. KENNA-WAY: A further study of the incidence of cancer of the lung and larynx. Brit. J. Cancer **1**, 260 (1947); Studies of the incidence of cancer of the lung and larynx. Brit. J. Cancer **5**, 153 (1951). — KEOHANE, J., and A. STETTLER: Myoblastoma of the larynx. J. Laryng. **70**, 544 (1956). — KERGIN, F. G.: Carcinoma of the trachea. J. thorac. Surg. **23**, 164 (1952). — KERNAN, J. D.: Treatment of a series of cases of so-called carcinoid tumors of the bronchi by diathermy. Ann. Otol. (St. Louis) **44**, 1167 (1935). — KERNAN, J. D., and A. J. CRACOVANER: Rhabdo-myoma of the vocal cord. Laryngoscope (St. Louis) **45**, 89 (1935). — KIRCHNER, J. A.: Papilloma of the larynx with extensive lung involvment. Laryngoscope (St. Louis) **61**, 1022 (1951). — KIRCHNER, J. A., and J. S. MALKIN: Cancer of the larynx. Thirty year survey at New-Haven Hospital. Arch. Otolaryng. **58**, 19 (1953). — KITTINGER, G.: Neurinome der Trachea. Mschr. Ohrenheilk. **95**, 87 (1961). — KLASEN, H.: Zur Pathogenese der Sängerknötchen. HNO (Berl.) **1**, 505 (1947/49). — KLEIN, H.: Über ein benignes Bronchialadenom (Carcinoid) mit mehrfachen Rezidiven nach 10 Jahren. Zbl. allg. Path. path. Anat. **86**, 294 (1950). — KLEINSASSER, O.: Über die verschiedenen Formen der Plattenepithelhyperplasien im Kehlkopf und ihre Beziehungen zum Carcinom. Arch. Ohr.-, Nas. u. Kehlk.-Heilk. **174**, 290 (1959); Über die gut- und bösartigen Formen der Kehlkopfpapillome und deren histologisches und klinisches Bild. Arch. Ohr.-, Nas.- u. Kehlk.-Heilk. **174**, 44 (1958); Über das sog. Carcinoma in situ des Kehlkopfes. Arch. Ohr.-, Nas.- u. Kehlk.-Heilk. **174**, 210 (1959); Über die Beziehungen zwischen Lebensalter, Sitz und histologischem Reifegrad beim Kehlkopfkarzinom. Z. Laryng. Rhinol. **40**, 168 (1961); Die Frühdiagnose des Kehlkopfcarcinoms. Habilitations-schrift, Köln 1962; Die Klassifikation und Differentialdiagnose der Epithelhyperplasien der Kehlkopfschleimhaut auf Grund histomorphologischer Merkmale. Z. Laryng. Rhinol. **42**, 339 (1963); Über den Krankheitsverlauf bei Epithelhyperplasien der Kehlkopfschleimhaut und die Entstehung von Karzinomen. Z. Laryng. Rhinol. **42**, 541 (1963); Lupenlaryngoscopische Befunde bei Epithelhyperplasien, Praecancerosen und Carcinomen der Stimmlippen. Med. Bild-Dienst **4**, 3 (1963); Über die Behandlung einfacher und präkanzeröser Epithelhyper-plasien der Kehlkopfschleimhaut. Z. Laryng. Rhinol. **43**, 14 (1964). — KLEYENSTEUBER: Histologie und Ätiologie der Stimmbandknötchen. Diss., Leipzig 1899. — KLOS, J.: Papillo-matosis laryngis. Čs. Otolaryng. **4**, 19 (1955). — KLOSE, W.: Zwei Fälle von seltenen Kehlkopf-tumoren. Arch. Ohr.-, Nas. u. Kehlk.-Heilk. **145**, 154 (1938). — KLUMPP, W.: Die Pathologie der sog. Sängerknötchen und Stimmbandpolypen. Diss., Tübingen 1938. — KNICK, J.: Intern. Zbl. Laryng. **36**, 350 (1920). — KNIGHT, J. S., and W. P. BUNTING: Fibroma of the trachea. Arch. Otolaryng. **47**, 67 (1948). — KÖHLE, A.: Hypernephrommetastasen der Trachea. Mschr. Ohrenheilk. **71**, 186 (1954). — KÖHN, K.: Zur Pathologie der gutartigen Stimm-bandprozesse. HNO (Berl.) **8**, 71 (1959). — KOELSCH, F.: Handb. Berufskrankh. Jena: G. Fischer 1959. — KOHLMOOS, H. W.: Papilloma of the larynx in children. Arch. Otolaryng. **62**, 242 (1955). — KOSCHIER, R.: Fibrom des Larynx. Mschr. Ohrenheilk. **86**, 159 (1952). — KRAMER, R.: Adenoma of the bronchus. Ann. Otol. (St. Louis) **39**, 689 (1930). — KRAMER, R., and M. L. SOM: Further study of adenoma of the bronchus. Ann. Otol. (St. Louis) **44**, 861 (1935). — KREJCI, F.: Über das Epiglottiscarcinom. Arch. Ohr.-, Nas.- u. Kehlk.-Heilk. **159**, 202 (1951). — KRISHABER, M.: Sur le cancer du larynx. Ann. des maladies de l'oreille etc. **5**, 1 (1880). — KROMPECHER, E.: Der Basalzellenkrebs. Jena 1908; Zur Kenntnis der Basalzellenkrebse der Nase, der Nebenhöhlen, des Kehlkopfes und der Trachea. Arch. Laryng. Rhin. (Berl.) **31**, 443 (1918). — KRÜGER: Kleinste Larynxtumoren und ihre Behandlung. Diss., Berlin 1912. — KRÜGER, H.: Zum Chondrom des Kehlkopfes. Diss., Köln 1941.

LACHMANN, J.: Sarcoma of the larynx. Arch. Otolaryng. **53**, 299 (1951). — LAENNEC (1831), zit. bei B. M. FRIED. — LA MANNA: Rezidiviertes Rhabdomyom des linken Stimmban-des. Virchows Arch. path. Anat. **298**, 566 (1937). — LAMBERT, V.: Speicheldrüsenmischtumoren des oberen Respirationstraktes. J. Laryng. **67**, 603 (1953). — LANGE, G.: Seltene gutartige Tumoren der Trachea. Leiomyom, intratracheale Struma. Z. Laryng. Rhinol. **45**, 837 (1966). — LANGER, E.: Histopathologie der Tumoren der Kiefer und der Mundhöhle. Stuttgart: Thieme 1958. — LANGER, E., u. G. GUSMANO: Zur Morphologie epithelialer Lungengeschwülste nach Untersuchungen am Operationsmaterial. Z. Krebsforsch. **60**, 259 (1955). — LAUCHE, A.: Sind sog. Myoblastenmyome Speicherzellgeschwülste? Virchows Arch. path. Anat. **312**, 355 (1944); Frankfurt. Z. Path. **59**, 2 (1947). — LAVAL, P., H. BONNEAU, H. PAYAN, J. L. COLONNA D'ISTRIA, R. LIEUTAUD et A. KLEISBAUER: Les tumeurs malignes de la trachée, à propos de 14 observations. Bronches **11**, 299 (1961). — LAZAR, A. M., and E. P. LEROY: Hämangioma of the larynx in infants. Eye, Ear, Nose. Thr. Monthly **29**, 249 (1950). — LEBORGNE, F. E.: Classification of carcinoma of larynx. Laryngoscope (St. Louis) **63**, 1089 (1953). — LECOEUR, J.: Bull. Soc. méd. Hôp. Paris **59**, 63 (1943). — LEEGAARD, T.: On benign bronchial tumours. Acta oto-laryng. (Stockh.) **30**, 183 (1942). — LEGLER, U.: Über ein als atypisches „Asthma bronchiale" verlaufendes primäres Lymphosarkom der Trachea. HNO (Berl.) **1**, 365 (1949). — LEHNHARDT, E.: Kehlkopfkrebs bei Frauen. Z. Laryng. Rhinol. **35**, 732 (1956). — LEICHER, H.: Bösartige Tumoren des Kehlkopfes und des Hypopharynx. In: Hals-, Nas.- u. Ohren-Heilk., ein kurzgefaßtes Handbuch in drei Bänden. Hrsg. BERENDES, LINK, ZÖLLNER, Bd. II/2, 1963; s. o. unter Hand- u. Lehrbücher. — LEJEUNE, F. E.: Story of Warren Bell. Ann. Otol. (St. Louis) **50**, 905 (1940); Surgical Treatment of early carcinoma of the larynx. Trans. Amer. laryng. rhin. otol. Soc. **55**, 318 (1951). — LÉNART, Z.: Orv. Hetil. **1941**, 185; ref. Zbl. Hals-, Nas.- u. Ohrenheilk. **35**, 395 (1942). — LEROUX, L., et R. MASPETIOL: Ann. Oto-laryng. (Paris) **67**, 663 (1950). — LEROUX-ROBERT, J.: 3 cas de tumeurs chondromateuses du chaton cricoidien traités par cricoidectomie sous-perichondrale totale ou partielle. Ann. Oto-laryng. (Paris) **73**, 585 (1956); Indications for radical surgery, partial surgery, radiotherapy and combined surgery and radiotherapy for cancer of the larynx and hypopharynx. Ann. Otol. (St. Louis) **65**, 137 (1956); A propos du traitement des papillomes laryngées de l'enfant et de l'adulte. Ann. Oto-laryng. (Paris) **74**, 17 (1957) — LEROUX-ROBERT, J., et A. ROGEON: Tumeurs laryngées et laryngocèles. Ann. Oto-laryng. (Paris) **74**, 885 (1957).— LESCHKE, H.: Über nur regionär bösartige und über krebsig entartete Bronchusadenome bzw. Carcinoide. Virchows Arch. path. Anat. **328**, 635 (1956); Über schleimbildende Bronchusadenome. Virchows Arch. path. Anat. **330**, 224 (1957). — LICHTENSTEIN, L., and H. L. JAFFÉ: Fibrous dysplasia of bone. Arch. Path. **33**, 777 (1942). — LICKINT, F.: „Krebs kommt nicht vom Rauchen". Medizinische **1956**, 85. — LIEBOW, A. A.: Atlas of tumor pathology, Sect. V, Fasc. **17**: Tumors of the lower respiratory tract. Washington 1952. — LIEUTAUD: Histoire. An. med. Lib. **4**, Observ. 64, Paris 1767. — LINDGREN, A. G. H.: Benignant polypous bronchial tumors. Acta oto-laryng. (Stockh.) **27**, 183 (1932). — LINDSAY, J. R., and W. M. S. IRONSIDE: Carcinoma of the larynx, classification and results of treatment. Laryngoscope (St. Louis) **65**, 1117 (1955). — LINK, R.: Tumoren der Trachea und der Bronchien. In: Hals-, Nas.- u. Ohren-Heilk., ein kurzgefaßtes Handbuch in drei Bänden. Hrsg. BERENDES, LINK, ZÖLLNER. Bd. I, 1964, s. o. unter Hand- u. Lehrbücher. — LINK, M. R.: Chondroma and Chondrosarkoma of the larynx. Ann. Otol. (St. Louis) **58**, 70 (1949). — LOUGHEAD, J. R., and J. BUSHNELL: Metastasis of malignant tumors of the larynx. Laryngoscope (St. Louis) **64**, 50 (1954). — LÜSCHER, E.: Lehrbuch der Nasen- und Halsheilkunde. Wien: Springer 1956, s. o. unter Hand- u. Lehrbücher. — LYONS, G. D., CH. HAINDEL, and I. M. BLATT: Myoblastoma of the larynx. A report of five cases. Laryngoscope (St. Louis) **72**, 909 (1962).

MACKENZIE, W.: Two cases of carcinoma of the trachea. J. Laryng. **64**, 431 (1950). — MAC NAUGHTAN, I. P. J., and M. S. FRASER: Myoblastoma of the larynx. J. Laryng. **68**, 680 (1954). — MACONI, A. C.: Lipoma of the larynx. J. Laryng. **65**, 426 (1951). — MAHKORN, H.: Larynx-Sarkome. Diss., Erlangen 1932. — MANASSE, P.: Pathologische Anatomie der Tuberkulose der oberen Luftwege. Z. Hals-, Nas.- u. Ohrenheilk. **15**, 1 (1926); Anatomische Untersuchungen über die Tuberkulose der oberen Luftwege. Beih. Beitr. klin. Tuberk. Berlin: Springer 1927. — MANZ, A.: Fibroepitheliale Tumoren der Trachea. Arch. Ohr.-, Nas.- u. Kehlk.-Heilk. **160**, 402 (1951). — MARKOWICZ, H.: Ödematöser Larynxpolyp als Ausdruck einer beginnenden Larynxtuberkulose. Z. Laryng. Rhinol. **21**, 94 (1931). — MARTIN, H. E.: Cancer of the larynx. Living Surgery. Nelson's Loose Leaf Series. N. Y. Chap. 5 1947. — MATSCHNIG, F.: Wiederholte Larynxpapillome: Maligne Entartung. Mschr. Ohrenheilk. **88**, 139 (1954). — MATZKER, J.: Sarkom und Karzinom im gleichen Larynx. Z. Laryng. Rhinol.

37, 98 (1958); Gutartige Tumoren des Kehlkopfes. In: Hals-, Nas.- u. Ohren-Heilk., ein kurzgefaßtes Handbuch in drei Bänden. Hrsg. BERENDES, LINK, ZÖLLNER. Bd. II/2, 1963; s. o. unter Hand- u. Lehrbücher. — MAURER, R.: Carcinome der oberen Luftwege und Lungentuberkulose. Med. Klin. 1958, 1724. — MAXWELL, J.: The incidence of cancer of the larynx in relation to incidence of cancer of the bronchi. Lancet 1955, 193. — MAYOUX, H., MARTIN et J. P. REBATTU: A propos de deux observations de chondromes du larynx. J. franç. Oto-rhinolaryng. 44, 127 (1955). — McHENRY, L. C.: Neurilemmoma (Schwannoma) of the larynx. Ann. Otol. (St. Louis) 62, 392 (1953). — McKENZIE, W., and P. R. REZEK: Myosarcoma of Trachea associated with Riedel Struma. Arch. Otolaryng. 57, 22 (1953). — MEDA, P.: Symptomatische Laryngocele bei Larynxcarcinom. Arch. Otolaryng. 56, 512 (1952); Il cancro del ventricolo laringeo di Morgagni. Arch. ital. Otol. 64, Suppl. 14, 103 (1953). — MEESSEN, H., u. H. SCHULZ: Elektronenmikroskopischer Nachweis des Virus im Kehlkopfpapillom des Menschen. Klin. Wschr. 1957, 771. — MELNICK, J. L., H. BUNTING, W. G. BANFIELD, M. J. STRAUSS, and W. H. GAYLORD: Ann. N. Y. Acad. Sci. 54, 1214 (1952). — MERZ, W., u. K. GRAF: Haemangiofibrom des Trachea. Pract. oto-rhino-laryng. (Basel) 20, 77 (1958). — MEYERSON, M. D.: Benign neoplasm. Amer. J. Sci. 176, 720 (1929). — MEYJERS, B.: Drei seltene Halsgeschwülste. Niederl. Ges. Hals-, Nas.- u. Ohrenheilk. Oktober 1905. — MILLER, D.: Fibrosarcoma of the larynx. Report of a case in a child. Ann. Otol. (St. Louis) 59, 246 (1950). — MILLER, A. H., and H. R. FISHER: Carcinoma in situ of the larynx. Arch. Otolaryng. 58, 501 (1953); Ann. Otol. (St. Louis) 62, 358 (1953). — MINNIGERODE, B.: Typisch lokalisierte Kehlkopfpachydermien am hinteren Ende der Taschenbänder in Form „heller Flecke". Hals-, Nas.- u. Ohrenheilk. 6, 48 (1956); Geschwulstförmige Kehlkopfpachydermien. Hals-, Nas.- u. Ohrenheilk. 6, 50 (1956). — MINNIGERODE, W.: Die Geschwülste der Luftröhre und der Bronchien. In: Handbuch Hals-, Nas.- u. Ohrenheilk. (DENKER-KAHLER) V/1929, s. o. unter Hand- u. Lehrbücher; Ein ungewöhnlicher Kehlkopftumor (Fibrom). HNO (Berl.) 1, 411 (1949). — MOERSCH, H. J., and J. R. McDONALD: Bronchial adenoma. J. Amer. med. Ass. 142, 299 (1950). — MONTREUIL, F.: Cancer of the larynx. Ann. Otol. (St. Louis) 65, 772 (1956). — MÜLLER, H.: Zur Entstehungsgeschichte der Bronchialerweiterungen. Diss. Halle 1882. — MÜLLER, E.: Untersuchungen über das subglottische Wachstum innerer Kehlkopfkrebse. Arch. Ohr.-, Nas. u. Kehlk.-Heilk. 168, 188 (1955); Die Frühformen des Stimmlippenkarzinom und deren Diagnose. Z. Laryng. Rhinol. 35, 174 (1956); Plattenepithelmetaplasie und inneres Kehlkopfcarcinom. Arch. Ohr.-, Nas.- u. Kehlk.-Heilk. 173, 193 (1958). — MÜLLY, K.: Die Geschwülste der Lunge, Pleura und Brustwand. In: Handb. Inn. Med. 4. Aufl. Hrsg. BERGMANN, G. v., W. FREY und H. SCHWIEGK. Bd. IV/4. Berlin-Göttingen-Heidelberg: Springer 1956. — MULLIGAN, R. M.: Chemodectoma in the dog. Amer. J. Path. 26, 680 (1950). — MUMMA, C. S., and L. A. CHUSID: Distant metastases from primary malignancies of the endolarynx. Laryngoscope (St. Louis) 71, 524 (1961). — MYERSON, M. C.: Smokers Larynx. A clinical — pathological entity. Ann. Otol. (St. Louis) 59, 541 (1950).

NAUMANN, H. H.: Über einen Speicheldrüsen-Mischtumor in der Trachea. Z. Laryng. Rhinol. 27, 189 (1948); Funktionserhaltende Eingriffe beim Kehlkopfkarzinom. Dtsch. med. Wschr. 1957, 2125. — NEIVERT, H., and L. ROYER: Arch. Otolaryng. 44, 214 (1946), zit. nach OFFENHAMMER. — NEUSS, O.: Die Bedeutung des chromophoben Paraglanglioms (Chemodectoms) für die Hals-Nasen-Ohrenheilkunde. Z. Laryng. Rhinol. 35, 137 (1956). — NEW, G.: Sarcoma of the larynx. Arch. Otolaryng. 21, 648 (1935). — NEW, G. B., and K. D. DEVINE: Arch. Otolaryng. 45, 163 (1947). — NEW, G. B., and J. B. ERICH: Benign tumors of the larynx. Arch. Otolaryng. 28, 841 (1938). — NEW, G. B., F. A. FIGI, F. E. HAVENS, and J. B. ERICH: Carcinoma of the larynx. Methods and results of treatment. Surg. Gynec. Obstet. 85, 623 (1947). — NICOD: Metastase de la trachée d'un carcinoma de l'ovaire. Schweiz. med. Wschr. 1939, 396. — NIEHUS (1939) zit. nach KOELSCH: Handb. d. Berufskrankheiten. Jena: Fischer 1959. — NISKANEN, K. O.: On keratosis of the larynx and its significance as a precancerous stage. Acta oto-laryng. (Stockh.) 39, 503 (1951). — NOELL, G.: Über verschiedene Formen von sogenannten „Oberflächencarcinomen" im Kehlkopf- und Zungenbereich. Arch. Ohr.-, Nas.- u. Kehlk.-Heilk. 179, 100 (1961). — NORRIS, C. M., and A. R. PEALE: Sarcoma of the larynx. Ann. Otol. (St. Louis) 70, 894 (1961).

OBERLING, CH.: Presse méd. 1954, 712. — OCHSNER, S., F. E. LEJEUNE, and A. OCHSNER: Lipoma of the bronchus. J. thorac. Surg. 33, 371 (1957). — OESER, H.: Die Strahlentherapie der bösartigen Geschwülste des Kehlkopfes und des Kehlkopfoedems. Arch. Ohr.-, Nas.- u. Kehlk.-Heilk. **159**, 59 (1951). — OFFENHAMMER, K.: Über myogene und neurogene Tumoren des Larynx. Z. Laryng. Rhinol. **33**, 593 (1954); Zur Klinik neurogener Tumoren des Larynx. Z. Laryng. Rhinol. **33**, 81 (1954); Zur Differentialdiagnose neurogener Tumoren des Larynx. Pract. oto-rhino-laryng. (Basel) **17**, 33 (1955). — OGURA, J. H.: Surgical pathology of cancer of larynx. Laryngoscope (St. Louis) **65**, 867 (1955). — OLIVER, K. S., A. E. DIAB, and C. N. ABU-JAUDEH: Solitäres Neurofibrom des Larynx. Arch. Otolaryng. **47**, 177 (1948). — OPPI-KOFER, E.: Hypernephrommetastasen in den oberen Luftwegen und im Gehörgang. Arch. Ohr.-, Nas.- u. Kehlk.-Heilk. **129**, 271 (1931). — ORTON, H. C.: Papilloma of the bronchus. Trans. Amer. Bronch. Soc. **1932**, 25; Arch. Otolaryng. **28**, 153 (1938). — OSTERLAND, U.: Trachealgeschwülste. Berl. Med. **1961**, 1. — OVERHOLT, R. H., J. A. BOUGAS, and D. P. MORSE: Bronchial adenoma. A study of 60 patients with resections. Amer. Rev. Tuberc. **75**, 865 (1957).

PATTERSON, E. J.: Multiple papilloma of the larynx, trachea and left bronchus in a child. Ann. Otol. (St. Louis) **48**, 1080 (1939). — PEARLMAN, S. J., E. A. FRIEDMANN, and M. APPEL: Neurofibroma of the larynx. Arch. Otolaryng. **52**, 8 (1950). — PEARSON, R. W., E. B. GAMMELL, and W. THAYER: Rhabdomyosarcoma of hypopharynx. Arch. Otolaryng. **64**, 238 (1956). — PERÄSALO, O.: Ann. Chir. Gynaec. Fenn. **41**, 86 (1952). — PFEIFFER, W.: Zur Behandlung der Kehlkopfpapillomatose. Z. Laryng. Rhinol. **23**, 282 (1932). — PIAGET, F.: Deux cas de cancer de la trachée a symptomalogie récurentielle. J. franç. Oto-rhino-laryng. **4**, 287 (1955). — PIAGET, F., COUDERT et J. DE GRENOBLE: A propos du rabdomyosarcome du larynx. J. franç. Oto-rhino-laryng. **6**, 556 (1957). — PIERI, J., et J. CASALONGA: Chondromatose diffuse de la Trachée et des Bronches. Presse méd. **1957**, 1933. — PIETRANTONI, L., C. AGAZZI et R. FIOR: Le problème ganglionnaire dans le traitement des cancers du larynx et de l'hypopharynx. Fortschr. Hals.-, Nas.- u. Ohrenheilk. **9**, 275 (1961). — PIQUET, J., M. BENOIT et C. GELAIN: Un cas de maladie de Bowen du larynx. Ann. Oto-laryng. (Paris) **73**, 928 (1956). — PITKIN, Y.N., and D. M. SPENCER: Chondromatous hamartoma of the cricoid cartilage. Laryngoscope (St. Louis) **63**, 61 (1953). — POLEDNAK, L.: Das gestielte Larynxcarcinom. Mschr. Ohrenheilk. **67**, 1433 (1933). — POLICARD, A. et P. GALY: Les Bronches. Paris 1945. — POMMEZ, J.: A propos du nodule de la corde vocale chez la femme. Rev. Laryng. (Bordeaux) **75**, Suppl. 252 (1954). — PORTMANN, G., et R. PHILIP: Rev. Laryng. (Bordeaux) **54**, 1 (1933). — POYET, G.: Die Leukoplakie des Kehlkopfes. Diss., Paris 1908. — PRUVOST, P., P. JACOB, J. DELARUE et R. DEPIERRE: Sur une forme particulière d'épithéliomes des grosses bronches les ,,épistomes'' bronchiques. Presse méd. **19**, 1140 (1941). — PUSATENI, S.: Über ein ungestieltes Fibrom der Luftröhre. Atti. clin. otol. ecc. Univ. Palermo **2**, 75 (1949). — PUTNEY, F. J.: Borderline malignant lesions of the larynx. Arch. Otolaryng. **61**, 381 (1955). — PUTNEY, F. J., and J. J. O'KEEFE: The clinical significance of keratosis of the larynx as a premalignant lesion. Ann. Otol. (St. Louis) **62**, 348 (1953).

QUINN, F. B., and B. F. McCABE: Laryngeal metastases from malignant tumors in distant organs. Ann. Otol. (St. Louis) **66**, 139 (1957).

RABIN, C. B., and H. NEUHOF: Adenoma of the bronchus. J. thorac. Surg. **18**, 149 (1949). — RANDERATH, E.: Die pathologische Anatomie der Kehlkopftuberkulose. Ergebn. Tuberk. Forsch. **9**, 143 (1939). — RANGER, D., and A. C. THACKRAY: Papillary cystadenoma of the larynx. J. Laryng. **67**, 609 (1953). — RAPP, W.: Über die Geschwülste der Luftröhre. Diss., Heidelberg 1933. — RATZENHOFER, M., W. MESSERKLINGER und F. LEMBECK: Zur Frage der Endokrinie der Bronchialadenome (-karzinoide) .Wien. klin. Wschr. **1957**, 612. — RAUCH, S.: Pathogenetische Besonderheiten des weiblichen Larynxcarcinoms. Arch. Ohr.-, Nas.- u. Kehlk.-Heilk. **170**, 99 (1956). — RAVEN, R. W.: Cancer of the Pharynx, Larynx and Oesophagus and its surgical treatment. Butterworth and Co. Ltd. 1958. — REHAK, P.: Kehlkopfkrebs im Jugendalter. Mschr. Ohrenheilk. **78**, 42 (1944). — REID, J. D.: Cancer (Philad.) **5**, 685 (1952). — REIF, R.: Zur Frage der Beziehungen zwischen Kehlkopfkrebs und Bronchuskarzinom. Mschr. Ohrenheilk. **91**, 115 (1957). — REINHARD, M.: Die Knorpelgeschwülste des Kehlkopfes und ihre Behandlung. HNO (Berl.) **8**, 121 (1960). — REVESZ, G.: Acta oto-laryng. (Stockh.) **36**, 2 (1948); Neurinoma in the nasal cavity. J. Laryng. **62**, 244 (1948). — RICCABONA, A. v.: Neurinom des Pharynx. Mschr. Ohrenheilk. **87**, 60 (1953); Lipom des Kehlkopfes. Mschr. Ohrenheilk. **90**, 247 (1956); Ein bemerkenswerter Fall von Larynxpapillom. Wien. klin. Wschr. **1960**, 107. — RICHTER, O. H.: Cylindrom der Trachea. HNO (Berl.) **1**, 177

(1948). — RITAMA, V., and L. OJALA: Bronchial adenomas — tumours with "Potential malignancy". Report of two cases of the carcinoid and two of the cylindromatous variety. Acta path. microbiol. scand. (Kopenh.) 32, 402 (1953). — RÖSSLE, R.: Seröse Entzündung. Verh. dtsch. Ges. Path. Breslau 1944, publ. 1949, 1. — ROKITANSKY, C. v.: Lehrbuch der pathologischen Anatomie. Beaumüller: Wien 1856. — ROTHE, G., u. W. KLÄRING: Gutartige Bronchusgeschwülste. Zbl. Chir. 80, 786 (1955). — ROMENALDI u. C. COSTESI: Die Myxome des Kehlkopfes. Arch. De Vecchi. Anat. pat. 9, 761 (1947). — ROSEDALE, R. S.: Laryngeal chondroma. Arch. Otolaryng. 45, 543 (1947). — ROSSI, G.: L'adenoma di tipo salivare della trachea. Minerva med. 1953. — ROTTER, W., u. H. LAPP: Pathologische Anatomie des Mundhöhlenbereiches. In: Die Zahn-, Mund- und Kieferheilkunde. München, Berlin: Urban und Schwarzenberg 1958. — ROUS, P., and J. W. BEARD: Virus induced mammalian growth with the character of a tumor (The Shope Rabbit Papilloma). J. exp. Med. 60, 70 (1935). — RUCKES, J., u. J. MATZKER: Der dyschylische Tumor der Taschenlippe. Z. Laryng. Rhinol. 39, 796 (1960). — RUEDI, L.: Die Erkrankungen des Kehlkopfes. In: Handb. Inn. Med., 4. Aufl. (v. BERGMANN, FREY, SCHWIEGK) IV/2, 1956; s. o. unter Hand- u. Lehrbücher. — RUITER, H. J. DE: Tracheal Tumours. Arch. chir. neerl. 9, 289 (1957). — RUNGE, L.: Die malignen Tumoren bei Kindern im Hals-Nasen-Ohrengebiet an Hand zehnjähriger Beobachtung. Ärztl. Wschr. 1957, 351. — RYAN, R. F., J. R. McDONALD and K. D. DEVINE: The pathologic effects of smoking on the larynx. Arch. Path. 60, 472 (1955); Changes in laryngeal epithelium: Relation to age, sex and certain other factors. Proc. Mayo Clin. 31, 47 (1956).

SAARESTE, E.: Vier Fälle von Larynxcarcinom bei jüngeren Personen. Mschr. Ohrenheilk. 74, 590 (1940). — SALINGER, S.: Benign tumors of the vocal cord. Clinical versus histologic diagnosis. Ann. Otol. (St. Louis) 65, 783 (1956). — SALOMON, S.: Osteom in der Luftröhre des Pferdes. Berl. tierärztl. Wschr. 1932, 461. — SANO, M. E., and R. MEADE jr.: Five types of the so-called bronchial adenoma. Arch. Path. 43, 235 (1947). — SCHINZ, H. R., u. E. UEHLINGER: Vom atypischen Epithel, vom „Carcinoma in situ" und vom Mikro- und Makrocarcinom des Collum uteri. Oncologia (Basel) 5, 146 (1952). — SCHINZ, H. R., W. E. BAENSCH, E. FRIEDL und E. UEHLINGER: Lehrbuch der Röntgendiagnostik. Bd. I, 5. Aufl. Stuttgart: Thieme 1952. — SCHLORHAUFER, W.: Speicheldrüsenmischtumor in der Trachea. Mschr. Ohrenheilk. 89, 57 (1955). — SCHÖNGARTH: Über Leukoplakia linguae et buccalis. Diss., Breslau 1896. — SCHÖNLEBE, H.: Zbl. Chir. 32, 1137 (1943). — SCHREIBER, H. W., u. K. DIETMANN: Lokalisation von 328 Bronchialadenomen. Bruns Beitr. klin. Chir. 192, 436 (1956). — SCHREINER, N.: Primäre simultan-multiple Melanoblastome des Gaumens, der Tonsillen und der Epiglottis. Mschr. Ohrenheilk. 76, 589 (1942). — SCHRÖTTER, H. v.: Vorlesungen über Kehlkopfkrankheiten. Berlin 1893. — SCHWAB, W.: Das innere Kehlkopfcarcinom und seine chirurgische Behandlung. Ärztl. Wschr. 1955, 169. — SCHWAB, W., u. H. KAESS: Erfahrungen bei der Behandlung des Kehlkopfcarcinoms (anhand des Krankengutes der Univ.-HNO-Klinik Heidelberg im Zeitraum der letzten 10 Jahre). Krebsarzt 11, 1 (1956). — SCHWAB, W., W. EY, K. WERNER und K. E. SCHEER: Erfahrungen bei der Behandlung maligner Geschwülste des Epipharynx, der Zunge und der Tonsille auf Grund des Krankengutes der Univ.-Hals-Nasen-Ohrenklinik Heidelberg im Zeitraum des letzten 10 Jahre. Strahlentherapie 104, 1 (1957). — SCHWARZBART, A.: Beitrag zur Kasuistik gutartiger Kehlkopfgeschwülste. Mschr. Ohrenheilk. 71, 385 (1937). — SCHWEISSINGER, I.: Klinische Betrachtungen über Zylindrome in der Hals-Nasen-Ohrenheilkunde. Z. Laryng. Rhinol. 37, 21 (1958). — SCHWEIZER, G.: Häufigkeit, Art, Ursache und Klinik der gutartigen Stimmbandgeschwülste beim Erwachsenen an Hand des Krankengutes der Hals-Nasen-Ohren-Klinik der Freien Univ. Berlin. Diss., 1953. — SCUDERI, R.: Minerva otorinolaring. 3, 165 (1953). — SEGNI: El tabaco y el cancer laryngeo. Crón. méd.-quir. Habana 1911. — SHAW, H. J., and E. S. EPSTEIN: Cancer of the epiglottis. Cancer (Philad.) 12, 246 (1959). — SHOPE, R. E., and E. WESTON HURST: Infectious papillomatosis of rabbits. J. exp. Med. 58, 607 (1933). — SHORP, H. S.: Hämangioma of the trachea in an infant. J. Laryng. 63, 413 (1939). — SIEBERT, K.: Gewerbeerkrankungen der Luftwege. In: Hals-, Nas.- u. Ohrenheilk., ein kurzgefaßtes Handbuch in drei Bänden (Hrsg. BERENDES, LINK, ZÖLLNER) Bd. I, 1964; s. o. unter Hand- u. Lehrbücher. — SIEGMUND, H., u. R. WEBER: Pathologische Histologie der Mundhöhle. Leipzig: S. Hirzel 1926. — SIROTA, H. H., and A. HURWITZ: Chondrosarcoma of the larynx. Arch. Otolaryng. 56, 290 (1952). — SISCHKA, O.: Morbus Bowen des Larynx. Mschr. Ohrenheilk. 90, 103 (1956). — SMITH, H. W.: Skeletal muscle rhabdomyoma of the larynx. Report of a case. Laryngoscope (St. Louis) 69, 1528

(1959). — SMITH, R. T.: An unusual Papilloma of the larynx. Laryngoscope (St. Louis) 42, 390 (1932). — SMOLLER, S., and A. L. MAYNARD: Adenoma of bronchus in a nine year old child. Amer. J. Dis. Child. 82, 587 (1951). — SOM, M. L., and R. PEIMER: Oncocystic adenoma of the larynx. Ann. Otol. (St. Louis) 58, 234 (1949); Postcricoid carcinoma as a sequel to radiotherapy for laryngeal carcinoma. Arch. Otolaryng. 62, 428 (1955). — SOULAS, A.: A propos de l'évolution de la bronchoscopie et de celle des ,,soi disant adénomes bronchiques". Presse méd. 1953, 1751. — SPANNER: Ein Fall von Primärkarzinom der Epiglottis bei Vergiftung durch französisches Kampfgas. Z. Laryng. Rhinol. 10, 44 (1921). — SPIESS, A.: Über ein Gangliom des Kehlkopfes. Z. Laryng. Rhinol. 19, 1 (1929). — STAMM: Hyperkeratosis circumscripta laryngis. Z. Hals-, Nas.- u. Ohrenheilk. 13, 129 (1926). — STATHEROU, P.: Zur Kenntnis der Komplikationen der Papillomatose des Larynx. Mschr. Ohrenheilk. 91, 300 (1957). — STEGER, C.: Peut on parler de carcinoid bronchique? Bronches 7, 481 (1957). — STEWART, J. P.: The histo-pathology of benign tumours of the larynx. J. Laryng. 71, 718 (1957). — STÖRK: Die Krankheiten der Nase, des Rachens, des Kehlkopfes und der Luftröhre. In: Nothnagels spez. Path. u. Therapie, Bd. 13. Wien: Hölder 1885 und 1897. — STOUT, A. P.: Cellular origin of bronchial adenoma. Arch. Path. 35, 803 (1943). — STRUBEN, W. H.: Nomenclature and Classification of laryngeal carcinoma. Pract. oto-rhino-laryng. (Basel) 19, 422 (1957). — STRUPLER, W.: Papillomatosis tracheo-bronchialis. Pract. oto-rhino-laryng. (Basel) 17, 391 (1955). — STRUPPLER, V.: Sarkom der Trachea. Zbl. Chir. 83, 1679 (1958). — SYNE, W. S.: J. Laryng. 42, 752 (1927). — SZMURLO: Ein Fall von Koexistenz von Sarkom und Karzinom im Kehlkopf. Medicyna Bd. 29, 1894 (Warschau). — SZÖNYI, F., u. J. BERENYI: Über das solitäre Kehlkopfneurinom. Zbl. allg. Path. path. Anat. 101, 338 (1960).

TAMURA, H., u. M. NAKAMOTO: Ein Fall von Grawitz-Tumor mit Metastase im Kehlkopf. Mschr. Ohrenheilk. 90, 354 (1956). — TEMESRÉKSÁI, D.: Zwei seltene gutartige Kehlkopfgeschwülste. Pract. oto-rhino-laryng. (Basel) 17, 122 (1955). — TERRACOL, J., L. FABRE et Y. GUERRIER: Les tumeurs cartilagin bénignes. Ann. Oto-laryng. (Paris) 65, 42 (1948). — TERRACOL, J., et Y. GUERRIER: Die gutartigen Nebenhöhlentumoren. Montpellier méd. 3, 102 (1959). — TEUBLER, K.: Das primäre Carcinom der Trachea. Z. Hals-, Nas.- u. Ohrenheilk. 33, 444 (1933). — THOMA, K. H.: Clinic pathology of the jaws. Springfield, Ill. 1934; Oral Pathology. 4. Aufl. London: H. Kimpton 1954; Diff.-diagn. of fibrous dysplasia and fibroosseous neoplastic lesions of the jaws and their treatment. J. oral Surg. 14, 185 (1956). — THOMAS, C. R.: Ossifying bronchial adenoma. Thorax 13, 286 (1958). — THOMAS, M.: A propos de 5 cas de papillomatose laryngée. Ann. Oto-laryng. (Paris) 73, 615 (1956). — THOST, A.: Der normale und kranke Kehlkopf des Lebenden im Röntgenbilde. Arch. u. Atlas d. normalen und pathologischen Anatomie u. typische Röntgenbefunde. Bd. 31 (1913); Die Geschwülste des Kehlkopfes. In: Handbuch Hals-, Nas.- u. Ohrenheilk. (DENKER-KAHLER) Bd. V, 1929; s. o. unter Hand- u. Lehrbücher. — TIMMEL, H.: Zur mikroskopischen Morphologie rezidivierender Larynxpapillome. Klin. Wschr. 1961, 307. — TURNER, A. L.: Metastatic malignant tumor of larynx secondary of adenocarcinoma of right kidney. J. Laryng. 39, 18 (1924).

URFER, E.: Myxolipom des Kehlkopfes. Schweiz. med. Wschr. 1947, 366. — ULLMANN, H.: Diss., München 1920; Ein echtes Karzinosarkom des Kehlkopfes. Z. Hals-, Nas.- u. Ohrenheilk. 1, 130 (1922). — ULLMANN, E. V.: On the etiology of the laryngeal papilloma. Acta oto-laryng. (Stockh.) 5, 317 (1923). — UNGERECHT, K.: Multiple Chondrome und Chondrosarkome des Larynx und der Trachea mit chondromyxosarkomatösen Rezidiven. Arch. Ohr.- Nas.- u. Kehlk.-Heilk. 160, 158 (1951).

VALKO, P.: Smoking and the development of malignant tumours of the larynx. Cs. Otolaryng. 1, 102 (1952). — VERSTENNIKOVA, V. P.: Über einen Knochentumor der Trachea. Klin. Med. (Mosk.) 1957, 77. — VIKING, B.: Large bronchial adenoma. Report of a case. Acta chir. scand. 102, 378 (1952). — VIRCHOW, R.: Pachydermia laryngis. Berl. klin. Wschr. 1887, 32. — VOGEL, K.: Das Kehlkopfcarcinom. Berl. med. Z. 1950, 638. — VOZNESENKAJA, I. A.: Pathologische Anatomie der Kehlkopfpapillome. Vestn. Oto-rino-laring. 12, 40 (1950). — VYSLONZIL, E.: Sarkom des Kehlkopfes. Mschr. Ohrenheilk. 90, 246 (1956).

WÄTJEN, J.: Über besondere Formen der Metastasierung bei Kehlkopfkrebsen und ihren Rezidiven. Arch. Ohr.-, Nas.- u. Kehlk.-Heilk. 166, 240 (1954). — WAGEMANN, W.: Tagungsber. Vereinig. schleswig-holsteinischer HNO-Ärzte. HNO (Berl.) 3, 93 (1952). —

WALKERS, J. S.: Neurinoma of the larynx. Ann. Otol. (St. Louis) 56, 898 (1947). — WALLNER, L. J.: Smokers Larynx. Laryngoscope (St. Louis) 64, 259 (1954). — WALSH, T. E.: The classification of carcinoma of the larynx. Laryngoscope (St. Louis) 57, 414 (1947). — WALSH, T. E., and J. BEAMER: Epidermoid carcinoma of the larynx occurring in two children with papilloma of the larynx. Laryngoscope (St. Louis) 60, 1110 (1950). — WALTER, W.: Chondroma of the larynx. Ann. Otol. (St. Louis) 68, 1144 (1959). — WALTHARD, B.: Zur Kenntnis des primären Drüsenkrebses der Epiglottis. Zbl. allg. Path. path. Anat. 49, 225 (1930). — WALTHER, H. E.: Krebsmetastasen. Basel: Benno Schwabe 1948. — WARD, D. E. jr., H. H. BRADSHAW and TH. C. PRINCE jr.: Bronchial adenoma in children. A case report of a 7 year-old boy. J. thorac. Surg. 27, 295 (1954). — WATSON, W.: Carcinoma of the trachea. Proc. roy. Soc. Med. 29, 1339 (1936). — WEBB, W. W.: Papilloma of the larynx. Laryngoscope (St. Louis) 66, 871 (1956). — WEIDMANN, F. D., and H. W. SCHAFFER: Xanthoma of the skin and larynx, associated with carcinoma of the stomach and a regressive xanthoma of the pons. Arch. Derm. Syph. (Chic.) 35, 767 (1937). — WEILAND, H.: Über experimentelle Geschwulsterzeugung am Kehlkopf des Kaninchens. (Demonstration eigener tierexperimenteller Untersuchungsergebnisse). Arch. Ohr.-, Nas.- u. Kehlk.-Heilk. 167, 382 (1955). — WEINBERGER, M. A., S. KATZ and E. W. DAVIS: J. thorac. Surg. 29, 626 (1955). — WEINSTEIN, S.: Cancer of the larynx. Report of a case in a Negro woman nineteen-years of age. Arch. Otolaryng. 62, 380 (1955). — WEITZEL, G.: Zink und Insulin im Pancreas von Knochenfischen: Hoppe-Seylers Z. physiol. Chem. 295, 83 (1953); Zinkgehalt und blutzuckersteigernde Wirkung von Organextrakten. Hoppe-Seylers Z. physiol. Chem. 303, 161 (1956). — WEISS, C. H.: Über neurogene Geschwüste in der Mundhöhle und ihre Bedeckungen in ihrer Bedeutung für den Zahnarzt. Diss., Berlin 1957. — WEISS, TH., u. E. BIERMANN: Ein intratrachealer Tumor (Spindelzellsarkom). Röntgenpraxis 4, 304 (1932). — WELT, B., and S. WEINSTEIN: A trio of rare bronchoscopic cases. Laryngoscope (St. Louis) 47, 30 (1937). — WESSELY, E.: Epulis laryngis. Mschr. Ohrenheilk. 73, 751 (1939); 74, 158 (1940); Das Karzinosarkom des Kehlkopfes. Wien. med. Wschr. 1951, 675. — WESSLER, H., and C. B. RABIN: Benign tumors of the bronchus. Amer. J. med. Sci. 183, 164 (1932). — WITHALM, A.: Zur Pathologie und Histologie des Epiglottiskarzinoms. Z. Laryng. Rhinol. 32, 182 (1953). — WOMACH, N. A., and E. A. GRAHAM: Mixed tumor of the lung, so-called bronchial or pulmonary adenomas. Arch. Path. 26, 165 (1938). — WORINGER, F., and S. KWIATKOWSKI: L'histiocytome de la peau. Ann. Derm. Syph. (Paris) 3, 998 (1932). — WÜSTHOFF, P. G.: Ein Beitrag zur Genese der Stimmlippenpolypen. Z. Hals-, Nas.- u. Ohrenheilk. 50, 271 (1944). — WYNDER, E. L.: Laboratory contributions to the tobacco-cancer problem. Brit. med. J. 1959, 317. — WYNDER, E. L., I. J. BROSS and E. DAY: Epidemiological approach to the etiology of cancer of the larynx. J. Amer. med. Ass. 160, 1384 (1956); A study of environmental factors in cancer of the larynx. Cancer (Philad.) 9, 86 (1956). — WYNDER, E. L., and E. A. GRAHAM: Tobacco smoking as a possible etiologic factor in bronchogenic carcinoma. Study of 684 proved cases. J. Amer. med. Ass. 143, 329 (1950). — WYNDER, E. L., E. A. GRAHAM and A. B. CRONINGER: Experimental production of carcinoma with cigarette tar. Cancer Res. 13, 855 (1953).

YURICH, E. L., and G. J. BEEKHUIS: Multiple Neurofibromatosis involving the Larynx. Laryngoscope (St. Louis) 70, 46 (1960).

ZAMORA, A. M.: J. Laryng. 46, 829 (1931). — ZAMORA, A. M., and N. SCHUSTER: Vascular adenoma of the bronchus. J. Laryng. 52, 337 (1937). — ZANGE, J.: Die Frühdiagnose bei bösartigen Geschwülsten im Ohr-, Nasen- und Halsgebiet. In: HELD: Frühdiagnose des Krebses. Berlin: VEB Verlag, Volk und Gesundheit 1953. — ZANNI, G.: Ausgedehntes Kehlkopfgranulom vom Aussehen eines Sarkoms. Zbl. Hals-, Nas.- u. Ohrenheilk. 29, 302 (1938). — ZAROWITZ, H., and J. B. HOFFMANN: Primary carcinoma of the trachea. Arch. intern. Med. 89, 3, 454 (1952). — ZECHNER, G.: Histologische Untersuchungen an Lymphknoten aus dem Abflußgebiet von Larynxkarzinomen. Mschr. Ohrenheilk. 97, 536 (1963). — ZEITLHOFER, J.: Ungewöhnlicher Tumor im Larynx (Chromophobes Paragangliom). Mschr. Ohrenheilk. 89, 133 (1955). — ZEMAN, M. S.: Carotid body tumor of the trachea. Glomus jugularis tumor, tympanic body tumor, non-chromaffin paraganglioma. Ann. Otol. (St. Louis) 65, 960 (1956).

B. Walthard

Die Schilddrüse

Einleitung

Die pathologische Anatomie der Schilddrüse ist im deutschen Sprachgebiet erstmals zusammenfassend von Prof. C. WEGELIN im Jahre 1926 dargestellt worden. Seit diesem Zeitpunkt wurden die Erkrankungen der Schilddrüse in zahlreichen Monographien im deutschen, französischen und angelsächsischen Sprachgebiet geschildert. Mit der großen Zunahme der Kenntnisse von der Funktion sind die morphologischen Feststellungen nunmehr einer eingehenderen Deutung zugänglich. Die Morphologie der gesunden sowie der krankhaft veränderten Schilddrüse ist heute in erster Linie im Lichte der normalen und der krankhaften Funktion verständlich.

A. Embryologie und Anatomie

I. Embryologie mit Einbeziehung der Kiemengangsderivate

Jodotyrosin und Thyroxin werden in der Natur leicht gebildet. Reich an Jodoprotein ist die harte Cuticula der Wirbellosen. Phylogenetisch ist das aktive Inkret der Schilddrüse viel älter als das Organ selbst (GORBMAN 1955), dessen Bildung sich in der aufsteigenden Entwicklung im Tierkörper an umschriebener Stelle, in einem Organ lokalisiert. Bei Ameliden, Mollusken und Arthropoden wird Jodprotein in oder nahe der Mundhöhle, resp. dem Pharynx, in Epithelien gebildet. Im Verdauungstrakt erfolgt mit der Verdauung die Abspaltung der Eiweißkomponente und damit die Aktivierung des Wirkstoffes. Die Sekretion, die durch celluläre Desquamation erfolgt, vollzieht sich im Sinne einer *holokrinen* Drüse. Sezerniert die Larve des Neunauges das Jodoprotein durch das Endostyl in den Verdauungstraktus, so ist die holokrine Sekretion nach der Metamorphose mit Verschluß des Endostyls nicht mehr möglich. An der Bildungsstätte des Jodoproteins tritt ein neues Ferment, eine *Protease*, in Erscheinung, welche die Abspaltung des Eiweißkomplexes vom Jodoprotein ermöglicht und den Wirkstoff diffusibel, geeignet für den Übertritt in die Blutbahn, macht. Mit diesem entscheidenden Vorgang ist der Übergang der holokrinen zur *endokrinen* Sekretion gekennzeichnet.

Bei den Vertebraten besitzt die Schilddrüse recht unterschiedliche Formen; das Sekretionsprinzip, die Endokrinie, bleibt dasselbe bis zum Menschen. Schilddrüse, Thymus und Parathyreoidea entwickeln sich in engster Nachbarschaft aus dem entodermalen Schlunddarm: Thymus, Parathyreoidea und ultimobranchialer Körper aus dem Epithel der Schlundtaschen, die Schilddrüse sowohl aus dem Epithel der Schlundwand selbst, als auch aus Abkömmlingen der Kiementaschen.

Die Schilddrüsenanlage des Menschen entsteht etwa in der Mitte der 3. Schwangerschaftswoche im cranialen Abschnitt der Vorderwand des Schlunddarmes — der Area interbranchialis —, ventral zwischen 1. und 2. Kiementasche. Der

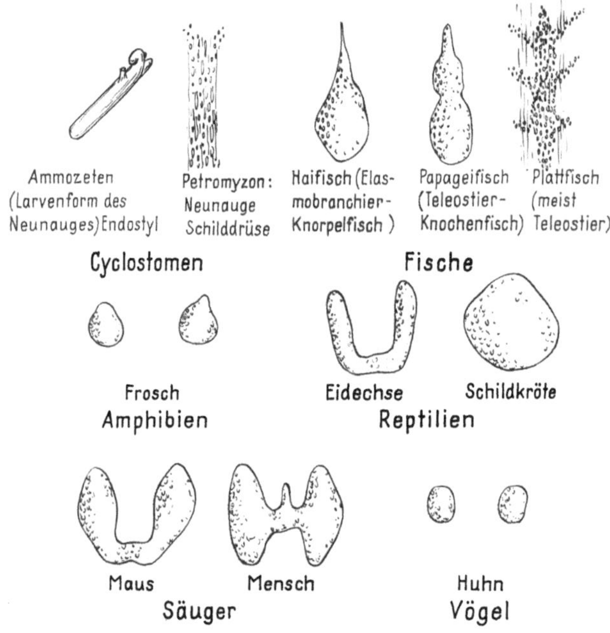

Abb. 1. Morphologie der Schilddrüse bei den verschiedenen Vertebraten. [Aus GORBMAN: Some aspects of comparative biochemistry of iodine utilization and the evolution of the thyroidal function, S. 337. Physiol. Rev. **35,** 336 (1955)]

Embryo hat dann eine Länge von etwa 2,5 mm. Ist der Embryo 4 mm lang, tritt das sog. tuberculum impar — die Schilddrüsenanlage — als Knospe in Erscheinung. Bei einer Länge von 5 mm am Ende der 5. Woche wird der nun birnenförmige Körper zweilappig. Er liegt caudal vor dem unteren Ende des primitiven Larynx, bleibt indessen mit dem Ursprungsort durch einen kurzen Stiel, den Ductus thyreoglossus, verbunden, der gegen das Ende der 5. Woche atrophiert. An der Ursprungsstelle im Pharynx bleibt eine Einziehung bestehen, das Foramen caecum am Zungengrund. Mit dem Descensus der medialen Anlage in der Halsregion hält diese indessen am Ursprung weiterhin eine Verbindung aufrecht, die zum langen Ductus thyreoglossus führt, der gegen die 2. Hälfte des 2. Monats durch das Zungenbein in eine obere und eine untere Hälfte getrennt wird. Auch dieser Ductus thyreoglossus atrophiert in der Norm am Ende des 2. Monats, kann aber in ganzer Ausdehnung oder in Teilen, namentlich am unteren Abschnitt als lobus pyramidalis, persistieren. In seltenen Fällen entstehen zwei Lobi pyramidales, die zu den Lappen ziehen und nicht zum Isthmus. Fehlen des einen Ductus kann von Hypoplasie oder Aplasie des zugehörigen Drüsenlappens begleitet sein.

Die ursprünglich kompakte Zellmasse wandelt sich in ein Gebilde um, das sich aus netzförmig verbundenen, soliden, zweireihigen Strängen zusammensetzt. Das

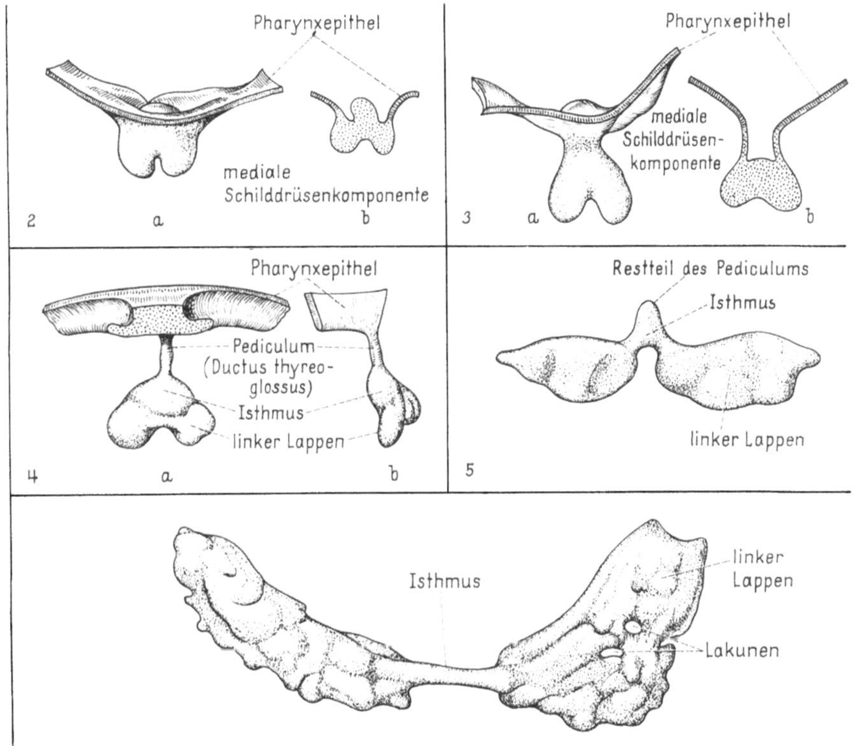

Abb. 2a. Entwicklung der medianen Schilddrüsenanlage bei einem Embryo von 4,5 bis 13,5 mm. [Aus WELLER: The development of the thyroid gland, S. 101. Contz. Embryol. Carneg. Instn. **24,** 93 (1933)]

Wachstum der Lappen erfolgt kopfwärts und dorsal bis zu den Carotiden, das Organ nimmt U-Form an, am Isthmus verwachsen die Lappen sekundär miteinander.

In der 7. Woche kommen Zellknospen aus der 4. Kiementasche, aus welcher die lateralen Anlagen der Schilddrüse kurz nach der medialen Anlage hervorgehen, mit dieser in Berührung. Die lateralen Anlagen steigen zusammen mit den Epithelkörperchen aus der 4. Schlundtasche empor und vereinigen sich am Ende der 16. Woche mit den Lappen der medialen Anlage. Die Ausdifferenzierung der lateralen Anlage erfolgt bedeutend langsamer als diejenige der medialen Anlage. Erst nach Bildung der soliden Epithelstränge auch im lateralen Anteil entstehen Follikel. Die Follikelbildung beginnt in der 8. Woche von der Peripherie nach dem Zentrum zu, in der 16. Woche ist sie abgeschlossen (MAURER, NEUWEILER 1927). Kurz darauf, mit dem 5. Schwangerschaftsmonat, setzt die Kolloidbildung,

21*

verbunden mit Jodaufnahme, ein. Bezogen auf Japan geschieht dies nach TAKI schon in der Zeitspanne von der 10. bis 13. Schwangerschaftswoche, was auch den Feststellungen von ABOUL et al. entspricht. Vor der 13. Woche wird nämlich J 131 in der Schilddrüse nicht gespeichert. Mit der Jodspeicherung ist implicite die Möglichkeit gegeben, selbst das wirksame Ferment Thyroxin zu bilden. Schon frühzeitig fällt die starke Vaskularisation des Organes und die Entwicklung von lymphatischem Gewebe auf (BOYD 1950, EICKHOFF 1958) sowie eine Nervenversorgung

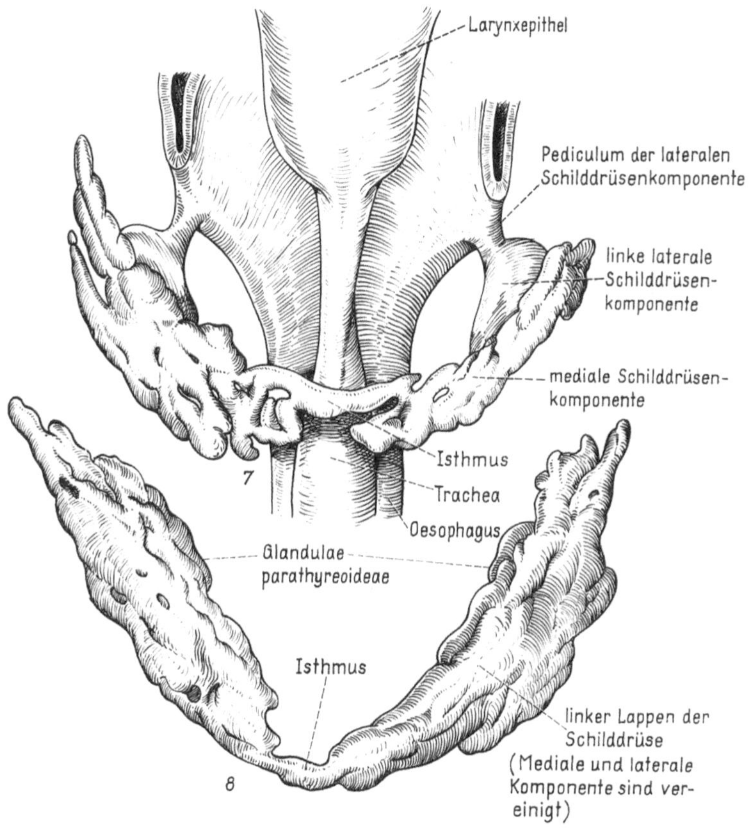

Abb. 2b. Entwicklung der medianen und lateralen Schilddrüsenanlage bei einem Embryo von 16 und 23 mm. Ventrale Ansicht: Kontakt der lateralen Komponente mit der medianen Anlage. [Aus WELLER: The development of the thyroid gland, S. 105. Contz. Embryol. Carneg. Instn. **24,** 93 (1933)]

mit sympathischen und parasympathischen Fasern. Ferner sind einige Ganglienzellen zu erkennen, die sowohl die Blutverteilung als auch den Sekretionsprozeß beeinflussen (E. und H. LEGAIT 1952).

Die eingehenden Untersuchungen von WELLER (1933) und NORRIS (1937) haben zu der bedeutsamen Erkenntnis geführt, daß ungefähr 1/4 bis 1/3 der Schilddrüse aus den lateralen Anlagen, aus der 4. Kiementasche stammen und daß, wie schon WEGELIN (1926) betonte, der postbranchiale Körper beim Menschen zugrunde geht und an der Schilddrüsenanlage unbeteiligt ist (GETZOWA 1905, 1907, GILMOUR 1937, WETZEL 1936).

II. Normale Anatomie

1. Makroskopisch, Gewichtsangaben

Die Schilddrüse setzt sich aus zwei Lappen zusammen, die ventral durch den Isthmus miteinander verbunden sind. Vom Isthmus zieht cranialwärts der Lobus pyramidalis, der in seinem Ausmaß großen Schwankungen unterworfen und namentlich in Gebieten einer Kropfendemie stark ausgeprägt ist, in kropffreien Gegenden ganz fehlen kann. Die beiden Lappen liegen dem Kehlkopf und der Trachea seitlich dicht an, die lateralen Flächen sind nach außen gewölbt. Sie grenzen lateral an die A. carotis communis und berühren dorsal die Seitenflächen des Oesophagus. Sie werden von einer lockeren, bindegewebigen Kapsel umschlossen, durch welche die leicht höckerige Oberfläche, als Ausdruck der Läppchenstruktur, zu erkennen ist. Der Isthmus liegt meist auf der Höhe des 3. bis 4. Trachealringes. Die Konsistenz der Schilddrüse ist ziemlich fest, die Schnittfläche zeigt eine Läppchenstruktur mit deutlich erkennbaren, interlobulären Septen. Die Farbe des Organs ist graurot bis graugelb, abhängig vom Blutgehalt, die Transparenz ausgesprochen groß.

Die *Blutgefäßversorgung* erfolgt seitengetrennt durch die A. thyroidea superior aus der A. carotis externa und die A. thyroidea inferior aus der A. subclavia sowie aus der sehr variablen A. thyroidea ima, die dem Aortenbogen, der A. carotis communis oder der A. subclavia entspringen kann. Die Arterien bilden extraglandulär ausgedehnte Anastomosengeflechte und verlaufen im Organ in den interlobulären Septen. Sie münden in ein Capillargeflecht, welches die Follikel umspinnt. Dieses Capillargeflecht ist hier so dicht wie in keinem anderen Körperorgan und deshalb imstande, die gesamte Blutmenge von etwa fünf Litern innerhalb einer Stunde durchfließen zu lassen. Die Venen verlaufen in den interlobulären Septen und führen das Blut in die Vv. jugulares intt. sowie in die V. thyreoidea ima links. Sie stellen das Abflußgebiet des spezifischen Inkretes dar. Zwischen den Arterien und Venen bestehen extraglandulär ausgedehnte Anastomosengebiete, die im Dienste der Regulation der Blutzufuhr zur Schilddrüse stehen.

Ein reiches Geflecht von *Lymphspalten* liegt zwischen den Follikeln und den Capillaren. Sie vereinigen sich wie die Venen zu größeren Gefäßen, die in den interlobulären Septen verlaufen. Die Lymphe fließt nach den tiefen cervicalen und den paratrachealen Lymphdrüsen ab. Über die Bedeutung der Lymphgefäße mit Bezug auf die Funktion der Schilddrüse ist wenig bekannt. Als Abflußgebiet des Hormons scheinen sie nicht in Betracht zu kommen.

Die *nervöse Versorgung* der Schilddrüse ist weitverzweigt: sie erfolgt einerseits durch den Parasympathicus, den N. vagus mit den Ästen des N. laryngeus superior und des N. recurrens, andererseits durch sympathische Geflechte, die aus den mittleren und unteren cervicalen Ganglien stammen. Die Nervenbündel und -fasern verlaufen gemeinsam mit den Blut- und Lymphgefäßen und bilden ein dichtes Geflecht, das teils an den Blutgefäßen selbst, teils im lockeren Bindegewebe um die Follikel endigt (HAFERKAMP 1964). Unter pathologischen Bedingungen kann sich das terminale Netzwerk verdichten oder schwinden, in Tumoren sogar fehlen (HAFERKAMP 1964).

Gewichtsangaben

Größe und Gewicht der Schilddrüse sind infolge unterschiedlicher Umweltbedingungen außerordentlichen Schwankungen unterworfen, die sonst kein anderes Körperorgan während der gesamten Lebensdauer erkennen läßt. Gewichts- und Größenbestimmungen, die der Norm entsprechen, können einzig in kropffreien Gegenden vorgenommen werden. Solche Gegenden sind — wie zahlreiche Untersuchungen ergeben haben — viel seltener, als früher angenommen wurde (ORATOR und SCHLEUSSING 1931). Die namentlich in der Schweiz und in Gegenden der USA durchgeführte Jodprophylaxe des endemischen Kropfes läßt erkennen, daß sich

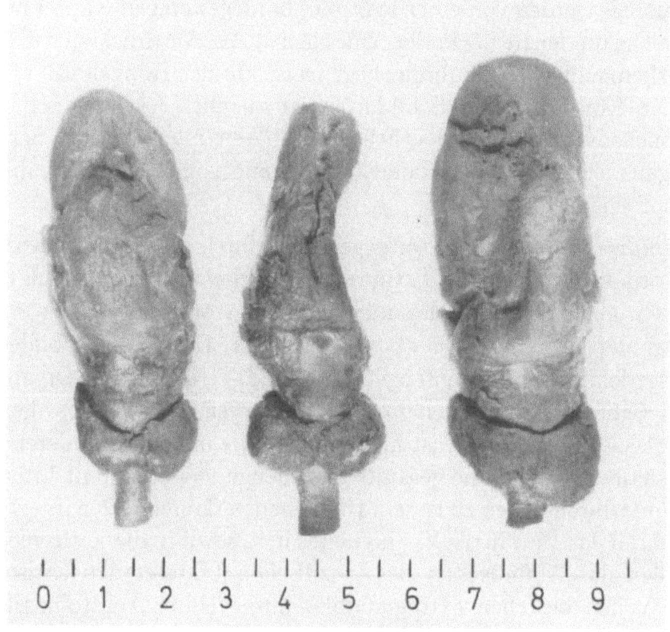

Abb. 3. Schilddrüsen von Neugeborenen. Makroskopisch: Obere Gewichtsgrenze 3 g. Die beiden Lappen
sind ventral miteinander verwachsen

das Durchschnittsgewicht im wesentlichen demjenigen der Drüse in kropffreien Gegenden angeglichen hat. Das normale Schilddrüsengewicht des Erwachsenen beträgt in kropffreien Gegenden 20 bis 25 g (HUECK 1922, CASTALDI 1922), des Neugeborenen 1,5 bis 2 g, maximal 3 g (WEGELIN 1941).

Das Gewicht der Schilddrüse aus einem kropffreien Gebiet (Kiel) ergibt nach WEGELIN (1926) eine Lebenskurve des Organs und damit ein Vergleichsmaß zur häufig vergrößerten Schilddrüse im Gebiet einer Kropfendemie.

Aus dieser Lebenskurve geht mit aller Deutlichkeit die stete Gewichtszunahme bis zum 50. Lebensjahr — mit einer ganz besonderen Gewichtssteigerung zwischen dem 11. und 20. Lebensjahr — hervor, in welchen die Pubertät und die ersten Jahre der Geschlechtsreife eingeschlossen sind. Jenseits des 50. Lebensjahres erfolgt eine Gewichtsabnahme, die mit der senilen Involution in Zusammenhang steht. Weiteren Aufschluß geben die Aufzeichnungen von ROESSLE und ROULET (1932) in „Maß und Zahl in der Pathologie". In kropffreien Gebieten ergibt sich für Erwachsene im allgemeinen ein Gewicht, das 25 g nicht überschreitet. Zu diesen Gegenden zählen z. B. Japan, Rostock, Kiel und Leipzig. Zum Kropflandtypus der Schilddrüse mit durchweg höheren Durchschnittswerten gehören Bern, Graz,

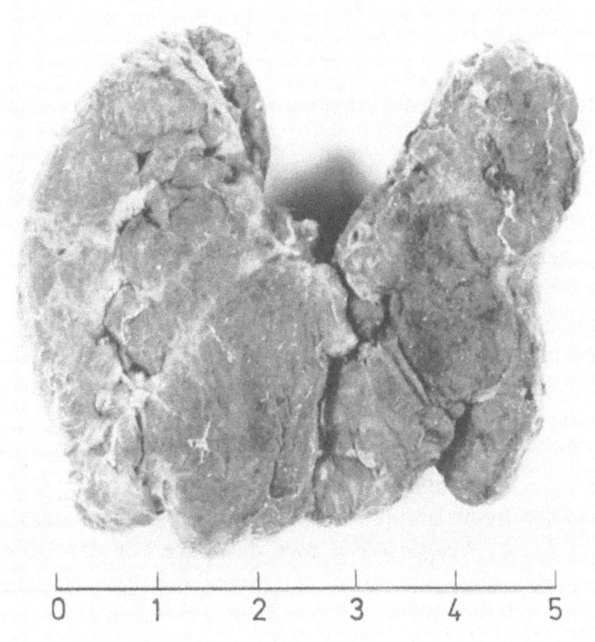

Abb. 4. Schilddrüse eines 22jährigen Mannes: 28 g. Makroskopisch: Die beiden Lappen sind ventral miteinander verwachsen. Höckerige Oberfläche bedingt durch die Läppchenstruktur des Organs

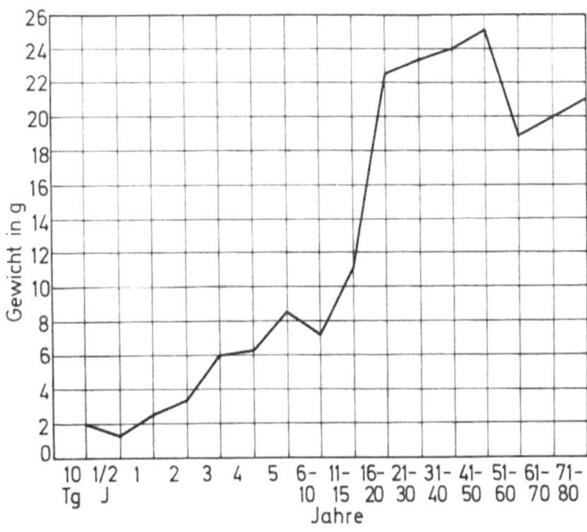

Abb. 5. Lebenskurve der Schilddrüse in kropffreiem Gebiet

Freiburg i. Br., Innsbruck, München und Irkutsk, wo das Durchschnittsgewicht der knotenfreien Schilddrüse eine Höhe von 40 bis 75 g erreicht (siehe Jodprophylaxe des Kropfes).

Mit Ausnahme des 2. Lebensjahrzehnts konnte WEGELIN (1926) keine Gewichtsunterschiede zwischen beiden Geschlechtern feststellen. Im 2. Lebensjahrzehnt hat sich das Schilddrüsengewicht der Frau gegenüber dem des Mannes nahezu verdoppelt. In ähnlicher Weise wie durch Gewichtsbestimmungen läßt sich anhand der Follikelgröße eine Lebenskurve der Schilddrüse aufstellen (SCHAER 1928).

2. Mikroskopie, Funktionsphasen, Elektronenmikroskopie

Lichtmikroskopie

Mikroskopisch ist die Schilddrüse durch den Läppchenbau gekennzeichnet. Das histologische Bild ist ziemlich einförmig und läßt in keiner Weise die mannigfaltigen chemischen Umsätze vermuten, die zur Hormonbildung, zur Hormonspeicherung in den Bläschen und zur Inkretion führen. Die Läppchen sind aus Bläschen zusammengesetzt, die rundliche, ovale, seltener schlauchförmige Hohlräume darstellen und nach HAMMER und LOESCHCKE (1934) innerhalb von Gruppen (Acini) eine Art von Drüsenbäumchen bilden, die gegenüber Nachbaracini abgeschlossen sind. Der Durchmesser der Follikel ist großen Schwankungen unterworfen, wie aus der Lebenskurve von SCHAER (1928) mit aller Deutlichkeit hervorgeht. Er variiert zwischen 35 und 500 μ und kann nicht nur in kropfigen sondern auch in kropffreien Gegenden in ein und derselben Schilddrüse bis zu 1000 μ betragen.

Die Schilddrüse des *Neugeborenen* und des kurz vor der Geburt stehenden Kindes (NICOD 1961) zeigt gegenüber derjenigen des Erwachsenen einen etwas unterschiedlichen, variablen Aufbau. Die Läppchen setzen sich vorzugsweise aus kleinen Bläschen, seltener aus engen Schläuchen, zum Teil auch aus etwas größeren, rundlichen bis polymorphen Bläschen zusammen. Das Epithel ist im allgemeinen kubisch, in den größeren Bläschen zum Teil auch zylindrisch. Das Kolloid in den kleinen Bläschen ist spärlich oder fehlend, in den größeren Bläschen, namentlich in der Läppchenperipherie, deutlich nachweisbar und eosinophil. Die Bläschen enthalten vielfach desquamierte Epithelien, die nach Untersuchungen von GLOOR (1926) und WEGELIN (1941) namentlich auf postmortale Veränderungen zurückzuführen sind. Unmittelbar nach der Geburt besteht in der Schilddrüse oft eine Hyperämie, die nach einigen Tagen verschwindet und dadurch eine Gewichtsabnahme der Drüse veranlaßt.

Die *Follikel* in der Schilddrüse des *Erwachsenen* sind von einem einschichtigen Epithel ausgekleidet. Das Epithel mit deutlichen Schlußleisten ist in seiner Form abhängig von der Größe der Follikel. Kleinere und mittelgroße Follikel sind in der Regel von einem kubischen, große Bläschen mit reichlich Kolloid von einem platten (abgeplatteten) Epithel ausgekleidet. Besonders große Epithelien, die sog. Makrocyten mit eosinophilem granuliertem Plasma und großem rundlichem Kern (LUDWIG 1954), die man auch Hürthle-Zellen resp. Askanazy-Zellen oder — nach der Nomenklatur von HAMPERL (1962) — Onkocyten nennt, werden von manchen Autoren als Vorstadien amitotischer Teilung gedeutet (LUDWIG). Die Theorie erscheint jedoch noch fraglich. Diese mitochondrienreichen Zellen (TREMBLAY und PEARSE) sind, wie schon SOLLBERGER (1957) betonte, unfähig, Jod zu speichern.

Sie erscheinen befähigt zu aktiven Stoffwechselleistungen, ohne daß wir Kenntnis von ihrer Funktion hätten. Möglicherweise bilden sie Thyreoglobulin, wofür der große Gehalt an Sulfhydrylgruppen spricht (HALEY et al. 1955).

In der Hämatoxylin-Eosinfärbung sind Plasma und Kern deutlich zu unterscheiden. Der Kern sitzt im allgemeinen im Zentrum der Zelle oder gegen die Basis zu, die apikale Lagerung ist selten, dann verbunden mit pathologischen Vorgängen

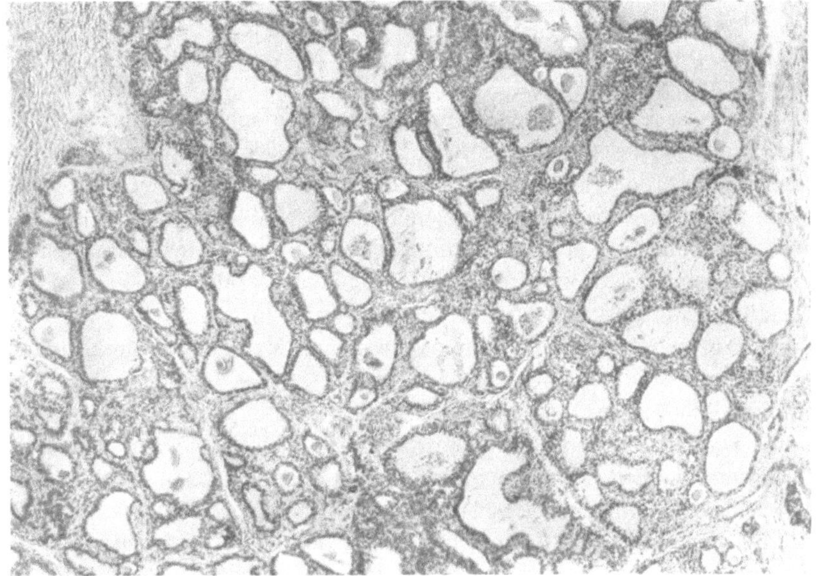

Abb. 6. Schilddrüse eines Neugeborenen. Mikroskopisch: Kleine und mittelgroße, seltener große, rundliche oder etwas polymorphe Bläschen. Epithel kubisch bis niedrigzylindrisch, Kolloid meist dünn. Interlobuläre Septen zart. (Haem.-Eos. Vergr. 87fach)

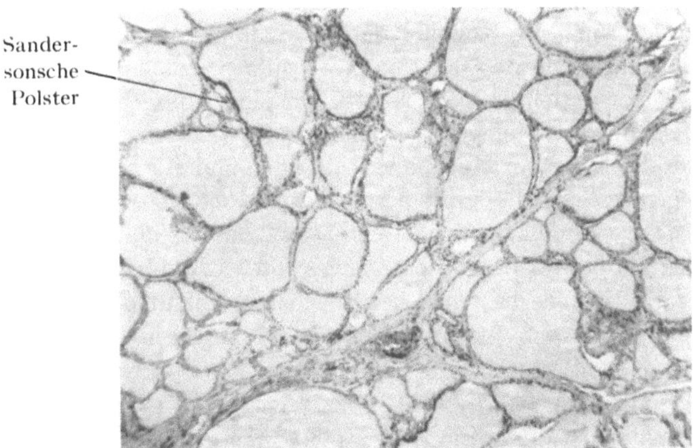

Abb. 7. Schilddrüse eines Erwachsenen (30jähr. ♂). Mikroskopisch: Kleine bis große, rundliche Bläschen. Epithel kubisch bis flach, Kolloid dick, eosinophil. Einzelne Sandersonsche Polster. Interlobuläre Septen zart. (Haem.-Eos. Vergr. 87fach)

[großzelliges *Hürthle-Adenom*, Onkocytom (HAMPERL 1962)]. Die *Kerne* sind in der Regel gleichmäßig groß, ihr Durchmesser beträgt 5 bis 6 μ; sie sind bläschenförmig und lassen am Rande eine zarte Membran erkennen. In flachen Epithelien wird der Kern längsoval und liegt parallel zur Zellbasis. Das Kernvolumen, das nach LUDWIG (1953, 1954), einen genauen Index für den hormonalen Aktivitätsgrad darstellt, beträgt für die normale aktive Rattenschilddrüse 70 bis 80 μ^3 und kann sich unter dem Einfluß des TSH bis zu 150 μ^3 vergrößern, in ruhenden Drüsen bis zu 65 μ^3 verkleinern. Parallel damit ändert sich der Gehalt der Kerne an Ribonucleinsäure (RNS).

Das *Protoplasma* ist mit Eosin deutlich färbbar. Es enthält in wechselnden Mengen Fetttropfen, die sowohl Neutralfetten als auch Phosphatiden entsprechen können. Es ist reich an Granula, die zum Teil acidophil sind und nach WILLIAMS (1937) als Oxydasen, als argentaffine Granula oder als encymatische Granula bezeichnet werden. Ferner finden sich Kolloidtropfen. Der Golgi-Apparat ist meistens zwischen Kern und Apex gelagert (EGGERT 1938, PONSE 1951).

Eine Basalmembran läßt sich lichtmikroskopisch nur unter bestimmten Voraussetzungen (Osmiumtetroxyd-Fixation, Phasenkontrast oder PAS-Färbung) darstellen, elektronenmikroskopisch ist sie deutlich und sehr dünn.

Spärlicher beim Neugeborenen, in zunehmendem Maße beim Kind, als regelmäßiger Inhalt der Follikel beim Erwachsenen findet sich das Kolloid, das in frischem Zustand eine dünne, klare, homogene Flüssigkeit darstellt. Es ist ausgesprochen chromophil. Die färberischen Eigenschaften sind je nach der verwendeten Färbemethode unterschiedlich. Mit Triacidgemischen (MASSON, AZAN) ist das Kolloid ausgesprochen acidophil, bei Eosin-Methylenblaufärbung (MALLORY) deutlich basophil. Bei der Hämalaun-Eosinfärbung überwiegt im Allgemeinen die saure Komponente, seltener die basische. Ihre Intensität wechselt, sie ist abhängig von der Eiweißkonzentration, von freien COOH-Gruppen (DIEZEL 1963) und vom Alter. Da basophiles Kolloid im Zentrum eines peripher mit eosinophilem Kolloid gefüllten Follikels sich in Form von Schollen findet, ist die Annahme berechtigt, daß es als ältester eingedickter, chemisch umgewandelter Bestandteil des Thyreoglobulins, als polymerisiertes Mucoproteid anzusehen ist. Die Alkoholfixation führt zu starker Schrumpfung des Kolloids, das sich halbmondförmig von der Follikelwand retrahiert und damit das Bild von Resorptionsvacuolen vortäuscht.

Das *Kolloid* setzt sich in der Hauptsache aus Thyreoglobulin zusammen, schätzungsweise mit dem Molekulargewicht von 660.000. Thyreoglobulin ist reich an Kohlenhydratanteilen, an Mucopolysacchariden und Mucoproteiden mit freien Carbonylgruppen, welche die stark positive PAS-Reaktion verursachen. Ferner enthält es in aktiven Follikeln Proteasen (DIEZEL 1963); ein Gehalt an RNS ist nicht mit Sicherheit bewiesen. Hinsichtlich des Jod- resp. Hormongehaltes fixierter und gefärbter Gewebsteile bestehen keine sicheren Anhaltspunkte. Wahrscheinlich sind sie jodfrei, da sich Jod und seine Verbindungen in Alkohol leicht lösen. Selten sind im Kolloid einzelne Epithelien oder Eiweißkristalle (FISHER 1953, KRAUS 1913) eingeschlossen. In neuerer Zeit ist auch auf anisotrope Kristalle — Calciumoxalat — (RICHTER und McCARTHY 1954) hingewiesen worden. Über Kolloidphagocytose berichtet HELLWIG (1954).

Das *Stroma* setzt sich aus den interlobulären und den intralobulären Septen zusammen, die interlobulären sind gekennzeichnet durch kollagene

Fasern, zwischen denen reichlich elastische Fasern liegen. Die intralobulären Septen bauen sich ebenfalls aus kollagenen und elastischen Fasern auf, sie sind indessen sehr schmal und werden oft ersetzt durch ein Geflecht von präkollagenen, argentaffinen Fasern, die längs Capillaren oder von Capillare zu Capillare verlaufen. Nach LUBARSCH (1926) ist Fettgewebe im Interstitium häufig, in Kropfgegenden selten.

Die *Arterien* zeichnen sich durch eine schwache Media, bis zum kleinsten Kaliber durch eine deutliche Membrana elastica interna und durch Intimaknospen aus. Die *Capillaren* sind außerordentlich reichlich; sie umspinnen die Follikel, verlaufen gestreckt oder geschlängelt mit Einbuchtung der Basis der Epithelien und sind von präcollagenen Zirkulärfasern (WEGELIN 1926) umschlossen. In den *Venen* fehlen Muskelfasern fast ganz. Die *Lymphgefäße* sind namentlich an der Oberfläche des Organs zahlreich vorhanden und bilden ein dichtes Netzwerk mit Sinusoiden.

Die *Nervenfasern* verlaufen in der Kapsel und im Drüsengewebe zusammen mit den Arterien als marklose, im Alter auch zunehmend als markhaltige Fasern des Sympathicus. Die Fasern endigen an Capillaren und um die Follikel.

In diesem Zusammenhang ist noch auf zwei morphologische Strukturen mit Bezug auf das Follikelepithel hinzuweisen. Das gleichförmige Bild der Schilddrüse wird bis ins hohe Alter von Wachstumszentren unterbrochen, die, ganz unterschiedlich an Zahl, vorzüglich in hyperplastischen Drüsen und knotigen Proliferationen liegen und heute als *epitheliale-* oder *Sanderson'sche* Polster bezeichnet werden. An circumscripter Stelle wölbt sich das Follikelepithel in das Bläschenlumen vor und ist durch seine zylindrische Form gekennzeichnet. Unter dem Epithel, im Stroma, finden sich dicht gedrängt, durch feinste Septen getrennt, enge Schläuche, kleine runde Bläschen mit kubischem Epithel und selten schmale, solide Zellstränge aus polyedrischen Zellen, Bildungen, die ganz allgemein als Sprossungsbezirke aufgefaßt werden und unter besonderen Bedingungen (siehe später) in großer Zahl vorkommen.

Andererseits ist noch ein Problem zu erörtern, welches in den vergangenen Jahren zu einer eingehenden Diskussion Anlaß gegeben hat und nunmehr durch die Untersuchungen von LUDWIG (1953/54) zum Abschluß gelangt ist. Es handelt sich um die *parafollikulären argentaffinen* Zellen. In einer eingehenden Studie an Ratten-, Meerschweinchen- und Hundeschilddrüsen hat LUDWIG (1953/54) anhand von Serienschnitten den Beweis erbracht, daß parafollikuläres Epithel im Sinne von Epithelien, die außerhalb des Bläschens liegen (NONIDEZ (1932): Parafollikuläre Zellen; ALTMANN (1940): Helle Zellen; SUNDER-PLASSMANN (1939): Neurohormonale, NH-Zellen), nicht vorkommt. Alle Epithelien, auch die sog. parafollikulären, sind Anteile von Follikeln; die parafollikuläre Lage ist durch tangential angeschnittene Follikelwandungen vorgetäuscht. Sowohl im Follikelepithel als im Stroma scheinen argentaffine Elemente vorzukommen, über deren Bedeutung zur Zeit nichts Sicheres ausgesagt werden kann (SANDRITTER und KLEIN 1954).

In ausgedehnten Untersuchungen ist der Versuch unternommen worden, mit morphologischen Methoden den *Sekretionsprozeß* der Schilddrüse (Funktionshistologie) zu klären (WILLIAMS 1937, PONSE 1951). Der Sekretionsprozeß verläuft in Phasen dergestalt, daß in ein und demselben Follikel sich die Epithelien in unterschiedlichen Phasen befinden. Nach WILLIAMS (1937) können im Sekretionsablauf vier Phasen unterschieden werden: Die Phase der Sekretion, der Sekretion und Kolloidfreigabe, des Kollapses und der Erholung. Über die Dauer eines Cyclus beim Menschen ist nichts Sicheres bekannt. Beim Kaninchen können sehr unterschiedliche Zeiten für die Cyclusdauer, von 19 Stunden bis zu 21 Tagen, beobachtet werden, wobei den Phasen der Sekretion und der Kolloidfreigabe die größte Bedeutung — auch zeitlich gemessen — zukommt (PONSE).

Einen weiteren Einblick in die Morphologie der Schilddrüse hat die *Elektronenmikroskopie* erbracht (ROOS 1960, WALLER 1960, 1961, WISSIG 1964, HEIMANN 1966). Nach WISSIG (1964) entspricht das Follikelepithel in seinem Aufbau in manchen Belangen demjenigen exokriner Drüsenzellen. Charakteristisch sind die Mikrovilli längs der apikalen Oberfläche, ein gut entwickelter Golgiapparat mit supranucleärer Lagerung und Sekretionstropfen, sowie ein seitlich und zwischen dem Kern und basaler Kernmembran gelegenes stark entwickeltes ergoplasmatisches resp. endoplasmatisches Reticulum. Während andere innersekretorische Drüsen einen sichtbaren Sekretionsapparat, vom Golgikomplex bis zur Zellbasis mit Abgabe des Inkretes nach dem benachbarten Bindegewebsraum besitzen, fehlt diese morphologische Struktur den Schilddrüsenepithelien. Das Hormon liegt gespeichert und gebunden an Thyreoglobulin im Follikellumen, ein proteolytischer Abbau des Thyreoglobulins ist die Voraussetzung der Abgabe des Inkretes an die Blutbahn. Unbekannt ist, wo im Bereiche eines Follikels der proteolytische Abbau stattfindet, möglicherweise im Follikellumen (DE ROBERTIS und J. NOWINSKY 1946), unbekannt ferner die Ursprungsstätte des proteolytischen Fermentes sowie die einzelnen Vorgänge, die zur Freigabe des Hormons aus der Schilddrüse führen.

Aus den Darstellungen von ROOS (1960) und WISSIG (1964) läßt sich über den Aufbau der Schilddrüsenepithelien sowie des angrenzenden Bindegewebes folgendes entnehmen:

Schilddrüsenepithel: Den Hauptbestandteil des Protoplasma bildet das *Ergastoplasma* resp. das *endoplasmatische Reticulum, EPR,* das sich durch mannigfaltige Anordnung der Strukturen auszeichnet. Es setzt sich aus langgestreckten Lamellen- und aus wechselnd großen Bläschensystemen zusammen. Die Lamellen sind mit kleinen, stark osmiophilen Granula (PALADE) besetzt; sie liegen stets an der äußeren Seite der Lamellenmembran. Einzelne oder Gruppen sind in die Matrix des Cytoplasma eingebettet. Zwischen den Lamellen und in den Bläschen liegt eine feindisperse, elektronenoptisch wechselnd dichte Substanz von gleicher Beschaffenheit wie der Inhalt der Schilddrüsenfollikel. Zwischen den Mitochondrien und den Lamellensystemen bestehen enge Beziehungen, indem diese die Mitochondrien oft eng umspinnen. Die *Mitochondrien* liegen meist in der ganzen Zelle verstreut, teils nahe beim Kern, teils in größerer Zahl basal, selten apikal. Sie sind stäbchenförmig, unterschiedlich lang, meist gerade, auch gebogen, selten verzweigt. Sie sind von einer Doppelmembran begrenzt. Die äußere Membran ist kontinuierlich, die innere geht in die im Innern gelegenen *Cristae mitochondriales* über. Die Matrix der Mitochondrien ist fein granuliert, optisch wechselnd dicht. Der *Golgikomplex* findet sich meist in der apikalen Zellzone, selten an der Basis. Er setzt sich aus kleinen Lamellen und Mikrobläschen zusammen, die zum Teil eine parallele Anordnung erkennen lassen. Die Bläschen besitzen eine feine Membran, die im Gegensatz zu den Lamellen des endoplasmatischen Reticulum keine Ribosomen resp. Palade'sche Granula erkennen lassen. Hier und da besteht ein enger Kontakt mit den endoplasmatischen Bläschen und mit den Kolloidtropfen. Unter *Mikrosomen* versteht man granuläre

Gebilde, die, im Cytoplasma verteilt, sich durch optisch größere Dichte von der Matrix abheben. Kleine Granula liegen in großer Zahl vorwiegend in der apikalen Zellzone, größere in der Umgebung des Kerns.

Der *Kern* besteht aus einem fein granulierten stark osmiophilen Material. Er ist durch ein Doppelmembransystem gegen das Cytoplasma abgegrenzt. Die innere Membran ist kontinuierlich, die äußere läßt porenartige Lücken erkennen und steht hier und da mit den Lamellen des endoplasmatischen Reticulum in Verbindung,

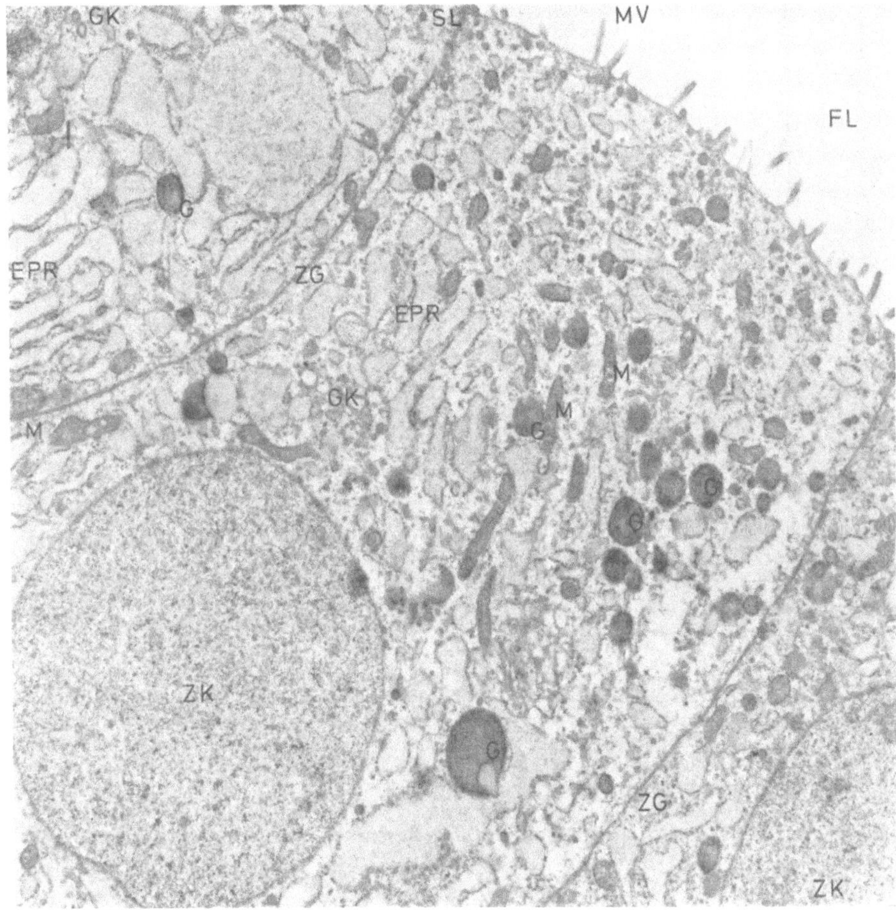

Abb. 8. Elektronenmikroskopie: Epithelzelle, apikal. Rattenschilddrüse. Vor allem die mittlere der drei angeschnittenen Follikelepithelzellen enthält zahlreiche große und kleine, dunkle Granula. In den beiden oberen Zellen der Golgikomplex, in allen drei Zellen Mitochondrien, endoplasmatisches Reticulum und Zellkern. Die Zellgrenzen verlaufen bogenförmig gestreckt. Am apikalen Zellrand einige ins Lumen vorspringende Mikrovilli sowie die Schlußleiste. (Vergr. 15 000 ×)

G: Granula; GK: Golgikomplex; M: Mitochondrium; EPR: Endoplasmatisches Reticulum; ZK: Zellkern; ZG: Zellgrenze; MV: Mikrovilli; SL: Schlußleiste; FL: Follikellumen

[Aus Waller, U.: Schweiz. Mschr. Zahnheilk. 71, 561 (1961)]

so daß der Kern gewissermaßen als Einschluß in ein weites endoplasmatisches Bläschen erscheint. Das Kernkörperchen setzt sich aus stark osmiophilen groben Granula zusammen. Die *apikale Zellgrenze* ist gekennzeichnet durch zahlreiche Mikrovilli, die in das Bläschenlumen hineinragen. Die Grenzfläche wird durch eine dreifache Membran gebildet, welche die Matrix, das Cytoplasma, überzieht. Einzelne kleine Bläschen, die im Cytoplasma liegen, sind gegen das Follikellumen offen, was einer Ausstoßung von Kolloidtropfen in das Lumen oder einer Kolloid-

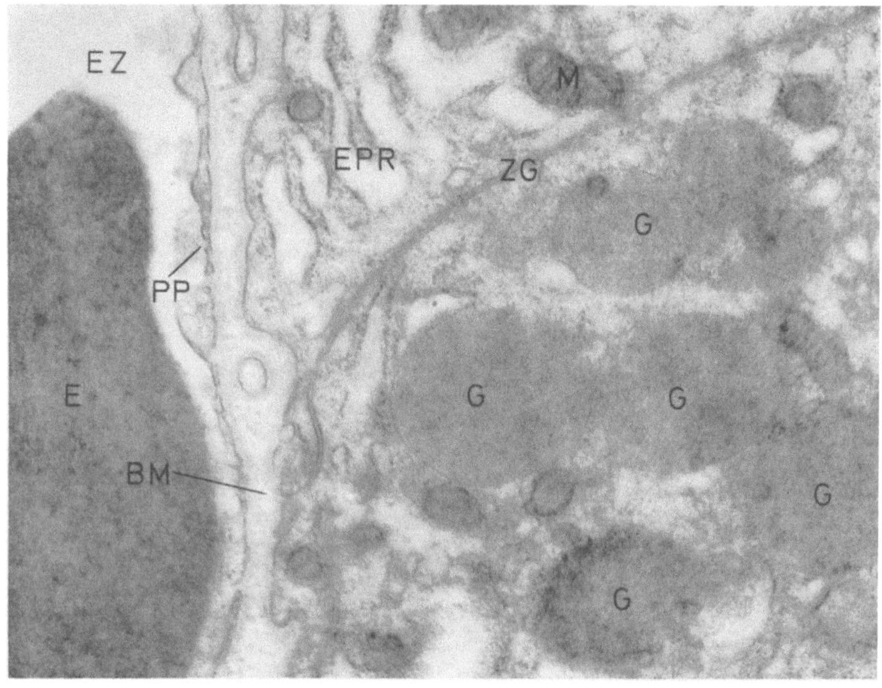

Abb. 9. Elektronenmikroskopie: Epithelzelle, basal. Durch Vorwölbungen und Einbuchtungen der basalen Fläche der Epithelzellen erscheint der auf der linken Bildseite von oben nach unten ziehende subendotheliale Raum unterteilt und verzweigt. Die Basalmembran (BM) begleitet als ununterbrochenes Band die basale Zellmembran der Epithel- und der Endothelzelle. Rechts zwei angeschnittene Epithelzellen mit Mitochondrien, endoplasmatischem Reticulum und großen Granula. Links eine Capillare mit angeschnittenem Erythrocyt. Endothelzelle schmal mit zahlreichen Pseudoporen. E: Erythrocyt; EZ: Endothelzelle; BM: Basalmembran; ZG: Zellgrenze; M: Mitochondrium; G: Granulum; EPR: Endoplasmatisches Reticulum. (Vergrößerung 30000 ×). [Aus WALLER: Acta endocr. (Kbh.) 35, 334 (1960)]

resorption (Pinocytose) entspricht. Die *lateralen* Zellmembranen (seitliche Zellgrenzen) sind einfach und verlaufen parallel, dicht nebeneinander. Die *basale Zellmembran* liegt dicht an der Follikelbasis und bildet die periphere Grenze von jedem Follikel. Sie läßt zahlreiche fast kreisrunde Einbuchtungen in das Cytoplasma erkennen. Zwischen ihr und der Capillarwand liegt die Basalmembran, die aus einer homogenen, von Granula freien Substanz besteht. Der Bläscheninhalt, *das Kolloid*, besteht aus einer feindispersen Masse von gleicher optischer Dichte wie der Bläscheninhalt des endoplastischen Reticulums der Follikelepithelien.

Parafollikuläre Zellen

An der Existenz sog. parafollikulärer Zellen ist, wie schon bei der lichtmikroskopischen Untersuchung festgestellt wurde, nicht zu zweifeln. Es handelt sich indessen um eine besondere Klasse von Follikelepithelien. In der normalen Schilddrüse sind sie spärlich, entweder einzeln oder zu kleinen Gruppen angeordnet.

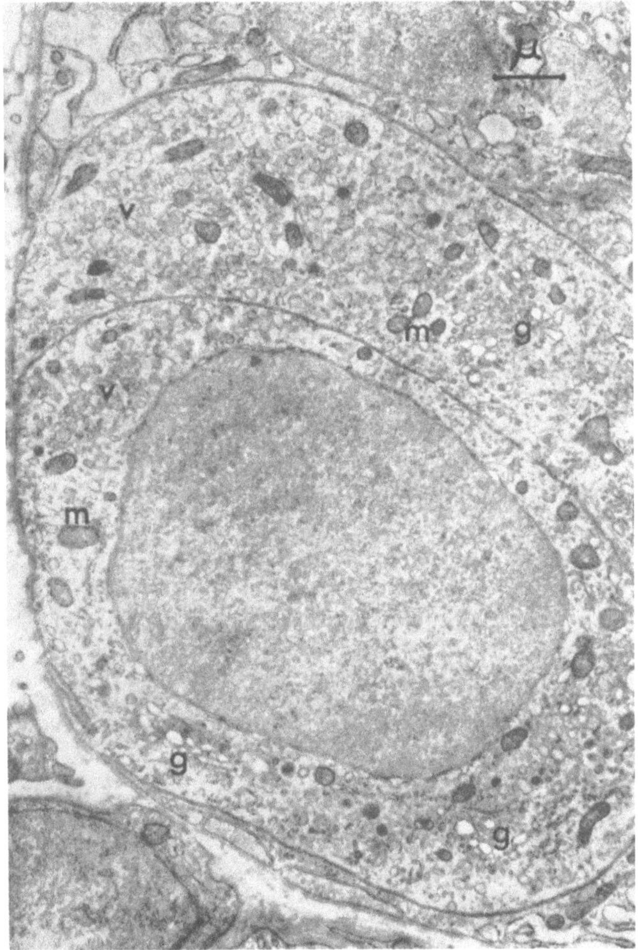

Abb. 10. Elektronenmikroskopie: „Parafollikuläre" Zelle. Die Zelle erreicht nirgends den Follikelrand, Kern und Plasma sind von üblicher Struktur. Zum Unterschied von den Follikelepithelien fehlen erweiterte endoplasmatische Bläschen. m: Mitochondrium; g: Golgibläschen; v: gleichmäßig kleine endoplasmatische Bläschen. (Aus WISSIG, ST. L.: The Thyroid Gland, Vol. 1, S. 61)

Man nennt sie „light cells", helle Zellen. Sie sind ellipsoid, oft parallel zum Follikellumen zwischen den „gewöhnlichen" Follikelepithelien gelagert und kommen nie mit dem Kolloid in Berührung. Gegen das periphere Bindegewebe sind sie durch eine Membran scharf abgegrenzt. Benachbarte Membranen parafollikulärer Zellen sind durch Desmosomen verbunden. Das Cytoplasma ist weniger dicht, homogen

und enthält als wichtiges Merkmal zahlreiche Granula, resp. Bläschen, die als
optisch unterschiedlich dichtes Sekretionsprodukt feinpunktierte Massen ein-
schließen. Die Bläschen sind von einer Membran umgeben. Nach NONIDEZ (1932,
1933) handelt es sich um argentaffine Granula. Ähnliche Einschlüsse enthalten die
Golgi-Bläschen, die möglicherweise die Matrix für den gesamten Bläscheninhalt
enthalten. Im Cytoplasma sind außerdem das endoplasmatische Reticulum, Mitochondrien und Ribosomen zu erkennen. Über die Bedeutung dieser Zellen ist nichts
Sicheres bekannt, insbesondere nichts über eine mögliche innersekretorische hormonale Leistung.

Perifollikuläre Capillaren

Die Endothelzelle ist im Bereiche des Kerns einige μ dick, auf beiden Seiten
des Kerns verjüngt sie sich zu einer dünnen Cytoplasmaschicht, die außen und
innen von einer Zellmembran bedeckt ist. In dieser Zone liegen einzig kleine Bläs-

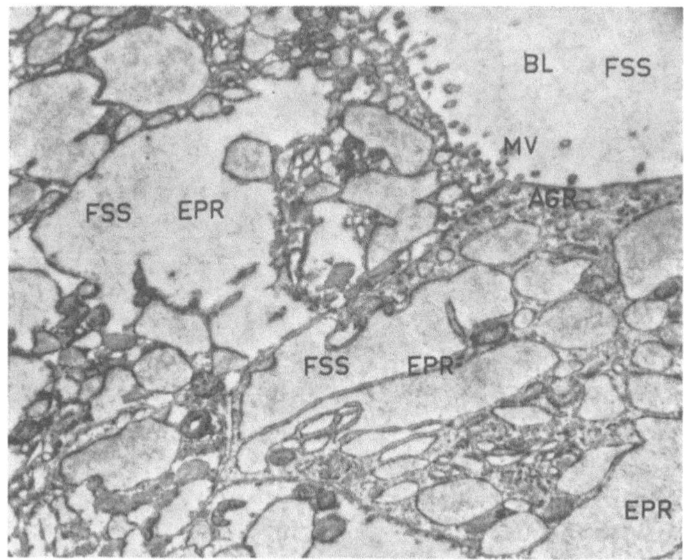

Abb. 11. Ausschnitt aus Epithelzelle 32 Std nach Stimulation der Schilddrüse mit 500 E. TSH (Ratte E).
Weitmaschige Strukturen des endoplasmatischen Reticulum. In den Maschen feindisperse Substanz
von gleichem optischem Aspekt, wie die Substanz im Bläschenlumen. EPR: Endoplasmatisches Reti-
culum. FSS: Feindisperse Substanz in den Maschen des EPR und im Schilddrüsenbläschen (BL).
MV: Mikrovilli am apikalen Zellrand. AGR: Apikale Zone mit kleinen Granula.
[Aus Roos, B.: Path. et Microbiol. (Basel) **23**, 129 (1960)]

chen; die Organellen sind in der Plasmaverdickung um den Kern gelagert und
lassen abgesehen von Mitochondrien ebenfalls zahlreiche kleine Bläschen erkennen.
Der Bläscheninhalt ist optisch von geringer Dichte. An der äußeren und inneren
Zellmembran erkennt man häufig Einstülpungen in das Cytoplasma, die hie und
da durch eine einfache Zellmembran abgeschlossen sind, so daß Bläschen zustande
kommen, die den beschriebenen entsprechen. Ein weiteres Kennzeichen sind zahlreiche Unterbrechungen im Zelleib, sog. Pseudoporen, die durch eine Membran

überbrückt und abgeschlossen werden. Die Verschlußmembran ist stellenweise doppelt-konturiert (WALLER 1960, 1961). Sie wölbt sich teilweise gegen das Capillarlumen vor und läßt im Cytoplasma zuweilen eine bläschenförmige Aufhellung erkennen. Die innere und äußere Zellmembran vereinigen sich U-förmig am Rande der Pseudoporen und sind deutlich von der Verschlußmembran abgegrenzt. Nach MOORE und RUSCA (1957) besteht die Möglichkeit, daß sich an beiden Zellmembranen kleine Einstülpungen in den Zelleib bilden, welche sich ablösen und als kleine Bläschen das Cytoplasma durchwandern, um an der anderen Seite das Material wieder auszustoßen. Dieses Phänomen bezeichnen die *Autoren* als *Cytopempsis*, andere als Pinocytose (Flüssigkeitsaufnahme durch die Zelle). Alle diese Feststellungen sind indessen nicht geeignet, den Sekretionsprozeß von der Schilddrüsenzelle nach der Blutbahn zu optisch darzustellen und aufzuklären.

Thyreotropes Hormon, TSH, bewirkt eine Stimulierung der Drüsenepithelien, die sich im elektronenmikroskopischen Bilde in der Weise kund tut, daß sich das endoplasmatische Reticulum stark bis cystisch erweitert und mit einem Inhalt füllt, der optisch demjenigen des Follikellumens entspricht. Die Mikrovilli nehmen an Zahl zu, bei längerer Zufuhr von TSH verdicken sie sich.

Histochemie

Dank neuerer Methoden besteht die Möglichkeit, einen Einblick in die *Fermentsysteme* der Epithelien zu gewinnen. In den Follikelepithelien sind Fermente des Citronensäurecyclus, sowie saure — an lysosomartige Partikel gekoppelte (HERVEG et al. 1965) — und alkalische Phosphatasen nachgewiesen worden. Reichlich saure Phosphatase findet sich in aktiven, alkalische mehr in ruhenden Follikeln und in den Endothelien. Bekannt ist ferner eine saure Protease (ROITT et al. 1965). In Untersuchungen an normalen und pathologisch veränderten Schilddrüsen konnten LINDSAY und ARICO (1963) Dehydrogenasen, Diaphorasen, Monamino- und Cytochromoxydasen, Peroxydasen, Peptidasen und Phosphatasen darstellen. Die Peroxydasen (ALEXANDER 1965) liegen in den Mitochondrien und in den Mikrosomen. Nach Ansicht der Verfasser handelt es sich um ein hämatingebundenes Eisen. Es bewirkt die Oxydation von Jodid zu Jod durch H_2O_2, welches aus der Reduktion von molekularem O_2 durch Flavine zustandekommt, die ihrerseits durch $NADPH_2$ reduziert werden und durch Oxydation von Substraten mit NADP-gebundenen Dehydrogenasen entstehen. Aus diesem komplizierten gekoppelten Fermentmechanismus ist der Schluß berechtigt, daß die Aktivität der Peroxydase und der NADP-gebundenen Dehydrogenase in enger Beziehung zur Bildung des Schilddrüsenhormons steht (MACHO et al. 1965). Eine merkliche Aktivität dieser Fermente beginnt in der 3. postnatalen Woche in Abhängigkeit von der Umstellung des Jodstoffwechsels (MACHO et al. 1965). Auch andere Fermente liegen im Bereiche der Mitochondrien in Form kleiner Tropfen; der Zellkern und das Kolloid sind — abgesehen von Alpha-Naphtylesterase und Proteasen im~Kolloid stark aktiver Follikel (DIEZEL 1963) — frei von Enzymen.

In den parafollikulären Zellen sind alkalische Phosphatase, unspezifische Esterase und Acetylcholinesterase nachgewiesen worden.

Nach TREMBLAY et al. besitzen die „großzelligen" Schilddrüsenzellen, die *Askanazy*-Zellen resp. Onkocyten reichlich aktive Fermente, so daß sie nicht als involvierte, degenerierte, sondern als leistungsfähige Zellen anzusehen sind. In einem Punkt unterscheiden sie sich grundsätzlich von den normalen Schilddrüsenzellen: Sie besitzen keine Fermentsysteme zur Speicherung von Jod und sind damit auch nicht in der Lage, Schilddrüsenhormon zu bilden.

Vergleicht man die histochemischen Befunde mit der morphologischen Histologie, so kann man, was für den heutigen Stand der Erkenntnis von Bedeutung ist, mit LINDSAY und ARICO (1963) sowie mit DIEZEL (1963) den Schluß ziehen, daß keines der dargestellten Enzyme für die Hormonbildung in der Schilddrüse spezifischen Charakter besitzt. Ist die Beteiligung der Peroxydasen und Dehydrogenasen gesichert, so harren für weitere Stoffwechselleistungen zahlreiche Probleme der Aufklärung. Ganz allgemein kann festgestellt werden, daß Epithelproliferation mit einer gesteigerten Enzymtätigkeit verbunden ist. In diesem Sinne haben HALEY et al. (1955) bei diffuser Hyperplasie der Schilddrüse vermehrte intracelluläre Peroxydase und Enzyme der Nucleoproteinsynthese sowie vermehrte Aktivität der proteolytischen und nucleolytischen Enzyme im Kolloid festgestellt. Nach ihren Angaben zeigen epitheliale Neubildungen, Adenome, im allgemeinen einen herabgesetzten Stoffwechsel und einen trägen Umsatz im intrafollikulären Kolloid.

Als Einzelbefund, mit gewisser diagnostischer Bedeutung, konnte DIEZEL (1963) in einem toxischen Adenom und in einer hormonal aktiven Struma maligna mit follikulären Strukturen eine extrem hohe Aktivität an saurer Phosphatase, Bernsteinsäurehydrogenase, Peptidasen und Alpha-Naphtylesterase in den unterschiedlich hohen Epithelien feststellen.

B. Physiologie und Korrelationen

I. Physiologie

Die grundlegende Funktion der Schilddrüse als Drüse mit innerer Sekretion besteht in der Bereitstellung ihres spezifischen Hormons, des *Thyroxins*, resp. des *Trijodothyronins*. Zur Erfüllung dieser Aufgabe, unter der Voraussetzung normaler Schilddrüsenzellen mit intakten Fermentsystemen, sind zwei Vorbedingungen notwendig: Eine genügende *Jodzufuhr* mit der Nahrung und eine intakte Funktion des Vorderlappens der Hypophyse, der Bildungsstätte des *thyreotropen Hormons* (TSH-Thyroid stimulating hormone). Unter diesen Voraussetzungen gestaltet sich quantitativ und qualitativ der physiologische Ablauf der Hormonbildung in einer Reihe von Phasen, die heute in den Grundzügen bekannt sind (ABELIN 1930, 1960, ROCHE 1955 und MICHEL 1961, ISENSCHMID 1944, PITT-RIVERS und TATA 1959).

Die Aufnahme des Jods erfolgt mit festen oder flüssigen Bestandteilen der Nahrung, der Tagesbedarf zur Bildung einer normalen Hormonmenge (Euthyreose) beträgt etwa 50 bis 200 (Optimum) Gamma. In kropffreien Gegenden wird stets mehr Jod aufgenommen als unbedingt notwendig, der Überschuß hauptsächlich durch die Nieren und durch die Speicheldrüsen ausgeschieden. Abgesehen von der exogenen Zufuhr besteht ein endogener Jodkreislauf, in welchem organisch gebundenes Jod mittels einer Dejodinase in der Schilddrüse wiederum für die

Hormonsynthese zur Verfügung gestellt wird. Der endogene Jodkreislauf schützt den Organismus vor plötzlichen Jodverlusten. Nach STUDER und GREER (1965) besteht in der Schilddrüse selbst ein weiterer Regulationsmechanismus dadurch, daß die Hormonsynthese und Hormonabgabe direkt von der zur Verfügung stehenden Menge an anorganischem Jod abhängig ist.

Das Nahrungsjod (v. FELLENBERG und LUNDE 1926) ist anorganisch und wird nach Resorption im Darm unter Umwandlung von Jodaten zu Jodiden in einem Volumen von insgesamt etwa 25 Liter im Blut und in der extracellulären Flüssigkeit verteilt. Die Schilddrüse hat die Fähigkeit, das aus dem Blute aufgenommene

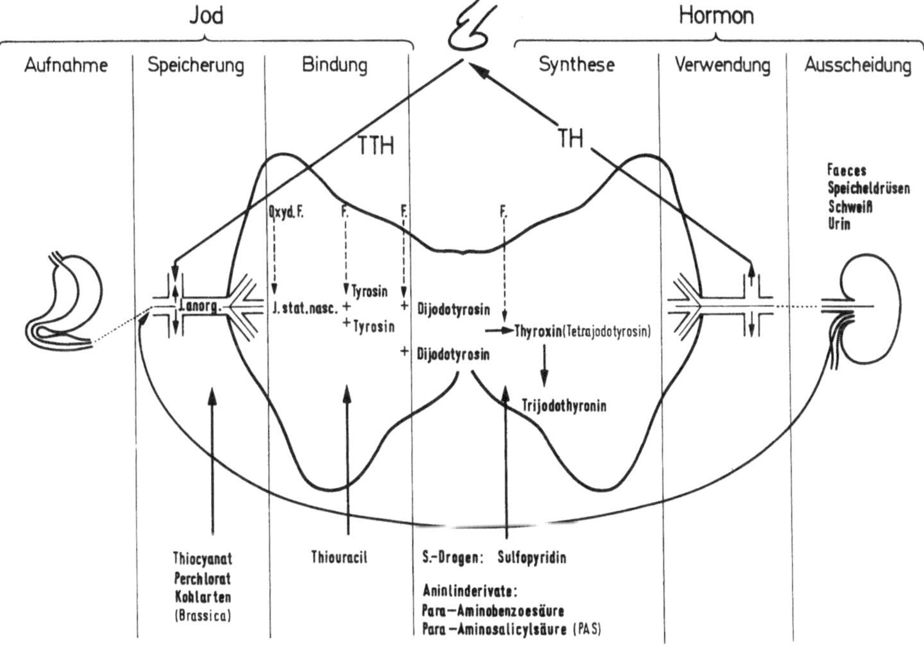

Abb. 12. Schema zur Physiologie der Schilddrüse

Jod zu konzentrieren (STANLEY und ASTWOOD 1948), eine Eigenschaft, die auch den Speichel-, Magen- und Brustdrüsen zukommt. Jene sind indessen — abgesehen von einer möglichen Mono- und Dijodtyrosinbildung — nicht im Stande, hormonal aktive Jodverbindungen zu synthetisieren. Der Vorgang der Jodaufnahme und der Jodkonzentration in der Schilddrüse ist zur Zeit nicht geklärt, kann indessen quantitativ mit J 131 im Szintigramm gemessen (PURVES und ADAMS) und durch den Kaulquappenversuch (WEGELIN 1921 und ABELIN 1924) nachgewiesen werden.

Das konzentrierte Jod wird fermentativ zu freiem Jod oxydiert und in statu nascendi in Tyrosin eingebaut unter Bildung von Mono- und Dijodotyrosin. Nach Koppelung zweier Moleküle von Dijodotyrosin und Abspaltung von Alanin entsteht als Endglied einer fermentativen Kette das aktive Hormon *Thyroxin*. —Das zweite bekannte Schilddrüsenhormon, das *Trijodothyronin*, das eine größere Aktivität besitzt als Thyroxin, entsteht durch Verbindung von je einem Molekül von Mono- und Dijodotyrosin. *Thyreoglobulin* wird mit unterschiedlichem Wassergehalt in den

Drüsenfollikeln gespeichert und enthält aktives Hormon in wechselnder Menge. Der Verwendung des an Thyreoglobolin gebundenen Hormons geht eine *Proteolyse* voraus, die zu freiem Hormon mit Übertritt in die Blutbahn führt. Der größte Teil des organisch gebundenen Jods in der Blutbahn ist an Plasmaeiweiß angelagert *(Protein bound iodine — PBI)*, weniger als 1% sind frei. Die Konzentration des PBI im Blute ist ein Maßstab für die Funktion der Schilddrüse (HARINGTON 1936, MICHEL 1961).

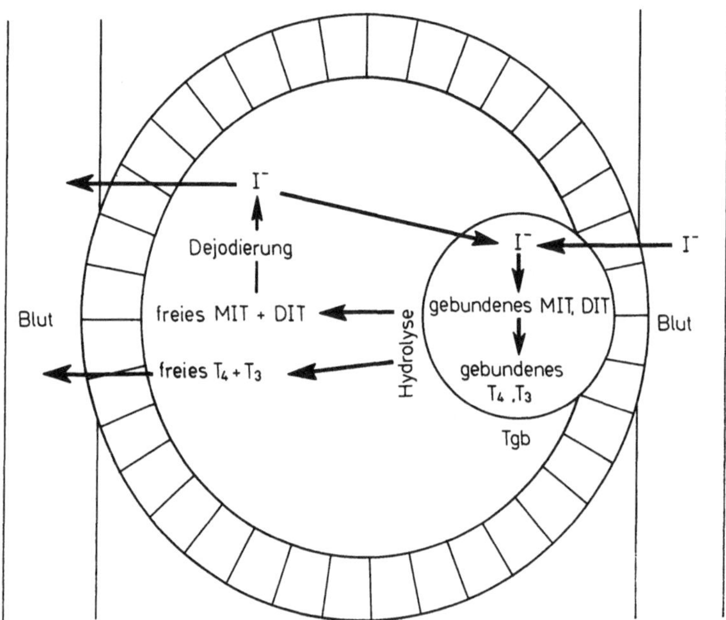

$$HO\langle\rangle CH_2 \cdot CH(NH_2) \cdot COOH$$

DIT = Dijodotyrosin

$$HO\langle\rangle-O-\langle\rangle CH_2 \cdot CH(NH_2) \cdot COOH$$

Aktives Schilddrüsenhormon: T_4 = Thyroxin

$$HO\langle\rangle-O-\langle\rangle CH_2 CH(NH_2) COOH$$

Aktives Schilddrüsenhormon: T_3 = Trijodothyronin

Abb. 13. Schema des Jodstoffwechsels in der Schilddrüse. MIT = Monojodtyrosin; DIT = Dijodotyrosin; T_4 = Thyroxin; T_3 = Trijodothyronin; Tgb = Thyreoglobulin. (Aus PITT-RIVERS and CAVALIERI: The Thyroid Gland, Vol. 1, S. 89)

Über die physiologische Wirkung von Stereoisomeren des Thyroxins haben die Autoren GRIESBACH, KENNEDY und PURVES (1945) sowie SCHENKOW und ASPER (1955) berichtet. Untersuchungen (PITT-RIVERS und CAVALIERI 1964) von *Fraktionen* der Schilddrüse unter Bildung von Homogenaten aus Kern, Mitochondrien und Mikrosomen sowie des löslichen Anteils haben auf dem Wege der chemischen Analyse und der *Autoradiographie* bemerkenswerte Ergebnisse gezeitigt. Unter der Voraussetzung, daß Fraktionen keine Reinsubstanzen darstellen, läßt sich folgendes aussagen:

1. Der Jodgehalt der Schilddrüse liegt zu 90% in der löslichen Fraktion, in geringem Ausmaß in der corpusculären.

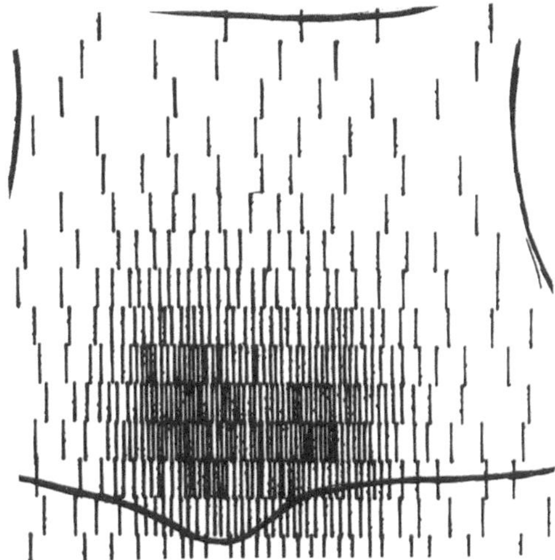

Abb. 14. Szintigramm einer normalen Schilddrüse. Normal große zweilappige Schilddrüse mit homogener Speicherung von Jod 131 24 Std nach peroraler Gabe von 50 μ Ci.

2. Das Jodbindungsvermögen (Aufnahme, Konzentration und Oxydation) kommt ausschließlich den partikelhaltigen Fraktionen zu, am stärksten den Mikrosomen, viel weniger den Mitochondrien.

3. Mit dem Szintigramm und der Autoradiographie läßt sich der Ort der Hormonsynthese mit großer Wahrscheinlichkeit feststellen. Die Größe der Radioaktivität an jeder Stelle der Schilddrüse ist direkt proportional der Menge des Jods an dieser Stelle (SIMON und DROZ 1965). Das anorganische Jod aus der Zirkulation wird durch das Follikelepithel rasch in das Lumen des Follikels befördert. Die Jodierung (NADLER 1965) des Thyreoglobulins erfolgt im Follikellumen in einer Distanz von etwa 10 bis 15 μ von der apikalen Oberfläche der Follikelzellen. Thyreoglobulinmoleküle direkt an der Zelloberfläche sind der Jodierung und der Proteolyse am meisten unterworfen.

Nach LUPULESCU und PETROVICI (1964) entsteht 6 Std nach Injektion von 1 Millicurie J 131 im Follikelkolloid eine massive Akkumulation von Radiojod. Spärlich findet es sich im Protoplasma der Epithelien, in den apikal gelegenen Bläschen, in den Ergoplasmasäcken, in den Sekrettropfen der Golgi-Zone und im Zentrum des Kerns. Die basalen Zellteile sind frei von Jod. Die Jodierung des

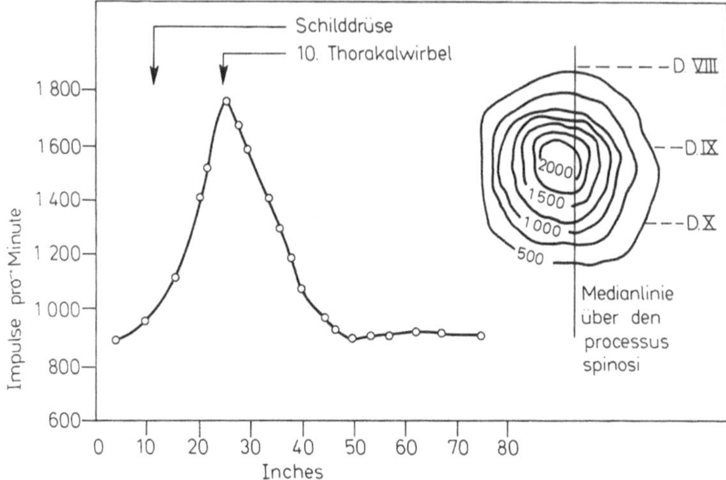

Abb. 15. Szintigramm einer hormonbildenden Metastase einer Struma maligna im 10. Brustwirbel. (Aus GOOLDEN, A. W. A.: The Thyroid Gland, Vol. 1, S. 403)

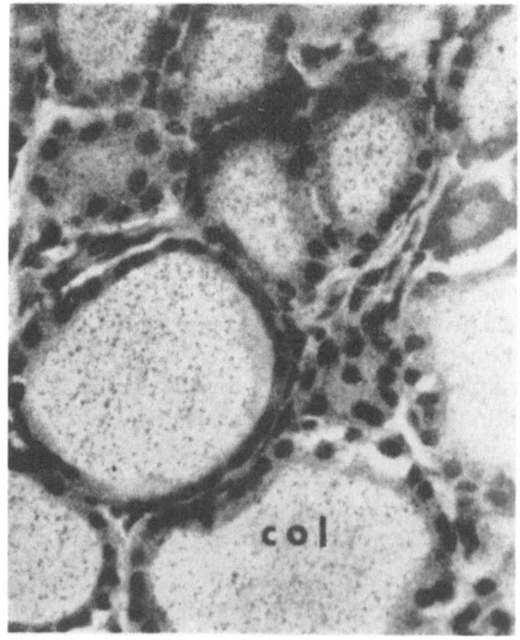

Abb. 16. Autoradiographie der Schilddrüse. Autoradiographische Darstellung von Jod in einem mit Haemalaun-Eosin vorgefärbten Schnitt aus einer Rattenschilddrüse, die J 131 speicherte. Spezifische Radioaktivität: 0,02 uC/UgJ. Vergr. 200 ×. Die Anordnung der Silberkörner läßt erkennen, daß das Jod gleichmäßig im Kolloid verteilt ist und nur ganz spärlich im Plasma der Follikelepithelien liegt. col: Kolloid. (Aus SIMON and DROZ: Current Topics in Thyroid Research, S. 79. 5. Internat. Schilddrüsen-Konferenz Rom 1965

Thyreoglobulins erfolgt somit in der Hauptsache im Kolloid, der celluläre Anteil an Jod entsteht nach ihrer Ansicht sekundär durch Resorption in die Zelle.

Ist die *Biosynthese* des Hormons nicht in allen Phasen völlig geklärt, so kann doch mit Recht angenommen werden, daß die Jodaufnahme in die Schilddrüse auf der Grundlage einer aktiven Zelltätigkeit, die Biosynthese unabhängig von einer direkten Zelleinwirkung im Kolloid zustande kommt.

Von größter Bedeutung ist die *Autoradiographie* für die Beurteilung der Verteilung und die Orte der Jodkonzentration in der Schilddrüse sowohl im normalen als auch im krankhaft veränderten Organ. Die klinische Bedeutung des *Szintigramms* liegt in der Möglichkeit, das Maß der Jodspeicherung in der Schilddrüse festzustellen und Metastasen von malignen Strumen mit der Fähigkeit der Jodspeicherung zu lokalisieren.

Wird ein normaler Ablauf des Gesamtstoffwechsels vorausgesetzt, spielen zwei Vitamine für die normale Schilddrüsenfunktion eine Rolle. *Vitamin A* hemmt die Beschleunigung der Metamorphose von Kaulquappen durch Thyroxin. Hyperthyreote verbrauchen mehr Vitamin A als in der Norm. Thyroxin ist außerdem die Voraussetzung für die Spaltung von Carotin und Vitamin A. Hypothyreote lassen eine Hypercarotinämie erkennen. Vitamin A in Überdosierung begünstigt im Gebiete der Kropfendemie die Kropfbildung (WEGELIN 1938, EGGENBERGER 1954).

Thiamin, Pyridoxin, Pantothensäure und Riboflavin werden als *Vitamin B-Komplex* bei Hyperthyreose in vermehrtem Maße verbraucht. Ihre Anwesenheit ist von Bedeutung für die Gewichtskonstanz, sie verhüten einen akuten Gewichtsverlust bei Hyperthyreosen.

Kälte und *Dunkel* einerseits, *Licht* und *Wärme* andererseits beeinflussen die Struktur der Schilddrüse in dem Sinne, daß unter den ersteren Bedingungen die Follikel klein sind, das Epithel kubisch wird und das Kolloid an Menge abnimmt. Licht und Wärme jedoch führen zu einer Vergrößerung der Follikel mit Abplattung des Epithels und Speicherung des Kolloids (PICHOTKA 1953, EICKHOFF 1952, BAILLIF 1937).

II. Korrelationen mit anderen Drüsen mit innerer Sekretion

Thyreo-hypophysäre Achse

Die Schilddrüse steht als Drüse mit innerer Sekretion unter der Kontrolle des übergeordneten Hypophysenvorderlappens und reguliert durch ihr Hormon die Menge des sezernierten thyreotropen Hormons (TSH-thyroid stimulating hormone). Beide Hormone stehen gegenseitig im Gleichgewicht (thyreo-hypophysäre Achse, sog. feedback action).

Vom Standpunkt der morphologischen Veränderungen beurteilt, kann man folgendes sagen:

1. Unterfunktion bis Afunktion der Schilddrüse führt zur Hyperplasie des Vorderlappens der Hypophyse mit starker Zunahme der Hauptzellen, resp. großer, schwach basophil granulierter Zellen (Transitionalzellen), funktionell zu vermehrter Abgabe von thyreotropem Hormon (TSH) (GRIESBACH und PURVES 1943).

2. Hyperfunktion der Schilddrüse induziert keine signifikanten Veränderungen des Vorderlappens der Hypophyse (WEGELIN 1938).

3. Hypo- bis Afunktion des Hypophysenvorderlappens verändern das Volumen der Schilddrüse gering. Die histologische Struktur entspricht einer „Ruhedrüse" mit großen rundlichen, mit dickem, eosinophilem Kolloid gefüllten Bläschen, niedrigem bis abgeplattetem Epithel mit zum Teil pyknotischen Kernen. Epitheliale Polster fehlen. Funktionell besteht verminderte Hormonbildung und verminderte Hormonabgabe (Sheehan Syndrom).

4. Hyperfunktion des Vorderlappens der Hypophyse führt bei vermehrter Produktion von TSH zur Proliferation der Schilddrüse mit zahlreichen kleinen neugebildeten Bläschen mit dünnem, eosinophilem Kolloid und kubischem bis zylindrischem Epithel. Funktionell besteht vermehrte Thyroxinproduktion und Hormonabgabe (GRIESBACH and PURVES 1943, PURVES and GRIESBACH 1949).

Die Wechselbeziehungen zu weiteren Drüsen mit innerer Sekretion sind in bezug auf die anatomische Struktur nur in der Weise signifikant, daß der Ausfall der Hormonbildung bei Hypo- bis Afunktion der Schilddrüse, entsprechend der charakteristischen Wirkung des Schilddrüsenhormons, die Entwicklung verzögert oder auf infantiler Stufe stehen läßt.

Unter physiologischen Bedingungen bestehen keine direkten Wechselbeziehungen zwischen der Schilddrüse einerseits, dem *Hypophysenhinterlappen* und den *Epithelkörperchen* andererseits.

Beziehungen zwischen der *Nebennierenrinde* und der Schilddrüse bestehen unzweifelhaft, die gegenseitige Abhängigkeit ist in keiner Weise geklärt. Cortison in hohen Dosen setzt die Aufnahme von Jod in der Schilddrüse herab und führt zu vermehrter Jodausscheidung; hohe Dosen von adrenalinartigen Substanzen können zur Hyperplasie der Schilddrüse führen. Patienten mit Hyperthyreose sind besonders adrenalinempfindlich (GOETSCH 1920, 1943). Eine direkte Beeinflussung der Nebenniere durch die Schilddrüse ist nicht nachgewiesen. Die Korrelation ist wahrscheinlich durch die Zwischenschaltung des Hypophysenvorderlappens gesteuert (KRACHT und SPAETHE 1953a, b, c).

Die Beziehungen zwischen Schilddrüse und Thymus sind ungeklärt. Die Annahme einer Abhängigkeit der Hormonsekretion der Schilddrüse von der Thymusrinde (SUNDER-PLASSMANN 1941) erscheint schon deshalb unwahrscheinlich, als auch nach Involution des Thymus die Thyroxinbildung unverändert fortbesteht.

Unter pathologischen Bedingungen — meist bei primärer, sehr selten bei sekundärer Hyperthyreose — kann ein aktiver, ja hypertrophischer Thymus beim Erwachsenen festgestellt werden, dessen Entstehung zur Zeit ungeklärt ist. Unzweifelhaft steht die Thymusrinde in direkter Abhängigkeit von der Nebennierenrinde, wie das für die Pubertätsinvolution einerseits und die Neubildung bei Addison'scher Krankheit anderseits bekannt ist. Ein ursächlicher Zusammenhang zwischen Basedow-Schilddrüse und Thymus könnte in dem Sinne möglich sein, daß eine vermehrte Bildung von TSH zu einem relativen Mangel an Nebennierenrindenhormon führt und damit die Thymusneubildung ermöglicht würde (KRACHT und SPAETHE 1953a, b, c).

Zweifellos bestehen Beziehungen zwischen den *Keimdrüsen* und der Schilddrüse. Hypo- bis Afunktion der Schilddrüse führen zu mangelhafter oder verzögerter Entwicklung, Hyperfunktion zu keinen charakteristischen Veränderungen. Andererseits sind Beeinflussungen der Schilddrüse durch die Keimdrüsen möglich. Besonders während der Gravidität kann es zur sog. Schwangerschaftshyperplasie kommen (WEGELIN 1926, ENGELHORN 1912, STOFFER et al. 1957, WELCH et al. 1958), die sowohl eine direkte hormonale Wirkung der Ovarien (Luteinhormon) als auch die Mehrbeanspruchung des Gesamtorganismus bewirkt. Die Schilddrüse ist gekennzeichnet durch große Follikel mit reichlich Kolloid und einer ausgesprochenen Hypertrophie der Epithelien. Als Ausdruck der Mehrleistung ist das PBI erhöht.

Eine Reihe von Faktoren können die Biosynthese des Hormons in ungünstigem Sinne beeinflussen.

Bei *Ausfall* der *TSH* sinkt die Konzentration des Jods in der Schilddrüse; die Bildung organischer Jodverbindungen, insbesondere des Thyroxin ist stark herabgesetzt. Nach Zusatz von TSH setzt wiederum eine normale Biosynthese ein.

Genetische Faktoren führen zu Defekten in den Fermentsystemen der Schilddrüse, die sich in Unfähigkeit der Konzentration von anorganischem Jod, der Bindung von Jod an Tyrosin, der Dejodierung organischer Jodverbindungen (Dejodinase) kund tun (FRASER 1964, siehe sporadischer Kretinismus, S. 387 G 4b). Auch Hyperthyreose kann mit genetischen Faktoren gekoppelt sein.

Unter den *Ernährungsfaktoren*, welche die Biosynthese des Thyroxins unmittelbar beeinflussen, steht das Jod an erster Stelle. *Jodmangel* führt nicht zur qualitativen Störung, sondern zur quantitativen Herabsetzung der Hormonproduktion (STUDER und GREER 1965). Bei Zufuhr großer Joddosen an Ratten wird die Biosynthese nur 1 bis 2 Tage hintangehalten, eine völlige Hemmung der organischen Bindung kann nicht erzielt werden (WOLFF et al. 1949, STANLEY 1949). Es kann indessen nach etwa 1 Jahr eine hochgradige Kolloidanschoppung sowohl im Follikellumen als auch intracellulär mit Vermehrung der parafollikulären Zellen sichtbar sein (WALLER 1960, 1961). Auch fortgesetzte Einverleibung großer Joddosen über längere Zeit bei Menschen mit normaler Schilddrüsenfunktion führt weder zu anatomischen noch zu funktionellen Veränderungen der Drüse. Einzig die Zufuhr großer Jodmengen im Zustand der Hyperthyreose bewirkt vorübergehend eine Drosselung der Hormonproduktion, die sich anatomisch in einer Zunahme des Kolloids und in einer Verkleinerung der Epithelien ausprägt (siehe Hyperthyreosen, S. 362 F, PLUMMER 1923). Der Wirkungsmechanismus ist unbekannt (GREER et al. 1964).

Einen weiteren Ernährungsfaktor bilden die *antithyreoidalen Substanzen* (siehe Ätiologie der Kropfbildung).

Das Schilddrüsenhormon fördert zwei grundlegende Stoffwechselprozesse:

Das *Wachstum* und die *Differenzierung* der Gewebe einerseits, den *Energiestoffwechsel* andererseits. Wachstum und Differenzierung wirken sich namentlich in der zweiten Hälfte der Schwangerschaft und im Kindesalter aus, das Darniederliegen des Energiestoffwechsels führt während der ganzen Lebenszeit zu Ausfallserscheinungen. Ein charakteristisches Zeichen stellt das *Myxödem* dar, das einzig und allein durch Schilddrüsenhormon mit Förderung des O_2-Verbrauches behoben werden kann (S. 388).

Das Schilddrüsenhormon besitzt eine fundamentale Bedeutung für die Homokinese des Gesamtorganismus. Wahrscheinlich handelt es sich um eine Art von

Katalysator mit Förderung vorbestehender Prozesse (WOLFF und WOLFF 1964).
Der Warmblüter erfährt durch das Schilddrüsenhormon eine Steigerung des Sauer-
stoffverbrauches, in geringerem Maße der Kaltblüter. Ganz allgemein kann festgestellt werden, daß ein Ausfall die Funktion der Körperorgane quantitativ herab-
setzt. Zufuhr von aktivem Hormon beschleunigt die Organdifferenzierung, was
sinnfällig aus dem rascheren Ablauf der Kaulquappen-Metamorphose hervorgeht
(WEGELIN und ABELIN 1921, 1924).

C. Mißbildungen

I. Aplasie

Vollständige Aplasie des Schilddrüsengewebes ist außerordentlich selten.
Beweiskräftig sind nur Fälle, die vom Foramen caecum bis zur Bifurkation der
Trachea in Schnittserien untersucht worden sind. In solchen Fällen sind im
Bereiche des Foramen caecum Plattenepithelwucherungen mit Schichtungskugeln
und Hornperlen festzustellen (v. SIEBENTHAL 1921, WEGELIN 1926, LOTMAR 1929).

Viel häufiger findet sich die Aplasie der Schilddrüse am normalen Sitz mit einer
Heterotopie von Schilddrüsengewebe am Zungengrund kombiniert. Es liegt in
diesen Fällen einerseits ein mangelhafter Descensus der cranialen Schilddrüsenanlage vor, die indessen auch mit einer Hemmung der lateralen Anlage aus dem
4. Kiemenbogen vergesellschaftet ist.

Die Anlage am Zungengrund variiert von einzelnen Schläuchen mit Bläschen-
bildung bis zur vollfunktionsfähigen Schilddrüse, die zu strumöser Vergrößerung
und damit zur Verengerung des Pharynx führen kann. Von besonderer Bedeutung
für das Verständnis des Fehlens der lateralen Schilddrüsenanlage sind gleichzeitig
vorkommende branchiogene Cysten in der Schilddrüsengegend, Unterzahlentwick-
lung der Epithelkörperchen und Hypoplasie des Thymus.

Partielle Aplasie der Schilddrüse, d. h. Mangel eines Lappens, führt am Foramen
caecum zu einer knötchenförmigen Verdickung und unterhalb des Ringknorpels
zu branchiogenen Cysten auf der Seite der Aplasie. Das Vorkommen ist äußerst
selten; diese Mißbildung betrifft das weibliche Geschlecht häufiger als das männliche.

II. Cysten

Echte, primär von Epithel ausgekleidete größere Hohlräume sind relativ selten,
abgesehen von den Cysten des Ductus thyreoglossus. Nach WEGELIN (1926) können
sie wie folgt eingeteilt werden:

    a) Thyreogene Cysten:

        Vom normalen Schilddrüsengewebe ausgehend,

        von Adenomknoten ausgehend;

    b) Cysten des Ductus thyreoglossus,

    c) Branchiogene Cysten,

    d) Cysten mit Ausgang vom Respirationstraktus.

Die Cysten des Ductus thyreoglossus (mediane Halscysten) kommen im Verlaufe seines ganzen Weges vor, am häufigsten liegen sie auf der Höhe des Zungenbeins, sind ein- bis mehrkammrig, von Epithel — zum Teil mit Flimmerhaaren — ausgekleidet. In der Nachbarschaft findet sich rudimentäres Schilddrüsengewebe, manchmal lymphatisches Gewebe. Sekundär können aus den Cysten Fisteln entstehen. Das weibliche Geschlecht ist weitgehend Träger dieser Cysten.

III. Nebenschilddrüsen

(Struma thyreoidea accessoria)

Unter Nebenschilddrüsen — Glandulae thyreoideae accessoriae — versteht man alle diejenigen Drüsenkörper, die mit der vollentwickelten Schilddrüse in keinem direkten Zusammenhang stehen. Ihrer Lage nach kann man sie wie folgt einteilen:

1. Glandulae accessoriae superiores,
2. Glandulae accessoriae inferiores,
3. Glandulae accessoriae laterales,
4. Glandulae accessoriae anteriores,
5. Glandulae accessoriae posteriores,
6. Glandulae accessoriae intralaryngeales et intratracheales.

Sie können entsprechend ihrer Lokalisation sowohl von der medialen als von einer lateralen Schilddrüsenanlage abgeleitet werden; sie sind in der Regel klein, bei strumöser Vergrößerung können sie je nach der Lage, insbesondere intralaryngeal (WEGELIN 1926), Anlaß zu chirurgischen Eingriffen geben.

Unter *Pseudo-Nebenschilddrüse* versteht man Drüsenkomplexe, meist Adenome, welche nach völliger Atrophie und Schwund des verbindenden Drüsengewebes scheinbar nicht in Zusammenhang mit der Schilddrüse stehen.

D. Atrophie, regressive Veränderungen, Kreislaufstörungen

I. Atrophie

Unter *Atrophie* ist einerseits eine Verkleinerung der Schilddrüse mit Reduktion des funktionierenden Parenchyms *(einfache Atrophie)*, zum anderen eine Abnahme des Schilddrüsenparenchyms mit gleichzeitiger starker Zunahme der bindegewebigen Septen *(Sklerose)* zu verstehen. Beide Formen fließen ineinander über. Die senile Atrophie (CLERC 1912), die Inanitionsatrophie und die Druckatrophie treten in der Regel unter dem Zeichen der einfachen Atrophie in Erscheinung. Vom 50. Lebensjahr an verringert sich das Gewicht der Schilddrüse etwas, der Durchmesser der Läppchen und Bläschen verkleinert sich, Epithelien und Kerne nehmen an Umfang ab, das Kolloid ist eingedickt, eosinophil, mit basophilen Schollen. Epitheliale Polster sind selten oder fehlen. Mit der parenchymatösen Veränderung geht eine gewisse Verdickung der interlobulären Septen und regelmäßig eine Sklerose der Arterien einher. Letztere ist oft verbunden mit einer Verkalkung der Membrana elastica interna. Ähnliche Veränderungen ruft die Inanition in Folge mangelhafter Nahrungszufuhr oder konsumierender Krankheiten hervor. Ein großes Ausmaß an Atrophie kann das expansive Wachstum von Adenomen in der Schilddrüse hervorrufen. Nach Ausschälen der Adenome ist das Schilddrüsengewicht oft hochgradig vermindert.

Funktionell ist der Schwund des Parenchyms in der Regel nicht als verminderte Gesamtleistung der Drüse zu werten, da die Adenome auch bei schwerster Druckatrophie vicariierend die Funktion des Parenchyms übernehmen. Tritt bei der einfachen Atrophie die Konsistenzzunahme des Organs nur in geringem Umfange in Erscheinung, so ist sie namentlich bei diffus ausgebreiteter Sklerose ein wesentliches Merkmal. Das sklerotische Organ kann vergrößert, normal groß oder klein sein. Die Sklerose ist gekennzeichnet durch eine Zunahme sowohl der inter- als auch der intralobulären Septen, ihre Inszenierung erfolgt immer auf Kosten des Parenchyms. Bei hochgradiger Sklerose ist die Schnittfläche grauweiß, die Läppchenzeichnung nicht mehr zu erkennen. Man unterscheidet in der Ätiologie der Sklerosen nichtentzündliche und solche, die einem Entzündungsprozeß folgen und damit das Narbenstadium darstellen. Letztere sollen im Kapitel über Thyreoiditis besprochen werden (S. 352).

Bei den nichtentzündlichen Formen werden als Begleiterscheinungen von Infektionskrankheiten toxische Einwirkungen beobachtet. Besonders zu nennen sind in diesem Zusammenhang Tuberkulose, Phthise, chronischer Alkoholismus (DE QUERVAIN 1905), chronische P-Vergiftung, endemischer Kretinismus und idiopathische Atrophie im Kindesalter. Bei Geisteskrankheiten, vorwiegend der Schizophrenie, ist sehr wahrscheinlich in erster Linie die chronische Inanition Hauptursache der Atrophie, da die Sklerose besonders bei katatonen Formen zustande kommt (RABINOVITCH 1929).

Auf eine Form der Sklerose, die wohl am besten definiert ist, muß in diesem Rahmen etwas genauer eingegangen werden: Die Sklerose durch ionisierende Strahlen (LINDSAY et al. 1954a, b). Die Sklerose ist je nach der Art der Bestrahlung, von außen oder von innen (J 131), auf einen Lappen oder Teil eines Lappens ausgedehnt. Nach J 131-Injektion ergreift sie das ganze Organ. Sie besteht sowohl in einer hochgradigen Atrophie, regressiven Epithelveränderungen und Schwund des Parenchyms als auch in einer hochgradigen Zunahme der bindegewebigen Septen mit sekundärer hyaliner Entartung, die namentlich auch die Arterien ergreift (hyaline Wanddegeneration mit Wandverdickung und Einengung des Lumens). Im Frühstadium wird aus der geschädigten Schilddrüse vermehrt Jod und Thyreoglobulin in die Blutbahn ausgeschwemmt (KENNEDY 1953).

Der Begriff der sog. pluriglandulären Sklerose (FALTA) ist heute überholt. Meist entstehen multiple Atrophien und Sklerosen von Drüsen mit innerer Sekretion im Anschluß an den Untergang des Hypophysenvorderlappens.

Die Funktion des Organs ist durch die Sklerose weit mehr beeinträchtigt als durch die einfache Atrophie. Das Ausmaß des untergegangenen Drüsengewebes ist maßgebend für den Grad der Unterfunktion der Schilddrüse und deren Auswirkungen.

II. Regressive Veränderungen

Degenerative Epithelveränderungen sind sowohl am Kern als auch am Plasma nachweisbar, am Kern unter den verschiedensten Bedingungen: Senile Atrophie, Druckatrophie, Atrophie mit Sklerose, Atrophie bei Kretinismus. Die Kerne sind meist klein, pyknotisch; ihr Chromatingehalt ist stark vermehrt, selten herabgesetzt. Kernpolymorphie, mehrkernige epitheliale Riesenzellen und vacuoläre Degeneration können regressive Prozesse und Atrophie begleiten. Unter den degenerativen Veränderungen des Plasmas sind trübe Schwellung und Verfettung zu nennen. Abnorme Pigmentansammlungen, namentlich Hämosiderin, kommen meist im Rahmen einer allgemeinen Hämochromatose vor; Lipofuscin findet sich bei Atrophie. Epitheldesquamation kann unter den verschiedensten Bedingungen in Erscheinung treten. Die regressiven Veränderungen des Bindesgewebes sind bei der Sklerose erörtert: im Vordergrund stehen die hyaline Entartung des kollagenen Bindegewebes und die amyloide Entartung bei allgemeiner Amyloidose, die indessen meist nur geringgradig, in Adenomknoten etwas stärker, ausfällt. Auch im Rahmen der Paramyloidose sowie als lokales Amyloid können hyaline Substanzen von Amyloidcharakter besonders in Adenomknoten festgestellt werden (JPLAND 1915), zuweilen in Kombination mit Fettgewebe (Struma lipomatosa mit Amyloid).

III. Kreislaufstörungen

Bei der starken Vaskularisation der Schilddrüse wirken sich Zirkulationsstörungen deutlich aus, namentlich die Zunahme des Blutgehaltes in Form der *aktiven* und *passiven Hyperämie*. Akute Entzündungen der Schilddrüse selbst oder in der Nachbarschaft, ferner vorübergehende Funktionssteigerungen während der Menstruation, der Schwangerschaft und insbesondere der Basedow'schen Krankheit führen häufig zu einer Schwellung des Gesamtorgans durch vermehrte Blutzufuhr.

Passive Hyperämie der Schilddrüse kann Teilerscheinung einer allgemeinen Stauung sein. Ebenso bedingen Abflußbehinderung des venösen Blutes bei Knotenstruma mit retrosternaler Lagerung, Thrombose von Schilddrüsenvenen oder Kompressionswirkungen durch tumoröse Prozesse ihr Auftreten. Die gestaute Schilddrüse ist von vermehrter Konsistenz, auf der Schnittfläche dunkelrot; langdauernde Stauung gibt Anlaß zu degenerativen und regenerativen Veränderungen der Epithelien und sekundärer Sklerose der Drüse.

Bei allgemeiner *Anämie* ist die Schilddrüse blaß. Langdauernde Anämie führt zur Verfettung der Epithelien, nicht aber zu Hämosiderose (WEGELIN 1926). Diese Feststellung zeigt eindeutig, daß sich eine allgemeine Hämochromatose unabhängig vom Zustande des hämopoetischen Systems resp. des Hb-Gehaltes der Erythrocyten entwickelt, um so mehr, als bei allgemeiner Hämochromatose die Schilddrüsenepithelien und nicht die Bindegewebszellen reich an Hämosiderin sind.

Blutungen im Schilddrüsengewebe sind relativ selten und kommen unter denselben Voraussetzungen wie in anderen Organen zustande, insbesondere bei allgemeiner hämorrhagischer Diathese. Über das häufige Vorkommen von Blutungen in Adenomknoten wird im entsprechenden Kapitel berichtet. *Thrombosen* und *Embolien* der Schilddrüse sind sehr selten, Thrombosen in Adenomen dagegen häufig. Einzig eine allgemein schwere Form der Fettembolie kann in den Capillaren der Schilddrüse stark ausgeprägt sein.

E. Entzündungen der Schilddrüse

I. Beeinflussung der Schilddrüse durch Infektionskrankheiten

Unter den Veränderungen, die sich in der Schilddrüse als Begleiterscheinungen insbesondere von akuten Infektionskrankheiten manifestieren, ist eine Trias zu nennen, die in Hyperämie, Epitheldesquamation und Kolloidschwund besteht. An Infektionskrankheiten sind namentlich Scharlach, Diphtherie, Pocken, Masern, Typhus, Pneumonie, Meningitis, Tetanus, akute Peritonitis und akute Wundinfektion (Sepsis) zu nennen. Ähnliche Veränderungen können auch bei chronischem Alkoholismus, tödlichen Verbrennungen und Stauung festgestellt werden. Der Gesamtkomplex ist also auf eine toxische Parenchymschädigung zurückzuführen, die sowohl im Sinne einer Mehrleistung als auch einer Schädigung zu deuten ist (DE QUERVAIN 1904, SARBACH 1905).

II. Entzündungen der Schilddrüse
(Thyreoiditis, Strumitis)

Entzündliche Veränderungen — Thyreoiditis — kommen in der normal großen oder nur diffus vergrößerten Schilddrüse relativ selten vor. In Adenomen treten sie als sog. Strumitis etwas häufiger auf.

1. Akute diffuse Thyreoiditis

Das Organ ist vergrößert, hyperämisch, druckempfindlich. Die ganze Drüse oder ein Lappen sind in Mitleidenschaft gezogen und lassen entzündliche und regressive Veränderungen erkennen. Das Bläschenepithel ist geschwollen, oft mehrschichtig und desquamiert. Im Lumen der Bläschen sind neutrophile Leukocyten zu erkennen. Das Interstitium ist ödematös, vorwiegend von Lymphocyten, spärlicher von Leukocyten, infiltriert.

Die *akute Thyreoiditis* entsteht als hämatogene Metastase oder nach Übergreifen einer Entzündung aus der Nachbarschaft auf die Schilddrüse. Ätiologisch kommen vorwiegend Infektionskrankheiten, insbesondere aber eine protrahierte Jodmedikation in Frage, wobei das weibliche häufiger als das männliche Geschlecht betroffen ist. Bei diffuser Ausbreitung kann als Folgeerscheinung ein akuter Funktionsausfall mit Myxödem auftreten.

2. Herdförmige, abscedierende Thyreoiditis

Sie wird insbesondere bei allgemein septischen Prozessen durch Kokkenembolien, bei herabgesetztem Widerstand und agonal durch Colibacillen hervorgerufen.

3. Subakute Thyreoiditis (DE QUERVAIN)

Von DE QUERVAIN (1904) erstmals als Krankheitsbild erkannt, von CRILE und HASARD (1951) sowie STERNLIEB (1952) erneut beschrieben, stellt die subakute

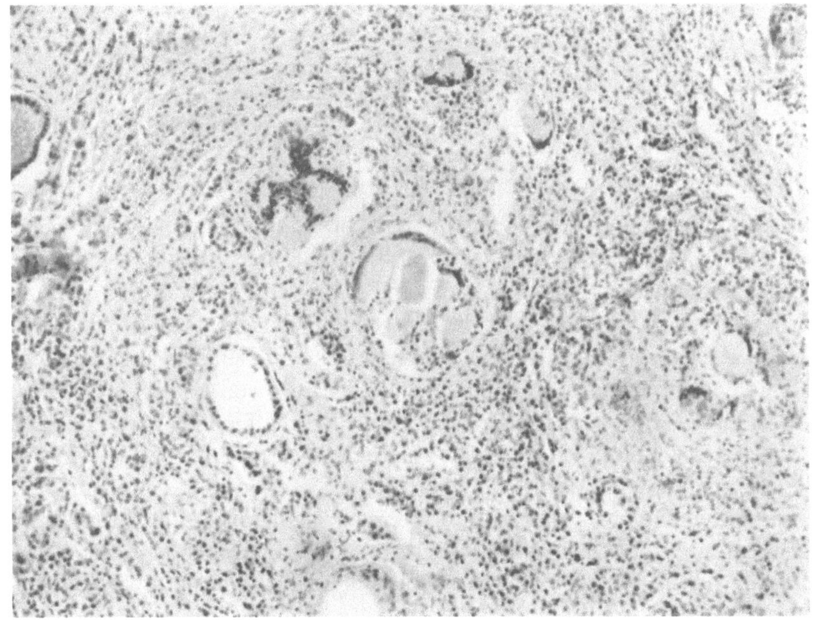

Abb. 17. Thyreoiditis subacuta de Quervain. Mikroskopisch: Bläschen mit Epitheldesquamation, zahlreichen mehrkernigen Riesenzellen an Kolloidschollen angelagert. Diffuses entzündliches Infiltrat im intralobulären Binde- und Granulationsgewebe. (Haem.-Eos. Vergr. 100fach)

Thyreoiditis ein Leiden dar, welches selten mehr oder weniger akut in Erscheinung tritt, einen Lappen oder die ganze Drüse befällt und dadurch eine schmerzhafte Vergrößerung des Organs mit gleichzeitiger Verfestigung seiner Konsistenz hervorruft. Beide Geschlechter sind gleichermaßen betroffen. Mikroskopisch ist die Schilddrüse durch eine Wucherung, Desquamation und Degeneration des Follikelepithels unter Bildung von mehrkernigen epithelialen Riesenzellen, eine Veränderung und Verminderung des Kolloids sowie durch eine ausgesprochen entzündliche Reaktion gekennzeichnet. Diese besteht in einer Ansammlung von neutrophilen Leukocyten, Lymphocyten und Histiocyten im Lumen der Follikel, in der Bildung von Fremdkörperriesenzellen um sog. Kolloidreste sowie Ersatz von untergegangenem Drüsengewebe durch Granulationsgewebe, Bindegewebe resp. Narbengewebe. Die Krankheit bewirkt eine erhöhte Blutsenkung, eine Zunahme der Globuline im Plasma und zeigt Neigung zur Selbstheilung, besonders im Anschlusse an eine operative Incision und nach Gaben von Thiouracil, Cortison und ACTH (CRILE und HASARD 1951, SAEGESSER 1957). Der Prozeß ist häufig herdförmig, manchmal allerdings betrifft er in Form einer zeitlichen Staffelung das ganze Organ (Thyreoiditis migrans). Von der nunmehr zu erörternden Riedel-Struma (1896) unterscheidet sich die subakute Thyreoiditis durch ihre Begrenzung auf die Schilddrüse. Ein Übergreifen auf das benachbarte Bindegewebe und auf die Halsmuskulatur fehlt. Nicht selten finden sich im Bereiche der Herde thrombosierte Venen. Die Differentialdiagnose Morbus Boeck kann Schwierigkeiten bereiten (RYWLIN 1952).

4. Chronische Thyreoiditis

a) Eisenharte Struma (RIEDEL),
b) Struma lymphomatosa (HASHIMOTO),
(REIST 1922, CHESKY et al. 1954, BASTENIE 1934, REYMOND et BONSTEIN 1956).

a) Eisenharte Struma Riedel

Diese Veränderung wurde 1896 von RIEDEL erstmals beschrieben. Sie tritt zuweilen im Gefolge von Anginen auf und befällt meist beide, seltener einen Schilddrüsenlappen. Das Organ ist wechselnd stark vergrößert, druckempfindlich, außerordentlich derb, zum Teil mit der Umgebung, insbesondere der Trachea, fest verwachsen. Auch bei dieser Form von Thyreoiditis bestehen Allgemeinsymptome: beschleunigte Blutsenkung, vorübergehend Zeichen von Hyperthyreose. Die erkrankten Drüsenanteile sind von schwieliger Beschaffenheit, die Schnittfläche ist grauweiß, Läppchenzeichnung nicht zu erkennen. In den schwieligen Bezirken sind die Adenomknoten scharf abgegrenzt.

Mikroskopisch findet sich eine diffuse Vermehrung des inter- und intralobulären Bindegewebes mit dichten, diffusen Infiltraten von Lymphocyten und oft sehr vielen Plasmazellen; neutrophile und eosinophile Leukocyten sind spärlich (WEGELIN), zuweilen finden sich Lymphfollikel, zum Teil mit Keimzentren. Das Drüsenparenchym ist weitgehend geschwunden und läßt ähnlich wie bei der subakuten Thyreoiditis Desquamation und Verfettung der Epithelien sowie an Kolloidschollen angelagerte Fremdkörperriesenzellen und neutrophile Leukocyten erkennen. Wesentlich ist ferner das Übergreifen des entzündlichen Prozesses auf das benachbarte Bindegewebe und die Halsmuskulatur, die dann im Sinne einer sog. „Holzphlegmone" verändert ist. Klinisch muß die Erkrankung von der rasch wachsenden Struma maligna abgegrenzt werden. Bei der eisenharten Struma Riedel bleibt die bei der Untersuchung festgestellte Organgröße unverändert bestehen (SAEGESSER 1957). Vorwiegend erkranken Menschen im dritten bis fünften Lebensjahrzehnt, beide Geschlechter annähernd mit gleichem Prozentsatz. Verhältnismäßig selten tritt trotz der starken und oft ausgedehnten Veränderungen eine Schilddrüseninsuffizienz in Erscheinung; die Prognose ist im allgemeinen gut. Eine carcinomatöse Entartung ist selten (RYWLIN 1952).

b) Struma lymphomatosa Hashimoto

Die Erkrankung tritt fast ausschließlich beim weiblichen Geschlecht auf und ist landschaftsbedingten Schwankungen unterworfen; in kropffreien Gebieten

kommt sie häufiger vor (Parmley und Hellwig 1946). Makroskopisch ist die
Schilddrüse diffus vergrößert, von etwas vermehrter Konsistenz, niemals eisenhart
(Saegesser 1939, 1957). Allgemeinsymptome sind mäßig hohes Fieber, Zunahme

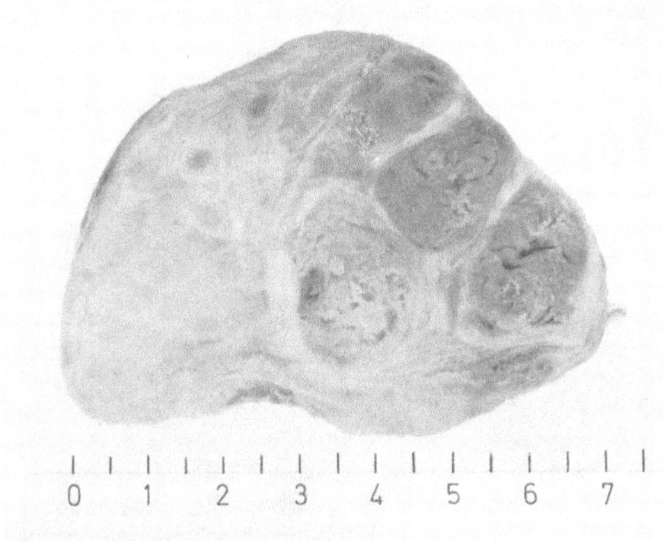

Abb. 18. Thyreoiditis chronica Riedel. Makroskopisch: Weitgehende fibröse Umwandlung der Schilddrüse, scharf abgegrenzt einige Kolloidknoten

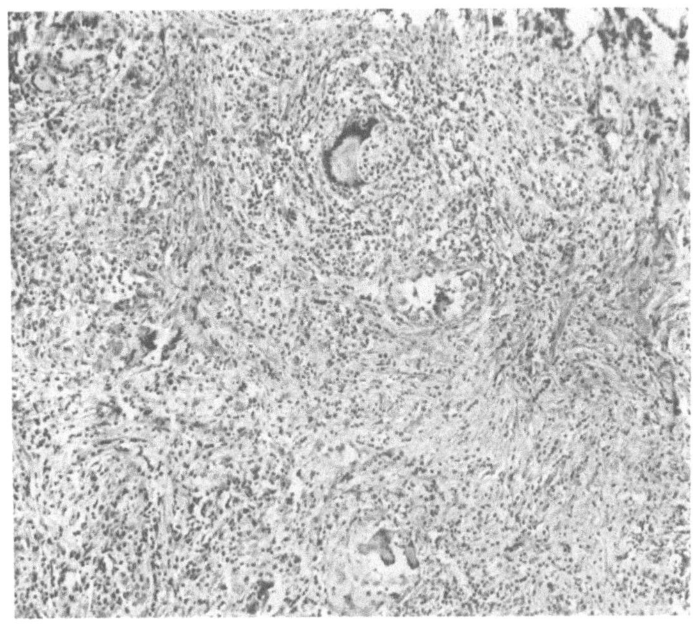

Abb. 19. Thyreoiditis chronica Riedel. Mikroskopisch: Chronische granulierende und sklerosierende
Entzündung mit Fremdkörperriesenzellen. (Haem.-Eos. Vergr. 90fach)

23 Spezielle pathologische Anatomie, Band 4, Walthard

der Blutleukocyten und erhöhte Blutsenkungsgeschwindigkeit. Es bestehen Anzeichen von Hyper- und in Spätstadien Hypothyreose.

Das mikroskopische Bild ist wie nach Jodmedikation oder bei genuinem Basedow — dort allerdings in weit geringerem Ausmaß — durch eine enorme Vermehrung des lymphatischen Gewebes charakterisiert. Diffuse lymphocytäre Infiltrate und Lymphfollikel mit oft großen Keimzentren liegen so dicht und in derart großer Zahl in den Septen, daß das Drüsengewebe komprimiert, atrophiert und zum Teil fibrös umgewandelt wird. Nicht ganz selten treten an Stelle der Schilddrüsenepithelien „großzellige" Elemente vom Typus der Askanazy-Zellen (1898) resp. der Onkocyten in Erscheinung. Zeichen von akuter Entzündung und

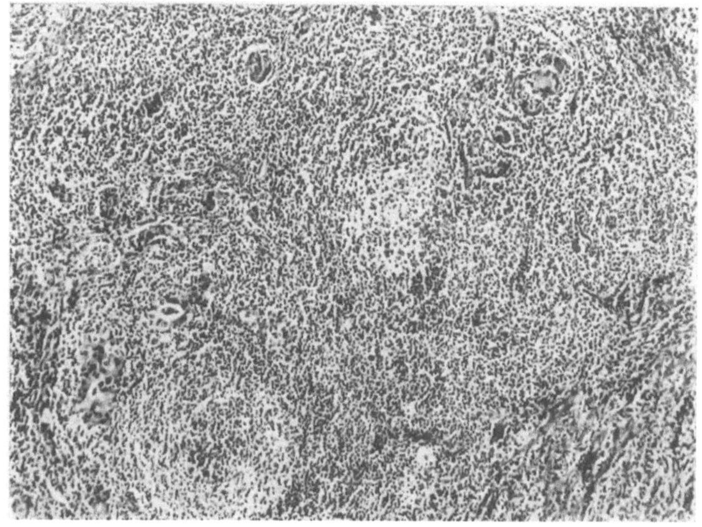

Abb. 20. Thyreoiditis chronica Hashimoto. Mikroskopisch: Im komprimierten, atrophischen Schilddrüsengewebe dichte diffuse Infiltrate von Lymphocyten, sowie zahlreiche Lymphfollikel zum Teil mit Keimzentren. (Haem.-Eos. Verg. 75fach)

Fremdkörperreaktionen fehlen. Über das gehäufte Vorkommen von Plasmazellen berichten PIZA (1951) und HAFERKAMP (1963, 1964). Übergänge von Struma lymphomatosa in Riedel-Struma werden diskutiert (SAEGESSER 1939, 1957), MEISTER konnte histologische Übergänge niemals feststellen. In unseren Gegenden ist die Struma lymphomatosa verhältnismäßig selten, etwas häufiger seit der Einführung der allgemeinen Jodprophylaxe des Kropfes. Die Riedel-Struma macht dagegen in den USA und in Bern (SAEGESSER 1939, 1957) 2% der resezierten Strumen aus. Im Anschluß an die J 131-Therapie kann sich sekundär ein papilläres Carcinom entwickeln (DAILEY et al. 1955).

c) Ätiologie und Pathogenese der Thyreoiditis

Ätiologie und *Pathogenese* sind, abgesehen von den durch Mikroorganismen verursachten Entzündungen, weitgehend unklar. Als ätiologische Faktoren der subakuten und chronischen, nicht eitrigen Formen von Thyreoiditis werden Viren

(Mumps) sowie toxische Substanzen in Betracht gezogen, ohne daß jemals ein
sicherer Beweis für die Annahme erbracht worden wäre. Durch Jodmedikation
bei Morbus Basedow können entzündliche Prozesse im Sinne einer akuten, diffusen,
nichteitrigen Thyreoiditis oder einer chronischen Thyreoiditis von wechselndem
Ausmaß bis zum Bilde der Struma lymphomatosa beobachtet werden. LEWITT
vertrat die Auffassung, daß die chronische Thyreoiditis vom Typus Hashimoto
als Anfangs-, die Riedel-Struma als Endstadium des genuinen Basedow zu bezeichnen sei. Solche Anschauungen mögen in kropffreien Gegenden mit relativ häufigem
Vorkommen von genuinem Basedow eine Stütze finden, in Kropfgegenden sind
indessen ursächliche Zusammenhänge zwischen den beiden Formen nicht bewiesen
(MEISTER 1963). In jüngster Zeit ist sowohl mit Bezug auf die subakute als auch
auf beide Typen der chronischen Thyreoiditis die Ansicht geäußert worden, daß
als pathogenetischer Faktor eine Sensibilisierung auf thyreogene *Autoantikörper*
in Betracht kommt. Somit würde die Erkrankung der Schilddrüse auf der Grundlage einer Antigen-Antikörperreaktion als hyperergische Entzündung zustandekommen, wie sie auch experimentell nach Sensibilisierung von Tieren auf Schild-
drüseneiweiß erzeugt und durch den serologischen Nachweis erhärtet werden kann
(WITEBSKY und ROSE 1956, ROITT und DONIACH 1961, NEIMANN et al. 1961).

In einer klinisch-morphologischen Vergleichsstudie haben ANDREANI et al.
(1965) mit Bezug auf verschiedene Schilddrüsenerkrankungen eine absteigende
Skala für das Ausmaß der aus dem Serum ermittelten Thyreoglobulinantikörper-
titer aufgestellt. Den höchsten Titer zeigte die Hashimoto-Struma, dann folgen
primäres Myxödem des Erwachsenen, toxischer Knotenkropf, Morbus Basedow,
therapeutisches Myxödem, Tumoren der Schilddrüse, endemischer und sporadischer, nicht toxischer Kropf. Das Ergebnis lautet, daß sichere Korrelationen
zwischen serologischem Test und klinisch-morphologischem Bild nicht bestehen.
In gleicher Weise konnten MACKAY und PERRY (1960) feststellen, daß im Blute
zirkulierende Schilddrüsenantikörper nicht nur bei den in Frage kommenden
Formen von Thyreoiditis in Erscheinung treten, allerdings mit höchsten Werten
bei der Hashimoto-Struma und beim adulten Myxödem nachweisbar seien. Im
Tierexperiment haben TERPLAN et al. (1960) im Verlaufe von 6 Jahren die Beziehungen zwischen Antikörpertiter und Ausmaß der Schilddrüsenveränderungen
untersucht und dabei eine direkte Abhängigkeit der Höhe des Titers vom Grade
der Gewebsveränderungen festgestellt. Eine Thyreoiditis konnte bei den Versuchs-
tieren durch eine einzige oder durch wiederholte Injektionen von autogenem oder
homologen Schilddrüsenextrakt nur unter der Voraussetzung des Zusatzes eines
Adjuvans ausgelöst werden. Histologisch entsprachen die Veränderungen in der
Schilddrüse weder denjenigen einer Hashimoto- noch denjenigen einer Riedel-
Struma, auch nicht dem Bilde der subakuten Thyreoiditis (DE QUERVAIN).

Auf die einzelnen serologischen Testmethoden zur Feststellung der Autoantikörper kann in diesem Zusammenhang nicht eingegangen werden, um so weniger,
als die Antigene nicht in Reinsubstanz dargestellt werden können. Mit der Methode
der fluorescierenden Antikörper (COONS und KAPLAN 1950) besteht die Möglichkeit, die Antigene und damit auch die Stelle der Antigen-Antikörperreaktion zu
lokalisieren. Thyreoglobulin-Antikörper fluorescieren nur im Lumen der Acini
und sind ohne Bedeutung für die Pathogenese der „Autoimmun-Thyreoiditis"
(BELYAVIN 1964). Im Serum von Hashimoto-Patienten konnten ferner reichlich

„anti-mikrosomale" Antikörper festgestellt werden, deren fluorescierende Eigenschaften ausschließlich in den Schilddrüsenepithelien zu erkennen sind. Mit diesem Antikörper, der in kleinen Mengen auch im Serum von Trägern mit gesunder Schilddrüse vorkommt, kann man experimentell weder eine Hashimoto-Struma, noch in Schilddrüsenzellkulturen einen cytotoxischen Effekt erzielen, wenn die Zellen vorher nicht „empfänglich" gemacht worden sind. Völlig unklar ist, warum in der gesunden Schilddrüse der Antikörper mit keinen, in der Hashimoto-Struma aber mit so ausgesprochen cytotoxischen Reaktionen einhergeht. Der auslösende Faktor und damit der Schlüssel für das Verständnis liegt in den Schilddrüsen-

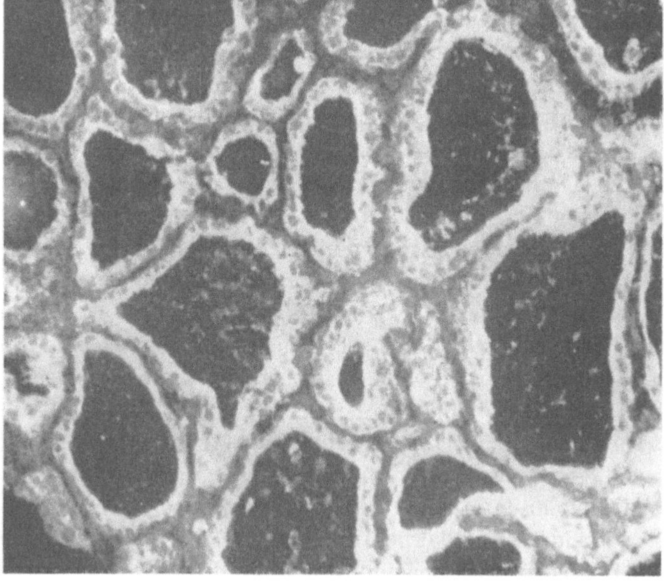

Abb. 21. Fluorescenz antimikrosomaler Antikörper in den Schilddrüsenepithelien. Hashimoto-Struma. Unfixierter Gefrierschnitt von Schilddrüsengewebe mit Fluorescenz der Follikelepithelien nach Einwirkung von Hashimoto-Serum, das antimikrosomale Antikörper enthält. (Aus BELYAVIN: In The Thyroid Gland, Vol. 2, S. 307)

epithelien. Über seinen Wirkungsmechanismus fehlen uns zur Zeit jegliche Kenntnisse (BELYAVIN 1964). In diese Richtung zielen auch die Überlegungen von WILLIAMS und DONIACH (1962), die an die Schwächung des Gesamtorganismus im Hinblick auf die Immuntoleranz denken. Ähnliche Befunde konnte auch HAFERKAMP (1963, 1964) in einem Fall von Struma Hashimoto und Struma Riedel erheben, insbesondere ist es ihm in Tierexperimenten gelungen, den auslösenden Faktor für die Entstehung cytotoxischer und entzündlicher Prozesse in der Schilddrüse nachzuweisen.

5. Strumitis

Entzündliche Prozesse in Adenomknoten entstehen vielfach sekundär im Anschluß an regressive Veränderungen, Nekrose und Blutungen. Bemerkenswerterweise sind die Knoten bei akuter, namentlich subakuter und chronischer

Thyreoiditis am Entzündungsprozeß kaum oder gar nicht beteiligt. Über experimentelle Strumitis berichtete McCarrison (1927). Bei Kokkeninfektionen sind die Adenomknoten nicht selten mitbefallen.

III. Spezifische granulierende Infektionskrankheiten der Schilddrüse

Spezifisch-entzündliche Erkrankungen wie Tuberkulose, Lues, Aktinomykose usw. sind in der Schilddrüse nur selten lokalisiert.

Als morphologisches Kriterium für die Tuberkulose als hämatogene Metastase ist sowohl für die Miliartuberkulose als auch für die chronisch-nodöse Tuberkulose eine zentrale Verkäsung der Tuberkel zu fordern. Kommen bei der Miliartuberkulose auch Adenome in einer Schilddrüse vor, so sind die Tuberkel in den Knoten häufiger als im eigentlichen Organgewebe anzutreffen (Hedinger 1912).

Bei Morbus Boeck liegen die Tuberkel ausschließlich in den bindegewebigen Septen und ziehen die Follikelepithelien nicht in Mitleidenschaft (Rywlin 1952).

Außerordentlich selten ist die Lokalisation eines Echinococcus in der Schilddrüse (Boller 1920).

Hyperthyreose entsteht im Verlaufe der akuten *Chagas-Krankheit* unabhängig von dieser als Ausdruck einer gleichzeitigen Verkropfung der Schilddrüse.

IV. Das lymphatische Gewebe in der Schilddrüse

Lymphatisches Gewebe kommt in der Schilddrüse in Form herdförmiger Infiltrate und oft mit Keimzentren ausgestatteter Lymphfollikel recht häufig vor. Seltener trifft man es in Adenomen an, wenn, so meist in der Peripherie oder im Kapselbindegewebe (v. Werdt 1911).

Im normalen Schilddrüsengewebe ist lymphatisches Gewebe ein sehr seltener Befund, in den zwei ersten Lebensjahrzehnten fehlt es fast vollständig (Simmonds 1913). Als Bedingungen für ein gehäuftes Auftreten werden Anämie und Adipositas genannt, was nach eigener Erfahrung nicht zutrifft. Bei Knotenkröpfen werden lymphatisches Gewebe, insbesondere Lymphfollikel, im Schilddrüsengewebe sehr häufig angetroffen. Regelmäßig (nach Wegelin 1926, bis 91%!) ist ihr Vorkommen bei der Basedow-Schilddrüse, als Begleiterscheinung beim Morbus Addison (Dubois 1919) und nach protrahierter Jodmedikation (Thoenen 1957) zu beobachten.

Unter den mit Entzündung in der Schilddrüse einhergehenden Krankheiten sind insbesondere die spezifisch-granulomatös verlaufenden Prozesse wie Tuberkulose und Lues zu nennen, die im engeren Sinne nicht zu den in diesem Kapitel besprochenen Veränderungen gehören. Bei der chronischen Thyreoiditis sind die Riedel-Struma wegen ihres seltenen Vorkommens, die Hashimoto-Schilddrüse wegen einer hochgradigen Zunahme des lymphatischen Gewebes unter Verdrängung des Schilddrüsenparenchyms zu nennen. Schließlich sind maligne Strumen von lymphatischem Gewebe in der Schilddrüse begleitet, insbesondere die Papillome.

Nach WEGELIN (1926) gelingt es nicht, die Entstehung der herdförmigen Lymphocytenansammlungen einheitlich zu erklären, was auch heute noch zum Teil der Fall ist.

Was die Herkunft des lymphatischen Gewebes anbelangt, so bestehen auch hier zwei verschiedene Möglichkeiten: Einmal müßte man wissen, wie sich die mesenchymalen Stützgewebselemente örtlich in Lymphocyten umwandeln, d. h. autochthon entstehen, zum anderen ob Lymphocyten des strömenden Blutes in das Gewebe einwandern und daselbst herdförmige Lymphocyteninfiltrate und Lymphfollikel bilden.

Wenn heute bekannt ist, daß das lymphatische Gewebe in seinem Ausmaß von der Funktion der Nebennierenrinde beeinflußt wird und deren Untergang zu einer

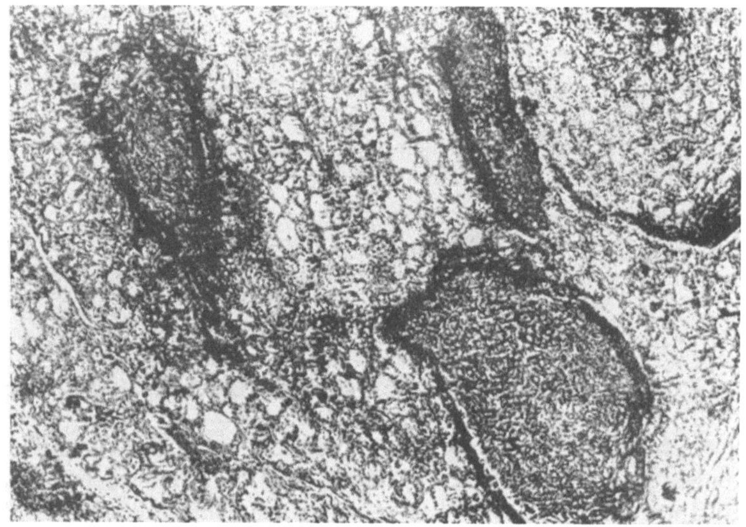

Abb. 22. Lymphatisches Gewebe in der Schilddrüse. Mikroskopisch: Im Schilddrüsengewebe Lymphfollikel mit Keimzentren. (Haem.-Eos. Vergr. 87fach)

starken Zunahme und Ausbreitung desselben führt, so muß man annehmen, daß es ferner zur Bildung von Antikörpern befähigt ist.

Abgesehen vom Morbus Addison liegt bei primär entzündlichen Prozessen in der Schilddrüse (Tuberkulose), bakteriotoxischen Einwirkungen bei Hyperthyreose mit und ohne Jodmedikation, am stärksten bei der Hashimoto-Struma, ein Untergang von Drüsengewebe verbunden mit Kolloidresorption vor, der zur Autoimmunisation und damit zum Auftreten von lymphatischem Gewebe in der Schilddrüse führen kann. In diesem Zusammenhang ist die Feststellung wichtig, daß seit der Einführung der Jodprophylaxe des Kropfes das Auftreten von lymphatischem Gewebe in der Schilddrüse, insbesondere auch die Hashimoto-Struma, zugenommen haben (THOENEN 1957, COTTIER et al. 1968).

F. Hyperthyreose

Das Krankheitsbild der Hyperthyreose ist weder klinisch noch pathologisch-anatomisch einheitlich, die Bezeichnungen der Krankheit sind mannigfaltig: Morbus Basedow, Graves-Disease, Exophthalmic Goiter, Struma basedowificata, Toxic Goiter, toxisches Adenom, Jod-Basedow usw.

Als Ausdruck der Hyperthyreose lassen sich klinisch Tachykardie, Tremor, Exophthalmus, seltener Lidschlag, Lymphocytose und erhöhter Grundumsatz, erhöhtes PBI (CURTIS und SWENSON 1948) in allen Abstufungen erkennen.

Vom Standpunkt des Anatomen können nach WEGELIN (1926) zwei Formen der Hyperthyreose mit ebenfalls differenter Pathogenese unterschieden werden:

1. Struma basedowiana, als anatomisches Substrat des primären genuinen Basedow, der sich in einer vorher nicht vergrößerten Schilddrüse entwickelt,

2. Struma basedowificata, als anatomisches Substrat einer sekundären Hyperthyreose, die sich auf einen gewöhnlichen Kropf, diffus oder knotig, aufpfropft und sich als „toxic goiter" manifestiert.

Diese scharfe Trennung besteht anatomisch unzweifelhaft zu Recht. Allerdings sind Fälle bekannt, bei denen beide Krankheitsformen in ein und derselben Schilddrüse nebeneinander vorkommen.

I. Morbus Graves, primärer genuiner Basedow
(Struma basedowiana)

Die Schilddrüse ist vergrößert, 50 bis 300 g schwer. Auf der Schnittfläche ist die Läppchenzeichnung deutlich, die Läppchen sind vergrößert, die Transparenz ist abhängig von der Menge des gespeicherten Kolloids, die Konsistenz etwas vermehrt.

Mikroskopisch setzen sich die Läppchen aus hochgradig polymorphen Bläschen und verzweigten Schläuchen zusammen. Das Epithel ist hochzylindrisch, Polsterbildungen sind reichlich, echte Papillen meist zahlreich, das Epithel ist stark desquamiert, das Kolloid dünn, verflüssigt, meist schwach eosinophil. Die interlobulären Septen sind zart, in Spätstadien verdickt, wechselnd stark herdförmig von Lymphocyten infiltriert und von Lymphfollikeln mit großen Keimzentren durchsetzt (DE JOSSELIN DE JONG 1935, SUNDER-PLASSMANN 1941, LEVITT 1954).

Daß der *genuine Basedow* eine Allgemeinerkrankung des Organismus darstellt, geht schon allein aus der Tatsache hervor, daß außer der Schilddrüse selbst eine Reihe von anderen Organen in Mitleidenschaft gezogen werden. In erster Linie erfährt der lymphatische Apparat in vielen Fällen eine ausgesprochene Zunahme, die eine Vergrößerung des Waldeyerschen Rachenringes, der Tonsillen und Zungenbalgdrüsen und des lymphatischen Gewebes des Darmes, weniger der Lymphdrüsen des Körpers, bedingt. Man findet häufig einen neugebildeten, zum Teil hyperplastischen Thymus. Diese Feststellung deckt sich mit der Neubildung von lymphatischem Gewebe in der Schilddrüse selbst und ausgesprochener Lymphocytose im strömenden Blut. Die übrigen Drüsen mit innerer Sekretion lassen morphologisch keine regelmäßig wiederkehrenden signifikanten Kriterien

für das Bestehen der Hyperthyreose erkennen. Im Pankreas wird von Lympho-
cyteninfiltraten namentlich in den Langerhansschen Inseln berichtet und das
Auftreten von Diabetes als Folgeerscheinung erörtert. In der Haut erfolgen
Pigmentverschiebungen, teils im Sinne der Hyperpigmentation, besonders im
Gesicht, teils unter dem Bilde eines fleckförmigen Pigmentschwundes (VITILIGO).

Langdauernde Erkrankungen an genuinem Basedow können mit leichter
Lebercirrhose (RÖSSLE 1933, WEGELIN 1936) verbunden sein. Das Skelet ist bei
jugendlichen Patienten weitgehend unverändert; beim Erwachsenen entsteht die

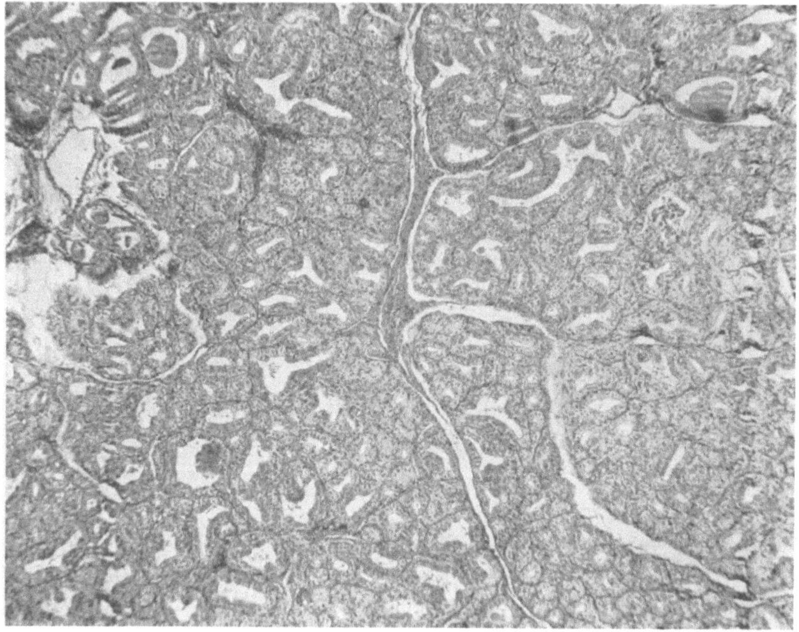

Abb. 23. Struma diffusa parenchymatosa et colloides basedowiana. Mikroskopisch: Mittelgroße bis
große Läppchen. In den Läppchen dichtgedrängte kleine und mittelgroße, rundliche oder polymorphe
Bläschen. Epithel hochcylindrisch, zum Teil desquamiert. Kolloid dünn. Hie und da Papillen. Interlobuläre Septen zart, herdförmig von Lymphocyten infiltriert. (Haem.-Eos. Vergr. 87fach)

fibröse Osteoklasie (YETTRA und STARR 1951, ASKANAZY und RUTISHAUSER 1933)
Alle diese erwähnten Veränderungen sind im allgemeinen geringgradig, denn die
Epithelkörperchen sind am Stoffwechselgeschehen in Leber und Skelet nicht
beteiligt. Auch im Myokard sind Veränderungen in Form lymphocytärer Infiltrate
und anämischer Infarkte festgestellt worden (TAKAHASHI 1955, BURSTEIN et al.
1960).

II. Sekundäre Hyperthyreose, Struma basedowificata, toxisches Adenom

Bei Schilddrüsenvergrößerungen unterscheiden wir die Struma diffusa colloides,
möglicherweise kombiniert mit knotiger Hyperplasie, die Struma nodosa parenchymatosa et colloides und die Struma nodosa colloides basedowificata.

Das histologische Bild ist sehr variabel. In der diffus vergrößerten Schilddrüse sieht man sowohl Veränderungen im Sinne einer Struma diffusa colloides mit spärlichen epithelialen Polstern als auch mit einer sog. proliferierenden Kolloidstruma mit zahlreichen epithelialen Polstern ohne Epithelveränderung. In Adenomen finden sich Abstufungen vom gewöhnlichen histologischen Aussehen eines solchen bis zum Vollbild des genuinen Basedow.

Histomorphologisches Bild und klinische Symptomatik decken sich nicht immer (HUECK 1924).

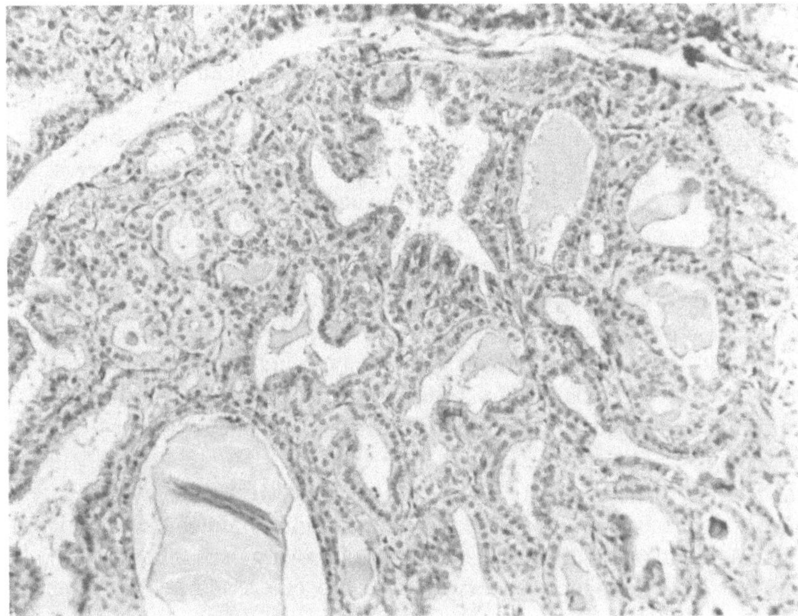

Abb. 24. Struma nodosa parenchymatosa et colloides basedowificata. Mikroskopisch: Bläschen klein bis groß, rundlich oder polymorph. Epithel kubisch bis cylindrisch. Kolloid dünn, eosinophil. Hie und da Papillen. Knotenstroma spärlich. (Haem.-Eos. Vergr. 125fach)

Seit Einführung der Jodprophylaxe des Kropfes hat die Struma basedowificata zugenommen, der genuine Basedow ist dagegen zahlenmäßig wenig verändert.

III. Ätiologie und Pathogenese der Hyperthyreose

Die Ätiologie der Hyperthyreosen beruht — ganz allgemein betrachtet — auf einer vermehrten Ausschüttung von aktivem Schilddrüsenhormon in die Blutbahn. So einfach sich die Ursache der Hyperthyreosen definieren läßt, um so schwieriger gestaltet sich die Deutung ihrer Pathogenese. Viele Fragen sind heute noch ungeklärt; wichtig ist, daß die Pathogenese des genuinen primären Basedow von derjenigen des sekundären unterschieden wird. Im Mittelpunkt der Erörterungen steht die Funktion und damit die Pathophysiologie der Schilddrüse (AZERAD 1951).

1. Pathogenese des genuinen Morbus Basedow

Für das Verständnis wegleitend ist die Feststellung, daß der genuine Basedow fast ausschließlich beim weiblichen Geschlecht vorkommt. Physiologischerweise ist das autonome Nervensystem bei der Frau größeren Schwankungen ausgesetzt und stellt deshalb einen maßgebenden pathogenetischen Faktor dar. Diese Labilität kann, wenn hormonal, neural oder ional gesteigert, eine Hyperfunktion der Schilddrüse induzieren (HELLWIG 1931). MEANS (1948, 1954) glaubt, daß unter den genannten Voraussetzungen speziell im Nebennierenmark vermehrt adrenalinartige Substanzen in die Blutbahn abgegeben werden könnten, die im Hypophysenvorderlappen eine vermehrte Ausschüttung von TSH auslösen (Schreckbasedow der Kaninchen — WEGELIN, KRACHT und KRACHT 1952). MAHAUX (1938) weist in diesem Zusammenhang auf psychisch bedingte Auswirkungen auf die vegetativen Zentren im Hypothalamus hin, die von dort auf das autonome Nervensystem übertragen werden. Der genuine Basedow entwickelt sich in einer vorher normalen Schilddrüse, die bei stets genügendem oder überschüssigem Jodgehalt gezwungen und auch in der Lage ist, vermehrt aktives Hormon zu bilden (häufiges Vorkommen in kropffreien Gegenden). Die unter diesen Voraussetzungen gesteigerte Leistung vollzieht sich unter den charakteristischen anatomischen Veränderungen und führt zur Struma diffusa parenchymatosa et colloides basedowiana. Damit steht die Schilddrüse im Mittelpunkt des krankhaften Geschehens, die durch die Hyperthyreose ausgelösten Organveränderungen sind eine Folge der vermehrten Funktion. Inwieweit sie (Tremor, Tachykardie usw.) in direkter oder indirekter Abhängigkeit vom Schilddrüsenhormon zustande kommen, ist an dieser Stelle nicht zu diskutieren.

Nach PURVES (1964) kann die endogene Hyperthyreose rein theoretisch betrachtet auf verschiedene Art und Weise zustande kommen. Einmal kann es sich um eine Regulationsstörung bei unphysiologischer Einstellung der Schilddrüse und des Vorderlappens der Hypophyse auf eine erhöhte Sekretionsebene mit Abgabe gesteigerter Hormonmenge an das Blut handeln.

Alsdann wäre eine Überfunktion der Schilddrüse unabhängig vom Regulationsmechanismus (feed-back) folgendermaßen denkbar:

1. Unregulierte Sekretion eines Schilddrüsen-stimulierenden Faktors aus dem H.V.L.

2. Unregulierte Sekretion eines Schilddrüsen-stimulierenden Faktors außerhalb des H.V.L.

3. Übermäßige autonome Sekretion von Schilddrüsenhormon aus der Schilddrüse selbst oder Teilen, bzw. aus einem Tumor der Schilddrüse.

4. Übermäßige autonome Sekretion von Schilddrüsenhormon unabhängig von der Schilddrüse.

Unter den vier angeführten Möglichkeiten ist nur die zweite imstande, eine diffuse Erkrankung des gesamten Organes auf dem Blutwege, nämlich im Sinne der Basedowschen Krankheit, auszulösen, seitdem ADAMS (1958) nachgewiesen hat, daß TSH am Zustandekommen der Hyperthyreose unbeteiligt ist.

Eine Regulationsstörung in Schilddrüse und Hypophyse besteht zweifellos, indem nämlich im Gegensatz zur gesunden Schilddrüse die Sekretion von TSH durch eine Injektion von Thyroxin nicht unterdrückt werden kann (1. Möglichkeit).

ADAMS (1958), PURVES und ADAMS (1960, 1961) konnten im Serum von Patienten mit genuinem Basedow eine Substanz nachweisen, die unabhängig von der Hypophyse (2. Möglichkeit) eine langdauernde stimulierende Wirkung auf die Schilddrüse ausübt. Die Substanz ist auch immunologisch (PURVES 1964) different von TSH und wird mit „*long acting thyroid stimulator*" LATS bezeichnet. Als mögliche Ursprungsstätte vermuten MCKENZIE und GORDON (1965) die Lymphocyten. DORRINGTON et al. (1965) weisen auf die enge Verknüpfung der Substanz mit den Globulinen hin, KRISS et al. (1965) bezeichnen sie als ein 7 S Globulin, was von MCKENZIE bestätigt wird. Übereinstimmend bezeichnen die *Autoren* LATS als die Substanz, welche den Symptomenkomplex des genuinen Basedow, möglicherweise auch den Exophthalmus, hervorruft.

DOBYNS et al. (1965) konnten außerdem bei schweren Fällen von Exophthalmus eine weitere Substanz „*Exophthalmos producing substance*" EPS feststellen.

Durch Jod kann die Hyperaktivität der Schilddrüse temporär herabgesetzt (PLUMMER 1923), aber auch gesteigert (GIORDANO 1926), durch Thioharnstoffpräparate (HADORN und BEER 1945) und durch J 131 (BEIERWALTES und JOHNSON 1956) wirksam auf lange Sicht gedrosselt werden.

Hat sich somit das pathogenetische Agens der Basedowschen Krankheit aus dem Hypophysenvorderlappen in ein anderes Organsystem, möglicherweise das lymphatische Gewebe (MCKENZIE 1960), verlagert und einer Hypothese Raum gegeben, die im krankhaften Geschehen eine Autoantikörperimmunreaktion erblicken könnte, so ist mit dieser Erkenntnis in keiner Weise das Rätsel gelöst, unter welchen Voraussetzungen LATS in vermehrtem Maße gebildet zur Auswirkung kommt. Ein Punkt erscheint heute endgültig geklärt, nämlich die Einsicht, daß mit Einwirkung von LATS die Schilddrüse Hauptsitz der Basedowschen Krankheit wird.

Auf einen Symptomenkomplex, wechselnd im Ausmaß, als Begleiterscheinung des genuinen Basedows, ist noch hinzuweisen: Auf den Exophthalmus (RUNDLE und POCHIN 1944), das lokalisierte Myxödem und die „Acropachy" (GIMLETTE 1964). Die Pathogenese des Exophthalmus — degenerative und infiltrative Verfettung der Augenmuskeln (ASKANAZY 1898), starke Zunahme des retrobulbären Fettgewebes (RUNDLE und POCHIN 1944) — ist zur Zeit nicht vollständig geklärt. Indessen bestehen Anhaltspunkte, daß er weder in direkter Abhängigkeit von der Schilddrüse noch von der Hypophyse zustande kommt, sondern wie die Schilddrüse selbst durch die Einwirkung eines besonderen Aktivators LATS bzw. EPS entsteht, zumal nach weitgehender Resektion der Schilddrüse — im Gegensatz zum Rückgang der übrigen Symptome — die Zeichen des Exophthalmus in verstärktem Maße in Erscheinung treten können.

Ähnlich verhält es sich mit der völlig ungeklärten Pathogenese der prätibialen und der Lidödeme, die teilweise myxomatösen Charakter haben, d. h. aus echtem Mucin bestehen, wobei im ödematösen Gewebe die Hyaluronsäure stark vermehrt ist (PURVES und GRIESBACH 1949, LAMBERG 1954). Gleiches gilt für die „Acropachy", eine fleckförmige Verdickung der Corticalis der Metacarpalia und Phalangen der Finger.

In Kropfgegenden ist der genuine Basedow selten, um so seltener, je schwerer die Endemie ist. Seit der Einführung der Jodprophylaxe hat sich das Bild vornehmlich in den Randgebieten, aber auch im Zentrum von Endemien, etwas geändert.

In den Randgebieten hat die Zahl der Erkrankungen an genuinem Basedow zugenommen, gleichzeitig mit der Zunahme der Struma basedowificata. Im Endemiezentrum werden — wie aus den Untersuchungen von THOENEN (1957) hervorgeht — häufiger Fälle von sekundärem Basedow festgestellt. Vom mikroskopischen Standpunkt beurteilt, können unter dieser Voraussetzung Kombinationen von genuinem Basedow (Schilddrüsengewebe) mit sekundärem Basedow (Knotengewebe) beobachtet werden. Dieses Zusammentreffen ist im Gegensatz zum Endemiezentrum (Bern) in ihrem Randgebiet (Neuenburger Jura) relativ häufig.

2. Pathogenese der Struma basedowificata, des sekundären Basedow

Schon allein die Tatsache, daß der sekundäre Basedow seinen Sitz häufig nicht im Schilddrüsengewebe, sondern im Schilddrüsenadenom hat, läßt eine verschiedene Pathogenese erwarten. Auch für diese Form der Hyperthyreose hat MEANS (1948) das Verständnis für das Zustandekommen gefördert. Die Adenome als Neubildungen mit der Eigenschaft der Autonomie unterstehen nicht der „Thyreo-hypophysären Achse". Bei Jodzufuhr besteht häufig eine wesentlich gesteigerte Aktivität zur Jodspeicherung, verglichen mit derjenigen des Schilddrüsengewebes. Die vermehrte Thyroxinbildung und die entsprechende Abgabe in die Blutbahn führt zum Symptom der Hyperthyreose, an deren Entstehung sich das Schilddrüsengewebe selbst im allgemeinen gar nicht beteiligt. Es entwickelt sich so das charakteristische Bild des sekundären Basedow, dessen morphologisches Substrat — wie erwähnt — außerordentlich variabel ist. Der Exophthalmus fehlt, im Gegensatz zum genuinen Basedow, in der Regel (JENZER 1939, HAINES 1939, SHELNIE und McCORMACK 1960).

G. Kropfbildung

Unter Kropfbildung — Struma — versteht man eine Vergrößerung der Schilddrüse durch eine Zunahme des Parenchyms über das normale Durchschnittsgewicht. Die Vergrößerung kann nach zwei verschiedenen Prinzipien erfolgen:

Struma diffusa: Zunahme des Parenchyms unter Beibehaltung der Struktur des Organs.

Struma nodosa: Bildung von anatomisch scharf begrenzten, knotenförmigen Neubildungen, Adenomen.

Als Übergangsform zwischen Struma diffusa und Struma nodosa besteht die *knotige Hyperplasie:*

Unscharf gegen das Schilddrüsengewebe abgegrenzte, knotenförmige Parenchymneubildungen, die vorzugsweise in einer diffus vergrößerten Schilddrüse zustandekommen.

Nach dem histologischen Aufbau beurteilt, können folgende Formen von Struma unterschieden werden:

Struma diffusa parenchymatosa neonati,
Struma diffusa parenchymatosa des Kindesalters,
Struma diffusa parenchymatosa der Adulten,

Struma diffusa colloides des Kindesalters,
Struma diffusa colloides der Adulten,
Struma diffusa colloides mit knotiger Hyperplasie,
Struma nodosa parenchymatosa trabecularis,
Struma nodosa parenchymatosa tubularis,
Struma nodosa parenchymatosa microfollicularis,
Struma nodosa colloides.
Mischformen:
Struma diffusa et nodosa parenchymatosa et colloides.

I. Struma diffusa

1. Struma diffusa parenchymatosa neonati

Vergrößerung der Schilddrüse über die obere Grenze des Normalgewichtes von 3 g. Die Vergrößerung kann von geringer Zunahme bis zu 40 g betragen und

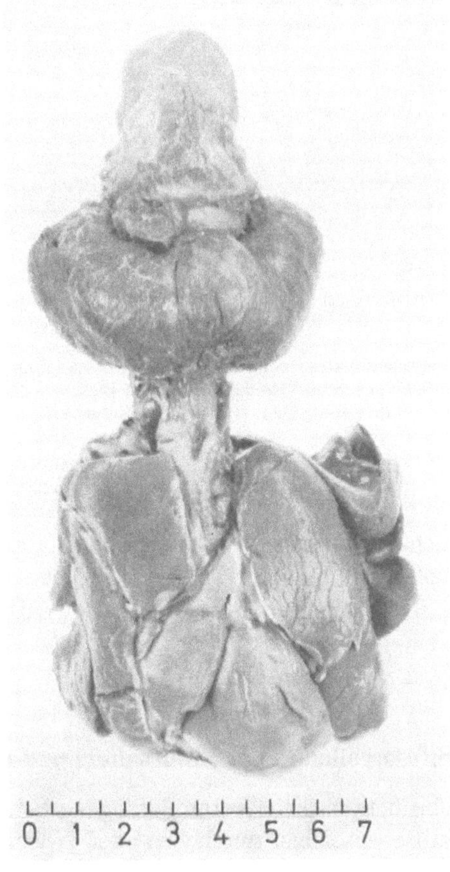

Abb. 25. Struma congenita bei einem 3 Tage alten Kind mit hochgradiger Dyspnoe und Stridor. Makroskopisch: Die stark vergrößerte Schilddrüse umfaßt die vorderen, seitlichen und hinteren Regionen des Halses

mit mechanischer Beeinträchtigung der Trachea und des Oesophagus einhergehen. Die Läppchen sind klein oder normal groß und setzen sich vorwiegend aus kleinen, rundlichen oder leicht polymorphen, selten normalgroßen bis großen (WEGELIN 1941) Bläschen zusammen, die von kubischem bis niedrigzylindrischem Epithel ausgekleidet sind und sehr wenig oder kein Kolloid enthalten; das Epithel ist oft stark, zum Teil postmortal, desquamiert. Die interlobulären Septen sind zart oder leicht verdickt. Eine gewisse vorübergehende Gewichtszunahme entsteht anläßlich der Geburt durch eine starke Hyperämie der Drüse, die nach einigen Tagen verschwindet (BAADER 1937, VONTOBEL 1956).

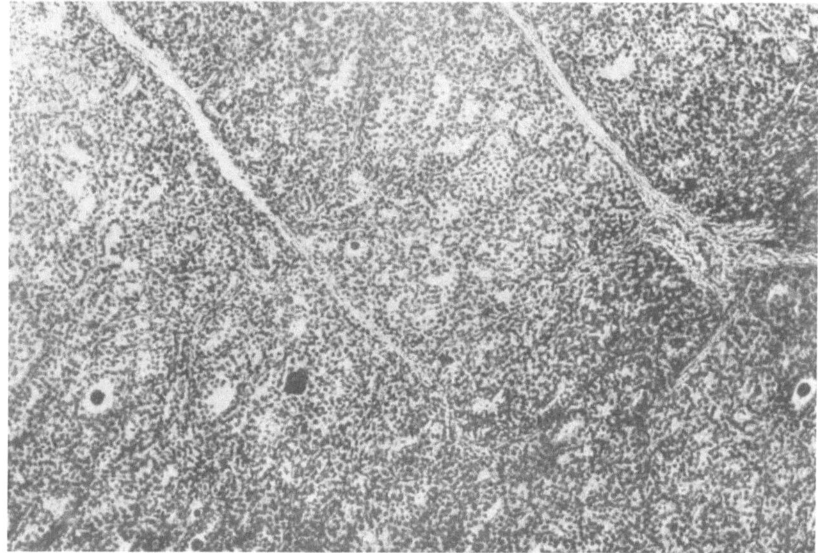

Abb. 26. Struma diffusa parenchymatosa congenita: 8 g. Mikroskopisch: Läppchen mit schmalen soliden Zellsträngen, engen Schläuchen und kleinen rundlichen Bläschen. Kolloid spärlich, dick. Interlobuläre Septen zart. (Haem.-Eos. Vergr. 87fach)

2. Struma diffusa parenchymatosa des Kindesalters und der Adulten

Die Drüse setzt sich aus kleinen bis mittelgroßen Läppchen zusammen, die vorwiegend aus kleinen runden Bläschen bestehen, welche von kubischem Epithel ausgekleidet sind. Die Bläschen sind vielfach leer, einige enthalten etwas — meist stark färbbares — eosinophiles oder basophiles Kolloid. Die interlobulären Septen sind zart, zuweilen etwas verdickt, zellarm.

3. Struma diffusa colloides des Kindesalters und der Adulten

Wechselnd starke bis beträchtliche Vergrößerung der Schilddrüse. Mittelgroße bis große Läppchen mit ebensolchen rundlichen oder ovalen Bläschen, die reichlich — meist stark färbbares — eosinophiles Kolloid enthalten. Das Epithel ist teils kubisch, häufig abgeplattet. Ein charakteristisches Merkmal bilden die epithelialen, bzw. Sandersonschen Polster. Die Zahl der Polster ist großen

Schwankungen unterworfen; nach diesem Kriterium läßt sich eine ruhende, diffus vergrößerte Kolloidstruma mit spärlichen von einer proliferierenden Form mit zahlreichen Polstern unterscheiden.

Die funktionelle Wertigkeit der diffus vergrößerten Schilddrüse, gemessen an den Auswirkungen am Organismus des Trägers und durch Teste (Kaulquappenversuch und Speicherungsfähigkeit von radioaktivem Jod), ist eine ganz unterschiedliche.

Als Euthyreose bezeichnet man einen Zustand, bei welchem der Organismus von der Schilddrüse mit adäquaten Mengen von Hormon versorgt wird. Die

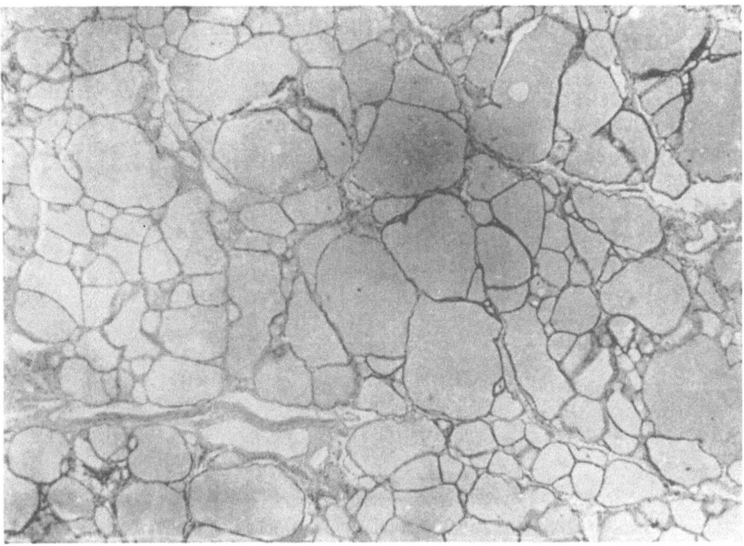

Abb. 27. Struma diffusa colloides: 17jähr. ♂. Mikroskopisch: Große Läppchen. Bläschen mittelgroß bis groß, rundlich. Epithel kubisch bis flach, Kolloid dick, eosinophil. Spärliche Polster. Interlobuläre Septen zart. (Haem.-Eos. Vergr. 50fach)

Abweichungen von der Norm kennzeichnen eine Unterfunktion der Schilddrüse mit dem klinischen Bild der Hypothyreose oder eine Überfunktion mit dem klinischen Bild der Hyperthyreose.

Ganz allgemein kann ausgesagt werden, daß die rein parenchymatöse Vergrößerung, insbesondere die Struma parenchymatosa neonati, sich durch ein geringeres Hormonbildungsvermögen auszeichnet als die mit Kolloidbildung einhergehenden Formen. Die Auswirkung der ersteren auf den Organismus ist gekennzeichnet durch Eu- oder leichten Grad von Hypothyreose, bei letzteren wird Eu-, bei der proliferierenden Kolloidstruma auch Hyperthyreose festgestellt.

II. Knotige Hyperplasie der Schilddrüse

Die knotige Hyperplasie der Schilddrüse trifft man fast ausschließlich in einer diffusen Kolloidstruma. Das Bild weicht von der gleichmäßigen Läppchenvergrößerung in der Weise ab, daß sich einzelne Läppchen auf Kosten benachbarter, die durch Druckwirkung komprimiert werden, besonders stark vergrößern, wodurch sie ein knotenartiges Aussehen gewinnen. Sekundär können sie sich abrunden und bindegewebig abgrenzen. Die Vergrößerung erfolgt durch Parenchymzunahme über zahlreiche Sandersonsche Polster und besonders auch durch reichlich Kolloidspeicherung, zum Teil in riesigen Bläschen. Zwischen den knotigen Wucherungen liegt komprimiertes, atrophisches Schilddrüsengewebe mit verdickten interlobulären Septen, in denen häufig herdförmige Lymphocyteninfiltrate sowie Lymphfollikel mit Keimzentren zu erkennen sind (Nagelfluhstruma).

III. Struma nodosa: Adenom

Rein morphologisch beurteilt, stellt die Struma nodosa eine Neubildung dar, die sich im Schilddrüsengewebe als ein scharf begrenzter Knoten erkennen läßt. Im Gegensatz zum Drüsengewebe ist im Knoten selbst *kein* Läppchenbau zu

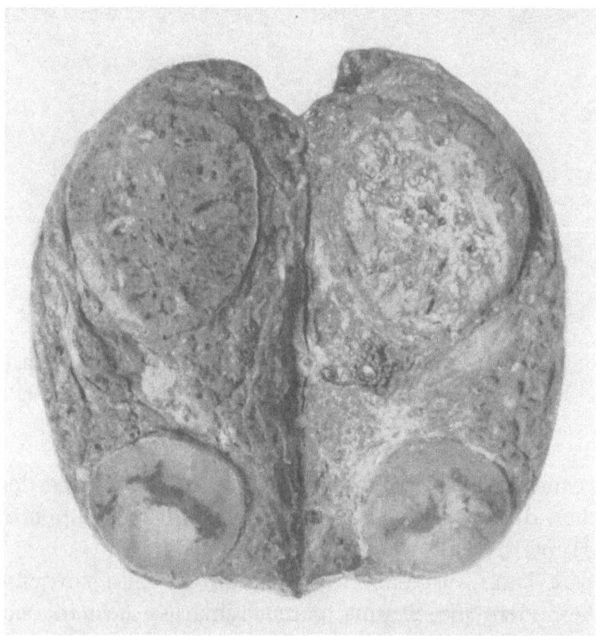

Abb. 28. Struma nodosa. Makroskopisch: Im Schilddrüsengewebe scharf begrenzte Adenome

erkennen. Der Knoten, das Adenom, entsteht im Schilddrüsengewebe in einem Läppchen durch örtliche Sprossung von Drüsengewebe unter Bildung schmaler, solider Zellstänge, enger Schläuche und kleiner Bläschen, die dichtgelagert durch sinusoide Capillaren voneinander getrennt sind und ein autonomes Wachstum entfalten (HITZIG 1894, MICHAUD 1906), alsdann das ganze Läppchen einnehmen und auf die Umgebung eine Druckwirkung ausüben.

In gleicher Weise wie bei der diffus vergrößerten Struma lassen sich auch bei der Struma nodosa verschiedene Entwicklungs- und damit auch Funktionsstadien erkennen, die in der nachfolgenden Tabelle (WEGELIN 1926) zum Ausdruck kommen:

Struma nodosa parenchymatosa:

trabecularis (schmale solide Zellstränge);
tubularis (enge Schläuche);
microfollicularis (kleine runde Bläschen).

Struma nodosa colloides:

Ruhende Kolloidstruma (mittelgroße bis große rundliche Bläschen mit reichlich eosinophilem Kolloid);
Proliferierende Kolloidstruma (dasselbe, mit zahlreichen epithelialen Polstern).

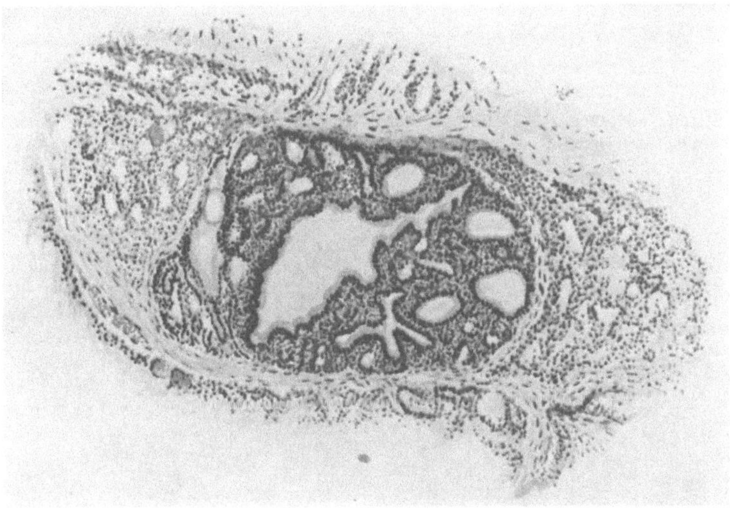

Abb. 29. Michaud-Hitzig'scher Sprossenbezirk. Mikroskopisch: Örtliche Sprossung von Drüsengewebe mit beginnendem autonomem Wachstum (MICHAUD, HITZIG). 15jähr. ♀. (Haem.-Eos. Vergr. 87fach)

Struma nodosa parenchymatosa et colloides

Vom *funktionellen* Standpunkt betrachtet sind die parenchymatösen Knoten minderwertig, die Kolloidbildung resp. die Hormonbildung ist gering (WEGELIN und ABELIN 1921, 1924). Die kolloidhaltigen Adenome sind vielfach vollwertig und können das durch Druckatrophie geschwundene Schilddrüsenparenchym weitgehend ersetzen. Ohne und mit den histologischen Kriterien der Proliferation (HUECK 1922, 1924) sowie dem Bilde der Basedowifizierung sind Kolloidstrumen befähigt, das klinische Bild einer Hyperthyreose (siehe dieses Kapitel) hervorzurufen (HELLWIG 1954, HAINES 1939, CHESKY et al. 1952, SAEGESSER 1939, 1957). Die Epithelien sind im Stande, Jod zu speichern und zu konzentrieren und besitzen die Fermentsysteme, aktives Kolloid zu bilden (DIEZEL 1963). Lassen die normale Schilddrüse, die diffuse Kolloidstruma und die kolloidhaltigen

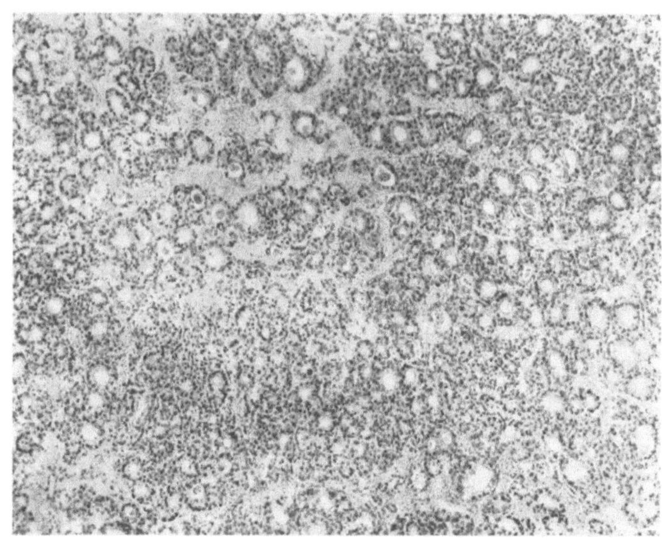

Abb. 30a. Struma nodosa parenchymatosa microfollicularis. Mikroskopisch: Kleine runde Bläschen mit kubischem Epithel. In den Bläschen spärlich dickes Kolloid. Stromasepten zart oder etwas verdickt. (Haem.-Eos. Vergr. 87fach)

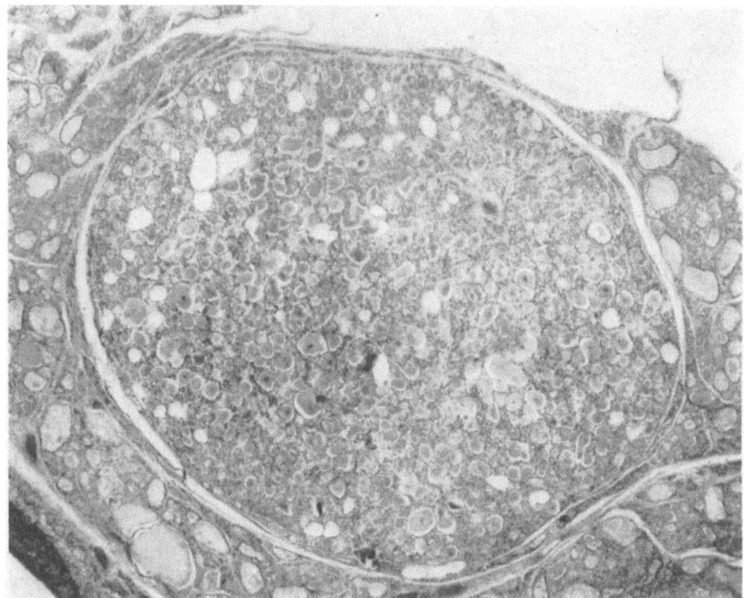

Abb. 30b. Struma diffusa et nodosa colloides (knotige Hyperplasie). Mikroskopisch: Im Schilddrüsengewebe mit großen Läppchen und Bläschen ein riesiges Läppchen, das sich knotig vom Drüsengewebe abhebt. Große Bläschen mit kubischem bis flachem Epithel und reichlich eosinophilem Kolloid. (Haem.-Eos. Vergr. 24fach)

Adenome in der Warburgschen Versuchsanordnung am überlebenden Gewebe eine große Sauerstoffzehrung, „große Atmung" ohne aerobe Gykolyse erkennen, so sind die parenchymatösen Adenome durch den typischen Stoffechsel eines gutartigen Tumors, bei welchem das Wachstum im Vordergrunde steht und nicht die Leistung, neben einer großen Atmung durch eine ausgesprochene aerobe Glykolyse ausgezeichnet. Immerhin ist die Atmung so wirksam, daß der Warburgquotient unter 1 bleibt, im Gegensatz zu den malignen Schilddrüsen-Tumoren, bei denen die aerobe Glykolyse die Atmung weit übertrifft (WALTHARD 1931).

Ist das Schilddrüsengewebe durch eine hochorganisierte Blutgefäßversorgung gekennzeichnet, so bleibt diese in den Adenomen auf einer primitiveren Stufe der Entwicklung stehen, indem die Vascularisation fast ausschließlich durch Capillaren und Übergangsgefäße erfolgt, was für die Lebenskurve der Knoten von ausschlaggebender Bedeutung ist und die Grundlage für die Entstehung regressiver Veränderungen bildet.

IV. Regressive Veränderungen

Fast regelmäßig in der Lebenskurve der Adenome entwickeln sich — namentlich bei zunehmender Größe der Knoten — regressive Veränderungen. Ihre Entstehung beruht in erster Linie auf Zirkulationsstörungen, die auf der Grundlage

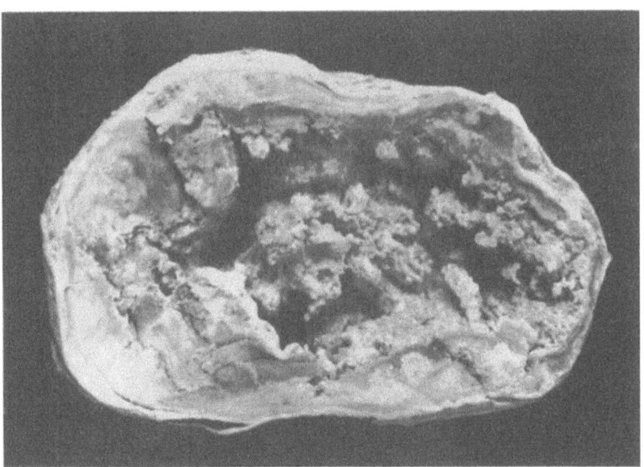

Abb. 31. Struma nodosa cystica. Makroskopisch: Cystische Umwandlung eines Adenoms im Anschluß an eine Blutung. In der Cyste hämatogenes Hyalin. Am Rande eine dicke Kapsel aus hyalinem Bindegewebe

der primitiven Blutgefäßversorgung zustande kommen (AMISTANI 1952). Die Regression ist sowohl am Parenchym wie auch am Stroma zu erkennen. Die Epithelien desquamieren, verfetten, atrophieren, sie zeigen Kernpyknosen, der stromatogene Anteil nimmt zu, das Bindegewebe ist zellarm, ödematös und oft hyalin entartet. Im allgemeinen beginnen die Veränderungen im Zentrum der Knoten und dehnen sich nach der Peripherie hin aus. Auf diese Weise entsteht in

24*

älteren Adenomen das sog. „hyaline Zentrum", von unterschiedlichem Ausmaß, in welchem zusätzlich Verkalkung, ja echte Knochenbildung festgestellt werden kann.

Zu den regressiven Prozessen ist ferner eine charakteristische Veränderung zu zählen: die Blutung. Blutungen in Adenomen sind häufig, ihre Entstehung verdanken sie sowohl einer oft stark fortgeschrittenen Sklerose der Blutgefäße als auch einer plötzlichen Blutdrucksteigerung (Husten, Preßwehen bei der Geburt). Die Größe der Blutungen schwankt in weiten Grenzen. Kleine Blutungen werden organisiert, größere Blutungen führen zu Cysten (Struma nodosa cystica). Durch große Blutungen mit Zerstörung zentraler Knotenanteile bildet sich ein Hohlraum, der mit kolloidartigen Massen, mit hämatogenem Hyalin (Kautschukhyalin) gefüllt ist (WIGET 1936). Nach Untergang der Erythrocyten sind im hämatogenen Hyalin Hämatoidinkristalle zu erkennen. In den Randpartien erfolgt eine Organisation durch Granulationsgewebe, gekennzeichnet durch kavernöse, im hämatogenen Hyalin liegende Teleangiektasien mit zahlreichen hämosiderinhaltigen Zellen sowie entzündlicher Infiltration von wechselndem Ausmaß mit Lymphocyten, Plasmazellen, neutrophilen und eosinophilen Leukocyten. Freiwerdende Cholesterinester aus dem Blutplasma werden in Histiocyten phagocytiert, einzeln oder in Form von Drusen zu Cholesterintafeln reduziert, an welche vielfach Fremdkörperriesenzellen angelagert sind. In der Peripherie cystischer Knoten bildet sich eine derbe Kapsel aus hyalinem Bindegewebe, erhaltenes Knotenparenchym ist regressiv verändert, die Bläschenepithelien sind desquamiert, verfettet und oft hämosiderinhaltig. Das angrenzende Schilddrüsengewebe ist stark komprimiert, die Läppchen sind klein, atrophisch, die interlobulären Septen verdickt. In den Septen finden sich oft herdförmige Infiltrate von Lymphocyten sowie Lymphfollikel mit Keimzentren. Auch die Arterien des Drüsengewebes lassen gleichzeitig sklerotische Veränderungen erkennen, insbesondere eine Aufsplitterung und Verkalkung der Membrana elastica interna. Selten finden sich Fettzellen (BRENNER 1935) bis zur Form der Adenolipomatosis (CHESKY et al. 1953).

V. Topographie der Adenome

Die Vergrößerung der Schilddrüse, sowohl diffus als knotig, kann zu Formveränderungen der Halsorgane Anlaß geben. In erster Linie sind der Larynx und die Trachea, alsdann der Oesophagus betroffen. Schon die Struma congenita kann zu erheblichen Veränderungen des Lumens und der Lage von Trachea und Oesophagus führen, in geringerem Maße die diffusen Vergrößerungen des Kindes- und Erwachsenenalters, ganz besonders aber die knotige Vergrößerung der Schilddrüse mit ein- oder beidseitiger Druck- und Zugwirkung, namentlich durch Adenome von derber Konsistenz mit Verkalkung oder Cystenbildung.

Die Veränderungen der Trachea bestehen in Verbiegung, Achsendrehung und Verengerung. Bei beidseitigem, gleichmäßigem Druck entsteht das Bild der Säbelscheidentrachea, selten kompliziert durch die Tracheomalacie. Plötzliche Volumenzunahme von Knoten, insbesondere durch Blutungen, können zu akuter Kompression der Trachea und zum Erstickungsanfall führen. Auch der Oesophagus kann — wenn auch viel seltener — komprimiert und in seiner Lage verschoben werden, z. B. bei einer retrovisceralen Lagerung der Struma.

Entsprechend der Topographie der Strumen kann man unterscheiden:

Die Struma retrovisceralis: mit Ausbreitung hauptsächlich nach hinten gegen die Wirbelsäule zu, vorwiegend auf der Höhe des Überganges des Hypopharynx auf den Oesophagus;

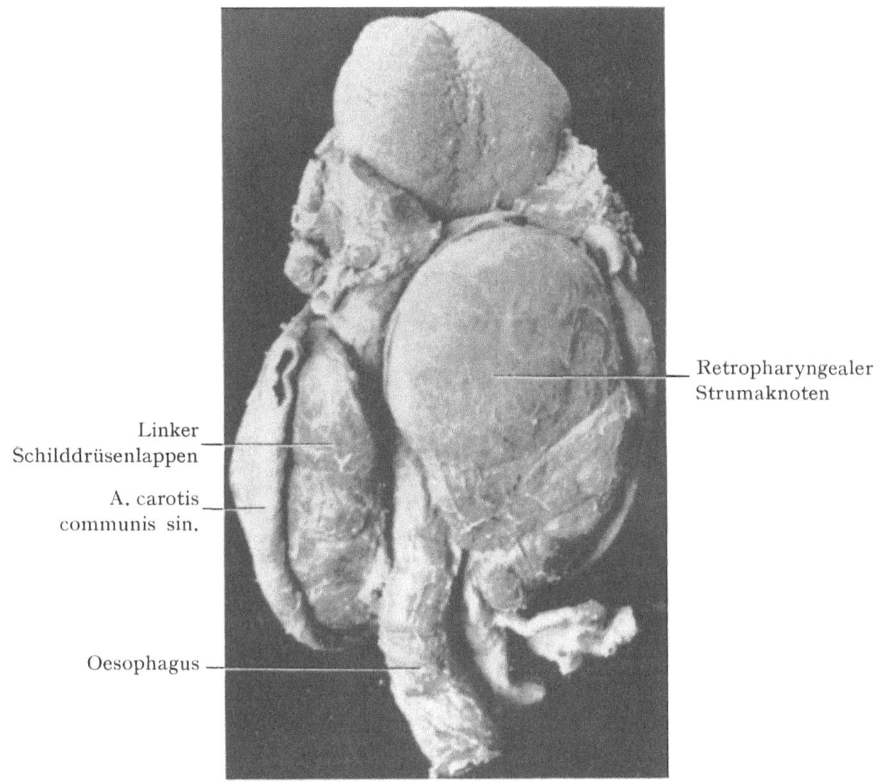

Abb. 32. Struma nodosa retropharyngea. Makroskopisch: Kompression des Oesophagus durch retropharyngealen Knotenkropf

die Struma intrathoracica: meist als Bestandteil einer vergrößerten Schilddrüse, selten als Versprengung einer Glandula accessoria inferior. Reine oder partiell intrathorakale Strumen, temporär als Tauchkropf oder intrathorakal fixiert;

die Struma praethoracica: aberrierte Struma unter der Brusthaut;

die Struma intralaryngotrachealis: sehr selten, mit Einengung des Lumens des Larynx und der Trachea.

Bei Entwicklung von Adenomen nach außen können zentral (Isthmus) oder seitlich (Lappen) wechselnd große, unter der Haut frei bewegliche Knoten im Halsbereich festgestellt werden.

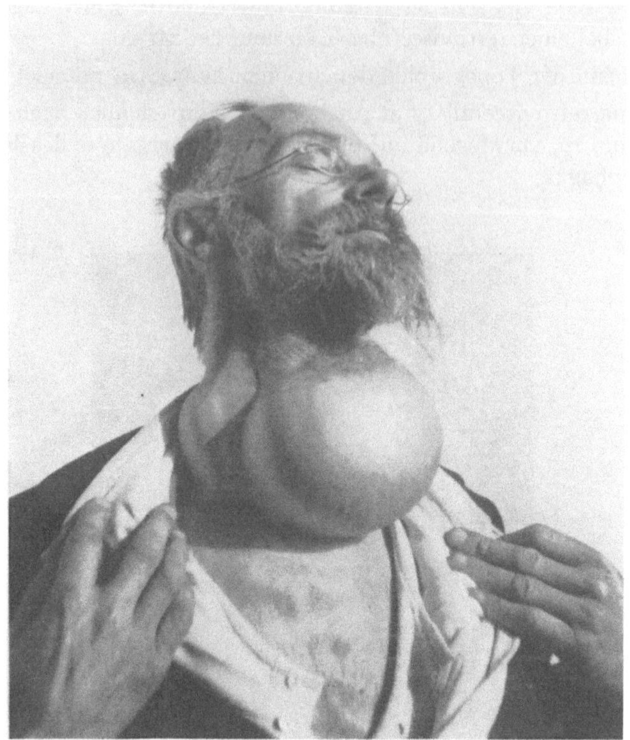

Abb. 33. Struma nodosa cystica, Entwicklung nach außen. Großer cystischer Knoten mit Vorwölbung der Halsregion

VI. Kropf bei Tieren

Im Kropfendemiegebiet findet regelmäßig eine Vergrößerung der Schilddrüse der domestizierten Säugetiere statt, im Sinne der Struma diffusa oder nodosa, der Struma congenita, des Wachstums- und des Erwachsenenalters. Die Verkropfung ist bei Hund (SCHAAF 1910, NOZINIC 1921, LIEGEOIS et DERIVAUX 1952), Ziege (GYGER 1925), Rind (ARNOLD 1916, STEYNE 1955), Schwein (CLERC 1927) und der weißen Ratte (LANGHANS und WEGELIN 1919) beschrieben. Auch bei Kaltblütern sind Schilddrüsengewächse beobachtet worden (MÜLLER 1926). Frei lebende Tiere sind im Endemiegebiet oft von Kropfbildung verschont (BUNGART 1955).

VII. Ätiologie und Pathogenese des Kropfes

Ätiologie

Die Ursachenforschung (MERKE 1960, 1962, 1965) für die Kropfentstehung hat seit der Mitteilung von SAINT-LAGER (1867), in der über 43 verschiedene Entstehungsmechanismen berichtet wird, viele Wandlungen erfahren. Sie sind unzweifelhaft mannigfaltig, indessen lassen sich alle ätiologischen Faktoren dank unserer Kenntnis von der Funktion der Schilddrüse und der chemischen Struktur des Hormons in übersichtliche Gruppen einteilen.

Im Zentrum der Kropfätiologie steht der Jodstoffwechsel. Faktoren, die zu einem erhöhten, und solche, die zu einem verminderten Jodstoffwechsel in der Schilddrüse führen, sind Ursache für eine kropfige Vergrößerung.

Im ersten Falle entsteht der Symptomenkomplex der Hyperthyreose, der im Kapitel der Hyperthyreose besprochen ist. Die in diesem Kapitel zur Erörterung stehende zweite Möglichkeit hat die Vergrößerung des Organs, begleitet von Eu- bis Hypothyreose leichten bis schweren Grades, zum Gegenstand.

1. Hormonmangelfaktoren als Ursachen der Kropfbildung

a) Exogener Jodmangel,

b) Thyreostatika,

c) J^{131} in therapeutischen Dosen (LINDSAY et al. 1954a, b).

Unter Thyreostatika sind chemisch zum Teil definierte Substanzen zu verstehen, welche die Jodaufnahme in die Schilddrüse oder die Bildung von aktivem Hormon bei normaler Jodaufnahme hemmen.

Pathogenese

Die Pathogenese der Kropfbildung, hervorgerufen durch die verschiedensten ätiologischen Faktoren, kann heute unter einem einheitlichen Gesichtspunkt betrachtet werden: Maßgebend für die Entstehung der diffusen und knotig vergrößerten Schilddrüse ist eine Störung in der Korrelation von Schilddrüse und Vorderlappen der Hypophyse. Eine unterschwellige Thyroxinbildung übt einen ungenügenden hemmenden Einfluß auf den H.V.L. aus, was zur Überproduktion von TSH führt. Überschuß von TSH im Blute regt das Wachstum der Schilddrüse zunächst im Sinne einer diffusen, alsdann einer knotigen Vergrößerung an.

Abgesehen vom Korrelationsfaktor ist die Störung der Thyroxinbildung der grundlegende pathogenetische Faktor für die Kropfbildung. Die Thyroxinbildung kann unter verschiedenen Bedingungen ungenügend sein:

a) Exogener Jodmangel

Ungenügender Jodgehalt der Nahrung, des Wassers sowie der Bodenprodukte. Absinken der täglichen Jodaufnahme der Schilddrüse unter 50 Gamma (WEGELIN 1926, STANBURY et al. 1954, KUTSCHERA-AICHBERGEN 1961). Als Adjuvantia sind ein Überangebot von Calcium (GOETSCH 1943, TAYLOR 1954) sowie einerseits Vitamin-A-Überdosierung (WEGELIN 1938), andererseits Vitamin-A-Mangel (EGGENBERGER 1954) genannt worden.

b) Ausreichendes exogenes Jodangebot: Thyreostatika

aa) Cyanide

Vorkommen in Brassicaarten und Gräsern (MARINE et al. 1932, WEGELIN, SPENCE 1934, PURVES 1943, GRIESBACH et al. 1945, STANLEY und ASTWOOD 1948), Perchlorate und andere Anionen (WYNGAARDEN et al. 1952, CROOKS und WAYNE

1960). Hemmung der Jodaufnahme in die Schilddrüse; die Hemmung kann durch große Joddosen aufgehoben werden, da die Jodbindung wahrscheinlich quantitativ erfolgt.

bb) Thioharnstoffverbindungen

Thiouracil u. a. (GOLDBERG und WOLFF 1954, VAN DER LAAN und CAPLAN 1954).

Blockierung des Fermentsystems, welches die Einlagerung von Jod in Tyroxin ermöglicht, bei normaler Aufnahme von anorganischem Jod und Konzentration in den Schilddrüsenepithelien. Zusätzliche Jodgaben sind ohne Einfluß auf die antithyreoidale Wirkung.

cc) Sulfonamide (Sulfopyridin) und Anilinderivate

Sulfonamide (Sulfopyridin) und Anilinderivate (Paraaminobenzoesäure, Paraaminosalicylsäure = PAS) (TALMAS et al. 1958, GREER und SHULL 1957).

Direkte Verbindung von Jod mit den Sulfonamiden und Anilinderivaten (FAWCETT und KIRKWOOD 1953). Jodgaben verstärken die antithyreoidale Wirkung.

dd) Fluor

Fluor in Dosen von über 5 mg/l. Cytotoxische Wirkung (STEYNE 1955).

ee) Flüssige (Wasser) und feste Nahrungsbestandteile

Flüssige (Wasser) und feste Nahrungsbestandteile mit Thyreostatika unbekannter chemischer Zusammensetzung (ASTWOOD 1943, ASTWOOD et al. 1945, FERTMAN und CURTIS 1951).

c) Ionisierende Strahlen

Ionisierende Strahlen in Form von J 131, insbesondere nach längerer Anwendung bei Hyperthyreosen (LINDSAY et al. 1954a, b). Cytotoxische Wirkung mit Verminderung der Thyroxinbildung. Sekundär vermehrte TSH-Sekretion, die zu diffuser bis knotiger Vergrößerung der Schilddrüse führt.

Im Tierexperiment, nach Fütterung mit jodarmer Kost einerseits oder fortgesetzten Gaben von Thyreostatika andererseits, lassen sich prinzipiell dieselben Schilddrüsenveränderungen im Sinne einer diffusen oder knotigen Vergrößerung hervorrufen. Fortgesetzte Gaben von Thyreostatika beim Menschen, zur Bekämpfung der Hyperthyreose, führen ebenfalls zur Adenombildung in der Schilddrüse (HELLWIG 1935).

Die Vergrößerung der Schilddrüse unter dem Bilde der diffusen oder knotigen Hyperplasie kann mit Bezug auf das Vorkommen unter zwei prinzipiell verschiedenen Möglichkeiten in Erscheinung treten:

als sporadischer Kropf,
als endemischer Kropf.

2. Der sporadische Kropf

Unter sporadischem Kropf versteht man das Auftreten von Strumen in Gegenden, die an und für sich kropffrei sind, in welchen die exogene Jodzufuhr ausreichend bis reichlich ist (Küstenkropf). Die Verkropfung ist die Folge einer thyreostatischen Einwirkung und tritt in kleineren Bezirken, an einzelnen Individuen oder an Gruppen der Bevölkerung, hin und wieder auch in kleinen „Epidemien", oft transitorisch, in Erscheinung. Die Kropfträger befinden sich, auch bei Knotenbildung, in der Regel im Zustande der Euthyreose, unter Umständen können Zeichen einer Hyperthyreose (toxisches Adenom) beobachtet werden.

Ein gutes Beispiel bildet der sog. „*Milchkropf*", hervorgerufen durch Thyreostatika aus Gräsern des Tierfutters. In Tasmanien tritt der Kropf sowohl bei den Rindern sowie bei der milchtrinkenden Bevölkerung in Erscheinung (GIBSON et al. 1960), in Finnland saisonbedingt während des Frühlings und des Sommers bei Kindern trotz einer Prophylaxe von 10 mg KJ/kg Kochsalz, in bestimmten Bezirken während des ganzen Jahres, mit diffuser und knotiger Vergrößerung der Schilddrüse (PELTOLA und KRUSIUS 1960). Der Kropf dieser Gegenden wird als endemisch bezeichnet; vom Standpunkt der Definition liegt indessen ein sporadischer Kropf vor, bedingt durch Thyreostatika, welche die Fermentsysteme zur Synthese des Thyroxins blockieren, welche durch die Jodprophylaxe nicht beeinflußt werden können.

3. Der endemische Kropf

Unter endemischem Kropf versteht man eine in einem geographisch definierten Gebiet feststellbare diffuse und knotige Vergrößerung der Schilddrüse, welche von Generation zu Generation einen großen Prozentsatz der Bevölkerung erfaßt und in gleicher Weise auch bei den domestizierten Tieren festgestellt werden kann (CLERC 1912, ORATOR und WALCHSHOFER 1927, ARNDT 1929, WILDBERGER 1943, HABERMANN 1956).

Dank den eingehenden genealogischen Untersuchungen von EUGSTER 1934, 1935, 1936, 1938a, b, c, d, 1952) ist einwandfrei festgestellt, daß das Kropfleiden nicht Gen-gebunden, nicht erblich ist, sondern für jeden Phaenotypus neu erworben wird.

Wandern gesunde Menschen in Kropfendemiegebiete ein, erkranken auch sie; wird die Kropfätiologie durch Wegzug aus jenem Landstrich wieder ausgeschaltet, entfällt eine weitere Verkropfung. Mit anderen Worten: Der endemische Kropf ist bodengebunden (HABERMANN 1956), im Gegensatz zum sporadischen Kropf, der an das Vorkommen einer thyreostatischen Substanz oder eines kongenitalen Hormonsynthesefehlers geknüpft ist. Der endemische Kropf ist ferner — im Gegensatz zum sporadischen, der prinzipiell in jedem Lebensalter erworben werden kann — ein Leiden, das sich schon während der Schwangerschaft entwickelt, zur Zeit der Geburt manifest wird und während des ganzen Lebens besteht.

Das Ausmaß einer Endemie ist unterschiedlich, je schwerer der Grad, um so früher und stärker tritt die kropfige Vergrößerung der Schilddrüse in Erscheinung.

Der endemische Kropf entsteht, wie heute sichergestellt ist, auf der Grundlage eines exogenen Jodmangels, wie u. a. aus der grundlegenden Monographie von STANBURY et al. (1954): „Endemic Goiter. The adaption of man to iodine deficiency" zum Ausdruck kommt.

Über die Verteilung des endemischen Kropfes gibt eine Weltkarte Aufschluß (Abb. 34). Sie läßt erkennen, welch ausgedehnte Verbreitung die Kropfbildung hat. Kropfendemien finden sich besonders in Gegenden, die durch das abfließende Wasser jodarm geworden sind und in einer Höhe zwischen 500 bis 1500 m über dem

Meeresspiegel liegen (SCHÄR 1959, Chronique OMS 1960, Selekt. Bibliographie 1960, MERKE 1962, 1965).

In Gegenden mit ausgesprochener Jodarmut des Bodens, im sog. Zentrum einer Kropfendemie, stellt die zur Zeit der Geburt über die obere Grenze von 3 g vergrößerte Schilddrüse, mit Gewichten bis zu 40 g und mehr, ein charakteristisches Merkmal dar. Die Lappen können sich retrooesophageal berühren und zur Kompression der Trachea und des Oesophagus führen. Aus der kongenitalen Struma entwickelt sich die Struma diffusa parenchymatosa des Kindesalters, die im Schulalter unter Speicherung von Kolloid in die weiche, diffuse Kolloidstruma (Schulkropf) übergehen kann. Eine ausgesprochene Adenombildung tritt niemals

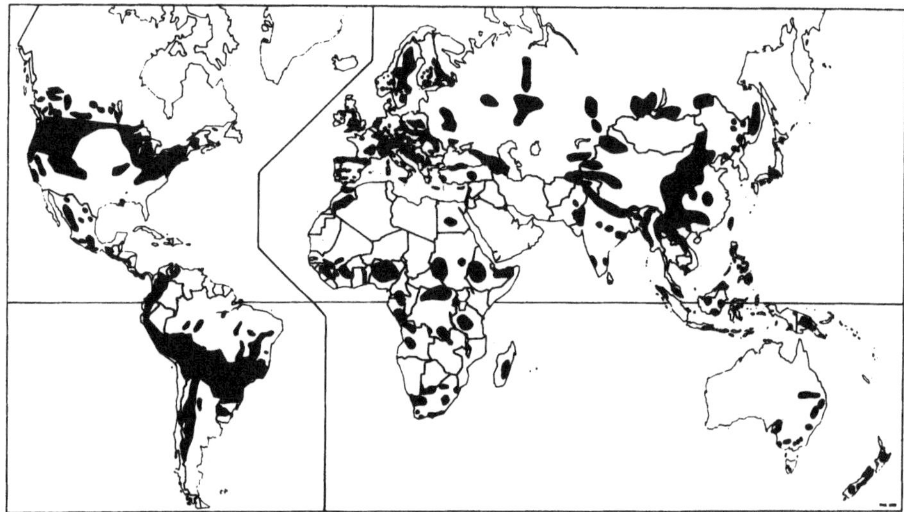

Abb. 34. Weltverteilung des endemischen Kropfes. (Chronique OMS [1960]). Die mit Schwarz bezeichneten Flecke entsprechen Gebieten mit endemischem Kropf

beim Neugeborenen oder beim Kleinkind, sondern erst zwischen dem 6. und 10. Lebensjahr in Erscheinung. In kropffreien Gegenden sind Adenome selten und entstehen unter Umständen erst im Erwachsenen-, eventuell sogar Greisenalter. Über den Einfluß der Jodprophylaxe des Kropfes auf den Zeitpunkt der Adenombildung siehe im entsprechenden Kapitel. Im Laufe des Lebens entwickeln sich die Knoten in unterschiedlicher Zahl und Größe. In der Mehrzahl sind beide Lappen von mehreren Knoten durchsetzt. Das sog. „solitäre Adenom" in den USA (SHELNIE und McGORMAK 1960) spielt im Rahmen einer schweren Kropfendemie keine Rolle.

Vom funktionellen Standpunkt beurteilt, muß sowohl das Schilddrüsengewebe als auch der Adenomknoten berücksichtigt werden (SAEGESSER 1939, 1957). Morphologisch gesehen, ist mit zunehmendem exogenem Jodmangel die Hormon- und damit auch die Kolloidbildung herabgesetzt, die parenchymatösen Strumaformen sind vorherrschend, besonders im höheren Alter.

Wichtig ist die Feststellung, daß trotz Jodmangel und Verkropfung die Mehrzahl der Kropfträger euthyreot sind. Der von STUDER und GREER (1965) aufgedeckte intrathyreoidale Regulationsmechanismus der Abhängigkeit der Thyroxinsynthese und der Thyroxinsekretion von der Größe der Jodzufuhr führt nach raschem Verbrauch der kleinen Menge von freiem Thyroxin im Blut sofort nach Drosselung der Thyroxinabgabe zur Stimulierung der TSH-Sekretion, bevor noch Schwankungen des PBI in Erscheinung treten. Unter diesen Bedingungen kann auch vermehrt hochwirksames Trijodothyronin als Ausdruck der Ökonomie bei Jodmangel gebildet werden (STUDER und GREER 1965).

Als weitere Tatsache muß in Betracht gezogen werden, daß die Adenomknoten bei entsprechender Ausdifferenzierung befähigt sind, Thyroxin zu bilden und somit vikariierend für das Drüsengewebe eintreten können. Dies wird weitgehend dann der Fall sein, wenn das Drüsengewebe durch die Knoten hochgradig komprimiert und atrophisch ist. Sind Drüsengewebe und Knoten bei extremem Jodmangel nicht in der Lage, in genügender Menge Hormon zu bilden, so tritt als Folge das klinische Bild der Hypothyreose in Erscheinung, das — zwar selten — sowohl somatische als auch psychische Störungen: Klein- bis Zwergwuchs und hypothyreotische Psychopathie (siehe endemischer Kretinismus) erkennen läßt. Aus diesen Feststellungen geht hervor, daß vom Standpunkt der funktionellen Bewertung der Gesamtschilddrüse fließende Übergänge von Euthyreose zu Hypothyreose bestehen (CHESKY et al. 1952, DE VISSCHER et al. 1961).

4. Kretinismus

a) Endemischer Kretinismus

Zum Gesamtbild einer Kropfendemie gehört der endemische Kretinismus. In der grundlegenden Monographie von DE QUERVAIN und WEGELIN (1936) ist der Kretinismus wie folgt definiert: ,,Der Kretinismus ist ein endemisch im Zentrum

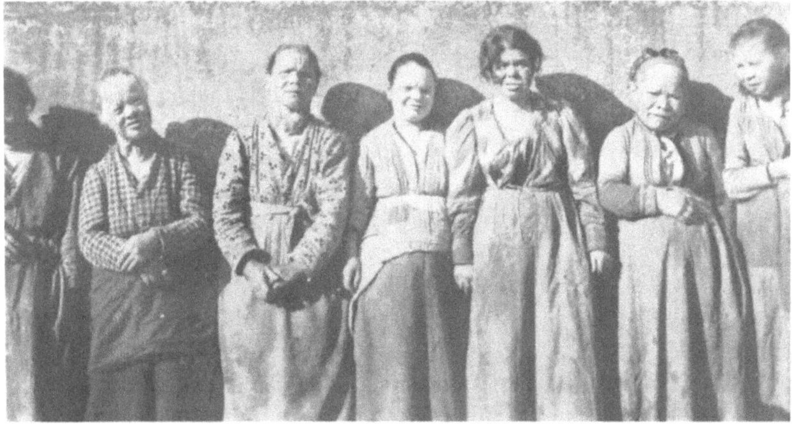

Abb. 35. Kretinen aus Berner Armenanstalt. Kleinwuchs, Sattelnase, debiler Gesichtsausdruck

schwerer endemischer Verkropfung auftretender Komplex von somatischen und psychischen, hauptsächlich am Skelet, Integument und Nervensystem in Erscheinung tretenden Störungen, bei welchen Verlangsamung der Entwicklungs- und

Lebensvorgänge eine Hauptrolle spielt." Entsprechend der Definition besteht eine Ähnlichkeit mit dem Symptomenkomplex der Hypothyreose, wie sie im Rahmen einer Kropfendemie manifest werden. Der Kretinismus ist in seinen *Auswirkungen* gewissermaßen als höchster Grad einer Hypothyreose im Gesamtbild einer Kropfendemie zu bezeichnen. Mit dieser Auffassung ist implicite vorausgesetzt, daß die Veränderungen der Schilddrüse im *Mittelpunkt* des krankhaften Geschehens stehen, eine Mitwirkung anderer Faktoren für die Entstehung des Krankheitsbildes indessen nicht ausgeschlossen ist.

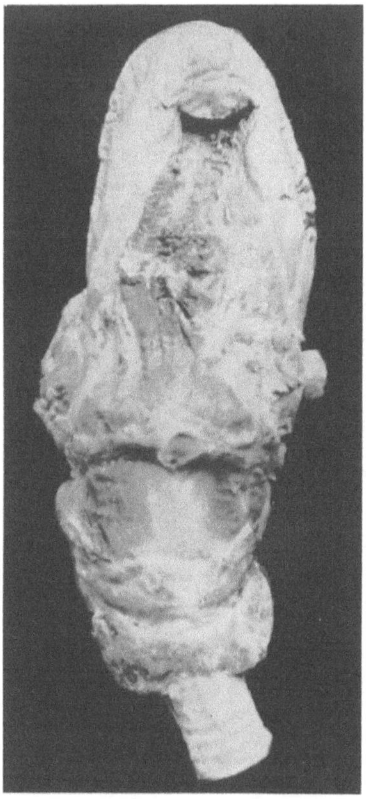

aa) Schilddrüse

WEGELIN (1926) hat richtig erkannt, daß es einen typischen Schilddrüsenbefund beim Kretinismus nicht gibt. Bei aller Mannigfaltigkeit der Formen ist dennoch ein gemeinsamer Zug zu erkennen, die Neigung des Drüsengewebes zu Degeneration mit häufigem Ausgang in Atrophie und Sklerose. Die Kretinenschilddrüse tritt einerseits als kleine atrophische Drüse mit einem Gewicht von 5 bis 15 g, in der Mehrzahl als Knotenkropf, oft von beträchtlicher Größe, selten als diffus vergrößerte Schilddrüse in Erscheinung. Die schwersten Fälle von Kretinismus finden sich stets bei der kleinen, atrophischen Schilddrüse (WEGELIN 1926), bei den übrigen Formen sind die Zeichen sehr variabel und schwanken von ausgeprägtesten bis zu geringgradigen Ausfallserscheinungen, die im Sprachgebrauch als Kretinoide bezeichnet werden.

Abb. 36. Schilddrüsenatrophie bei Kretinismus. Schilddrüse, makroskopisch: Atrophische Schilddrüse eines 20jährigen Kretinen. (Aus DE QUERVAIN u. WEGELIN: Der endemische Kretinismus, S. 85. Berlin u. Wien: Verlag J. Springer 1936)

Die kleine, atrophische Kretinenschilddrüse zeigt eine graue oder graugelbe Schnittfläche, die kleinen Läppchen sind vielfach nur undeutlich zu erkennen, die Konsistenz der Drüse ist derb. Auch bei dieser Form sind oft schon makroskopisch graurote bis graugelbe, einige mm messende Knötchen zu erkennen.

Die mikroskopische Untersuchung deckt schwere, mit Degeneration, Atrophie und Sklerose einhergehende Veränderungen auf. Die kleinen, zuweilen kaum mehr als solche erkennbaren Läppchen setzen sich aus kleinen Bläschen mit einem Durchmesser von 25 bis 70 μ, manchmal aus soliden Epithelhaufen, zusammen. Die Epithelien schwanken stark in der Größe, erscheinen in Zellhaufen, zu Syncytien verschmolzen. Besonders auffallend sind die Kernveränderungen: Variabilität in Größe, Form und Chromatingehalt, Pyknose oder Bläschenform, Riesenkern mit

Wandhyperchromasie, rundlich oder polymorph. Auch die Lagerung der Kerne in den Bläschen ist variabel, dichtgedrängt oder weit verstreut, bedingt durch die stark wechselnde Größe der Epithelien, die teils klein, atrophisch, teils groß bis riesig sind.

Das Protoplasma ist zum Teil dunkel, vielfach hell, verfettet oder hydropisch degeneriert, zuweilen lipofuscinhaltig. Das Kolloid ist spärlich und bildet dichte, vorwiegend basophile Schollen mit eosinophilen Randgebieten. Die Atrophie ist begleitet von einer Bindegewebsvermehrung, die zur Sklerose führt. In diesem

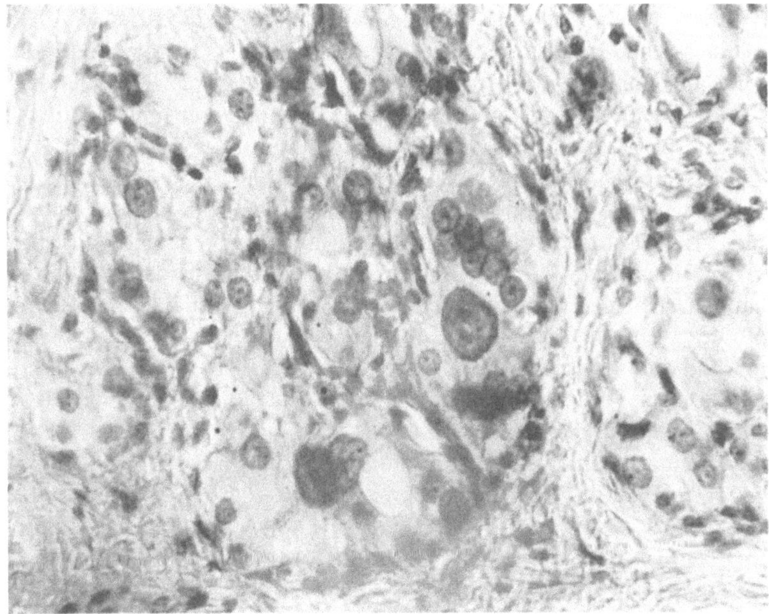

Abb. 37. Schilddrüsenatrophie bei endemischen Kretinismus. Schilddrüse, mikroskopisch: Hochgradig atrophisches Schilddrüsengewebe eines 16jährigen Kretinen. Mehrkernige Epithelzellen, Riesenkerne. (Haem.-Eos. Vergr. 450fach)
(Aus DE QUERVAIN u. WEGELIN: Der endemische Kretinismus, S. 86. Berlin u. Wien: Verlag J. Springer 1936)

Sinne sind die interlobulären und auch die intralobulären Septen verdickt durch zellarmes, kollagenes Bindegewebe, das zuweilen Einlagerungen von Fettgewebe oder herdförmige, schleimige Entartung erkennen läßt. Lymphocyteninfiltrate sind selten. Die Arterien sind im Gegensatz zu den euthyreoten Kropfträgern selten sklerotisch, die Venen weit, die Capillaren oft gut entfaltet.

Im atrophischen Schilddrüsengewebe eingelagert finden sich alsdann sog. „regenerative Epithelwucherungen" unter Bildung von Gruppen mit engen Schläuchen und kleinen bis cystischen Bläschen (HITZIG 1894, MICHAUD 1906), die Lumina mit eosinophilem Kolloid enthalten können. Aus ihnen entwickeln sich bei weiterem autonomem Wachstum scharf begrenzte Adenomknoten, es entsteht der knotige Kretinenkropf.

Die Knoten sind vorwiegend parenchymatös; sie setzen sich aus schmalen, selten breiten, soliden Zellsträngen, engen Schläuchen und kleinen Bläschen zusammen. Die sekundären regressiven Veränderungen entsprechen denjenigen, wie sie für die Adenome beschrieben werden. Ein Übergang in Struma maligna ist möglich. Entstehen kolloidhaltige Bläschen, so kann mit einer Hormonproduktion gerechnet werden; sie wird namentlich bei leichteren Fällen von Kretinismus angetroffen. Das expansive Wachstum der Kropfknoten bedingt weiteren Schwund des an und für sich atrophischen Drüsengewebes.

Bei den seltenen Befunden einer diffus vergrößerten Schilddrüse als makroskopischem Substrat bei Kretinismus (Kindesalter) handelt es sich meist um eine Struma diffusa parenchymatosa, ausnahmsweise mit zahlreichen Papillen und Polstern. In solchen Fällen muß eine Unfähigkeit der Hormonbildung in der Schilddrüse angenommen werden und es erscheint fraglich (siehe später), ob es sich um echte Kretinen vom Typus des endemischen Kretinismus handelt.

Ist das morphologische Bild der Kretinenschilddrüse, wie erwähnt, kein einheitliches, so sind die Erscheinungsformen doch durch einen Wesenszug miteinander verbunden: der hochgradigen Degeneration der Epithelien, die sowohl bei den kleinen atrophischen Schilddrüsen, dem Drüsengewebe in den Knotenkröpfen, wie auch den diffus vergrößerten Schilddrüsen festgestellt werden (WYDLER 1926).

Es handelt sich hier um Schilddrüsen mit Unterfunktion, was experimentell aus dem negativen Ausfall des Kaulquappenversuchs, des Asherschen Rattenversuches und des Jodspeicherungstestes mit J 131 hervorgeht. Das eiweißgebundene Jod im Serum kann sehr tief sein, ferner liegt der Jodgehalt dieser Drüsen unter dem Durchschnittswert.

In diesem Zusammenhang kann auf die Auswirkungen des Kretinismus auf den Gesamtorganismus nur kurz hingewiesen werden.

bb) Drüsen mit innerer Sekretion

Epithelkörperchen und *Thymus* zeigen keine nennenswerte Abweichung von der Norm.

Das Gewicht der *Nebenniere* liegt im allgemeinen etwas unter dem Durchschnitt; abgesehen von einer zuweilen ausgeprägten vorzeitigen Sklerose der Zona glomerulosa ist der Aufbau von Rinde und Mark normal.

Eine gute Ausdifferenzierung lassen auch die Langerhansschen Inseln des *Pankreas* erkennen.

Hypophyse: Dank der Erkenntnis der Schilddrüsenfunktion sowie der gegenseitigen Abhängigkeit von Schilddrüse und H.V.L. verständlich. Der Vorderlappen ist vergrößert. Zum Unterschiede vom Normalgewicht der Hypophyse von 0,6 g beträgt dieses im Durchschnitt bis zu 3,5 g. Hierbei kommt es zur Vergrößerung und Vertiefung der Sella turcica, was röntgenologisch feststellbar ist und ein charakteristisches Zeichen für die Unterfunktion der Schilddrüse darstellt.

Histologisch findet man im Vorderlappen mittelbreite bis breite Stränge von großen Zellen mit hellem Protoplasma und leicht basophiler Tingierung, eventuell spärlich eosinophile Granula, Zellen vom Typus der Übergangszellen, ähnlich den Schwangerschaftszellen. Die eosinophilen und basophilen Zellen sind an Zahl vermindert. Zwischenzone und Hinterlappen unterscheiden sich nicht von der Norm.

Als Folge der Störung der thyreo-hypophysären Achse entsteht eine ungehemmte Produktion von TSH, die je nach der Fähigkeit des Schilddrüsengewebes zu regenerativer Epithelwucherung, selten — namentlich im Kindesalter — zur diffusen, meist zu einer knotigen Vergrößerung der Schilddrüse von unterschiedlichem Ausmaß und unterschiedlicher Ausdifferenzierung führt.

cc) Geschlechtsorgane

Die Hoden lassen bei Kretinen kein einheitliches mikroskopisches Bild erkennen; sie verharren häufig auf der kindlichen Stufe der Entwicklung, oft zeigen sie das Bild der Atrophie und Degeneration bis zur Fibrose. Falls die Tubuli contorti schließlich ausreifen, ist die Spermatogenese meist sehr spärlich.

Nebenhoden und *Samenblasen* lassen eine entsprechende Atrophie erkennen.

Die *Ovarien* sind im allgemeinen gut entwickelt, Follikelcysten sind nicht selten; bei leichteren Graden von Kretinismus ist der Ovulationscyclus und somit eine Befruchtung der Eizelle möglich. Der *Uterus* bleibt oft auf infantiler Stufe der Entwicklung stehen. Gravidäten sind bekannt.

dd) Nervensystem

Makroskopisch lassen sich am ZNS keine charakteristischen Unterschiede gegenüber der Norm feststellen, abgesehen von einer entsprechenden Kleinheit des Organs bei Zwergwuchs. Mikroskopisch sind zuweilen in der Großhirn- und Kleinhirnrinde Störungen im Aufbau zu erkennen (LOTMAR 1931), ferner Zeichen einer degenerativen Atrophie, die auch im Rückenmark gefunden wird. Die peripheren Nerven sind intakt.

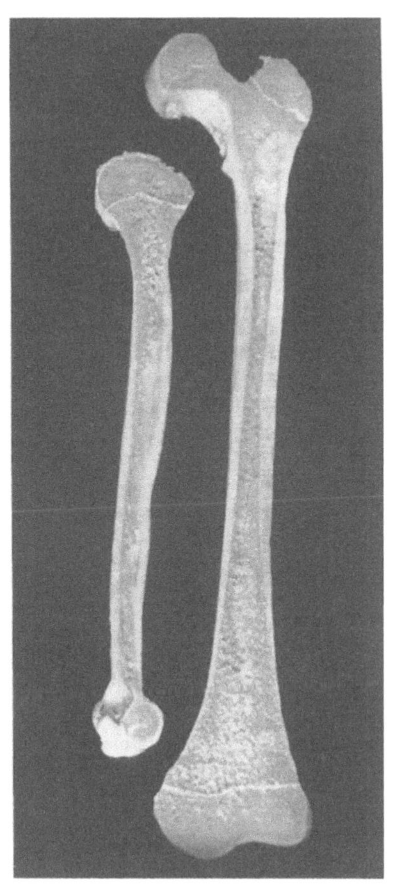

Abb. 38. Endemischer Kretinismus. Humerus und Femur eines 30jährigen Kretinen mit erhaltenen Knorpelfugen. (Aus DE QUERVAIN u. WEGELIN: Der endemische Kretinismus, S. 121. Berlin u. Wien: Verlag J. Springer 1936)

Auch die *Muskulatur*, die im allgemeinen nicht stark ausgebildet ist, läßt keine Anomalien erkennen. In den Muskelspindeln kann, wie LANGHANS (1897) zeigen konnte, Schleim vorkommen.

ee) Skelet

In erster Linie fällt der Zwergwuchs auf. Bei schwerem Kretinismus beträgt die Körpergröße im allgemeinen nicht mehr als 120 cm, sie kann auf 1 m absinken; Kretinoide können bis 1,60 m groß werden. Der Kretin ist ein unproportionierter Zwerg, dessen Extremitäten im Verhältnis zum Rumpfe durch ihre Kürze auffallen. Die Wachstumshemmung setzt schon mit dem zweiten Lebensjahr ein und dauert während des ganzen Längenwachstums an.

„Die knorpelig vorgebildeten Knochen wachsen sehr langsam in die Länge, die Epiphysen bleiben niedrig, die Ossifikation schreitet langsam fort, die Ossifikationskerne treten sehr spät auf und die Epiphysenscheiben erhalten sich lange über den normalen Termin hinaus" (LANGHANS 1897). „Auch wenn bereits eine Verknöcherung der Knorpelfugen eingetreten ist, zeichnet sich der knöcherne Querbalken, der den Knorpel ersetzt, viel stärker als beim Normalen ab. Eine wesentliche Störung des periostalen Wachstums ist nach LANGHANS nicht vorhanden" (WEGELIN 1926).

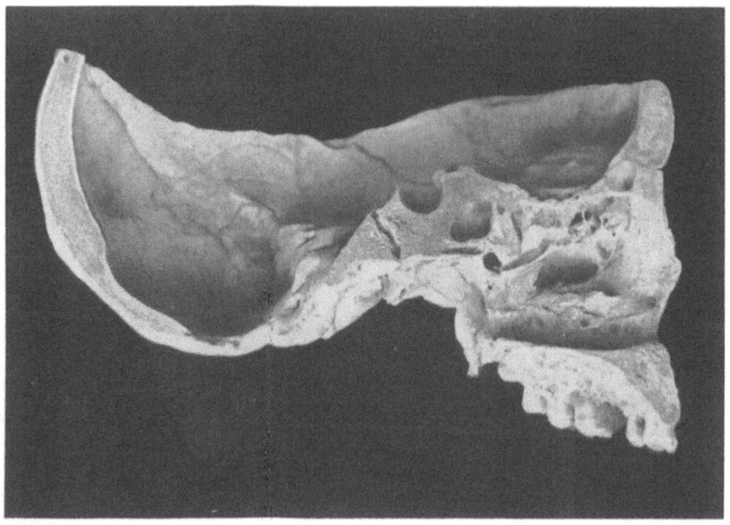

Abb. 39 Endemischer Kretinismus. Schädelbasis eines 25jährigen Kretinen mit erhaltener Synchondrosis spheno-occipitalis. Clivus sehr kurz und steil. Sella turcica weit. (Aus DE QUERVAIN u. WEGELIN: Der endemische Kretinismus, S. 128. Berlin u. Wien: Verlag J. Springer 1936)

Die Ossifikation ist bei Kretinen gekennzeichnet durch kleine Zellsäulen und durch die geringe Zahl und unregelmäßige Verteilung der primären Markräume, die oft gegen den Knorpel durch eine dünne Knochenscheibe völlig abgeschlossen sind. Auch im Bereiche der Knochenkerne, in der Epiphyse, erfolgt die Ossifikation nicht nur verspätet, sondern ganz unregelmäßig. Frühzeitig treten am Knorpel Degenerationen auf, faserige und schleimige Entartung (carpo-tarso-epiphysäre Dysgenesie: MEGEVAUD et al. 1961).

Am *Schädel* ist die auffallendste Veränderung die Verbreiterung der Schädelbasis als Folge des mangelhaften Wachstums der Synchondrosis spheno-occipitalis, was zur tiefen Einziehung der Nasenwurzel führt (PLATTNER 1940).

Die *Wirbelkörper* sind abnorm kurz, das *Becken* ist allgemein verengt.

In der Gesamtheit sind die Knochen der Kretinen häufiger schlank als plump.

Eine Veränderung im Bereiche der *Gelenke* der Kretinen ist die Arthrosis deformans, die sich am unzweckmäßig belasteten, frühzeitig degenerierten Knorpel entwickelt.

An den *Zähnen* sind verspätete Dentition und verspäteter Zahnwechsel die Regel (ZEHNDER 1937).

ff) Haut

Das Myxödem ist namentlich an Händen, Füßen und im Gesicht, insbesondere an den Augenlidern, Wangen und Lippen sichtbar. Abgesehen von einer Vermehrung der Bindegewebszellen im Stratum papillare ist eine Quellung der kollagenen Fasern, eine Abnahme der elastischen Fasern, oft ein relativ starker Gehalt an Melanin in den Basalzellen der Epidermis, festzustellen; Mucin indessen fehlt regelmäßig.

Schwerer Kretinismus ist im allgemeinen begleitet von Myxödem, in leichten Fällen kann es fehlen.

gg) Gehörorgan

Am Gehörorgan finden sich bei taubstummen und schwerhörigen Kretinen vorwiegend Veränderungen am Mittelohr, weniger an der Schnecke (DEUTSCH 1959, NAGER 1926, LÜSCHER 1938).

Die meisten Körperorgane nehmen an der Verzögerung und Herabsetzung des Wachstums teil; sie sind im allgemeinen kleiner als normal, indessen ist das Verhältnis der Körpergröße zu den inneren Organen in dem Sinne gestört, daß die inneren Organe relativ groß erscheinen, was in der Makroglossie den sinnfälligsten Ausdruck findet.

Pathogenese

Definiert man den Kretinen als ein Individuum, dessen Schilddrüse von frühester Kindheit an eine hochgradige Insuffizienz erkennen läßt, die im Gebiete einer schweren Kropfendemie in Erscheinung tritt, so ist damit die Pathogenese bis zu einem gewissen Grade für das Gesamtindividuum umschrieben, indessen über Ätiologie und Pathogenese der schweren Schilddrüsenveränderungen nichts ausgesagt (EUGSTER 1938a—d, 1952, WIELAND 1940, ISENSCHMID 1943,). Die Definition von COSTA (1960, 1961), nach welcher die Schilddrüseninsuffizienz weder die Ursache, noch eine notwendige Voraussetzung, noch ein konstantes charakteristisches Merkmal des endemischen Kretinismus darstellt, entspricht nicht eigentlich den Erfahrungen im Endemiegebiet der Schweiz (DE QUERVAIN und WEGELIN 1936). Das wichtigste Argument für die Annahme einer Zentralstellung der Schilddrüse zur Erfassung der Pathogenese des Kretinismus ist die Feststellung, daß seit der Einführung der Jodprophylaxe des Kropfes der endemische Kretinismus weitgehend verschwunden ist (DE QUERVAIN und WEGELIN 1936, KICIC et al. 1960).

Mit den modernen Methoden der klinischen Untersuchung der Schilddrüse ist — wie schon früher erkannt wurde — die Variabilität sowie die Dissoziation der Symptomatologie bestätigt worden (KOENIG 1961). Wenn COSTA (1960, 1961) mitteilt, daß bei fast allen Kretinen, die er untersuchte, Euthyreose, bei einzelnen Hypothyreose und in einem Falle Hyperthyreose festgestellt wurde, so können diese Ergebnisse vielleicht auch in der Weise erklärt werden, daß sekundär mit zunehmendem Alter Adenomknoten die Schilddrüsenfunktion normalisiert haben. Aus diesen Überlegungen geht hervor, daß zur Klärung der Pathogenese des Krankheitsbildes nur die Schilddrüsenfunktion von Kindern verwertet werden sollte, bei welchen das sekundäre adenomatöse Regenerationsstadium noch nicht zur Auswirkung gekommen ist.

Der endemische Kretinismus ist, wie aus den Untersuchungen von EUGSTER (1938a—d), WILLER (1937) und DIETERLE (1952) hervorgeht, nicht vererbbar. Eine genetische Störung im Sinne einer Anomalie der Zahl und Form der Chromosomen ist nicht bewiesen.

Wenn DE QUERVAIN (1936) festgestellt hat, daß der Kretinismus ein sehr wechselvolles Bild mit Schwankungen im Ausmaß aufweist, so ist die Umschreibung von STANBURY und QUERIDO (1957) in Übereinstimmung mit DE QUERVAIN und WEGELIN (1936) der heutigen Erkenntnis entsprechend: Kretine sind Kranke, die fetal oder als Neugeborene eine Schilddrüseninsuffizienz durchmachen und klinische Zeichen einer permanenten Wachstumsverzögerung des Skeletes und des ZNS erkennen lassen.

Beide Umschreibungen ergänzen sich, indem das Grundleiden, in utero oder im frühen Kindesalter geprägt, sich postnatal in verschiedenen Abstufungen, abhängig von regenerativen Vorgängen, in der Schilddrüse entwickelt und das Bild des Kretinen, des Kretinoids und der leichten Hypothyreose hervorruft.

Kommt man damit zum Kernpunkt des Krankheitsprozesses, der pränatalen Schädigung des Organismus, in erster Linie der Schilddrüse und damit zur Frage nach der Ätiologie des Kretinismus, so ist diese zur Zeit unbekannt. Weder das gehäufte Vorkommen in gewissen Gegenden einer Endemie noch das angeblich völlige Fehlen in anderen Endemiegebieten ändert prinzipiell etwas an der Grundvorstellung, daß in utero und im frühen Kindesalter die Schilddrüse in der Weise beeinflußt wird, daß sie alsdann das Bild einer schweren Atrophie und Sklerose aufweist.

Von großer Bedeutung ist die Mitteilung von EUGSTER (1938a—d, 1952) über den Zustand der Schilddrüse von Kretinen zur Zeit der Geburt. Anhand von eineiigen Zwillingen, von denen der Überlebende ein ausgesprochener Kretine war, der andere bei der Geburt starb, fand sich bei Letzterem eine ausgesprochene, diffuse parenchymatöse Struma, ferner bei zwei kretinen Säuglingen im Alter von 1 bis 2 Monaten eine deutlich verkleinerte Schilddrüse. Histologisch konnten sowohl bei einem Neugeborenen als auch bei einem 2 Monate alten Säugling in der Schilddrüse degenerative Veränderungen, beim Säugling auch Zeichen von Sklerose festgestellt werden. Diese, wenn auch spärlichen und nicht ganz einheitlichen Befunde lassen erkennen, daß wahrscheinlich schon intrauterin, wohl aber auch noch postnatal sich Veränderungen in der Schilddrüse vollziehen, welche zu Atrophie und Sklerose und damit zur hochgradigen Insuffizienz führen.

Daß die Degeneration schon früh einsetzt, geht auch aus den Beobachtungen von SCHLAGENHAUFER und v. WAGNER JAUREGG (1910) hervor, die bei einem 4jährigen Kretinen in einer normal großen Schilddrüse die schwersten degenerativen Veränderungen der Epithelien, namentlich der Kerne, fanden, wie sie von DE COULON (1897), GETZOWA (1905) und WYDLER (1926) beschrieben worden sind. McCARRISON (1908 II) fand bei Kindern Atrophie und Sklerose, ebenso WEGELIN (1926) bei 7- und 10jährigen Geschwistern, einem 10jährigen Knaben und einem 9jährigen Mädchen, mit ausgesprochener Epitheldegeneration und Vermehrung des Bindegewebes.

Ist somit die Ätiologie des endemischen Kretinismus unbekannt, so lassen sich doch Vermutungen äußern und sind geäußert worden. Unzweifelhaft ist der Jodmangel von wesentlicher Bedeutung, da der endemische Kretinismus nur im

Gebiete der endemischen Thyreopathie in Erscheinung tritt. Da indessen der Großteil der Bevölkerung im Gebiete einer Kropfendemie keine Zeichen von Kretinismus erkennen läßt (auch beim euthyreoten Bevölkerungsanteil herrschen relativer Kleinwuchs, Brachycephalie, relative Kürze der Extremitäten, bedächtige Sinnesart vor), so muß für die Entstehung des kretinischen Habitus ein weiteres Agens angenommen werden, das während der Schwangerschaft, resp. im frühesten Kindesalter auf den Organismus, insbesondere die Schilddrüse einwirkt:

These von der Constitution anormale (COSTA 1960, 1961): unbewiesen.

These von der Heredität: unbewiesen, resp. nicht zu Recht bestehend (EUGSTER 1938a—d und DIETERLE 1952).

These von der erworbenen genetischen Störung: unbewiesen.

These von der Einwirkung eines Agens mit Ausnahme des Jodmangels im genannten Zeitpunkt auf den Gesamtorganismus und insbesondere auf die Schilddrüse (entzündliches Agens, Thyreostatikum, Ernährungsstörung, Toxineinwirkung): fraglich.

Jodmangel einerseits und endogene oder exogene, unbekannte, zusätzliche Komponenten andererseits, prägen das Bild des Kretinen. Der Grad des Kretinismus ist die Resultante aus der pathologischen Einwirkung auf die Schilddrüse einerseits und der Regenerationsmöglichkeit des Organs andererseits.

Über die Kombination von Kretinismus mit Taubstummheit — der Kretinismus ist in der Schweiz fast ausnahmslos geschwunden, die Taubstummheit, wenn auch in vermindertem Ausmaß geblieben — (WESPI 1945), siehe Kapitel Jodprophylaxe des Kropfes.

Auch bei Tieren, insbesondere bei Hunden, ist im Rahmen der Kropfendemie Kretinismus beobachtet worden. Die Schilddrüse ist meist vergrößert, und zwar im Sinne einer diffusen parenchymatösen Struma. Jodbehandlung führt zur diffusen Kolloidstruma (WEGELIN 1926).

b) Sporadischer Kretinismus

Unter sporadischem Kretinismus versteht man ein dem endemischen Kretinismus ähnliches Krankheitsbild, das indessen unabhängig von einer durch exogenen Jodmangel bedingten Kropfendemie sowohl im Endemiegebiet wie auch in kropffreien Gegenden auftreten kann (McGIRR 1960). Dazu gehören die kongenitale Athyreose, die dystopische Hypoplasie am Zungengrund als Folge einer Entwicklungsstörung. Es liegt somit ein Hypothyreoidismus vor mit Veränderungen, die durch die Schilddrüsenunterfunktion bedingt und durch Schilddrüsentherapie günstig beeinflußt werden können. Als Grundursache liegt in den meisten Fällen eine Mißbildung im Aufbau oder im funktionellen Geschehen vor, die noch mit anderen Mißbildungen kombiniert sein kann. Auch gehören zu dieser Gruppe Fälle von kongenitaler Enzymstörung, Blockierung oder Fehlen von oxydativen Fermenten zur Synthese von Thyroxin sowie Fehlen einer Dejodinase, die zu Jodverlusten führt. Eine genetische Fixierung und damit ein Erbgang ist möglich (HERRMANN 1914, BEIERWALTES et al. 1959, NEIMANN et al. 1959a, b, FRASER et al. 1960, 1961, MOORE 1962). Auch mütterliche antithyreoidale Antikörper (SUTHERLAND et al. 1960) kommen in Frage.

Die somatischen und psychischen Störungen gleichen in vielen Belangen denjenigen des endemischen Kretinismus. Vielfach beobachtet man ein familiäres Auftreten mit genetisch fixierter Disposition. McGirr (1960) weist auf Veränderungen in der Schilddrüse dieser Kranken hin, die an eine Struma maligna erinnern.

5. Myxödem

Der Begriff des Myxödems als pars pro toto umschreibt einen klinischen Symptomenkomplex, der als Folge der Unterfunktion der Schilddrüse in Erscheinung treten kann.

Ursachen des Myxödems sind: Congenitale Aplasie und Hypoplasie der Schilddrüse, schwerer endemischer Kretinismus, idiopathische Schilddrüsenatrophie des Kindesalters, Status nach Thyreoidektomie, Schädigung der Schilddrüse durch ionisierende Strahlen: Jod 131 und Röntgenstrahlen, ferner chronische Thyreoiditis, chronische Thiouracilmedikation und schließlich, durch Ausfall des TSH, Nekrose des H.V.L. Aus dieser Zusammenstellung ist ersichtlich, daß ein Myxödem in sämtlichen Lebensphasen und unter ganz verschiedenen Bedingungen in Erscheinung treten kann. Unter diesem Gesichtspunkt ist grundsätzlich zwischen endogenen, meist kongenitalen und erworbenen Ursachen zu unterscheiden. Für das Verständnis des Ausmaßes des Myxödems ist weiterhin die Feststellung wichtig, daß die Ausfallssymptome im Gesamtorganismus um so stärker in Erscheinung treten, je früher im Leben, — auch in der Fetalzeit — der Ausfall der Hormonbildung einsetzt.

Als Prototyp schwerster Formen von Myxödem sind die endogenen, kongenitalen Mißbildungen der Schilddrüse, die Aplasie und die Hypoplasie, eventuell in Kombination mit Dysplasie am Zungengrund zu bewerten. Das klinische Bild deckt sich in mancher Beziehung mit demjenigen des endemischen Kretinismus und ist charakterisiert durch: Hochgradige Beeinträchtigung des Längenwachstums (Nanosomie), eine breite, eingesunkene Nasenwurzel (Wachstumshemmung in der Synchondrosis spheno-occipitalis), starke myxomatöse Schwellung der Haut, geringer Haarwuchs, unterentwickelte Genitalien, die stets auf kindlicher Stufe stehen bleiben, Makroglossie sowie großer Bauch mit Nabelhernie (relative Splanchnomegalie), hochgradige Hemmung der geistigen Entwicklung unter dem klinischen Bilde der Idiotie (Wegelin 1926).

Setzt die Schilddrüseninsuffizienz im frühen oder späteren Kindesalter auf infektiöser Grundlage oder als idiopathische Atrophie ein, so sind die Ausfallssymptome abgestuft, mit Bezug auf Wachstumsstörung und Ausdifferenzierung der Organe, entsprechend die Entwicklung des Intellekts.

Das Myxödem der Erwachsenen (M. adultorum), das sich ausschließlich an eine erworbene Schilddrüseninsuffizienz unter den genannten Voraussetzungen anschließt (nach Abschluß des Längenwachstums, nach abgeschlossener Ausdifferenzierung der Organe), ist stets gekennzeichnet durch eine ausgesprochene myxomatöse Verdickung der Haut, eine Unterfunktion der Genitalorgane und eine geistige Trägheit. Der Gesamtstoffwechsel ist erniedrigt, das PBI ist tief.

Überblickt man die Organveränderungen beim Myxödem, so lassen sich nach Wegelin (1926) folgende Gruppen unterscheiden:

1. *Entwicklungs- und Wachstumshemmungen* bei angeborener oder frühzeitiger Schilddrüseninsuffizienz: Skelet, Gebiß, zentrales Nervensystem, Keimdrüsen, übrige Genitalorgane und sekundäre Geschlechtsmerkmale, Nebennierenrinde (Sklerose der Zona glomerulosa).

2. *Wachstumsförderung:* Vergrößerung des H.V.L. durch Zunahme der Haupt- resp. der transitorischen Zellen bei ungehemmter Produktion von TSH.

3. *Stoffwechselstörungen:* Lipomatosis, Ödeme und Ödembereitschaft in Folge von trägem Eiweißstoffwechsel in den Geweben (EPPINGER 1917), Myxödem in Form von Ablagerungen einer schleimähnlichen Substanz oder von echtem

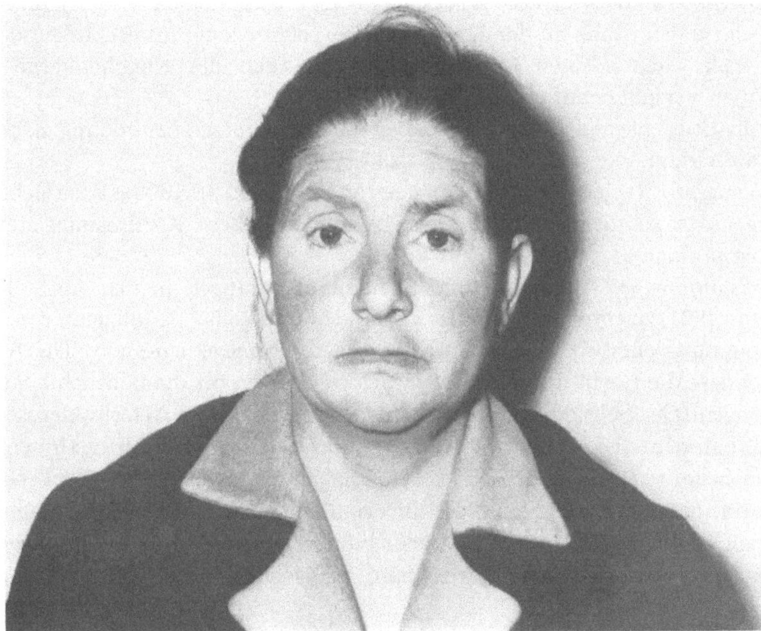

Abb. 40. Myxödem (47jähr. ♀). Haut pastös. Stumpfer Ausdruck. Akut auftretende Hypothyreose mit Myxödem aus unbekannter Ursache. (Med. Klinik, Bern, Prof. F. WYSS)

Mucin in der Haut, in Schleimhäuten, in den Herzklappen, in den Arterienwandungen und in den Nervenscheiden.

4. *Vorzeitige Involution:* Runzelige, trockene, schuppende, schlaffe Haut, Haarausfall, Neigung zu frühzeitiger Arteriosklerose, Thymusinvolution und Fettmark in den Röhrenknochen, Atrophie der Genitalorgane bei erworbenem Schilddrüsenausfall.

Haut: Die Haut erscheint verdickt, prall gespannt und derb elastisch und besitzt Ähnlichkeit mit den Veränderungen bei chronischem Ödem. Sie ist blaß, fühlt sich kühl und trocken an und ist stark schuppend. Am stärksten betroffen sind Gesicht, Nacken, Supraclaviculargruben, Hand- und Fußrücken. Histologisch fand WEGELIN (1926) eine Vermehrung der Bindegewebszellen im Papillarkörper, Vacuolisierung der Schweißdrüsen und geringe Wucherung der Haarfollikelepithelien. Ferner wurden Verdickung und Aufquellung der Coriumfasern (CEELEN

1921) sowie schleimige Einlagerungen, amorph oder faserförmig, im Papillar-körper festgestellt (UNNA 1907, SCHLAGENHAUFER v. WAGNER-JAUREGG 1910). Früher Ausfall der Kopf-, Achsel- und Schamhaare sowie spröde, rissige Nägel sind charakteristisch.

Skelet: In erster Linie ist das Längenwachstum betroffen, so daß im Kindesalter ein vollständiger Stillstand eintreten kann, bei einer Gesamtlänge von unter 100 cm. An den Stellen des Längenwachstums, an den Epiphysenscheiben der Röhren-knochen und an den übrigen Knorpelfugen des Skelets findet nur eine geringe Umwandlung zu Knochen statt. Die Knorpelfugen bleiben bis in das Erwachsenen-alter bestehen. Die primitiven Markräume sind spärlich und kurz und häufig gegen den Knorpel durch eine quere Knochenlamelle abgeschlossen. Die Verkalkung der Knorpelgrundsubstanz an der Knochen-Knorpelgrenze ist intakt. In Analogie zur verzögerten enchondralen Ossifikation treten auch die Knochenkerne in den Epiphysen verspätet auf.

Beim Erwachsenen kann sich die verzögerte Knochenneubildung nach Frak-turen auswirken.

Gehörorgan: Nach den Feststellungen von SIEBENMANN 1906 ist das Gehörorgan im Gegensatz zu den Veränderungen bei endemischem Kretinismus stets voll-kommen normal.

Kreislauforgane: Abgesehen von Schleimablagerungen in den Aortenklappen (SCHULTZ 1921) zeichnet sich das Herz lediglich durch eine, der allgemeinen Wachs-tumshemmung entsprechende Verkleinerung der Muskelmasse aus. Die Arterien, insbesondere die Aorta und die Coronararterien lassen oft, namentlich bei schwer-ster kongenitaler Schilddrüseninsuffizienz, eine frühzeitige Arteriosklerose erken-nen. Experimentell konnte VON EISELSBERG (1901) bei frühzeitig thyreoidekto-mierten Schafen, PICK und PINELES (1910) bei Ziegen eine schwere Verkalkung der Aorta, mehr im Sinne einer Mediaverkalkung ohne Cholesterineinlagerungen erzeugen. SCHULTZ (1921) hat in einem Falle in der Media der Aorta, den Artt. pulmonales und in den Carotiden Schleim nachgewiesen.

VIII. Prophylaxe der Verkropfung der Schilddrüse

Die Prophylaxe der Verkropfung der Schilddrüse ist zur Zeit in ein Stadium getreten, das eine Erörterung in einem eigenen Abschnitt erfordert. Aus privaten empirischen Anfängen, aus der Freiwilligkeit der Durchführung prophylaktischer Maßnahmen, ist heute in unseren Gebieten (Schweiz) die Prophylaxe allgemein und kommt dem Großteil der Bevölkerung zugute. Mit der Erkenntnis der Bedeu-tung des Jods für die normale Funktion der Schilddrüse und der Feststellung des minimalen Jodbedarfs zur Erhaltung der Euthyreose und damit auch des Gleich-gewichts in der Schilddrüsen-Hypophysenachse, ist die Zufuhr von Jod zur Nahrung in jodarmen Gegenden auf der Hand liegend. Wenn — wie schon aus-geführt — die Ätiologie der Verkropfung vielgestaltig ist, so bildet im Kropf-endemiegebiet der exogene Jodmangel den Hauptfaktor für die Verkropfung der Schilddrüse.

Sowohl in der Schweiz wie auch in anderen Staaten, namentlich den USA.: CURTIS und FERTMAN (1949), Österreich: v. WAGNER-JAUREGG (1938),

KUTSCHERA-AICHBERGEN (1961), ist durch Zusatz von KJ zum Kochsalz die exogene Jodzufuhr erhöht worden. Die allgemeine Jodprophylaxe ist im Kanton Bern 1936 eingeführt worden, und zwar in der Weise, daß dem Kochsalz pro 100 kg 0,5 g KJ zugesetzt wurden. Ohne ausdrücklichen Wunsch, jodfreies Salz zu genießen, wird der Bevölkerung jodiertes Salz verabreicht, die Frequenz des Jodsalzes beträgt zur Zeit für die Schweiz im Durchschnitt 90%, der Jodzusatz ist heute auf 1,0 g erhöht worden.

Die Jodprophylaxe des Kropfes, das Massenexperiment am Großteil der Bevölkerung, hat im Laufe der verflossenen Jahre zu einer tiefgreifenden Veränderung der Schilddrüse und damit verbunden der somatischen und psychischen Struktur der Gesamtbevölkerung, in erster Linie zur Verminderung der Verkropfung, geführt. Diese Feststellung ist von den verschiedenen Autoren übereinstimmend erhoben worden (WEGELIN 1945, LAUENER 1947, WESPI 1950, 1953, RICHARD 1951, CHESKY et al. 1952, NICOD 1953, SAEGESSER 1957, WALTHARD et al. 1957, MERKE 1962). Zahlenmäßig ausgedrückt ergibt sich folgendes Resultat:

Palpation und Inspektion der Schilddrüse bei Schulkindern von Bern:
Vor der Jodprophylaxe, 1922:
    94% mit deutlich vergrößerten oder ausgesprochen kropfigen Schilddrüsen,
     6% mit normal großen Schilddrüsen;
Jodostearintabletten, durch die Schule verabreicht, 1930:
    29,1% mit deutlich vergrößerten oder ausgesprochen kropfigen Schilddrüsen,
    70,9% mit normal großen Schilddrüsen.
Seit Einführung der allgemeinen Prophylaxe mit jodiertem Kochsalz 1936:

Untersuchungs-jahr	Schuljahr	Normal große Schilddrüsen %	Vergrößerte Schilddrüsen %	Kropf %
1936	erstes	81,1	13,8	5,1
1950	erstes	95,3	4,6	0,1
1961	erstes	100,0	0,0	0,0
1936	neuntes	78,0	17,2	4,8
1950	neuntes	90,7	7,4	1,9
1961	neuntes	100,0	0,0	0,0

Nach WESPI (1953) ist die Kropfhäufigkeit der Schulkinder des Kantons Zürich von 47% im Jahre 1912 auf 1% im Jahre 1952, des Kantons Aargau von 55% auf 17% zurückgegangen, der Unterschied ist aus dem unterschiedlich großen Gebrauch des jodierten Salzes zu erklären. In gleicher Weise konnten WESPI (1953), SCHAUB (1949) sowie KICIC et al. (1960) bei den Erwachsenen ein Absinken der Zahl der Kröpfe und eine Zunahme der Diensttauglichkeit, STEINBECK (1956) eine Zunahme des Längenwachstums feststellen.

BETTINA FRÄNKEL (1951) hat für die Jahrgänge 1946 bis 1950, VÖGELI (1963) von 1957 bis 1961, für die vorausgehenden Jahre STEINMANN (1936), SCHNETZ (1937) und PRADERVAND (1940), die anatomische Kontrolle der Jodprophylaxe im Kanton Bern durchgeführt. Sie haben einen deutlichen Rückgang der Kropf-endemie in zeitlicher und quantitativer Abhängigkeit von der Jodprophylaxe festgestellt. Als Resultat zeigte sich eine Abnahme bis zum Verschwinden (1961) der übergewichtigen Schilddrüse bei Neugeborenen (SCHAMAUN 1954) und Abfall der Kropfhäufigkeit bei gleichzeitigem Anstieg des Anteiles der normalen Schilddrüsen von Jugendlichen und Erwachsenen, mit Änderung des histologischen Aufbaues unter Verdrängung der parenchymatösen zu Gunsten der kolloiden Strumen unter Zunahme des diffusen Anteiles sowie einer Verzögerung im Auftreten von echten Adenomen. Ist somit der Beweis eindeutig erbracht, daß in erster Linie die Jodprophylaxe des Kropfes, zweckmäßigere Ernährung und bessere Hygiene mitgewirkt haben, einen ganz ausgesprochenen Rückgang der Kropfendemie zu bewirken (WOHLFENDER 1950), so sind durch THOENEN (1957) und THALMANN (1954) weitere Gesichtspunkte gewonnen, die einen Einblick in die Auswirkungen dieses Massenexperimentes seit 1936 gestatten.

CUNY (1948), THOENEN (1957) und WALTHARD (1963) haben anhand von resezierten Strumen die Einflußnahme der Jodprophylaxe auf die morphologische Struktur des Drüsengewebes und der Adenome untersucht. Die zur Untersuchung gelangten Strumen betragen zur Zeit 6,1% des gesamten Untersuchungsmaterials gegenüber 9,4% 1917 bis 1927 und 7,2% 1940 bis 1950. Das Durchschnittsalter der operierten Kropfträger beläuft sich auf 49 Jahre im Vergleich zu 30 Jahren vor Einführung der Jodprophylaxe. Noch ausgesprochener als früher tritt die Disposition des weiblichen Geschlechtes zur Verkropfung in Erscheinung, mit 87% gegenüber 64% (Kosmetik?). Von besonderem Interesse ist die Feststellung, daß das morphologische Bild der Adenome sich weitgehend geändert hat. Wichtig ist zunächst die Tatsache, daß die im Kropfendemiegebiet geringe Anzahl an genuinem Basedow kaum zugenommen hat, ein weiterer Hinweis dafür, daß genuiner Basedow und Jodmedikation ätiologisch in keinem Zusammenhange stehen. Bei den diffus vergrößerten Schilddrüsen in geringem Ausmaß (4,2%), insbesondere aber bei den Adenomen, kann eine Zunahme der Basedowifizierung von 1 auf 6% sowie eine gesteigerte Wachstumstendenz (proliferierendes Adenom mit zahlreichen epithelialen Polstern) von 8,4 auf 21% festgestellt werden. Die basedowifizierten Adenome sind gekennzeichnet durch Polymorphie der Bläschen, hohes Cylinderepithel, zahlreiche epitheliale Polster und Papillen, dünnes eosinophiles Kolloid und eventuell lymphocytäre Infiltrate sowie Lymphfollikel mit Keimzentren. Mit dem morphologischen Substrat der Basedowifizierung geht klinisch vielfach der Symptomenkomplex der Thyreotoxikose — zumeist leichten Grades — einher, worauf SAEGESSER (1939) und ZIMMERMANN (1932) hingewiesen haben.

THALMANN (1954) hat die malignen Strumen etwa 20 Jahre nach Einsetzen der allgemeinen Jodprophylaxe des Kropfes untersucht. Die Gesamtheit der malignen Strumen ist nicht zurückgegangen, indessen ist eine ausgesprochene Umlagerung in der Zusammensetzung der verschiedenen Arten der malignen Strumen erfolgt. Diese gipfelt in dem Ergebnis, daß die sehr malignen Formen, das Carcinom und die Sarkome deutlich, die wuchernde Struma Langhans in geringerem Umfange abgenommen haben, das großzellige Adenom und das Papillom ausgesprochen häufiger auftreten und die Zahl der Hämangioendotheliome gleich geblieben ist. Das Durchschnittsalter ist das fünfte Jahrzehnt, indessen werden häufiger als vor der Jodprophylaxe Papillome und großzellige Adenome auch im jugendlichen sowie im Kindesalter festgestellt. Somit hat die Jodprophylaxe einen einschneidenden Einfluß auf die Gesamtheit der malignen Strumen ausgeübt (siehe Kapitel Struma maligna). Ähnliche Ergebnisse hat im eidgenössischen Gesundheitsamt SCHÄR (1959) anhand von Vergleichsuntersuchungen aus den pathologisch-anatomischen Instituten der Schweiz gewonnen, in den USA HELL-WIG (1929, 1933), schließlich mit Bezug auf die Haustiere WESPI (1952) mit der Feststellung einer Normalisierung der Kälberschilddrüse seit der Einführung der Jodprophylaxe erhoben.

Parallel mit der Normalisierung der Schilddrüse und der Abnahme der Verkropfung der Schilddrüse seit der Jodprophylaxe ist auch der Kretinismus stark zurückgegangen, ja heute nahezu vollständig verschwunden. In gleicher Weise hat WESPI (1944) auch auf den Rückgang der Taubstummheit hingewiesen. Während vor der Jodprophylaxe auf 10000 Kinder 15 Taubstumme kamen, beträgt z. Zt. die Zahl nur noch 5, wie in kropffreien Gegenden.

Zusammenfassend kann festgestellt werden, daß die Jodprophylaxe des Kropfes zu einem Rückgang bis zum Schwund bei den Neugeborenen, bei Kindern und Jugendlichen geführt hat, zum Schwund des endemischen Kretinismus, zum Rückgang der Zahl der Taubstummen. Das mittlere und höhere Alter sind immer noch, wenn auch in geringerem Ausmaß von Kropf befallen, die Struma maligna, häufiger vertreten durch bedingt-maligne Formen, ist immer noch ein Attribut der Kropfendemie.

Über den in den einzelnen Kantonen erfolgten *Verbrauch von jodiertem Salz in Prozent des gesamten Kochsalzverbrauches* gibt folgende Tabelle Aufschluß:

	1922 %	1923 %	1924 %	1925 %	1930 %	1940 %	1945 %	1950 %	1958 %	1959 %
Zürich	—	18	21	18	13	55	70	95	98	97
Bern	—	1	1	4	6	63	73	74	76	74
Luzern	—	5	3	4	7	8	81	100	100	99
Uri	—	—	—	—	100	90	100	100	100	100
Schwyz	—	—	1	1	100	100	100	100	96	97
Obwalden	—	7	8	8	100	100	100	100	100	100
Nidwalden	—	47	100	100	100	100	100	100	100	100
Glarus	—	4	83	37	60	82	94	98	99	98
Zug	—	23	26	81	100	100	100	100	100	100
Freiburg	—	—	—	2	2	7	76	100	94	96
Solothurn	—	1	2	2	3	69	67	58	66	67
Basel-Stadt	—	5	10	12	14	25	28	28	99	100
Basel-Land	—	2	5	5	34	17	19	73	66	65
Schaffhausen	—	4	3	11	100	100	100	98	100	100
Appenz.A.-Rh.	43	55	75	75	74	68	77	93	98	100
St. Gallen	—	12	24	27	52	67	89	92	96	97
Graubünden	—	3	6	9	17	75	93	98	100	100
Aargau	—	4	9	11	11	8	7	8	95	95
Thurgau	—	27	36	39	32	36	46	94	85	87
Tessin	—	—	—	—	100	97	100	100	100	100
Waadt	—	25	100	100	100	100	100	100	100	100
Wallis	—	—	33	63	87	100	100	100	100	100
Neuenburg	—	—	15	100	100	100	100	67	66	64
Genf	—	—	—	—	2	90	88	91	81	83

H. Struma maligna

Die Struma maligna (LANGHANS 1907, DE QUERVAIN 1941, WEGELIN 1928, WALTHARD 1955, 1958, 1961a, b, 1963) ist eng verknüpft mit der Adenombildung in der Schilddrüse. Wenn im Kropfendemiegebiet der Knotenkropf besonders häufig vorkommt, so ist auch mit einer Häufung der malignen Strumen zu rechnen, was tatsächlich der Fall ist. Die Struma maligna entwickelt sich im Kropfendemiegebiet fast ausschließlich, nach den verschiedenen Autoren zu 80 bis 97%, auf dem Boden eines Adenoms. Die Struma nodosa kann sowohl im epithelialen wie im stromatogenen Anteil potentiell als Präcancerose (WALTHARD 1961b) bezeichnet werden, ähnlich dem Papillom der Harnblase und des Rectum. Das häufige Vorkommen im Kropfendemiegebiet gegenüber kropffreien Gegenden geht daraus hervor, daß, auf 1 Million der Bevölkerung berechnet, in der Schweiz zehnmal mehr Einwohner an einer malignen Struma sterben als in England.

Die maligne Struma kommt in jedem Lebensalter vor und erreicht das Maximum um das 50. Lebensjahr. Auch das Kindesalter ist nicht verschont, namentlich in Gegenden, in welchen intensive Jodprophylaxe getrieben wird (25 bis 50 mg KJ pro kg Kochsalz). Das weibliche Geschlecht überwiegt, indessen ist beim Manne die Tendenz zur malignen Entartung größer als bei der Frau (THALMANN 1954). Vom morphologischen Standpunkt beurteilt, lassen sich die malignen Strumen nach folgenden Gesichtspunkten einteilen:

I. *Epitheliale Formen:*

    1. Metastasierendes Adenom,
    2. Großzelliges metastasierendes Adenom, Onkocytom
    3. Wuchernde Struma Langhans,
    4. Papillom,
    5. Adenom mit wasserhellen Zellen (sog. Parastruma),
    6. Carcinom: solidum, cylindrocellulare, Plattenepithel,
    7. Sklerosierender Schilddrüsentumor (GRAHAM 1924).

II. *Sarkomatöse Formen:*

    1. Ohne kollagene Zwischensubstanz: Reticulo-, Lympho-, Rundzellensarkom.
    2. Mit kollagener Zwischensubstanz: Spindelzellen-, Polymorphzellen-, Riesenzellen-, Fibro-, Myxo-, Chondro-, Osteosarkom.

III. *Hämangioendotheliom.*

IV. *Carcinosarkome:*

    1. Als Mischtumor,
    2. Als unabhängig voneinander entstandene Tumoren.

Die schweizerische, im Grundprinzip von WEGELIN (1928) aufgestellte Nomenklatur ist in den USA einzig von CHESKY und HELLWIG übernommen worden.

Etwas anders gestaltet sich die Nomenklatur des *Armed Forces Institute of Pathology, Washington, D.C./USA* (WARREN and MEISSNER 1953):

Classification of tumors of thyroid

I. *Benign tumors*

  A. Adenoma

    1. Follicular adenoma

      a) Embryonal (Trabecular)

      b) Fetal (Microfollicular)

      c) Simple

      d) Colloid (Macrofollicular)

      e) Hurthle Cell

    2. Papillary adenoma

  B. Teratoma

II. *Malignant tumor*

  A. Differentiated carcinoma:

    1. Follicular carcinoma

      a) Low grade carcinoma, localized in follicular adenoma[1]

      b) Follicular adenocarcinoma

    2. Papillary carcinoma

      a) Low grade carcinoma, localized in papillary adenoma[2]

      b) Papillary adenocarcinoma

    3. Epidermoid carcinoma

  B. Undifferentiated carcinoma:

    1. Small cell carcinoma (Solid carcinoma)

    2. Giant cell carcinoma

    3. Spindle cell carcinoma

  C. Malignant teratoma

  D. Miscellaneous tumors:

    1. Hurthle cell Carcinoma

    2. Non encapsulated sclerosing tumor[3]

    3. Fibrosarcoma

    4. Lymphoma

    5. Secondary tumor

Aus der Gegenüberstellung geht hervor, daß einmal die Bezeichnungen der einzelnen Tumorformen verschieden sind, ferner gewisse Tumorformen, wie das Hämangioendotheliom in den USA, abgesehen von vereinzelten Fällen, fehlen, andererseits in unseren Gebieten die weitgehend entdifferenzierten Carcinome seltener vorkommen und schließlich prozentual, namentlich mit Bezug auf die Sarkome große Differenzen bestehen. Das biologische Verhalten und die mikroskopischen Strukturen haben in unserer Einteilung in der Hinsicht Berücksichtigung gefunden als zwischen weitgehend morphologisch ausdifferenzierten, poten-

---

[1] Synonyms: Malignant adenoma; early carcinoma; carcinoma of low order of malignancy; potentially malignant adenoma; benign metastasizing goiter; metastasizing struma.

[2] Synonyms: Malignant papillary adenoma; early papillary carcinoma; papillary carcinoma of low order of malignancy; adenoma with invasion; potentially malignant papillary adenoma.

[3] Synonyms: Adenocarcinoma not arising in adenoma; incipient carcinoma arising in hyperplastic thyroid.

tiell sowie zum Teil auch manifest malignen Formen und den entdifferenzierten, regelmäßig durch hohen Malignitätsgrad (Carcinome, Sarkome) gekennzeichneten Formen unterschieden wird, während in den USA sämtliche Erscheinungsformen der malignen epithelialen Strumen als Carcinome bezeichnet werden. Die Nomenklatur in den USA, die in ähnlicher Aufstellung auch von anderen Autoren verwendet wird, ergibt sich aus der Tatsache einer viel geringeren Variabilität der Tumorformen als im Gebiete der schweizerischen Kropfendemie. Ein, wenn auch unsicheres Kriterium der Malignität ist der Einbruch von Tumorgewebe in die Knotenkapsel und in Venen (WEGELIN 1926, DOEPFNER 1933).

I. Epitheliale Formen der Struma maligna

1. Das metastasierende Adenom (COHNHEIM 1876)

Der Primärtumor ist meist klein und entspricht mikroskopisch weitgehend einem parenchymatösen, seltener einem kolloidbildenden Adenom mit Einbruch in die Kapsel, insbesondere in Kapselvenen.

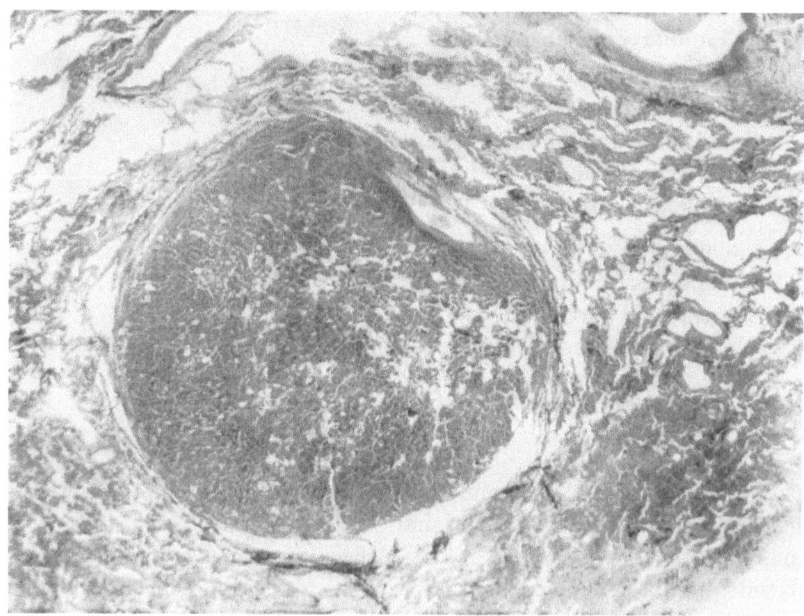

Abb. 41. Metastasierendes Adenom der Schilddrüse. Lungenmetastase. Mikroskopisch: Im Lungengewebe ein scharf begrenzter Knoten vom Bau eines parenchymatösen Adenoms. (Haem.-Eos. Vergr. 50fach)

Die Metastasierung (mit entsprechender Ausdifferenzierung und aktiver Thyroxinbildung) erfolgt auf dem Blutwege, vornehmlich in die Lungen und in das Skelet.

Hauptmerkmal ist das ausgesprochen langsame Wachstum sowohl des Primärtumors als der Metastasen; größere Zerstörungen im Skelet sind möglich. Das metastasierende Adenom kommt — prinzipiell beurteilt — in jedem Lebensalter, als große Seltenheit auch im Kindesalter vor, die meisten Fälle treten jedoch jenseits des 40. Lebensjahres, im höheren, ja im Greisenalter in Erscheinung. Mit dem so protrahierten Verlauf, mit der Dissoziation von morphologischer Struktur und invasivem Wachstum stellt es eine wohldefinierte Geschwulstform dar, über deren Entstehung auf dem Boden einer Knotenstruma kein Zweifel besteht (DARGENT et GUINET 1948, SPIRIG 1948, CHESKY et al. 1954 a). Die Tumorzellen des Adenoms sowie der Metastasen speichern [131]J.

2. Das großzellige metastasierende Adenom (LANGHANS 1907, HÜRTHLE 1894) Onkocytom der Schilddrüse (HAMPERL 1962)

Der Knoten unterscheidet sich makroskopisch, abgesehen von einer zuweilen intensiv braunen Schnittfläche, nicht von einem parenchymatösen oder kolloidhaltigen Adenom. Mikroskopisch ist er durch eine besondere Zellform gekennzeichnet. Diese Zellart kann den Knoten einheitlich aufbauen, indessen bestehen Mischformen mit wechselnden Anteilen von „großen" und normal großen Elementen eines Adenoms. Damit ist festgelegt (SCHNACK-HERBOSEGG 1953), daß das großzellige Adenom einzig der charakteristischen Zellform wegen die Abgrenzung gegenüber den parenchymatösen und kolloidhaltigen Adenomen verdankt. Sowohl parenchymatöse sowie kolloidhaltige oder papilläre Adenome können in Form eines großzelligen Adenoms in Erscheinung treten. In parenchymatösen Knoten bilden die Zellen kleinalveoläre Strukturen, was LANGHANS (1907) zur Bezeichnung des Tumors als großzelliges, kleinalveoläres Adenom Anlaß gab. Die ursprüngliche Annahme der Abstammung dieser Zellen aus dem postbranchialen Körper (GETZOWA 1907) ist durch WEGELIN (1926) widerlegt worden. Heute werden diese Adenome einheitlich als Abkömmlinge aus der Schilddrüse, auch nicht als versprengte Elemente der Parathyreoidea (oxyphile Zellen) angesehen, zumal die „große" Zelle sowohl in der normalen Schilddrüse, als auch gehäuft unter verschiedenen pathologischen Bedingungen, wie Struma diffusa Basedowiana und Hashimoto-Struma (1912), in Erscheinung tritt.

Die „große" Zelle, erstmals von ASKANAZY (1898) beschrieben, von EWING irrtümlicherweise der von BABER und HÜRTHLE (1894) in der Hundeschilddrüse beschriebenen parafollikulären Zelle gleichgestellt, ist von HAMPERL (1962) in einer grundlegenden Monographie über Onkocyten und Onkocytentumoren in diese Zellgruppe eingereiht worden.

Die großzelligen Adenome, Onkocytome der Schilddrüse (LENNOX 1948, SOLLBERGER 1957, HAMPERL 1962, CHESKY et al. 1951) setzten sich aus schmalen bis mittelbreiten soliden Zellsträngen und vorwiegend kleinen Bläschen zusammen. Dieser Grundform haben sich, namentlich seit der Jodprophylaxe des Kropfes, Adenome zugesellt, die aus größeren, zum Teil polymorphen, kolloidhaltigen Bläschen und Papillen bestehen, so daß Bilder resultieren, die einem großzelligen basedowifizierten Adenom oder einem großzelligen Papillom entsprechen (WALTHARD 1963).

Die „großen" Zellen sind in der Regel kubisch oder polyedrisch, im Bereiche der kolloidhaltigen Knoten und Papillome vielfach zylindrisch. Die Zellen entsprechen im Bau den Askanazy-Zellen. Ein besonderes Merkmal der zylindrischen

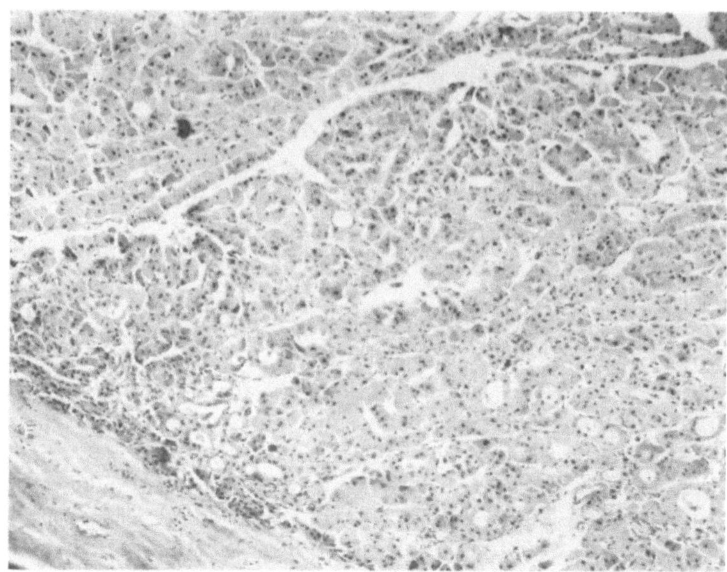

Abb. 42. Großzelliges Adenom, Onkocytom, Stränge. Mikroskopisch: Schmale bis mittelbreite Stränge und spärliche, kleine rundliche Bläschen. Epithel groß, meist polyedrisch in den Bläschen kubisch. Protoplasma reichlich, granuliert, eosinophil, Kerne rundlich, zum Teil pyknotisch. Schmale bindegewebige Septen. Kapsel dick, hyalin. (Haem.-Eos. Vergr. 75fach)

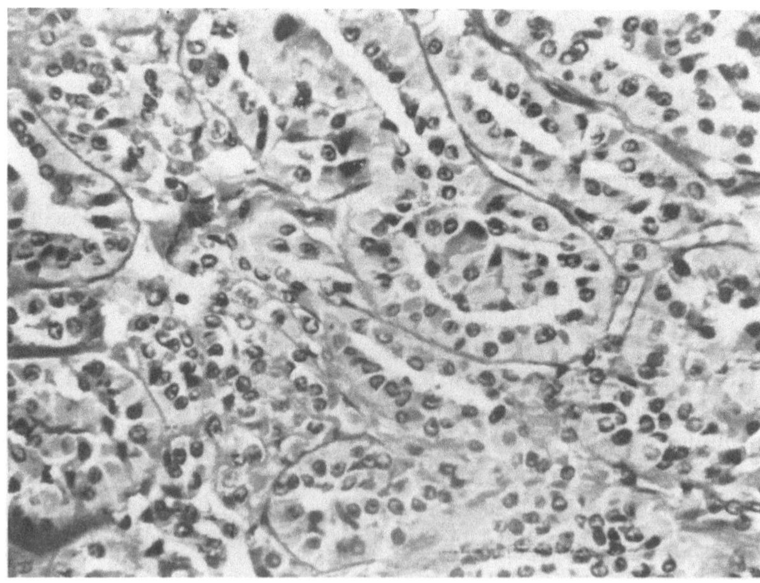

Abb. 43. Großzelliges Adenom, Onkocytom, Schläuche. Mikroskopisch: Vorwiegend enge Schläuche. Epithel groß, zylindrisch. Protoplasma reichlich, granuliert, eosinophil. Häufig apikale Lagerung der Kerne, Kernpyknose. Schmale bindegewebige Septen. (Haem.-Eos. Vergr. 250fach)

Elemente ist die apikale Lagerung der Kerne. Kernpyknose ist häufig, zuweilen in Gruppen von Zellen, mit hyaliner Umwandlung des Plasmas, ferner Desquamation der Epithelien in das Follikellumen. Das Kolloid ist wechselnd reichlich, dick, eosinophil, schollig. Das Stroma der Knoten ist wechselnd reichlich, meist spärlich, in der Peripherie ist nicht selten eine dicke Kapsel aus hyalinem Bindegewebe zu erkennen. Einzelne Knoten von papillärem Bau sind cystisch. Vom biologischen Standpunkt aus beurteilt sind die Knoten häufig gutartig. Malignität ist indessen möglich, die Metastasen finden sich in erster Linie in den regionären Lymphknoten, seltener in den Lungen oder in anderen Organen, nicht im Skelet (GARDENER 1955, WEGELIN 1926, 1928, CHESKY et al. 1951, 1959). Hauptsächlichstes Vorkommen sind das mittlere und das höhere Alter, zumeist sind

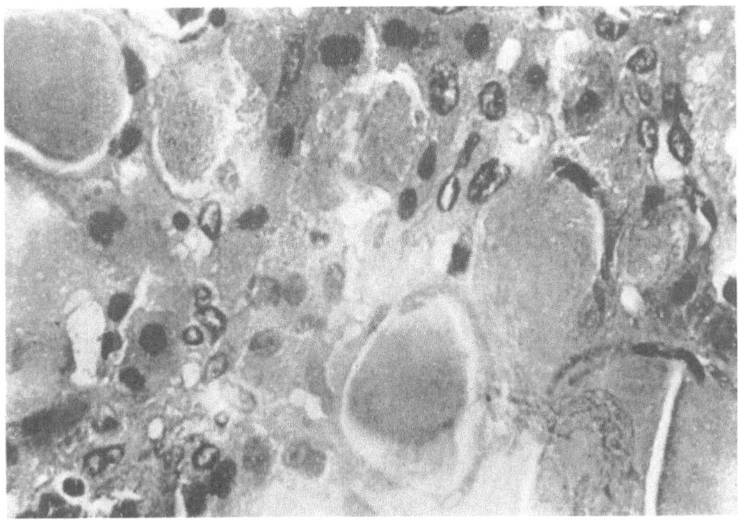

Abb. 44. Großzelliges Adenom, Onkocytom, Bläschen. Mikroskopisch: Epithelien groß, mit dunklem, eosinophilem Protoplasma. Kerne zum Teil pyknotisch. In den Bläschen dickes, zum Teil scholliges Kolloid. (Haem.-Eos. Vergr. 500fach)

langjährige Kropfträgerinnen, selten Kinder betroffen. In unserem Material der malignen Strumen beträgt der Anteil 8,8% (THALMANN 1954), nach FRAZELL und DUFFY (1951) 10%. Seit Einführung der Jodprophylaxe hat das großzellige Adenom stark zugenommen und erreicht den Prozentsatz der USA, mit KJ-Dosen, die bis fünfmal größer sind als in der Schweiz. Bis 1962 ist der Prozentsatz weiterhin angestiegen.

Funktionell beurteilt ist das großzellige Adenom inaktiv, J^{131} wird nicht gespeichert. Es soll sich bei diesen Zellen um Elemente handeln, die reich an Mitochondrien und an Fermentsystemen sind. Unter Jodeinwirkung, möglicherweise auch im Gefolge von Altersveränderungen (HAMPERL 1962) werden diese Zellen zu besonderen Stoffwechselleistungen befähigt. Unter fakultativer Dissoziation der Funktion tritt diese Stoffwechselleistung dadurch in Erscheinung, daß die Zellen im Stande sind, intraepitheliales Thyreoglobulin bis zum Untergang zu bilden, ähnlich Plasmazellen, indessen keine Fermente zur Synthese von Thyroxin besitzen.

3. Die wuchernde Struma Langhans

Die wuchernde Struma nimmt biologisch eine Mittelstellung zwischen dem Adenom und dem Carcinom ein. Makroskopisch ist der Tumor charakterisiert durch einen im Durchschnitt 5 bis 15 cm im Durchmesser messenden Knoten mit peripherer Kapsel und einer zentralen fibrösen Narbe. In den peripheren Abschnitten ist die Schnittfläche grauweiß, trüb, durchzogen von radiären Septen, die gegen das Zentrum zu konfluieren und die fibröse Narbe bilden. Die Konsistenz ist ziemlich derb. Histologisch erkennt man breite Felder und Stränge, die durch sinusoide Capillaren, gegen das Zentrum zu durch immer breiter werdende bindegewebige Septen voneinander getrennt sind. Das Zentrum besteht ausschließlich

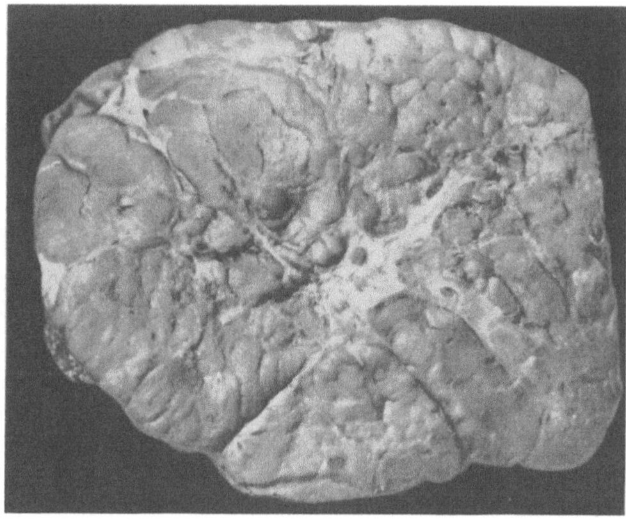

Abb. 45. Wuchernde Struma Langhans. Makroskopisch: Scharf begrenzter Knoten. Schnittfläche gefeldert, grau-weiß. Im Zentrum hyalines Bindegewebe

aus partiell hyalinem Bindegewebe. In den Strängen, gegen das Zentrum hin zunehmend, erkennt man kleine, rundliche Lumina, die von kubischen Zellen ausgekleidet sind und etwas Kolloid enthalten können; die Stränge erscheinen alsdann wie siebartig (Gitterfiguren) durchlöchert. Nahe dem Zentrum kann das Ausmaß der Ausdifferenzierung bis zum Bilde eines parenchymatösen Adenoms fortschreiten. Die Tumorzellen sind mäßig groß, polyedrisch oder kubisch, mit dunklem Protoplasma und regelmäßig strukturiertem Kern, untereinander weitgehend gleichförmig. Mitosen sind sehr selten. Auch großzellige Elemente kommen hie und da vor. Es liegt somit eine ausgesprochen organoide Geschwulst vor, die in der Regel in Einzahl entsteht und durch den regelmäßigen Aufbau deutlich von einem Carcinom zu unterscheiden ist.

Das Wachstum ist ausgesprochen langsam, die Malignität gekennzeichnet durch Kapseleinbruch, Einbruch in Venen, seltener in Lymphgefäße. Metastasen liegen in cervicalen und mediastinalen Lymphknoten, in erster Linie in der Lunge und im Skelet, verbunden mit Osteoklasie und Knochenzerstörung. Die Meta-

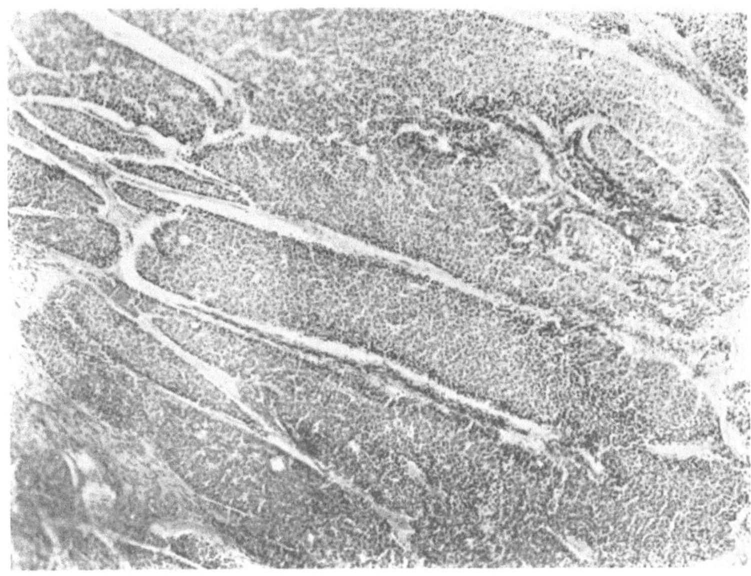

Abb. 46. Wuchernde Struma Langhans. Undifferenziert. Mikroskopisch: Breite solide Stränge aus mäßig großen, gleichförmigen, polyedrischen Zellen. Zwischen den Strängen schmale bindegewebige Septen, vielfach sinusoide Capillaren. (Haem.-Eos. Vergr. 87fach)

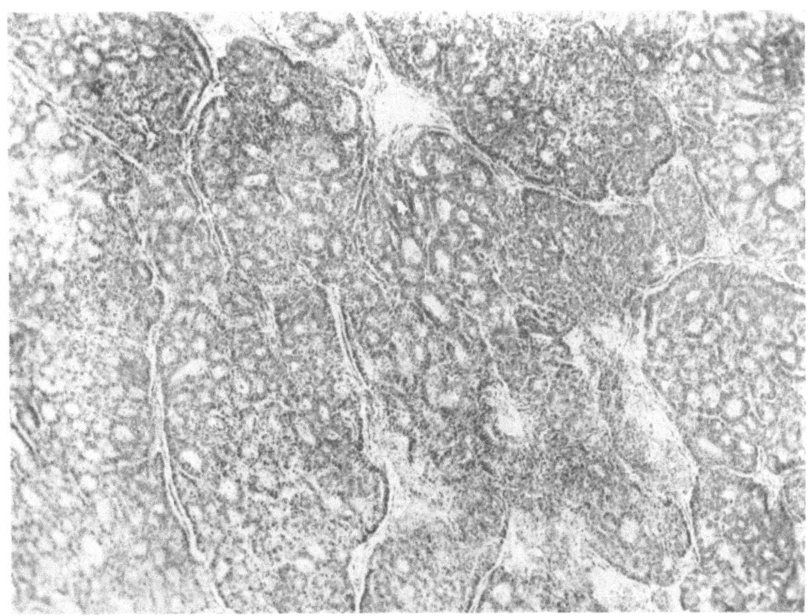

Abb. 47. Wuchernde Struma Langhans. Ausdifferenzierung von Bläschen in den Strängen. Mikroskopisch: In den breiten Strängen zahlreich kleine rundliche Bläschen mit kubischem Epithel. (Haem.-Eos. Vergr. 87fach)

stasen sind zuweilen höher ausdifferenziert als der Primärtumor, kolloidbildend bis funktionell aktiv, J^{131} wird gespeichert.

Ein weiteres Kriterium ist die Neigung zu Rezidivbildung, sogar nach Jahrzehnten, oder die Entstehung eines zweiten Primärtumors (Pseudorezidiv) im Sinne von HUBER (1956) und EGLOFF (1961), die auf die Häufigkeit von Rezidiven hinweisen.

Die wuchernde Struma entwickelt sich nach WEGELIN (1926) entweder direkt aus einem Michaud-Hitzigschen (1894, 1906) Wachstumszentrum oder aus einem parenchymatösen Adenomknoten. Übergangsformen von parenchymatösen Adenomen zu wuchernder Struma sind bekannt.

Die wuchernde Struma tritt in der großen Mehrzahl zwischen dem 40. und 60. Lebensjahr auf, selten im jugendlichen oder im Kindesalter. WEGELIN (1926) hat im Kindesalter angioinvasives Wachstum von Adenomknoten ohne Tendenz zur Metastasenbildung beobachtet. Das weibliche Geschlecht ist stärker beteiligt als das männliche. Im Kropfendemiegebiet der Schweiz stellte früher die wuchernde Struma das größte Kontingent der malignen Strumen dar, heute ist sie bei der Zunahme der großzelligen Adenome und Papillome stark zurückgegangen.

4. Das Papillom

Das Papillom ist eine knotige Geschwulst, scharf oder unscharf gegen die Umgebung abgegrenzt. Makroskopisch besteht ein solider oder cystischer Tumor, die Cyste entsteht sekundär durch Ansammlung von reichlich dünnem Kolloid, meist aber im Anschluß an eine größere Blutung. Mikroskopisch erkennt man zahlreiche stark verzweigte Papillen, die oft große Hohlräume auskleiden, das Epithel

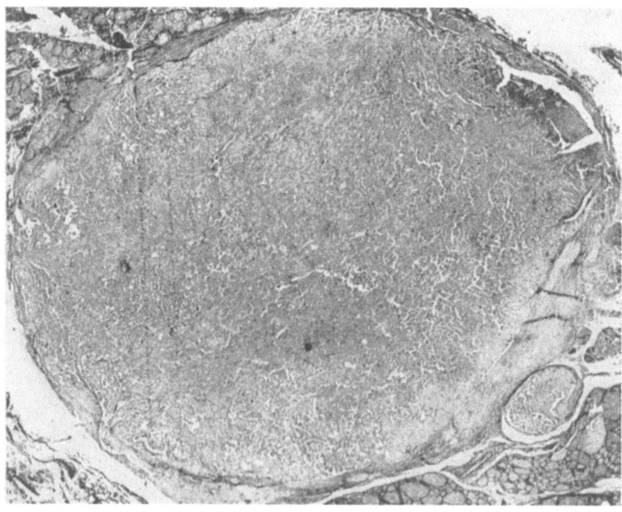

a

Abb. 48a u. b. Solides Papillom. Mikroskopisch: a Solider Tumor im Schilddrüsengewebe. Einbruch in die bindegewebige Kapsel. b Ausschnitt aus dem Tumor mit stark verzweigten Papillen mit Zylinderepithel und zarten bindegewebigen Septen. (a Haem.-Eos. Vergr. 24fach; b Haem.-Eos. Vergr. 120fach) ist ein- bis mehrschichtig, hochzylindrisch. Der stromatogene Anteil ist im Bereiche der Papillen vorwiegend spärlich, im Kapselbereich stärker entwickelt, häufig regressiv verändert, mit zahlreichen hämosiderinhaltigen Zellen. Nach infiltrativem Wachstum entstehen Metastasen vorwiegend in den regionären Lymphknoten:

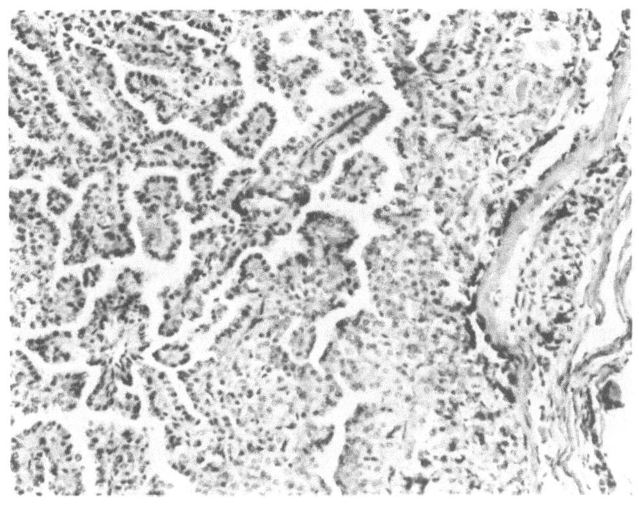

Abb. 48b

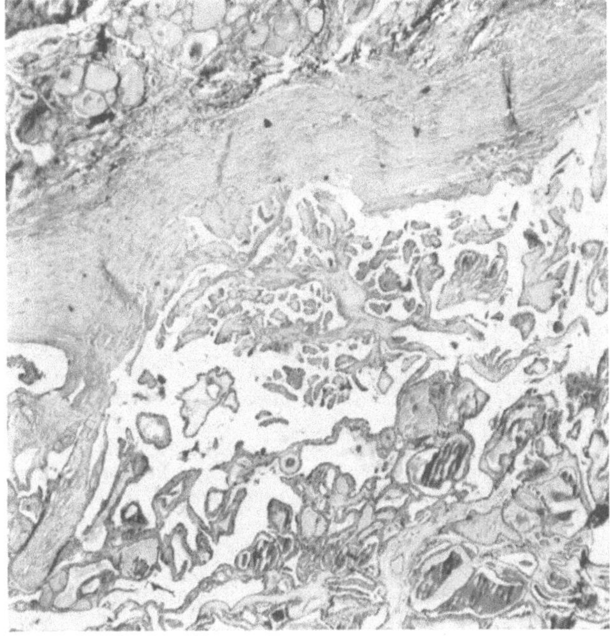

Abb. 49. Cystisches Papillom. Mikroskopisch: Stark verzweigte Papillen, die in einen cystischen Hohlraum hineinragen. Dicke Kapsel aus hyalinem Bindegewebe. (Haem.-Eos. Vergr. 24fach)

26*

sog. laterales aberrierendes Adenom bei kleinem Primärtumor in der Schilddrüse. Die Entstehung ist nicht einheitlich, in kropffreien Gegenden im Drüsengewebe selbst möglich, im Endemiegebiet vorwiegend auf der Grundlage der Adenombildung. Der Tumor ist funktionell inaktiv, J^{131} wird nicht gespeichert.

Im Endemiegebiet hat die Zahl der früher seltenen Papillome seit der Einführung der Jodprophylaxe des Kropfes ebenfalls zugenommen, betroffen sind hauptsächlich das 40. bis 60. Lebensjahr, indessen gerade bei dieser Form auch das Kindes- sowie das jugendliche Alter (DREESE und HELLWIG 1953). Über das großzellige Papillom siehe beim großzelligen Adenom.

5. Adenome mit wasserhellen Zellen (sog. Parastrumentypen)

Diese ausgesprochen seltene Variante bildet ebenfalls einen Knoten, der sich aus Strängen und Bläschen zusammensetzt. Die Epithelien sind groß, größer als diejenigen einer echten Parastruma, das Protoplasma ist ausgesprochen hell und

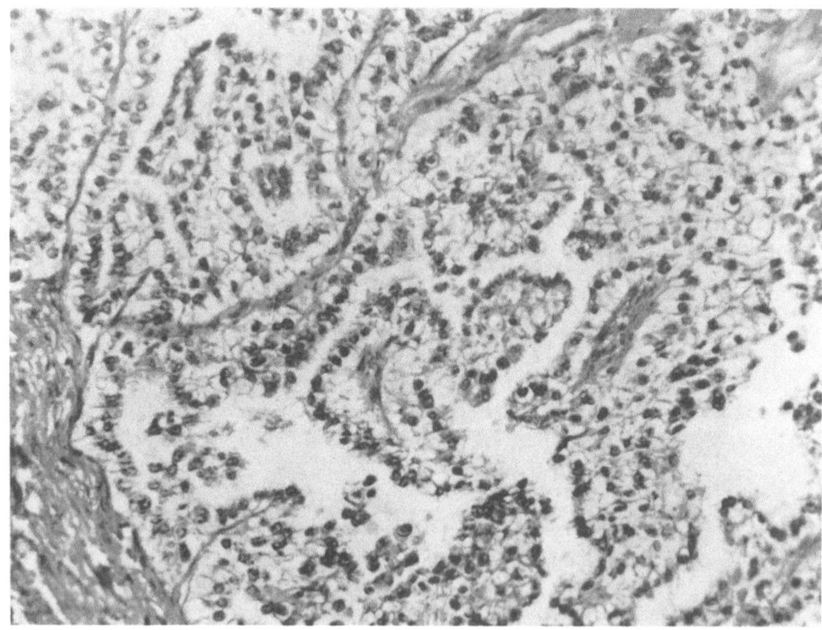

Abb. 50. Adenom mit „wasserhellen" Zellen. Mikroskopisch: Papillomatöser Bau. Kubische bis cylindrische Zellen, mit wasserhellem, zum Teil glykogenhaltigem Protoplasma. Zarte bindegewebige Septen. (Haem.-Eos. Vergr. 200fach)

enthält Glykogen. Die Epithelien bilden weder Thyroxin noch Parathormon. Die Entstehung dieser Form ist verständlich aus der gemeinsamen Abstammung der lateralen Schilddrüsenanlage und der Parathyreoidea aus der 4. Schlundtasche (WEGELIN 1926, CHESKY et al. 1957).

6. Das Carcinom

Der Definition entsprechend versteht man in diesem Zusammenhang Tumoren, die sich regelmäßig durch starke Proliferationstendenz, invasives Wachstum und Metastasen sowie einen cellulären Aufbau kennzeichnen, in welchem Zellpolymorphie, häufige, zum Teil atypische Mitosen und Nekrosen vorherrschen. Ausdifferenzierungen sind zwar möglich, mit Bläschen und sogar aktiver Kolloidbildung, namentlich in den Metastasen, indessen entspricht der Gesamtaufbau stets demjenigen eines Carcinoms (KOCHER 1907).

Die häufigste Form ist das Carcinoma solidum, das sich, trotz möglicher partieller Ausdifferenzierung, durch die Polymorphie der Tumorzellen, das viel raschere Wachstum, den viel rascheren tödlichen Verlauf charakteristisch von

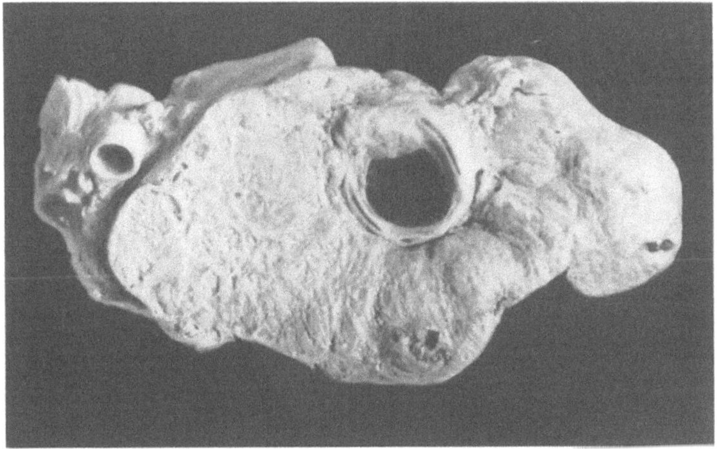

Abb. 51. Carcinom der Schilddrüse. Makroskopisch: Das Tumorgewebe infiltriert diffus die Schilddrüse sowie die Nachbarschaft. Einbruch in die Trachea

der wuchernden Struma unterscheidet. Seltener sind der Cylinderzellenkrebs mit Schlauch- und Papillenbildung, gewissermaßen die besonders maligne Spielart des Papilloms (Cystocarcinoma papilliferum — CHESKY et al.), und schließlich das Plattenepithelcarcinom, nach Metaplasie des Follikelepithels zu Plattenepithel (JAFFE 1937, WILFLINGSEDER 1947, BULLOCK et al. 1952).

Zuweilen ist die Entdifferenzierung der Tumorzellen so weit fortgeschritten, daß eine Differentialdiagnose gegenüber von Sarkomen auf Schwierigkeiten stößt und sog. Spindel- und Riesenzellencarcinome (WARREN und MEISSNER 1953) oder diffuse kleinzellige Carcinome (MEISSNER und PHILLIPS 1962) zustande kommen, die in unseren Gegenden seltener sind.

Das Wachstum erfolgt ganz massiv in benachbarte Organe, Einbrüche erfolgen in Lymphgefäße und Venen, Metastasen liegen in den regionären Lymphknoten, in den Lungen und für das solide Carcinom namentlich im Skelet (SAXEN 1950).

Carcinome entstehen vorwiegend im höheren Alter, im 5. und 6. Lebensjahrzehnt, nicht unbedingt aber eng mit der Kropfendemie verknüpft, auf dem Boden der Adenombildung. Die Prozentzahl schwankt naturgemäß stark, in Abhängigkeit

von der Nomenklatur, der Anwendung des Carcinombegriffes auf die malignen
Strumen. Die Gesamtzahl der Carcinome ist gegenüber den bedingt malignen
Formen stark zurückgegangen.

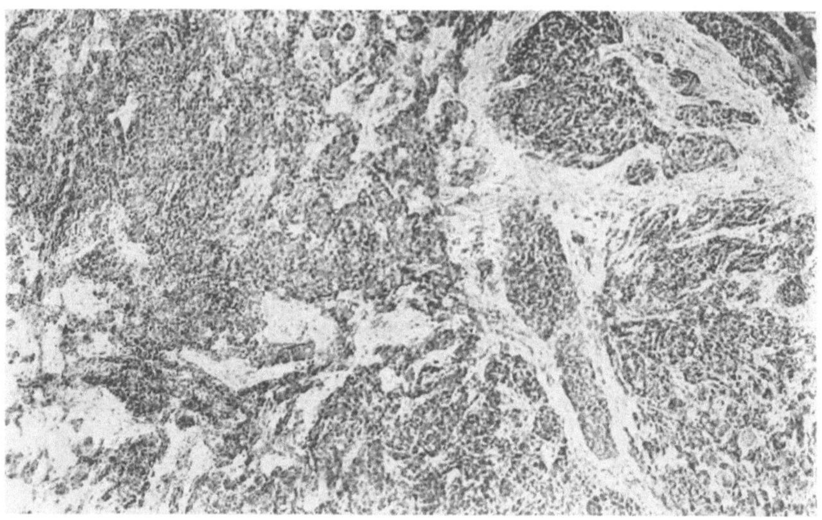

Abb. 52. Carcinoma solidum. Mikroskopisch: Schmale bis breite solide Tumorzellstränge aus undifferenzierten polyedrischen Zellen. Ausgesprochene Kernpolymorphie. Bindegewebiges Stroma wechselnd
reichlich, zellarm. (Haem.-Eos. Vergr. 87fach)

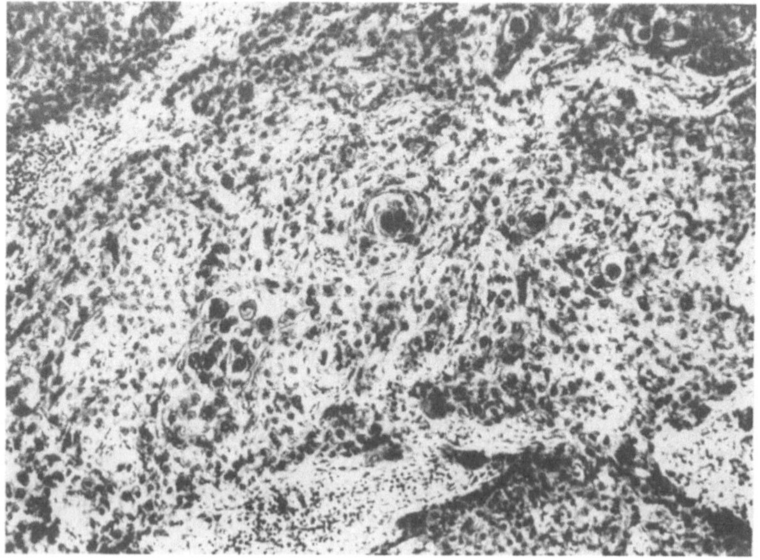

Abb. 53. Plattenepithelcarcinom. Mikroskopisch: Solide verzweigte Plattenepithelstränge mit Schichtungskugeln und Hornperlen. (Haem.-Eos. Vergr. 125fach)

7. Der sklerosierende Schilddrüsentumor (Graham 1924)

Kleiner, nicht abgekapselter, etwa 1 cm im Durchmesser messender Tumor im Schilddrüsengewebe, vom Typus eines Adenocarcinoms, mit hyalinem, sklerosiertem Zentrum. Der Tumor hat geringe Wachstumstendenz, ist gutartig und wird als Zufallsbefund namentlich in der Struma diffusa Basedowiana festgestellt (Minder 1952, Klinck und Winship 1955). Metastasen sind (2,5%) selten (Klinck und Winship 1955).

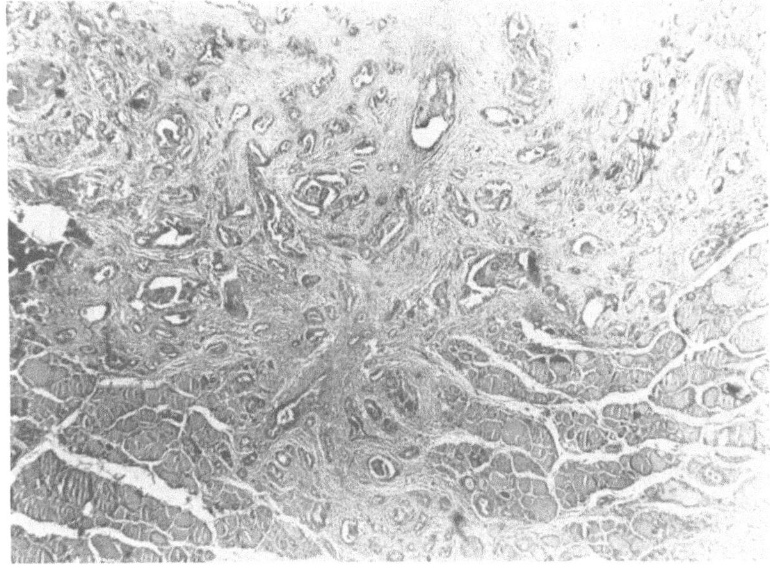

Abb. 54. Sklerosierender Schilddrüsentumor (Graham). Mikroskopisch: Im Schilddrüsengewebe ein unscharf begrenzter Tumor aus unregelmäßig verzweigten Drüsenschläuchen. Reichlich bindegewebiges Stroma. (Haem.-Eos. Vergr. 50fach)

II. Sarkomatöse Formen

Die Sarkome als zweite Hauptgruppe der malignen Strumen unterscheiden sich in Genese und Aufbau grundsätzlich von den epithelialen Formen. Mit den letzteren verbindet sie lediglich die Feststellung, daß sie in der Mehrzahl der Fälle ebenfalls eng mit der Adenombildung verknüpft sind und somit im Endemiegebiet gehäuft vorkommen. Ausgangspunkt ist der stromatogene Anteil der Schilddrüse, resp. der Adenome, häufig im Zusammenhang mit regressiven Veränderungen.

Die Sarkome sind im allgemeinen von derber Konsistenz, in beiden oder in einem Lappen diffus ausgebreitet, von ausgesprochener Malignität, mit Infiltration der Nachbarschaft, Einbruch in benachbarte Organe (Trachea). Das infiltrative Wachstum ist durch ein charakteristisches Merkmal gekennzeichnet: den Einbruch in die Arterien- und Venenwand bis in die Intima (Intimasarkomatose; Hedinger 1909). Metastasen erfolgen häufig auf dem Blutwege, vorwiegend in die Lungen, sehr selten in das Skelet.

Nach dem mikroskopischen Aufbau können gewissermaßen sämtliche Formen von undifferenzierten bis zu Formen mit weitgehender Ausdifferenzierung der Zwischensubstanz (Spindelzellen-Polymorphzellen-Fibro-Chondro-Osteosarkome) festgestellt werden, was erneut die außerordentliche Mannigfaltigkeit der malignen

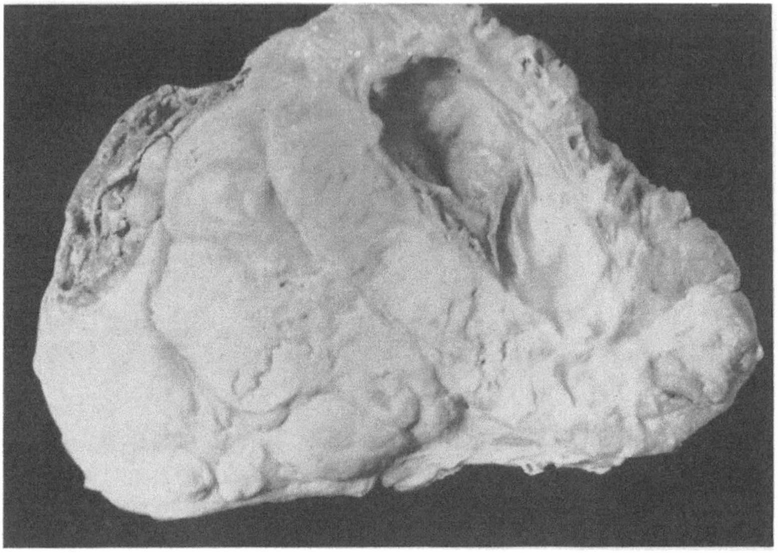

Abb. 55. Sarkom der Schilddrüse. Makroskopisch: Diffuse Infiltration der Schilddrüse sowie der Nachbarschaft

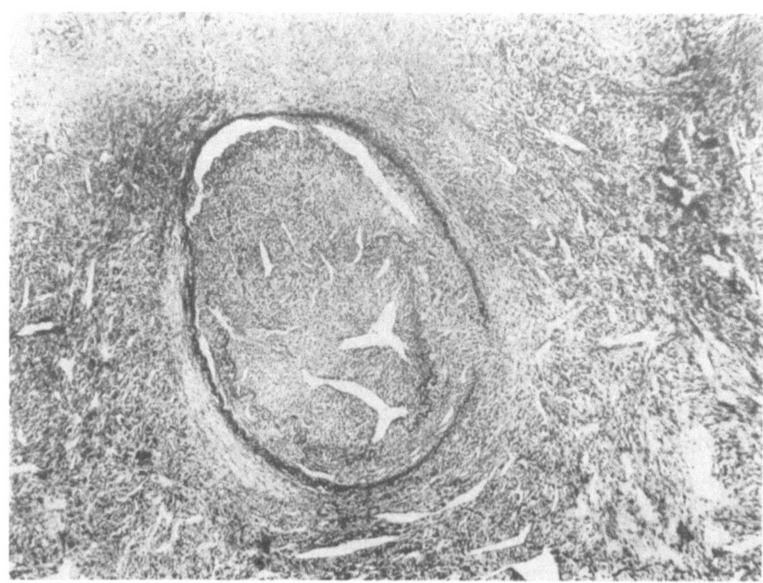

Abb. 56. Intimasarkomatose eines Sarkomes. Mikroskopisch: Das Tumorgewebe durchsetzt sämtliche Wandschichten einer Arterie und füllt das Lumen weitgehend aus. (Haem.-Eos. Vergr. 50fach)

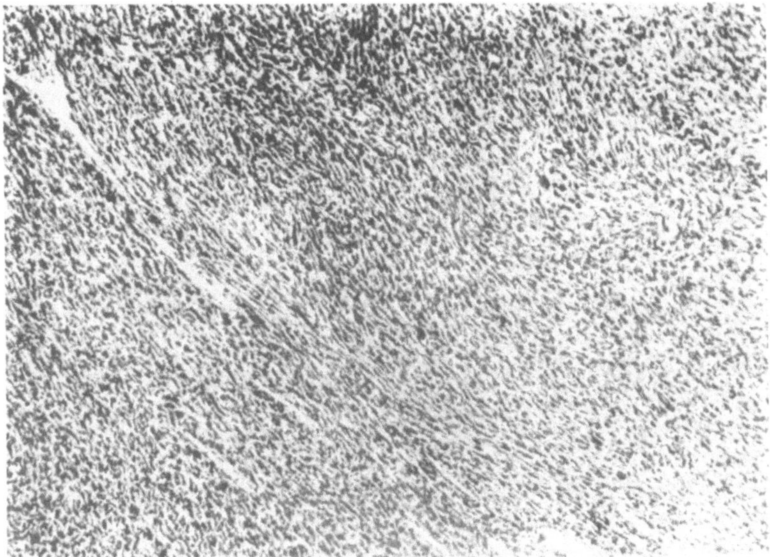

Abb. 57. Spindelzellensarkom. Mikroskopisch: Zu Zügen angeordnete, dichtliegende, spindelförmige Zellen. Spärliche oder gar keine kollagene Zwischensubstanz. (Haem.-Eos. Vergr. 87fach)

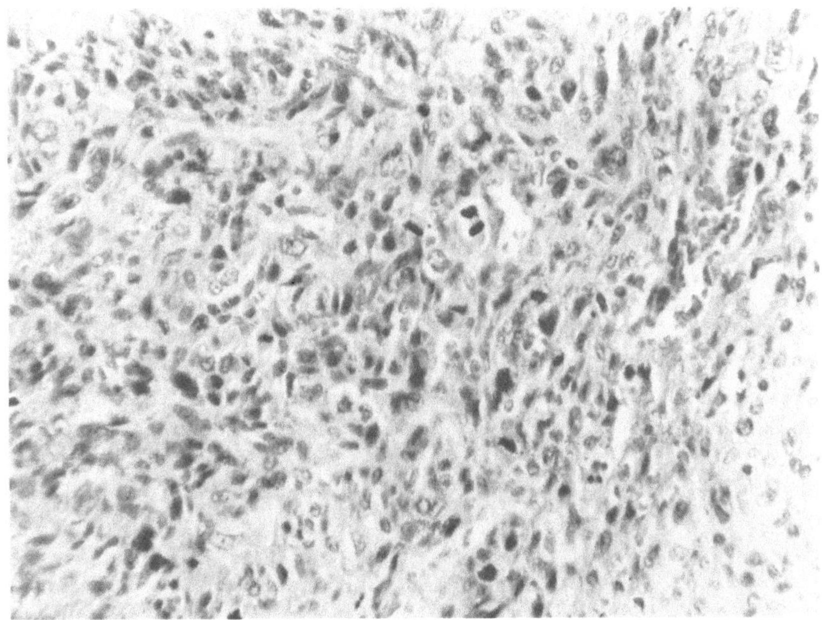

Abb. 58. Polymorphzellensarkom. Mikroskopisch: Dicht liegende ausgesprochen polymorphe, kleine bis riesige Tumorzellen, mit polymorphem, zum Teil riesigem und verklumptem Kern. Mitosen. Spärlich kollagene Zwischensubstanz. (Haem.-Eos. Vergr. 250fach)

Strumen im Kropfendemiegebiet der Schweiz widerspiegelt. Mit Vorteil werden die Sarkome in Formen mit und ohne kollagene Zwischensubstanz eingeteilt (CHESKY et al. 1959, 1960).

Einer kurzen Erörterung bedürfen die Reticulo- resp. Lymphosarkome (RICE 1932, WINSHIP und GREENE 1955, MASSINI 1956), die ihren Ursprung vom lymphatischen Gewebe oder von den reticulären Elementen nehmen können (Reticulo-Lymphosarkome), somit der Ausgangspunkt sowohl das Schilddrüsengewebe als auch ein Adenom sein kann. Bei diffus ausgebreiteten Sarkomen ist der Ausgangspunkt nicht mehr festzustellen.

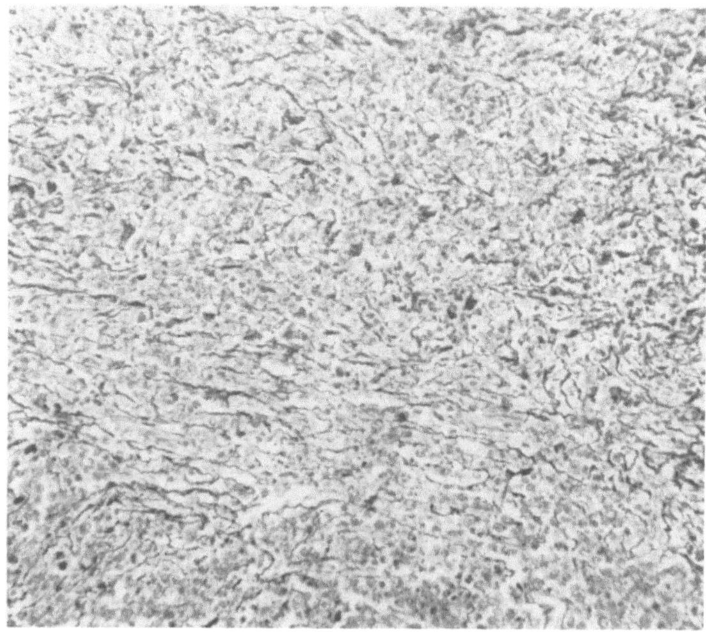

Abb. 59. Lymphoides Reticulosarkom. Mikroskopisch: Dicht gelagert, meist kleine rundliche Tumorzellen, die in einem Netzwerk von präkollagenen, argentaffinen Fasern liegen. (Silberimprägnation der präkollagenen Fasern, Vergr. 160fach)

Das männliche Geschlecht ist bei der Sarkomgenese häufiger beteiligt als das weibliche. Sarkome treten im mittleren und höheren Alter, zwischen dem 40. und 70. Lebensjahr, in Erscheinung. Auch bei den Sarkomen ist die Zahl im Gegensatz zu den bedingt malignen Formen zurückgegangen.

III. Hämangioendotheliom

Das Hämangioendotheliom als maligne Struma zählt im weiteren Sinne zu den Sarkomen, stellt indessen genetisch und im klinischen Verhalten eine so selbständige Tumorform dar, daß eine getrennte Beschreibung gerechtfertigt ist.

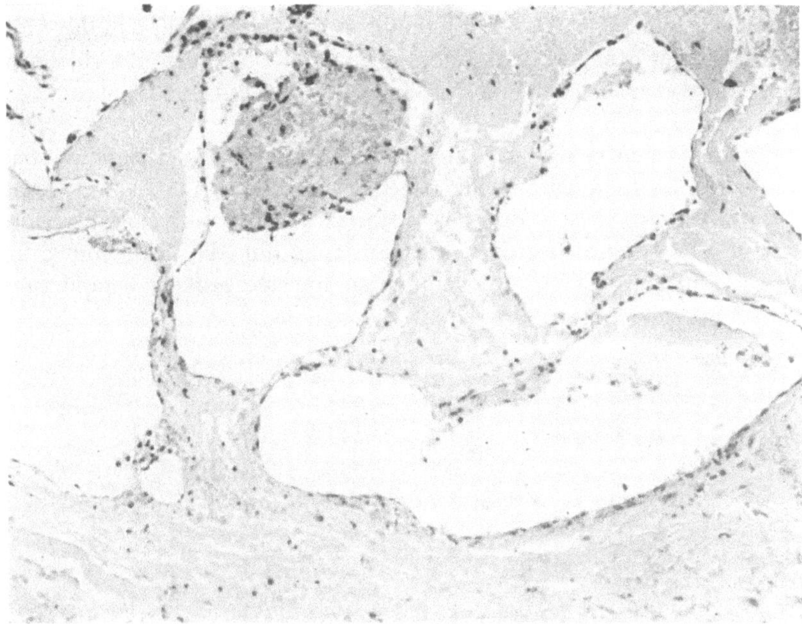

Abb. 60. Kavernöse Capillaren. Mikroskopisch: Organisation des hämatogenen Hyalins durch Fibroblasten und kavernöse Capillaren. (Haem.-Eos.. Vergr. 87fach)

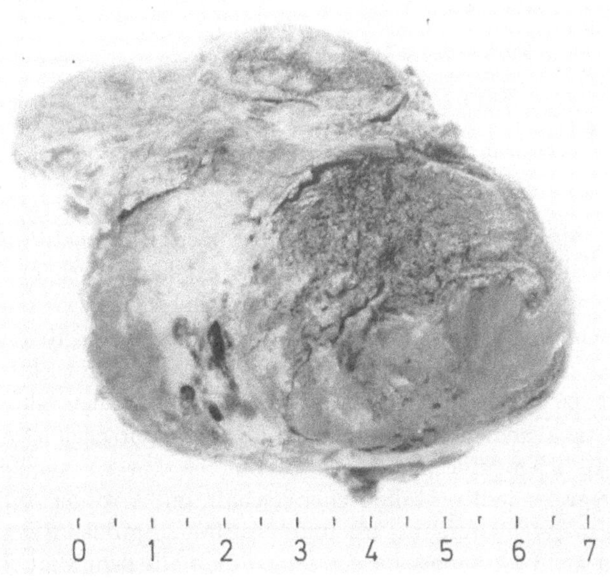

Abb. 61. Hämangioendotheliom der Schilddrüse. Makroskopisch: Cystisches Adenom. In der Cyste hämatogenes Hyalin, am Rande links (grauweiß) Tumorgewebe mit diffuser Infiltration des Schilddrüsengewebes

Das Hämangioendotheliom ist bezüglich des Vorkommens an eine schwere
Kropfendemie gebunden; aus diesem Grunde ist es verständlich, daß diese Form
von Struma maligna vielerorts unbekannt ist, in den USA auch in Gebieten von
Verkropfung zu den großen Seltenheiten zählt (CHESKY et al. 1953 b, MARTIN et al.
1947).

Das Hämangioendotheliom ist seit den ersten ausführlichen Beschreibungen
von HEDINGER (1909) im Kropfendemiegebiet von Bern gut bekannt, anhand
dieser Geschwulstform ist das Bild der Intimasarkomatose als charakteristische
Ausbreitungsform erkannt worden. Voraussetzung für die Entstehung eines
Hämangioendothelioms ist ein Adenomknoten mit regressiven Veränderungen

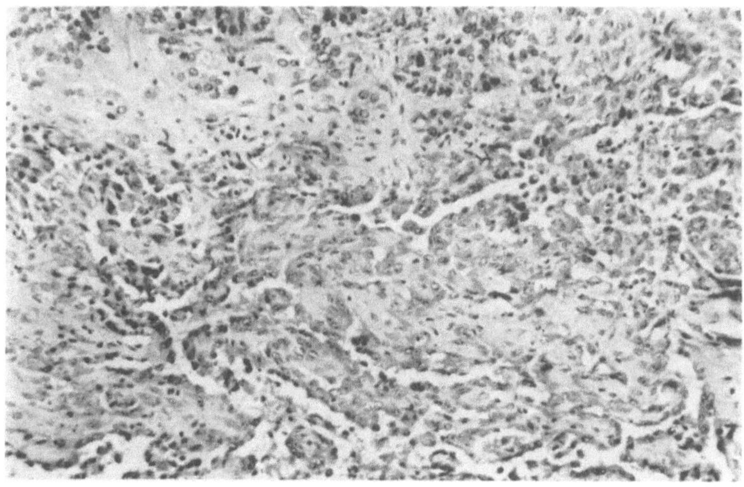

Abb. 62. Hämangioendotheliom. Mikroskopisch: Das Tumorgewebe setzt sich einerseits aus strang-
artigen Formationen aus verschiedenen großen polymorphen Zellen (tumorförmige solide Capillar-
sprossen) zusammen, andererseits aus engen bis weiten Bluträumen, die von länglichen bis polymorphen, endothelartigen Tumorzellen ausgekleidet sind Das Tumorgewebe liegt in einem bindegewebigen, zum Teil hyalinen Stroma. (Haem.-Eos. Vergr. 150fach)

(MOLLWO 1947), in welchem eine in der Regel größere Blutung, oft unter Cystenbildung, festgestellt werden kann. Am Rande der mit hämatogenem Hyalin gefüllten Cyste ist ein graurotes Tumorgewebe zu erkennen, das sich unscharf in das
benachbarte Schilddrüsengewebe ausbreitet. Histologisch ergibt sich das Bild
eines Endothelioms mit polymorphen, oft riesigen Zellen, die Bluträume in ein
bis mehreren Lagen auskleiden oder strangartige Formationen bilden, die häufig
Venen pfropfartig ausfüllen. Kennzeichnend für die Tumorzellen ist die Fähigkeit,
Erythrocyten zu phagocytieren.

Das Tumorgewebe infiltriert die Nachbarschaft, mit Arrosion von Blutgefäßen
und Einbruch in Nachbarorgane, oft unter Auslösung großer Blutungen. Metastasen erfolgen nicht besonders häufig, namentlich auf dem Blutwege, mit Sitz
in den Lungen, aber auch in anderen Organen. Differentialdiagnostische Schwierigkeiten zum Polymorphzellensarkom sind möglich. In regressiv veränderten Adenomen mit Blutung und nachfolgender Cystenbildung werden in den Randpartien

unter Organisation der Blutung vielfach kavernöse Teleangiektasien beobachtet, die gewissermaßen das gutartige Vorstadium des Hämangioendothelioms darstellen. Im allgemeinen entsteht das Hämangioendotheliom im Alter zwischen 40 und 70 Jahren, selten bei Jugendlichen. Das männliche Geschlecht erkrankt häufiger als das weibliche.

IV. Carcinosarkome

Ein Carcinosarkom kann als Kollisions- oder als Induktionsgeschwulst zustande kommen. Beispiele für eine Kollisionsgeschwulst sind die Kombination eines Carcinoms im einen, mit einem Sarkom im andern Schilddrüsenlappen, die sich

Struma maligna Art	Wachstum	Malignitätsgrad	Hormonbildung	Metastasen	Durchschnitts-Alter	%-Zahl der Arten		
						1927	1950	1962
Metastasier. Adenom	langsam	positiv	positiv	Kapseleinbruch, Lunge, Skelet	40-80j.	3,4	1,7	—
Großzelliges Adenom	langsam	negativ und positiv	negativ	Kapseleinbruch, region. Lymphdrüse, evtl. Lunge	alle Alter, bes. hohes	2	13,9	45,0
Wuchernde Struma	langsam	positiv	negativ und positiv	Kapseleinbruch, Lunge, Leber, Skelet	40-60j.	27,4	37,4	11,7
Papillom	langsam, evtl. rasch	negativ und positiv	negativ	Kapseleinbruch, region. Lymphdrüsen	40-60j. evtl. Jugendl.	5,9	10,1	21,7
Carcinom	rasch	positiv	negativ und positiv	Einbruch in Halsregion, Lymphdrüsen, Lunge, Skelet	50-60j.	25	10,6	5,0
Sarkom	rasch	positiv	negativ	Intimasarkomatose, Einbruch in Halsregion, Lunge usw.	40-80j.	20,9	10,1	8,3
Hämangioendotheliom	rasch	positiv	negativ	Einbruch in Halsregion, Lunge usw.	40-70j.	13,4	14,9	5,0
Carcinosarkom	rasch	positiv	negativ und positiv	Wie Carcinome und Sarkome	40-70j.	1,7	1,2	3,3

gegenseitig durchwachsen (WEGELIN 1928); alsdann die Kombination eines Spindel- bis Fibrosarkoms mit einem metastasierenden Adenom, die unabhängig voneinander entstanden sind. Als Induktionsgeschwulst ist die Kombination zu betrachten, bei welcher im Rezidiv einer wuchernden Struma sekundär und zusätzlich eine sarkomatöse Entartung des Stromas in Erscheinung tritt (SCHUPPISSER 1923, KARTAGENER 1928, OTTO 1954).

V. Pathogenese

WEGELIN hat auf der Internationalen Kropfkonferenz 1927 mitgeteilt, daß im Kropfendemiegebiet von Bern in der Gesamtzahl der Sektionen 1,04% maligne Strumen — im Gegensatz zu Wien, Prag, Berlin und den USA mit weniger als 0,3% — vorkommen. Die Vergleichsstatistik von THALMANN (1954) läßt erkennen, daß die Mortalität der Struma maligna mit 0,97% immer noch hoch ist. Beurteilt anhand von Operationspräparaten in der Zeitspanne von 1910 bis 1927 vor und 1940 bis 1950 nach Einführung der allgemeinen Jodprophylaxe (1936), kann ein Gestaltwandel in der prozentualen Verteilung der verschiedenen Formen in dem Sinne festgestellt werden, daß die hochmalignen Carcinome und Sarkome, bei Zunahme der bedingt malignen Formen, namentlich der großzelligen Adenome und der Papillome, zurückgegangen sind. Diese Tendenz hat sich in den folgenden Jahren immer deutlicher ausgeprägt (WALTHARD 1963).

In den USA, in Staaten mit langjähriger Jodprophylaxe des Kropfes mit Dosen bis zu 25 bis 50 mg/kg NaCl, ist das „Papillärcarcinom" weitaus am häufigsten. In gleichem Sinne hat auch im Kropfendemiegebiet der Schweiz seit Einführung der Jodprophylaxe das Papillom an Zahl zugenommen.

Die Struma maligna des Kindesalters ist in unseren Gegenden selten, in den USA häufiger (WINSHIP 1951, WARREN et al. 1953, WINSHIP und CHASE 1953, HAYLES et al. 1955), nicht ganz so selten entsteht sie im jugendlichen Alter. Abgesehen von vereinzelten Formen aller Arten herrscht das Papillom weitaus vor und tritt klinisch als sog. „aberrierender Schilddrüsentumor", als Halslymphknotenmetastase, zuweilen „primär", in Erscheinung.

Über die Häufigkeit einer malignen Entartung von Adenomknoten im Endemiegebiet lassen sich naturgemäß keine sicheren zahlenmäßigen Angaben machen, da die Adenome praktisch fast in jeder Schilddrüse, und zwar in Mehrzahl, vorkommen. Der Begriff der „besonderen Prädisposition solitärer Adenome zur malignen Entartung" (WARD 1938) spielt im Kropfendemiegebiet der Schweiz keine Rolle.

Die experimentelle Erforschung der Struma maligna hat dank der *Neuseeländerschule* (PURVES 1943, GRIESBACH et al. 1945, BIELSCHOWSKY 1953) mit Bezug auf die Genese der epithelialen Formen große Fortschritte zu verzeichnen. Hemmung der Thyroxinbildung in der Schilddrüse, insbesondere durch Thyreostatika, führt zu vermehrter Bildung von TSH, vermehrter Proliferation der Schilddrüse, unter diffuser und knotiger Hyperplasie und sekundärer Umwandlung von Knoten in maligne Strumen mit der Tendenz zur Metastasenbildung (PURVES 1943, MORRIS et al. 1951). Anläßlich fortgesetzter Thiouracilbehandlung bei schwerer Hyperthyreose sind maligne Strumen vom Typus der wuchernden Struma beim Menschen beobachtet worden (HERRMANN 1951, MINDER 1952, FURTH 1954, LUNDSGAARD-HANSEN 1956). In gleicher Weise sind beim Menschen und im Tierexperiment maligne Strumen nach Aufnahme von J^{131} in die Schilddrüse ent-

standen sowie nach Röntgenbestrahlung der Halsgegend (GOLDBERG und CHAI-
KOFF 1952, VICKERY 1952, DAILEY et al. 1953, DONIACH 1953, HALMI und GUDE
1954, LINDSAY et al. 1954a, b, BRUNNER 1961).

Ist somit die Genese der epithelialen malignen Strumen zu einem gewissen
Grade geklärt, so ist man für die Genese der Sarkome einzig auf die Tatsache ange-
wiesen, daß sie häufig aus Knoten hervorgehen, in welchen regressive Veränderungen entstanden sind. Sarkombildung nach vorausgegangener Röntgenbestrahlung
der Halsregion ist möglich (WEGMANN 1952, OTTO 1954).

VI. Struma maligna bei Tieren

Maligne Strumen, überwiegend Carcinome, sind insbesondere bei Hunden im
höheren Alter zu beobachten. Unter den Fischen sind es vornehmlich die Salmo-
niden, die in Fischzüchtereien aufgezogen werden, welche häufig an Adenomen
und Carcinomen der Schilddrüse erkranken. Diese Tumoren können sich unter
Umständen spontan zurückbilden und sind durch geringe Dosen von Jod und
Quecksilber heilbar (WEGELIN 1928, GORBMAN and GORDON 1951, NIGRELLI 1952,
SCHLUMBERGER 1955).

J. Mischgeschwülste und Teratome

Mischgeschwülste, zuweilen ähnlich denjenigen der Mundspeicheldrüsen, kommen im Bereiche des Halses in den Regionen der Area ultimo-branchialis und des
Kiemenapparates vor als solide oder cystische Neubildungen und setzen sich aus
Bestandteilen des Entoderms und Mesoderms zusammen. Sie sind in gleicher Weise
wie die ebenfalls meist cystischen Teratome sehr selten und können bei Trägern
im höheren Alter als Carcinom oder Sarkom maligne entarten. Auch Schilddrüsengewebe ist in diesen vorwiegend adulten Teratomen nachgewiesen worden (POULT
1905, BALE 1950, CAVALIERO 1954).

In diesem Zusammenhang kann darauf hingewiesen werden, daß Schilddrüsengewebe in adulten Teratomen mit anderem Sitz, namentlich in den Ovarien,
ziemlich häufig vorkommt. Das Schilddrüsengewebe und die Adenombildung
stehen zuweilen derart im Vordergrunde, daß die Tumoren als „Struma ovarii"
bezeichnet werden. In jüngster Zeit ist von MÜLLER (1961) in einem adulten
Teratom ein Schilddrüsenpapillom nachgewiesen worden.

K. Metastatische Tumoren und Systemerkrankungen der blutbildenden Organe in der Schilddrüse

Die Häufigkeit des Vorkommens von Metastasen maligner Tumoren in der
Schilddrüse ist wiederum eng verknüpft mit dem gleichzeitigen Bestehen einer

Kropfendemie, da Metastasen in den Adenomknoten viel häufiger zustande kommen als im Schilddrüsengewebe (WEGELIN 1926).

Die Metastasen bilden wechselnd große, unscharf begrenzte Knoten, im Schilddrüsengewebe selbst liegen Tumorverbände nicht selten pfropfartig in Arterien und Venen. Das relativ häufige Vorkommen von Metastasen in Adenomen hängt mit regressiven Veränderungen in den Knoten und ganz besonders mit örtlichen Kreislaufbedingungen — langsame Blut- und Lymphströmung — zusammen, welche das Haften und Heranwachsen von Metastasen begünstigen.

Unter den metastasierenden Tumoren (MORTENSON et al. 1956) finden sich vorwiegend Carcinome, namentlich hypernephroide Carcinome (BOHN et al. 1954) sowie maligne Melanome, seltener Sarkome. In diesem Zusammenhang kann darauf hingewiesen werden, daß das Lymphogranuloma (HODGKIN) sowohl diffus aus der Nachbarschaft als auch als knotenförmige Metastase in Erscheinung treten kann.

Systemerkrankungen der blutbildenden Organe, Leukämien, können in der Schilddrüse zu Infiltraten führen, insbesondere die chronisch-lymphatische und die Parablastenleukämie. Das Vorkommen ist selten.

Klassifikationsvorschlag des International Reference Center für maligne Schilddrüsentumoren:

   I. Epitheliale Tumoren:

     A. Als nosologische Entität anerkannte Tumoren:

       1. Differenzierte Typen:
         a) Folliculäres Carcinom
         b) Malignes Adenom
         c) Papilläres Carcinom
         d) Trabeculäres Carcinom (mit follikulären Strukturen)

       2. Undifferenzierte Typen:
         a) Anaplastisches Carcinom
         b) Riesenzelliges Carcinom
         c) Kleinzelliges Carcinom
         d) Spindelzelliges Carcinom
         e) Pleomorphzelliges Carcinom

     B. Tumoren, deren nosologische Zuordnung Schwierigkeiten bereitet:
         a) Sklerosierendes Carcinom ohne Kapsel
         b) Medulläres Carcinom mit amyloidem Stroma
         c) Carcinom mit eosinophilen Zellen
         d) Carcinom mit wasserhellen Zellen
         e) Plattenepithelcarcinom

  II. Sarkome

 III. Malignes Haemangioendotheliom

  IV. Malignes Lymphom

   V. Unklassifizierbare Tumoren

  VI. Sekundäre Tumoren

*Prozentuale Verteilung der malignen Schilddrüsentumoren im Untersuchungsgut des Pathologischen Institutes Heidelberg**

    A. Differenzierte epitheliale Tumoren:
      1. Metastasierendes Adenom   1,0%

---

* Stand von 1967.

2. Papillär wachsendes Adenocarcinom	27,8%
a) Malignes Papillom (WEGELIN)	
b) Cystopapilläres Adenom	
c) Papilläres Carcinom	
3. Follikulär wachsendes Adenocarcinom	25,0%
a) Hürthlezelltumor/Onkocytom	
b) Wuchernde Struma Langhans	
c) Folliculäres Carcinom	
4. Pflasterzellcarcinom	2,1%
B. Undifferenzierte epitheliale Tumoren:	
1. Solides (medulläres) Carcinom	14,5%
2. Anaplastisches Carcinom	14,5%
a) Riesenzelliges Carcinom	
b) Kleinzelliges Carcinom	
c) Polymorphzelliges Carcinom	
C. Nichtepitheliale Tumoren:	12,4%
1. Rundzelliges Sarkom	
2. Spindelzelliges Sarkom	
3. Polymorphzelliges Sarkom	
4. Reticulumzellsarkom	
5. Angiocelluläres Sarkom	
D. Sekundäre Tumoren	3,1%

Literatur

ABELIN, J.: Die Physiologie der Schilddrüse. Hb. d. norm. u. pathol. Physiol. **16**, I. Hälfte, Correlationen II/1. Berlin: Springer 1930.

— Die Hormone der Schilddrüse. In AMMON/DIRSCHERL: Fermente/Hormone/Vitamine, Bd. 2, S. **77**. Stuttgart: Thieme 1960.

ADAMS, D. D.: The presence of an anormal thyroid-stimulating hormone in the serum of some thyrotoxic patients. J. clin. Endocr. **18**, 699 (1958).

—, and H. D. PURVES: The assessment of thyroid function by tracer tests with radioactive iodine. N. Z. med. J. **55**, 36 (1956).

— — The role of thyrotrophin in hyperthyroidism and exophthalmus. Metabolism **6**, 26 (1957).

ALEXANDER, N. M.: Studies on the purification and characterization of thyroid peroxydase. Current topics in thyroid research. 5. Internat. Kongress, Rom. **1965**, 43.

ALTMANN, H. W.: Die parafollikuläre Zelle der Schilddrüse und ihre Beziehungen zur gelben Zelle des Darmes. Beitr. path. Anat. **104**, 420 (1940).

AMISTANI, B.: The capillary vascularization in different types of goiter. Atti Soc. med.-chir. Padova **27**, 52 (1949); zit. Excerpta med. (Amst.), Sect. V, **4**, 402 (1952).

ANDREANI, D., R. DE SANTIS, S. MATTEO, G. BADALAMENTI, and C. CASSANO: Thyroid antibodies in thyroid disorders. Current topics in thyroid research. 5. Internat. Kongress, Rom. **1965**, 781.

ARNDT, H. J.: Über die geographische Verbreitung des Kropfes in Rußland. Endokrinologie **4**, 176 (1929).

ARNOLD, E.: Histologie der Schilddrüse des Rindes in verschiedenen Altersstadien. Med. vet. Diss. Bern 1916.

ASBOE-HANSEN, G., and O. WEGELIUS: Pathogenesis of circumscribed myxödema. Acta endocr. (Kbh.) **33**, 287 (1960).

ASKANAZY, M.: Pathologisch anatomische Beiträge zur Kenntnis des Morbus Basedowi, insbesondere über die dabei auftretende Muskelerkrankung. Dtsch. Arch. klin. Med. **61**, 118 (1898).

—, u. E. RUTISHAUSER: Die Knochen der Basedow-Kranken. Beitrag zur latenten Osteodystrophia fibrosa. Virchows Arch. path. Anat. **291**, 653 (1933).

ASTWOOD, E. B.: The chemical nature of compounds which inhibit the function of thyroid gland. J. Pharmacol. exp. Ther. **78**, 79 (1943).
— The natural occurrence of antithyroid compounds as a cause of simple goiter. Ann. intern. Med. **30**, 1087 (1949).
—, A. BISSEL, and A. M. HUGHES: Further studies on the chemical nature of compounds which inhibit the function of the thyroid gland. Endocrinology **37**, 456 (1945).
AZERAD, E.: Essai sur la physiopathogénie des hyperthyroidies. Sem. Hôp. Paris, **27**, 1132 (1951).
BAADER, O.: Untersuchungen über Struma congenita. Z. Geburtsh. Gynäk. **115**, 445 (1937).
BAILLIF, R. N.: Cytological changes in the rat thyroid following exposure to heat and cold and their relationship to the physiology of secretion. Amer. J. Anat. **61**, 1 (1937).
BALE, G. F.: Teratoma of the neck in the region of the thyroid gland. A review of literature and report of four cases. Amer. J. Path. **26**, 565 (1950).
BAMATTER, F., et A. MEGEVAUD: Les hypothyroidies. Rapp. I, 18. Congr. de l'Assoc. des Pédiatres. Langue franç., p. 1. Basel-New York: Karger 1961.
BASTENIE, P.: Altérations épithéliales et infiltrations lymphocytaires dans la thyroide humaine. C. R. Soc. Biol. (Paris) **116**, 656 (1934).
BEIERWALTES, W. H., and P. C. JOHNSON: Hyperthyroidism treated with radio-iodine. Arch. intern. Med. **97**, 393 (1956).
—, G. H. LOWERY, R. A. ASTER, G. RAMAN, and E. A. CARR jr.: Congenital hypothyroidism: Preventable cause of mental retardation. J. Mich. med. Soc. **58**, 927 (1959).
BELYAVIN, G.: Immunological aspects in thyroid disease. In: PITT-RIVERS and TROTTER: The Thyroid Gland, Vol. 2, cpt. 13 (1964).
BIELSCHOWSKY, F.: Chronic jodine deficiency as cause of neoplasia in thyroid and pituitary of aged rats. Brit. J. Cancer **7**, 203 (1953).
—, and W. E. GRIESBACH: Effect of acetamidofluorene on the thyroids of rats treated with methylthiouracil and thyroxine. Brit. J. Cancer **4**, 133 (1955).
— —, W. H. HALL, T. H. KENNEDY, and H. D. PURVES: Studies on experimental goiter. The Transplantability of experimental thyroid tumors of the rat. Brit. J. Cancer **3**, 541 (1949).
BOHN, C. S., and P. A. GJORUP: Metastasis from a hypernephroma to thet hyroid gland. Acta path. microbiol. scand. **35**, 321 (1954).
BOLLER, H.: Das Vorkommen des Echinococcus unilocularis in der normalen und kropfigen Schilddrüse. Med. Diss. Zürich 1920.
BOYD, J. D.: Development of thyroid and parathyroid glands and thymus. Ann. roy. Coll. Surg. Engl. **7**, 455 (1950).
BRANDENBURG, W.: Metastasierender Amyloidkropf. Zbl. allg. Path. path. Anat. **91**, 422 (1954).
BRENNER, F.: Fettzellen im Schilddrüsenadenom. Zbl. Path. **62**, 113 (1935).
BRUNNER, K.: Schilddrüsencarcinom nach Röntgenbestrahlung eines Naevus vasculosus cutaneus vor 12 Jahren. Schweiz. med. Wschr. **1961**, 389.
BULLOCK, W. K., G. J. HUMMER, and J. E. KAHLER: Squamous metaplasia of the thyroid gland. Cancer (N. Y.) **5**, 966 (1952).
BUNGART, H.: Untersuchungen an Schilddrüsen von Hirschen aus freier Wildbahn. Frankfurt. Z. Path. **67**, 13 (1955).
BURSTEIN, J., B. A. LAMBERG, and F. ERÄMAA: Myocardial infarction in thyreotoxicosis. Acta med. scand. **166**, 379 (1960).
CASTALDI, L.: Variazioni del peso della ghiandola tiroide normale e loro significato. Arch. ital. Anat. Embriol. **18**, Suppl., 97 (1922).
CAVALLERO, G.: Teratoma of the thyroid gland in adult. Pathologica **46**, 719 (1954).
CEELEN, W.: Über Myxödem. Beitr. path. Anat. **69**, 342 (1921).
CHESKY, V. E., W. C. DREESE, and C. A. HELLWIG: Hürthle-cell tumors of the thyroid gland. A report on 25 cases. J. clin. Endocr. **11**, 1535 (1951).
— — — Adenolipomatosis of the thyroid. A new type of goiter. Surgery **34**, 38 (1953a).
— — — Haemangioendothelioma of the thyroid. J. clin. Endocr. **13**, 801 (1953b).
— — — Invasive adenoma of the thyroid. Surg. Gynec. Obstet. **98**, 581 (1954a).
— — — Chronic thyroiditis: Review of forty-two cases. J. int. Coll. Surg. **21**, 679 (1954b).

CHESKY, V. E., W. C. DREESE, B. O. DUBOCZKY, and C. A. HELLWIG: Histology of goiter and blood iodine. Arch. Surg. **64**, 64 (1952).

—, C. A. HELLWIG, and E. BARBOSA: Clear cell tumors of the thyroid. Surgery **42**, 282 (1957).

— —, E. N. McCUSKER, and J. W. WELET: Cancer of the thyroid gland. Arch. Surg. **79**, 956 (1959).

— —, and J. W. WELCH: Polymorphous tumor of the thyroid. Amer. J. Surg. **99**, 857 (1960).

CLERC, E.: Die Schilddrüse im hohen Alter vom 50. Lebensjahr an, aus der norddeutschen Ebene und Küstengegend sowie aus Bern. Med. Diss. Bern 1912.

— Über den endemischen Kropf des Schweines. Beitr. path. Anat. **76**, 444 (1927).

COHNHEIM, J.: Einfacher Gallertkropf mit Metastasen. Virchows Arch. path. Anat. **68**, 547 (1876).

COONS, A. H., and M. H. KAPLAN: Localisation of antigen in tissue cells. II: Improvements in a method for the detection of antigen by means of fluorescent antibody. J. exp. Med. **91**, 1 (1950).

COSTA, A.: What is a cretin? Yb. Endocrinology **92**, 1960—61. Year Book Med. Publishers, Chicago 11.

F. COTTINO, G. M. TERRAMS, G. FREGOLA, and F. MAROCCO,: Comparisons between endemic and sporadic goiter, cretinism and deaf-mutism. Trans. IVth Int. Goiter Conf., London 1960, 289.

DE COULON, W.: Über Thyreoidea und Hypophysis der Cretinen sowie über Thyreoidalreste bei Struma nodosa. Virchows Arch. path. Anat. **147**, 53 (1897).

COTTIER H., M. K. HESS, B. ROOS u. P. A. GRÉTILLAT: Regeneration, Hyperplasie u. Neoplasie am Beispiel der lymphoreticulären Organe. Hb. d. allgem. Path., Bd. VI/2. Berlin-Heidelberg-New York: Springer 1968.

CRILE, G. jr., and J. B. HASARD: Classification of thyroiditis, with special reference to the use of needle biopsy. J. clin. Endocr. **11**, 1123 (1951).

CROOKS, J., and E. J. WAYNE: A comparison of potassium perchlorate, methylthiouracil and carbimacole in the treatment of thyrotoxicosis. Lancet **1960, 1**, 401.

—, W. W. BUCHANAN, E. J. WAYNE, and E. MAC DONALD: Effect of pretreatment with methylthiouracil on results of I^{131} therapy. Brit. med. J. **1960/I**, 151.

CUNY, F.: Über den Einfluß der Kropfprophylaxe mit jodiertem Kochsalz auf die Zahl der Kropfoperationen in der Schweiz. Med. Diss. Basel 1948.

CURTIS, G. M., and M. B. FERTMAN: Jodine in nutrition. J. amer. med. Assoc. **139**, 28 (1949).

CURTIS, G. M., and R. E. SWENSON: The significance of the proteinbound blood iodine in patients with hyperthyroidism. Ann. Surg. **128**, 443 (1948).

DAILEY, M. E., S. LINDSAY, and E. R. MILLER: Histologic lesions in the thyroid glands of patients receiving radioiodine for hyperthyroidism. J. clin. Endocr. **13**, 1513 (1953).

— —, and R. SKAHEN: Relation of thyroid neoplasm to Hashimoto's disease of the thyroid gland. Arch. Surg. **70**, 291 (1955).

DARGENT, M., et P. GUINET: Les problèmes posés par le prétendu goitre bénin ou latent métastasique. J. Chir. (Paris) **64**, 161 (1948).

DEUTSCH, M. E.: Endemic cretinism and deaf-mutism. Arch. Otolaryng. **70**, 541 (1959).

DIETERLE, P.: Beitrag zur Kasuistik der Vererbungsfrage des endemischen Kretinismus. Untersuchungen an blutsverwandten kretinen Eltern und deren Nachkommen. Med. Diss. Zürich 1952.

DIEZEL, P. B.: Morphe und Funktion der Schilddrüse. Radio-Isotope in der Endokrinologie. 1. Tag. d. Ges. für Nuclearmed. 17.—19. 10. 1963, S. 6. Stuttgart: F. K. Schattauer 1965.

DOBYNS, B. M., A. RUDD, and D. LIEBE: The assay of the exophthalmos-producing substance (EPS) and the long-acting thyroid stimulator (LATS) in whole and fractionated serum of patients with progressive exophthalmos. Current topics in thyroid research. 5. Internat. Kongress, Rom **1965**, 484.

DOEPFNER, J.: Über das Verhalten des Schilddrüsenadenoms und der wuchernden Struma zur Kapsel und zu den Blutgefäßen. Frankfurt. Z. Path. **44**, 461 (1933).

DONIACH, I.: The effect of radio-active iodine alone and in combination with methyl thiouracil upon tumor production in the rat's thyroid gland. Brit. J. Cancer **7**, 181 (1953).

Dorrington, K. J., L. Carneiro, and D. S. Munro: Chemical studies on the long-acting thyroid stimulator. Current topics in thyroid research. 5. Internat. Kongress, Rom **1965**, 455.

Dreese, W. C., and C. A. Hellwig: Papilloma of the Thyroid. A study of 50 cases. J. Kans. med. Soc. **54**, 361 (1953).

Dubois, M.: Über das Vorkommen lymphatischer Herde in der Schilddrüse bei Morbus Addisoni. Berl. klin. Wschr. **1919**, 1178.

Eggenberger, H. U.: Vitamin A und Kropf. Med. Diss. Zürich 1954.

Fggenberger, H. U: Kropf und Kretinismus, Hdb. der Inn. Sekr., Bd. III/1. V. Hirsch, Leipzig 1928.

Eggert, B.: Morphologie und Histophysiologie der normalen Schilddrüse. Leipzig: Barth 1938.

Egloff, B.: Bösartige Schilddrüsengeschwülste mit besonderer Berücksichtigung maligner Rezidive primär gutartiger Kröpfe. Schweiz. med. Wschr. **1961**, 424.

Eickhoff, W.: Über das Verhalten von Schilddrüsen während des Winters bei Hasen und Wildkaninchen. Virchows Arch. path. Anat. **322**, 84 (1952).

— Über das perinatale menschliche Schilddrüsenbild. Frankfurt. Z. Path. **69**, 80 (1958).

Engelhorn, E.: Schilddrüse und weibliche Geschlechtsorgane. Habilitationsschrift, Erlangen 1912.

v. Eiselsberg, A.: Die Krankheiten der Schilddrüse. Dtsch. Chirurg. **38**, 1 (1901).

Eppinger, H.: Zur Pathologie u. Therapie des menschlichen Ödems. Berlin 1917.

Eugster, J.: Zur Erblichkeitsfrage der endemischen Struma. 1. Teil. Arch. Klaus-Stift. Vererb.-Forsch. **9**, 275 (1934).

— Zur Erblichkeitsfrage der endemischen Struma. 2. Teil. Genetische Untersuchungen über die Ursachen des Kropfes. Arch. Klaus-Stift. Vererb.-Forsch. **10**, 101 (1935).

— Zur Erblichkeitsfrage des endemischen Kropfes, 3. Teil. Die Zwillingsstruma. Arch. Klaus-Stift. Vererb.-Forsch. **11**, 370 (1936).

— Zur Pathogenese des endemischen Kretinismus. Beobachtungen an Müttern von Kretinen. Schweiz. med. Wschr. **1938a**, 820.

— Wie sieht die Schilddrüse eines Kretinen aus zur Zeit der Geburt? Beitr. path. Anat. **100**, 392 (1938b).

— Endemic goiter and cretinism. 3. internat. Kropfkonf. Trans Amer. Ass. study of goiter, p. 130. Washington 1938c.

— Zur Erblichkeitsfrage des endemischen Kretinismus. I. Teil. Arch. Klaus-Stift. Vererb.-Forsch. **13**, 383 (1938d).

— Zur Erblichkeitsfrage des endemischen Kretinismus. 2. Teil. Arch. Klaus-Stift. Vererb.-Forsch. **17**, 69 (1952).

Fawcett, D. M., and S. Kirkwood: The mecanism of the action of iodide ion and of the „aromatic" thyroid inhibition. J. biol. Chem. **204**, 78 (1953).

von Fellenberg, Th., u. G. Lunde: Untersuchungen über den Jodstoffwechsel. Mitteilungen a. d. Gebiete der Lebensmittel-Untersuchung. Eidg. Gesundheitsamt **17**, 223 (1926).

Fertman, M. B., and G. M. Curtis: Foods and the genesis of goiter. J. clin. Endocr. **11**, 1361 (1951).

Fisher, E. R.: Observations on thyroid colloid. Arch. Path. **56**, 275 (1953).

Fränkel, B.: Anatomische Kontrolle der Jodprophylaxe des endemischen Kropfes im Kanton Bern 1946—1950. Med. Diss. Bern 1951.

Fraser, G. R.: Genetical aspects of thyroid disease. In: Pitt-Rivers and Trotter: The Thyroid Gland, Vol. 2, cpt. 12 (1964).

—, M. E. Morgans, and W. R. Trotter: Syndrome of sporadic goiter and congenital deafness. Quart. J. Med. **29**, 279 (1960).

— — — Sporadic goiter with congenital deafness (Pendred's Syndrome). In: advances in thyroid research, p. 19. Ed. by Pitt-Rivers. Oxford: Pergamon Press 1961.

Frazell, E. L., and B. J. Duffy jr.: Hürthle-cell cancer of the thyroid. (A review of forty cases). Cancer (N. Y.) **4**, 952 (1951).

Furth, J.: Morphologic changes associated with thyrotropinsecreting pituitary tumors. Amer J. Path. **30**, 421 (1954).

Gardener, L. W.: Hürthle-cell tumors of the thyroid. Arch. Path. **59**, 372 (1955).

GARGILL, S. L., and M. F. LESSES: Diseases of the thyroid gland. New York: Oxford University Press 1955.

Mc GAVACK, TH. H.: The thyroid. St. Louis: The C. V. Mosby Comp. 1951.

GETZOWA, S.: Über die Thyreoidea von Kretinen und Idioten. Virchows Arch. path. Anat. **180**, 51 (1905).

GETZOWA, S.: Über die Glandula parathyreoidea, intrathyreoidale Zellhaufen derselben und Reste des postbranchialen Körpers. Virchows Arch. path. Anat. **188**, 181 (1907).

GIBSON, H. B., J. F. HOWELER, and F. W. CLEMENTS: Seasonal epidemics of endemic goiter in tasmania. Med. J. Aust. **1**, 875 (1960).

GILMOUR, J. R.: The embryology of the parathyroid glands, the thymus and certain associated rudiments. J. Path. Bact. **45**, 507 (1937).

GIMLETTE, T. M. D.: Localized Myxoedema and thyroid Acropachy. In: PITT-RIVERS and TROTTER: The Thyroid Gland, Vol. 2, cpt. 9 (1964).

GIORDANO, A. S.: Histologic changes following administration of iodine in exophthalmic goiter. Arch. Path. **1**, 881 (1926).

GLOOR, H. U.: Beitrag zur Kenntnis der Schilddrüse der Neugeborenen. Frankfurt. Z. Path. **34**, 504 (1926).

GOETSCH, E.: Studies on disorders of the thyroid gland; hypersensitiveness test with especial reference to „diffuse adenomatosis" of the thyroid gland. Endocrinology **4**, 389 (1920).

— The goitrogenic action of calcium salts. Nutr. Rev. **1**, 265 (1943).

GOLDBERG, R. C., and I. L. CHAIKOFF: Induction of thyroid cancer in the rat by radioactive iodine. Arch. Path. **53**, 22 (1952).

—, and J. WOLFF: Evalution of the antithyroid activity of 5-iodo-2-thiouracil. Endocrinology **54**, 181 (1954).

GORBMAN, A.: Some aspects of the comparative biochemistry of iodine utilization and the evolution of thyroidal function. Physiol. Rev. **35**, 336 (1955).

—, and M. GORDON: Spontaneous thyroidal tumors in the swordtail xiphophorus montezumae. Cancer Res. **11**, 184 (1951).

GRAHAM, A.: Malignant epithelial tumors of the thyroid. Surg. Gynec. Obstet. **39**, 781 (1924).

GREER, M. A., H. F. SHULL: Quantitative study of effect of thyrotropin on thyroidal secretion rate in euthyroid and thyrotoxic subjects. J. clin. Endocr. **17**, 1030 (1957).

—, J. W. KENDALL, and M. SMITH: Antithyroid compounds. In: PITT-RIVERS and TROTTER: The Thyroid Gland, Vol. 1, cpt. 14 (1964).

GRIESBACH, W. E., and H. D. PURVES: The essay of thyrotropic activity by the cell height response in Guinea-Pigs. Brit. J. exp. Path. **24**, 185 (1943).

— — Studies on experimental Goiter. V. Pituitary function in relation to goitrogenesis and thyroidectomy. Brit. J. exp. Path. **24**, 174 (1943).

— — The significance of the basophil changes in the pituitary accompanying various forms of thyroxine deficiency. Brit. J. exp. Path. **26**, 13 (1945).

—, T. H. KENNEDY, and H. D. PURVES: Studies on exp. goiter. VI. Thyroid adenomata in rats on brassica seed diet. Brit. J. exp. Path. **26**, 18 (1945).

— — — The physiological activities of the stereoisomers of thyroxine. Endocrinology **44**, 445 (1949).

GYGER, E.: La thyroide de la chèvre à Berne et dans les environs. Med. vet. Diss. Bern 1925.

HABERMANN, P.: Kropf und Landschaft. Leipzig: Thieme 1956.

HADORN, W., u. K. BEER: Die neue Behandlung des Morbus Basedowi und der Hyperthyreosen mit Thiouracilderivaten. Schweiz. med. Wschr. **1945**, 829.

HAFERKAMP, O.: Autoantikörperbedingte Thyreoiditis. Dtsch. med. Wschr. **88**, 1275 (1963).

— Schilddrüse und Sympathicus. Acta neuroveg. (Wien) **26**, 426 (1964).

HAINES, S. F.: Adenomatous goiter with hyperthyroidism. West. J. Surg. **47**, 155 (1939).

HALEY, H. L., G. M. DEWS, and S. C. SOMMERS: A histochemical comparison of primary thyroid hyperplasia and adenomatous goiter. Arch. Path. **59**, 635 (1955).

HALMI, N. S., and W. D. GUDE: The morphogenesis of pituitary tumors induced by radiothyroidectomy in the mouse and the effects of their transplantation on the pituitary of the host. Amer. J. Path. **30**, 403 (1954).

HAMMER, E., u. H. LOESCHCKE: Der feinere Bau der Schilddrüse und die sich ergebenden Vorstellungen über das Wesen der sog. Proliferationsknospen. Verh. dtsch. Ges. Path. 27, 204, (1934).

HAMPERL, H.: Onkocyten und Onkocytome. Virchows Arch. path. Anat. 335, 452 (1962).

HARINGTON, CH. R.: Chemistry of the thyroid gland. Brit. med. J. 1936/II, 1269, 1320.

HASHIMOTO, H.: Zur Kenntnis der lymphomatösen Veränderungen der Schilddrüse (Struma lymphomatosa). Langenbecks Arch. klin. Chir. 97, 219 (1912).

HAYLES, A. B., R. L. J. KENNEDY, O. H. BEAHRS, and L. B. WOOLNER: Carcinoma of the thyroid gland in children. Amer. J. Dis. Child. 90, 705 (1955).

HEDINGER, CHR.: Normale und pathologische Anatomie der Schilddrüse. Verh. dtsch. Ges. inn. Med. 66, Wiesbaden (1960).

— Pigmentierte Schilddrüsenadenome. Path. et Microbiol. (Basel) 25, 314 (1962).

HEDINGER, E.: Zur Lehre der Struma sarcomatosa. 1. Die Blutgefäßendotheliome der Struma. Frankfurt. Z. Path. 3, 487 (1909).

— Zur Lehre der Schilddrüsentuberkulose. Dtsch. Z. Chir. 116, 125 (1912).

HEIMANN, P.: Ultrastructure of the Human Thyroid. Acta endocr. Vol. 53, Suppl. 110, Göteborg 1966.

HELLWIG, C. A.: Form und Funktion des nordamerikanischen Kropfes. Langenbecks Arch. klin. Chir. 154, 1 (1929).

— Graves constitution (Warthin). Surg. Gynec. Obstet. 52, 43 (1931).

— Die Lebenskurve der nordamerikanischen Schilddrüse. Endokrinologie 12, 323 (1933).

— Thyroid adenoma in experimental animals. Amer. J. Cancer 23, 550 (1935).

— Colloidophagy in the thyroid gland. Arch. Path. 58, 151 (1954).

HERRMAN, CH.: Sporadic cretinism — A clinical study of 41 cases. N. Y. St. J. Med. (August 1914).

HERRMANN, E.: Die Bedeutung fortgesetzter Thiouracilmedikation für die Proliferation des Schilddrüsengewebes. Schweiz. med. Wschr. 1951, 1097.

HERVEG, J. P., C. BECKERS, P. JAQUES, and M. DE VISSCHER: Lyosome-like particles in the thyroid gland. Current topics in thyroid research. 5. Internat. Kongress, Rom 1965, 36.

HITZIG, TH.: Beiträge zur Histologie und Histogenese der Struma. Langenbecks Arch. klin. Chir. 47, 1 (1894).

HUBER, P.: Über maligne Rezidive nach der Operation primär nicht maligner Strumen. Krebsarzt 11, 14 (1956).

HUECK, H.: Ein Beitrag zur Beurteilung der Knoten der Schilddrüse. Dtsch. Z. Chir. 174, 185 (1922).

— Zur Frage des Parallelismus zwischen klinischem und histologischem Bild der Struma. Langenbecks Arch. klin. Chir. 130, 178 (1924).

HÜRTHLE, K.: Beiträge zur Kenntnis des Sekretionsvorgangs in der Schilddrüse. Pflügers Arch. ges. Physiol. 56, 1 (1894).

JAFFE, R. H.: Epithelial metaplasia of the thyroid gland. Arch. Path., 23, 821 (1937).

JENZER, A.: Goitre de Basedow microsporadique. J. Chir. (Paris) 54, 145 (1939).

DE JOSSELIN DE JONG, R.: Die pathologische Anatomie der Struma bei Hyperthyreose resp. Morbus Graves-Basedow. II. Int. Kropfkonferenz, Bern 1933. Bern: Huber 1935.

JPLAND, H.: Über Amyloid in Adenomen der Schilddrüse. Frankfurt. Z. Path. 16, 441(1915).

ISENSCHMID, R.: Über die Pathogenese des Kretinismus und der endemischen Thyreopathie. Wien. Arch. inn. Med. 37, 299 (1943).

— Die normale und pathologische Physiologie der Schilddrüse. Ergebn. Physiol. 45, 184 (1944).

KARTAGENER, M.: Über einen Fall von Cancroid der Schilddrüse mit peritheliomartigen Bildern. Beitr. path. Anat. 79, 843 (1928).

KENNEDY, T. H.: Abnormal iodine compounds in the blood following damage to the thyroid gland by irradiation. Proc. Univ. Otago, med. Sch. 31, 33 (1953).

KICIC, M., P. MILUTINOVIC, S. DJORDJEVIC, and S. RAMZIN: Endocrinological aspects of an endemic focus of cretinism. Trans. IVth Int. Goiter Conf., London 1960, 301.

KIMBALL, O. P.: Prevention of goiter in Michigan and Ohio. J. Amer. med. Ass. 108, 860 (1937).

KLINCK, G. H., and TH. WINSHIP: Occult sclerosing carcinoma of the thyroid. Cancer (N. Y.) 8, 701 (1955).

Kocher, Th.: Zur klinischen Beurteilung der bösartigen Geschwülste der Schilddrüse. Dtsch. Z. Chir. 91, 197 (1907).

Koenig, M. P.: Le crétinisme endémique. 18e Congr. Ass. Pédiat. langue franç., Genève. 1, 296 (1961).

— Die congenitale Hypothyreose und der endemische Kretinismus. Berlin-Heidelberg-New York: Springer 1968.

Kracht, J., u. U. Kracht: Zur Histopathologie und Therapie der Schreckthyreotoxikose des Wildkaninchens. Virchows Arch. path. Anat. 321, 238 (1952).

—, u. M. Spaethe: Über Wechselbeziehungen zwischen Schilddrüse und Nebennierenrinde. I. Mitt.: Der thyreo-corticotrope Phasenwechsel in der Sekretionsbiologie des Hypophysenvorderlappens. Virchows Arch. path. Anat. 323, 174 (1953a). II. Mitt.: Untersuchungen über den „Hypophysenhemmstoff" p-Oxypropiophenon. Virchows Arch. path. Anat. 323, 629 (1953b). III. Mitt.: Die thyreotrope Belastungsreaktion. Virchows Arch. path. Anat. 324, 83 (1953c).

Kraus, E. J.: Zur Kenntnis der Sphärolithe in der Schilddrüse. Virchows Arch. path. Anat. 212, 367 (1913).

Kriss, J. P., V. Pleshakow, A. Rosenblum, and J. R. Chien: Studies on the formation of long-acting thyroid stimulator globulin (LATS) and the alteration of its biologic activity by enzymatic digestion and partial chemical degradation. Current topics in thyroid research. 5. Internat. Kongress, Rom 1965, 433

IV. Internationale Kropfkonferenz. London 1960. Excerpta Medica, international Congress series Nr. 26.

Kutschera-Aichbergen, H.: Jodmangel und Jodmangelkrankheit. Münch. med. Wschr. 1961, 345.

Van der Laan, W. P., and R. Caplan: On the mode of action of iodothiouracil. J. clin. Endocr. 14, 232 (1954).

Labhart, A., Chr. Hedinger, A. Prader u. G. Töndury: Klinik der inneren Sekretion. VI. Die Schilddrüse, S. 147. Berlin-Göttingen-Heidelberg: Springer 1957.

Lamberg, B. A.: The thyro-hypophysial syndrome. I. The primary reaction of the hypophysial eye signs (including exophthalmos) to the treatment of thyrotoxicosis. Acta med. scand. 148, 225 (1954).

Langhans, Th.: Anatomische Beiträge zur Kenntnis der Cretinen. Virchows Arch. path. Anat. 149, 155 (1897).

— Über die epithelialen Formen der malignen Struma. Virchows Arch. path. Anat. 189, 69 (1907).

—, u. C. Wegelin: Der Kropf der weißen Ratte. Bern: Haupt 1919.

Lauener, P.: Entwicklungs- und Gesundheitsverhältnisse der Schulkinder der Stadt Bern in der Kriegs- und Nachkriegszeit 1939—1946. Gesundh. u. Wohlf. 1947, H. 2.

Legait, E., et H. Legait: Quelle est l'importance de l'équipement ganglionnaire du corps thyroide. Arch. Anat. (Strasbourg) 34, 261 (1952).

Lennox, B.: The large-cell small-acinar thyroid tumor of Langhans and the incidence of related cell groups in the human thyroid. Path. Bact. 60, 295 (1948).

Levitt, T.: The thyroid. Edinburgh and London: E. and S. Livingstone Ltd. 1954.

Liegeois, F., et J. Derivaux: A propos du goitre des jeunes chiens. Ann. Méd. vét. 7, 427 (1952).

Lindsay, S., and I. A. Arico: Enzyme histochemistry of the human thyroid gland. Arch. Path. 75, 627 (1963).

—, M. E. Dailey, and M. D. Jones: Histologic effects of various types of ionizing radiation on normal and hyperplastic human thyroid glands. J. clin. Endocr. 14, 1179 (1954a).

— — — Histologic effects of various types of ionizing radiation on normal and hyperplastic human thyroid gland. Trans. Amer. Goiter Ass. 1954b , 116.

Lotmar, F.: Histopathologische Befunde in Gehirnen von kongenitalem Myxödem (Thyreoaplasie). Z. ges. Neurol. Psychiat. 119, 491 (1929).

— Entwicklungsstörungen in der Kleinhirnrinde beim endemischen Kretinismus. Z. ges. Neurol. Psychiat. 136, 412 (1931).

Lubarsch, O.: Fettgewebe in der Schilddrüse. Pers. Mittlg. Siehe Wegelin: Hdb. d. spez. pathol. Anat. 8, 1 (1926).

Ludwig, K. S.: Stellen die „nh-Zellen" Sunder-Plassmanns eine besondere Epithelart in der Schilddrüse dar? Schweiz. Z. Path. Bakt. 14, 323 (1951).

— Beiträge zur Schilddrüsenstruktur: Gibt es inter- oder parafollikuläres Epithel in der Schilddrüse? Acta anat. (Basel) 19, 28 (1953).

— Beiträge zur Schilddrüsenstruktur. III. Zur Frage der Makrothyreocyten in der Schilddrüse nebst histophysiologischen Bemerkungen. Acta anat. (Basel) 20, 1 (1954).

Lundsgaard-Hansen, P.: Zur Frage der Bedeutung der Thiouracilderivate für die Entstehung maligner Tumoren, insbesondere von Schilddrüsentumoren. Oncologia (Basel) 9, 33 (1956).

Lupulescu, A., and Al. Petrovici: Electron microscopic autoradiography of radioiodine (^{131}J) in the thyroid gland. Current topics in thyroid research. 5. internat. Kongress, Rom 1964, 85.

Lüscher, E: Drei Fälle von endemischer Taubstummheit. Schweiz. med. Wschr. 1938, 835.

Macho, L., J. Poor, M. Palkovic, and A. Mitro: The activity of peroxydase and of NADP-linked dehydrogenases in the thyroid gland of young rats. Current topics in thyroid research. 5. internat. Kongress, Rom 1965, 55.

Mackay, J. R., and B. T. Perry: Autoimmunity in human thyroid disease. Aust. Ann. Med. 9, 84 (1960).

Mahaux, J.: La maladie de Basedow après Trauma psychique. Essai d'interprétation physio-pathologique. Bull. C. R. Soc. clin. Hôp. (Bruxelles) 35, 221 (1938)

Marine, D., E. J. Baumann, A. W. Spence, and A. Cipra: Further studies on etiology of goiter with particular reference to the action of cyanids. Proc. Soc. exp. Biol. (N. Y.) 29, 772 (1932).

Martin, J. F., M. Dargent, et P. Guinet: L'hémangioendothéliome du corps thyroide. Ann. Anat. path. 7, 219 (1947).

Massini, Marie-Agnes: Über die Sarkome der Schilddrüse mit besonderer Berücksichtigung der Lympho- und Retothelsarkome. Schweiz. Z. Path. 19, 259 (1956).

Maurer, E.: Gibt es eine unter physiologischen Verhältnissen erfolgende Tätigkeit der fetalen Schilddrüse? Z. Kinderheilk. 43, 163 (1927).

McCarrison, R.: Observations on endemic cretinism in the Chitral and Gilgit valleys. Lancet 1908/II, 1275.

— The thyroid gland. London: Baillière, Tindall and Cox 1917.

— The experimental production of a new type of goiter unrelated in its origin of iodine. Indian J. med. Res. 15, 247 (1927).

McGirr, E. M.: Sporadic goitrous cretinism. Brit. med. Bull. 16, 113 (1960).

Mc Kenzie, J. M.: Further evidence for thyroid activator in hyperthyroidism. J. clin. Endocr. 20, 380 (1960).

—, and J. Gordon: The origin of the long-acting thyroid stimulator. Current topics in thyroid research. 5. internat. Kongress, Rom 1965, 445.

Means, J. H.: The thyroid and its diseases, 2nd Ed. Philadelphia, London, Montreal: J. B. Lippincott Comp. 1948.

— Lectures on the thyroid. Cambridge: Harvard University Press 1954.

Mêgevand, A. M. H. et P. Royer: Anomalies squelettiques et troubles du métabolisme du calcium dans les insuffisances thyroidiennes de l'enfant. Karger, Bâle, New York 1961.

Meissner, W. A., and M. J. Phillips: Diffuse small-cell carcinoma of the thyroid. Arch. Path. 74, 291 (1962).

Meister, E.: Zur Lehre der aseptischen chronischen Thyreoiditis. Diss. Bern 1963.

Merke, F.: The history of endemic goiter and cretinism in the thirteenth to fifteenth centuries. Proc. roy. Soc. Med. Vol. 53 (1960).

Merke, F.: Die Eiszeit als primordiale Ursache des endemischen Kropfes. Schweiz. med. Wschr. 1965, 1183.

— Sind die zwei Volksseuchen endemischer Kropf und Kretinismus in der Schweiz erloschen? Schweiz. Rundschau, Febr./März, 101 (1962).

Michaud, L.: Die Histogenese der Struma nodosa. Virchows Arch. path. Anat. 186, 422 (1906).

Michel, R.: Données récentes sur la physiologie des hormones thyroidiennes. 18e Congr. Ass. Pédiatres langue franç., Genève 1961, p. 1. Basel-New York: Karger 1961.

Minder, W. H.: Der Grahamsche Schilddrüsentumor und seine Beziehung zur thyreostatischen Therapie. Schweiz. med. Wschr. 1952, 393.

Mollwo, St.: Über die Histogenese des Hämangioendothelioms und des Sarkoms der Schilddrüse. Schweiz. Z. Path. Bakt. 10, 80 (1947).

Moore, D. H., and H. Ruska: The fine structure of capillaries and small arteries. J. biophys. biochem. Cytol. 3, 457 (1957).

Moore, G. H.: The thyroid in sporadic goitous cretinism. Arch. Path. 74, 35 (1962).

Morris, H. P., A. J. Dalton, and C. D. Green: Malignant thyroid tumors occurring in the mouse after prolonged hormonal imbalance during the ingestion of thiouracil. J. clin. Endocr. 11, 1281 (1951).

Mortensen, J. D., L. B. Woolner, and W. A. Bennet: Secondary malignant tumors of the thyroid gland. Cancer (Philad.) 9, 306 (1956).

Müller, F. W.: Über Schilddrüsengewächse bei Kaltblütern. Virchows Arch. path. Anat. 260, 405 (1926).

Müller, J. H.: Papilläres großfollikuläres Schilddrüsenadenom (Wegelin) in einer Struma ovarii. Schweiz. med. Wschr. 1961, 357.

Nadler, N. J.: Iodination of thyroglobulin in the thyroid follicle. Current topics in thyroid research. 5. Internat. Kongress, Rom 1965, 73.

Nager, F. R.: Die Beziehungen des endemischen Kretinismus zum Gehörorgan. Hb. Hals-Nasen-Ohren-Heilk. 6, 617. Berlin: Springer 1926.

Neimann, N., R. Michel, M. Pierson, J. Martin, O. Querci, et R. Mercenier: Familial myxödema with goiter: congenital disturbance of hormone synthesis. Arch. franç. Pédiat. 16, 1023 (1959a).

— —, J. Martin, O. Guerci, et R. Mercenier: Myxoedeme familial avec goitre, trouble congénital de l'hormonosynthèse. Arch franç. Pédiat. 16, 1023 (1959b).

—, M. Pierson et J. Martin: Hypothyroidies par troubles du développement et lésions inflammatoires du corps thyroide. 18e Congr. Ass. Pédiatres langue franç. Genève, 1, 89, 1961. Basel-New York: Karger 1961.

Nicod, J. L.: Le goitre endémique en Suisse et sa prophylaxie par le sel iodé. Bull. Wld. Hlth Org. 9, 259 (1953).

— La thyroide dans la période périnatale. Schweiz. med. Wschr. 1961, 626.

Nigrelli, R. F.: Spontaneous neoplasms in fishes. VI. Thyroid tumors in marine fishes. Zoologica (N. Y.) 37, 185 (1952).

Nonidez, J. F.: The origin of the „parafollicular" cell, a second epithelial component of the thyroid gland of the dog. J. Anat. (Lond). 49, 479 (1932)

— The „parenchymatous" cell of Barber, the „protoplasmareiche Zellen" of Hürthle and the parafollicular cells of the mammalian thyroid. Anat. Rec. 56, 131 (1933).

Norris, E. H.: The parathyroid glands and the lateral thyroid in men, their morphogenesis, histogenesis, topographic anatomy and prenatal growth. Contr. Embryol. Carneg. Instn. 26, 247 (1937).

Nozinic, N.: Über den Kropf des Hundes in Bern. Diss. Bern 1921.

OMS-Chronique: Le goitre endémique. Chron. Org. mond. Santé 14, 339 (1960).

Orator, V., u. E. Walchshofer: Über Jugendschilddrüse und Kropf in Steiermark. Dtsch. Z. Chir. 201, 301 (1927).

—, u. H. Schleussning: Schilddrüse und Kropf am Niederrhein. Veröffentl. aus d. Kriegs- u. Konstitutionspathol. 6, 1 (1931).

Otto, H.: Über einen Fall von Schilddrüsendoppeltumor. Frankfurt. Z. Path. 65, 314 (1954).

Palade, G. E.: A small particulate component of the cytoplasm. J. biophys. biochem. Cytol. 1, 591 (1955).

— Functional changes in the structure of cell components. In subcellular Particles. pp. 64—80. Ed. by Hayashi, T. N. Y. Roland Press. 1959.

Paris, J., W. M. McConahey, Ch. A. Owen jr., L. B. Woolner, and R. C. Bahn: Jodide goiter. J. clin. Endocr. 20, 57 (1960).

Parmley, Ch. C., and C. A. Hellwig: Lymphadenoid goiter. Arch. Surg. 53, 190 (1946).

Peltola, P., and F. E. Krusius: Effect of cow's milk from endemic goiter district of finland on thyroid function. Acta endocr. (Kbh.) 33, 603 (1960).

Pichotka, J.: Die Morphogenese der Schilddrüsenveränderungen während Anpassung an niedere Umgebungstemperaturen. Beitr. path. Anat. 113, 169 (1953).

PICK, L., u. F. PINELES: Untersuchungen über die physiologisch wirksame Substanz der Schilddrüse. Z. exp. Path. Ther. **7**, 518 (1910).

PITT-RIVERS, R.: Advances in thyroid research. Oxford: Pergamon Press 1961.

—, and J. R. TATA: The thyroid hormones. London-New York-Paris-Los Angeles: Pergamon Press 1959.

PITT-RIVERS, R., and R. R. CAVALIERI: Thyroid hormone biosynthesis. In: PITT-RIVERS and TROTTER: The Thyroid Gland, Vol. 1, cpt. 5 (1964).

—, and W. R. TROTTER: The thyroid gland, 2 vols. London: Butterworth 1964.

PIZA, F.: Über das gehäufte Vorkommen von Plasmazellen in der Schilddrüse. Klin. Wschr. **6**, 351 (1951).

PLATTNER, W.: Die Kretinennase. Arch. Klaus-Stift. Vererb.-Forsch. **15**, 195 (1940).

PLUMMER, H. S.: Results of administering iodine to patients having exophthalmic goiter. J. Amer. med. Ass. **80**, 1955 (1923).

PONSE, K.: L'Histophysiologie thyroidienne. Ann. Endocr. (Paris) **12**, 266 (1951).

POULT, J.: Ein Teratom der Thyreoidea (Beitrag zur Geschwulstlehre). Virchows Arch. path. Anat. **181**, 101 (1905).

PRADERVAND, L.: Über den Einfluß der allgemeinen Jodprophylaxe auf die Schilddrüse des Neugeborenen. Endokrinologie **23**, 1 (1940).

PURVES, H. D.: Studies on experimental goiter. IV. The effect of dijodothyrosine and thyroxine on the goitrogenic action of brassica seeds. Brit. J. exp. Path. **24**, 171 (1943).

— Control of thyroid function. In: PITT-RIVERS and TROTTER: The Thyroid Gland, Vol. 2, cpt. 1, (1964).

—, and W. E. GRIESBACH: Studies on experimental goiter. VII: Thyroid carcinomata in rats treated with thiourea. Brit. J. exp. Path. **27**, 294 (1946).

— — Studies on experimental goiter. VIII: Thyroid tumors in rats treated with thiourea. Brit. J. exp. Path. **28**, 46 (1947).

— — Thyrotropic hormone in thyrotoxicosis. Malignant exophthalmos and myxödema. Brit. J. exp. Path. **30**, 23 (1949).

—, and D. D. ADAMS: Thyroid stimulating hormone. Brit. med. Bull. **16**, 128 (1960).

— — An abnormal thyroid stimulator in the sera of hyperthyroid patients. In advances of thyroid research (PITT-RIVERS) p. 184. Oxford: Pergamon 1961.

DE QUERVAIN, F.: Die akute nicht eitrige Thyreoiditis und die Beteiligung der Schilddrüse an akuten Intoxikationen und Infektionen überhaupt. Mitt. Grenzgeb. Med. Chir. **1904**, 2. Suppl. Bd.

— Die Struma maligna. Neue dtsch. Chir. **64**, 1 (1941).

— L'influence de l'alcoholisme sur la glande thyroide. Sem. méd. (Paris) **1**, Nov. (1905).

—, u. C. WEGELIN: Der endemische Kretinismus. Pathologie und Klinik in Einzeldarstellung, Bd. 7, Berlin: Springer 1936.

RABINOVITCH, J.: The effect of underfeeding on the proliferative activity of the thyroid gland in the guinea-pig. Amer. J. Path. **5**, 87 (1929).

REIST, A.: Über chronische Thyreoiditis. Frankfurt. Z. Path. **28**, 141 (1922).

REYMOND, A., et H. BONSTEIN: Contribution à l'étude des maladies de Riedel, de Hashimoto et de Simmonds. Ann. Anat. path. **1**, 112 (1956).

RICE, C. O.: Das Lymphosarkom der Schilddrüse. Virchows Arch. path. Anat. **286**, 459 (1932).

RICHARD, M.: Die Kropfendemie in der Nordostschweiz. Erg. einer 27jähr. Jodsalzprophylaxe. Praxis **1**, 1 u. 623 (1951).

RICHTER, M. N., and K. S. McCARTHY: Anisotropic crystals in the human thyroid gland. Amer. J. Path. **30**, 545 (1954).

RIEDEL, R. M. C. L.: Die chronische zur Bildung eisenharter Tumoren führende Entzündung der Schilddrüse. Verh. dtsch. Ges. Chir. **25**, 101 (1896).

DE ROBERTIS, E., and J. NOWINSKY: The proteolytic activity of normal and pathological human thyroid tissue. J. clin. Endocr. **6**, 235 (1946).

ROCHE, J., and R. MICHEL: Nature, biosynthesis and metabolism of thyroid hormones. Physiol. Rev. **35**, 583 (1955).

ROESSLE, R., u. F. ROULET: Maß und Zahl in der Pathologie. Path. u. Klinik in Einzeldarstellg. Bd. 5. Berlin-Wien: Springer 1932.

Rössle, R.: Über die Veränderungen der Leber bei der Basedowschen Krankheit und ihre Bedeutung für die Entstehung anderer Organsklerosen. Virchows Arch. path. Anat. **291**, 1 (1933).

Roitt, J. M., and D. Doniach: Thyroid auto-immunity. Brit. med. J. **16**, 152 (1961).

Roitt, I. M., K. J. Ballard, S. J. Holt, D. Doniach, G. Torrigiani, and C. Shapland: Histochemical localisation of ph 3,5 protease in the human thyroid gland. Current topics in thyroid research. 5. Internat. Kongress, Rom **1965**, 29.

Roos, B.: Die submikroskopische Struktur der Rattenschilddrüse. Ihre Beeinflussung durch hohe Dosen von thyreotropem Hormon. Path. et Microbiol. (Basel) **23**, 129 (1960).

Rotter, W.: Über eine ungewöhnliche Geschwulst der Schilddrüse. Zbl. allg. Path. path. Anat. **42**, 289 (1928).

Rundle, F. F.: Eye signs of Graves disease. In: Pitt-Rivers and Trotter: The Thyroid Gland, Vol. 2, cpt. 8 (1964).

—, and E. E. Pochin: The orbital tissue in thyrotoxicosis: A quantitative analysis relating to exophthalmos. Clin. Sci. **5**, 51 (1944).

Rywlin, A.: Thyreoidite et Carcinome. Presse méd. **60**, 593 (1952).

— Le Besnier-Boeck de la glande thyroide et son diagnostic différential avec la thyroidite de Quervain. Presse méd. **60**, 1278 (1952).

Saegesser, M.: Schilddrüse, Jod und Kropf. Helv. med. Acta. **6**, Suppl. IV (1939).

— Der Kropf und seine Behandlung. Vorträge aus der praktischen Chirurgie **22**, 1 (1957).

Saint-Lager, J.: Etudes sur les causes du cretinisme et du goitre endémique. Paris: Ballière et Fils 1867.

Sanderson, E.: Die Schilddrüse vom 15. bis 25. Lebensjahr aus der norddeutschen Ebene und Küstengegend sowie aus Bern. Frankfurt. Z. Path. **6**, 3 (1911).

Sandritter, W., u. K. H. Klein: Über argyrophile Zellen in der Schilddrüse. Frankfurt. Z. Path. **65**, 204 (1954).

Sarbach, J.: Das Verhalten der Schilddrüse bei Infektionen und Intoxikationen. Mitt. Grenzgeb. Med. Chir. **15**, 1 (1905).

Saxén, E.: Carcinoma thyreoideae and its incidence in finland. Acta chir. scand. **1950**, Suppl. 156.

Schaaf, J.: Über Häufigkeit und Bau der Schilddrüsentumoren des Hundes. Med. vet. Diss. Bern, 1910.

Schaer, H.: Vergleichende Untersuchungen an Schilddrüsen zwischen dem 25. und 50. Lebensjahr. Frankfurt. Z. Path. **36**, 249 (1928).

Schär, M.: Häufigkeit des Kropfes in der Schweiz. Bull. eidg. Gesundh.-Amt, Sonderdruck aus Beil. B. Nr. 5 (1959).

Schamaun, H. M.: Pathologisch-anatomische Untersuchungen über Struma congenita im Kanton Aargau 1940—1950. Med. Diss. Zürich 1954.

Schaub, F. A.: Über Erfolge der Kropfprophylaxe. Med. Diss. Zürich 1949.

Schenkow, H. A., and S. P. Asper jr.: Biological activity of compounds structurally related to thyroxine. Physiol. Rev. **35**, 426 (1955).

Schlagenhaufer, F., u. J. Wagner-Jauregg: Beiträge zur Ätiologie und Pathologie des endemischen Kretinismus. Leipzig u. Wien 1910.

Schlumberger, H. G.: Spontaneous goiter and cancer of the thyroid in animals. Ohio J. Sci. **55**, 23 (1955).

Schnack-Herbosegg, H.: Zur Kenntnis des sog. Hürthle-cell-tumor. Schweiz. Z. Path. Bakt. **16**, 665 (1953).

Schnetz, A.: Beitrag zur anatomischen Kontrolle der Jodprophylaxe des endemischen Kropfes. Endokrinologie **19**, 164 (1937).

Schultz, A.: Über einen Fall von Athyreosis congenita (Myxödem) mit besonderer Berücksichtigung der dabei beobachteten Muskelveränderungen. Virchows Arch. path. Anat. **232**, 302 (1921).

Schuppisser, H.: Über das Carcinosarcom der Schilddrüse. Z. Krebsforsch. **21**, 19 (1923).

Select. Bibliographies: Endemic goiter. World distribution. 2nd Edition. London: Chile House, Ropemaker Street, 1960.

Shelnie, G. E., and K. McCormack: Solitary hyperfunctioning thyroid nodules. J. clin. Endocr. **20**, 1401 (1960).

Sherrington, C. S.: The integrative action of the nervous system. New York: Scribner 1906.

Von Siebenthal, K.: Über einen Fall von Thyreoaplasie. Kongenitales Myxödem. Med. Diss. Zürich 1921.

Siebenmann, F.: Über die Funktion u. die mikroskopische Anatomie des Gehörgangs bei totaler Aplasie der Schilddrüse. Arch. f. Ohrenheilkunde 70, 83 (1906).

Simmonds, M.: Über lymphatische Herde in der Schilddrüse. Virchows Arch. path. Anat. 211, 73 (1913).

Simon, C., and B. Droz: Iodine distribution in the thyroid follicle as determined by isotopic equilibrium and electron microscopic radioautography. Current topics in thyroid research. 5. Internat. Kongress, Rom 1965, 77.

Sollberger, W.: Das großzellige Adenom der Schilddrüse. Schweiz. Z. Path. 20, 286 (1957).

Spence, A. W.: Research on the etiology of goiter. St. Bartholomew's Hospital Rep. (London) 67, 204 (1934).

Spirig, M.: Langfristig metastasierendes Schilddrüsenadenom. Oncologia (Basel) 1, 246 (1948).

Stanbury, J. B., G. L. Brownell, D. S. Riggs, H. Perinetti, J. Itoiz, and E. B. Del Castillo: Endemic goiter. The adaption of man to iodine deficiency. Cambridge, Mass.: Harvard Univ. Press 1954.

—, and A. Querido: On the nature of endemic cretinism. J. clin. Endocr. 17, 803 (1957).

Stanley, M. M.: The direct estimation of the rate of thyroid hormone formation in man. The effect of iodide ion on thyroid iodine utilization. J. clin. Endocr. 9, 941 (1949).

—, and E. B. Astwood: The accumulation of radioactive iodide by the thyroid gland in normal and thyrotoxic subjects and the effect of thiocyanate on the discharge. Endocrinology 42, 107 (1948).

Steinbeck, L.: Schilddrüse und Längenwachstum. Der Einfluß der Jod-Kropfprophylaxe auf das Längenwachstum. Med. Diss. Zürich 1956.

Steinmann, B.: Über den Einfluß der Jodprophylaxe auf die Schilddrüse des Neugeborenen. Endokrinologie 16, 395 (1936).

Sternlieb, J.: La thyréoidite subaiguë (de Quervain). Thèse. Genève 1952.

Steyne, D. G.: Endemic goiter in the union of South Africa and some neighbouring territories. Union of South Africa, Depart. of nutrition. 1955.

Stoffer, R. P., I. A. Koeneke, V. E. Chesky, and C. A. Hellwig: The thyroid in pregnancy. Amer. J. Obstet. Gynec. 74, 300 (1957).

Studer, H., and M. A. Greer: Study of the mechanisms involved in the reproduction of iodine-deficiency goiter. Acta endocr. (Kbh.) 49, 610 (1965).

Sugijama, S., K. Takeuchi, Y. Aida, and A. Taki: The follicles in the thyroid gland of the newborn child. Okajiamas Folia anat. jap. 30, 411 (1968).

Sunder-Plassmann, P.: Über neurohormonale Zellen des Vagussystems in der Schilddrüse. Dtsch. Z. Chir. 252, 210 (1939).

— Morphologisch-experimentelle Untersuchungen an Schilddrüse und Thymus zum Problem der Basedowschen Krankheit und des Kropfes. Ergebn. Chir. Orthop. 33, 268 (1941).

Sutherland, J. M., M. Esselborn, R. L. Burket, Th. B. Skillman, and J. Th. Benson: Familial nongoitrous cretinism apparently due to maternal antithyroid antibody: Report of a family. New Engl. J. Med. 263, 336 (1960).

Takahashi, S.: Pathological studies on heart of Graves disease. Acta Sch. med. Univ. Kyoto 32, 59 (1955).

Talmas, V., F. Dossin, et H. J. Ernould: Action goitrogène du PAS. Ann. Endocr. (Paris) 19, 884 (1958)

Taylor, S.: Calcium as a goitrogen. J. clin. Endocr. 14, 1412 (1954).

Terplan, K. L., E. Witebsky, J. R. Paine, and R. W. Egan: Experimental thyroiditis in rabbits, guinea-pigs and dogs following immunization with thyroid extracts of their own and of heterologous species. Amer. J. Path. 36, 213 (1960).

Thalmann, A.: Die Häufigkeit der Struma maligna am Berner Pathologischen Institut von 1910—1950 und ihre Beziehungen zur Jodprophylaxe des endemischen Kropfes. Schweiz. med. Wschr. 1954, 473.

Thoenen, H.: Die morphologische Beeinflussung der Struktur der Schilddrüse, insbesondere der Adenome, durch die Jodprophylaxe des Kropfes. Med. Diss. Bern 1957.

TREMBLAY, G., and A. G. E. PEARSE: Histochemistry of oxidative enzyme systems in the human thyroid with special reference to Askanazy cells. J. Path. Bact. **80**, 353 (1960).

UNNA, P. G.: Cutis verticis gyrata. Mh. prakt. Derm. **45**, 227 (1907).

VICKERY, A. L.: Histologic effects of therapeutic doses of radioactive iodine on the thyroid gland of man. (Abstr.), Amer. J. Path. **28**, 552 (1952).

DE VISSCHER, M., C. BECKERS, H.-G. VAN DEN SCHRIECK, M. DE SMET, A. M. ERMANS, H. GALPERIN, and P. A. BASTENIE: Endemic goiter in the uele region (Republic of Congo). I. General aspects and functional studies. J. clin. Endocr. **21**, 175 (1961).

VÖGELI, E. Anatomische Kontrolle der Jod-Prophylaxe des endemischen Kropfes im Kanton Bern 1957—1961. Diss. Bern 1963.

VONTOBEL, V.: Der Neugeborenenkropf. Med. Diss. Zürich 1956.

WAGNER V. JAUREGG, J.: Über endemischen und sporadischen Cretinismus. Wien. klin. Wschr. **1900**, 1.

— Kropfbekämpfung und Kropfverhütung in Österreich. Beil. z. öffentl. Gesundh.-Dienst. Wien: Springer 1938.

WALLER, U.: Zur submikroskopischen Struktur der Rattenschilddrüse. Elektronenmikroskopische Untersuchungen an der Basis des Schilddrüsenfollikels. Acta endocr. (Kbh.) **35**, 334 (1960).

— Histologische und elektronenmikroskopische Untersuchungen über die Wirkung hoher Jod- und Fluordosen auf die Rattenschilddrüse. Schweiz. Mschr. Zahnheilk. **71**, 561 (1961).

WALTHARD, B.: Der Stoffwechsel der überlebenden normalen und kropfig vergrößerten Schilddrüse. Z. ges. exp. Med. **79**, 451 (1931).

— Formenkreise und Zusammenhänge von Kropf und Krebs. Strahlentherapie **34**, 69 (1955).

— Über den derzeitigen Stand der Jodprophylaxe des Kropfes. Praxis **1957**, 1025.

— Struma maligna. Radiol. clin. (Basel) **27**, 275 (1958).

—- The influence of the iodine prophylaxis of goiter on the frequency of cancer of the thyroid gland and on its structure. Advanc. Thyroid Res., p. 350, Oxford-London-New York-Paris: Pergamon Press 1961 a.

— Über präcanceröse und präsarkomatöse Veränderungen der Schilddrüse. The morphol. precursors of cancer research, Perugia (1961 b).

— Der Gestaltwandel der Struma maligna mit Bezug auf die Jodprophylaxe des Kropfes. Schweiz. med. Wschr. **1963**, 809.

WARD, R.: The prognosis of malignant goiter in relation to the pathologic types. Trans. Amer. Goiter Ass. **1938**, 175.

WARREN, S., and W. A. MEISSNER: Tumors of thyroid gland. In: Atlas of tumor pathology, Section IV, Fasc. 14. Washington: D. C. Armed Forces Institute of Pathology 1953.

—, M. ALVIZOURI, and B. P. COLCOCK: Carcinoma of the thyroid in childhood and adolescence. Cancer (N. Y.) **6**, 1139 (1953).

WEGELIN, C.: Schilddrüse. In: HENKE-LUBARSCH: Hdb. d. spez. patholog. Anat. u. Hist., **8**, 1 (1926).

— Malignant disease of the thyroid gland and its relations to goiter in man and animals. Cancer Rev. 297, July 1928.

— Zur Kropferzeugung durch Kohl. Schweiz. med. Wschr. **1935**, 556.

— Lésions hépatiques dans les hyperthyréoses. Bull. Acad. Méd. Roum. 1, No. 3 (1936).

— L'hypophyse dans la maladie de Basedow. Ann. Anat. path. **15**, 44 (1938).

— On the antagonism between thyroxine and vitamin A. 3rd Int. Goiter Conference, Washington 1938. Trans. Amer. Ass. Study of Goiter 1938.

— Zur Entstehung des intralaryngotrachealen Kropfes. Schweiz. med. Wschr. **1939**, 593.

— Struma diffusa colloides beim Neugeborenen. Schweiz. med. Wschr. **1941**, 379.

— Quelques résultats de la lutte contre le goitre en Suisse. Presse méd. **1945**, 514.

— Über den Einfluß des Methylthiouracils auf das histologische Bild der Schilddrüse. Helv. med. Acta **15**, 3 (1948).

— Die Entzündungen der Schilddrüse. Ärztl. Mh. berufl. Fortb. **5**, 3 (1949).

—, u. J. ABELIN: Über die Wirksamkeit der menschlichen Schilddrüse im Froschlarvenversuch. Naunyn-Schmiedebergs Arch. exp. Path. Pharmak. **89**, 219 (1921); **105**, 137 (1924).

WEGMANN, W.: Zwei Fälle von Schilddrüsensarkom nach Bestrahlung im Erwachsenenalter. Schweiz. med. Wschr. **1962**, 39.

WELCH, J. W., P. N. WILKINSON, and C. A. HELLWIG: Histology of the thyroid gland of the white rat following injections of progesteron. Growth **22**, 31 (1958).

WELLER, G. L. jr.: The development of the thyroid, parathyroid and thymus glands. Contr. Embryol. Carneg. Instn. **24**, 93 (1933).

VON WERDT, F.: Über Lymphfollikelbildung in Strumen. Frankfurt. Z. Path. **8**, 401 (1911).

WESPI, H. J.: Untersuchungen über die Verhütung des Kropfes beim Neugeborenen. Mschr. Geburtsh. Gynäk. **118**, 113 (1944).

— Abnahme der Taubstummheit in der Schweiz als Folge der Kropfprophylaxe mit jodiertem Kochsalz. Schweiz. med. Wschr. **1945**, 625.

— Die Prophylaxe des endemischen Kropfes. Wien. klin. Wschr. **2/3**, (1950).

— Kropfprophylaxe bei Kälbern. Ein Beitrag zur Frage der „normalen" Schilddrüse. Arch. Gynäk. **181**, 575 (1952).

— Jodprophylaxe und Jodmangeltheorie. Schweiz. med. Wschr. **1953**, 452.

—, u. H. EGGENBERGER: Kropfprophylaxe und Diensttauglichkeit. Schweiz. med. Wschr. **1941**, 1184.

WETZEL, G.: Thymus, Schilddrüse und Epithelkörperchen. Hb. Anat. d. Kindes **2**, 741 (1936).

WIELAND, E.: Die Athyreosis und Hypothyreosis im Kindesalter. Der endemische Kretinismus. Abh. a. d. Gebiete der Inneren Sekretion **7**. A. Barth, Leipzig 1940.

WIGET, H.: Strumen mit Kautschukkolloid. Virchows Arch. path. Anat. **185**, 416 (1936).

WILDBERGER, V.: Über den Kropf im Belgisch-Kongo. Med. Diss. Bern 1943.

WILFLINGSEDER, P.: Mitteilung eines Falles von Plattenepithelkrebs der Schilddrüse. Wien. klin. Wschr. **59**, 346 (1947).

WILLER, H.: Untersuchungen über den unterfränkischen Kretinismus an einem Geschwisterpaar. Verh. dtsch. Ges. inn. Med. **49**, 318 (1937).

WILLIAMS, R. G.: Some properties of living thyroid follicles implanted in transparent chambers installed in the rabbit's ear. Amer. J. Anat. **62**, 1 (1937).

WILLIAMS, E. D., and I. DONIACH: The post-mortem incidence of focal thyroiditis. J. Path. Bact. **83**, 255 (1962).

WINSHIP, TH.: Carcinoma of the thyroid in children. Trans Amer. Goiter Ass. **1951**, 364.

—, and W. W. CHASE: Childhood thyroid carcinoma in Western Europe. Arch. chir. neerl. **5**, 253 (1953).

—, and R. GREENE: Reticulum cell sarcoma of the thyroid gland. Brit. J. Cancer **9**, 401 (1955).

WISSIG, STEVEN, L.: Morphology and cytology. In: PITT-RIVERS and TROTTER: The Thyroid Gland, Vol. 1, cpt. 3 (1964).

WITEBSKY, E., and N. R. ROSE: Studies on organ specificity changes in thyroid gland of rabbits following active immunization with thyroid extracts. J. Immunol. **76**, 408 (1956).

WOHLFENDER, P.: Untersuchungen über den endemischen Kropf bei Primarschülern des Kantons Thurgau in den Jahren 1946 und 1949. Med. Diss. Zürich 1950.

WOLFF, J., I. L. CHAIKOFF, R. C. GOLDBERG, and J. R. MEIER: The temporary nature of the inhibiting action of excess iodide on organic iodine synthesis in the normal thyroid. Endocrinology **45**, 504 (1949).

WOLFF, E. C., and J. WOLFF: The mechanism of action of the thyroid hormones. In: PITT-RIVERS and TROTTER: The Thyroid Gland, Vol. 1, cpt. 11 (1964).

WYDLER, A.: Die Histologie der Kretinenstruma mit Berücksichtigung der Klinik des Kretinismus und der funktionellen Untersuchung. Mitt. Grenzgeb. Med. Chir. **39**, 1 (1926).

WYNGAARDEN, J. B., B. M. WRIGHT, and P. WAYS: The effect of certain anions upon the accumulation and retention of iodide by the thyroid gland. Endocrinology **50**, 537 (1952).

YETTRA, M., and P. STARR: Polyostotic fibrous dysplasia associated with hyperthyroidism. J. clin. Endocr. **11**, 312 (1951).

ZEHNDER, E.: Zur Kenntnis der Somatologie des endemischen Kretinismus unter besonderer Berücksichtigung der Kiefer- und Zahnverhältnisse auf Grund der Untersuchung von 78 Fällen. Med. Diss. Zürich 1937.

ZIMMERMANN, H.: Thyreotoxikose durch kleinste Gaben von Jod oder Thymol. Med. Klin. **44**, 1524 (1932).

C. Froboese

Mediastinum

Einleitung

Eine Darstellung der Pathologischen Anatomie des *Mediastinum*, welche hier in einem Lehr- und Nachschlagewerk der Speziellen Pathologischen Anatomie in hervorgehobener Form und überhaupt zum ersten Male versucht wird, kann keine solche der in diesem Thoraxabschnitt gelegenen Organe sein. Die Erkrankungen des Thymus, der großen Blutgefäße, des Ductus thoracicus, der Lymphknoten usw. scheiden also — von wenigen Grenzfällen abgesehen — aus. Desgleichen die ausführliche Schilderung der Zwerchfellhernien (und -lücken). Veränderungen, insbesondere Geschwülste des Herzbeutels, die wegen ihrer festen Haftung als solche angesehen werden können, werden nur insoweit berücksichtigt, als sie das äußere Blatt betreffen und sich nach außen, mediastinalwärts entwickeln. — Es sollen vielmehr die primären und sekundären Veränderungen des *„Septum mediastinale"* geschildert werden, die, wenngleich auch manche pathogenetisch — wirklich oder nur unserem Vorstellungsvermögen nach — mit einem Mediastinalorgan oder dessen entwicklungsgeschichtlicher Vorstufe zusammenhängen, ein für diese Örtlichkeit oft charakteristisches Gepräge oder Verhalten zeigen.

Teil I (Kapitel A–K)

A. Topographie – Anatomie – Histologie

Die *topographische* Aufteilung des *Mittelfellraumes*, der zwischen den „Mittelfellen", Pleurae mediastinales et pericardiacae, liegt und seinen spätlateinischen Namen von „quod in medio (per medium) stat"[1], nach anderen von „medium intestinum", den Eingeweiden in der Mitte hat, bedarf auch hinsichtlich der pathologischen Anatomie einer Erneuerung, nachdem die moderne Röntgenologie — nicht jedoch die deutsche Anatomie — fortschrittlich vorangegangen ist.

So richtig und anschaulich die schriftlichen und bildlichen Darstellungen des normalen Mediastinum, vielfach sogar vom Standpunkte des Chirurgen aus verfaßt, auch sind (TESTUT et JACOB 1921, BRAINE 1924, HOVELACQUE, MONOD et EVRARD 1937, PERNKOPF 1943), so

---

[1] ADRIANUS SPIGELIUS (ADRIAAN VAN DEN SPIEGHEL) 1578—1625, Anatom und Chirurg in Padua.

richtig ist es auch, daß die altgewohnte, von Buch zu Buch[1] weitergetragene, auf Grund einer
künstlich durch (oder hinter, beides kommt vor) die Trachea oder den vorderen Teil der
Lungenwurzel gelegten, fiktiven (!) Frontalebene gewonnene Einteilung in ein „Vorderes"
und „Hinteres" Mediastinum viel zu abstrakt ist, um den heutigen weitgehenden, diagnostisch-
deskriptiven Bedürfnissen Rechnung zu tragen. Das Herz kommt hierbei z. B. sowohl in das
Vordere als auch Hintere Mediastinum zu liegen. Man hat versucht, eine Höheneinteilung,

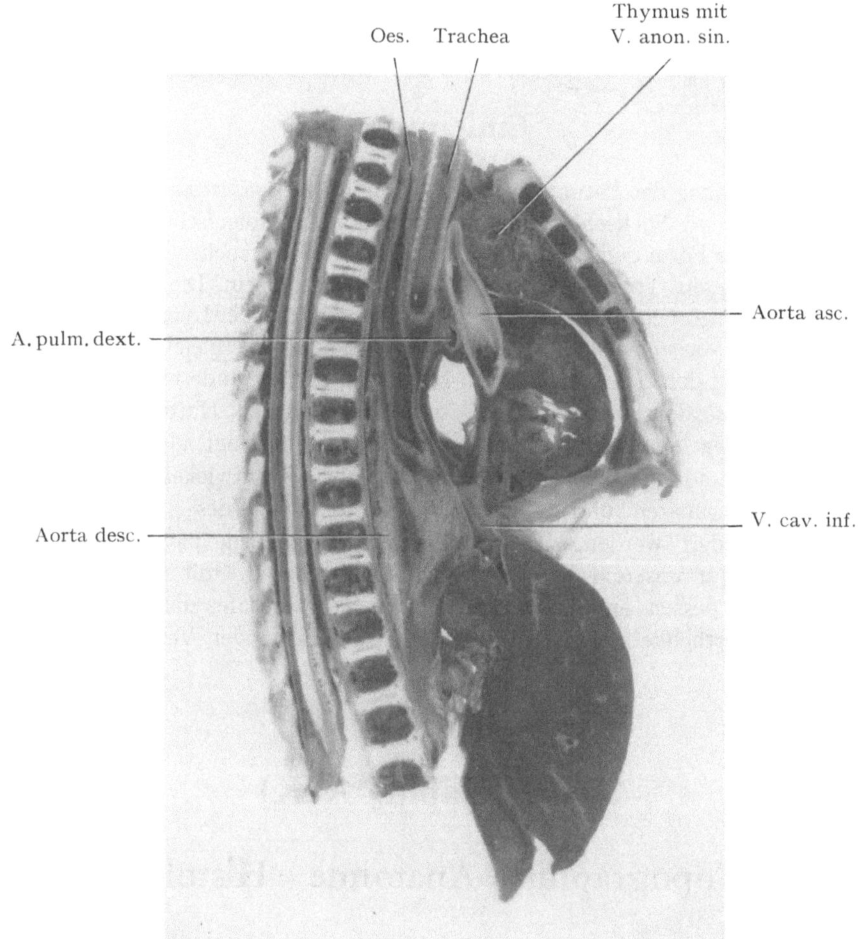

Abb. 1. *Sagittal*-(Median-)schnitt durch den Thorax eines 1 Monat alten, 49 cm langen ♂ Zwillings-
frühgeborenen (M. VIII), von *rechts* gesehen (S. 115/56, Todesursache: Bronchopneumonie). Vgl.
hierzu Abb. 2

also durch Transversal-(Horizontal-)Ebenen als Haupteinteilung vorzunehmen (GRAY and
LEWIS 1949). Doch braucht für die Belange der pathologischen Anatomie, die in dieser
Beziehung die gleichen sind wie die der Röntgenologen und Chirurgen, von der herkömmlichen
Aufteilung in *sagittaler* Richtung nicht abgegangen zu werden. Denn ob eine Veränderung
vorn, in der Mitte oder hinten liegt, ist nicht nur nach wie vor wichtig geblieben, sondern

---

[1] bis in die neueste, 3. Auflage von H. BRAUS: Anatomie des Menschen. Berlin-Göttingen-Heidelberg: Springer 1956.

wegen der häufigen Kongruenz von Sitz und Wesensart mancher Tumoren des Mediastinum eher noch wichtiger geworden.

Die sagittale Raumeinteilung kann zweckmäßig, wie TWINING 1950 und ZUPPINGER 1952 taten, auf ein „Vorderes", „Mittleres" und „Hinteres" Mediastinum erweitert werden. Wir *orientieren uns im Brustkorb* sozusagen „axial". Die Trachea, welche oben übrigens ziemlich genau die Mitte der Brustkorböffnung einnimmt (s. Abb. 1, 2, 3a u. 8), sodann die sich z. T. mit den großen Herzgefäßen verschränkenden Hauptbronchien, die Lungenwurzeln und vor allem das Herz nebst Herzbeutel, den Vasa pericardiaco-phrenica et Nervi phrenici und den großen Gefäßen außer der Aorta descendens seien die Achsenorgane und repräsentieren das Gebiet des *Mittleren Mediastinum.* Was davor liegt ist „*Vorderes*", was dahinter liegt „*Hinteres*" *Mediastinum.* Der Röntgenologe orientiert sich wie von selbst an der lufthaltigen Trachea und dem „kompakten Herz- und Gefäßschatten", so daß wir ihm gern folgen. Wir gelangen somit zu einer den pathologischen Gegebenheiten durchaus gerecht werdenden, *beweglichen Bezugs-Topographie* auf die *weichen Organe,* die durch ihre Pulsation und sonstigen Bewegungen sichtbar, eventuell fühlbar sind, so daß uns also die Feststellung am wichtigsten erscheint, ob eine mediastinale Veränderung (Geschwulst) vor oder hinter sowie links oder rechts neben diesen „Organen des Mittleren Mediastinum" gelegen und fest, locker oder gar nicht mit ihnen verbunden ist.

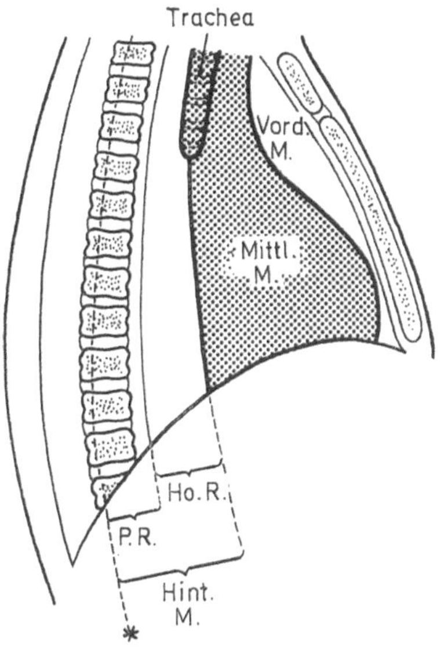

Abb. 2. Schematische Darstellung der drei Mediastinalräume in *sagittaler* Richtung, modifiziert nach TWINING (1950) sowie ZUPPINGER (1952). *Linie der Rippenköpfchengelenke. *Ho.R.* = Holzknechtscher (prävertebraler) Raum, auch „Hinteres Mediastinum im engeren Sinne". *P.R.* = Paravertebrale Region des Hinteren Mediastinum, beiderseits bis zu den Rippenköpfchen reichend

Das Knochensystem, als das „stabile" Gerüst, ist entgegen den Erwartungen als Hauptbezugssystem nicht zu empfehlen, da es unter den pathologischen Verhältnissen, mit denen wir es zu tun haben, viel zu variabel ist (Kyphose, Skoliose, Rippenanomalien, Trichterbrust usw.).

Das *Vordere Mediastinum* (*Spatium mediastinale anterius*) beschränkt sich auf den „*Retrosternalraum*", in welchem außer einigen Lymphknoten nur der Thymus oder sein Restkörper, ferner die Ursprünge der Musculi sternohyoidei und sternothyreoidei, des linken Musculus transversus thoracis sowie der untere Abschnitt der Vasa mammaria intt. sin. (vgl. später das „Trigonum pericardiacum", S. 436) gelegen sind.

Das *Hintere Mediastinum* (*Spatium mediastinale posterius*) umfaßt dagegen a) den medianen „*Prävertebralraum*", in der Röntgenologensprache den Holzknechtschen Raum, zuweilen auch als Hinteres Mediastinum „im engeren Sinne" bezeichnet, in welchem oben die unteren Enden der Musc. longi colli, sodann der

Thymus
A. anon.
V. anon. dext.
V. anon. sin.
Trachea
Oesoph.
a
Sept. media-
stin. ant.
Thymus
Aorta asc.
V. cav. sup.
A. pulm. sin.
Haupt-
Bronchien
Oesoph.
u. V. azygos
Aorta desc.
b
Sept. media-
stin. ant.
V. pulm. dext.
Oesoph.
c
d

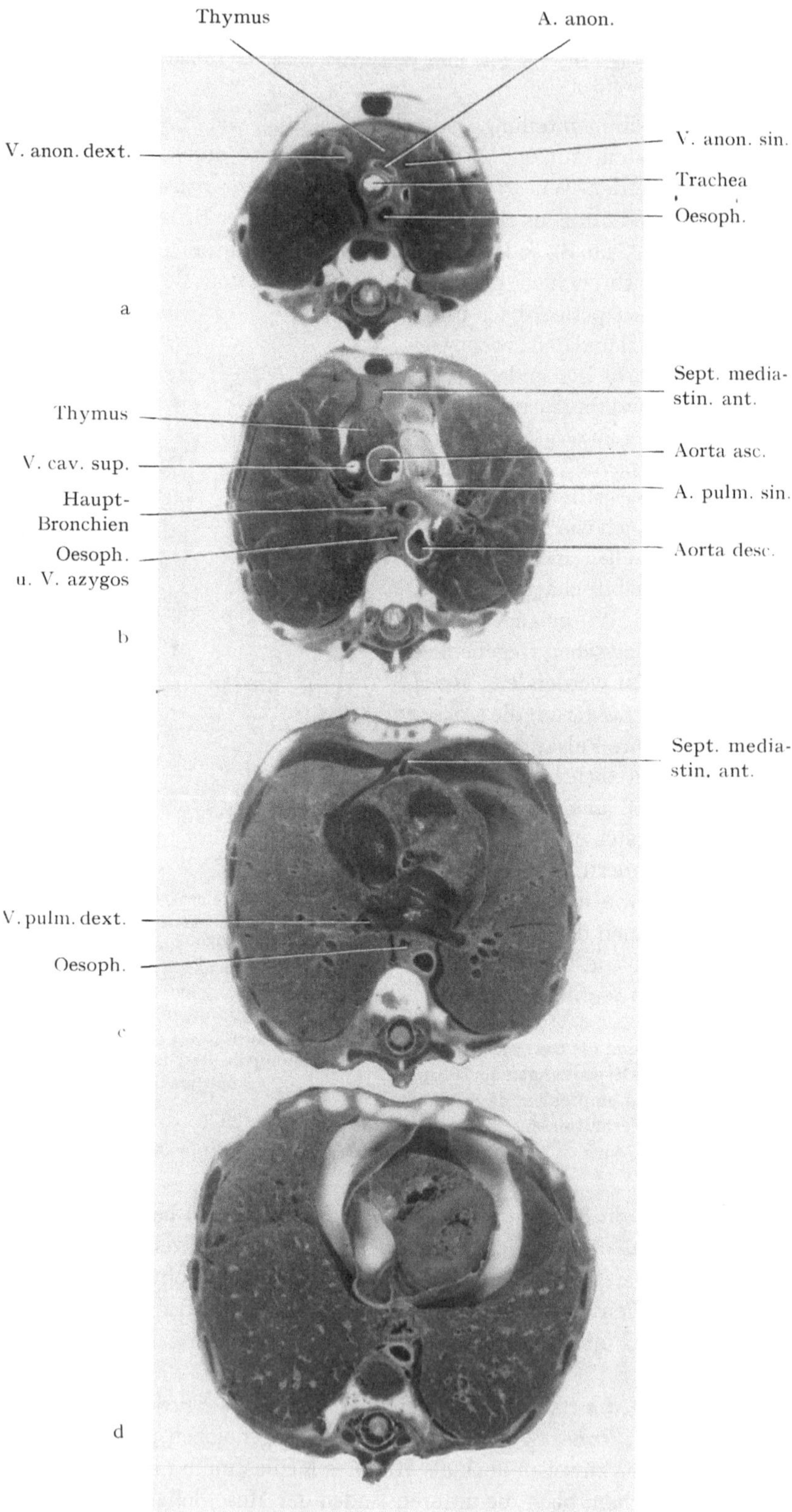

Abb. 3a—d

Ductus thoracicus, die Vv. azygos, hemiazygos und z. T. hemiazygos accessoria, die Aa. et Vv. intercostales, besonders die dextrae, die Nervi splanchnici majores, der Oesophagus, die Nn. vagi und im Mittel- und Untergeschoß die Aorta thoracica descendens mit ihren Aa. oesophageae liegen, b) die beiderseitigen „*Paravertebral-regionen*" bis zu den Rippenköpfchen, vor welchen der Grenzstrang des Sympathicus verläuft.

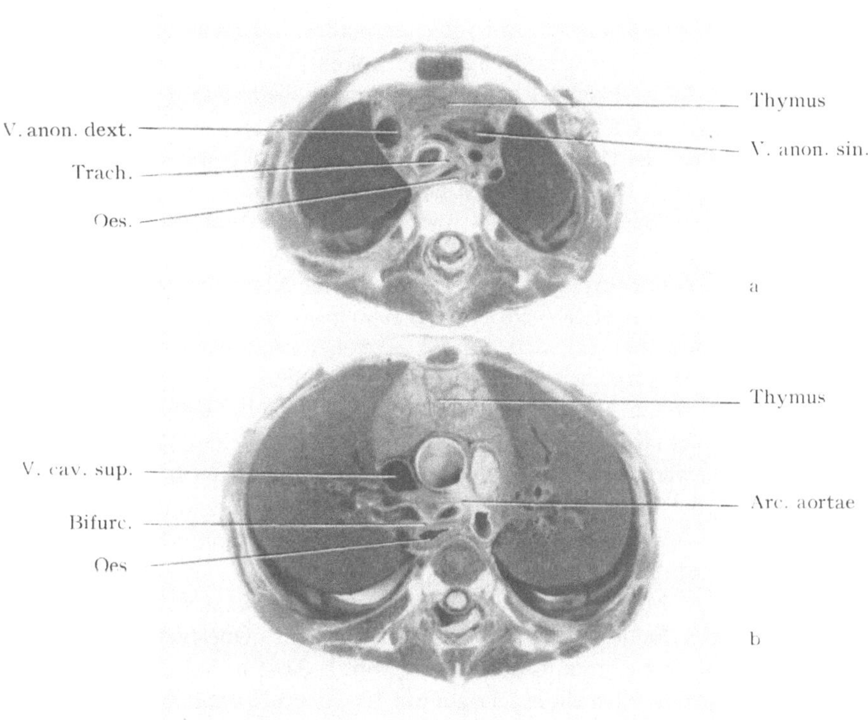

Abb. 4a u. b. *Transversal*schnitte durch *Kleinkind*-Thorax (S. 621/56, 1jährig, ♂. Todesursache: Meningo-Encephalitis ac., nur 3 Tage krank). Von *caudal* gesehen. Mit Lupe betrachten! a Von I. Rippe zum III. Br.-W. b Von III. Rippe zum V. Br.-W. Der Thymus füllt den ganzen Retrosternalraum aus

Für die *Höhen*angabe empfiehlt es sich, wie in der Pulmonologie üblich, von Spitzen-, Ober-, Mittel- und Unter-„*Geschoß*" (oder -„*Feld*") des (Vorderen, Mittleren und Hinteren) Mediastinum zwecks genauerer Lokalisation zu sprechen.

Abb. 3a—d. *Transversal*schnitte durch *Säuglings*-Thorax (S. 102/56, 2½ Monate, ♂. Grundkrankheit: Stenosierende Pylorus-Hyperplasie, Todesursache: Kachexia gravis). Von *caudal* gesehen. Mit Lupe betrachten! a Von I. Rippe (Manubrium sterni) zum IV. Brustwirbel: Trachea genau in der Mitte gelegen. b Vom II. Intercostalraum zum VI. Brustwirbel: Unterhalb der Bifurkation. c Vom IV. I.C.R. zum VIII. Br.-W. d Vom VI. I.C.R. zum X. Br.-W. Linksanheftung des Sept. mediastin. vorn und hinten bei c und d

Das *Spitzen*geschoß reicht in horizontaler Projektion bis zu den Claviculae und der Incisura jugularis manubrii sterni (Fossa jugularis), das *Ober*geschoß bis zum Angulus sterni (LUDOVICI) oder den vorderen Enden der II. Rippen, das *Mittel*geschoß bis zu den vorderen Enden der IV. Rippen, das *Unter*geschoß bis zum Zwerchfell (Basis des Processus xiphoideus). — Das Mittelgeschoß des vorderen Mediastinum wird also durch den vertikalen Abstand der II.—IV. Rippenknorpelansätze begrenzt, dasjenige des Mittleren Mediastinum durch die vertikale Größe der Lungenwurzeln oder den oberen und unteren „Rand" der Lungenhili (die Bifurkation der Trachea liegt in Höhe des IV.—V. Brustwirbels), das des Hinteren Mediastinum durch den IV. und VI. Brustwirbelkörper. Weitere lokalisatorische Angaben von knochennahen Mediastinalveränderungen erfolgen durch Rippen-, Intercostalraum- oder Wirbelzählung.

Das *Mediastinum als Ganzes* wird folgendermaßen begrenzt: *Vorn* durch das Manubrium und Corpus sterni sowie Teile der linken IV. bis VII. Rippenknorpel, *hinten* durch die I. bis X. (oder XI.) Brustwirbelkörper bis zu den Rippenköpfchen. Seine *Höhe* ist also hinten beachtlich größer als vorn (vorn 16 bis 20 cm, hinten 27 bis 30 cm)[1]. *Oben* ist es ohne „Begrenzung", denn es geht durch die obere Thorax-Apertur, deren Ebene von vorn nach hinten ansteigt, unmittelbar in die Hauptspatien des Halses, Spatia prae- und retroviscerale (praevertebrale), über. Die Distanz zwischen Manubrium sterni und I. Brustwirbel (sagittaler Durchmesser der oberen Thorax-Apertur) beträgt beim reifen Neugeborenen etwa 2 cm[2], beim Erwachsenen meist etwa 5 cm (4,5 bis 6,5 cm). *Unten* ist das Mediastinum durch das Zwerchfell abgeschlossen. Seine konvexe Abschlußfläche fällt also nach hinten zu ab. Die Distanz zwischen Processus xiphoideus und X. bis XI. Brustwirbel mißt beim reifen Neugeborenen etwa 5,5 cm[3], beim Erwachsenen meist 10 bis 14 cm (in Ausnahmefällen 8,5 bis 15,5 cm). Die *Tiefe* des Mediastinum ist demnach unten beträchtlich größer als oben. *Seitlich* begrenzen beiderseits oben, vorn und hinten die Pleurae mediastinales, in der Mitte und unten die Pleurae pericardiacae. Die *Breite* des Mediastinum ist somit im mittleren und unteren Abschnitt durch die Einlagerung des Herzens am größten.

Bezüglich des *Vorderen Mediastinum, des Retrosternalraumes*, bedarf es noch folgender Hinweise: Seine Breite und Tiefe ist *oben*, im „Oberfeld" beträchtlich und im Kindesalter vom Thymus ausgefüllt (Abb. 1, 3a, 4 u. 5a). Nach Ablösung des Sternum wird das pleurafreie „Trigonum thymicum" sichtbar, dessen Basis an der Incisura jugularis und dessen Spitze im oberen Teil des Corpus sterni, etwa in Höhe der II. bis III. Rippenknorpel liegt. Im Mittelfeld (Höhe etwa der II. bis VI. Rippenknorpel) ist die Breite äußerst gering, die Pleura-Anheftungslinien sind oft nur 1 bis 2 mm voneinander entfernt, d. h. die beiden Pleurahöhlen, ihre *Sinus costo-mediastinales* sinistri et dextri, *berühren* sich fast (Abb. 3b u. c). Von der Höhe der IV. Rippenknorpel an abwärts, im Unterfeld, entfernen sich die Pleura-Anheftungslinien und damit die Sinus wieder voneinander (Abb. 3d), und es wird das mit der Spitze nach oben gelegene, untere pleurafreie Dreieck, das „Trigonum pericardiacum", am mittleren und unteren Brustbein sichtbar. Der *linke* Schenkel des Dreiecks weicht aber in asymmetrischer Weise bogenförmig nach links über den linken Sternalrand hinweg aus, so daß das Vordere Mediastinum (und auch der Herzbeutel) *links neben* dem Sternum im V. Intercostalraum ohne Pleuraverletzung durch *Punktion* zu erreichen ist.

---

[1] Diese und die folgenden Zahlenangaben nach eigenen Messungen.

[2] Beim 1jährigen Kind 2,5 cm, beim 2jährigen 3,5 cm.

[3] Beim 2jährigen Kind 7,3 cm.

Weitere *Punktionsmöglichkeiten* (von Cysten, Blutungen, Abscessen, auch zwecks Gewinnung von Tumorgewebe) ergeben sich *vorn:* oben von der Fossa jugularis aus, unten dicht links (rechts ist unsicher!) vom Processus xiphoideus (im Angulus ,,xiphoideo-costalis''). Cave Vasa mammaria intt.! *Mitte:* nur Spitzen- und Obergeschoß von der Trachea aus (bei Atemstillstand, Tracheoskopie). *Hinten:* 5 bis 6 cm seitlich der Dornfortsätze schräg auf die

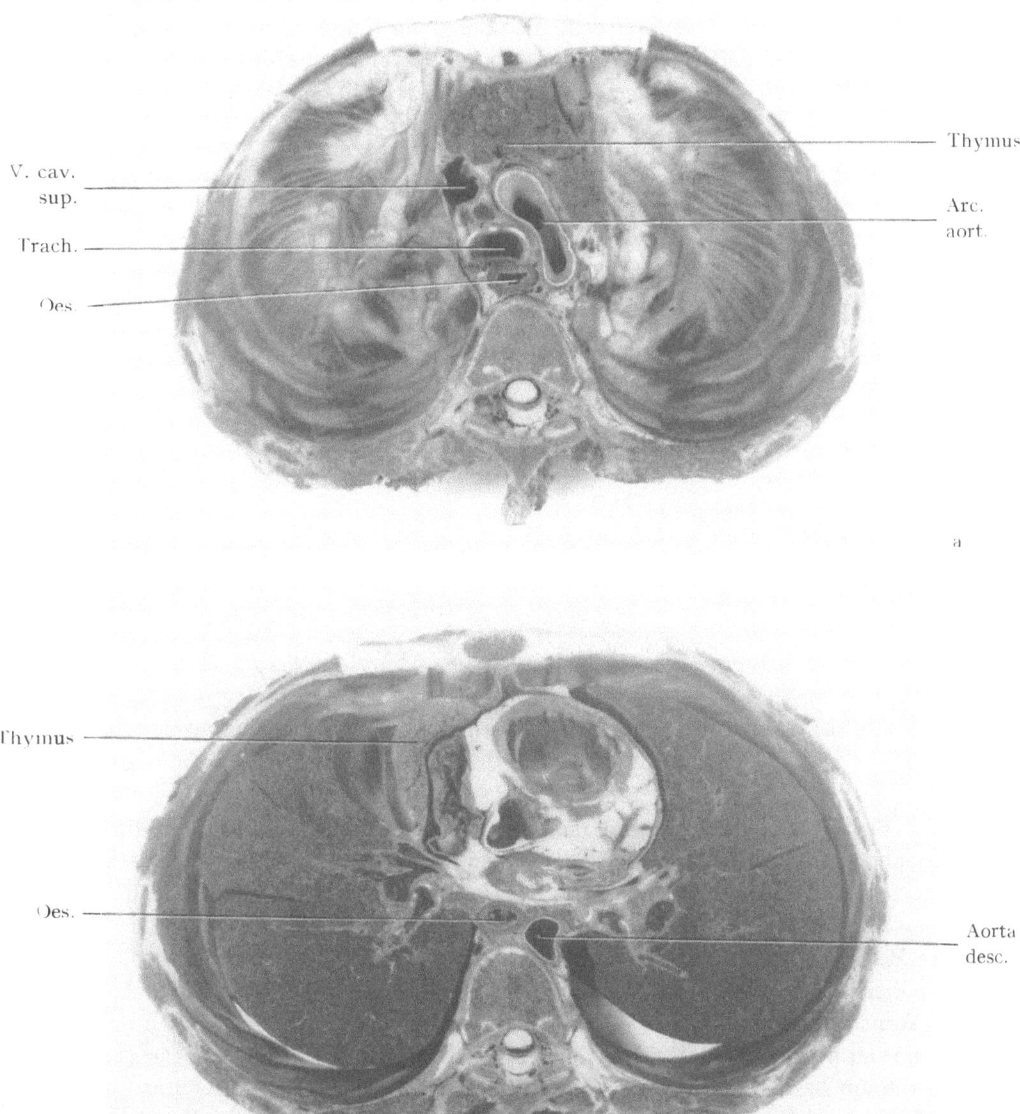

Abb. 5a u. b. *Transversal*schnitte durch Thorax eines 11jährigen Mädchens (S. 434/56, Tod durch *Ertrinken*). Von *caudal* gesehen. a Von II. Rippe zum IV. Br.-W. Lungen entfernt. b Von III. Rippe zum VI. Br.-W. Großer Thymus, der oben links ins Mittlere Mediastinum hineinreicht, unten nur rechts gelegen ist und den Lungenhilus erreicht

Wirbelkörper zu in die para- oder prävertebrale Region. — In gleicher Weise ist lokale Infiltrations-Anästhesie möglich.

Wichtig ist, daß die *gesamte Anheftung*, besonders im Mittel- und Untergeschoß, um 1 bis 2 cm nach *links* verschoben ist, wodurch die rechte Pleurahöhle z. B. im Mittel- und meist auch Untergeschoß mit ihrem Sinus costo-mediastinalis bis zur Mittellinie des Brustbeins, manchmal sogar darüber hinaus reicht (Abb. 6a).

Dasselbe gilt in analoger Weise für die *Anheftung* des *Hinteren* Mediastinum an der Wirbelsäule. Hier erstreckt sich der *rechte* Sinus vertebro-mediastinalis pleurae im Mittel- und Untergeschoß sogar vor der V. azygos hinter dem Oesophagus als „*Recessus retrooesophageus*" über die Mittellinie der Wirbelkörper hinaus

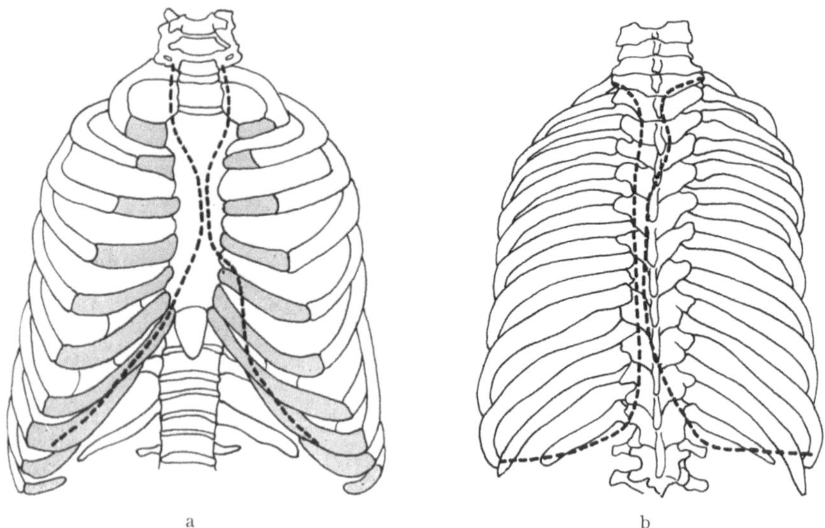

Abb. 6a u. b. *Vordere* und *hintere* Anheftungslinien der Pleurae mediastinales sin. et dextr. am Sternum (a) und Wirbelsäule (b). Schematisch. Beachte die Linksverschiebung! a oben: *Trigonum thymicum*, unten: *Trigonum pericardiacum*. Siehe Text!

(Abb. 6b) bis in die Nähe der links gelegenen Aorta, wodurch die rechte Hälfte des Oesophagus von der Wirbelsäule abgehoben wird. Die linke Pleura mediastinalis überzieht nur im untersten Brustabschnitt ein kleines Stück des Oesophagus zwischen Aorta und Perikard. Bei den kleineren Verhältnissen des *Kindes* ist das Hintere Mediastinum in frontaler Richtung besonders schmal, und es rücken die beiden Pleurahöhlen mit ihren Sinus vertebro-mediastinales einander sehr nahe.

Wenn wir bisher aus Einteilungsgründen mehr vom Raum gesprochen haben, so müssen wir uns doch darüber klar sein, daß *das Mediastinum eine Scheidewand ist*, die am besten als „*Septum mediastinale*" bezeichnet wird. Als *solches* ist es *Träger* der mediastinalen Organe und seiner eigenen pathologischen Veränderungen. Es wird für uns greifbar, wenn wir uns die Mediastinalorgane herausgenommen denken, was wegen der starken Verzahnung und des verschieden festen Gefüges technisch ohne weitgehende Zerstörung nicht möglich ist. Das Septum gehört sowohl seiner entwicklungsgeschichtlichen Herkunft nach größtenteils als auch de facto zu den *Meso*geweben, ist aber im Gegensatz zu den sonstigen

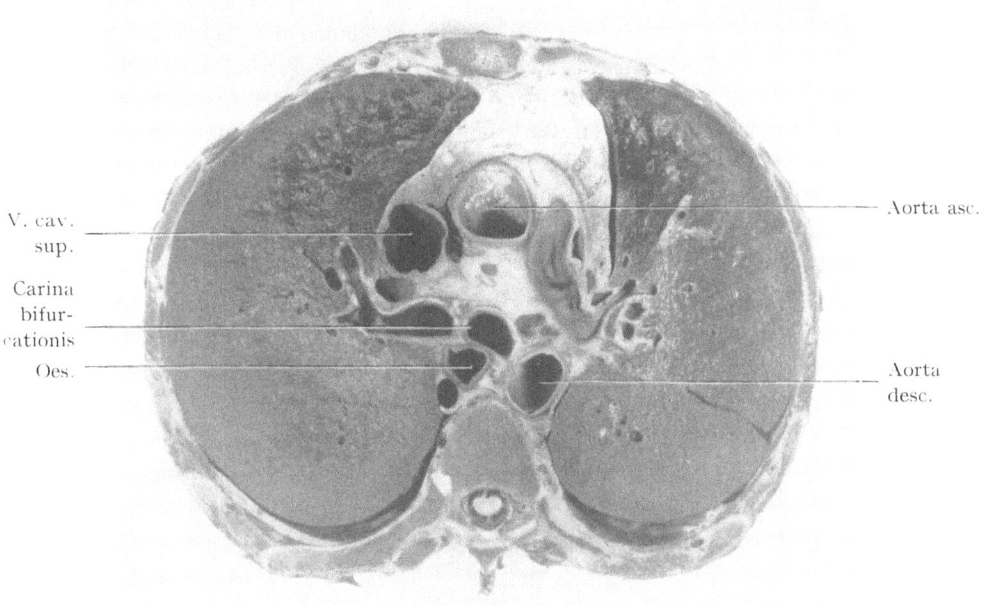

Abb. 7. *Transversal*schnitt durch *Erwachsenen*-Thorax (S. 617/56, 53jährig, ♂. Todesursache: Myocard-infarkt). Von II. Rippe zum VI. Br.-W. durch *Bifurkationssporn*. Von *caudal* gesehen. *Viel* (Thymus-) Fettgewebe

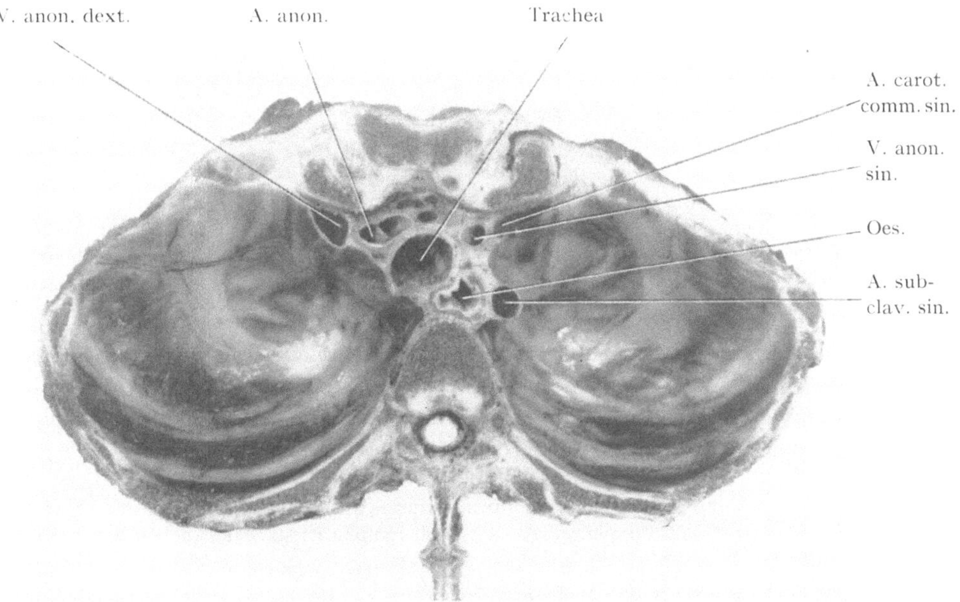

Abb. 8. *Transversal*schnitt durch *Erwachsenen*-Thorax (S. 60/56, 48jährig, ♀. Grundkrankheit: Carci-noma uteri, Todesursache: Urosepsis), von I. Rippe (Manubrium) zum III. Brustwirbel. Von *caudal* gesehen. Lungen entfernt. Einblick in die Pleurakuppelräume. Trachea liegt in der Mitte der oberen Thoraxapertur

(Mesenterium, Parametrium usw.) von geringer Masse, vor allem längst nicht so fettgewebsreich. Querschnittsbilder vom Situs veranschaulichen dies (Abb. 3, 4, 5, 7, 8, 9). Ja, man wundert sich geradezu, um wie *wenig Gewebe* es sich im ganzen bei der großen „Trennwand" zwischen links und rechts innerhalb des Brustkorbes handelt, an welcher jene großen und stark bewegten Organe, wie man meint „aufgehängt" sind, von welchem sie aber nur eingehüllt werden, und noch mehr darüber, daß zum Teil große Tumoren aus ihm hervorgehen.

Die *Blutversorgung* erfolgt im wesentlichen: vorn durch die Aa. mediastinales antt. aus den Aa. mammariae intt., also Aa. subclaviae. Die Vv. mediastinales antt. münden in die V.

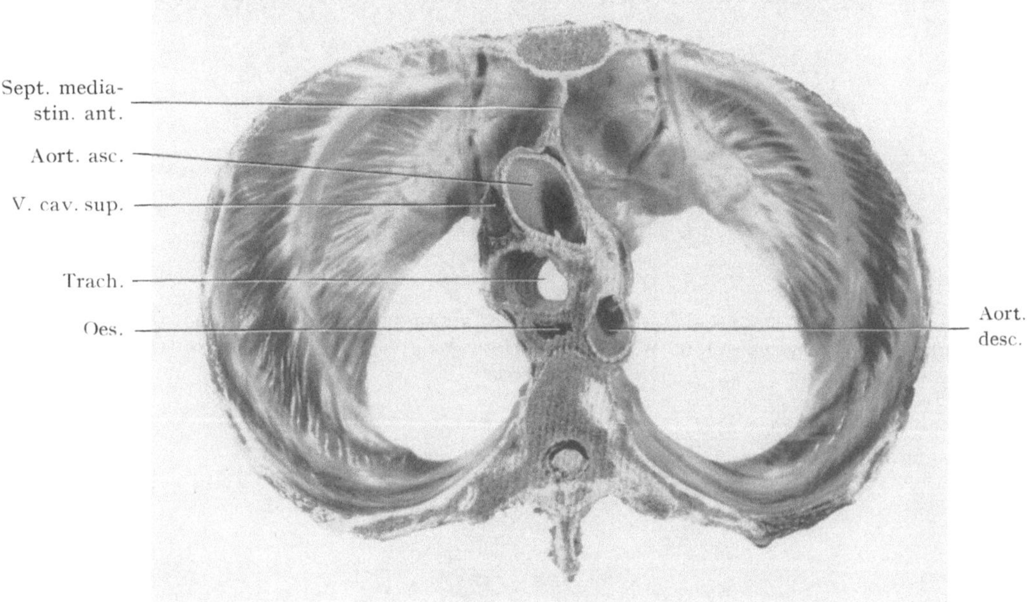

Abb. 9. *Transversal*schnitt durch *Erwachsenen*-Thorax (S. 710/55, 43jährig, ♀. Grundkrankheit: Carcinoma sigmoidei. Todesursache: Kachexie), vom III. Intercostalraum zum V. Br.-W. Von *caudal* gesehen. Lungen entfernt. Die vorderen Pleurablätter berühren sich fast. *Kein* Thymus-Fettgewebe (Kachexie!)

anonyma. Hinten erfolgt sie durch die Rami mediastinales aortae. Die Vv. mediastinales postt. münden in die Vv. azygos et hemiazygos.

Was die *Lymphknoten* des Mediastinum — teils *im* Mediastinum, teils als Abfluß- (Lymphaufnahme)-Organe in unmittelbarer *Nachbarschaft* (z. B. Noduli lymphatici sternales) gelegen— betrifft, so seien ihre Gruppierungen nur der Vollständigkeit wegen erwähnt:

Vorderes Mediastinum: Noduli lymphatici mediastinales anteriores supp. (links und rechts vom Thymuskörper) et inff. (diaphragmatici). Noduli lymphatici sternales (neben den Vasa mammar. intt.).

Mittleres Mediastinum: Noduli lymphatici tracheales, paratracheales, tracheobronchiales supp. et inff., bronchopulmonales. Nodulus lymphaticus cardiacus („colligens vasa lymphatica hepatis et ventriculi").

Hinteres Mediastinum: Noduli lymphatici mediastinales postt. (paraoesophagei, diaphragmatici, praeaortici).

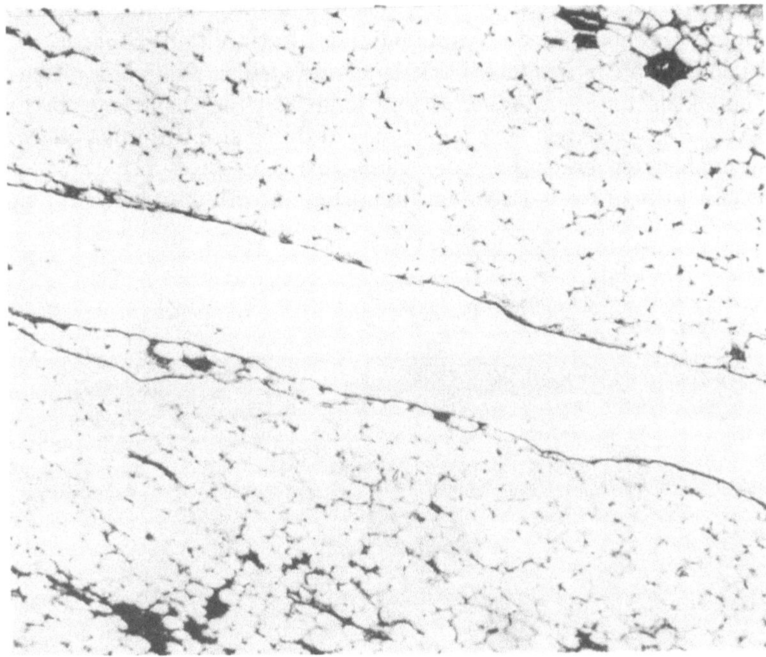

Abb. 10. Große *weite Lymphspalten* des vorderen *mediastinalen Fettgewebes* (Trigonum pericardiacum). Oben: Blutgefäße. Unten: Lymphocytenhaufen. (S. 634/56, 85jährig, ♂. Grundkrankheit: Hypertonische Herzhypertrophie. Todesursache: Stauungsorgane)

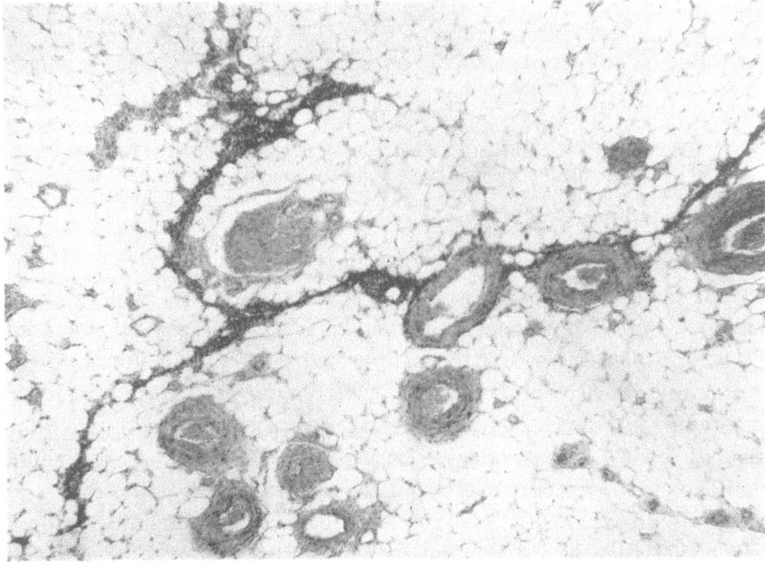

Abb. 11. Vorderes *mediastinales Fettgewebe*. Großer (Blut-)Gefäßreichtum. *Enge Lymphspalten*, die von *Lymphocyten* umsäumt sind. Gleicher Fall wie Abb. 10 (S. 634/56, 85jährig, ♂)

Der *Substanz* nach besteht das *Septum mediastinale* allgemein aus den sog. „ubiquitären" Geweben, also lockerem oder leicht gestrafftem *Bindegewebe*, einer wechselnden Menge von *Fettgewebe*, mittleren und kleinen *Blutgefäßen*, sehr vielen kleinen und kleinsten *Lymphgefäßen* und bald weiteren, bald engeren Lymph-*spalten* (Abb. 10), von denen die engeren oft nur durch streifenförmig angeordnete Begleit-Lymphocyten erkennbar oder vermutbar sind (Abb. 11). Da man diese auch im Gebiet des unteren Trigonum thymicum antrifft, ergibt sich zuweilen die

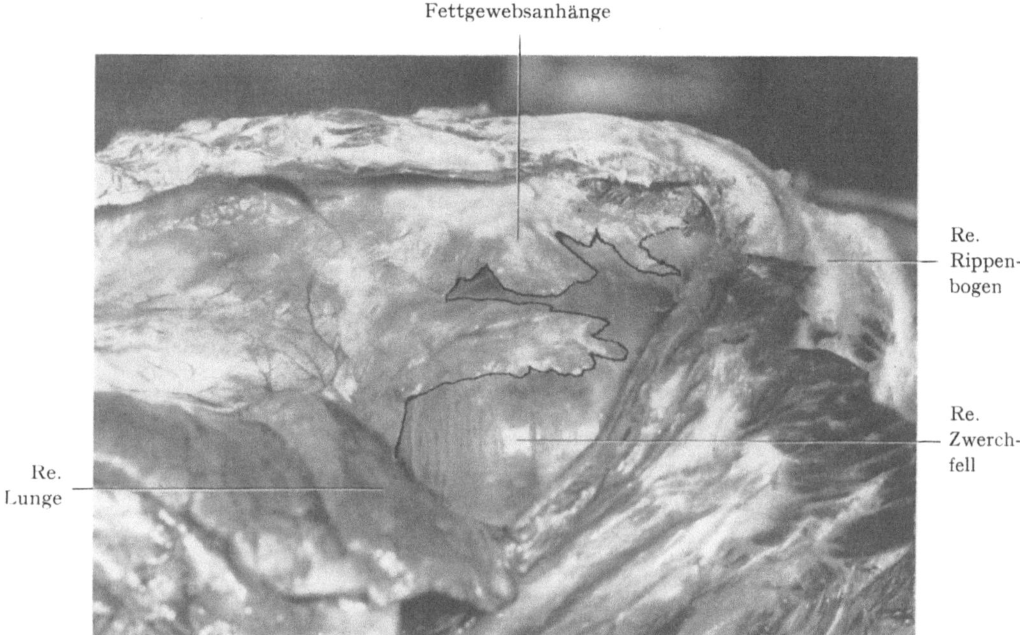

Abb. 12. Gefensterte rechte Thoraxseite. Einblick in die rechte Pleurahöhle gegen das Mediastinum: *Pleuromediastinale zottige Fettgewebsanhänge* („Appendices pleuro-mediastinales villosae" dextrae). (S. 729/56, 62jährig, ♂. Grundkrankheit: Encephalomalacia arteriosclerotica. Todesursache: Infarkt-pneumonie. Leicht herabgesetzter(!) Ernährungszustand)

Frage, ob es sich um restierende Thymus-„Lymphocyten" handelt. — Insbesondere besteht geradezu ein ungewöhnlich reich verzweigtes, viele Organe, z. B. Bronchien und Oesophagus, eng umspinnendes *Netz* von *feinen Lymphgefäßen* mit *Anastomosen* zu allen intra- und benachbarten extrathorakalen(!) Räumen (Hals, Subpectoralraum, Achselhöhle). Sodann viel *Nervengewebe*, und zwar ebenfalls ein ausgebreitetes *Netz* von insbesondere *autonomen* Nervenfasern, auch *Ganglien, Paraganglien* sowie *Glomus*- oder „*Chemoreceptoren*gewebe" (Einzelheiten siehe später bei den entsprechenden Geschwülsten, S. 548).

Was das *Bindegewebe* betrifft, so ist es nicht nur locker. Es finden sich vielmehr nach Angabe der alten Anatomen, die die neueren übernommen haben, wobei sich keineswegs immer klar erkennen läßt, wie weit sie sich auch auf den Menschen be-zieht, *vorn* mehrere, meist zwei von der Hinterwand des Brustbeins zum Herzbeutel ziehende stabilisierende Bindegewebsstränge, die „*Ligg. sterno-pericardiaca* sup. et inf.*", und *hinten* oben einige von der Fascia praevertebralis der oberen Brustwirbelkörper zum Herzbeutel und den großen Gefäßen ausstrahlende entsprechende Bündel, die „*Ligg. vertebro-pericardiaca* (sup.)", welche sich jedoch sämtlich präparatorisch schwer darstellen lassen. BAX (1953) fand demgegenüber, daß dichtere und wohl auch festere Fasergewirke nur in der Form von Bindegewebshüllen um die großen Hohlorgane und Gefäße herum vorkommen. STILLER (1959) erwähnt als „verstärkende Bindegewebszüge" noch eine „Membrana broncho-pericardiaca" und das Lig. phrenico-pericardiacum, denen nach REHN ebenfalls die Aufgabe zufiele, einem eventuellen Kollaps der dem Unterdruck des Mediastinum ausgesetzten großen Venen entgegen zu wirken. Das Bindegewebe ist, wenn auch in wechselndem Maße, relativ reich an *elastischen* Fasern.

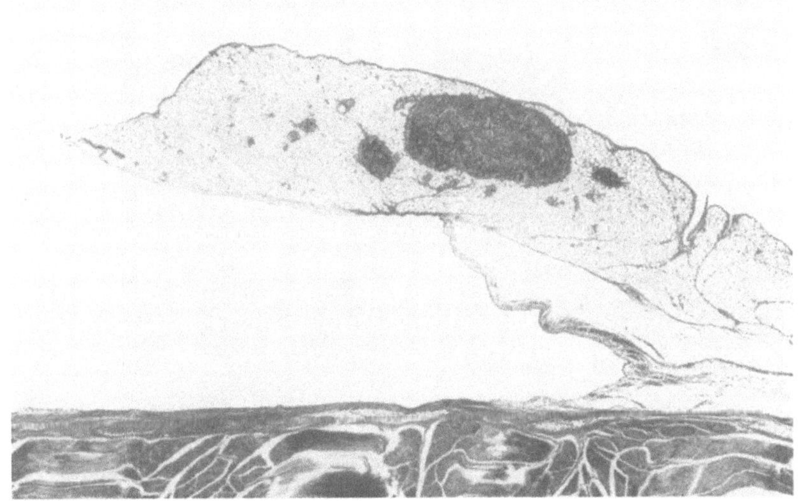

Abb. 13. „Appendix pleuro-mediastinalis adiposa villosa" mit Lymphgewebe vom Kinde. (S. 758/56, 1¹/₂jährig, ♂. Grundkrankheit: Masern. Todesursache: Bronchiolitis und Bronchopneumonie. Keine Pleuritis). Unten: Zwerchfell

In der durch den Übergang der Pleura mediastinalis und pericardiaca in die Pleura diaphragmatica gebildeten Rinne und etwas höher finden sich fast immer, und rechts meist stärker ausgeprägt als links, aus subserösem, also *mediastinalem Fettgewebe* bestehende, groblappige und plump- sowie flach- und spitzzottig aufgegliederte *Anhänge*, die wie arboreszierende Lipome (zu denen sie sich übrigens auswachsen können, s. S. 591) in die Pleurahöhle hineinragen, die Sinus pleurae ausfüllen und sich meist flächig der konvexen Zwerchfell- und Herzbeutel-Pleura anschmiegen, wobei die abgeplatteten Zotten z. T. wie ausgebreitete Finger einer Hand zu liegen kommen, bei Ergüssen während des Lebens wahrscheinlich schwach flottieren dürften (Abb. 12 u. 13).

Sie fanden in der normalen Anatomie bisher fast keine Beachtung, noch weniger eine Erklärung. In der 17. Auflage des Lehrbuches und Atlas der Anatomie des Menschen von RAUBER-KOPSCH (1948) ist nur vermerkt, daß in den Sinus pleurae manchmal von Fettgewebe gebildete und von Pleura parietalis überzogene lappige Bildungen, „Plicae adiposae", vorkämen.

Ich betrachte diese Fettgewebszotten als so gut wie konstante Vorstülpungen oder *Appendices* des retro- s. subserösen *Mesogewebes*, welche auf der gleichen Bau-, Entwicklungs- und wahrscheinlich auch Leistungsstufe stehen wie die Appendices epiploicae und das Omentum majus der Bauchhöhle. Sie verdienen den Namen „pleuromediastinale zottige Fettgewebs-Anhänge" (oder „Fettzottenkörper") s. „*Appendices pleuromediastinales adiposae villosae*". Nach „Härtung" durch Formol

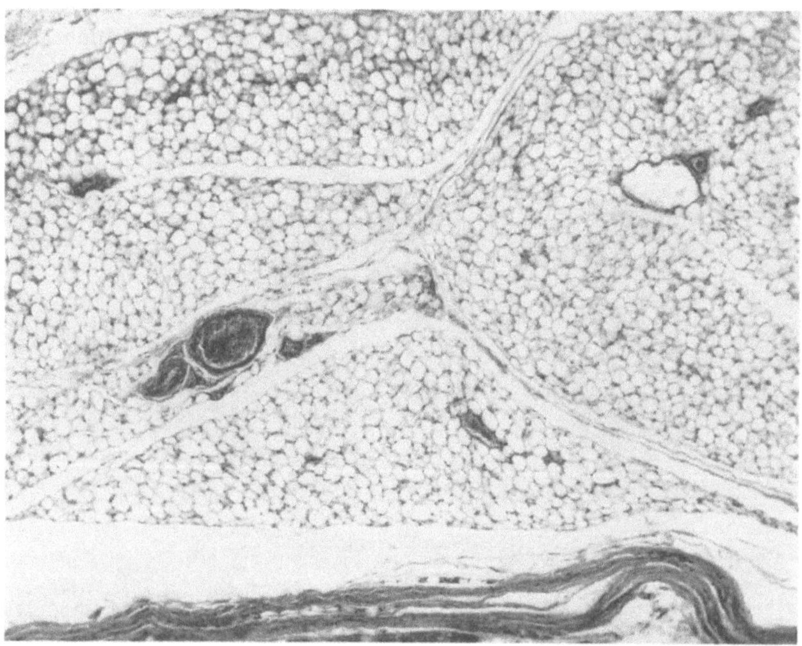

Abb. 14. „Appendix pleuro-mediastinalis adiposa villosa" vom Kinde (S. 758/56, 1¹/₂jährig, ♂, wie Abb. 13). Das Fettgewebe durchziehende *Lymphkanäle* und *-spalten*. Blutgefäße. Unten: Zwerchfell

und Alkohol behalten sie ihre Weichheit und blättern beim Zurichten mit dem Messer beinahe lamellös (blätterteigartig) auseinander, als habe man gar kein geschlossenes Gewebe vor sich. Dementsprechend ist histologisch das aus mittel- und ziemlich gleichgroßen Fettzellen bestehende und einige Blutgefäße enthaltende Grundgewebe von zahlreichen, wohl miteinander zusammenhängenden *Lymphspalten* und *-kanälen* durchzogen. Sie lassen fast keine eigene Wand erkennen und sind zur Pleura hin stomataartig offen (Abb. 14 u. 15). Der Bau läßt keinen Zweifel, daß diese Bildungen dem *Flüssigkeitsaustausch* zwischen dem Lymphsystem und der serösen Höhle dienen, sei es, daß sie Lymphe (seröse Flüssigkeit) zuführen, sei es, daß sie Resorptionsleistungen vollziehen. Sie können auch eiweißreiche Flüssigkeit enthalten (Abb. 15). Die enge Verbindung mit dem Lymphsystem kommt auch dadurch zum Ausdruck, daß sich oft zelliges Lymphgewebe in den Anhängen nachweisen läßt (s. Abb. 13).

Aber auch das *subseröse Fettgewebe* des Septum mediastinale selbst besitzt nach meinen Feststellungen mikroskopisch oft eine ausgesprochene *Kleinläppchen*form. Die Läppchen sind, was mir charakteristisch zu sein scheint, von *Saftspalten umgeben*. Sie liegen dadurch, obwohl *unter* dem sie bedeckenden Brustfell oder Herzbeutel, quasi in eigenen serösen Höhlen. Außerdem sind sie in gleicher Weise wie die geschilderten und abgebildeten großen Appendices pleuro-mediastinales adiposae villosae von äußerst dünnwandigen *Lymphkanälen* und *-spalten durchzogen*. Abb. 16 aus dem unteren retrosternalen (präperikardialen) Gewebe des

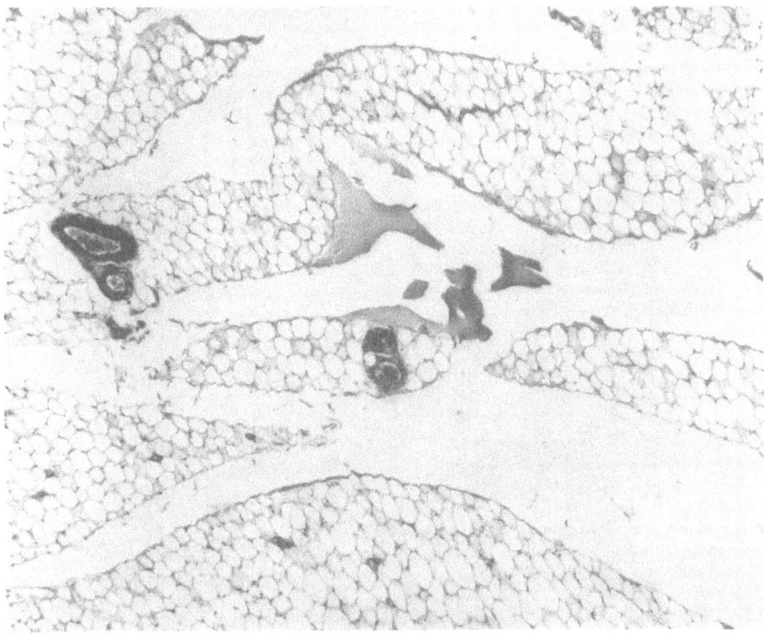

Abb. 15. „Appendix pleuro-mediastinalis adiposa villosa" (S. 651/56, 76jährig, ♂. Grundkrankheit: Kombinierter Herzklappenfehler. Todesursache: Akute Herzinsuffizienz). Sehr weite, das Fettgewebe durchziehende *Lymphspalten* und *-kanäle*, zum Teil homogen geronnene Eiweiß-Flüssigkeit enthaltend. Kein Höhlenhydrops, keine Ödeme. Mäßige Adipositas

Septum mediastinale anterius, also der Trigonum pericardiacum-Gegend, demonstriert diese besonderen Strukturverhältnisse und bestätigt zugleich das außerordentlich dichte und ausgebreitete Lymphspaltennetz, von welchem schon mehrfach die Rede war und welches auch nach Angabe anderer Autoren dem ganzen mediastinalen Bindegewebe mehr oder weniger eigentümlich ist[1].

Von besonderer Bedeutung — für Resorption (s. S. 450) und Abwehr (s. S. 494) — scheinen weiterhin *Zellansammlungen* mit engmaschigem *Lymph*- (und Blut-) *gefäß-Netzwerk* zu sein, die wohl zuerst von RECKLINGHAUSEN (1863) als weißliche Flecken durch die Pleura (und das omentale Peritoneum) junger Kaninchen

---

[1] Auf die para*costalen* Pleura-Fettgewebsfalten der *lateralen* Thoraxabschnitte hat kürzlich FR. KLEIN (Zbl. Path. **94**, 237, 1955) erneut aufmerksam gemacht und ihren Zusammenhang mit Lebensalter, Geschlecht und Fettsucht statistisch näher untersucht. Keine Histologie.

durchschimmern sah[1]. Nachdem MAXIMOW (1927) sie in der Pleura pericardiaca (mediastinalis) mehrerer Kleintiere studiert hatte, fand sie KAMPMEIER (1928) im Verlauf seiner Untersuchungen über das Lymphgefäßsystem des Mediastinum auch beim *menschlichen* Neugeborenen, jedoch nicht vor dem 9. Schwangerschaftsmonat, in Aortennähe. Er unterzog sie einem detaillierten Studium und stellte fest, daß sie unmittelbar unter einer zum Teil 12- bis 15fach *verdickten Mesothelschicht* der Pleura mediastinalis liegen, die durch ihre größeren mehr oder weniger polyedrischen Zellformen mit großen kugeligen und bläschenförmigen Kernen — im Gegensatz zu den endothelähnlichen Deckzellen der Nachbarschaft

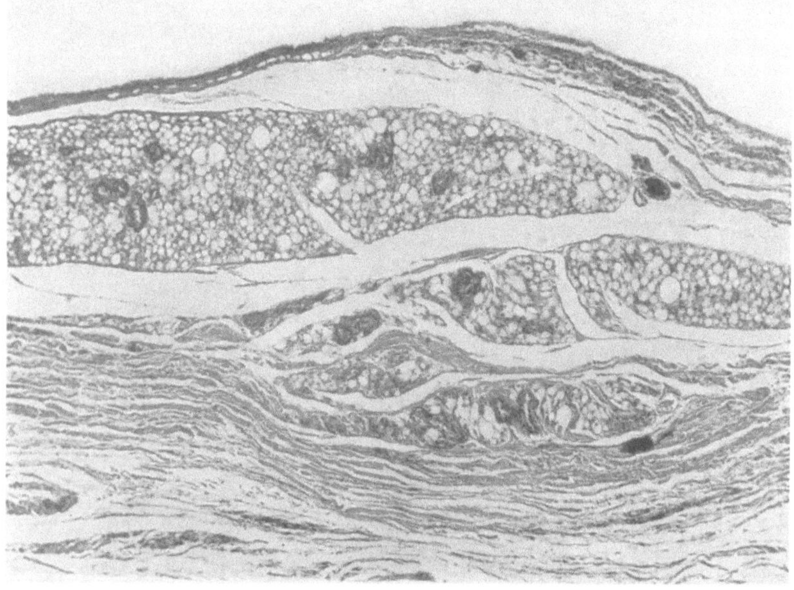

Abb. 16. Subseröse (präperikardiale) Fettgewebsläppchen, von *Lymphspalten* umgeben und durchzogen. Unteres *retrosternales Mediastinalgewebe* (S. 95/56, 59jährig, ♂. Grundkrankheit: Carcinoma ventriculi. Todesursache: Kachexie, Bronchopneumonie). WEIGERTS Elastica- mit Kernechtrot-Färbung

— an das Übergangsepithel des Urogenitaltractus erinnert. Meist ist diese nach der Tiefe zu scharf abgrenzbar, an manchen Stellen jedoch scheint sie durch Proliferationsvorgänge ihrer basalen Elemente mit den unter ihr gelegenen Zellhaufen „verzahnt" zu sein. Die submesothelialen *Zellhaufen* selbst haben *Histiocyten*-Charakter. Man kann sie auch ihrerseits nicht immer mit Sicherheit von der mesothelialen Verdickungsschicht abgrenzen. Sie enthalten einige Lymphocyten, Fibroblasten, reife Erythrocyten und eosinophile Zellen mit pyknotischen Kernen. Das Wichtigste ist ihre enge räumliche Beziehung zu einem dichten *Lymph- und Blutgefäß-Plexus*, der sie durchsetzt oder dessen Säume sie bilden. Wo die Plexus-

---

[1] RANVIER (1874) nannte die analogen Bildungen von 0,5 bis 3 mm Größe des Netz- und Zwerchfell-Peritoneum „Milchflecken". MARCHAND (1901) deutete sie bekanntlich als in Funktion befindliche Makrophagen-Anhäufungen (Clasmatocyten), was durch spätere Untersucher bestätigt wurde.

gefäße in das tiefer gelegene mediastinale Bindegewebe eindringen, werden sie noch streckenweise von solchen Zellmänteln begleitet, die sich beim Durchtritt durch die Fettgewebsläppchen teilweise zu Fettgewebszellen zu differenzieren scheinen. Die „plaques" messen 4:1 bis 2 mm, werden auf einem Areal von etwa 1,5 cm des hintersten Mediastinum (Aorten- und Vv. azygos-Nähe) zu 2 bis 3 an der Zahl beiderseits angetroffen und nach ihrem ausführlichen Beschreiber beim Menschen als „Kampmeiersche *Herde*" bezeichnet. MIXTER (1941) bestätigte das Vorkommen beim Menschen, nannte sie „Makrophagenherde".

Im übrigen stellt die genauere *Histologie* des Mediastinum in den Handbüchern der Normalen Anatomie ein absolutes Manko dar. Sie müßte sowohl den Fein- und Feinstbau als auch die topographische Situation in engster Verbindung mit einander in großen Übersichtsschnitten erfassen, was seine Schwierigkeiten hat. Einige Stichproben an den verschiedensten Gegenden und in verschiedenen Lebensaltern haben mir außer dem Erwähnten zunächst nichts Auffälliges gegenüber ähnlichen, locker gefügten Füll- und Versorgungsgewebslagern gezeigt. Doch ist hier vielleicht das letzte Wort noch nicht gesprochen. Fachabtrennungen etwa durch Fascienblätter — der Ausdruck „mediastinal fascia" von P. MARCHAND (1951) ist mißverständlich, da das vorher erwähnte festere Fasergewirk um die Hohlorgane gemeint zu sein scheint — bestehen nicht. Es handelt sich vielmehr, vom Gefüge her und im ganzen gesehen, um einen *einheitlichen* Füllraum.

B. Eigenschaften — Beweglichkeit — Variabilität — Resorption — „Funktion"

Die *Stabilität* des Septum mediastinale ist nicht überall gleich. Das reichlich elastische Fasern (Abb. 16) führende Bindegewebe mit seinen Gefäßen und Nerven — ein Gewirr sich kreuzender und umschlingender Stränge, welches „in alle Fugen und Ecken" eindringt — verleiht der Scheidewand zwar eine ziemlich große Festigkeit, wovon man sich an der Leiche leicht überzeugen kann, wenn man mit dem Finger oder einem Instrument Perforations- oder Reißversuche vornimmt. Doch ist sie besonders vorn im wesentlichen nur *oben* und *unten* stärker und breiter fixiert, so daß sich die Möglichkeit einer mehr oder weniger bogenförmigen *Seitenspannung* und damit von Verschiebungen bei positiver oder negativer Spannungs- bzw. Druckänderung in einem der Pleuraräume ergibt. Schon bei einfacher *Seitenlagerung* des Gesunden erfährt nach ZUPPINGER (1952) das Septum mediastinale durch die Änderung der Einwirkung der Schwerkraft eine seitliche *Verschiebung* von 2 bis 3 cm. Um wieviel mehr wird dies bei den genannten Eigenschaften der Fall sein müssen, wenn große Flüssigkeitsansammlungen, Tumoren oder Pneumothorax andrängen. Hinzu kommt, daß die Festigkeit des vorderen Mediastinalgewebes (sowie des pleuralen Doppelblattes) im Ober- und Mittelgeschoß des Retrosternalraumes sehr von dem Erhaltensein des Thymus und der Menge des ihn ersetzenden Fettgewebes daselbst abhängt. Auch unten und hinten spielt der *Fettgewebsschwund* bei Kachektischen oder alten Leuten eine nicht unerhebliche Rolle im Hinblick auf eine in vielen pathologischen Zusammenhängen sich ungünstig auswirkende, *allzu leichte Verschieblichkeit.* Auch bei Skoliose und Kyphose sind die Mediastinalwände gewöhnlich stärker entspannt, dünn ausgezogen.

Die verschieden große Beweglichkeit des Septum mediastinale kann zweifellos auch *konstitutionell* bedingt sein (Bindegewebsschwäche). Doch ist über Besonderheiten des Mediastinum bei Thorax asthenicus, emphysematicus und ähnlichem nichts mitgeteilt. Das gleiche gilt für das Pectus carinatum („Hühnerbrust") und das Pectus excavatum („Trichterbrust").

Es ist daran zu erinnern, daß die Thorax-Chirurgen solche abnorme Beweglichkeit keineswegs schätzen und sie nötigenfalls durch Injektion von hypertonischer Glucoselösung oder 5%iger Gummi-Ringer-Lösung eventuell mit Zusatz von Röntgenkontrastmitteln beseitigen und lieber eine dauernde Versteifung erzeugen (E. REHN 1931 und 1937, s. auch S. 463).

Grundsätzlich haben wir es also beim Erwachsenen, worauf G. NITSCH (1911) schon hinwies, mit zwei „*schwachen Stellen*" des Mediastinum zu tun. Die eine

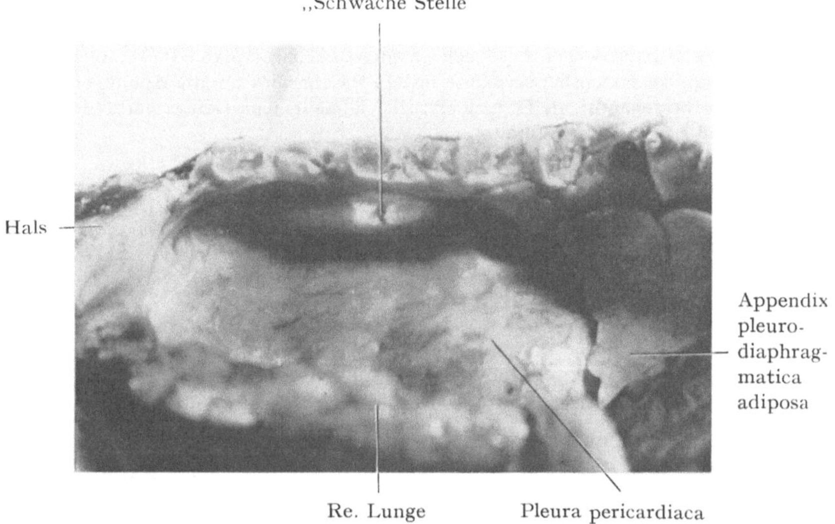

Abb. 17. Gefensterte rechte Thoraxseite eines über 60jährigen Mannes. Hals links. Einblick in die rechte Pleurahöhle gegen das Septum mediastinale ant.: Durchscheinende sog. vordere „*schwache Stelle*", durch Beleuchtung von der linken Seite her sichtbar gemacht. Rechte Lunge weit nach hinten gezogen

liegt *vorn* im *oberen Retrosternalraum*, hinter und unter dem Angulus sterni, der rückgebildeten Thymusdrüse entsprechend und erstreckt sich 3 bis 4 cm lang bis zur Höhe des IV. Rippenknorpels. Oft findet sich nur ein papierdünnes, stark durchscheinendes Häutchen (Abb. 17). Bei alten *abgemagerten* Leuten kann sie recht groß sein (Abb. 18) und viel weiter hinab bis in die Nähe des Processus xiphoideus reichen. Natürlich ist sie bei geschlossenem, nicht entleertem Thorax durch die Lungen abgestützt. — Die andere „schwache Stelle" liegt *hinten* mehr im *Untergeschoß des Prävertebralraumes*, meist vor den V. bis VIII. Brustwirbelkörpern zwischen Oesophagus und Aorta descendens, welche Organe in diesem Bereich nur durch wenig lockeres Bindegewebe miteinander verbunden sind und in engeren Kontakt mit dem Recessus retrooesophageus der rechten Pleurahöhle (s. oben) gelangen. Unter Druck stehende Pleuraergüsse beider Seiten können sich hier vor der Wirbelsäule beinahe berühren, solche der rechten Pleurahöhle besonders leicht nach links hinüberschieben. Man beachte im übrigen einerseits die leichte Beweglichkeit des Oesophagus, andererseits die durch die Intercostalarterien bedingte, relativ feste Verbundenheit der Aorta thoracica descendens mit der Wirbelsäule.

Was die normale (und scheinbare) *Beweglichkeit* des Septum mediastinale betrifft, so ist noch zu sagen, daß die Röntgenologen die bei seitlicher (frontaler) Durchleuchtung sichtbare starke Variabilität der *Tiefe* des *Retrosternalraumes* in Abhängigkeit von der *Respiration* hervorheben. Im Inspirium habe er eine Tiefe von 3 cm und mehr, beim Exspirium „verschwinde" er fast vollständig. Wir dürfen überhaupt die topographisch-anatomische Fest-

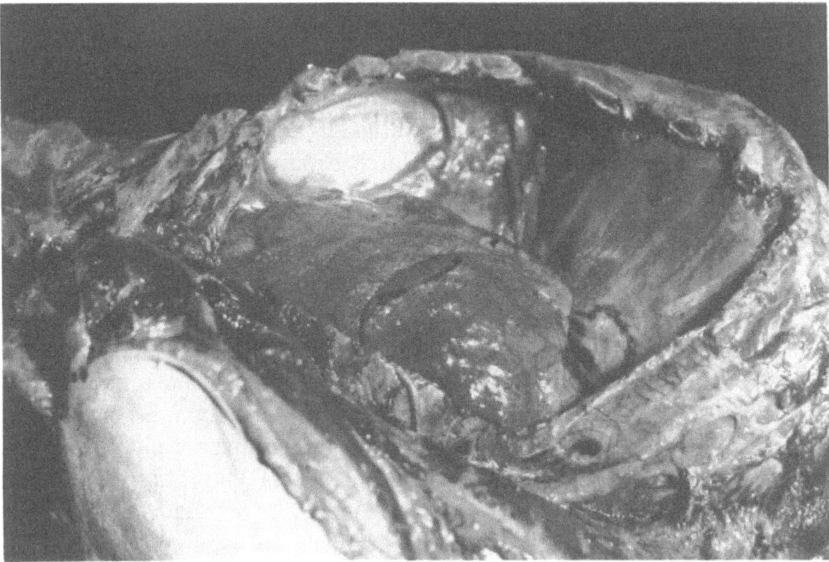

Abb. 18. Gefensterte rechte Thoraxseite einer 78jährigen Frau. Hals links, Rippenbogen und Zwerchfell rechts. Stark transparente, ungewöhnlich *große* vordere „*schwache Stelle*" des Septum mediastinale ant., durch in die linke Pleurahöhle gebrachte Lichtquelle sichtbar gemacht. Keine Kachexie, eher leichte Adipositas. (S. 627/56, 78jährig, ♀. Grundkrankheit: Lebercirrhose. Todesursache: Akute gelbe Leberdystrophie)

legung nicht zuweit treiben (Höhe der Bifurkation usw.), sondern müssen das Ausmaß der physiologischen Aktionen (Tiefe der In- und Exspiration, Größe der Schlagvolumina usw.) des lebenden Organismus im Auge behalten. Alle Werte pendeln mehr oder weniger um eine Mittellage. — Ein seitliches mediastinales nach rechts „*Schwingen*" um fast 1 bis 1,5 cm bei *tiefer* Inspiration, woran das Herz nicht teilnimmt, kann als normal gelten (BRÜCKNER, cit. nach STILLER 1959). — Über ausgesprochen pathologische Bewegungs- und Verlagerungs-Vorgänge (s. S. 456 und 462).

Durch die Feststellung der subserösen, insbesondere präperikardialen Lymphscheiden um die kleinsten Fettgewebsläppchen herum und die Durchflutung derselben mit Lymphe in den sie durchsetzenden dünnwandigen Kanalsystemen (s. S. 441) habe ich die Vorstellung hinzugewonnen, daß das lockere Gewebe mindestens großer Abschnitte des Septum mediastinale eine Art stützendes und zugleich *veränderliches* (!) *Fett- und „Wasser"-Polster* darstellt, um die beträchtlichen

Volumenschwankungen der großen Mediastinalorgane, insbesondere die weit ausholenden rhythmischen und auch Anpassungs-Schwankungen des Herzens aufzufangen.

An weiteren hiermit zusammenhängenden allgemeinen Eigenschaften ist auf die große *Resorptionsfähigkeit* hinzuweisen. Nach 12 Std. ist schon kein Abrodilschatten (25 ccm, 40%ige Lösung) mehr vorhanden (POLANO 1933). Sie ergibt sich aus dem geschilderten Lymphgefäßreichtum, den -Netzen und weitreichenden -Anastomosen. Sie ist größer als die der serösen Höhlen und beschränkt sich nicht nur auf Flüssigkeiten, sondern gilt auch für in das Mediastinum gelangte Gase, insbesondere Luft (Pneumomediastinum, s. S. 472). Doch hat diese sich im allgemeinen wahrscheinlich gut auswirkende Eigenschaft auch ihre ungünstige Seite. Es findet unter Umständen eine viel zu schnelle Toxin-Resorption, auch Weiterverbreitung der Infektion, z. B. bei akuter Mediastinitis statt. Unterstützend wirken der Unterdruck und die starke Saugwirkung, die auf die Venenwände des Mediastinum durch die Lungenatmungstätigkeit ausgeübt wird und die dem Blutrückfluß zum Herzen förderlich ist. Durch Eröffnung einer Pleurahöhle fällt die Saugwirkung fort.

In diesem Zusammenhang sind die Kampmeierschen *Herde* und ihre Lymphgefäßplexus (s. S. 445 ff.) zu erwähnen. Schon KAMPMEIER (1928) selbst hat die Vermutung geäußert, daß sie, abgesehen von der Fettzellbildung und sonstigen mesenchymal-mesodermalen Potenzen, „irgendwie" an der Resorption der Pleurahöhlenflüssigkeit beteiligt seien. Aus dem Nachweis mehrerer Klappenpaare der Lymphgefäße auf der kurzen Strecke zwischen Pleura und kleinen noch subpleuralen, mediastinalen Lymphknoten schloß er, daß der Lymphstrom von der Pleuraoberfläche her *mediastinalwärts* fließt. Das am meisten peripherisch gelegene Klappenpaar befindet sich im Plexus selbst. MIXTER (1941) bestätigte die Annahme und zugleich den Resorptionsmechanismus, indem er experimentell eindeutig nachwies, daß in die Pleurahöhle injizierte kolloidale Farbstoffe und Partikelchen wie Trypanblau und chinesische Tusche von den Zellen der „Makrophagenherde" aufgenommen werden.

COORAY (1949) betrachtet sie geradezu als einen Teil des reticulo-endothelialen Systems. Wegen der strukturellen Abweichungen (Verdickungen) des Mesothels über den Herden und deren vermutlich größerer Haftfähigkeit dienten sie als „Ausgangswege" für den Pleurahöhleninhalt. Die Bewegung der in die Pleurahöhle eingebrachten Stoffteilchen auf die Kampmeierschen Herde zu werde durch die Zwerchfell-Kontraktionen und die „anatomischen Gegebenheiten des Mediastinum" veranlaßt. Ihre Absorption werde stark verzögert, wenn das Zwerchfell durch Phrenicus-Zerreißung, künstlichen Pneumothorax oder Pneumoperitoneum ruhiggestellt ist. Der Abtransport von Partikelchen durch die Pleura mediastinalis *in* das Mediastinum wird nach COORAYS tierexperimentellen Untersuchungen in den ersten Stadien durch den Atmungsmechanismus, in späteren durch die Phagocytose der Kampmeierschen Herdzellen bewirkt. Aber auch ein umgekehrter Resorptionsweg ist experimentell interessant zu verfolgen. Spritzt man nach COORAY die Partikelchen nicht in die Pleurahöhle, sondern in das *mediastinale Gewebe*, so sieht man eine „zentrifugale" Ausbreitung der Partikelchen in seinen Gewebsspalten mit der Tendenz einer *Strömung* zur Pleura hin („pleural drift"). Die Teilchen werden in der subpleuralen Schicht wiederum von den Phagocyten der Kampmeierschen Herde aufgenommen, und es gelingt nur wenigen, in die Pleurahöhle zu gelangen. Sie werden also größtenteils von den Makrophagen abgefangen, einige gelangen mit diesen in die Pleurahöhle.

Innerhalb des Mediastinum zeigt sich eine *caudal* gerichtete Ausbreitung des injizierten Materials in das *perioesophageale* Gewebe. Die Partikel werden in den retrokardialen und oesophago-aortalen Bezirken aufgehalten. — CoORAY erhielt *keinen* Beweis dafür, daß in das Mediastinum eingeführte leblose Stoffteilchen (ebenso wie übrigens Bakterien auch, s. Mediastinitis, S. 493) Eingang ins *Lungengewebe* finden.

Auch das reiche Geflecht der *vagischen* (parasympathischen) und *sympathischen* Nervenfasern ist mit einer funktionellen Hypothek belastet. Es können durch mechanische Insultierung (Operationen) tödliche *Reflexe* ausgelöst werden.

Man hat auch von einer „*Funktion*" des Mediastinum gesprochen und ihm drei „Haupt"-Funktionen zugeteilt, die etwa folgende Formulierungen gefunden haben:

1. „Scheidewand zwischen beiden Lungen zu sein", „die Unabhängigkeit der einen von der anderen Lunge zu wahren", auch zu „verhindern, daß ein Pleuraexsudat (Empyem) nicht auf die andere Seite fließt". Das sind keine „Funktionen", sondern einfache Folgen der Existenz und des (Stand-)Ortes.

2. „Sammelstelle für die Lymphbahnen zu sein". Es wird von der Funktion des Mediastinum „als Lymphraum" gesprochen. Als einen Lymphraum kann man aber das Mediastinum nicht bezeichnen.

3. Seine Funktion bestehe darin, „Raum für Herz und Gefäße, Trachea, Thymus, Nerven zu sein", „eine Bahn freizuhalten, die von den lebenswichtigen Strömungen benutzt werden muß". „Die Organisation" habe „in diesen Sammelraum alles gelegt, was nicht Lunge ist und doch im Thorax Unterkommen finden mußte" (G. v. BERGMANN 1928). Man kann es auch einfach ausdrücken: Es hat die Funktion, da zu sein. Der Funktionsbegriff möge für die ausgesprochen (physikalisch oder chemisch) tätigen Organe vorbehalten bleiben, in denen Aktion, ständige Veränderung ist. Der mathematische Funktionsbegriff scheidet wohl aus; seine Anwendung wäre nicht adäquat. Dem Septum mediastinale eine besondere, echte Funktion zuzuschreiben, halte ich für überspitzt.

C. Sektionstechnisches

Um die Auswirkungen dieser Eigenschaften und vor allem alles Topographische gut zur Darstellung zu bringen, empfiehlt es sich, den Thorax zunächst nicht in der üblichen Weise zu öffnen, sondern durch Fortnahme großer Rippenteile einseitig oder doppelseitig zu *fenstern* (vgl. Abb. 12, 17 u. 18). Schlüsselbeine, Brustbein, Rippenbögen müssen also stehen bleiben. Es folgt die Dislokation, sodann die Herausnahme der Lunge. In besonderen Fällen leistet die vorausgehende Formolinjektion des Thorax, am besten von der Vena cava inferior (Bauchhöhle) aus, nach Abbindung der Hals-, Axillar- und großen Bauchgefäße, gute Dienste.

Besteht der Verdacht auf ein *Pneumo-Mediastinum* (*Mediastinal-Emphysem*), welcher bei Neugeborenen und Säuglingen sehr oft gegeben ist (s. S. 472), so ist folgendermaßen zu verfahren:

1. Unterbindung der Trachea,

2. übliche Pneumothoraxprobe, wobei das Kind am besten ganz unter Wasser getaucht wird,

3. Fensterung und genaue Inspektion des Septum mediastinale, seitliches Einstechen in dasselbe an verschiedenen Stellen unter Wasser,

4. Ablösen des Brustbeins wie üblich unter Wasser. Beachtung ausperlender Luft,

5. (Eröffnung des Herzbeutels unter Wasser, falls Untersuchung auf Pneumoperikard).

29*

D. Entwicklung – Mißbildungen – Inkonstante Bildungen – Beziehung zu Zwerchfell-Lücken und -Hernien sowie Rhachischisis thoracalis anterior

Es genügt darauf hinzuweisen, daß schon in einem sehr *frühen* embryonalen Stadium die gesamte Leibeshöhle paarig angelegt ist. Die beiden Leibeshöhlen, linke und rechte, sind fast der ganzen Ausdehnung nach durch eine *primitive*, von den „Splanchnopleurae" gebildete sagittale *Scheidewand*, das „ventrale und dorsale Darmgekröse", voneinander getrennt. Dies wird bekanntlich in der späteren Entwicklung nur in dem durch die („horizontale") Querteilung infolge Zwerchfellverschlusses abgeteilten Brustkorbe beibehalten. Auch das Mesocardium dorsale bildet sich teilweise zurück. Das Septum mediastinale ist also noch teilweise, insbesondere hinten und mitten, identisch mit der ursprünglichen Trennwand.

Daß bei groben *Miß-* (Hemmungs-)bildungen der *äußeren Körperform*, z. B. bei „*Fissura*" oder Agenesia, falls es sie gibt, *sterni* mit oder ohne Ektopia cordis, sodann bei *Rhachischisis* thoracalis *anterior* (Klaffung der Wirbelkörper) und bei großen, in der Sagittalebene gelegenen *Zwerchfellücken* auch das Septum mediastinale zum mindesten insofern partiell aplastisch oder fehlerhaft gebildet ist, als es vorn, hinten oder unten nicht oder nicht überall angeheftet ist, liegt auf der Hand.

Vordere Mißbildungen

Der *retrosternale*, insbesondere präperikardiale Teil des Septum mediastinale kann ganz oder teilweise *fehlen*, so daß beide *Pleurahöhlen* vor dem Herzen und den großen Gefäßen breit *kommunizieren*. Es fehlt also auch jede mittelbare Anheftung dieser Organe am Sternum. Je nach dem Ausmaß wird man also von einem totalen *Fehlen* (*Agenesie*, Aplasie) oder einer Mediastinal-,,*Lücke*" sprechen. Die Mißbildung ist sehr selten. Kupfer (1920) richtete bei 6000 Sektionen sein Augenmerk besonders auf sie, fand sie aber nie. Sie kann *allein* vorhanden sein, wie durch die Fälle von Lewis und Potts (1951, 4 Monate alter Knabe) und Gross und Lewis (1945, 4jähriges Kind) belegt wird. Den letzten Autoren war es gelungen, das Perikard am Periost des Sternum erfolgreich anzuheften. Was etwas häufiger zu sein scheint, ist das Zusammentreffen mit einer Zwerchfell-Lücke. Jedoch braucht hierbei keinesfalls stets eine enge räumliche Beziehung zwischen den beiden Anomalien zu bestehen.

Bednar (1852) schildert ein im unteren Abschnitt *unvollständiges Vorderes Mediastinum* mit Zwerchfellücke und Durchtritt (Prolaps) von 10 cm Ileum, Coecum, 4 cm Colon ascendens und Mesenterium commune bei einem 26 Tage alten männlichen Säugling (Obduktionsfall).

K. Fromme (1936) berichtete von einem 4jährigen Mädchen, das wegen linksseitiger Zwerchfell-,,Hernie" (in Wirklichkeit -Lücke mit Prolaps!) thorakotomiert wurde. Ein normales Mediastinum war *nicht* zu sehen. Das Herz lag mehr nach der rechten, dem Blick von links her frei zugänglichen, Pleurahöhle und nach hinten. Der Nervus *phrenicus* zog ein Stück *frei* durch die *Pleurahöhle* und erreichte das Zwerchfell ungefähr an seiner normalen Eintrittsstelle. In der *Pars costalis des Zwerchfells* fand sich eine 5 bis 7 cm große, dreieckige *Lücke*, die mit der Basis an die Brustwand, mit der Spitze bis an das Zentrum tendineum reichte. In ihr und in der linken Pleurahöhle Dünndarmschlingen, Teile des Colon mit Coecum und Wurmfortsatz sowie Milz und Pankreas.

OCHSNER, DE BAKEY und MURRAY (1939): 4 Monate alter Säugling mit *völligem Fehlen einer retrosternalen Anheftung der Mediastinalorgane.* Breite Kommunizierung beider Pleurahöhlen. Außerdem große Zwerchfellücke von 6×3 cm, links seitlich gelegen, *ohne* Beziehung zur großen Mediastinallücke.

Eine hierher gehörige Beobachtung einer geradezu *riesengroßen* linksseitigen „parasternalen" (sterno-costalen), genau im linken Trigonum sterno-costale des

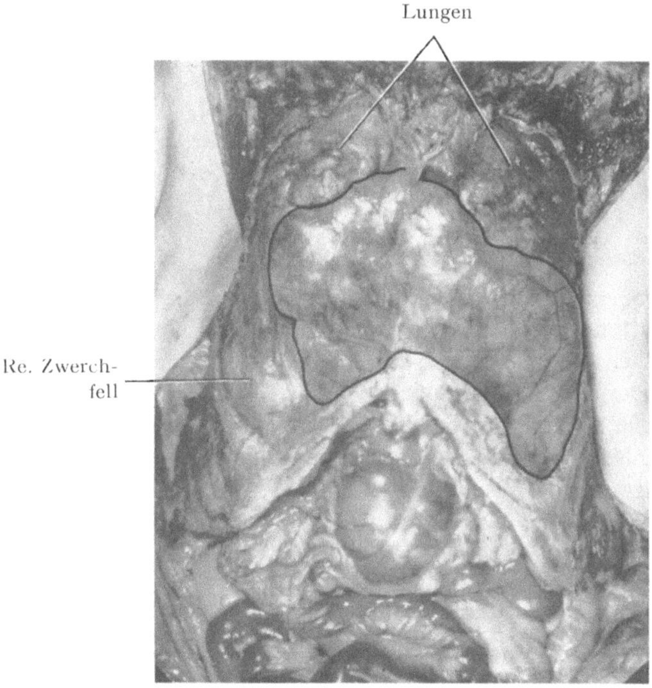

Abb. 19. Große vordere *Mediastinallücke* mit riesengroßer linker „parasternaler" (sterno-costaler) echter *Zwerchfellhernie.* Sternum entfernt. Bruchsack geschlossen. Hernie konturiert. Inhalt: Colon transv., ascend., Omentum maj. Herz durch Hernie verdeckt. Keine vordere Anheftung des Mediastinum unterhalb der 3. Rippe. (S. 11/56, 67jährig, ♀. Todesursache: Akute gelbe Leberdystrophie)

Zwerchfells (Larrey'sche Spalte) gelegenen, echten *Zwerchfellhernie* konnte ich bei der Sektion einer 67jährigen Frau machen: Der Bruchsack (Abb. 19) lag *im* Vorderen Mediastinum, hatte infolge seiner ungewöhnlichen Größe das *Septum* mediastinale stark ausgeweitet, war somit (außen) von spiegelnd glatter Pleura mediastinalis überzogen und füllte — in der Medianlinie bis zur 3. Rippe hinaufreichend — beide Pleurahöhlen größtenteils aus, so daß sich Pleura mediastinalis, costalis und diaphragmatica ausgedehnt flächenhaft berührten. Die Bruchpforte war rundlich und hatte einen Durchmesser von etwa 5 cm. Im Gegensatz zu der sehr dünnen vorderen, spiegelnd glatten Bruchsackwand wies die hintere, mit dem Mediastinum, also auch dem Pericard, fest verbundene Wand breitflächige Verwachsungen mit dem Bruchsackinhalt auf. Es *fehlte* jede *vordere* Anheftung des Herzbeutels oder der Mittelfelle (Pleurae mediastinales) bis zum Manubrium sterni hinauf: „*vordere Mediastinallücke*". Der ganze Retrosternalraum, der besonders nach Reponierung der Hernie an der Leiche wie eine einzige große Pleurahöhle aussah, war mit dem ganzen Colon transversum, einem Teil des Colon ascendens und Großem Netz ausgefüllt. Die Lungen waren maximal nach oben, Herz und Herzbeutel nach links und etwas nach hinten, das Sternum nach vorn gedrängt. (Veröffentlicht durch H. MAUS 1956/57).

Daß bei der angeborenen Kommunikation zwischen Bauch- und Herzbeutelhöhle, den sog. „Pericardiaco-phrenischen Lücken", die ziemlich groß sein können und meist ziemlich weit vorn liegen, auch die dünne Gewebslamelle des Untergeschosses des Mittleren Mediastinum fehlt, sei nur nebenbei bemerkt. ASCHOFF (1896), KEITH (1910), SIEVERS (1928), TAILLENS (1934), HOFMANN (1938), CASEY und HIDDEN (1944), MCCRORY und BUNCH (1947), WILSON, RUMEL und ROSS (1947), WINTER (1956) haben solche Fälle mitgeteilt.

Ob beim „zu breiten" Sternum auch das Vordere Mediastinum entsprechend weiträumig ist, ist nicht bekannt.

Hintere Mißbildungen

Hier sind offenbar *keine* isolierten angeborenen Lücken (auch keine traumatischen Fenster, die mit ihnen verwechselt werden könnten), welche eine Verbindung zwischen dem linken und rechten Pleuraraum herstellen, beschrieben. Jedoch kann der hintere Abschnitt des Septum mediastinale in sagittaler Richtung *vergrößert* sein, so daß seine Organe, Oesophagus und Aorta descendens, infolge zu schlaffer Anheftung eine zu große Beweglichkeit oder, wie man auch sagt, ein „freies, langes dorsales Mesenterium", also z. B. ein *Mega-Mesooesophageum* besitzen. Es entstehen so beiderseits para- und retrooesophageale, längliche Pleura-Blindsäcke, abnorme „*Pleura-Nischen*" oder -„Nebensäcke" des Hinteren Mediastinum, die zum Teil auch mit einem gleichzeitig beobachteten Fehlen der Vena azygos in Zusammenhang gebracht wurden (M. ANCEL 1903). Ob ein solches partielles *Mega-Mediastinum posterius* jedoch angeboren ist oder auf Grund konstitutioneller Faktoren oder abnormer Zugspannung allein erworben wurde, muß von Fall zu Fall abgeschätzt werden. Ich beobachtete in dieser Region bei einem 46 cm langen, weiblichen Frühgeborenen (s. S. 709/55) eine „echte" angeborene *Mediastinalhernie* mit der Milz als Inhalt, die von links her in die rechte Pleurahöhle hineinragte (bei totaler Agenesie der linken Zwerchfellhälfte). Eine ähnliche Beobachtung dieser Art findet sich bei G. B. GRUBER (1927).

Beim „*zu kurzen Oesophagus*" ("short oesophagus", SWEET 1952) und zu weiten Hiatus oesophageus liegt ein Teil des dystopisch entwickelten Magens *im* Hinteren Mediastinum (Ventriculus mediastinalis, keine „Hernie"!).

Ferner muß auf zwei Mißbildungen hingewiesen werden, die als „Sinus infracardiacus" und „Bursa infracardiaca" bezeichnet werden, beide im Untergeschoß des Hinteren Mediastinum. Der *Sinus infracardiacus* (subpericardiacus) ist nach P. SCHNEIDER (1912) in seltenen Fällen eine verschieden groß ausgebildete Nische der rechten Pleurahöhle, die sich, oben vom Perikard und unten vom Zwerchfell begrenzt, zwischen der Vena cava inferior und dem Oesophagus über die Mittellinie gegen die linke Pleura zu ausdehnt und eventuell die ganze (dystopische) rechte Lunge enthalten kann (PORREGAUX und MORESTIN 1894, Fall eines 2 Monate alten Säuglings). Die *Bursa infracardiaca* ist eine geschlossene, platte Höhle rechts neben dem unteren Oesophagus, die nach FAVARO (1909 und 1910) beim Menschen in 60% nachweisbar ist. Nach BROMAN (1904) stellt sie einen Coelom-Recessus dar, der sich während der entwicklungsgeschichtlichen Vorgänge beim Zwerchfellverschluß von der Bursa omentalis abschnürte.

Neuerdings hat ihr VIIKARI (1950) eine ausführliche Studie auf der Grundlage eines Materials von 93 menschlichen und 11 tierischen Embryonen sowie 74 Schnittserien dieser Gegend bei Menschen im Alter von 1 Tag bis zu 67 Jahren gewidmet. Nach ihm entsteht die *Bursa infracardiaca* in der 5. Embryonalwoche als eine Ausbuchtung der medialen Leibeshöhlenwand.

Diese Bursa infracardiaca dehnt sich als Recessus pneumato-entericus zwischen dem Vorderdarm und der rechten Lungenanlage cranialwärts aus und wird als *sagittale Spalte* im lockeren *mediastinalen Bindegewebe* sichtbar. (Eine auf der linken Seite in gleicher Weise entstandene Ausbuchtung bildet sich bald wieder zurück.) Bei dem gegen Ende der 7. Embryonalwoche erfolgenden Zwerchfellschluß wird der Recessus als „Bursa infracardiaca" von der Bauchhöhle abgeschnürt. Nach VIIKARI liegt sie dicht über dem Zwerchfell vorn seitlich neben dem Oesophagus, s. Abb. 33a u. b in Kap. L (Cystenbildungen!) S. 508. Bei Embryonen soll sie in 82%, postembryonal noch in 47% vorhanden sein. Wahrscheinlich hielte das zarte Epithel der mechanischen Irritation durch die Zwerchfellbewegungen nicht stand und ginge zugrunde. Danach erfolge die Obliteration der Bursa. Im 3. Embryonalmonat besitzt sie die relativ größte Ausdehnung. Beim Erwachsenen besteht sie aus einer inneren, festeren, kollagen-elastischen Bindegewebswand, die mit einer flachen „Endothel"-ähnlichen Schicht (also Mesothel!) ausgekleidet ist und einer äußeren, lockeren gefäßreichen Zellgewebsschicht. Die größte gefundene absolute Ausdehnung betrug bei einem 67jährigen Mann in der Länge 16 mm, in sagittaler Richtung 6 mm. Bei Tieren wird sie als „dritte Pleurahöhle" bezeichnet.

Die Fälle, in denen das Hintere Mediastinum dadurch verbildet ist, daß die Brustwirbel*körper* in sagittaler Richtung durch ausbleibende Vereinigung der Sklerotome der beiderseitigen Urwirbelhälften (im Bereich einer zweiteiligen? Chorda) ihre ursprünglich bilateral-symmetrische Anlage beibehielten (*Halb-wirbelbildung*), sind, wie es scheint, sämtlich mit Zwerchfell-Lücken und Bauch-eingeweide-Prolapsen oder echten Zwerchfellhernien kombiniert. Dies auch dann, wenn nur die oberen Brustwirbelkörper die geteilte Form beibehalten (Fall von CRUVEILHIER 1928). Drei Beispiele mögen genügen:

SVITZER (1839): 22 cm lange Frucht mit *Rhachischisis* thoracalis *anterior* bis zum IX. Brustwirbel (bei totaler Cranio-Rhachischisis post.) mit für Zeigefinger durchgängigem *Loch* hinter dem Hiatus oesophageus diaphragmatis, durch welches unter Peritonealausstül-pung Jejunum, Ileum, Colon ascendens und transversum nebst Gekröse nicht nur zum *Hinteren Mediastinum* in Beziehung traten, sondern hinauf bis zur Area medullo-vasculosa des Nackengebietes, die hier einen cystischen Sack bildete, gelangten.

C. E. LEVY (1845): 34 cm langes weibliches Totgeborenes mit „vollständiger *vorderer* und hinterer Wirbelspalte (partieller Meningo-Myelocele, Anencephalie, Hasenscharte, Gaumen-spalte, Aplasie der Nebennieren) und großem, bis zum Nacken hinauf reichendem Darmbruch in der Rückgratshöhle", „Hernia diaphragmatica et spinalis".

E. RINDFLEISCH (1860): Fetus, bei welchem Magen und größter Teil des Dünndarmes durch den erweiterten Hiatus oesophageus ins Hintere Mediastinum verlagert waren. —

Auch v. MEYENBURG (1929) erklärt für die sog. „transdiaphragmatische Peritoneal-Ausbuchtung" (= „umschriebene Relaxatio"?), bei der die Bauch-eingeweide *bruchartig* in das *Hintere Mediastinum* durchtreten, daß sie nur „als Teilerscheinung einer sehr komplizierten Mißbildung zu verstehen sei, zu der

„immer schwere Mißgestaltungen der Wirbelsäule" (Rhachischisis ant.) gehören. (M. BUDDE 1912, G. B. GRUBER 1923 und 1927.)

Durch andersartige Wirbelkörper-Verunstaltungen wie Blockwirbel, Flachwirbel, Schmetterlingswirbel, dorsal und ventral liegende Halbwirbel, auch Keilwirbel bei Adolescentenkyphose (vgl. S. 448 und 452) ist das Septum mediastinale höchstens verkürzt oder entsprechend unregelmäßig angeheftet.

Mißbildungen des Mittleren Mediastinum, die nur das (mediastinale) Grundgewebe betreffen, sind unbekannt. Doch ist hervorzuheben, daß wir uns hier, besonders an der Herzbasis, in einem entwicklungsgeschichtlich hoch bedeutsamen Gebiet befinden, in dem bekanntlich so viele Verlagerungen, Drehungen und Rückbildungen, letztere sogar noch nach der Geburt (Ductus Botalli) stattfinden, daß mir gerade diese Örtlichkeit ein bevorzugter Boden für feinere *Gewebs*mißbildungen im Sinne von Hamartien und Choristien (ausgeschalteten Zellkomplexen) zu sein scheint, eine Meinung, die ich im Hinblick auf gewisse im Mittleren Mediastinum lokalisierte Tumorbildungen gewonnen habe (vgl. später).

E. Erworbene Lageveränderungen

Hier handelt es sich um mehr oder weniger stabile, insbesondere von der momentanen Respirationsphase *un*abhängige Ortsveränderungen, *Verlagerungen* des gesamten oder eines Teils des Septum mediastinale. Sie können nach der Seite und nach oben zu erfolgen, selten und nur in geringem Maße nach unten. Teilverlagerungen pflegen sich besonders an den früher erwähnten „schwachen Stellen" (s. S. 448 ff.) zu vollziehen. Es finden sich die röntgenologisch gut sichtbaren Zustände einer „hernienartigen Vortreibung" medialer Teile einer *Lunge* gegen die andere Seite, „*Überlappung* des *Mediastinum*" genannt, und bei Pneumothorax die mediale Ausweitung und Vortreibung einer *Pleurahöhle* nach der anderen Seite, „*Überblähung* des *Mediastinum*", beide Vorgänge auch *fälschlicherweise* „*Mediastinal-Hernie*" genannt. Es handelt sich vielmehr um seitliche Ausbuchtungen des Septum mediastinale. Sie sind im *Vorderen* Mediastinum, und zwar Ober- und Mittelgeschoß (fälschlicherweise retrosternales „Fenster" genannt) viel häufiger. Eine Seitenbevorzugung ist hier allgemein nicht erkennbar. Nur EICHLER (1948) fand die Ausbuchtung von rechts nach links häufiger. — Die Überblähung des *Hinteren* Mediastinum („schwache Stelle" im *Unter*geschoß) erfolgt ganz sicher weit häufiger von rechts nach links als umgekehrt, was mit der Existenz des von rechts her zugänglichen Recessus retrooesophageus pleurae (s. S. 438) zusammenhängt. Dringt in diesen z. B. unter Druck stehende Luft ein, so kann sie, Fehlen von Verschwartungen vorausgesetzt, von dieser Stelle aus leicht größere Abschnitte des Sinus vertebro-mediastinalis der rechten Pleurahöhle weit zwischen Oesophagus und Aorta vortreiben, das Septum mediastinale nach links verdrängen, während sich bei linksseitigem Überdruck die beiden Hohlorgane durch die anatomischen Gegebenheiten „gleichsam dachziegelartig" aneinander legen und dadurch eher einen festen Widerhalt geben. —

Den seltenen Fall einer hühnereigroßen linkskonvexen Überblähung („Mediastinalhernie") im *Ober*geschoß des Hinteren Mediastinum, die ohne stärkere Störung von Kreislauf und

Atmung im Verlaufe einer Pneumothorax-Behandlung bei einer 23jährigen Patientin entstanden war, erwähnt Fickel (1951). Salmenkallio und Pätiälä (1954) konnten innerhalb einer großen Spezialstudie von 33 Fällen zur Lokalisation usw. der sog. „Mediastinalhernie" bei künstlichem Pneumothorax auch nur *eine* ähnliche Beobachtung machen und legten sich die Frage vor, ob es, wie Barsony und Wald (1936) meinen, gerechtfertigt ist, auch von einer *oberen* „schwachen Stelle" des *Hinteren* Mediastinum zu sprechen.

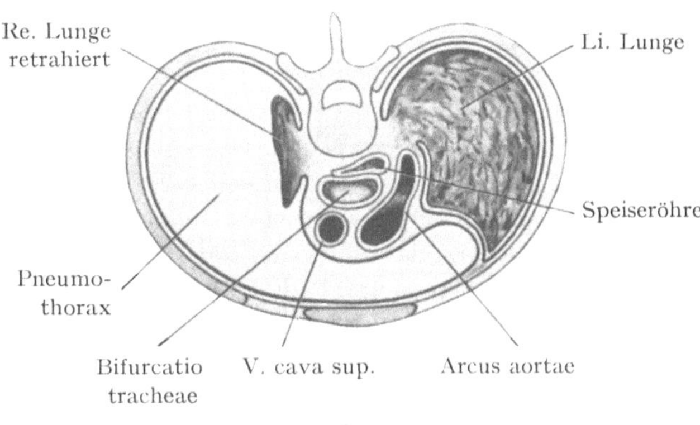

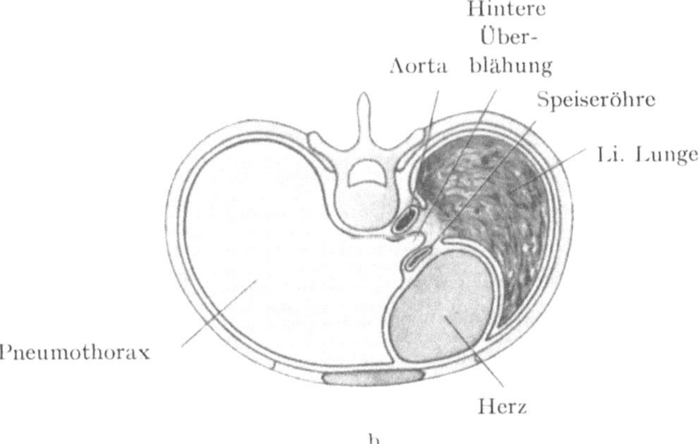

Abb. 20a u. b. a Schematischer Horizontalschnitt durch den Brustkorb in der Höhe des IV. Brustwirbels bei *vorderer Überblähung* des *Mediastinum* nach links durch Pneumothorax rechts.
b Schematischer Horizontalschnitt durch den Brustkorb in Höhe des VIII. Br.-W. bei *hinterer Überblähung* des *Mediastinum* nach links durch Pneumothorax rechts. (Nach A. Brunner: Handbuch der Inneren Medizin, Bd. IV/4, 4. Auflage, S. 14, Abb. 16a u. b. Springer 1956)

Die beiden gewöhnlichen Erscheinungsformen werden durch die A. Brunnerschen Schemata (Abb. 20a u. b) am besten veranschaulicht.

Bei einer vorhandenen Mediastinallücke (s. S. 452) können natürlich Lungenteile direkt in die andere Pleurahöhle verlagert werden. Auch das ist keine „Hernie", da ein Bruchsack fehlt, gar nicht vorhanden sein kann. Man spreche also einfach von Verlagerung, Lungenprolaps, transmediastinaler Pulmocele oder ähnlichem.

Wenn man vom *einseitigen* angeborenen *Lungenmangel*, bei dem verständlicherweise die stärksten „Deviationen" vorkommen, absieht, sind die *Ursachen* der Verlagerungen allgemein folgende:

I. Druck

1. Positiver Druck

Druckerhöhung in einer Brustkorbhälfte ergibt Mediastinal-*Verdrängung* (röntgenologischerseits fälschlicherweise Pulsions- oder Verdrängungs-„Hernie" genannt) nach der anderen Seite: durch *Pneumothorax*[1], besonders Spannungs-(Ventil-)-Pneumothorax, *Pleuraergüsse* der verschiedensten Art, große *Lungentumoren*, falls die Lunge verschieblich bleibt, keine breiten Skelet-Fixationen hinderlich sind oder gegenteilig wirken (s. unten bei 2), Lungen-*Echinococcus*, vielleicht vorübergehend lobäre Pneumonie, was von der Nachgiebigkeit, Altersatrophie (s. S. 447 ff.) des Septumgewebes abhängt. Die moderne Pädiatrie sieht sich veranlaßt, die Verdrängung des Mediastinum durch den *spontanen* Pneumothorax — entstanden aus rupturiertem Lungengewebe bei alveolärem, bullösem und interstitiellem Emphysem — besonders wichtig zu nehmen. E. L. POTTER (1953) weist darauf hin, daß bei der Differentialdiagnose anläßlich jeder *Neugeborenen- oder Säuglings-Dyspnoe* immer auch an die geradezu enormen seitlichen Verdrängungskräfte zu denken sei, deren ein Pneumothorax fähig ist. Herz und Lunge könnten fast ganz in die andere Thoraxhälfte zu liegen kommen (sehr instruktive Röntgenaufnahmen und pathologisch-anatomische Situsbilder bei E. L. POTTER). Für die diagnostische Bestätigung kommen Druckmessungen in beiden Pleurahöhlen sowie Kontrastmitteleinspritzung in Betracht.

Daß auch große angeborene, mit Eiter prall gefüllte, sackförmige *Bronchiektasen* oder Cysten nur *eines* Lungenlappens zu stärkster *Mediastinal-Verdrängung* führen können, zeigte mir der Fall eines 13 Tage alten reifen männlichen Neugeborenen, das gleich nach der normalen Geburt eine erschwerte und beschleunigte Atmung, am 10. Tage auch schwere Cyanose zeigte.

Die Röntgenaufnahme zeigt „lediglich einen lufthaltigen unteren Abschnitt des rechten Lungenunterlappens; alle übrigen Lungenteile sind vollkommen verschattet mit Ausnahme einer leichten Aufhellung im linken Oberfeld". Ferner besteht ein abnorm tiefer Zwerchfellstand besonders links. Röntgendiagnose: „Weitgehende Atelektase von rechtem Ober- und Mittel- sowie linkem Ober- und Unterlappen" (vgl. Abb. 21). Man dachte an einen eventuell aspirierten Fremdkörper der großen Luftwege als Ursache. *Tod* alsbald durch Atemlähmung. *Sektion:* Zwerchfellstand links VI!, rechts V. Intercostalraum. *Septum mediastinale bogenförmig* ausladend nach *rechts verlagert.* Herz (24 g) in die *rechte* Thoraxhälfte verdrängt. Rechte Lunge stark in ihre paravertebrale und laterocostale Pleurahöhlenregion gepreßt, größtenteils luftleer. Die *linke* Lunge füllt ihre linke Pleurahöhle nicht nur prall aus, sondern schiebt sich mit medialen Anteilen, die dem enorm vergrößerten *Unterlappen*(!) angehören — der linke Oberlappen ist gleichfalls hoch nach oben in den eigenen Kuppelraum gedrängt und komprimiert — vor und mit dem Herzen in die rechte Thoraxhälfte hinüber. Der linke Unterlappen ist über *enteneigroß,* fluktuiert und enthält neben zahlreichen kleinen cystoiden und wabigen Bronchiektasen zwei *pflaumengroße,* von Cylinderzellen ausgekleidete *Bronchiektasehöhlen,* die mit unter Druck stehendem rahmigem Leukocyteneiter (kulturell reichlich anaerob wachsende, vergrünende Streptokokken) ausgefüllt sind und mit dem übrigen Bronchialsystem nicht nachweislich kommunizieren.

---

[1] Klinisch-symptomatologische und röntgenologische Studie über „Das Mediastinum bei künstlichem Pneumothorax" s. HAGER und LANGEBECKMANN (1932).

A. BRUNNER (1955) teilt mit, bei Kleinkindern „große Luftansammlungen in einer Thoraxhälfte mit erheblicher *Verdrängung* des Mittelfelles" gesehen zu haben, die fälschlicherweise als Spannungspneumothorax diagnostiziert wurden. Es habe sich jedoch bei der Operation gezeigt, daß es sich um echte und falsche *Lungencysten* handelte, deren rasche Vergrößerung sich durch bronchialen Ventilverschluß erklärt. Die Pseudocysten seien wahrscheinlich Folgen vorausgegangener abscedierender Pneumonien oder anderweitigen Zerfalls. Ich möchte nach der obigen Erfahrung vermuten, daß ebenfalls angeborene bronchiektatische Lungencysten zugrunde lagen, deren Wand sekundär entzündlich zerstört wurde.

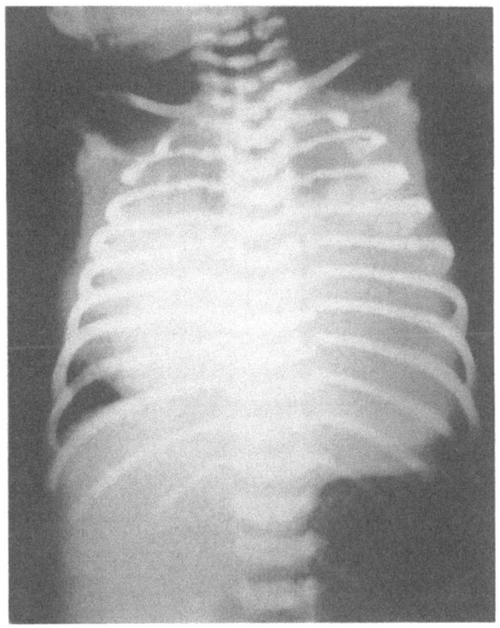

Abb. 21. Stärkste *Verdrängung* des *Septum mediastinale* nebst Herz nach rechts durch bis enteneigroße eitrige *Bronchiektasensäcke* des Unterlappens der linken Lunge. Sektionsbefund s. Text! (S. 680/54, 13 Tage alt, ♂, 54 cm, 3750 g). Rö.-Aufn.: Rö.-Abtlg. Städt. Krankenhaus Berlin-Spandau, Chefarzt Dr. STEFFENS

Natürlich kann auch eine Druckerhöhung auf *beiden* Seiten durch Pleuraergüsse oder starke doppelseitige Lungenaufblähung (z. B. infolge Ventilstenose bei Trachealgeschwülsten!) eine beiderseitige Zusammenpressung des Septum mediastinale (ohne „Verlagerung") bedingen. Sie wirkt sich hauptsächlich auf die großen Venen aus. Die weniger wichtigen Verdrängungen nach *oben* pflegen in analoger Weise durch starke Druckerhöhung im *Bauch*raum (Ascites, Pneumaskos, Tumoren) oder Bruchinhalte bei Zwerchfellhernien bedingt zu sein.

2. Negativer Druck

Einseitige Druck*erniedrigung* ergibt Sog, *Ansaugung* (röntgenologisch fälschlicherweise Aspirations-,,Hernie" genannt): durch Resorptions-Atelektase bei

Bronchusverschluß und massivem Kollaps der Lungen, wie er akut bei operativen Eingriffen oder Unfallverletzungen entstehen kann. BRUNNER (1946) hat der praktischen Bedeutung dieser *Septum-Verlagerungen* eine eigene Studie gewidmet. Pathologisch-anatomisch findet sich Zwerchfellhochstand der kranken Seite und bei längerem Bestehen Verkleinerung (Verschmälerung) der Intercostalräume.

Im übrigen kommt es nicht auf die absoluten Drucke (gegenüber dem Außendruck) an, sondern auf die Druck*differenz* der beiden Brusthöhlen.

II. Zug, Verziehung

Zug, Verziehung (röntgenologisch fälschlicherweise Traktions-„Hernie" genannt): Durch *Narbengewebs*-Schrumpfung bei adhäsiver *Pleuraschwarte* ohne

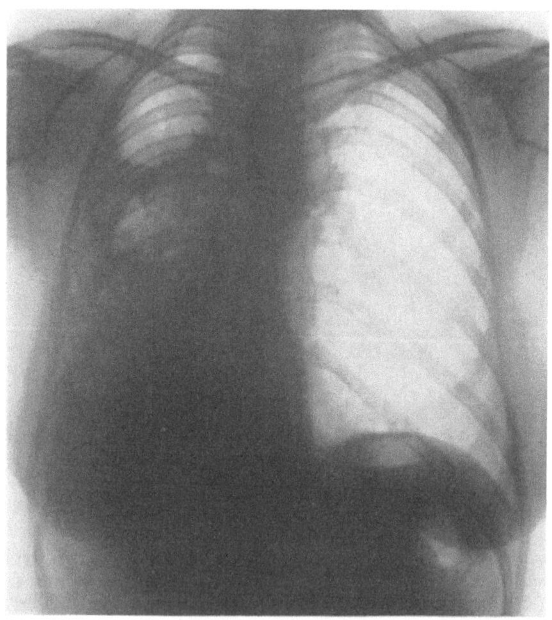

Abb. 22. Hochgradige *Verziehung* des *Mediastinum* nebst Herz nach rechts („sekundäre Dextrokardie") durch schrumpfende kavernöse Lungentuberkulose rechts. Sektionsbefund s. Text! (S. 13/55, 34jährig, ♀). Aufn. der II. Inn. Abteilg. Städt. Krankenhaus Berlin-Spandau, Chefarzt Dr. E. THOMA

oder mit Lungencirrhose verschiedener Pathogenese. Die Folgen der Verziehung erweisen sich gewöhnlich als besonders schwer, wenn die Zugkräfte in der rechten Vorhofsgegend ansetzen. Das möge die Röntgenaufnahme, Abb. 22, einer 34jährigen Frau (S. 13/55 Pathologisches Institut Berlin-Spandau) veranschaulichen.

Das Bild stellt *keine*, wie man annehmen könnte, „primäre Dextrokardie" dar — denn eine vor $1^3/_4$ Jahren angefertigte Aufnahme zeigt eine absolut *normale* Herzlage! —, sondern eine maximale *Verziehung* des ganzen *Mediastinum* mit sekundärer Verlagerung des Herzens nach rechts und totaler Kompressions-Atelektase des rechten Unterlappens durch eine schwere chronische, *großkavernös*-cirrhotische Tuberkulose im wesentlichen des rechten Oberlappens mit Pleuraverwachsung. Die rechte *Pleura* war allenthalben, hauptsächlich lateral, basal, dorsal sowie mediastinal (und perikardial) *fest verwachsen*, jedoch nicht eigentlich schwartig. Keine innere Herzbeutelverwachsung. Das *Herz* (280 g) mit hypertrophischer rechter Kammer lag *völlig* in der *rechten* Thoraxhälfte. Seine *linke*(!) Begrenzungslinie entsprach dem Verlauf der rechten Wirbelsäulenseite. Der Zug erfolgte durch Lungenschrumpfung (rechte Lunge 450 g) im großen Kavernenbereich vom rechten Ober- über Mittellappen, also mediale Abschnitte hinweg, auf die rechte Vorhofsgegend des Herzens. Keine Thoraxschrumpfung, -Asymmetrie. Intercostalräume rechts = links. Mediastinales Gewebe sehr locker und weich, daher leicht folgend. Linke Lunge groß (800 g), ödematös, cyanotisch, nur an der Spitze leicht fixiert, ebenfalls leicht folgend. Ihr Unterlappen ragt über die Mittellinie nach rechts hinaus.

Der in Abb. 23 wiedergegebene Transversalschnitt durch den Thorax einer 62jährigen Frau (S. 685/55, Pathologisches Institut Berlin-Spandau. Todesursache: hypertonische Herzhypertrophie, Arteriosclerosis gravis, Stauungsorgane), in deren Anamnese „seit 30 Jahren häufig Pleuritis sicca und Grippe" vermerkt ist, zeigt die Folgen einer ähnlichen Zugwirkung im pathologisch-anatomischen Präparat. Hier hat eine Total-Obliteration der rechten Pleura-

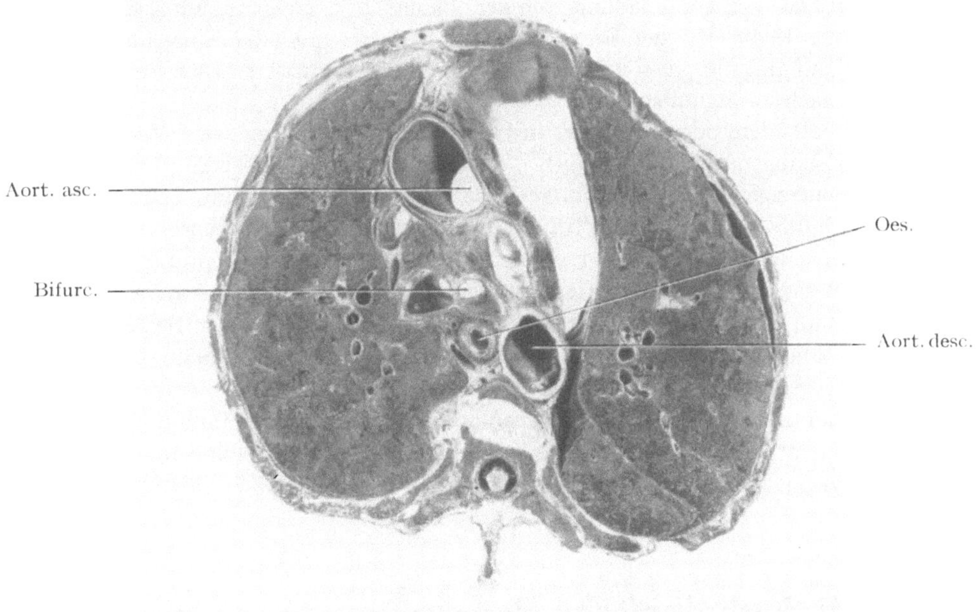

Abb. 23. Transversalschnitt vom III. Intercostalraum zum V. Brustwirbel, dicht unterhalb der Bifurkation, von *caudal* gesehen: Starke *Verziehung* des Vord. und Mittl. *Mediastinum* nach rechts durch *Obliteratio* pleurae *dextrae*. Schwartige vordere Fixierung am rechten(!) Sternalrand. Trachea und Hauptbronchien nach rechts verlagert. (S. 685/55, 62jährig, ♀. Grundkrankheit: Hypertonische Herzhypertrophie. Todesursache: Stauungsorgane)

höhle zu Thorax-Asymmetrie und beträchtlicher *Verziehung* des *Septum mediastinale* nach *rechts* geführt, was besonders durch die nunmehrige Anheftung desselben am *rechten*(!) Sternalrand (links wäre normal) erkennbar ist. Das Gewebe der rechten Lunge ist ziemlich weich, aber von einem fein-fibrösen Netzwerk im Sinne der Lymphangitis chronica fibrosa reticularis durchzogen.

Ein für die seitliche Verziehung des Septum mediastinale durch Lungenschrumpfungsprozesse diagnostisch wichtiges, fast niemals fehlendes Zeichen ist die *Hypertrophie* und Tonuserhöhung des *Musculus sternocleidomastoideus* der erkrankten Seite, bei mageren Personen oft auf den ersten Blick feststellbar, was einen Kompensationsvorgang darstellen mag (BIX 1952). —

Verziehung nach *oben* kann durch Narbenzug bei Oberlappenschrumpfung, eventuell doppelseitiger, beobachtet werden. Nach *unten* ist eine analoge Wirkung gering.

III. Primäre Thorax-, insbesondere Wirbelsäulen- und Brustbein-Deformitäten

Primäre Thorax-, insbesondere Wirbelsäulen- und Brustbein-Deformitäten angeborener oder erworbener Natur, die schon in den Kapiteln B. und D. erwähnt wurden. Doch paßt sich das Septum mediastinale, wie man an der Leiche des öfteren feststellen kann, selbst bei erheblichen Skoliosen den Ausbiegungen der Wirbelsäule nur wenig an, verläuft sogar, wie auch den Röntgenologen bekannt ist, „mehr oder weniger geradlinig von der oberen Thoraxapertur zum Zwerchfell" (ZUPPINGER 1952). Bei der Schuster-(Trichter-)brust muß die Einziehung vom Mediastinum aufgenommen werden, was also, falls sie erworben wurde, einer Verlagerung nach hinten entspricht.

Über besondere oder besonders instruktive Beobachtungen von „Verlagerungen, Verziehungen und Bewegungen", die durch einseitige seltenere Veränderungen des Lungengewebes (Elastizitätsverlust, cystische Umwandlung) bedingt sind, s. DAHM und SCHMITT (1938). Über extreme lebensbedrohliche Überblähung und Überlappung nach links durch rechtsseitige Cystenlunge mit spontanem Ventil-Pneumothorax bei einem 21jährigen Studenten, der erst durch operative Cysten-drainage und -Einnähung geheilt werden konnte, berichten unter Beigabe vorzüglicher Röntgenbilder ZADEK, v. BRAMANN und WESTERKAMP (1950). Über eine *starke Ausbuchtung* des Vorderen Mediastinum nach rechts bei therapeutischem Pneumothorax (wegen Lungen-Tuberkulose) links, die *nur* während der *Ausatmung* eintrat, während „das blasen- oder ballonähnliche Gebilde bei der Einatmung wieder vollständig zurückging", machte v. ARNIM (1949) Mitteilung.

F. Pathologische Bewegungsphänomene

Nach ZUPPINGER kann bei einer Mediastinal-Verlagerung fast immer auch ein „Mediastinal-*Pendeln*" festgestellt werden. Bei den hier zu erörternden *pathologischen* Bewegungserscheinungen handelt es sich — im Gegensatz zu den „Verlagerungen" — um von der *Respiration* abhängige Bewegungen, die in *seitlicher* Richtung verlaufen, also bei *dorsoventraler* Durchleuchtung erkennbar werden. Sie sind mit den Bezeichnungen Mediastinal-„*Pendeln*", Mediastinal-„*Wandern*", -„*Flattern*" und -„*Schnellen*" belegt worden, von denen nicht immer ganz klar ist, wie weit sie synonym gebraucht werden und notwendig sind.

Das *Mediastinal-Pendeln und -Wandern,* auch Holzknecht-(Jakobsohn ?)sches Zeichen, möchte ich empfehlen synonym zu gebrauchen. Es ist ein *Angesaugtwerden* des Septum media-stinale bei *forcierter Inspiration* nach der *erkrankten* Seite und ein *Zurückpendeln* bei forcierter Exspiration nach der gesunden Seite. Das Herz nimmt teil. (STILLER 1959). Es entsteht, wenn in Abhängigkeit von der Atmung eine Druckdifferenz in beiden Thoraxhälften auftritt. Die

Bewegung erfolgt dann nach der Seite des geringeren Druckes bzw. in Richtung des Soges. Es ist eines der wichtigsten diagnostischen Zeichen für eine bestehende *Bronchostenose* und erklärt sich dadurch, daß bei forcierter Einatmung die Luft durch den stenosierten Bronchus viel langsamer in die kranke Lunge gelangt als in die gesunde. Hierdurch bildet sich in den erkrankten Lungenpartien ein negativer Druck, der das Mediastinalsystem ansaugt. Bei der Ausatmung entweicht die Luft durch den stenosierten Bronchus ebenfalls viel langsamer, wodurch der nun in den *erkrankten* Partien *höhere* Druck das Septum wieder nach der gesunden Seite zu drängen vermag. Je nach dem mehr in- oder exspiratorischen Charakter der Stenose steht das erste oder zweite Phänomen im Vordergrund (ZDANSKY 1928).

Einen leichten Grad von inspiratorischem Pendeln besonders des oberen Mediastinum nach rechts (das „Schwingen", s. S. 449) hält auch PFLEGER (1954) für *normal*. BRUNNER (1946) erklärt die unter normalen Bedingungen bei „tiefer Einatmung" erfolgende „ganz geringe Schwingung nach rechts" als Folge der „Massendifferenzen zwischen der rechten und linken Lunge", aus denen sich (nach KILLIAN) die Unterschiede der elastischen Zugkräfte ergäben. Nach JANKER (1949) dagegen ist das Septum mediastinale immer „mittelständig", erfährt nur „bei der Ausatmung eine gewisse Verbreiterung". DAHM und SCHMITT (1938) sahen bei jeder forcierten Einatmung eine geringe Seitwärtsbewegung der Speiseröhre und der großen Thoraxgefäße nach rechts, „nie aber eine Seitwärtswanderung aller Mittelfellorgane in eine Brusthälfte". Relata refero.

Das *Mediastinal-Flattern* entsteht ebenfalls, wenn der normale Gleichgewichtszustand zu beiden Seiten des Septum mediastinale, seine symmetrische Druckbelastung, z. B. bei großem offenem Pneumothorax, bei Brustkorboperationen, aber zuweilen auch noch postoperativ nach ausgiebiger Entknochung des Thorax, aufgehoben ist. Das Septum mediastinale nebst seinen Organen wird dann bei jeder *Einatmung* nach der *gesunden* Seite gedrückt, bei der Ausatmung nach der offenen bzw. operativ von der Atmung ausgeschalteten. Hierbei entstehen, besonders wenn die Bewegungen heftig sind, sehr gefährliche Situationen und zwar schwerste Asphyxie dadurch, daß die Saugunterdruckförderung des Kreislaufes im Thorax aufgehoben wird. Der Einfluß auf die (dicken) Arterienwände scheint jedoch eher unbedeutend zu sein. Es können schwere Arrhythmien und Reizleitungsstörungen auftreten. Direkte Zerrungen, Reizungen, Schädigungen der reichlichen mediastinalen Nervengeflechte und -knoten (s. S. 442), die sowohl zentrale Reflexe auslösen als auch die örtliche Herzsteuerung beeinträchtigen können, erscheinen ohne weiteres verständlich. Hinzu kommt die Störung des Luftaustausches in den Lungen, die A. W. FISCHER (1955) in Anlehnung an BRAUER folgendermaßen analysiert: Die von der atmenden Lunge ausgeatmete Luft wird teilweise in die zusammengefallene Lunge der geöffneten Pleurahöhle *hinüberstreichen*, statt frei nach außen zu gelangen. Diese gleiche Luft wird dann wieder zurückgeatmet („Pendelluft").

Unter *Mediastinal-„Schnellen"* wird zweckmäßig die *rasche* Ortsveränderung des Septum mediastinale bei rascher asymmetrischer(?) Druck-*Erhöhung* (leichter Grad des Mediastinal-Pendelns?) verstanden, z. B. durch Hustenstöße und bei Niesen.

Alle Bewegungen setzen ein *lockeres Mediastinalgewebe* voraus. Die Gefahr ist also geringer oder gar beseitigt, wenn die Pleurae mediastinales durch chronische Entzündungsprozesse fester geworden sind und abstützend wirken, oder wenn das Septum mediastinale selbst durch eine überstandene Mediastinitis versteift und fester fixiert ist. JANKER und REHN (1949) haben wertvolle experimentell-chirurgische Beiträge zur Kenntnis des Mediastinalflatterns und seiner Verhinderung durch künstliche Versteifung mittels „Plombe" bei Katzen geliefert. Über weiteres zur Patho-Physiologie des Mediastinalflatterns im Sinne der Chirurgen und als Folge der chirurgischen Eingriffe s. H. KILLIAN (1941).

Bei dieser Gelegenheit sei bemerkt, daß die operative Entfernung des Manubrium sterni ohne vorausgegangene Versteifung viel gefährlicher ist als die des Corpus sterni. Es kommt leicht zu äußerst bedrohlichen Erscheinungen, die wahrscheinlich durch eine Abknickung der Vena cava sup. bedingt sind (POLANO 1933). Man kann das gut verstehen. Die allseits abstützende Circumferenz der oberen Thorax-Apertur (I. Rippe, Claviculae) ist unterbrochen.

G. Verletzungen – Blutungen

Hier sollen nur die *direkten Folgen äußerer mechanischer und energetischer Einwirkungen* genannt werden, die das Septum mediastinale selbst betreffen. Über Blutungen und Fremdstoff-Ansammlungen, die das Mediastinum durch spontane Ruptur oder Dehiszenz in ihm gelegener erkrankter Organe erleidet, wird in Kap. H II berichtet (s. S. 470).

Naturgemäß nimmt das Septum mediastinale reichlich an schweren *offenen* Verletzungen, breit klaffenden Thoraxwunden, Pfählungen, Schußverletzungen teil. *Geschlossene* Verletzungen sind dagegen weniger häufig. Seine geschützte Lage, Festigkeit, dabei Nachgiebigkeit und Elastizität bedingen ihre relative Seltenheit.

Die schwere Schockwirkung der „*Commotio thoracis*", infolge welcher die Betroffenen oft wie leblos zusammensinken, beruht wahrscheinlich auf der *Zerrung* der überaus reichlich im Mediastinum vorhandenen *vegetativen Nerven*, vor allem der Nn. vagi. Eine mäßige Quetschung, „gedämpfte" *Zusammenpressung* wirkt sich hauptsächlich auf die großen mediastinalen *Venen* aus. Die in ihnen erzeugte Drucksteigerung kann so groß sein, daß es zu einer Umkehr ihres Blutstroms und ausgedehnten *Stauungsblutungen* besonders an Hals, *Kopf*, an den *Augen* (Conjunctiva und Augenhintergrund) kommt. PERTHES (1899) hat zwei als klassisch anzusehende Fälle dieser Art mitgeteilt:

1. 14jähriger Knabe, der von einem 1 m hohen, auf Schienen gleitenden Wagen gegen die Zylinderbank einer Spinnereimaschine gedrückt und mit dem Brustkorb in dem etwa zweihandbreiten Raum zwischen Wagen und Zylinderbank *eingeklemmt* wurde.

2. 36jähriger Mann, Rollkutscher, fiel durch Zusammenprall mit einer rangierenden Lokomotive vom Wagen und wurde zwischen dem umgeworfenen Wagen und einer eisernen Säule *eingeklemmt*.

In *keinem* der beiden Fälle war eine Verletzung des *Kopfes* vorhanden oder nach den Unfallhergängen auch nur *möglich*!

PERTHES erklärt die Bevorzugung des Kopfgebietes damit, daß die Vv. jugulares nur ein Klappenpaar an ihrer Einmündung in die V. anonyma besitzen, welches nach POIRIER noch dazu insuffizient sei. Bei Injektion von Wasser oder Wachs dringen diese Stoffe aus der V. cava superior entgegen dem Blutstrom mit Leichtigkeit in die Vena jugularis ein. Die Vv. jugulares, wie auch oft die Vv. axillares, blähten sich übrigens bei der Exspiration und fielen bei der Inspiration zusammen. Diesen Beweis für die Fortpflanzung des intrathorakalen Druckes besonders in die obere Körperhälfte könnte man bei chirurgischen Eingriffen häufig beobachten. (Vgl. auch conjunktivale Blutungen bei alten Leuten durch Hustenstöße, ferner das Nasenbluten bei Kindern mit Keuchhusten.)

Aber auch örtliche (mediastinale) Blutaustritte im Gebiet der kleinen Vv. mediastinales sind allein durch die plötzliche intravenöse Drucksteigerung bei Thorax-Kompression („Druckstauung") möglich, wobei noch ein reflektorischer krampfartiger Glottisverschluß oft eine unterstützende Rolle spielt. Über das Zustandekommen ungewöhnlich hoher intrathorakaler Drucksteigerungen aus den verschiedensten Gründen selbst bei „gedämpfter" Kompression kann kein Zweifel sein (Lungenzerreißungen ohne Rippenfrakturen!).

Hämatome des Septum mediastinale können aber wahrscheinlich durch die *Schleuderbewegungen* der *großen Organe* hervorgerufen werden, fortgeleitete durch Verletzungen der großen Halsgefäße entstehen.

Größere *Zerreißungen* des Septum werden ganz offenbar durch das plötzliche Auftreten zu großer Spannungsdifferenzen verursacht, und zwar können bei *Kompression* des Thorax das Septum mediastinale und seine Mittelfelle (Pleurae mediastinales) *allein* reißen, die in ihnen enthaltenen Organe völlig intakt bleiben. H. FREYSS (1941) hat folgende zwei Fälle, aus denen zugleich die nicht regelmäßige Beteiligung der „schwachen Stellen" hervorgeht, mitgeteilt:

1. 36jähriger Bahnarbeiter geriet zwischen zwei Puffer und erlitt Quetschungen der unteren Brust- und Magengegend. Der Anprall soll *nicht* sehr groß gewesen sein. Es fand sich ein für drei Finger durchgängiges *Rißloch* des *Unter*geschosses des *Hinteren* Mediastinum „retrokardial unter den Lungenhili", *vor* dem Oesophagus und der Aorta descendens, welches *beide Pleurahöhlen* breit miteinander *verband*. Vorn wurde es durch Perikard und V. cava inferior begrenzt, deren Wandung blutig infiltriert war. Unten erreichte es fast das Zwerchfell. *Keine* Lungen- oder sonstige Thoraxverletzung (nur ein Mesenterialriß im Bauchraum)! Die Kompression erfolgte in dorso-ventraler Richtung und etwas rechts. Die Bauchdecken wurden offenbar gegen die Wirbelsäule gepreßt, an der der hintere Puffer ansetzte. Es wird eine „Zug- oder Zerrungsruptur" angenommen. Sie erfolgte *nicht* an der hinteren „schwachen Stelle". Ein Recessus retro-oesophageus pleurae dexter (zwischen Wirbelsäule und Oesophagus, s. S. 438) sei nicht vorhanden gewesen, auch kein Sinus infracardiacus.

2. 5½jähriger Junge stürzte aus dem III. Stockwerk und erlitt einen 4 cm langen, 1 cm breiten *Riß* der *linken Pleura mediastinalis* im linken Untergeschoß des *Hinteren* Mediastinum, hinter dem Herzbeutel dicht unter dem linken Lungenhilus beginnend, *zwischen Aorta* und *Oesophagus* bis oberhalb des Zwerchfells reichend. Keine Kommunikation mit der rechten Pleurahöhle; rechte Pleura mediastinalis intakt. Der N. vagus sin. liegt auf 3 cm Länge frei, ebenso ein Teil der Aorta und des Oesophagus. Blutige Infiltration der Umgebung. Kleine Rißverletzung der Lingula der linken Lunge. Sonst keine weiteren Verletzungen der Brustorgane. Der Knabe fiel offenbar auf die linke Brustseite (hier Kontusionen!), das Mediastinum wurde straff gespannt und riß an der hinteren „*schwachen Stelle*" links ein. „Zugruptur".

Ob gerissene Löcher (vorn oder hinten) *heilen*, entweder vollkommen durch narbigen Verschluß oder unvollkommen nur an den Rändern, so daß ein echtes Mediastinal-„*Fenster*" verbleibt, scheint unbekannt zu sein. Die Entscheidung, ob ein Mediastinalloch bei älteren Menschen, in deren Anamnese eventuell noch eine Thoraxprellung vermerkt ist, eine angeborene Lücke oder ein in diesem Sinne traumatisch entstandenes Fenster ist, muß erhebliche Schwierigkeiten bereiten.

Eine handtellergroße und mehrere bis kirschgroße *Blutungen* im Vorderen und Hinteren Mediastinum fand SPAAR (1955) bei einem 24 Std nach *Blitzschlag* in anhaltendem Koma verstorbenen 44jährigen Schäfer, der freistehend auf einer Wiese getroffen und bewußtlos auf seinem toten Hunde liegend aufgefunden wurde. Der Hund war durch eine (jetzt durchgeschmorte) Metallkette mit ihm verbunden gewesen. Zwei tote Schafe lagen in seiner nächsten Umgebung. Die elektrische Hauptenergie ist entsprechend dem an der Leiche gut zu verfolgenden Hauptausbreitungsgebiet des Blitzes vom Kopf über den Hals, das *Vordere Mediastinum*, Epigastrium, die Flexura coli dextra gegangen und hat dort allenthalben, auch inner- und außerhalb des Gehirns, Blutungen erzeugt. Diese werden von SPAAR als direkte Folge der Blitzeinwirkung angesehen.

H. Fremde Inhalte (exogene und endogene[1])

Wenn man von Geschossen und anderen durch Verletzung hineingelangten Fremd- oder Eigenkörpern (Tuchfetzen, Knochensplittern) absieht, so kommen an ortsfremden Inhalten in Frage:

I. Mehr oder weniger feste, geformte Inhalte

1. Zwerchfellbrüche

Zwerchfellbrüche wurden schon in anderem Zusammenhange (s. S. 452) erwähnt. Die Bruchinhalte (Magen, Darm usw.) brauchen nicht aufgezählt zu werden. Hier genügt darauf hinzuweisen, daß nur solche Durchtritte das Septum und Spatium mediastinale beeinträchtigen, die in den jeweiligen Untergeschossen *sagittal* und eng benachbart *parasagittal* erfolgen. Diese sind

vorn: die retro- (medio-) *und „para"- (latero-, besser costo-)sternalen Hernien.* Von letzteren dringen jedoch nur die seltenen *links*seitigen und auch diese nicht immer (s. MAUS 1957) durch das Trigonum costo-sternale sinistrum (Larreysche Spalte) in das Spatium mediastinale ein, während die rechtsseitigen nach Passage des Trigonum costo-sternale dextrum (Foramen Morgagni) infolge der schon früher (s. S. 436 und 438) erwähnten unsymmetrischen Anheftungsverhältnisse das Septum mediastinale umgehen, durch das Herz eher weiter nach rechts abgedrängt werden und in der rechten Pleurahöhle in Erscheinung treten.

Hinten sind es die häufigen *paraoesophagealen Zwerchfellhernien*, und zwar sowohl die *hiatalen (Hiatus-)* als auch die *parahiatalen*, deren Bruchinhalte in das Spatium mediastinale vor, links und hinten vom Oesophagus zu liegen kommen. Durch hohes Hinaufreichen bis hinter das Herz können sie mitunter Angina pectoris- und asthmaartige Anfälle hervorrufen, die durch die Hernien-Operation geheilt werden (ADAMS und LOBB 1954, acht Fälle). Schließlich seien noch die äußerst seltenen paraaortalen Brüche (Hiatus aorticus), die ebenfalls ins Hintere Mediastinum vorstoßen, und die *paracavalen* (Foramen venae cavae inf. sive quadrilaterum), die ins Mittlere Mediastinum führen, mehr der Vollständigkeit wegen erwähnt, als daß sie tatsächlich praktisch vorkommen.

2. Meningocele

Die in der *Paravertebral*-Region des Hinteren Mediastinum gelegene laterale *Ausstülpung* der Rückenmarkshäute, die *Meningocele spinalis* intrathoracalis sive *mediastinalis*[2] ist in reiner Form sehr selten — vgl. das auf S. 511 über Nerven-„Cysten" Gesagte! —, wird noch seltener als *einzige* pathologische Bildung beobachtet[3]. SEARS, CLAYTON und SIEBEL (1953) beschreiben den „vierten

---

[1] Ohne Cysten und Geschwülste.

[2] Obwohl sie eigentlich zu den Rückenmarkshäuten- und Wirbelanomalien gehört, kann auf ihre Darstellung hier nicht verzichtet werden; gewinnen ihre Schattenbildungen und Symptome doch überhaupt erst als *Mediastinal*-Affektionen (Tumorverdacht und -Differentialdiagnose) klinische Bedeutung.

[3] AMEUILLE, WILMOTH und KUDELSKI (1940).

Fall" einer intrathorakalen Meningocele *ohne* Neurofibromatose bei einer 29jährigen Negerin. In der großen Mehrzahl der Fälle wurde sie dagegen bei gleichzeitig bestehender v. Recklinghausenscher *Neurofibromatose* gefunden, nach BAKER und CURTIS (1953) unter 15 Fällen neunmal, nach SEARS, CLAYTON und SIEBEL zehnmal, was wohl kein Zufall ist, sondern eher auf einen gemeinsamen kausalen Faktor hinweist.

Man darf mit etwa 25 publizierten Fällen[1] rechnen, von denen etwa die Hälfte nachweislich mit Neurofibromatose vergesellschaftet ist. In über der Hälfte der Fälle wurden auch geringe Deformitäten, Kyphoskoliose der unteren Brustwirbelsäule notiert. Für die Praxis gilt, daß nicht jede bei der v. Recklinghausenschen Neurofibromatose beobachtete tumorartige Schattenbildung der paravertebralen Region notwendigerweise ein Neurofibrom bzw. solider Tumor ist. Die präoperative Klärung der Differentialdiagnose dürfte durch Myelographie möglich sein. Im Falle von HACKENSELLNER (1953), der eine 45jährige Frau betraf, fand sich eine *bilaterale* Meningocele spinalis mediastinalis (wahrscheinlich zweiter Fall des Schrifttums) bei Neurofibromatose, Großhirn-Astrocytom und Phäochromocytom einer Nebenniere sowie geringer Kyphoskoliose der unteren Brustwirbelsäule.

Das *Foramen intervertebrale* ist *erweitert*, kann 2 bis 3 cm weit sein (POHL 1933, erster veröffentlichter Fall?, letzter von ABELL 1956). Es besteht Kommunikation und Fluktuation der enthaltenen Flüssigkeit mit der des Spinalkanals.

Die Meningocele des ABELLschen Falles (betrifft eine 36jährige Frau *ohne* Neurofibromatose) maß 12 cm im größten Durchmesser und enthielt 250 ccm wasserklarer Flüssigkeit. Die Wand, deren innere Oberfläche glatt und spiegelnd war, wurde aus zwei Komponenten gebildet, welche die Dura mater und Arachnoidea darstellten. Die Dura-Komponente bestand aus einer dicken Lage relativ zellarmen, hyalin-fibrösen Gewebes. An einigen Stellen der äußeren Wandschichten waren kleine Nervenstämme oder Ganglien an- oder eingelagert. Die Arachnoidea-Komponente bildete die Auskleidung der Cyste und war nur abschnittsweise mit der Dura verwachsen, an anderen Stellen von ihr durch Längsspalten, die mit einem arachnoidalen Mesothel ausgekleidet waren, getrennt. Die Arachnoidea selbst bestand aus einem gefäßreichen und locker gefügten Gewirk von Bindegewebe mit kleinen, von arachnoidalen Zellen ausgekleideten Spalten und von gleichen Zellen bedeckten Arachnoidalzotten. Verkalkung oder Entzündung wurden vermißt.

Die abnorme Größe des Loches bzw. lateralen Wirbeldefektes, durch welches sich die Ausbuchtung der Rückenmarkshäute bis ins Mediastinum erstreckt, kann entweder als primäre Mißbildung oder durch allmählich zunehmenden Druck seitens der Liquor-Propulsion erzeugter Knochenschwundeffekt verstanden werden. Bei den Fällen mit Neurofibromatose darf auch die bei dieser Erkrankung öfter vermutete Neigung zu Knochengewebs-Atrophien (Osteoporose; die Skoliose wurde schon erwähnt) in Betracht gezogen werden. Die Veränderung wurde meist im mittleren Lebensalter sowohl bei Frauen und Männern als auch oben und unten sowie links und rechts beobachtet (Abb. 24 a u. b). Frauen des mittleren Alters scheinen zu überwiegen. Doch ist die Zahl der veröffentlichten und nach allen Richtungen gut untersuchten Fälle noch viel zu gering, um etwas Statistisches aus ihnen folgern zu können. —

---

[1] Außer den genannten besonders mit folgenden: SCHÜLLER und UIBERALL (1938), CAMPOS (1946), SENGPIEL, RUZICKA und LODMELL (1948), WELCH, ETTINGER und HECHT (1948), MENDELSOHN und KAY (1949), BYRON, ALLING und SAMSON (1949), CROSS, REAVIS und SAUNDERS (1949), KESSEL (1951), SCHLUMBERGER (1951), OTTANI (1951), CIAGLIA (1952), RUBIN und STRATEMEIER (1952), TURUNEN (1953), LAITINEN und TURUNEN (1955).

Über im Mediastinum gelegene „*Mißbildungstumoren*", die als embryonale Lungenanlagen *(Nebenlungen)* gedeutet werden und keine Verbindung mit den Lungen, Bronchien oder der Trachea aufweisen, s. S. 516 und 606.

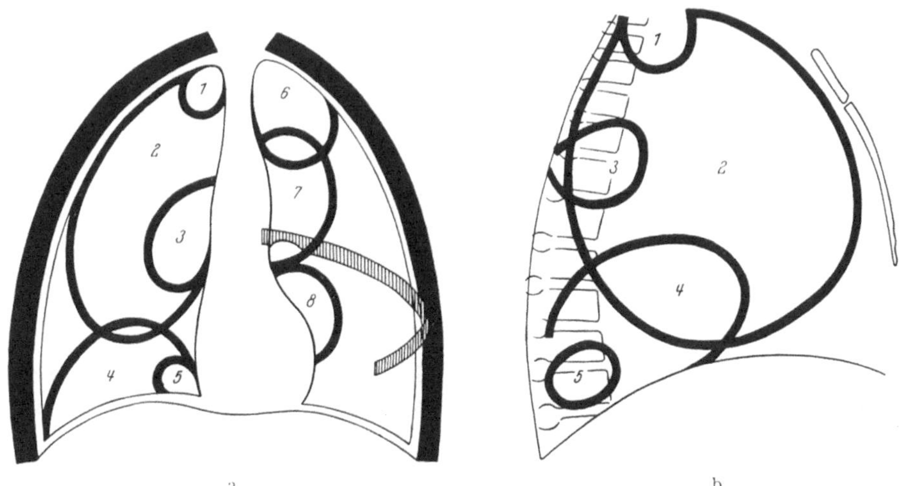

Abb. 24a u. b. Sitz und Größe von acht *spinalen Meningocelen* des *Hinteren Mediastinum* aus dem Schrifttum, synoptisch von vorn (a) u. seitlich (b) dargestellt von Gernez und Lepaul: Handbuch der Inneren Medizin, Bd. IV/4, 4. Auflage, Abb. 64a u. b, S. 526. Springer 1956. *1* u. *2* Byron, Alling und Samson (1949), *3* Mendelsohn und Kay (1949), *4* Ameuille, Wilmoth und Kudelski (1940), *5* Gernez und Lepaul (1954), *6* Ciaglia (1952), *7* Kessel (1951) *8* Baker und Curtis (1953). Mit Arrosion der Wirbelkörper in Fall *2, 7, 8*, der Rippe im Fall *7*

3. Tierische Parasiten: Echinococcus

Es kommt nur der *Echinococcus* in Betracht. Doch ist hierzu folgendes zu bemerken: Wenn man sich die Mühe macht, trotz aller Literaturbeschaffungs- und Sprachschwierigkeiten (slawische Länder) bis an die Quellen vorzudringen — und selbst die größte Mühe führt nur zum halben Ziel — so steigert sich der Verdacht, daß viele Autoren und noch mehr Referenten offenbar insofern einer Täuschung unterlagen, als sie die Bedeutung dieses Parasiten für das Mediastinum bei weitem überschätzten. Auf Grund vieler röntgenologisch *rundlicher* Bildungen wurde dieser Parasit nicht nur differentialdiagnostisch, was an sich richtig ist, in Betracht gezogen, sondern weil man die pathologische Anatomie des Raumes nicht genügend kannte, *diagnostiziert* und später selbst am Operationspräparat keineswegs *exakt* nachgewiesen, was in Anbetracht der vielen alten und kalkigen, zum Teil dickwandigen Nekrose-Cysten des Mediastinum (s. S. 513 und 522) unerläßlich ist. Auch ist ein präzises topographisches Bedürfnis (Lunge?, Mediastinum?, Knochen?) oft zu vermissen und die publikatorische Ausdrucksweise entsprechend ungenau.

Als *ungenügend gesichert* sind folgende kasuistische Beobachtungen zu bezeichnen: Bolognesi (1935), di Paolucci (1946), Odelberg (1940, Lungenechinococcus!).

Andere Fälle (M. Borchardt, Westenhoefer 1909, F. Rose 1942) sind sicher oder höchstwahrscheinlich *Knochen*-Echinokokken, wurden zum Teil als „Uhrglas-Tumoren" beschrieben, betreffen die Wirbelsäule[1].

Dagegen wird E. Roses Fall (1931) von Heuer und Andrus (1940) als ein „sicheres Beispiel von Echinococcus-Erkrankung des Mediastinum" bezeichnet: 25jährige Frau hatte 6 Jahre lang eine kleine halbkugelige, fluktuierende Cyste oberhalb der linken Brust. Bei der Operation maß diese 7,5 cm im Durchmesser, lag über dem sternalen Ende der II. und III. Rippe unter dem Musculus pectoralis und kommunizierte durch die Thoraxwand hindurch mit einer viel größeren Cyste des Mediastinum, war also eine „Uhrglas-Cyste" des *Vorderen Mediastinum.* Sie enthielt *Skolizes* und Tochtercysten (Originalarbeit konnte nicht eingesehen werden).

Orlovs Fall (1935 aus *Voronez*) darf meines Erachtens als sicher angesehen werden, um so mehr, als die „mikroskopische Untersuchung die Diagnose erhärtete": 15jähriger Knabe mit seit dem 3. Lebensjahr am Halse bestehender, langsam bis auf 8×6 cm herangewachsener Echinococcuscyste im Obergeschoß des Vorderen und Mittleren Mediastinum, die operativ (Kocherscher Kragenschnitt) entleert und leider nur teilweise, unter Zurücklassung der tiefen mediastinalen *fibrösen* Wirtskapsel, entfernt werden konnte. Auspinselung mit Spiritus und Jod. Gute Heilung. Die Cyste reichte vom mit dem Finger tastbaren Aortenbogen bis in die linke Halsregion, in welche sie hinter dem linken Sternoclaviculargelenk eintrat. Die Musculi sterno- und omohyoidei sin. lagen hinter dem Echinococcus, der Musc. sternocleidomastoideus sin. war im supraclaviculären Gebiet stark verdünnt und nach außen verschoben, jedoch nicht verwachsen. Es bestand auch keine Verwachsung mit der Haut. Unterhalb der linken Clavicula und auf der Brust deutlich erweitertes Venennetz. Bluteosinophilie 7%[2]. Zuletzt Heiserkeit, Schluckbeschwerden, Kurzatmigkeit besonders beim Laufen.

Stojanovic und Zogovic (1952, Belgrad) lieferten durch einen besonders gut untersuchten Fall eines 20jährigen Mannes, der in der linken „Parahilargegend" zwei ziemlich gut vom Herzen abgrenzbare Röntgenschatten mit einigen bandartigen Fortsätzen und rundlichen Verkalkungen bei *positivem* Ausfall der Weinbergschen und Botterischen Reaktion und 4% Bluteosinophilen zeigte, den Beweis eines *Mediastinalechinococcus,* nachdem sie zuvor in Kenntnis der Seltenheit vorsichtigerweise und ganz bewußt differentialdiagnostisch eher einen „Lungenparenchym"-Echinococcus angenommen hatten. Bei Eröffnung des Mittelgeschosses des Vorderen Mediastinum (nach Resektion der IV. linken Rippe): Walzenförmige *Doppelcyste* von 10×7 cm, die *ohne* Eröffnung von Pleura und Perikard!, nach Lösung der Verwachsungen eines 1,5 cm messenden Bezirkes mit dem letzteren, entfernt werden konnte. Die histologische Untersuchung bestätigte die Diagnose Echinococcus.

Die Autoren kommentieren sehr richtig und vorsichtig dahin, daß man in Anbetracht vieler *röntgenologisch* ähnlicher Befunde bei Dermoidcysten, cystischen Teratomen, sog. bronchogenen und perikardialen Coelomcysten sowie auch neurogenen Tumoren des Hinteren Mediastinum *trotz* positiver biologischer Reaktionen wohl mit Wahrscheinlichkeit, aber nicht mit absoluter Sicherheit den Echinococcus diagnostizieren dürfe, weil nach ihrer Erfahrung auch bei Anwesenheit anderer Mediastinaltumoren eine positive Reaktion vorhanden sein kann (was wohl wegen der in den südöstlichen Ländern überhaupt häufigeren Echinococcus-Infektion der Fall sein mag). Nur die histopathologische Untersuchung sei maßgebend. Eine Punktion der Cysten bei Lebzeiten sei wegen oft schwerer, auch tödlicher Komplikationen zu vermeiden.

Ferner ist ein Fall von Davidovic (1930) beachtenswert, weil histologisch bestätigt. Er betraf einen 25jährigen serbischen Mann, dessen Echinococcus-Cyste der linken Supraclaviculargrube sich im Laufe von 17 Jahren von Nuß- bis zu Mannsfaustgröße unter Verdrängung

---

[1] Daher nicht im Literaturverzeichnis.

[2] Nach Orlov über 4% nur in etwa 50% der Echinococcus-Fälle überhaupt beobachtet.

der Trachea nach rechts entwickelt hatte. Sie reichte tief ins Mediastinum hinab und konnte aus diesem Grunde nur teilweise operativ entfernt werden.

Die größte Zusammenstellung aller Echinococcus-Lokalisationen in Dalmatien ist die von COLOMBANI (1908). Unter 147 Fällen werden zwei Fälle von „Echinococcus cysticus unilocularis im *Mediastinum*" registriert, die mit Wahrscheinlichkeit insofern als gesichert angesehen werden dürfen, als die Lokalisation in der Lunge (6mal), Pleura (3mal), Perikard (1mal), Herzmuskel (1mal) extra aufgeführt werden.

Insgesamt können wir also sagen, daß der Echinococcus das Septum mediastinale als *primäre* Erkrankung zu den allergrößten Seltenheiten gehört, die Literaturangaben hierüber selbst für die Länder, in denen die Infektion häufiger vorkommt, wahrscheinlich bei weitem übertrieben sind. Hiermit stimmt die Bemerkung ORLOVs (1935) überein, daß er in der ihm zur Verfügung stehenden, „insbesondere einheimischen" Literatur (Voronez) keine Angaben über den Echinococcus im Vorderen Mediastinum gefunden habe. Andere Autoren der südöstlichen Länder beziffern die Lokalisation im Mediastinum unter Zugrundelegung mehrerer Tausende von Fällen mit 0 bis $1^0/_{00}$ (Tabelle bei PEICIC 1930).

Was den Infektionsweg zum Septum mediastinale betrifft, so kommt nach ORLOV nur das Blut in Frage. Doch besitzt der mit sechs Häkchen ausgestattete Embryo wahrscheinlich auch die Fähigkeit zu aktiven Bewegungen und gegen den Blutstrom, vielleicht auch in den Gewebsspalten zu wandern, womit sich so seltene Lokalisationen am besten erklären.

II. Ungeformte, flüssige, gasförmige, corpusculäre Inhalte

1. Blut

Blut und Blutreste. (Über traumatische Blutungen s. S. 464.)

*Große Spontan*hämorrhagien des Septum mediastinale entstehen in erster Linie durch *Ruptur* der *Aorta* infolge Aortitis necroticans, Aneurysma syphiliticum, Arteriosclerosis ulcerosa und werden naturgemäß nicht lange überlebt. Ob es beim „*Hämo*"- (oder *Hämato*-)„*mediastinum*" zu einer veritablen „extraperikardialen Herz*tamponade*" kommt, erscheint mir zweifelhaft. Eher drohen Pleuradehiszenz und -Ruptur mit Bluterguß in die Pleurahöhle (sekundärer Hämothorax).

Auch das *Aneurysma dissecans aortae* ist meist mit einer ausgedehnten, zuweilen das ganze Gefäß auf weite Strecken begleitenden Blutung in das mediastinale Bindegewebe verbunden. Doch unterliegt diese, entsprechend dem möglichen langen Bestehen und sog. „Heilen" der Gesamtveränderung, allen den chronischen Organisations- und Umwandlungsprozessen, die wir von anderen Hämatomen her kennen. Hier ist ein Ausgang in eine durch abgelagertes Blutpigment stark rostbraun gefärbte, das ganze hintere Mediastinum betreffende fibröse *Verschwielung* möglich.

Kleine Spontanblutungen in Form von Petechien, Ekchymosen, leichten Sugillationen werden gelegentlich auf Grund *allgemeiner Gefäßwandschädigungen*, also meist in Zusammenhang mit Hämorrhagien anderer Organe aus gleicher Ursache, z. B. bei Periarteriitis nodosa, beobachtet. Dasselbe gilt für kleine Stauungs-, toxinämische, auch leukämische usw. Blutungen. Besondere pathologische Verhältnisse für das Mediastinum bestehen in dieser Hinsicht nicht. Das Blut wird von den Lymphbahnen aufgesogen und findet seinen Niederschlag in den Lymphknoten des Mediastinum (rote Blutresorption oder Braunfärbung der Lymphknoten durch Hämosiderin und Hämatoidin), wie man das auch bei Hämothorax beobachten kann.

2. Seröse Flüssigkeit

Seröse Flüssigkeit: „*Mediastinales Ödem*", sofern es nicht entzündlich, Vorstadium der Phlegmone ist. Man beobachtet es bei schweren chronischen allgemeinen Stoffwechselstörungen, insbesondere der Ödemkrankheit, ferner infolge örtlich bedingter Abflußbehinderung im Lymphsystem (Lymphknotenerkrankungen, Obturation des Ductus thoracicus) oder im Venensystem (mediastinale Thrombosen, Kompressionen und Obturationen durch Cysten, Tumoren usw.).

3. Chylus

Chylus: „*Chylomediastinum*". Das lockere Gewebe ist eigenartig milchig oder rahmig durchtränkt, was von einer serösen, gelblich (-grünlich) schillernden Phlegmone zu unterscheiden ist. Die chylöse Infiltration wird in erster Linie durch spontane *Dehiszenz* des *Ductus thoracicus* im Gefolge seiner Wanderkrankung erzeugt. Die grobtraumatische Zerreißung desselben ist wegen der geschützten Lage an der Wirbelsäule viel seltener.

Bei längerem Bestehen kann sich ein relativ großes, mit der Aorta oder dem Oesophagus fest verbundenes, längliches „Hygrom" bilden, wie es Touroff und Seley (1953) bei einem 3½jährigen Knaben erfolgreich operierten, welcher nach einem im Säuglingsalter durchgemachten „respiratorischen Infekt" im Wachstum und in der sonstigen Entwicklung zurückgeblieben war und in den letzten Monaten einen chronischen Chylothorax aufwies. Die in den Pleuraraum führende Fistel lag dicht oberhalb des Zwerchfells.

Auch Chylusfisteln nach *außen* können (mit und ohne Chylothorax) die Folge sein, durch welche die Patienten im Bett förmlich in Chylus schwimmen, mehrere Liter pro Tag und bis zu 30 l während eines Krankenlagers, wie berichtet wird[1], verlieren können.

Die normale Stromgeschwindigkeit im Ductus thoracicus soll etwa 30 cm in der Minute betragen, die Gesamtpassage während 24 Std etwa 2 l. Jedenfalls ist das Hintere Mediastinum bereits normaliter sehr stark lympho-chylös durchflutet, was einerseits der früher erwähnten großen Resorptionsfähigkeit, andererseits aber einer schnell auftretenden Lymph*stauung*, falls Verlegung besteht, „zugute" kommt. Ich halte es für wahrscheinlich, daß bereits eine einfache Kompression des Ductus zu Chylomediastinum führen kann. Bei Verschluß im Angulusgebiet (Einmündung in die Vena subclavia sin.) entstehen bekanntlich, außer den Schwellungen der linken Gesichtshälfte, des linken Halses und linken Armes, Chylothorax und Chylaskos. Bei schwer dekompensierten Herzfehlern ist, ohne daß Verlegung besteht, eine *Umkehr* des Druckgefälles an der Einmündungsstelle und damit *Reflux* in den Ductus bekannt, wobei er also *Blut* enthalten (Gross 1914) und somit auch ein solches kardiales „Stauungs"-Chylo*mediastinum* Blutbeimengung und Gerinnung aufweisen kann.

---

[1] Nasarow (1913), Zesas, zit. nach Killian (1941).

4. Luft (Gas): Mediastinal-Emphysem

Das *Mediastinalemphysem* wird auch „*Pneumomediastinum*", zuweilen „*airblock*"
genannt. Wenn die im Mediastinum gelegenen Luft führenden Organe, also in
erster Linie die Trachea und Hauptbronchien, in zweiter Linie aber auch die
Speiseröhre, *verletzt*[1] werden, kann es von ihnen aus zum Luftdurchtritt in das
umhüllende Bindegewebe kommen. Jedoch muß dabei ein, wenn auch nicht immer
klar übersehbarer, Mechanismus wirksam werden, der die Luft bei den Atem-
(oder Schluck-)bewegungen in ventilartiger Weise in das Gewebe hineinpumpt
oder einsaugt. Die Verletzungen können unfreiwillig oder beabsichtigt sein (Operationen). Entsteht z. B. durch einen Fremdkörper oder anläßlich der endoskopischen Entfernung desselben, oder unglücklicherweise durch die Tracheo-, Broncho-
oder Oesophagoskopie[2] selbst, eine mehr oder weniger perforierende Verletzung
des intramediastinalen Luft- oder Speiseweges, so kann das ganze Septum mediastinale mit kleineren und größeren Luftbläschen durchsetzt und luftkissenartig
aufgetrieben werden. Die beiden Blätter der Pleura mediastinalis werden pleurahöhlenwärts nach rechts und links vorgetrieben, konvex vorgebuchtet. Es entsteht ein sog. *primäres Mediastinalemphysem*, welches sich bei der Auskultation
durch ein mit der Herzaktion synchrones knisterndes Geräusch wahrnehmen läßt.
Röntgenologisch sieht man eine starke Aufhellung mit oft scharfen Begrenzungs-
linien, welche das Mediastinum gleichsam und gleichmäßig umrahmen. Die meiste
Luft pflegt sich — ein normales, nicht gerade schwielig verändertes und verzo-
genes, Mediastinum vorausgesetzt — jedoch hauptsächlich vorn oben im Retrosternalraum anzusammeln. Der Raum erscheint röntgenologisch dementsprechend
breiter, vor allem aber *tiefer* und weiter nach unten ausgedehnt.

> Für die Diagnose besonders wertvoll ist nach ZUPPINGER (1952) die zugleich *herabgesetzte*
> „respiratorische Tiefenschwankung" des Retrosternalraumes (vgl. S. 449 und 462), welche
> bei seitlicher Durchleuchtung mit Zentrierung auf die Hinterfläche des Brustbeins und hoch
> erhobenen, hinter dem Nacken verschränkten Armen zur Untersuchung gelangt.

Bei noch vorhandenem *Thymus* kann dieses Organ durch über taubeneigroße
Luftblasen vom Perikard abgedrängt sein. Auch kann die Luft in das *interstitielle* Gewebe der Drüse eindringen, zu großen Blasen konfluieren und die *Thymus-
kapsel* abheben, wie das Sektionspräparat (Abb. 25) zeigt. Wahrscheinlich sind
dies die gelegentlich als „mediastinale Pneumatocele", „Luftbruch" oder „Luft-
cysten" bezeichneten Röntgenbeobachtungen besonders großer (bis mannsfaust-
großer!) glattwandiger, runder Schattenaussparungen unmittelbar hinter dem
Sternum, wie sie z. B. DUKEN (1927) bei einem 4 Monate alten Säugling „bis zur
Höhe der Schlüsselbeine" sah und durch (Luft-)Punktion erheblich reduzieren
konnte, wonach die Atmung sofort erleichtert wurde. Gelingt dies nicht, so kann
die cervicale Mediastinotomie unabwendbar werden (HAMMOND 1944). Andere
Verläufe sprechen für eine relativ große Aufsaugungsfähigkeit auch in bezug auf
Luft. Doch ist wohl die alsbaldige Verstopfung der Quelle die notwendige Voraus-
setzung zum Entlastungserfolg. Die unmittelbarste nachteilige Wirkung des

---

[1] PAAS (1936), GRIFFITH (1949), VIANNA, PINTO e ROCHA (1951 und 1952), PAULSON (1951),
SCANNELL (1951), HASCHE (1953), SCHRÖDER (1954), SALE (1954), BARTHEL (1955), FOWLER
(1955), THOMPSON and EATON (1955), ELLIS, ANDERSEN and HAYLES (1955) u. a.
[2] SEIFFERT (1927), KILLIAN (1940).

Mediastinalemphysems dürfte jedoch allgemein auf das Kreislaufsystem durch die *Kompression* der *Venae cavae* und des (vorn gelegenen) *rechten Vorhofs* ausgeübt werden, welche durch die fast nie ausbleibende Folge der *Fortleitung* des Emphysems durch die obere Thoraxapertur in die *Spatien* des Halses (s. S. 436), und zwar vorn bis zur Zungenbasis, hinten bis an die Schädelbasis, gelegentlich auch perintercostal, wobei die Luft dann prästernal erscheint, verstärkt wird. Eine andere Hauptweiterverbreitung der mediastinalen Luft erfolgt aber längs bzw. in den *Adventitien* der *großen Gefäße* und Nerven, und es entsteht ein ausgedehntes subcutanes *Hautemphysem* hauptsächlich am *Hals, Kopf* und *Rumpf,* ja sogar an

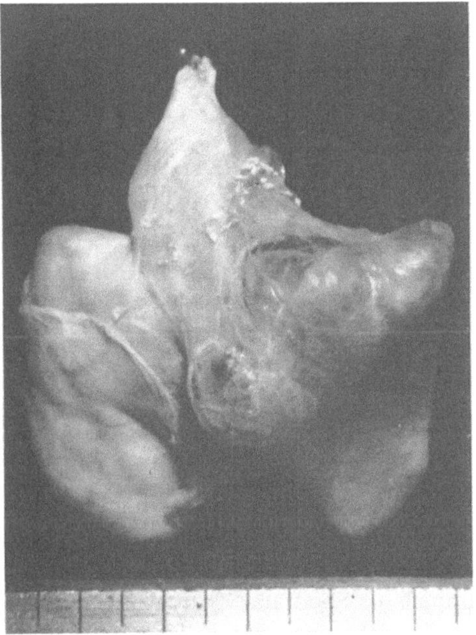

Abb. 25. Großblasiges *Thymuskapsel-Emphysem* bei schwerem *mediastinalem* Emphysem, nach interstitiellem Lungenemphysem durch Luft-*Insufflation* in die Trachea wegen Geburts-Asphyxie. (S. 703/54, ♂. Totgeboren, 54 cm, 3530 g). S. Text S. 476!

den *Extremitäten,* in erster Linie der *oberen* Rumpfhälfte. Des weiteren kann auch ein *retroperitoneales* und von hier aus, unter ungünstigen Umständen, ein *Pneumaskos* (Pneumoperitoneum) entstehen, weshalb ein tympanisch aufgetriebener Leib differentialdiagnostisch sehr zu beachten ist. Ebenso kann es nach Dehiszenz der Pleura mediastinalis zu sekundärem *Pneumothorax* beider Seiten kommen und, in den seltensten Fällen, nach Rissigwerden des ziemlich festen, äußeren Herzbeutelblattes zum *Pneumoperikard.*

Zwei Todesfälle durch Mediastinalemphysem nach *Entfernung* von Trachealund Bronchial*fremdkörpern* hat LOEBELL (1940) mitgeteilt. Da die mitunter erst infolge der Extraktion entstandene, offene (!) Perforation auch bei der Sektion nicht immer nachgewiesen wird, ist der naheliegende pathogenetische Zusammenhang für einige solcher Fälle mit Zweifeln behaftet. Die „nach *Thorakoskopie*" entstandenen Mediastinalemphyseme, wie die Publikationstitel in irreführender Weise lauten[1], sind durch die dabei ausgeführte Kaustik, endoskopische Apikolyse („Endolyse") bei gleichzeitigem Pneumothorax verursacht und keine direkten (primären) Emphyseme. Dagegen führen gelegentliche Verletzungen der Pleura mediastinalis beim Anlegen eines *künstlichen* Pneumothorax zum Emphysem, wenn diese mit der Pleura pulmonalis verwachsen ist und nicht abschätzbare Brustkorb-, insbesondere Wirbelsäulendeformitäten mit Verlagerung des Septum mediastinale (s. S. 452, 455, 462) vorhanden sind. In diesen Fällen kann die Luft direkt ins mediastinale Bindegewebe geleitet werden, ähnlich wie bei der beabsichtigten Erzeugung eines (natürlich nur mäßigen) „Pneumomediastinum arteficiale" zu diagnostischen Zwecken[2].

Daß *spontane* Läsionen in analoger oder vergleichbarer Weise ein direktes, primäres Mediastinal-Emphysem im Gefolge haben, ist nicht von der Hand zu weisen. Die Möglichkeiten hierzu sind oft gegeben, wenn z. B. tuberkulöse oder andere *Geschwüre*, nekrotisierende *Divertikel* von Trachea, Bronchien oder Speiseröhre, durch *Erweichung* nach Verlötung in diese Hohlorgane einbrechende tuberkulöse oder tumoröse paratracheale, tracheobronchiale *Lymphknoten*, oder schließlich *Geschwülste* dieser Organe, die zunächst deren Wand infiltrieren, sodann zur Einschmelzungsnekrose bringen, eine Verbindung zwischen Luft und Mediastinum herstellen. Jedoch spielen diese an sich häufigen Krankheitsprozesse in der Pathogenese des Mediastinal-Emphysems merkwürdigerweise zahlenmäßig keine Rolle.

Dagegen erinnere ich mich, je einen bis zwei Fälle gesehen zu haben, in denen ein tuberkulöser oder ein bronchopneumonisch-eitrig dissezierender sowie besonders septisch-metastatischer *Einschmelzungsherd* der *Lunge* ein direktes spontanes Mediastinal-Emphysem erzeugt hatten. Die käsigen bzw. eitrig-nekrotisierenden Zerfallsherde lagen unter und in einem Bezirk der medialen Pleura pulmonalis, welcher — darauf kommt es an — mit der Pleura mediastinalis fest und in weitem Umkreis genügend verwachsen war. So griff die Zerstörung direkt auf das Verwachsungsgewebe und das Septum mediastinale über. Hierdurch war der Lungenluft, allerdings auch den Infektionserregern, das Tor geöffnet, ohne daß es zunächst zu einem Pneumothorax oder einem Pleuraempyem kommen mußte.

Viel häufiger begegnen wir dem *sekundären, „indirekten", also fortgeleiteten Mediastinalemphysem*, und zwar wiederum sowohl nach extra- und intrathorakalen Verletzungen als auch als Spontanerkrankung.

Abgesehen von Unfallverletzungen der Halsluftröhre, des Kehlkopfes, Oesophagus und Pharynx entwickelt es sich gar nicht so selten nach *Tracheotomien*, und zwar bei Kindern und Erwachsenen[3].

Forbes, Salmon und Herweg (1947) überprüften 120 Tracheotomie-Fälle bei Kindern und stellten fest, daß in 25% derselben ein Mediastinal-Emphysem während oder kurz nach der Operation aufgetreten war (in 10% auch Pneumothorax). Die starke Atemnot nimmt nach Einführung der Kanüle nicht ab, sondern eher noch zu. G. und F. Boysen (1944) meinen, daß die bei Säuglingen und Kleinkindern sehr dünne, tiefliegende und leicht bewegliche Trachea besonders vorn bei dem Eingriff nicht allzu sehr gelockert werden darf. Sie schließen, daß während der Inspiration die Luft durch die Wunde ins paratracheale und besonders vordere mediastinale Bindegewebe auf Grund des im Mediastinum herrschenden negativen Druckes (minus 4 mm Wasser) eingesogen werde, bis der mediastinale Druck positiv geworden ist. Der zuweilen gleichzeitig entstehende ein- oder doppelseitige Pneumothorax kann, wie früher schon erwähnt, durch Überdehnung, Durchlässigwerden und Reißen der blasig vorgetriebenen Pleura mediastinalis hervorgerufen werden oder, wie Boysens warnend hervor-

---

[1] Hernandez and Brea (1939), Karron (1947).

[2] Bariéty et Coury (1953), Bendandi (1954).

[3] Champneys (1882 und 1884), Michels (1939, sechs Fälle), Barrie (1940), Forbes und Salmon (1943), Neffson (1943).

heben, durch eine operative Mitverletzung der bei Kleinkindern etwas höher gelegenen und somit besonders gefährdeten rechten Pleurakuppel.

GOLDBERG, MITCHELL und ANGRIST (1942) nahmen *experimentelle Untersuchungen* an neun *Kindesleichen* (6monatige Totgeburt bis zu 1 Jahr) vor, indem sie Luft unter Wasser in das vordere Halsbindegewebe injizierten und das Mediastinum bei gleichzeitiger Druckmessung beobachteten. Es entstand unter ihren Augen das Mediastinal-Emphysem. Bei sehr hohen Drucken (40 mm Hg) platzten die Blasen pleurahöhlenwärts. FORBES, SALMON and HERWEG (1947) führten ergänzende *Lebendversuche* an *Hunden* aus und wiesen durch Verschließen der Trachealkanüle bis zum Auftreten von Dyspnoe und Mediastinal-Emphysem, bei gleichzeitiger Füllung der Wunde mit Lipiodol und Trypanblau, röntgenologisch und autoptisch nach, daß auch das Kontrastmittel und der Farbstoff wie die Luft den Weg von der Tracheotomiewunde in das Mediastinum nahmen, so daß also an der Entstehung eines auf diese Weise fortgeleiteten Mediastinal-Emphysems kein Zweifel zu sein braucht. Der Zweifel war deshalb angebracht, weil bei relativem Tracheal- oder Bronchialverschluß ein Mediastinal-Emphysem auch über den Lungenweg spontan entstehen kann. Bei einem Tier riß die Pleura mediastinalis ein und es entstand ein Pneumothorax.

Ähnlich liegen die Verhältnisse bei unfreiwilligen, meist winzigen Mitverletzungen der Halsluftröhre, wie sie sich anläßlich der *Strumektomie* (KEIS 1934, BARRIE 1940 u. a.) natürlich auch intrathorakaler (JEHN 1917, GOLD 1924), ereignen. Hierzu haben schon JEHN und NISSEN (1927) darauf aufmerksam gemacht, daß zum Zustandekommen eines Mediastinalemphysems ein ventilartiger Verschlußmechanismus der Luftröhrenwunde wirksam sein müsse. Das ist zweifellos richtig und glücklicherweise selten, da sonst das Mediastinalemphysem nach Kropfoperationen in Anbetracht der riesigen Zahl derselben viel häufiger sein müßte. Die Verletzung als solche genügt nicht. Die Art der Deckung erscheint für die Pathogenese von ausschlaggebender Bedeutung.

Sehr zu warnen ist vor der *Stich*verletzung der Halsluftröhre, wie sie sehr leicht bei der *Punktion* der *Vena jugularis* zwecks Blutgewinnung bei Neugeborenen vorkommen kann, weshalb diese Punktion am besten ganz zu unterlassen ist (GOLDSTEIN 1949). Gerade an diesen kleinen Wunden kann Luft sowohl durch den bei jeder Inspiration vorhandenen negativen intrathorakalen Druck aus der trachealen Punktionsöffnung, die multipel sein kann, in das subcutane und mediastinale Gewebe eingesogen als auch durch den bei der Exspiration positiven Druck ausgetrieben werden. Die beiden Neugeborenen von 7 und 9 Tagen, von denen GOLDSTEIN berichtet, bekamen sofort nach der „Venen"-Punktion eine schwere Dyspnoe, örtliches Haut-, Kopf- und Mediastinalemphysem und starben nach 140 bzw. 40 min.

Intrathorakale Stichverletzungen führen öfters zum indirekten Mediastinalemphysem, wenn z. B. bei der Anlage oder Nachfüllung eines künstlichen Pneumothorax[1] die Lunge oder Pleuraverwachsungen angestochen werden und Injektions- oder Atmungs- (Lungen-)luft in diese einströmt. Das kann auch im Zusammenhang mit Öl- usw.-Einfüllungen geschehen. — Ferner ist hier an das Eindringen von Luft in das Mediastinum nach Lungenresektionen aus undichten Bronchialstümpfen, natürlich auch bei großen Lungengewebszerreißungen, wie sie z. B. nach Explosionen[2] vorkommen, zu erinnern.

Auch Hilfsmaßnahmen wie die *Insufflation* bei asphyktischen Neugeborenen, können von Trachea und Bronchus aus über die Lunge nach Zerreißung deren

---

[1] EHRENBURG (1932).
[2] TOONE (1949).

Gewebes und Erzeugung eines also „traumatischen" *interstitiellen Lungenemphysems* ein schweres fortgeleitetes Mediastinalemphysem zur Folge haben (SCHNAARS).

SCHNAARS (1965) fand bei 21 von 71 Neugeborenen, die beatmet worden waren, ein interstitielles Lungenemphysem; das sind 30% gegenüber 0,5% bei Nichtbeatmeten. Häufig griff das interstitielle Emphysem auch auf das Mittelfeld über. In 5 von 32 Fällen, die beatmet worden waren, kam es zur Ruptur interstitieller Emphysemblasen mit Pneumothorax.

Abb. 25 (Thymuskapsel-Emphysem) betrifft ein **54 cm** langes, **3530 g** schweres, männliches, mit schwerster *Asphyxia livida* nach normal verlaufener Geburt zur Welt gekommenes Kind mit guter regelmäßiger Herzaktion, aber ohne Atmung. Nach Intubation, *Insufflation*, Analeptika nur einige Schnappatmungen. Herzaktion nach einer Stunde (!) langsamer. Tod. *Sektion* (S. 703/54): Schwerste allgemeine Cyanose. Mäßig starkes klein- bis mittelgroßblasiges, besonders auf den linken Lungenhilus zu sich ausbreitendes *interstitielles Lungenemphysem* beiderseits. Schweres mittel- und großblasiges *Mediastinal-Emphysem* insbesondere des Vorderen Mediastinum mit bis halbwalnußgroßen Emphysemblasen des *Thymus* und seiner Kapsel. Keine asymmetrische Lageveränderung des Mediastinum. Spannungs-*Pneumothorax* beiderseits. Hochgradiger Zwerchfell-*Tiefstand* beiderseits mit ballonartiger Vorwölbung der Zwerchfellhälften gegen die Bauchhöhle und starker Verlagerung von Leber und Milz zum Becken hin. Totale fetale und Kompressions-Atelektase der Lungen.

In solchen Fällen ist die mehr oder weniger *gewaltsame* intrapulmonale *Druckerhöhung* die Ursache des über den Umweg kleiner Lungenparenchymzerreißungen (interstitielles Lungenemphysem) entstandenen Mediastinalemphysems. Sie haben die Beweiskraft eines Experimentes, welches übrigens auch von GOLDBERG, MITCHELL und ANGRIST (1942) an Kindesleichen durch Insufflation des *Hauptbronchus* mit dem gleichen Ergebnis ausgeführt wurde.

Nun sind aber auch Fälle von Neu- und Totgeborenen mit "airblock" mitgeteilt worden, in denen das Mediastinalemphysem *spontan* entstanden sein soll (BIERING 1940, FISHER 1941, GUMBINER und CUTLER 1941, SMITH und BOWSER 1942, SALMON 1947, u. a.). In einem Teil dieser Fälle scheint festzustehen, daß keine Insufflation stattgefunden hat. Wie weit aber andere künstliche Belebungsversuche, also gewaltsame Atmung, Schwingungen usw. vorgenommen wurden, läßt sich nicht nachprüfen, kaum ausschließen, denn man wird ein Neugeborenes nicht untätig verloren geben. Doch benötigen wir solche äußeren Maßnahmen für die Erklärung nicht. Die Entstehung eines *interstitiellen Lungenemphysems* kann bekanntlich auf Grund eigener Impulse durch forcierte, insbesondere *Krampfatmung*, und zwar hauptsächlich bei Bronchusstenose durch Exsudat, besonders Schleim, aspiriertes Material mit Ventilverschluß, also durchaus „spontan" erfolgen. Das erläutern Fälle mit ausgesprochen *intra*pulmonaler Fremdkörperaspiration. FISHER und MACKLIN (1940) berichten über ein Mediastinalemphysem durch interstitielles Lungenemphysem bei einem fast zweijährigen Kinde, welches Erdnußfragmente aspiriert hatte.

Interstitielles Lungenemphysem bei Keuchhusten, Asthma, verschiedenartigen Pneumonien, ist keine Seltenheit, vgl. BRAUN und KASTEN (1947). In dem Augenblick aber, wo ein interstitielles Lungenemphysem entstanden ist und durch die Fortdauer seiner Ursache noch zunimmt, besteht die Gefahr eines über das Lungeninterstitium peribronchial und perivasal hiluswärts fortgeleiteten Mediastinalemphysems. Dieser Entstehungsmodus ist der *häufigste*, und zwar sowohl bei Neugeborenen, kleinen und größeren Kindern (s. Abb. 26a u. b) als auch Erwachsenen. Diese Art des Mediastinalemphysems ist auch das am wenigsten Gefährliche, da die genannten Grundkrankheiten ja auch oft heilen.

BIERING (1940) konnte die allmähliche Rückbildung eines „angeborenen Pneumothorax mit Atelektase und Mediastinal-Emphysem" bei einem 48,5 cm langen, 2400 g schweren, normal geborenen, von vornherein schwer asphyktischen, kühlen Kinde mit japsender Atmung

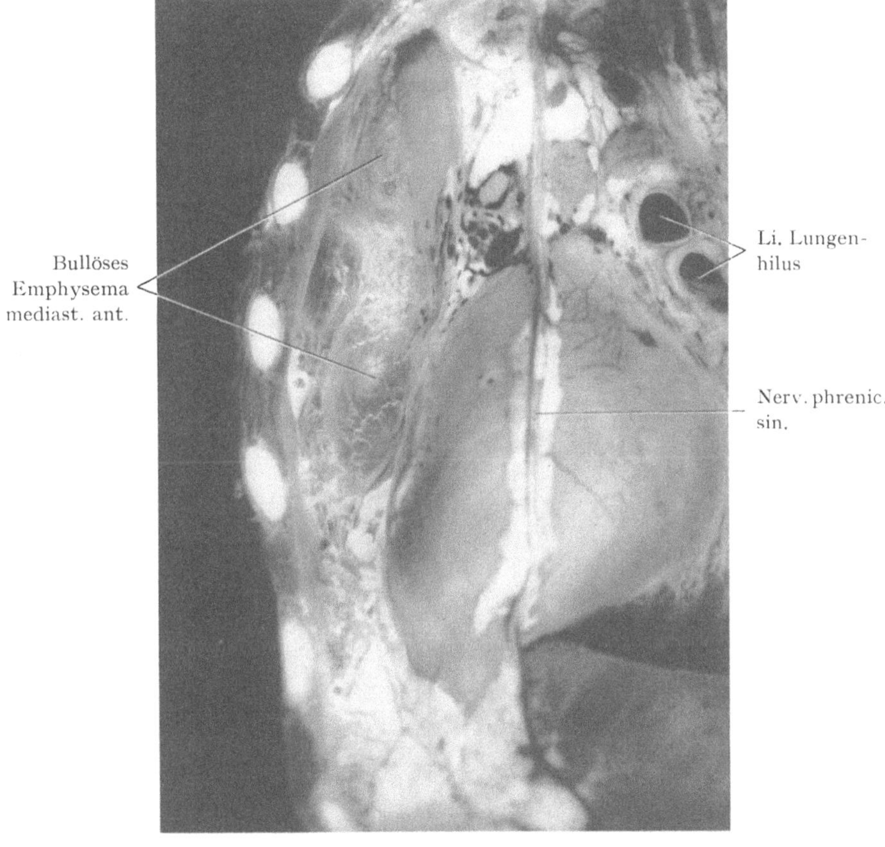

Abb. 26a u. b. Starkes bullöses (vorderes) *spontanes Mediastinal-Emphysem* nach starkem doppel-seitigem *interstitiellem Lungenemphysem* infolge Grippe?-Pneumonie (S. 649/56, $5^1/_2$ Monate, ♂). a Blick auf das Septum mediast., den Herzbeutel mit Nerv. phrenic. sin. und durchschnittenem linken Lungenhilus von links her. b Blick auf die mediastinalen Lungenabschnitte

röntgenologisch im Verlauf von 30 Tagen mit Ausgang in Heilung beobachten. Ich möchte das Vorliegen einer Fruchtwasser-Aspirationspneumonie mit interstitiellem Lungenemphysem usw. in diesem Falle für die wahrscheinlichste Ursache halten.

Es kann meines Erachtens auch auf Grund der hierher gehörigen neueren Literatur kein Zweifel sein, daß diese Ursache und dieser Weg, unterstützt durch eine eventuell künstliche Beatmung, insbesondere auch Insufflation, die häufigsten sind für die Entstehung des sog. *angeborenen* Mediastinalemphysems asphyktischer Neugeborener. SALMON, FORBES und DAVENPORT (1947) schildern sechs derartige Fälle, ABRAMSON, ROOK und NAU (1950) fünf Fälle, unter denen sich auch Kinder bis zu 4$^1/_2$ Jahren sowie solche mit zusätzlichem Pneumothorax und Pneumoperikard befinden[1].

Zahlreiche neuere Berichte bestätigen die pulmonale Pathogenese des indirekten (sekundären) Mediastinalemphysems auch für die Erwachsenen (BALLON und FRANCIS 1929, JOANNIDES und TSOULOS 1930, MACKLIN 1939, HAMMAN 1939, MATTHEWS 1941, GRIFFIN 1942, MONROE und WEBB 1943, MILLER 1944 und 1945, MACKLIN und MACKLIN 1944, IGLAUER 1944, FAGIN und SCHWAB 1946). Soweit die Titel der Veröffentlichungen anderes vermuten lassen, etwa „Mediastinalemphysem

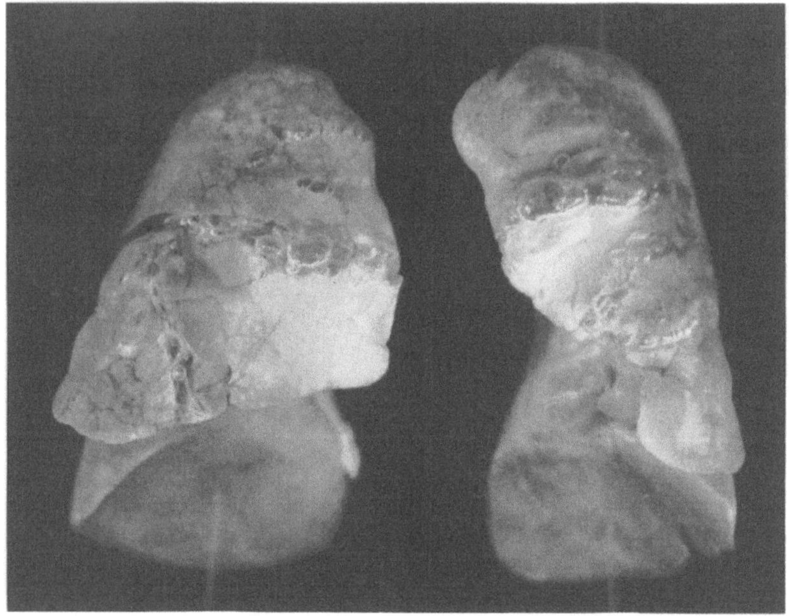

Abb. 26b

bei Gebärenden" (TURUNEN 1934) oder „Mediastinalemphysem während einer Magenresektion in Lachgasnarkose" (SCHWARZMANN 1935), handelt es sich um die gleichen Vorgänge der entweder durch enorme Anstrengung der Gebärenden oder die gestörte Narkose hervorgerufenen *Preßatmung*.

Einen ungewöhnlich eindrucksvollen Todesfall durch spontanes sekundäres „Mediastinal-Emphysem nach einem *Wettessen*" hat WENIG (1944) mitgeteilt: Ein 15jähriger Junge hatte auf einer Ferienfahrt an einem Wettessen teilgenommen und infolge eines wahrscheinlich

---

[1] Eine Mitteilung über „angeborenes" Pneumo-Mediastinum durch WHITE (1947), wonach 11% von den Tot- und 15% von den Frühgeborenen *diabetischer* Mütter neben multiplen Skelet-Defekten, Schädel-Defekten, Herzfehlern, Anencephalie auch „Pneumo-Mediastinum" gehabt haben, ist miß- und unverständlich. Auf welche Weise der mütterliche Diabetes für eine Luftansammlung im Mediastinum verantwortlich zu machen wäre, kann nicht einmal vermutet werden. Entweder handelt es sich bei den lebensschwachen Kindern um die gleichen aspirativen Vorgänge oder sogar möglicherweise um eine anderweitige (bakterielle?) Gasbildung „faul"toter Früchte.

pathologischen Ehrgeizes am Samstagabend sieben vollgehäufte Suppenteller (mindestens 4½ Liter) eines aus Graupen, Erbsen und Bohnen bestehenden Suppengerichtes verschlungen[1]. Kurze Zeit danach fühlte er sich elend, hatte starken Brech- und Würgereiz, jedoch ohne Erfolg.

Nach 7stündiger Bahnfahrt wurde er zu Hause wegen Magenverstimmung mit Haferschleim und Abführmitteln behandelt. Kein Stuhl, kein Erbrechen. Der Allgemeinzustand war entsetzlich.

Am 2. und 3. Tag zunehmende Atemnot und *Haut-Knistern*. Tod am 4. Tag unter den Zeichen schwerster Atembeklemmung. Die *Sektion* ergab eine ungeheure atonische Magendilatation mit noch 2 Litern Inhalt (die schwappende Magenblase nahm fast die ganze Bauchhöhle ein), schwerstem interstitiellen Emphysem beider Lungen, zwei pfefferkorngroßen schlitzförmigen, frisch durchbluteten Rupturstellen des rechten Unterlappens mit erbsgroßen Emphysemblasen und allenthalben sich bis ins Mediastinum fortsetzenden, zum Teil perlschnurartig angeordneten Luftbläschen, rechtsseitigem Pneumothorax, ausgedehntem fortgeleiteten *Mediastinal-Emphysem*. Im übrigen: Leptosomer Typ mit Tropfenherz, enger Aorta. Als Säugling lange Zeit kümmernder Zwilling gewesen. —

Hier hatte allerschwerste Preßatmung infolge höchstgradiger Raumbeengung durch den enormen Zwerchfellhochstand infolge totaler Magenatonie zu spontanen Lungengewebszerreißungen und schließlich Mediastinal- (und Haut-)Emphysem geführt.

Eine sehr anschauliche Skizze, die schematisch erläutert, auf welche Weise ein spontanes sekundäres Mediastinalemphysem z. B. bei Lungentuberkulose, aber auch anderen nekrotisierenden und einschmelzenden Prozessen entstehen kann, gibt MONOD (1940), s. Abb. 27. Ein akuter, pleuranaher, tuberkulös-käsiger Einschmelzungsherd eines weitab vom Mediastinum gelegenen costalen Bezirkes greift auf obliterierende Pleuraverwachsungen über und stellt so einen Verbindungsweg für die Lungenluft zur Subserosa der Pleura parietalis (costalis) her. Genügend exspiratorische Druckkräfte vorausgesetzt, kann die Lungenluft nun innerhalb der subserösen Schichten entlang der Fascia endothoracica der Brustkorbkonkavität bis zum Vorderen und Hinteren Mediastinum hingepumpt werden und sich im ganzen Mediastinum ausbreiten. Sie kann sogar vom Lungenwurzelgebiet her in die entsprechenden Räume der anderen Seite gelangen, falls auch dort die Pleurahöhle durch lockere Verwachsungen obliteriert ist. Zum sekundären Hautemphysem kommt es dabei wiederum auf die geschilderte Weise via Obere Thoraxapertur oder auch dadurch, daß die Luft vom Herde direkt aus durch die *Intercostal*räume und -gewebe den Thoraxinnenraum verläßt. — Trifft die Luft bei ihrer subpleuralen Wanderung zufällig auf einen von Pleuraverwachsungen frei gebliebenen Bezirk, so kann sie die zarte Pleura hier lungenwärts ausdehnen, vorwölben, dehiszent werden und einreißen lassen und also auf diese Weise auch einen partiellen sekundären Pneumothorax erzeugen.

Ob noch andere Luftfortleitungen vom Luftgangsystem her für die Pathogenese des indirekten Mediastinalemphysems in Betracht gezogen werden müssen, ist fraglich. Einige Angaben, die dies in bezug auf Kehlkopf- oder Halsluftröhrengeschwüre, z. B. bei Tuberkulose oder Diphtherie, für möglich halten, scheinen mir nicht beweiskräftig zu sein, schon deshalb nicht, weil, wie oben ausgeführt, immer noch der häufigere Weg über das interstitielle Lungenemphysem offen bleibt. Ähnliches gilt für das Auftreten nach *Tonsillektomien*[2] und Verletzungen der hinteren *Rachenwand* überhaupt. Auch hier ist der Mechanismus eher unklar. Man weiß nie, ob man eine der geschilderten Atmungs- bzw. Lungenkomplikationen aus-

---

[1] In den Magen einer sitzenden Leiche kann man nach KEY-ABERG (1891) höchstens 4 Liter einfüllen, wenn man den Trichter fast 1 Meter über dem Munde hält. Weitere Mengen sind nur bei noch höherem Druck, 1 bis 2 m Mundabstand, möglich.

[2] SILVERMANN, TALBOT and McCLEAN (1953).

schließen darf. Auch muß in einer gewissen Zahl der Fälle eine Verwechslung mit bakterieller Gasbildung (Gasbrand?) in Betracht gezogen werden, besonders wenn Lungengangrän, jauchige Carcinome oder Ähnliches gleichzeitig vorliegen. An diese Möglichkeit ist besonders zu denken, wenn Veränderungen der Lungen und Luftwege fehlen und es sich um Erkrankungen der Speisewege handelt. Bekanntlich können Magengeschwüre sogar in den Herzbeutel und in das Herz penetrieren (EHRHARDT 1933).

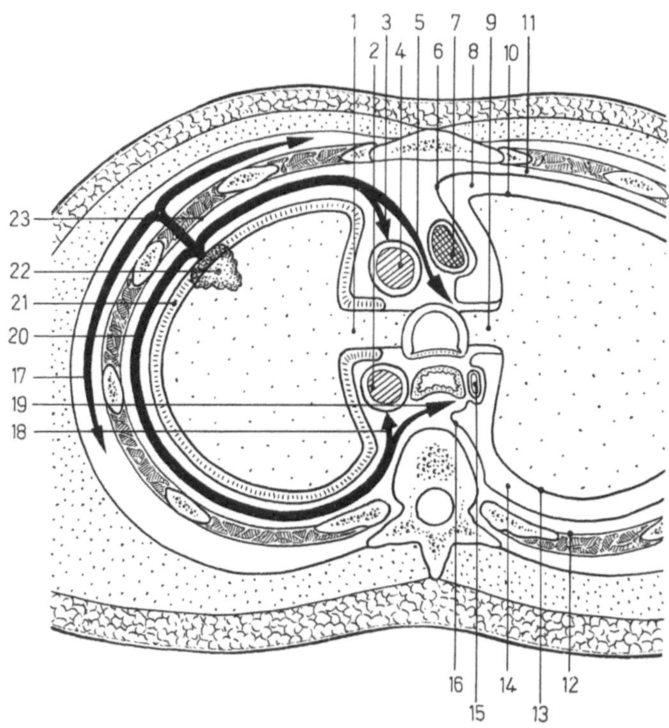

Abb. 27. Schematische Skizze zur *Entstehung* und *Ausbreitung* eines spontanen sekundären *Mediastinal-Emphysems* durch einen pleuranahen, käsig *tuberkulösen Einschmelzungsherd* der linken Lunge (*22*, links im Bild) bei *Obliteratio pleurae sin.* nach MONOD: Ann. d'Anat. path. **16**, 1054 (1939-40). Die Nekrose (*22*) erzeugt die Pleura-Perforation. Da die Pleurablätter zusammengewachsen sind (*21*), kann die Luft in den subpleuralen Raum eindringen. Von ihm aus kann sich die Luft in zwei Richtungen weiter ausbreiten. 1. Sie verläßt den Thoraxraum und infiltriert (*17*) das sub- und intermuskuläre lockere Bindegewebe sowie die Subcutis. 2. Sie breitet sich zwischen der Pleura parietalis und dem Brustkorb, der Fascia endothoracica (*23*) aus, *umwandert* auf diese Weise die (*20*) Lunge. Sie erreicht das Vordere (*3*) und Mittlere Mediastinum und die Aorta ascendens (*4*), die Vena cava superior (*7*). Sie infiltriert (*5*) auch die rechte Lungenwurzel (*9*), deren Pleura sie ablöst. Das Emphysem dringt auch ins Hintere Mediastinum (*18*) ein, umgibt die Aorta descendens (*2*) und gelangt hinter den Oesophagus (*19*). *1* = linke Lungenwurzel. Rechte Pleurahöhle (*8* u. *14*) normal: Sinus mediastinalis ant. (*6*). Fascia endothoracica (*12*). Pleura visceralis (*10* u. *13*). Vena azygos (*15*). Sinus mediastinalis post. (*16*). Spatium subpleurale (*11*)

In bezug auf die *untere* Rumpfhälfte, insbesondere Bauchhöhle, als *Ausgangspunkt* einer Luftfortleitung in das Mediastinum, muß angeführt werden, daß mediastinales Emphysem nach röntgendiagnostischen Luftfüllungen des *Extraperitonealraumes*, insbesondere des perirenalen und auch präsacralen, beobachtet wurde. Von hier aus gelangt die Luft hauptsächlich ins Hintere Mediastinum. Noch viel seltener kann es sich an *intraperitoneale* Lufteinblasungen

(Pneumoperitoneum[1]) anschließen, wobei diskutiert wurde, ob die Luft durch die Spatia sterno-costalia, zufällige Zwerchfell-Lücken oder den Hiatus oesophageus, aorticus sowie andere Verbindungswege ins Mediastinum gelangte. Höchstwahrscheinlich handelt es sich aber in diesen, zum Teil nur mündlich berichteten, Fällen ebenfalls um unbeabsichtigte Stichverletzungen und Einblasungen ins *Retro*peritoneum, in die Rectusscheide[2] oder in peritoneales Verwachsungsgewebe. — Viele Detailbetrachtungen zur Ätiologie und pathologischen Physiologie des Emphysems finden sich bei KILLIAN (1941).

5. Fett, Kalk, Kohle, Amyloid

Gelegentlich können intra- und extracelluläre Schlacken und Abräumstoffe, also *Fetttröpfchen*, *Kalk*abscheidungen, auch exogenes Material wie *Kohle*, meist aus erweichten Lymphknoten stammend, im Mediastinum „gespeichert" werden. Schaumzellherde weisen jedoch im großen und ganzen mehr auf vorausgegangene Entzündungen hin.

Eine große Besonderheit stellt ein Bericht von BERESOWSKAJA (1949, russisch) über *Amyloid*-Ablagerungen in Form von multiplen, mit Resorptions-Riesenzellen ausgestatteten „Amyloid-Tumoren" des Mediastinum (und der Schilddrüse) dar.

J. Kreislaufstörungen

Erhebliche Blut*stauungs*zustände ergeben sich sowohl aus allgemeinen Ursachen (allgemeine Herz- und Kreislaufstörungen bei Herz- und Gefäßerkrankungen) als auch hauptsächlich örtlich durch Kompression der großen Venen bei allen raumbeengenden Prozessen (Hernien, großen Aorten-Aneurysmen, Cysten, Geschwülsten und Ähnlichem).

Druckerhöhungen im Obergeschoß des *Vorderen* Mediastinum führen — naturgemäß — nicht nur zur Kompression und Verdrängung von Organen, z. B. der Trachea, sondern vor allem zu Stauungen in den *Venen*. Man spricht von „oberer Einflußstauung", auch „Vena cava superior-Syndrom". Druckerhöhungen des Ober- und Mittelgeschosses bedingen eventuell sogar das klinische Bild der Herztamponade. Aber auch solche der Mittelfelder des Mittleren und Hinteren Mediastinum bedingen ebenfalls oft eine starke Rückflußstauung zum Herzen, die Lungenvenen können stranguliert, die Pulmonalarterien komprimiert werden; doch sind die großen Arterien natürlich weniger empfindlich. Je nach dem Sitz der Tumoren und der durch sie hervorgerufenen venösen Abflußhemmungen können verschiedene „Stauungsbilder" auftreten, die sich jedoch oft kombinieren (Venae mammariae internae, Vena azygos, Venae cavae). Eine mediastinale Fibrosklerose, oft durch eine silico-anthrakotische (Lungen- und) Lymphknoten-Erkrankung, auch Mediastinitis, insbesondere tuberkulöser Natur (s. S. 490) hervorgerufen, kann ein erhebliches Stauungssyndrom der Vena cava superior verursachen, eventuell mit am rechten Sternalrande oben zu hörendem, kontinuierlich sausendem „Stenosegeräusch" (SIEBERT 1913, FERRARA 1951 u. a.).

---

[1] BOBROWITZ (1953), BERGER (1954), BRETHNACH (1955).
[2] WEISE und FRANCK (1957).

Bei *chronischer* mediastinaler Stauung soll es nach FRIEDBERG (1948) zu atypischen Anastomosen zwischen dem Stromgebiet der Pulmonal- und Bronchialgefäße und aus den erweiterten, gestauten Bronchialvenen gelegentlich zu Hämoptoe kommen.

Wie schon OSLER (1903) durch Autopsie feststellte und später SIEBERT (1913) zu bestätigen Gelegenheit hatte, kann es in seltenen Fällen bei der chronischen fibrösen Mediastinitis (sui generis oder tuberculosa) nach Periphlebitis zu stärkster

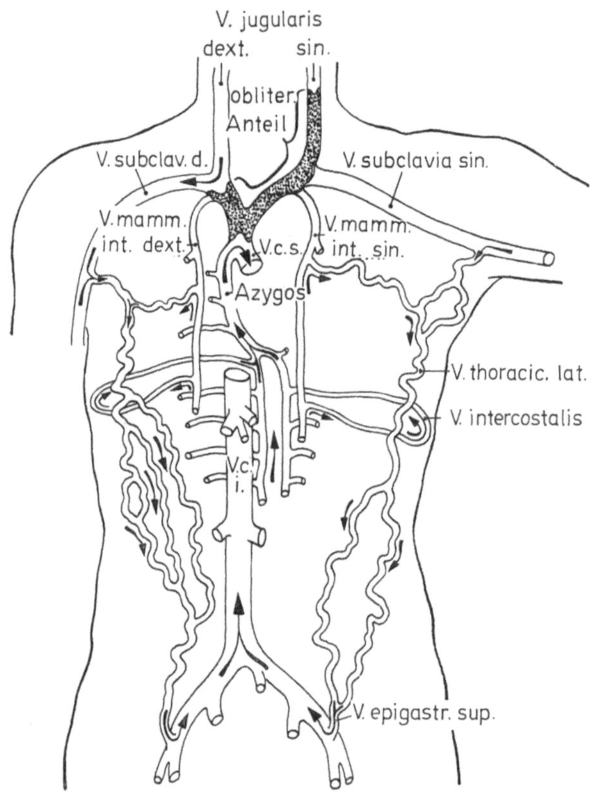

Abb. 28. *Vena-cava-superior-Syndrom.* Verlauf der Kollateralen bei Verschluß der Vena cava superior (aus W. OSLER: On obliteration of the superior vena cava. Bull. Johns Hopk. Hosp. **14,** 169 (1903)

thrombophlebitischer Stenosierung und Obliteration der Vena cava superior und der Venae anonymae kommen, wonach sich ein umfassender, an der Haut sichtbarer *Kollateralkreislauf* ausbildet. Beide Venae jugularis- und brachialis-Gebiete entleeren ihr Blut über die Venae mammariae intt., intercostales, azygos, hemiazygos, epigastricae, ja sogar iliacae in die Vena cava inferior (Abb. 28). Im Laufe der Zeit bildet sich zwischen venösem Blutanfall und Ausweitung der Kollateralen ein Gleichgewichtszustand aus, so daß die Lebenserwartung an sich nicht beeinträchtigt ist. ZEMAN (1945) berichtet über einen Verschluß der Vena cava superior, den er über 19 Jahre lang beobachten konnte, RENBOURN (nach E. UEHLINGER) von einer 62jährigen Frau, deren Verschluß der Vena cava superior über mindestens

50 Jahre bestanden hatte. BLASINGAME (1938) konnte bei der Obduktion eines 93jährigen Mannes einen Cava superior-Verschluß feststellen.

In Bezug auf die Ursachen des Verschlusses der Vena cava superior verweist OSLER in seiner klassischen Arbeit auf eine Zusammenstellung von 29 Fällen von HUME. Zehnmal handelte es sich um eine Venenthrombose, davon achtmal um eine

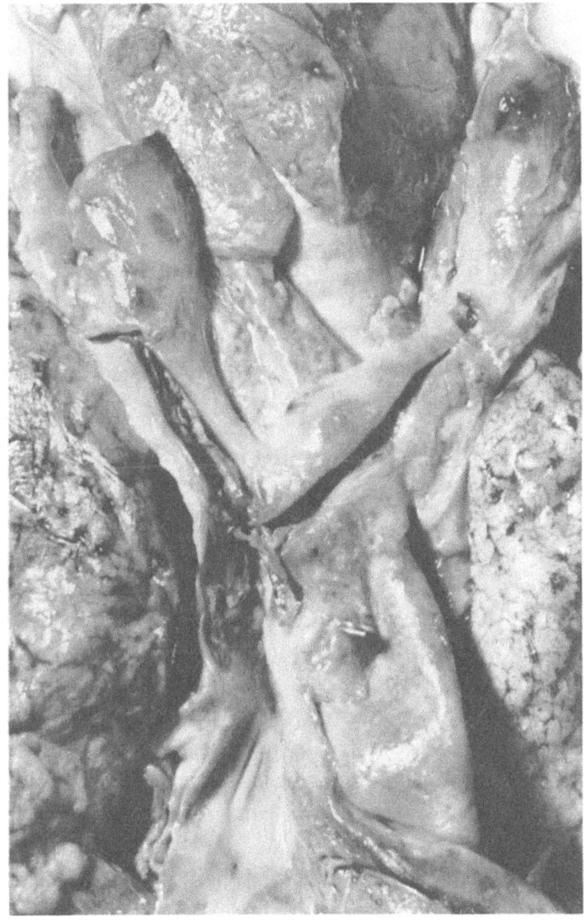

Abb. 29. *Thrombose* der *Vena cava superior* infolge Kompression durch mediastinale Lymphknotenmetastasen eines kleinzelligen Carcinoms des rechten Lungen-Mittellappens. 74jährig. ♂ (Aus E. UEHLINGER: Das Lungencarcinom. Metastasensyndrome. Bibl. tuberc. (Basel) **20**, 99 (1965)

einfache Phlebitis, einmal um einen retrograd fortgesetzten Thrombus und einmal um eine tuberkulöse Phlebitis. In 19 Fällen beruhte der Verschluß auf einer Kompression von außen. Darunter findet sich nur ein einziger Fall eines primären Lungencarcinoms bei einer 36jährigen Frau. In einer Zusammenstellung von CALKINS (1956) über 21 Fälle von Verschluß der Vena cava superior, die er während der Jahre 1947 bis 1954, also 50 Jahre nach OSLER beobachten konnte, finden sich als Ursachen des Verschlusses *elfmal ein Bronchialcarcinom*, zweimal ein Aneurysma der Aorta, sechsmal eine Mediastinalgeschwulst. Ähnliche Zahlen finden sich in der Arbeit von BRUCKNER (1958) über 23 Fälle von Verschluß der Vena cava superior (Abb. 29).

K. Mediastinitis

I. Die akute Mediastinitis

Die akute Mediastinitis — seröse, serös-eitrig-phlegmonöse, phlegmonös-abscedierende, zuweilen auch mit Blutaustritten (Petecchien, Ekchymosen) und Fibrin-Insudation einhergehende — ist eine sehr ernste, oft tödliche Erkrankung, besonders wenn die Ursache nicht schnellstens beseitigt werden kann. Das klinische Bild wird von der raschen Toxinresorption (s. S. 449) völlig beherrscht. Das lymphgefäßreiche mediastinale Zellgewebe und der Unterdruck (A. W. FISCHER 1955), richtiger vielleicht die Druckdifferenzen und rhythmischen Schwankungen begünstigen die leichte Ausbreitung. So kommt es, daß fast jede akute Entzündung des Septum mediastinale sofort eine diffuse ist. Ich verweise auf das in den Kapiteln A und B über Bau, Eigenschaften und Strömungsverhältnisse Gesagte, da es zum Verständnis des örtlichen Pathologischen notwendig ist. Auf die Frage der Abwehr und Abwehrmöglichkeiten wird am Schluß dieses Kapitels im Zusammenhang mit der experimentellen Mediastinitis eingegangen werden.

Glücklicherweise hat die akute Mediastinitis heutzutage dank der enormen thorakalen, besonders auch endoskopischen, operativen Fortschritte und mehr vielleicht noch durch die zahlreichen Möglichkeiten der modernen antiinfektiösen Therapie (Chemotherapie, Antibiotica) einen Teil ihrer Schrecken besonders insofern verloren, als ihre Entstehung verhindert oder die Virulenz der Bakterien abgeschwächt werden kann. Sie ist jedenfalls nicht mehr hoffnungslos und zudem selten geworden. Wir fanden bei Tausenden von Sektionen noch nicht in 1% der Fälle Mediastinitis, obwohl über 60% grobsichtbare Lungen- und Pleuraentzündungen aufwiesen. Es scheint also, daß ein enger nachbarlicher Kontakt mit infizierten Geweben dieser Art nicht ausreicht, um Mediastinitis zu erzeugen[1].

Besondere Formen der akuten Mediastinitis brauchen nicht unterschieden zu werden. Es überwiegt die *diffuse phlegmonöse*, die alsbald in die kleinabscedierende übergeht. Natürlich kann auch besonders bei abgeschwächter Infektion ein circumscripter Einzelabsceß zustandekommen. Aber auch dann findet sich meistens ein erhebliches entzündliches perifokales Ödem, welches kaum wesentliche Teile der Mediastinum freiläßt[2]. Im übrigen handelt es sich bei der „lokalisierten" Form

---

[1] Nach OUGHTERSON (1950) hätte sich allerdings während des I. Weltkrieges in 12% der Obduktionen mit Pneumonie und Empyem auch Mediastinitis gefunden. Doch mögen hier besondere Verhältnisse vorgelegen haben (Vor-Sulfonamid-usw. Ära!)

[2] Im *Röntgenbild* dokumentieren sich nach LUTZ (1951) der Mediastinal*absceß* als *umschriebene* Verbreiterung des Mittelfellschattens, die *Phlegmone* als *gleichmäßige* Breitenzunahme des ganzen Schattens mit mehr gradliniger Begrenzung. Besonders die Phlegmone sei auf Grund dieses Kennzeichens gegenüber den mediastinalen Erkrankungen mit „bogigen oder polycyclischen Konturen", wie Aortenaneurysma, Struma mediastinalis, Lymphknoten- und Thymusgeschwülste und Ähnlichem differentialdiagnostisch gut abgrenzbar. — Zwei sehr instruktive Röntgenaufnahmen zur Entstehung der akuten diffusen eitrigen Mediastinitis — vor und nach der Perforation eines Oesophaguscarcinoms — bildet MÜLLY (1956) ab.

bereits um einen mehr chronischen oder gar spezifischen Prozeß. Der häufigste
Erreger ist der Streptococcus.

Klinisch bestehen außer den septisch-toxischen Erscheinungen Würge- und Druckgefühl,
Dysphagie, systolischer Schmerz, Bronchostenose-Husten, Symptome, die auf eine echte
Entzündung oder Druckschädigung der mediastinalen Nerven zurückzuführen sind, also
Reizung oder Parese der Nn. phrenicus, vagus, recurrens (A. ADAM 1913), auch Hornerscher
Symptomkomplex. Ferner wird perimediastinales Ödem mit charakteristischem ,,Mühlen-
geräusch'' angegeben. Je stärker die entzündliche Insudation ist, desto stärker machen sich
die Folgen der Be- und Verdrängung der großen Hohlorgane, insbesondere die Stauung der
Venae cavae mit allen ihren Zeichen wie Lid- und Gesichtsödem, Halsvenenstauung bemerkbar. Auch mit frühzeitiger Thrombophlebitis mediastinaler Wurzelvenen ist zu rechnen.

Da sich nach DUREAU und LEQUIME (1938) eine Rückstauung in den Hohlvenen
auch auf die Vena *azygos* auswirkt und zur Kaliberzunahme derselben führt, käme
nach LUTZ (1951) dem ,,im Mediastinum an der oberen Begrenzung des Auf-
hellungsbandes des rechten Hauptbronchus'' zu findenden ,,Azygosschatten'',
seiner unter Umständen bis vierfachen Vergrößerung und seiner Beziehung zur
lateralen Begrenzung eines verbreiterten Mediastinalschattens für die *Erkennung*
einer eitrigen, diffusen Mediastinitis, mit oder ohne Perikarderguß, eine wesentliche
differentialdiagnostische Bedeutung zu (,,positives Azygoszeichen'').

Ausgesprochene *Komplikationen* entstehen naturgemäß erst im subakuten oder
subchronischen Stadium. Diese sind unter Umständen große septische Thrombosen (Vv. cavae), entzündliche Gefäßarrosionen und -einbrüche, sogar in die
Aorta mit tödlicher Blutung, ferner Einbrüche und Fistelbildungen zu den großen
Hohlorganen wie Trachea, Hauptbronchien, Oesophagus, wodurch zugleich Eiter-
entleerung nach außen möglich ist, was als eine Art Selbstdrainage, die der Heilung
nicht ungünstig ist, aufgefaßt werden kann (PAAS 1936). Perforationen können
aber auch in die Pleurahöhlen oder den Herzbeutel erfolgen, ja sogar nach außen
durch die Haut, was am ehesten vorn neben dem Sternum, seltener hinten neben
der Wirbelsäule statthat.

Die Möglichkeiten der *Entstehung* der akuten Mediastinitis sind folgende:

1. *Hämatogen-metastatisch:* Bei allgemeiner Sepsis infolge Erysipelphlegmone,
Panaritium, Osteomyelitis (MALNEKOFF 1930 und MAURO 1934), Typhus abdominalis, Otitis media destruens, Scharlach, Endocarditis ulcerosa usw.

2. *Lymphogene Metastasierung:* Durch lymphangitische Verschleppung der Eitererreger aus dem Subpectoralis-Gebiet, der Mamma, den supra- und infraclavi-
culären sowie axillären Lymphknotengruppen, den Tonsillen, Lungen, schließlich
dem Bauchraum (Ductus thoracicus!).

3. *Übergreifen der Entzündung von im Mediastinum gelegenen Organen:* Bei
eitriger (abscedierender) *Lymphadenitis* mediastinalis im Gefolge von Pneumonie,
insbesondere abscedierend-dissezierender *Grippe*-Pneumonie, septischem Scharlach, seltener Masern-Pneumonie. Bei *Thymitis* abscedens (diese hämatogen entstanden, z. B. bei Diphtherie und Typhus abdominalis im Kindesalter). Weiter
bei allen *geschwürigen* grobsichtbar oder nur mikroskopisch durchlässigen *Trachea-*,
Hauptbronchien- und *Speiseröhren*-Erkrankungen, also auch Divertikeln und Geschwülsten, seltener Laugenverätzungen, Verbrühungen. KÖNIG (1956) berichtet
von einem 2×1 cm messenden Ulcus pepticum *oesophagi*, welches sich bei einer
67jährigen Frau innerhalb einer *Magenschleimhautinsel* 3 cm oberhalb der Kardia
entwickelt hatte und ins *Hintere Mediastinum*, schließlich in die Aorta descendens

mit tödlicher Verblutung aus dem Mund und in den Magen-Darm-Kanal penetriert
und perforiert war. Weitere Berichte über „Spontanrupturen" des Oesophagus
als Ursache akuter Mediastinitis sind wahrscheinlich ähnlich aufzufassen (BARRET
1946, ALLISON 1951, LORTAT 1951). In solchen Fällen werden wir es oft mit
gangräneszierenden Entzündungen infolge putrider Mischflora, eventuell auch Gasbildung (s. S. 472 ff.) zu tun haben. Dies gilt ganz besonders für die zugleich häufigste
Ursache der akuten Mediastinitis durch *Fremdkörperperforation* (verschluckte
Hühner- usw.-Knochen, Fischgräten, Prothesen, Nägel und Stecknadeln bei Geisteskranken und Kindern), aber auch Sonden-, Bougie- und endoskopische (SEIFFERT,
1925 und 1927, NEUHOF 1936) sowie selbstverständlich auch Riß-, Stich- und
sonstige groß eröffnende *Verletzungen* (VANDEVER, ELLIS and HAYLES 1955), einschließlich postoperativer Nahtinsuffizienzen[1].

Auch nach längerem Eingeklemmtbleiben großer weicher (!) Fremdkörper kann eine
Mediastinalphlegmone entstehen, wie THEILKÄS und LÜDIN (1950) von einer 51jährigen Frau
berichteten. 24 Std. lang war ein pflaumengroßer Fleischbrocken im Oesophagus stecken
geblieben und wahrscheinlich spastisch umschnürt worden. Absaugeversuche mißlangen. Es
entstanden Drucknekrose und Perforation ins rechte Mediastinum. Exitus und Obduktion
nach 7 Tagen: Mediastinalphlegmone mit weiterem Durchbruch in die rechte Pleurahöhle,
mit Empyem (ante finem erfolgte sogar noch Durchbruch in die linke Pleurahöhle).

Selbstverständlich können auch Extraktionsversuche oder die Behandlung von
Narbenstenosen sowie ähnliche Eingriffe in der Speiseröhre zu Läsionen, Wand-
infektionen und Mediastinitis führen, also eine therapeutisch-traumatische Mediastinitis hervorrufen. Im großen und ganzen selten ist die Entstehung einer akuten
Mediastinitis durch Übergreifen einer akuten eitrigen Perikarditis zu beobachten,
am ehesten noch bei Kindern.

4. *Übergreifen der Entzündung von am Mediastinum gelegenen, also eng benachbarten, thorakalen Organen:* Bei mediastinalwärts gelegenem *Lungenabsceß*, meist
erst bei oder nach Verwachsung der Pleurae viscerales und mediastinales, auch
bei Pleuritis purulenta (empyematosa) mediastinalis — nach unseren und MÜLLYS
(1956) Erfahrungen keineswegs häufig, im Gegensatz zu DUNHAM (1922), der in
über 10% der Sektionen mit Empyem eine Mediastinitis fand —, ferner bei
Osteomyelitis purulenta abscendens *sterni* (BUSCH 1907, ARMITAGE 1913), *costae,
vertebrae.*

5. *Von weiterher fortgeleitet:*

a) Am häufigsten durch die *obere Thorax*-Apertur[2]: Bei phlegmonösen Entzündungen des *Halsbindegewebes* nach *Tonsillitis* abscedens, nekrotisierender
Scharlach-Angina, *Angina Ludovici* (Mundboden-Phlegmone), Retropharyngeal-
Absceß, Phlegmone purulenta abscedens *epiglottidis* (nach ausgedehnten Mund-
höhlen- und Rachengeschwüren, LUTZ 1951), eitriger Thyreoiditis und Strumitis
mit Kapseldurchbruch, auch nach Tracheotomie und Strumektomie (MAINZER
1930) und anderen gewollten und ungewollten Halsverletzungen, ulcerösem
Rachen-, oberem Speiseröhren- und Kehlkopfkrebs, eitrig abscedierender Lymphadenitis cervicalis, eitrig dissezierender Mastoiditis und Perimastoiditis (WESSELY

---

[1] Statistische Zusammenstellungen von PEARSE (1933) und NEUHOF (1936) ergeben, daß
die Hälfte aller Fälle von akuter Mediastinitis auf Verletzungen des Oesophagus zurückzuführen ist.

[2] Nach NEUHOF (1936) in einem Viertel der Fälle. Chirurg. Lit.: BRUNNER (1950), LIND-
SKOG und LIEBOW (1953), D'ABREU (1953), VANDEVER, ELLIS und HAYLES (1955).

1939). Fortleitung und Ausbreitung erfolgen sowohl vorn als auch mitten und hinten innerhalb der Spatia prae- und retrovisceralia des Halses (s. S. 436) oder in unmittelbarer Umgebung und längs der großen Kanalsysteme und Halsgefäße, also paratracheal, paraoesophageal, paravasal.

b) Selten: Durch die *untere* Thorax-Apertur: Fortleitung von Phlegmonen des *Retroperitonealraumes*, also bei paranephritischen, parahepatitischen, d. h. ulcerösen subphrenischen oder in das Ligamentum coronarium hepatis perforierten Leber-abscessen verschiedener Genese, Perigastritis superior infolge Ulcus pepticum perforans oder Carcinom und Ähnlichem.

II. Die chronische Mediastinitis

Die chronische Mediastinitis kann, wie alle chronischen Entzündungen, aus der akuten (subakuten und subchronischen) hervorgehen, in den überwiegend *fibrösen* Zustand übergehen (RADONIČIČ 1911), schließlich ein narbiges Ausheilungs-stadium, das seinerseits krank machende Eigenschaften entfaltet, darstellen. Sie kann sich aber auch mehr schleichend, „von vornherein chronisch", als abge-schwächte, in ihrer Genese nicht immer klar übersehbare, zuweilen aseptische oder jedenfalls nicht sicher infektiöse Entzündung entwickeln, letzteres nach Traumen, Blutungen, Bestrahlungen! (die überhaupt vermieden werden sollten, falls spätere mediastinale Operationen in Frage kommen), Fremdstoffreizungen, also Anthrakose, Silikose u. a. In seltenen Fällen (KNACK 1925: 40jährige ♀, von TH. FAHR seziert und histologisch untersucht) kann sie klinisch, röntgenologisch und pathologisch-anatomisch tumorartigen Charakter („kleinapfelgroß" am rech-ten Lungenhilus) annehmen. Obwohl auch die strikturierenden Eigenschaften sowie die längs den Gefäßästen ins Lungengewebe einstrahlenden, weißlichgrauen Gewebszüge und anderes mehr weitgehend an Bronchialkrebs erinnerten, ließ sich histologisch kein Carcinom nachweisen. — Am häufigsten finden sich schleichend entstandene, chronisch-fibröse Mediastinitiden durch abgeschwächte Kontakt-infektionen, vielleicht auch selbstschädigende Resorptionsleistung (s. S. 493) bei chronisch-adhäsiver Pleuritis[1] und Perikarditis, insbesondere „Panzerherz". Das Übergreifen auf dem Wege von Synechien ist ohne weiteres verständlich. Man spricht von „Mediastinoperikarditis" chronica fibroplastica callosa.

Die *Folgen* der mediastinalen Verschwartungen sind wechselnde, je nach dem Sitz. Wir stellen Verziehungen und Umschnürungen von Trachea, Hauptbronchien, großen Venen und Aorta fest, welche auch miteinander verwachsen können. Es erfolgen Schrumpfungen.

Röntgenologisch ergibt sich das Phänomen der Aufwärtsbewegung der Aorta. Herz und große Gefäße können schwartig am Brustbein fixiert sein. Pulsus inspiratione intermittens (sive paradoxus, KUSSMAUL 1873[2]). Die Gegend des Herzspitzenstoßes kann eine systolische Einziehung zeigen, mit diastolischem Vorschnellen. BRUGSCH (1947)[2] wies auf den sog. Schleuderton in der Diastole und diastolischen Venenkollaps hin. Andererseits bestehen starke

---

[1] Über *Röntgen*bilder bei vorderen „costo-mediastinalen" Schwartenbildungen und hin-teren, para- und prävertebralen, chronisch-fibrös obliterierenden Pleurasinusveränderungen, die durch Übergreifen einer Pleuritis mediastinalis auf subseröse Lagen des Septum media-stinale entstanden sind, siehe HECKMANN (1939).

[2] Zitiert nach STAEMMLER (1955).

Blutstauungen, Hustenreize. WENCKEBACH (1911)[1] hebt eine inspiratorische Einziehung des unteren Sternalwinkels und seiner Umgebung hervor, statt der normalen Hebung.

Für die Mediastinitis chronica fibrosa *posterior* insbesondere gibt EDENS (1936) auf Grund von drei untersuchten Fällen, die eine 41jährige, eine 29jährige und eine 48jährige Frau mit oberer hinterer Verschwartung des Mediastinum betrafen, als „charakteristische" Zeichen an, daß bei Einatmung ein Hemmungsgefühl zwischen den Schulterblättern und am unteren Sternum ein Zurückbleiben oder eine Einziehung der unteren Sternalgegend sowie die Neigung zu Atmungs- und Pulsbeschleunigung bestanden haben.

Mit der Frage, ob die „unkomplizierte" Mediastinoperikarditis, worunter eine solche verstanden wird, bei der es *nicht* zu Verwachsungen zwischen den Herzbeutelblättern gekommen ist, zu Herzhypertrophie führt, hat sich WENGER (1955) beschäftigt und nach seinen klinischen Erfahrungen sowie durch Experimente an zehn Hunden negativ beantwortet. Durch Talkumeinstreuung bei geschlossenem Perikard wurde eine chronisch-fibröse Entzündung des Mediastinum erzeugt. Durch Probeexcision und spätere Obduktion der ½ bis 1 Jahr später getöteten Tiere wurde das Fehlen intraperikardialer Verwachsungen bestätigt. Eine Herzhypertrophie war nicht entstanden (auch keine Myokardveränderungen).

Von der *symptomatischen Mediastinoperikarditis* chronica fibroplastica callosa ist die *idiopathische mediastinale Fibrose* abzugrenzen. Dieses seltene Krankheitsbild ist ausgezeichnet durch die Ausfüllung des oberen Mediastinum mit einem ungemein derben, keloidähnlichen Bindegewebe. Die Vena cava sup. wird dadurch stranguliert oder überwuchert und das Venenblut im Einzugsgebiet aufgestaut. Besonders charakteristisch ist, daß nur die Vena cava superior in den Wucherungsprozeß des Bindegewebes einbezogen wird, während die übrigen Mediastinalorgane, wie Aorta, Trachea und Thymus, wohl vom Bindegewebe beiseite geschoben werden können, aber in ihrer Funktion nicht gestört werden.

Die idiopathische mediastinale Fibrose befällt beide Geschlechter in gleicher Häufigkeit. Sie wird in allen Altersstufen beobachtet, beginnt aber in der Regel im mittleren Lebensalter. Ohne Prodromalerscheinungen kommt es in einer ersten Phase zunächst zur intermittierenden Einflußstauung der oberen Körperhälfte mit morgendlicher Anschwellung der Arme. In der zweiten Phase stehen die Obstruktionserscheinungen der Vena cava superior im Vordergrund mit Schwellung und dunkler Cyanose des Gesichtes und Halses, Blutungen und Teleangiektasien in den Bindehäuten der Augen. Gelegentliche Symptome sind Dyspnoe, Epistaxis, Kopfschmerzen. Nach einer gewissen Zeit kommt die mediastinale Bindegewebswucherung spontan zum Stillstand, auch klingen in dieser dritten Phase die Stauungserscheinungen allmählich wieder ab. Es stellt sich ein stabiler Gleichgewichtszustand zwischen Anfall von venösem Blut aus der oberen Körperhälfte und dem Fassungsvermögen der Kollateralen ein.

Pathologisch-anatomisch findet man im Mittelfeld, mehr auf der rechten Seite, eine holzharte Bindegewebsmasse, manchmal scharf umschrieben, ähnlich einem Fibrom, meist aber ohne scharfe Grenze sich in die Umgebung auflösend. *Histologisch* findet sich ein eher zellarmes, fibrilläres Bindegewebe mit spärlichen Rundzellinfiltraten und bisweilen vereinzelten Knochenbälkchen. Die in der Bindegewebsmasse eingeschlossenen Lymphknoten zeigen in der Regel keine entzündlichen Erscheinungen.

---

[1] Zitiert nach STAEMMLER (1955).

Die *Ätiologie* der idiopathischen mediastinalen Fibrose ist, wie der Name sagt, *ungeklärt*. Im besonderen ist die Bedeutung einer syphilitischen Infektion erheblich überschätzt worden und oft nur auf Grund eines positiven Ausfalles der serologischen Luesreaktionen angenommen worden. Ich verweise auf die kritischen Ausführungen auf Seite 491.

Vielleicht bestehen gewisse Beziehungen zur *eisenharten Strumitis Riedel*, die in der Regel als Peristrumitis beginnt, und zur *periureteralen Fibrose (Ormondschen Krankheit)*. Auf gemeinsame pathogenetische Faktoren und ätiologische Faktoren weisen insbesondere *Kombinationsfälle* idiopathischer Mediastinalfibrose mit retroperitonealer periureteraler Fibrose und periaortaler Fibrose hin. Eine erste eindrückliche Beobachtung stammt von TUBBS (1946) (Fall 2).

Bei einem 25jährigen Patienten, bei dem sich im Verlaufe von 4 Jahren die klassischen Erscheinungen eines Vena cava superior-Syndroms entwickelt hatten, wird versucht, durch Thorakotomie operativ die venöse Zirkulation zu verbessern. Der Patient stirbt 9 Tage nach dem Eingriff an einer gastrointestinalen Blutung. Die *Section* ergibt das klassische Bild der *idiopathischen Mediastinalfibrose* Die Vena cava superior ist von Bindegewebe überwuchert und auf eine Strecke von 3 cm vollständig verschlossen. Als Überraschungsbefund ergibt die Kontrolle der Bauchhöhle eine starke Schwellung der paraortalen Lymphknoten, begleitet von einer umfangreichen *retroperitonealen* Fibrose mit Kompression der Vena cava inferior und frischem thrombotischem Verschluß derselben.

Diese Beobachtung ist insofern auch von Bedeutung, als sie zeigt, daß von der operativen Freilegung der Vena cava superior bei idiopathischer Mediastinalfibrose wenig Erfolg zu erwarten ist.

HARDMEIER und HEDINGER (1964) fanden bei einer 60 Jahre alt gewordenen, an einem frischen, linksseitigen Herzkammerhinterwandinfarkt verstorbenen Frau, die zweimal wegen beidseitiger Ureterstenose an der Übergangsstelle des Ureters in das kleine Becken durch eine retroperitoneale Fibrose operiert worden war, eine ausgeprägte retroperitoneale periarterielle Fibrose im Bereich der Arteria mesenterica superior und beider Arteriae iliacae communes. Unabhängig davon fand sich ein weiterer Fibroscherd im oberen hinteren Mediastinum, die Aortenwurzel umfassend und den Ramus interventricularis der linken Kranzarterie drosselnd. *Histologisch* entsprachen die fibrösen Gewebsmassen einem sklerosierenden Granulationsgewebe mit vorwiegend perivasculärem lympho-plasmacellulärem Infiltrat. Nirgends Rheumagranulome. Serologische Luesreaktionen negativ.

Einen sehr ähnlichen Befund haben REED und STINELEY (1959) bei einem 46jährigen Mann, der einer Herzinsuffizienz infolge rheumatischer Mitralstenose und Insuffizienz und rheumatischer Aortenstenose erlag, erhoben. Brust- und Bauchaorta waren von Bindegewebsmassen ummauert, und zwar von der Abgangsstelle der Kranzarterien bis an die Bifurkation. Histologisch bestand der Bindegewebsmantel aus einem zellarmen keloidähnlichen Bindegewebe mit herdförmigen lympho-plasmacellulären und leukocytären Infiltraten.

Gemeinsam ist allen diesen Beobachtungen die *Beziehung zu den großen Gefäßen*, der Vena cava superior, der Aorta und den von der Aorta unmittelbar abgehenden größeren Arterien. Es ist denkbar, daß die idiopathische Mediastinalfibrose, die periaortale Fibrose und die retroperitoneale Fibrose alles nur Varianten ein- und desselben Krankheitsbildes sind. Pathogenetisch dürfte es sich um das Ergebnis einer fibrösen Diathese und eines auslösenden Faktors handeln, wobei derselbe auf dem Blutwege zur Auswirkung kommt. Es ist anzunehmen, daß verschiedene Faktoren als auslösender Reiz wirken können. Inwieweit auch eine Takayasu'sche Arteriitis (vgl. JUDGE und Mitarbeiter 1962) in Betracht zu ziehen ist, bleibt abzuwarten.

III. Die spezifische Mediastinitis

1. Tuberkulose

Die *Tuberkulose* kann sich als exsudative und granulierende Entzündung
— ähnlich wie das Scrofuloderm im subcutanen Gewebe — nach käsig-abscedie-
render, perforativer Lymphknotentuberkulose in das umgebende mediastinale
Bindegewebe ausbreiten (AUFSES and NEUHOF 1947). Das ist besonders bei schweren kindlichen Bronchial- und Paratrachealdrüsentuberkulosen, wenngleich auch
nicht häufig, beobachtet worden (FRISCHKNECHT 1950, vielleicht auch R. W. MÜL-
LER 1950). Eine ausführliche Beschreibung zweier Fälle bei einem 4jährigen und
einem 18jährigen Mädchen, die gut röntgenologisch durchuntersucht und auch
operativ angegangen wurden, gibt BRÜGGER (1951). Er nimmt an, daß mit einem
solchen Vorkommnis vielleicht doch öfter zu rechnen sei, wenn man nur daran
denkt.

So entstandene „kalte Abscesse" können bei längerem Krankenlager an der
Incisura jugularis sterni, also der vorderen Halsseite und in der Nachbarschaft
des Schlüsselbeins in Erscheinung treten. Die Sternoclaviculargelenke und das
Sternum selbst können affiziert werden. Vom mediastinalen kalten Absceß aus
kann auch, wie vom erweichenden tuberkulösen Lymphknoten selbst, ein Einbruch
in einen Bronchus oder in die Trachea, sehr selten in den Oesophagus erfolgen.
Es muß zugegeben werden, daß eine große Sektionserfahrung und ein großes
pathologisch-anatomisches Können bei der Untersuchung solcher komplexer Veränderungen erforderlich sind, um festzustellen, in welcher Richtung sie zustande-
gekommen sind. Wenn gleichzeitig Affektionen des regionären Knochengewebes
(s. S. 452) bestehen, können sich unüberwindliche Schwierigkeiten ergeben. — Auch
von Gefäßeinbrüchen ist berichtet worden (KILLIAN 1941).

Fast alle Publikationen, die unter dem Titel „mediastinales Tuberculom"
erfolgten — handle es sich nun um abgekapselte verkalkte „cystische", wie sie
genannt werden, oder noch käsige und granulierende Bildungen — gehören in das
Gebiet der Lymphknotenpathologie[1].

Mittels Durchbruch und Kontaktinfektion kann eine tuberkulöse Mediastinitis
auch durch eine cariöse *Osteomyelitis tuberculosa* caseosa des Brustbeins (retrosternale Mediastinitis), der Rippen (parasternale und paravertebrale M.), der
Wirbel (para- und prävertebrale M.) entstehen. Kalte Abscesse des Hinteren
Mediastinum können, ja pflegen dies bis zu einem gewissen Grade zu tun, an der
Wirbelsäule entlang nach *oben* aufsteigen, sich sogar nach *vorn* ausbreiten und
ebenfalls an der Incisura sterni vorwölben. So schildert GERULANOS (1930) einen
kalten Absceß des Hinteren Mediastinum, welcher sich bei einem Kinde klinisch
und röntgenologisch als „Tumor des Thymus" dokumentierte:

3jähriger Knabe mit Husten, Dyspnoe, Cyanose, öfterem Fieber, Appetitlosigkeit, zuletzt
starken Erstickungsanfällen. Die *Halsbasis* und obere Thoraxpartie waren *verbreitert*, das
Jugulum „voll", Manubrium sterni vorspringend, darüber Venenerweiterungen, Dämpfung.

---

[1] Das Gleiche gilt wahrscheinlich für 16 Fälle, die KUNKEL, CLAGETT und MC DONALD
(1954) als „mediastinale Granulome" veröffentlichten, obwohl meist alle makro- und mikroskopischen Charakteristika, oft auch anamnestische Indizien, der Tuberkulose vorhanden sind.
Sie wählten diese vorsichtige Bezeichnung, weil keine Tuberkelbazillen nachgewiesen werden
konnten.

Zeichen der Trachealkompression. Röntgenologisch (nur dorsoventral): „Bild des Thymustumors". Die *Operation* ergibt einen tuberkulösen Absceß des Hinteren Mediastinum, der von einer Spondylitis tuberculosa des VI. Brustwirbelkörpers ausging. Der Absceß hatte sich nicht nach abwärts, sondern infolge der Hustenanfälle und des gesteigerten intrathorakalen Druckes, wie der Verfasser meint, nach *oben* „gesenkt", indem er zur oberen Thoraxapertur hin wanderte, die Trachea von links hinten nach rechts vorn verdrängte. Tod 4 Tage nach der Operation. Histologische Bestätigung der Tuberkulose.

Auch ZUPPINGER (1952) bestätigt nach seinen röntgenologischen Erfahrungen, daß „Senkungs"abscesse des unteren Brustkorbabschnittes ziemlich häufig „auf"-steigen, so daß also bei einem weit nach oben reichenden kalten Absceß der verursachende Knochenherd durchaus in der unteren Brustwirbelsäule gelegen sein kann.

Schließlich können auch peripherisch fortschreitende tuberkulöse *Lungen*herde, käsige Pneumonie und Kavernen, über Adhäsionen der Pleura mediastinalis in das Septum mediastinale einbrechen, wie aus dem Monodschen Schema für die Entstehung des Mediastinalemphysems ersichtlich ist (Abb. 27).

Der *Ausheilungs*zustand entspricht, wie auch sonst bei der Tuberkulose, knotigen oder mehr strangförmigen, schrumpfenden *Vernarbungen* und ist von der unter II. dargestellten unspezifischen Mediastinitis chronica fibrosa meist nicht zu unterscheiden.

2. Aktinomykose

Die *Aktinomykose* des Mediastinum ist, wie die Erkrankung überhaupt, selten. Ausgangsorte der fortgeleiteten Infektion sind *Hals* (VAN DEN WILDENBERG 1928), Lunge, Speiseröhre, Trachea. MOUNSEY (1947) berichtet über totalen Verschluß der Vena cava sup. durch chronische Mediastinitis bei generalisierter Aktinomykose.

3. Sporotrichose, Blastomykose

Noch seltener dürften Fälle von *Sporotrichose* und *Blastomykose* sein (KILLIAN 1940). Ich weiß darüber nichts zu berichten.

4. Syphilis

Früher, d. h. im vorigen Jahrhundert und um die Wende zum jetzigen, als es noch häufiger sichere tertiäre, gummös-geschwürige, meist auch stark granulierend-stenosierende und narbig strikturierende *Tracheal*- (Kehlkopf- sowie Bronchial-) Syphilis gab, konnte man gelegentlich eine damit zusammenhängende narbige „Peritracheitis" mit einigem Recht als „Mediastinitis syphilitica" registrieren. Das geschah u. a. von EUGEN FRAENKEL (1887)[1]. Auch kann in diesem Zusammenhang eine regionäre, also paratracheale oder tracheobronchiale, gummöse Lymphknotensyphilis des Mediastinum (WADSACK 1905 und ORTH 1906, gleicher Fall), eine auf dasselbe übergreifende Periostitis gummosa des Sternum (KÜSTER 1883) sowie schließlich auch eine Periaortitis und Periphlebitis, wie sie z. B. bei syphilitischgummöser V. cava-Obliteration als umgebende „Gummose" bei ebenfalls gummöser Leber- und Knochensyphilitis von BENDA (1910), auch PAWEL (1910),

---

[1] Diesbezügliche alte Literatur bei ROSENTHAL (1911).

beschrieben wurden, nicht in Abrede gestellt werden. Die genannten Autoren sind ja zum Teil ausgesprochene Syphiliskenner, ihre guten Sektionsprotokolle lassen eigentlich keinen Zweifel. Anderen ebenfalls seltenen Fällen gegenüber möchte ich allerdings einige Bedenken insofern äußern, als die thorakale Form der Lymphogranulomatose (landkartenartige Nekrosen usw.) um diese Zeit noch nicht genügend allgemein bekannt war.

Aber zwei erstklassig beschriebene Sektionsfälle der „alten Schule" sollten, und sei es aus historischen Gründen, da es so etwas im mitteleuropäischen Raum offenbar nicht mehr gibt, in Erinnerung gehalten werden. Sie sind wahrscheinlich die einzigen mit sozusagen frei im mediastinalen Bindegewebe gelegenen Gummen ohne Veränderung bzw. Ausgang von mediastinalen Hohlorganen.

1. ALBERT FRÄNKEL (1891) und WERNER (1892), gleicher Fall: 45jähriger Mann, der 4mal Schanker hatte und nach Auftreten von starken Stauungserscheinungen an Kopf, Hals und Brust in dyspnoischen Anfällen starb. *Sektion:* Zwischen Trachea und Aorta fand sich eine $3 \times 1{,}7$ cm messende, derbe Gewebsmasse, die beide Hauptbronchien zum Teil umgab und sich an den Bronchialwänden entlang etwa 2 cm weit in das Lungengewebe fortsetzte. Auch die Vorderwand des rechten Vorhofes und die V. cava sup. waren von einer derben, etwa $^3/_4$ cm breiten „Tumormasse" umgeben. Auf Schnitt fanden sich in einem succulenten, grauweißen Gewebe erbs- bis bohnengroße, gelbweiße, opake Knoten von weicher, elastischer Konsistenz, die sich scharf abhoben und über das Niveau hervortraten. *Histologisch:* Lockeres und derbes Bindegewebe, durchsetzt von zellreichem, unregelmäßige coagulationsnekrotische Herde enthaltendem Granulationsgewebe aus Rundzellen, wenig Epitheloid- und vereinzelten Langhansschen Riesenzellen. Diagnose: Gummöse Syphilis des Mediastinum.

2. ROSENTHAL (1911, Institut und Diagnose von C. BENDA): 57 jähriger Mann. Vor 26 Jahren Schanker. Später Herzvergrößerung, käsig-ulceröse *Haut-* und *Muskel*-Syphilis (Geschwüre kraterförmig, speckig, hauptsächlich an der Tibia), die nach Jodkali und Calomel öfter abheilte, an anderen Stellen jedoch wiederkam. Danach Brustsymptome (Oppressions- und Fremdkörpergefühl hinter dem Sternum), Erstickungsanfälle. *Sektion:* Aortitis und Orchitis syphilitica. Die vom Herzen abgehenden großen Gefäße sind in eine schwielige Masse eingebettet, die sich in der Nische zwischen rechtem Vorhof und der Pulmonalarterie zu bohnengroßen, weißlichgelben, harten Knoten verdichtet. Die Massen zeigen auf Durchschnitten ovale, kreisförmige oder unregelmäßig landkartenartige Nekroseherde mit grauem Randsaum. Teile der A. pulmonalis, Trachea und Aorta sind von diesen Massen eingemauert, jedoch *ohne* Verengerung oder sichtbare Veränderung der Innenwand dieser Organe an diesen Stellen. *Histologisch:* Gummöse Mediastinal-Syphilis, die durch die Kombination mit reichlichen Veränderungen der kleinen Gefäße (Periarteriitis und Endarteriitis) kaum Zweifel offen läßt.

Was die neuere Literatur über „Mediastinitis syphilitica" betrifft, welche in den Ergebnisarbeiten immer wieder namentlich zitiert, nicht aber referiert wird, so sollte sie besser verschwinden. So sind die Beobachtungen von GAULT und LUCIEN (1911), BENSAUDE und EMERY (1913), SIEBERT (1913), MEINHARDT (1931) und ZEMAN (1945) ungenügend dokumentiert, um als syphilitische (gummöse) chronische Mediastinitis klassifiziert zu werden.

5. Anhang: „Hämangiolymphknoten"

Eine charakteristische, wenn auch seltene Ursache der „Verbreiterung" des Mediastinum sind sog. Hämangiolymphknoten (CASTLEMAN, IVERSON und MENENDEZ 1956). Die mediastinalen Lymphknotenpakete können einen Durchmesser von bis zu 15 cm erreichen und bis zu 150 g schwer sein. Das *histologische* Bild ist charakterisiert durch eine *Hyperplasie* des lymphatischen Gewebes mit starkem Hervortreten der Lymphfollikel und eine starke *Blutgefäßsprossung.* Die Gefäße, meist von einem Spindelzellmantel umschlossen, wachsen in die Follikel hinein. Die Gefäßquerschnitte erinnern dabei an Hassalsche Körperchen, doch kann nie Keratin nachgewiesen werden. In der Hälfte der Fälle finden sich zusätzlich Plasmazellinfiltrate und eosinophile Leukocyten. Die Veränderung ist schwer einzuordnen. Sie findet sich weitaus am häufigsten im Mediastinum, ist aber nicht an dasselbe gebunden (PIETRA 1964). Frauen sind gleichermaßen betroffen wie Männer. 60% der Patienten sind unter 40 Jahre alt.

IV. Experimentelle Mediastinitis

Die Möglichkeit der aseptischen Erzeugung einer chronisch-fibroplastischen Mediastinitis bei Hunden durch WENGER (1955) wurde schon unter II. erwähnt. Hier soll die Frage der Abwehrmöglichkeit von Bakterien erörtert werden. Wie in den Kapiteln A und B ausgeführt, sind die Kampmeierschen Zellherde sehr wahrscheinlich an der Resorption der Pleuraflüssigkeit beteiligt. COORAY (1949) hat ihr Verhalten untersucht, wenn *Staphylococcus aureus*-Suspensionen *in* das *mediastinale Gewebe* injiziert wurden. Er verwendete weiße Ratten, Mäuse und Kaninchen. Die Injektion erfolgte durch die Trachea oder den Oesophagus hindurch. Der Verlauf solcher experimentellen Entzündung gestaltete sich folgendermaßen: Das *akute* Stadium beginnt nach etwa 24 Std und ist durch die Infiltration der Gewebsspalten mit polynucleären Zellen sowie Ausbreitung der Kokken in das weitere Gewebe charakterisiert. Fast gleichzeitig damit beginnt eine Pleuraexsudation. Sehr bald danach seien aber auch schon Vorgänge zu bemerken, die die Infektion und ihre Ausbreitung begrenzen: Durch einen pleurawärts gerichteten Säftestrom werden die Bakterien in die (subpleuralen) Kampmeierschen Zellherde geleitet, größtenteils von ihnen aufgenommen und dadurch gehindert, in die Pleurahöhle einzudringen. Soweit einige hineingelangen, werden sie schnell, innerhalb einer halben Stunde, von den Makrophagen der in den retrokardialen Umschlagsfalten gelegenen Herde phagocytiert. Nach 3 bis 4 Tagen kann man den Versuch der Lokalisierung der Infektion durch *Absceß*bildung im Oberen Mediastinum beobachten. Schließlich mache der Organismus Lokalisationsversuche durch „Geschwürsbildung längs des Oesophagus" Nach etwa 7 Tagen beginnt die Entzündung *abzuklingen.* Die Bakterien verschwinden aus den Geweben. Man findet nun Lymphocytenanhäufungen. Die Makrophagen der Kampmeierschen Herde, die anfänglich an der Phagocytose teilnahmen, *proliferieren* nun, die Herde fallen durch ihren Zellreichtum auf. Die Lungen werden von den Bakterien nicht erreicht und zeigen keinerlei pathologische Veränderungen. Nach ungefähr 16 Tagen ist die Entzündung *überwunden.* Die Pleurahöhlen sind exsudatfrei. Die einzigen Überbleibsel der erzeugten Mediastinitis sind fleckförmige Fibrosen, auffälliger Zellreichtum der Kampmeierschen Herde, herdförmige Lymphocytenansammlungen, Anhäufung von Schaumzellen in den retrokardialen Bereichen.

Es scheint also kein Zweifel zu bestehen, daß die Kampmeierschen Herde dem Reticulo-endothelialen System zugerechnet werden können. COORAY ist auf Grund seiner Untersuchungen der Meinung, daß sie die erste Abwehrlinie des Mediastinum darstellen, indem sie die meisten Stoffe und Bakterien aufnehmen, erstere durch Knötchenbildung abkapseln, letztere durch Absceßbildung fixieren. Die retrokardiale Pleura der untersuchten Tiere (über 200) könne als das „pleurale Homologon des Großen Netzes der Bauchhöhle" angesehen werden. Wenn Irritantien den Pleuralsack verlassen, gelangen sie geradenwegs in diese Phagocytenansammlungen, wobei ihre Bewegung auf die Kampmeierschen Herde zu durch die Zwerchfellkontraktionen mitveranlaßt wird. Ihre Absorption wurde nämlich stark verzögert, wenn das Zwerchfell durch Phrenicuszerreißung, künstlichen Pneumothorax oder Pneumoperitoneum zuvor ruhiggestellt war. — Bei der experimentellen Mediastinitis durch feinste *Fremdkörper*-Partikelchen breiten sich diese zentrifugal gegen die Pleura und caudalwärts aus. Sie bewegen sich also von den Mediastinalorganen fort und erreichen die Kampmeierschen Herde, welche ihrerseits auch die Pleura schützen. Infolge dieser „strategischen Lage" auf dem Absorptionswege von Reizstoffen sowohl von der Pleurahöhle als auch den Mediastinalgeweben her stellten die Zellherde einen sehr wirksamen Abwehrmechanismus dar.

Literatur zu Teil I

Weitere klinische und röntgenologische Literatur s. bei MÜLLY (1956)

ABRAMSON, H., G. D. ROOK, and C. H. NAU: Acute pulmonary interstitial and mediastinal emphysema (Air block) and pneumothorax in infancy and early childhood. J. Pediat. **36**, 774 (1950).

ADAM, A.: Rekurrenslähmung bei Mediastinitis. Arch. Laryng. Rhin. (Berl.) **27**, 430 (1913).

ADAMS, H. D., u. A. W. LOBB: Oesophago-aortaler Hiatusbruch. J. Med. **250**, 143 (1954).

ALLISON, P. R.: Reflux esophagitis, sliding hiatal hernia and anatomy of repair. Surg. Gynec. Obstet. **92**, 417 (1951).

AMEUILLE, P., P. WILMOTH, et C. KUDELSKI: Méningocèle rachidienne à dévelopment intrapleural. Bull. Soc. Méd. Hôp. Paris **56**, 608 (1940).

ANCEL, M.: Sur les culs-de-sac pleuraux rétro-oesophagiennes. C. R. Soc. Biol. (Paris) **LV**, 759 (1903).

ARMITAGE, H. M.: Chronic mediastinitis following osteomyelitis of the sternum. N. Y. med. J., Med. Rec. (N. Y.) **97**, 1244 (1913).

v. ARNIM, H. H.: Ein Fall von Mediastinalhernie bei Pneumothorax. Tuberkulosearzt **3**, 285 (1949).

ASCHOFF, L.: Über das Verhältnis der Leber und des Zwerchfells zu den Nabelschnur- und Bauchbrüchen. Virchows Arch. path. Anat. **144**, 511 (1896).

AUFSES, A. H., and H. NEUHOF: Chronic tuberculous mediastinitis and mediastinal lymphadenitis. Amer. Rev. Tuberc. **57**, Nr. 1, 1 (1947).

BAKER, J. M., and G. M. CURTIS: Intrathoracic meningocele. West. J. Surg. **61**, 209 (1953).

BALLON, H. C., and B. F. FRANCIS: Consequences of variations in mediastinal pressure; mediastinal and subcutaneous emphysema. Arch. Surg. **19**, 1627 (1929).

BARIÉTY, M., et J. COURY: Le pneumomediastin artificiel. J. franç. Med. Chir. thor. **7**, 557 (1953).

BARRET, N. R.: Spontaneous perforation of the oesophagus. Thorax (London) **1**, 48 (1946).

BARRIE, H. J.: Interstitial emphysema and pneumothorax after operations on the neck. Lancet **1940, I**, 996.

BARSONY, T., u. B. WALD: Das Röntgenbild der oberen hinteren schwachen Stelle des Mediastinums. Der prävertebrale, retrooesophageale Lungenteil. Mediastinumstudien II. Röntgenpraxis **8**, 88 (1936).

BARTHEL, H.: Berstungsruptur des Oesophagus durch Kesselexplosion. Thoraxchirurgie **2**, 314 (1955).

BAX, V. A.: Das Bindegewebe des Mediastinum. Arch. chir. neerl. **5**, 131 (1953).

BEDNAR, A.: Krankheiten der Neugeborenen und Säuglinge. Wien 1852.

BENDA, C.: Neue Fälle syphilitischer Erkrankungen der großen Gefäße. Med. Klin. **1910**, 202; Dtsch. med. Wschr. **1910**, Nr. 5.

BENDANDI, G.: Diagnostic value of pneumomediastinum in thoracic surgery. J. int. Coll. Surg. **21**, 701 (1954).

BENSAUDE, R., et E. EMERY: Syphilome intrathoracique (probablement bronchopulmonaire) simulant un cancer du Médiastin. Retour à la santé depuis près de deux ans. Examen radiologique avant et après le traitement par l'hectine et la salvarsan. Bull. Soc. Méd. Hôp. Paris **35**, 137 (1913); ref. Z. ges. inn. Med. **V**, 273 (1913).

BERESOWSKAJA, E. K.: Zur Frage des lokalen Amyloids („Amyloidtumoren") der Schilddrüse und des Mediastinum. Arkh. Pat. **11**, 4, 77 (1949).

BERGER, M.: Mediastinal emphysema as a complication of pneumoperitoneum therapy. Dis. Chest 26, 354 (1954).

v. BERGMANN, G.: Die Erkrankungen des Mediastinum. Handbuch Inn. Med. 2. Aufl., II/1, 633 (1928).

BIERING, A.: Pneumothorax in the newborn. A case of pneumothorax with congenital atelectasis and mediastinal emphysema. Acta paediat. (Uppsala) 28, 367 (1940).

BIX, H.: Zur Diagnose der Mediastinalverziehung. Wien. klin. Wschr. 1932, 592.

BLASINGAME, F. J. L.: Thrombotic occlusion of superior vena cava and its tributaries, associated with established collateral circulation. Arch. Path. 25, 361 (1938).

BOBROWITZ, I. D.: Complication of pneumoperitoneum therapy. Dis. Chest 24, 82 (1953).

BOLOGNESI, G.: Echinococcuscysten des Mediastinums. Zbl. Chir. 62, 1581 (1935).

BOYSEN, G., and F. BOYSEN: Mediastinal emphysema and pneumothorax as complications by tracheotomy. Acta oto-laryng. (Stockh.) 32, 50 (1944).

BRAINE, J.: Le médiastin. Essai d'anatomie synthétique. Paris 1924.

BRAUN, O., u. W. KASTEN: Atmung, Kreislauf und intrathorakale Druckverhältnisse beim mediastinalen Emphysem. Klin. Wschr. 1947, 716.

BRETHNACH, C. S.: Mediastinal emphysema and its occurrence in artificial pneumoperitoneum. Thorax 10, 79 (1955).

BROMAN, I.: Die Entwicklungsgeschichte der Bursa omentalis und ähnlicher Recessusbildungen bei den Wirbeltieren. Wiesbaden 1904.

— Warum wird die Entwicklung der Bursa omentalis in Lehrbüchern fortwährend unrichtig beschrieben? Anat. Anz. 86, 195 (1938).

BRUCKNER, W. J.: Significance of the superior vena cava syndrome. Arch. intern. Med. 102, 88 (1958).

BRÜGGER, H.: Über tuberkulöse Abscesse im Mediastinum nach Lymphknotendurchbruch. Z. Tuberk. 97, 148 (1951).

BRUNNER, A.: Die Verlagerung des Mediastinums in ihrer praktischen Bedeutung. Schweiz. med. Wschr. 76, 145 (1946).

— Die Mediastinalhernie in ihrer Bedeutung für die Thorax-Chirurgie. Langenbecks Arch. klin. Chir. 273, 513 (1953).

— Zur Frage des Spannungspneumothorax im Kindesalter. Münch. med. Wschr. 1955, 1080.

BUDDE, M.: Die Bedeutung des Canalis neurentericus für die formale Genese der Rhachischisis ant. Beitr. path. Anat. 52, 91 (1912).

BUSCH, M.: Mediastinitis antica nach Osteomyelitis sterni. Zbl. Chir. 1907, 667.

BYRON, F. X., E. E. ALLING, and P. C. SAMSON: Intrathoracic meningocele. J. thorac. Surg. 18, 294 (1949).

CALKINS, E. A.: The superior vena cava syndrome: report of 21 cases. Dis. Chest 30, 404 (1956).

CAMPOS, J. M. C.: Meningocele intratoracico. Bol. San. Sao Lucas 8, 40 (1946).

CASTLEMAN, B.: Tumors of the thymus gland. Atlas of tumor pathology, Sevt. V, Fasc. 19, 68, Armed Forces Institute of Pathology, Washington 1955.

—, L. IVERSON, and V. P. MENENDEZ: Localized mediastinal lymph node hyperplasia resembling thymoma. Cancer (Philad.) 9, 822 (1956).

CASAY, A. E., and E. H. HIDDEN: Nondevelopment of septum transversum with congenital absence of anterocentral portion of diaphragm and of the suspensory ligament of liver and presence of elongated ductus venosus and pericardioperitoneal foramen. Arch. Path. 38, 370 (1944).

CHAMPNEYS, F. J.: Artificial respiration in stillborn children — mediastinal emphysema and pneumothorax in connection with tracheotomy: An experimental inquiry. Med. Chir. Tr. Lond. 65, 75 (1882); 67, 101 (1884).

CHRISTMANN, F. E.: Quiste hidático del mediastino posterior (operación, curación) Bol. Soc. de cir. de Rosario 6, 417 (1939).

CIAGLIA, P.: Intrathoracic meningocele: Excision with $3^1/_2$ years follow-up. J. thorac. Surg. 23, 283 (1952).

COLOMBANI, F.: Die Echinococcus-Krankheit und ihre Verbreitung in Dalmatien. Aus Bericht d. allg. öffentl. Krankenhauses in Sibenik aus dem Jahre 1908, ref. Zbl. Chir. 37/2, 1423 (1910).

COORAY, G. H.: Defensive mechanisms in the mediastinum, with special reference to the mechanics of pleural absorption. J. Path. Bact. 61, 551 (1949).

CROSS, G. O., J. R. REAVIS, and W. W. SAUNDERS: Lateral intrathoracic meningocele. J. Neurosurg. **6**, 423 (1949).

CRUVEILHIER, J.: Anat. path. Paris 1824—42, Liv. 20. Pl. 5—6.

DAHM, M., u. H. SCHMITT: Über Verlagerungen, Verziehungen und Bewegungen des Mittelfells, die durch einseitige seltenere Veränderungen des Lungengewebes bedingt sind. Fortschr. Röntgenstr. **57**, 454 (1938).

DAVIDOVIC, S.: Über den Echinococcus — operative Erfahrungen. Srpski Arkh. tselok. Lek. **32**, 737 (1930).

DOLLINGER, J.: Fall von mediastinalem Echinococcus. Chirurg. Sektion des Budapester Königl. Ärztevereins, Sitzg. v. 13. Dez. 1905. Dtsch. med. Wschr. **32**, 607 (1906).

DUKEN, J.: Zur Röntgenologie des Emphysems. Münch. med. Wschr. **66**, II, 1069 (1919, II) Naturwiss.-med. Gesellschaft Jena 7. V. 1919.

— Demonstrat. zur Frage des mediastinalen Emphysems. Mschr. Kinderheilk. **22**, 342 (1922).

— Mediastinale Pneumatocele nach Pneumonie bei einem Säugling. Z. Kinderheilk. **43**, 339 (1927).

DUNHAM, E. K.: Infection in the mediastinum in fulminating cases of empyema. Surg. Gynec. Obstet. **35**, 288 (1922).

DUREAU et LEQUIME: Arch. Mal. Coeur **31**, 605 (1938); Zit. nach LUTZ (1951).

EDENS, E.: Über Verschwartung des hinteren Mittelfellraumes. (Mediastinitis fibrosa post.). Klin. Wschr. **15**/I, 332 (1936).

EHRENBURG, G. E.: Emphysema of the mediastinum as a complication of artificial pneumothorax. Amer. Rev. Tuberc. **26**, 738 (1932).

EHRHARDT, W.: Durchbruch eines Magengeschwürs in die Wand der linken Herzkammer. Virchows Arch. path. Anat. **289**, 327 (1933).

EICHLER, P.: Mediastinalhernie. Schweiz. med. Wschr. **1948**, 67.

ELLIS, F. H., H. A. ANDERSEN, and A. B. HAYLES: Complete traumatic rupture of the bronchus with successful repair. Report of a case in a three year old child. Proc. Mayo Clin. **30**, 268 (1955).

FAGIN, I. D., and E. H. SCHWAB: Spontaneous mediastinal emphysema. Ann. intern. Med. **24**, 1052 (1946).

FAVARO, G.: Il rudimento del Sinus subpericardiacus (Cavum pleurae intermedium) nell' uomo. Arch. ital. Anat. Embriol. **8**, 27 (1909).

— La bursa pleuralis retrocardiaca (b. infracard.) nell' uomo. Arch. ital. Anat. Embriol. **8**, 511 (1909).

— Per la patologia della cavità pleurali retrocardiache (borsa e seno) nell'uomo. Arch. Sci. med. **34**, 177 (1910)

FERRARA, A.: Einführende Bemerkungen zur Histopathologie des Mediastinum. Mediastinalfibrosklerose (mit Stauungssyndrom der V. cava sup.) durch diffuse silico-anthrakot. Lungen- und Hiluslymphknotenerkrankung. Arch. ital. Anat. Istol. pat. **24**, 93 (1951).

FICKEL, G.: Über die Entstehung einer oberen hinteren Mediastinalhernie. Sammlg. seltener klin. Fälle Heft III, S. 54. Leipzig: Thieme 1951.

FISCHER, A. W.: In BIER, BRAUN, KÜMMELL: Chirurg. Operationslehre VII. Aufl. 1955 Leipzig Bd. III, S. 323: Die Operationen am Mittelfell. S. 752 „Die Operationen am Zwerchfell".

FISHER, J. H.: Spontaneous pulmonic interstitial and mediastinal emphysema in infants. Canad. med. Ass. J. **44**, 27 (1941).

—, and C. C. MACKLIN: Pulmonic interstitial and mediastinal emphysema. Amer. J. Dis. Child. **60**, 102 (1940).

FORBES, G. B., and G. W. SALMON: Mediastinal emphysema and pneumothorax following tracheotomy. J. Pediat. **23**, 175 (1943).

— —, and J. C. HERWEG: Further observations on post-tracheotomy, mediastinal emphysema and pneumothorax. J. Pediat. **31**, 172 (1947).

FOWLER, A .W.: Traumatic rupture of a main bronchus. Brit. med. J. **1955**, No. 4905, 85.

FRÄNKEL, A.: Zur Diagnostik der Brusthöhlengeschwülste. Dtsch. med. Wschr. **1891**, Nr. 51.

FRAENKEL, E.: Über Tracheal- und Schilddrüsensyphilis. Dtsch. med. Wschr. **1887**, 1035.

FREYSS, H.: Die traumatische Ruptur des hinteren Mittelfelles. Bruns' Beitr. klin. Chir. **90**, 399 (1914).

FRIEDBERG, ST. A.: Hämoptoe infolge chronischer venöser Stauung im Mediastinum. Ann. d'Oto-Laryng. 57, 897 (1948).

FRISCHKNECHT, W.: Helv. paediat. Acta 5, 472 (1950), zit. nach BRÜGGER (1951).

FROMME, K.: Über Zwerchfellbrüche. Diss., Tübingen 1936.

GAULT et LUCIEN: Sur un cas de médiastinite syphilitique. Ann. Mal. Oreil. Larynx 37, 995 (1911).

GERNEZ, CH. et G. LEPAUL: Les méningocèles à développement intrathoracique. J. franç. Méd. Chir. thor. 8, 633 (1954).

GERULANOS, M.: Ein Fall von kaltem Absceß des hinteren Mediastinums, welcher als Tumor des Thymus sich dokumentierte. Zbl. Chir. 57, 2487 (1930).

GOLD, E.: Über Mediastinalemphysem nach Strumektomie. Mitt. Grenzgeb. Med. Chir. 37, 352 (1924).

GOLDBERG, J. D., N. MITCHELL, and A. ANGRIST: Mediastinal emphysema and pneumothorax following tracheotomy for croup. Amer. J. Surg. 56, 448 (1942).

GOLDSTEIN, P.: "Fatal" interstitial and mediastinal emphysema, following accidental needle perforations of the trachea during jugular venipuncture. Amer. J. Dis. Child. 78, 375 (1949).

GRAY, HENRY F. R. S., and W. H. LEWIS: Anatomy of the human body. 25. Aufl. Philadelphia: Lea and Febiger 1949.

GRIFFIN, R. J.: A diagnostic sign of spontaneous interstitial emphysema of the mediastinum; case reports. Ann. intern. Med. 17, 295 (1942).

GRIFFITH, J. L.: Fracture of the bronchus. Thorax 4, 105 (1949).

GROSS, H.: Die Lymphstauung und ihre Produkte. Dtsch. Z. Chir. 127, 1 (1914).

GROSS, R. E., and J. E. LEWIS: Defect of anterior mediastinum. Successful surgical repair. Surg. Gynec. Obstet. 80, 549 (1945).

GRUBER, G. B.: Ungewöhnliche neurenterische Kommunikation bei Rachichisis ant. et post. Virchows Arch. path. Anat. 247, 401 (1923).

— Zur Frage der neurenterischen Öffnung bei Früchten mit vollkommener Wirbelspaltung. Z. Anat. Entwickl.-Gesch. 53, 433 (1926).

— Die Mißbildungen des Zwerchfells: In SCHWALBE-GRUBER: Die Morphologie der Mißbildungen der Menschen und der Tiere, Teil III, 12. Lfg., S. 114. Jena: Fischer 1927.

— Über Zwerchfellücken, Zwerchfellhernien und Zwerchfelldefekte. Zugleich Mitteilung einiger Vorkommnisse von Zwerchfellverletzungen. Bruns' Beitr. klin. Chir. 186, 129 (1953).

GUMBINER, B., and M. M. CUTLER: Spontaneous pneumomediastinum in the newborn. J. Amer. med. Ass. 117, 2050 (1941).

HACHÉ, L., L. B. WOOLNER, and PH. E. BERNATZ: Dis. Chest 41, 9 (1962).

HACKENSELLNER, H. A.: Die intrathorakale laterale Meningocele im Rahmen der Recklinghausenschen Krankheit. Wien Z. Nervenheilk. 8, 93 (1953).

HAGER, E., u. FR. LANGENBECKMANN: Das Mediastinum bei künstlichem Pneumothorax. Beitr. Klin. Tuberk. 80, 419 (1932).

HAMMAN, L.: Spontaneous mediastinal emphysema. Bull. Johns Hopk. Hosp. 64, 1 (1939).

— Mediastinal emphysema. J. Amer. med. Ass. 128, 1 (1945).

HAMMOND, A. E.: Emergency cervical mediastinotomy in a case of massive mediastinal and subcutaneous emphysema secondary to removal of a foreign body from the bronchus. Ann. Otol. (St. Louis) 53, 829 (1944).

HARDMEIER, TH., u. CH. HEDINGER: Die eisenharte Struma Riedel — eine primäre Gefäßerkrankung? Virchows Archiv 337, 547 (1964).

— — Beziehungen zwischen der retroperitonealen Fibrose und der sogenannten Takayasuschen Arteriitis. Schweiz. med. Wschr. 94, 1669 (1964).

HASCHE, E.: Die traumatische Bronchusruptur. Thoraxchirurgie 1, 357 (1953).

HAWK, W. A., and J. B. HAZARD: Sclerosing retroperitonitis and sclerosing mediastinitis. Amer. J. clin. Path. 32, 321 (1959).

HECKMANN, K.: Das Röntgenbild der mediastinalen Zwerchfelladhäsion. Fortschr. Röntgenstr. 59, 551 (1939).

HERNANDEZ, J. M., y M. M. BREA: Accidente fatal consecutivo a una toracoscopia. Arch. argent. Tisiol. 15, 371 (1939).

HOFMANN, E.: Thorakale Spaltbildungen. Ektopia cordis abdominalis und Hernia diaphragmatica sinistra. Mschr. Kinderheilk. 76, 40 (1938).

HOVELACQUE, A., O. MONOD et H. EVRARD: Le Thorax. Anatomie Médico-Chirurgicale, p. 297, Paris: Médiastin 1937.

HÜNERMANN, TH.: Über Mediastinitis nach Behandlung von Narbenstenosen und anderen Eingriffen in der Speiseröhre. Ärztl. Forsch. I., 138 (1947).

IGLAUER, S.: Spontaneous mediastinal emphysema: Report of a case. Ann. Otol. (St. Louis) 53, 823 (1944).

JANKER, R.: Mediastinalflattern. Film C 565/1949, Mediastinalversteifung nach REHN, Film C 566/1949: Gesamtverzeichnis der wiss. Filme 1955. Institut für den wiss. Film Göttingen.

JEHN, W.: Ein Beitrag zur Klinik und Pathologie des Mediastinalemphysems. Dtsch. Z. Chir. 140, 398 (1917).

—, u. R. NISSEN: Pathologie und Klinik des Mediastinalemphysems. Dtsch. Z. Chir. 206, 221 (1927).

JOANNIDES, M., and G. D. TSOULOS: The etiology of interstitial and mediastinal emphysema. Arch. Surg. 21, 333 (1930).

JUDGE, R. D., R. D. CURRIER, W. A. GRACIE and M. M. FIGLEY: Takayasu's arteriitis and the aortic syndrome. Amer. J. Med. 32, 379 (1962).

KAMPMEIER, O. F.: Concerning certain mesothelial thickenings and vascular plexuses of the mediastinal pleura, associated with histiocyte and fat-cell production, in the human newborn. Anat. Rec. 39, 201 (1928).

KARRON, J. G.: Mediastinal emphysema following thoracoscopy. Amer. Rev. Tuberc. 56, 308 (1947).

KEIS, J.: Studium zur Genese des Mediastinalemphysems und des Pneumothorax bei Kropf-operationen. Münch. med. Wschr. 1934, 669.

KEITH, A.: Three cases of peritoneo-pericardial diaphragmatic hernia. Brit. med. J. 2, 1297 (1910).

KESSEL, A. W.: Intrathoracic meningocele, spinal deformity and multiple neurofibromatosis. J. Bone Jt. Surg. B 33, 87 (1951); zit. n. MÜLLY (1956).

KEY-ABERG, A.: Vjschr. gerichtl. Med. 1, 2 (1891).

KILLIAN, H.: Die Chirurgie des Mediastinum und des Ductus thoracicus. Thieme: Leipzig 1940.

— In: KIRSCHNER-NORDMANN: Die Chirurgie, II. Aufl., Bd. V, S. 645. Berlin-Wien 1941.

KNACK, A. V.: Über chronische Mediastinitis. Virchows Arch. path. Anat. 254, 516 (1925).

KÖNIG, P. A.: Penetrierendes peptisches Speiseröhrengeschwür mit Aortenruptur. Zbl. allg. Path. path. Anat. 95, 242 (1956).

KÜSTER, E.: Zur Behandlung der Geschwülste des Sternum und des vorderen Mediastinum. Berl. klin. Mschr. 1883, 127.

KUNKEL, W. M. jr., O. TH. CLAGETT, and J. R. McDONALD: Mediastinal granulomas. J. thorac. Surg. 27, 565 (1954).

KUPFER, N. B.: Mediastinal disease — A review of cases encountered in 6000 autopsies. Proc. M. A. Canal Zone 13, 136 (1920).

LAITINEN, H., and M. TURUNEN: Diagnosis of intrathoracic meningocele. Dis. Chest 1955, 27.

LEVY, C. E.: Beschreibung einer Mißgeburt mit vollständiger Wirbelspalte und einem Darm-bruch in der Rückgratshöhle. Arch. Anat., Physiol. wiss. Med. 1845, 22.

LEWIS, J. E., and W. J. POTTS: Obstructive emphysema with a defect of the anterior media-stinum (1. Fall). J. thorac. Surg. 21, 438 (1951).

LINDSKOG, G. F., and A. A. LIEBOW: Thoracic surgery and related pathology. New York: Appleton Century crofts Inc. 1953.

LOEBELL, H.: Mediastinalemphysem bei Tracheal- und Bronchialfremdkörpern. Münch. med. Wschr. 1940, 616.

LORTAT, J. J.: Les maladies peptiques de l'oesophage. J. int. Chir. 11, 152 (1951).

LUTZ, P.: Zum Röntgenbild der Mediastinalphlegmone. Med. Klin. 46, 50 (1951).

MAC CRORY, W. W., and R. F. BUNCH: Omphalocele with diaphragmatic defect and herniation of liver into pericardial cavity. J. Pediat. 31, 456 (1947).

MACKLIN, CH. C.: Spontaneous mediastinal emphysema. Med. Rec. 150, Nr. 1, 5 (1939).

— Transport of air along sheaths of pulmonic blood vessels from alveoli to mediastinum: Clinical implications. Arch. intern. Med. 64, 913 (1939).

MACKLIN, M. T., and C. C. MACKLIN: Malignant interstitial emphysema of the lungs and media-
stinum as an important occult complication in many respiratory diseases and other con-
ditions: An interpretation of the clinical literature in the light of laboratory experiment.
Medicine (Baltimore) 23, 281 (1944).
MAINZER, F. S.: Mediastinitis following removal of the thyroid. Amer. J. Surg. 8, 817 (1930).
MALNEKOFF, B. J.: Acute mediastinal abscess. Amer. J. Dis. Child. 39, 591 (1930).
MARCHAND, F.: Über Clasmatocyten, Mastzellen und Phagocyten des Netzes. Verh. dtsch.
path. Ges. IV, 124 (1901).
MARCHAND, P.: Die Anatomie und angewandte Anatomie der mediastinalen Fascie. Thorax
6, 359 (1951).
MATTHEWS, E.: Spontaneous mediastinal emphysema. New Orleans med. surg. J. 93, 523 (1941).
MAURO, M.: Pleurite purulenta mediastinica dextra anteriore — inferiore come complicazione
di osteomielite acute della tibia. Rif. med. 1934, 1001.
MAUS, H.: Zur Genese der ,,parasternalen" (sterno-costalen) Zwerchfellhernien. Zbl. allg.
Path. path. Anat. 96, 167 (1957).
MAXIMOW, A.: Bindegewebe und blutbildende Gewebe. Handbuch d. mikr. Anat., 2. Berlin:
Springer 1927.
— Über das Mesothel (Deckzellen der serösen Häute) und die Zellen der serösen Exsudate.
Untersuchungen an entzündetem Gewebe und an Gewebekulturen. Arch. exp. Zellforsch.
4, 1 (1927).
McINTIRE, F. T., and E. M. SYKES: Obstruction of superior vena cava: Review of literature
and report of two personal cases. Ann. intern. Med. 30, 925 (1949).
MEINHARDT, H.: Über einen Fall von Mediastinalphlegmone, entstanden nach einem Ulcus
lueticum im Sinus piriformis. Diss., Kiel 1931.
MENDELSOHN, H. J., and E. B. KAY: Intrathoracic meningocele. J. thorac. Surg. 18, 124 (1949).
v. MEYENBURG, H.: Zwerchfellmißbildungen. Hdb. spez. path. Anat. IX/1, 476 (1929).
MICHELS, M. W.: Pneumothorax and mediastinal emphysema complicating tracheotomy.
Arch. Otolaryng. 29, 842 (1939).
MILLER, H.: Spontaneous mediastinal emphysema. Ann. intern. Med. 21, 998 (1944).
— Spontaneous mediastinal emphysema with pneumothorax simulating organic heart disease.
Amer. J. med. Sci. 209, 211 (1945).
MIXTER, R. L.: Amer. J. Anat. 69, 159 (1941); Zit. n. COORAY (1949).
MONOD, O.: Autopsie d'un cas d'emphysème médiastinal tuberculeux. Société anatomique
de Paris, séance 1. II. 1940, Ann. Anat. path. 16, 1054 (1939—40).
MONROE, D. S., and G. A. C. WEBB: Spontaneous mediastinal emphysema. Canad. med. Ass.
J. 48, 232 (1943).
MOUNSEY, J. P. D.: Complete occlusion of superior vena cava with chronic mediastinitis in
case of generalized actinomycosis. Thorax 2, 203 (1947).
MÜLLER, REINER W.: Medizinische Mikrobiologie. Parasiten, Bakterien, Immunität. 4. Aufl.
München: Urban & Schwarzenberg 1950; ref. Münch. med. Wschr. 92, 1402 (1950).
MÜLLY, K.: Die Erkrankungen und Geschwülste des Mediastinums. Hdb. d. Inn. Med.,
IV. Aufl., Bd. IV/4, 391. Berlin-Göttingen-Heidelberg: Springer 1956.
NASAROW, W. M.: Über die Verletzungen des Ductus thoracicus bei Operationen in der linken
Supraclavicularregion. Arbeiten aus Prof. OPPELS chir. Klinik, Bd. IV, 1902; ref. Zbl.
Chir. 40, 1020 (1913).
NEFFSON, A. H.: Tension pneumothorax and mediastinal emphysema after tracheotomy.
Arch. Otolaryng. 37, 23 (1943).
NEUHOF, H.: Acute infection of the mediastinum with special reference to mediastinal suppu-
ration. Thorax 6, 184 (1936).
NITSCH, G.: Die ,,schwachen Stellen" des Mediastinums und ihre klinische Bedeutung bei
pleuritischem Exsudat und Pneumothorax. Beitr. Klin. Tuberk. 18, H. 1 (1911).
OCHSNER, A., M. DE BAKEY, and S. MURRAY: Absence of the Anterior Mediastinum with
report of a case associated with congenital diaphragmatic Hernia. Surgery 6, 915 (1939).
ORLOV, G.: Echinococcus des vorderen Mediastinums. Tr. Voronez-Skogo med. Inst. 3, 75
(1935).
ORMOND, J. K.: Bilateral ureteral obstruction due to envelopment and compression by an
inflammatory retroperitoneal process. J. Urol. (Baltimore) 59, 1072 (1948).

ORTH, J.: Bericht über das Leichenhaus des Charité-Krankenhauses für das Jahr 1904. Charité-Ann. XXX, 1906, S. 345; Pathologisches Museum, Berlin. Präp. 1904, Nr. 202.

OSLER, W.: On obliteration of the superior vena cava. Bull. Johns Hopk. Hosp. 14, 169 (1903).

OTTANI, G.: Meningocele intrathoracica. Ann. Radiol. diagn. (Bologna) 23, 416 (1951).

OUGHTERSON, A. W.: Mediastinitis. In: CHRISTOPHER, F.: Textbook of Surgery, V. Aufl. S. 908 (1950).

PAAS, H. R.: Selbstdrainage der eitrigen Mediastinitis in den perforierten Oesophagus. Zbl. Chir. 1935, 2630.

— Selbstdrainage eitriger Mediastinitis in den perforierten Oesophagus, Oesophagus-Pleurafistel. Heilung. Dtsch. Z. Chir. 247, 495 (1936).

DI PAOLUCCI, R.: Diagnostische und klin.-therapeutische Betrachtungen über zwei Fälle von Dermoidcysten und eines Falles einer gigantischen Echinococcuscyste des Mediastinum. Arch. ital. Chir. 68, 200 (1946).

PASINI, J.: Die Operationsmethoden der Echinococcuskrankheit. Lijecn. Vjesn., 1931.

PAULSON, D. L.: Traumatic bronchial rupture with plastic repair. J. thorac. Surg. 22, 636 (1951).

PAWEL, I.: Ein Fall von Verschluß der Vena cava sup. Diss., Leipzig 1910.

PEARSE, H. E.: The operation for perforation of the cervical oesophagus. Surg. Gynec. Obstet. 56, 192 (1933).

PEICIC, R.: Die Verbreitung der Echinokokkenkrankheit in Jugoslavien. Lijecn. Vjesn. 52, 627 (1930).

PERNKOPF, ED.: Topographische Anatomie des Menschen. Lehrbuch und Atlas, II. Aufl., Bd. I, Brust. Berlin-Wien: Urban & Schwarzenberg 1943.

PERTHES, G.: Über ausgedehnte Blutextravasate am Kopf infolge von Kompression des Thorax. Dtsch. Z. Chir. 50, 436 (1899).

PIETRA, G.: Hyalinisierende plasmacelluläre Lymphknotenhyperplasie (Castleman). Schweiz. med. Wschr. 94, 1755 (1964).

PFLEGER, R.: Krankheiten der Atmungsorgane. In FELLINGER, K.: Lehrb. d. Inn. Med., Bd. II, S. 88. Wien: Urban & Schwarzenberg 1954.

POHL, R.: Meningocele im Brustraum unter dem Bilde eines intrathorakalen Rundschattens. Röntgenpraxis 5, 747 (1933).

POLANO, H.: Weiterer Beitrag zur künstlichen Mittelfellversteifung (nach E. REHN). Dtsch. med. Wschr. 59, 130 (1933).

PORREGAUX, G., et MORESTIN: Ectopie du poumon. Bull. Soc. Anat. (Paris) 69, 968, 983 (1894).

POTTER, E. L.: Pathology of the fetus and the newborn, p. 246. Chicago: Year Book Publishers, Inc. 1953.

POZZI e TOSATTI: Sopra un caso di cisti da echinococco gigante localisata unicamente in mediastino anteriore. Arch. ital. Chir. 2, 569 (1947).

RADONIČIČ, K.: Das Krankheitsbild der chronischen fibrösen Mediastinitis. Dtsch. med. Wschr. 37, 449 (1911).

RANVIER, L.: Du développement et de l'accroissement des vaisseaux sanguins. Arch. phys. norm. et path. T 6 (1874).

RAUBER-KOPSCH: Lehrbuch und Atlas der Anatomie des Menschen, 17. Aufl., Band II, S. 320. Leipzig: Thieme 1948.

v. RECKLINGHAUSEN, F.: Über Eiter- und Bindegewebskörperchen. Virchows Arch. path. Anat. 28, 157 (1863).

REED, W. G., and R. W. STINELY: New Engl. J. Med. 261, 320 (1959).

REHN, E.: Zur Chirurgie des Brustbeins und Physiologie des vorderen Mittelfells. 55. Tagung dtsch. Ges. Chir. Berlin 1931.

— Die künstliche Mittelfellversteifung und Mediastinographie. Zbl. Chir. 58, 2967 (1931).

— Über intrathorakale Druckstabilisierung in der Chirurgie. 61. Chir. Kongr. 1937, 101, 553.

RENBOURN: nach Mitteilung von E. UEHLINGER.

RINDFLEISCH, E.: Ein Fall von Anencephalie und Spina bifida. Virchows Arch. path. Anat. 19, 546 (1860).

— Die angeborene Spaltung der Wirbelkörper. Virchows Arch. path. Anat. 27, 137 (1863).

ROSE, E.: Effects of pressure in the mediastinum. Med. Clin. N. Amer. 14, 999 (1931).

ROSENTHAL, F.: Über tertiär syphilitische Prozesse im Mediastinum. Derm. Z. Ergänzungsheft 18, 167 (1911).

RUBIN, S., and E. H. STRATEMEIER: Intrathoracic meningocele. A case report. Radiology 58. 552 (1952).

SALE, T. A.: Fracture of the bronchus. Brit. J. Surg. 41, 625 (1954).

SALMENKALLIO, H., and J. PÄTIÄLÄ: The so-called mediastinal hernia in connection with artificial pneumothorax. Ann. Chir. Gynaec. Fenn. 43, Suppl. 5, 381 (1954).

SALMON, G. W.: Airblock in the newborn period. New Orleans med. surg. J. 100, 253 (1947).

—, G. B. FORBES, and H. DAVENPORT: Airblock in the newborn infant. J. Pediat. 30, 260 (1947).

SAYER, F. E.: Mediastinal lues. J. Indiana med. Ass. 20, 102 (1927).

SCANNELL, J. G.: Rupture of the bronchus following closed injury to the chest. Report of a case treated by immediate thoracotomy and repair. Ann. Surg. 133, 127 (1951).

SCHLUMBERGER, H. G.: Tumors of the mediastinum. Atlas of tumor pathology, sect. V, Fasc. 18, p. 86. Washington: Armed Forces Inst. of Pathology 1951.

SCHNAARS, P.: Anatomische Lungenbefunde bei Neugeborenen nach Beatmung. Helv. paediat. Acta 20, 197 (1965).

SCHNEIDER, P.: Die Mißbildungen der Atmungsorgane. In: E. SCHWALBE: Die Morphologie der Mißbildungen des Menschen und der Tiere, III. Teil, VIII. Lieferung, 2. Abteilg., 8. Kap., S. 808 (1912).

SCHOEN, R.: Mediastinale Stauungsbilder. Klin. Wschr. 19, 413 (1940).

SCHRÖDER, G.: Traumatische Bronchusruptur. Fortschr. Röntgenstr. 81, 680 (1954).

SCHÜLLER, A., and H. UIBERALL: A case of neurofibromatosis Recklinghausen combined with lateral spinal meningocele. Confin. neurol. (Basel) 1, 312 (1938).

SCHWARZMANN, E.: Lebensbedrohliches Mediastinalemphysem während einer Magenresektion in Lachgasnarkose. Wien. med. Wschr. 1935, Nr. 29/30, 826.

SEARS, A. D., R. S. CLAYTON, and E. SIEBEL: Intrathoracic meningocele not associated with Neurofibromatosis. J. thorac. Surg. 26, 101 (1953).

SEIFFERT, A.: Über die Behandlung eitriger Prozesse des Mediastinums. Langenbecks Arch. klin. Chir. 138, 193 (1925).

— Über die Bedeutung der Oesophagoskopie für das Zustandekommen von Emphysem bei Oesophagusperforation. Z. Hals-, Nas.- u. Ohrenheilk. 19, 295 (1927).

SENGPIEL, G. W., F. F. RUZICKA, and E. A. LODMELL: Lateral intrathoracic meningocele. Radiology 50, 515 (1948).

SIEBERT, F.: Beiträge zur Diagnostik mediastinaler Erkrankungen. Mitt. Grenzgeb. Med. Chir. 26, 5 (1913).

SIEVERS, R.: Großer Nabelschnurbruch mit vorderer Zwerchfell-Lücke und Situs inversus partialis der Bauchorgane. Langenbecks Arch. klin. Chir. 153, 703 (1928).

SILVERMANN, J. J., T. T. TALBOT, and R. W. McCLEAN: Mediastinal emphysema following tonsillectomy. Dis. Chest 23, 397 (1953).

SMITH, A. B., and J. F. BOWSER: Spontaneous pneumomediastinum (mediastinal emphysema) with reports of two cases in infants. Radiology 38, 314 (1942).

SPAAR, F. W.: Hirnbefund nach Tod durch Blitzschlag. Virchows Arch. path. Anat. 326, 732 (1955).

STAEMMLER, M.: Ed. Kaufmanns Lehrbuch der speziellen pathologischen Anatomie, 11. und 12. Aufl., Bd. I/1, S. 11. Berlin: de Gruyter & Co. 1955.

STARCK, D.: Embryologie. Stuttgart: Thieme 1955.

STILLER, H.: Ergebnisse Chir. u. Orthop. 42 (1959).

STOJANOVIC, V., et B. ZOGOVIC: Kyste hydatique primaire biloculare du médiastin antérieur. Srpski Arkh. tselok. Lek. 80, 71 (1952).

SUIC, M.: Ehinokokoza. Zagreb: Jugoslawische Akademie der Wissenschaften u. Künste 1952.

SVITZER: Nachricht von einem weiblichen Hemicephalus, bei welchem ein Teil der Unterleibseingeweide auf dem Rücken in einem Sacke zwischen dem Kopf und dem Rückgrat lag. Arch. Anat. Physiol. u. wiss. Med. 1839, 35.

SWEET, R. H.: Oesophageale Hiatushernie des Zwerchfells. Ann. Surg. 135, 1 (1952).

TAILLENS, J.: Un cas rare de hernie diaphragmatique congénitale. Bull. Soc. pédiat. (Paris) 32, 558 (1934).

TESTUT, L., et O. JACOB: Traité d'anatomie topographique, IV. Aufl., Band I, S. 849. Médiastin: Paris 1921.

Theilkäs, E., u. M. Lüdin jr.: Ein Fall von Oesophagusperforation mit anschließender Mediastinitis. Radiol. clin. (Basel) 19, 57 (1950).

Thompson, J. V., and E. R. Eaton: Intrathoracic rupture of the trachea and major bronchi due to crushing injury. J. thorac. Surg. 29, 260 (1955).

Toone, W. M.: Chrushed chest syndrome with mediastinal emphysema, the result of compressed air. Brit. J. Surg. 37, 120 (1949).

Touroff, A. S. W., and G. P. Seley: Chronic chylothorax associated with hygroma of the mediastinum. J. thorac. Surg. 26, 318 (1953).

Tubbs, O. S.: Superior vena cava obstruction due to the chronic mediastinitis. Thorax (London) 1, 247 (1946).

Turunen, A. I.: Emphysem des Mediastinum und des Unterhautbindegewebes bei Gebärenden. Acta obstet. gynec. scand. 14, 76 (1934).

Turunen, M.: Intrathoracic meningocele. Acta chir. scand. 106, 299 (1953).

Twining, E. W.: A text book of x-Ray. Diagnosis by brit. authors. London: K. H. Lewis & Co. Ltd. 1950.

Vandever, H. W., F. H. Ellis, and A. B. Hayles: Suppurative mediastinitis secondary to traumatic perforation of the esophagus. Proc. Mayo Clin. 30, 288 (1955).

Vianna, M., J. Pinto y M. Rocha: O enfisema do mediastino posttraumatico. Rev. bras. Cirurg. 21, 17 (1951) — Bol. Col. bras. Cirurg. 25, 1 (1952).

Viikari, S. J.: A study of the bursa infracardiaca. Development, anatomy and surgical pathology. Diss., Helsinki 1950; Ann. Chir. Gynaec. Fenn. 39, Suppl. Bd. 3, 1950.

Wadsack: Zwei plötzliche Todesfälle infolge syphilitischer Bronchostenose. Charité-Ann. 1905.

Weise, H.-J., u. E. Franck: Zur Vermeidung des Mediastinalemphysems bei Anlage eines Pneumoperitoneum. Ärztl. Wschr. 12, 267 (1957).

Welch, C. St., A. Ettinger, and P. L. Hecht: Recklinghausens neurofibromatosis associated with intrathoracic meningocele. New Engl. J. Med. 238, 622 (1948).

Wenger, Don S.: Hat die unkomplizierte Pleuropericardio-Mediastinitis eine Herzhypertrophie zur Folge? Eine experimentelle Untersuchung. Surgery 38, 513 (1955).

Wenig, K.: Zur Kenntnis der exzessiven Gastrektasie. Todesfall durch Mediastinalemphysem nach Wettessen. Dtsch. Z. ges. gerichtl. Med. 38, 145 (1944).

Wessely, E.: Mediastinitis. Wien. klin. Wschr. 52, 1133 (1939).

White, P.: Angeborenes? Pneumo-Mediastinum. Proc. III Amer. Congr. Obstet. and Gynec. 1947.

Wildenberg, L. van den: Deep actinomycosis of the neck and mediastinum. Arch. Otolaryng. 7, 50 (1928).

Wilson, A. K., W. R. Rumel, and O. L. Ross: Peritoneopericardial hernia, case in newborn infant successfully corrected by surgical operation. Amer. J. Roentgenol. 57, 42 (1947).

Winter, H.: Diaphragmatischer Herzbeuteldefekt beim Erwachsenen mit Verlagerung von Kolon- und Netzanteilen in den Herzbeutel. Zbl. allg. Path. path. Anat. 94, 470 (1956).

Zadek, J., C. v. Bramann u. H. Westerkamp: Cystenlunge mit mediastinaler Überblähung (Überlappung). Samml. selt. klin. Fälle I, 36 (1950).

Zdansky, E.: Über das Mediastinalwandern bei Bronchusstenose. Wien. Arch. inn. Med. 15, 248 (1928).

Zeman, F. D.: Occlusion of the vena cava superior due to syphilitic mediastinitis; collateral circulation after 19 years. J. thorac. Surg. 14, 330 (1945).

Zesas, D. G.: Die operativ entstandenen Verletzungen des Ductus thoracicus. Dtsch. Z. Chir. 113, 197 (1912).

— Die nicht operativ entstandenen Verletzungen des Ductus thoracicus. Dtsch. Z. Chir. 115, 49 (1912).

Zuppinger, A.: Erkrankungen des Mittelfells. Lehrbuch der Röntgendiagnostik von Schinz, H. R., W. E. Baensch, E. Friedl und E. Uehlinger, Band III, Innere Organe (Teil I), S. 2604. Stuttgart: Thieme 1952.

Teil II (Kapitel L – N): Cysten und Tumoren

L. Cysten[1] und cystische Teratome

Dieses wie auch das folgende Kapitel M „Tumoren" — die konventionelle Klassifikation der Mediastinalgeschwülste schließt die Cysten ein — möchte so verstanden sein, daß es sich jeder gewaltsamen Trennung oder Zusammenfassung enthält. Es müßten sonst Begründungen oder Standpunktserklärungen vorausgeschickt werden, warum oder bis zu welchem Grade Cysten nicht in jedem Falle Tumoren sind, was „echte" Geschwülste sind, ob oder wann man Mesothelabkömmlinge epithelial nennen und dementsprechend einreihen darf, worin das erste Kriterium der Bösartigkeit (unterste „Stufe" der Malignität) zu erblicken ist und anderes mehr. Das aber gehört zu den am wenigsten erfolgreichen, weil wahrscheinlich niemals allgemeingültig zu lösenden Aufgaben der Allgemeinen Pathologie. Hier handelt es sich darum, mit den pathologisch-anatomischen Gegebenheiten in ihrer Buntheit und naturgemäß nacheinander vertraut zu machen. Gruppierung und Trennung erfolgen im wesentlichen aus darstellerischen und didaktischen Gründen. Auch gilt „a potiori fit denominatio" et classificatio! (z. B. Cysto-*Fibrom*). Eine Einteilung in „gut-" und „bösartig" erwies sich besonders im Kapitel M als unzweckmäßig, da manche Geschwülste *potentiell* maligne sind, d. h. die maligne *Entartung* eine beachtliche Rolle spielt. (Anmerkung zur Literatur s. Fußnote[2]!)

Cysten sind dünn- oder dickwandige Bälge mit flüssigem, dicklichem oder gasförmigem Inhalt, die eine primär gewachsene, oder restierende, einfach oder kompliziert strukturierte Wand mit epi-, endo- oder mesothelialer Innenauskleidung erkennen oder vermuten lassen. Zerfallsräume, auch große und sog. „gereinigte" in soliden Geschwülsten sind keine Cysten, höchstens „Pseudocysten".

Die mediastinalen Cysten und cystischen Teratome können auch insofern für sich betrachtet werden, als sie in ihrer Gesamtheit zu den häufigsten pathologischen Bildungen und Neubildungen dieses Ortes gehören. Je nach Statistik (s. S. 614) und Hinzunahme der cystischen Teratome nehmen sie die erste oder zweite Stelle ein, so daß also in etwa der Hälfte der zu diagnostizierenden Fälle mit einer cystischen Bildung gerechnet werden darf. Unter sich weisen die Cysten eine sehr unterschiedliche Häufigkeit auf. Daß für die weiteren differentialdiagnostischen Erwägungen eine gute pathologisch-anatomische Kenntnis besonders des Sitzes aller Tumoren und Cystenformen unerläßlich ist, sei hier vorwegnehmend bemerkt.

---

[1] Ohne Echinococcus (s. S. 468).

[2] Die Zahl der Einzelveröffentlichungen der *Weltliteratur* über Cysten und Tumoren, selbst des Mediastinum, ist so groß, daß ein notwendigerweise kleines Lehrbuchkapitel fast nur aus Autornamen bestünde, wenn man auch nur die „wichtigsten" in den Text hineinnähme, — um so mehr als in der auf diesem Gebiete zweifellos führenden amerikanischen Literatur oft drei bis vier Namen, abgesehen von den zahlreichen Vornamen eines jeden, auf die ebenfalls Wert gelegt wird, selbst für kleinste Mitteilungen benötigt werden. Ich habe mich daher (entgegen meinem sonst vertretenen Standpunkt!) entschlossen, „autoritär" zu verfahren und den Text von Namenszitierungen möglichst unbeschwert zu lassen. Die zitierte Literatur wurde im Literaturverzeichnis Teil II aufgeführt, die zur weiteren Orientierung dienende eingefügt.

Die mediastinalen Cysten sind wahrscheinlich sämtlich „*dysgenetisch*", d. h.
auf der Grundlage von Hemmungen, fehlerhaften Gewebsmischungen (Hamartien)
oder -verlagerungen (Choristien) entstanden zu denken. Es lassen sich theoretisch
und praktisch folgende fünf Gruppen zusammenstellen:

I. „Dünnwandige" seröse („spring water") Cysten

1. Einfache Lymphcysten

Sie sind *endothelialer* Natur, was man nur folgern kann, im eigentlichen Grundgewebe des Septum mediastinale meist im Mittel- und Obergeschoß vorn (Abb. 30)
gelegen oder verwurzelt, keinesfalls stärker oder gar „genuin" mit Perikard,
Pleura oder Zwerchfell, wie die Cysten in den folgenden Abschnitten 2a und b,

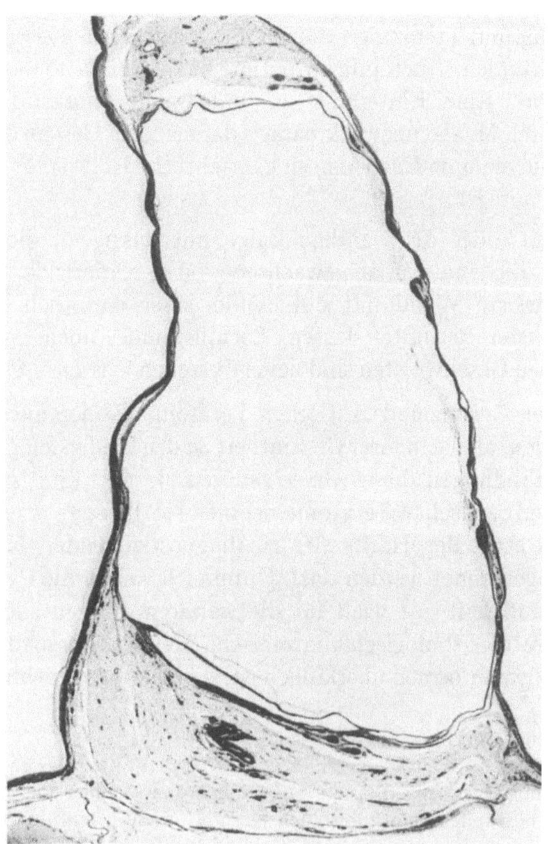

Abb. 30. (S. 634/56, 85jährig, ♂. Grundkrankheit: Hypertonische Herzhypertrophie. Todesursache:
Stauungsorgane). Kleinhaselnußgroße „dünnwandige" *einfache Lymphcyste* des *Vorderen* Septum mediastinale (Mittelgeschoß). Leicht geschrumpft. Nebenbefund. Transversalschnitt. Seitenverkehrt. Unten:
spaltförmige *Nebenräume*. Rechts: leistenförmige Vorsprünge nach innen mit glatten Muskelfaserbündeln (s. Abb. 31). Keine engere Verbindung mit Perikard, welches weiter unten zu denken ist,
nach oben würde das Sternum folgen

verbunden. Meist sind sie klein, können aber Hühnereigröße erreichen. Diese Cysten gehören zu den größten Seltenheiten. Das erscheint wegen des Lymphgefäßreichtums des Septum mediastinale einerseits merkwürdig, andererseits aber verständlich. Denn sie sind, wenn man von seltenen entzündlichen oder angeborenen Chycluscysten des mediastinalen Ductus thoracicus[1] und den seltenen echten Thymusdrüsencysten[2] absieht, *simplifizierte Lymphangiome.* (s. bei „Tumoren", S. 587.)

Der Lymphangiomcharakter der anscheinend einkammerigen Cysten ergibt sich daraus, daß sie in ihrer Wand fast immer mehrere kleinere, nur spaltförmig verdrängte Nebenräume aufweisen, also in Wirklichkeit doch multilokulär sind. Ferner finden sich innen oft leistenförmige Vorsprünge mit Bündeln glatter Muskelfasern (s. Abb. 31), wie sie für die kavernösen Lymphangiome charakteristisch sind. Auch findet man Lymphocytenhaufen und lymphatisches Gewebe, letzteres zuweilen sogar in Knötchenform durch die äußere Kapsel hindurchschimmernd. Bei der Sektion eines 85jährigen Mannes stellte eine kleinhaselnußgroße einfache

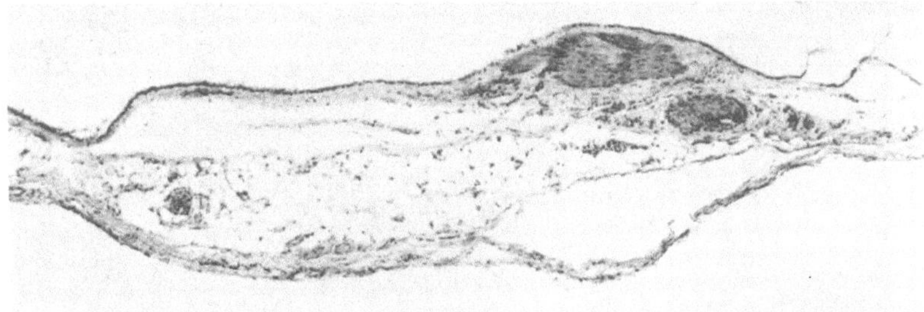

Abb. 31. (S. 634/56, 85jährig, ♂) Wandabschnitt aus kleinhaselnußgroßer *„einfacher Lymphcyste"* des *Vorderen* Septum mediastinale: Bündel *glatter Muskelfasern,* auch spaltförmige Nebenräume. Starke Vergrößerung aus Abb. 30

Cyste im Mittelgeschoß des Vorderen Mediastinum mit leichter Vorwölbung nach links einen reinen Nebenbefund dar, welcher in den erwähnten Abbildungen wiedergegeben ist. Die Auskleidung ist „endothelial", der Inhalt wasserklar, nach Formolfixierung jedoch hellgrau getrübt und leicht gerinnend, also wohl eiweißhaltig, Schleimfärbung negativ. Ich glaube, es braucht nicht bezweifelt zu werden, daß solche seltenen Cysten aus dem Lymphsystem hervorgehen. Die Übersichtsabbildung 30 (transversal geschnittenes Sept. mediast. ant. mit Cyste, wie im Körper gelegen, von caudal gesehen) vermittelt zugleich die Überzeugung, daß eine einfache Exstirpation, falls die Bildung überhaupt entdeckt und zur Erklärung irgendwelcher Beschwerden herangezogen worden sein sollte, wenig empfehlenswert ist, da sie den Verlust jeglicher Anheftung des Septum mediastinale am Sternum befürchten läßt. Also erscheinen selbst und erst recht bei wesentlich größeren Cysten eher Punktion und Verödung am Platze, falls die sternale Fixation operativ nicht gewährleistet werden kann.

---

[1] Siehe bei HIRSCHFELD (1951).

[2] SCHLUMBERGER (1951) S. 75, s. Literaturverzeichnis. — TESSERAUX, H.: Physiologie und Pathologie des Thymus. Zwanglose Abhandlungen aus dem Gebiete der Inneren Sekretion, Bd. 9, Leipzig 1953, BARTH, S. 27—34 und KAUFMANN-STAEMMLERS Lehrbuch der Speziellen pathologischen Anatomie, 11. und 12. Aufl. Bd. I/2, S. 1594, Berlin 1956, DE GRUYTER. — RINGERTZ und LIDHOLM (1956) S. 476, s. Literaturverzeichnis. — ABELL (1956) S. 373, s. Literaturverzeichnis.

2. Mesothelcysten

(„Pleuracoelomcysten", „simple cysts", „pleuro-diaphragmatic cysts", Coelotheliom-
cysten", „spring water cysts")

Sie leiten sich vom embryonalen *Coelom*(-mesothel) her. Dank den neueren weitreichenden (entwicklungsgeschichtlichen, anatomischen und pathologischen) Untersuchungen von VIIKARI (1950) sowie NYLANDER und VIIKARI (1956) dürfen wir nunmehr, glaube ich, zuverlässig abtrennen:

a) Bursa infracardiaca-Cysten

Aus dem in Kapitel D. (s. S. 455) über die Existenz der Bursa infracardiaca Mitgeteilten ergibt sich, daß die Bursa und damit auch die aus ihr hervorgehenden Cysten vom *pleuro-peritonealen Mesothel* abzuleiten sind. Die Cysten liegen, ent-

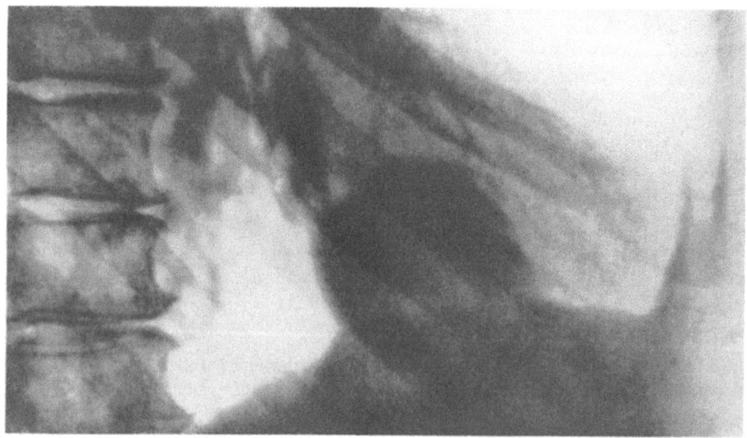

Abb. 32. Seitliche Rö.-Aufnahme einer hühnereigroßen *Bursa infracardiaca-Cyste* im rechten Untergeschoß des Mittleren Mediastinum, eng mit dem Zwerchfell zusammenhängend. Aus NYLANDER und VIIKARI: Thoraxchirurgie 4, 300 (1956), Abb. 2. Mit freundlicher Genehmigung des Georg Thieme Verlages, Stuttgart.

sprechend der Lage der Bursa, *nur rechts* und *unten* am Diaphragma, sind entweder breit oder durch Stiel mit dem „medialen Winkel" des Diaphragma in der Nähe des Foramen oesophageum und dicht am Herzbeutel verbunden. Je nach Größe, die zwischen Kirsche und Kokosnuß schwankt (eine Ausnahme ist 23 × 13 cm), reichen sie von der Grenze des Hinteren zum Mittleren bis ins Vordere Mediastinum hinein und wölben sich in die rechte Pleurahöhle vor. Die Tendenz, sich in Richtung des Vorderen Mediastinum zu entwickeln, kann ebenfalls als charakteristisch angesehen werden, da diese Richtung derjenigen der Bursa infracardiaca entspricht, deren craniales Ende gewöhnlich ventral im Vergleich zu ihrem caudalen Teil gelegen ist (VIIKARI). Die Cysten sind immer einkammerig, dünnwandig, serös. Die Wand besteht aus kollagenen und elastischen Fasern. Letztere verstärken hauptsächlich die innere, kompaktere Schicht. Eine einfache Lage flacher, „endotheloider" Zellen, die in manchen Fällen auch flach-cuboide Formen zeigen, kleidet sie aus. Wenn diese Kriterien zutreffen, sind keine Zweifel mehr am Platze.

Viikari prüfte 16 einschlägige Cysten des Schrifttums nach. Davon lagen nur vier links, und von diesen waren drei typische Lymphangiome. Die vierte sowie zwei Cysten der rechten Seite erwiesen sich als äußerst fest mit dem Herzbeutel verwachsen, weshalb sie folgerichtig der nächsten Gruppe b) zugeteilt wurden. Inzwischen konnten von Nylander und Viikari zwei weitere typische Bursa infracardiaca-Cysten von Hühnereigröße bei einem 54jährigen Manne und über Straußeneigröße bei einer 58jährigen Frau auf Grund erfolgreicher Operation und der gewonnenen Sachkenntnis beigebracht werden.

Da wir uns diese neue Cystengruppe einzuprägen haben, seien mit gütiger Erlaubnis von Herrn Kollegen S. J. Viikari und des Verlages G. Thieme, Stuttgart, die seitliche Röntgenaufnahme der hühnereigroßen B.i.-Cyste (Abb. 32) sowie die Übersicht einiger schematischer Profilbilder der Bursa selbst (Abb. 33a und b) und einiger verschieden großer Cysten derselben (gleiche Abb. c bis h) in verkleinertem Maßstab wiedergegeben.

Auf Grund dieser neuen Kenntnisse dürften zwei zuletzt von Schütz (1956) als Coelomcysten veröffentlichte Fälle (56jährige Frau mit faustgroßer und 48jähriger Mann mit fast kindskopfgroßer Cyste des rechten Untergeschosses des Mittleren, zum Teil auch Hinteren Mediastinum; histologische Untersuchung von W. Doerr) mit größter Wahrscheinlichkeit ebenfalls als Bursa infracardiaca-Cysten angesehen werden.

<h3 style="text-align:center">b) Perikardiale Coelomcysten</h3>

(früher „Perikardcysten“)

Sie leiten sich vom *perikardialen* Mesothel her, welches sich mit der Herzbeutel-höhle nach O. Grosser (1944) im Bereiche des Kopfdarmes *selbständig* („als anfangs selbständiger Hohlraum“) und auch zeitlich schon *vor* dem embryonalen Coelom (und dessen Anschluß an das extraembryonale Coelom) durch und während des *Zusammenfließens* einzelner *Lücken* oder Lacunen bildet, sich erst später „caudalwärts paarig in das Coelom öffnet“, — Ductus pleuro-pericardiaci. Wenn die Verschmelzung der Lacunen gestört ist, teilweise ausbleibt, können, so meint man, die Cysten, zum mindesten ihre gewebliche Grundlage, entstehen. Sie können aber auch noch, sollte man meinen, aus Mesothelabspaltungen oder -verlagerungen anläßlich des späteren Schlusses der Pleuro-Perikardialverbindung durch das Septum pleuro-pericardiacum resultieren, wodurch sich vielleicht absonderliche Formen (Abb. 35), auch paarige Lateralität erklären. Die enge genetische Beziehung zu angeborenen Divertikeln des Herzbeutels ist somit klar. Die perikardialen Coelomcysten zeigen makroskopisch ungefähr gleiche Größen- und Formverhältnisse und histologisch den gleichen Bau wie die Bursa infracardiaca-Cysten, weshalb sie lange Zeit keine Aufgliederung erfahren haben. Sie liegen im wesentlichen ebenfalls im Untergeschoß, aber im Gegensatz zu den B.i.-Cysten sowohl *links* als auch *rechts* und im *Vorderen* und *Mittleren* Mediastinum, kommen darüber hinaus aber überall vor, wo Herzbeutel ist, sind mit dessen äußerem Blatt, auch wenn sie am Zwerchfell liegen, stets deutlich verwachsen.

Eine besonders große und eigenartig zwerchsack- sowie umgekehrt U-förmig gestaltete, völlig extrapleurale pericardiale Coelomcyste des Vorderen Mediastinum, deren Krümmung vor der Herzbasis lag, beschrieb Gerbasi (1954). Sie hatte einen chronischen Herzbeutelerguß vorgetäuscht (s. Abb. 34), enthielt 800 ccm klare, gelbliche Flüssigkeit von 1.007 spezifischem Gewicht, die bakteriologisch steril war. Der rechte größere Teil maß 26 × 16 × 13 cm, der linke 23 × 8,5 × 8 cm. Der Verbindungsgang der beiden Beutel hatte einen Durchmesser von 2 cm. Die Innenfläche war ohne Falten. *Histologisch* wurden nur Bindegewebe und flache Auskleidung durch „mesotheliale“ Zellen erwähnt. Da es sich um die größte bisher beobachtete

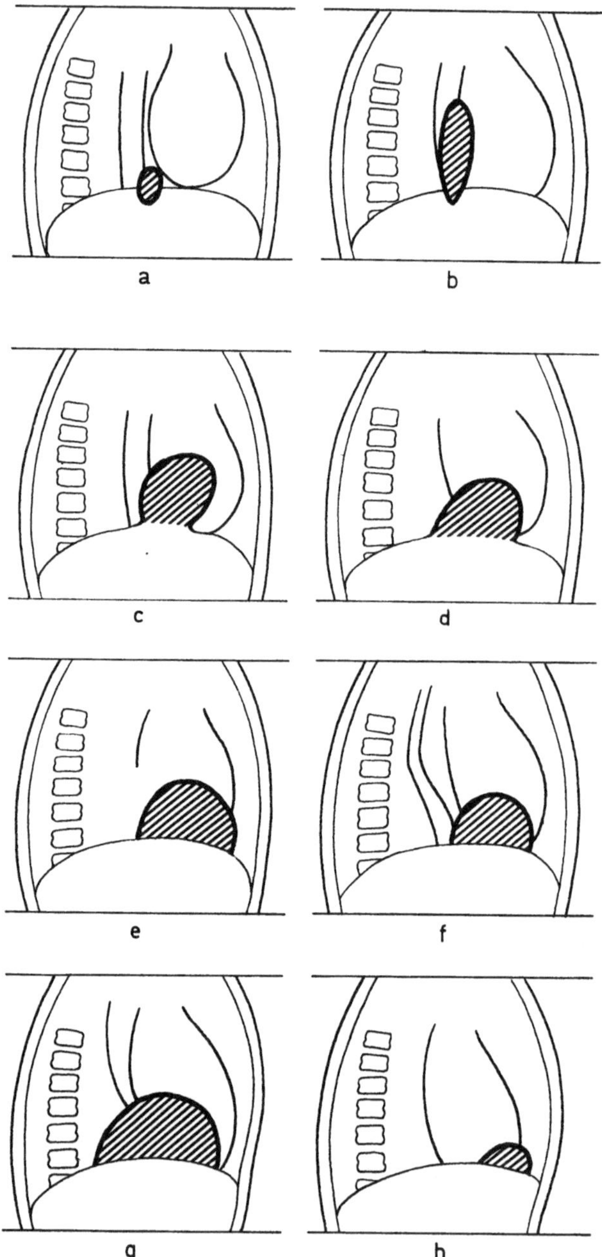

Abb. 33a—h. Profilschemata (Blick von rechts) zur Erläuterung der Lage der *Bursa infracardiaca* (a beim erwachsenen Menschen, b beim menschlichen Fetus von 6,5 cm) und verschieden großer *Cysten* derselben im rechten Herz-Zwerchfellwinkel im wesentlichen des Mittleren Mediastinum (c und d orangengroß, e 9,5:8,5:6,5 cm, f gänseeigroß, g 23:13 cm, h 3,5:3 cm). Aus S. VIIKARI (1950), Fig. 46a—d und e—h, mit gütiger Erlaubnis

perikardiale Coelomcyste und die einzige von dieser ungewöhnlichen Gestalt handelt, welche gewissermaßen alle bekannten Lokalisationen bis beiderseits zum Zwerchfell hinab umgreift, seien ein Röntgenbild sowie die schematisch-topographische Einzeichnung der Cyste im Thorax wiedergegeben (Abb. 34 und 35). GERBASI leitet sie von der Persistenz einer der embryonalen „Lacunen" ab, die ventral vom Primitivstreifen liegen und normaliter mit den lateralen Lacunen bei der Formation des perikardialen Coeloms verschmelzen. Nach dem Ausbleiben der Verschmelzung habe sich die persistierende Lacune allmählich nach beiden Seiten vom Herzen hin vergrößert.

Der prozentuale Anteil der *Mesothelcysten* (2a und b) an *allen* Cysten — die ja an erster oder zweiter Stelle aller mediastinaler Neubildungen stehen — ist

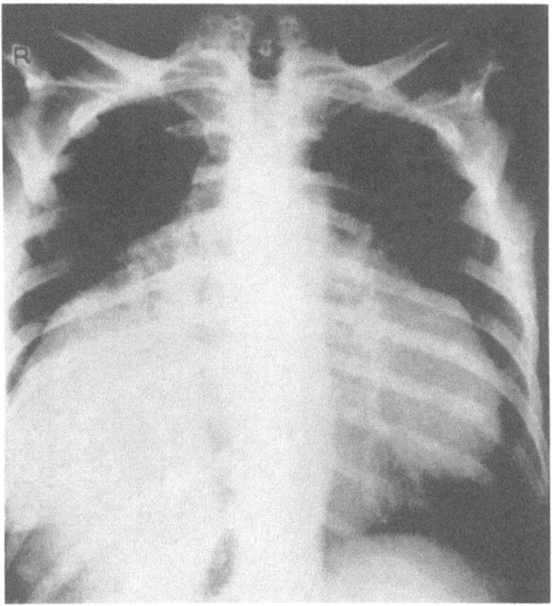

Abb. 34. Große zwerchsack- und umgekehrt U-förmige „*Perikardiale Cölom-Cyste*", die einen chronischen Herzbeutelerguß vortäuschte. Aus F. S. GERBASI: Ann. Int. Med. **41** (1954)

schwer festzustellen, da die Beurteilung in den einzelnen Statistiken nicht von den gleichen erkenntnismäßigen Voraussetzungen ausgeht. Viele subsummieren die einfachen Lymphcysten (1.) und sogar evidenten Lymphangiome (s. S. **587**). Nur VIIKARI war bisher in der Lage, zwischen den Untergruppen a) und b) zu unterscheiden. Mögen die einfachen Lymphendothelcysten, wie auch die Lymphangiome, ziemliche Raritäten sein, so glaube ich, kann man den Mesothelcysten einen mäßigen relativen Häufigkeitsgrad zusprechen. Das geht auch aus einer 92 Fälle umfassenden Zusammenstellung (91 Literaturfälle) von GRUNDMANN, FISCHER und GRIESSER (1955) hervor. In ihrem Lokalisationsschema sind von 92 „kongenitalen Herzbeutelcysten" 51%, also die meisten, im *rechten* Zwerchfell-Herzbeutelwinkel eingezeichnet, 38,3% liegen im linken, andere mit 5,4%, 4,3% und 1,0% im Herzbasisbereich verstreut. Auf Grund der Viikarischen Vorstellungen dürfte es sich bei den 51% hauptsächlich um Bursa infracardiaca-Cysten handeln. Wie groß die Relation in Wirklichkeit ist, kann erst die Zukunft lehren.

Was die *Histologie* betrifft, so haben die Bursa infracardiaca-, die perikardialen Coelom- (und übrigens nach RINGERTZ und LIDHOLM (1956) auch die echten Thymus-)Cysten nie glatte Muskulatur. Die Höhe des Meso- und auch echten Endothels kann bekanntlich bei allen Cysten der Gruppen 1. und 2. durch celluläre (Wachstums?-)Reizung und vor allem durch die Dehnung nach beiden Größenrichtungen schwanken. Auch Tröpfchen und bescheidene Flimmerhärchen können bei den Mesothelcysten, entsprechend den normalen Verhältnissen, besonders des Perikards, andeutungsweise vorkommen. Aus ähnlichen Gründen kann die „Dünn"-wandigkeit bei großen Cysten durch Überdehnungs- und Gewebszerrungsfolgen zugunsten fibrös-hyaliner Wanddystrophie partiell oder ganz verloren gehen,

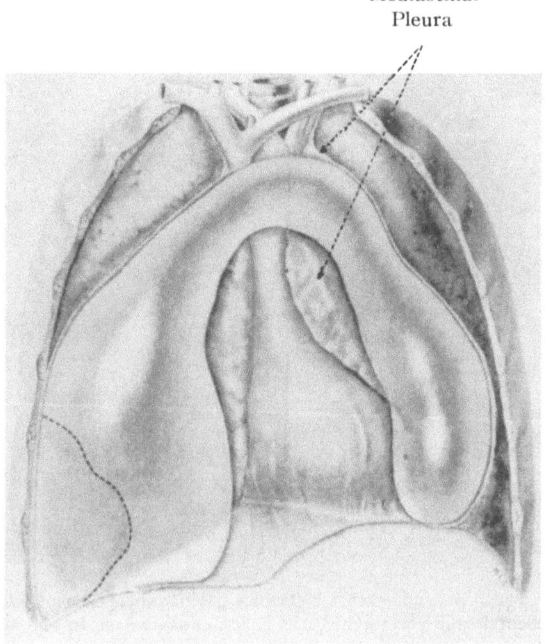

Abb. 35. Halbdiagrammatische Zeichnung der großen umgekehrt U-förmigen „*Perikardialen Cölom-Cyste*" der Abb. 34, wie sie sich bei der Operation (Obduktion) ergab. Aus: F. S. GERBASI: Ann. Int. Med. **41** (1954)

übrigens auch das Mesothel. In der äußersten Wandschicht oder dem häufig spärlich angelagerten subserösen Fettgewebe können perivasculäre Lymphocyteninfiltrate vorhanden sein.

In diesem Zusammenhang ist es interessant, daß die klare Flüssigkeit der von GRUNDMANN, FISCHER und GRIESSER beschriebenen, 12 × 8 cm messenden, eirunden, größtenteils transparenten, gestielten perikardialen Coelomcyste des linken Herzbeutel-Zwerchfellwinkels einer 54jährigen Frau — der Stiel mit den ernährenden Gefäßen führte zum Perikard — viermal so viel Gesamtcholesterin (131,9 mg-%) enthielt als normale Herzbeutelflüssigkeit, mit der sie sonst bezüglich des Eiweiß- (6,86 g-%), Kochsalz (698 mg-%) Zucker- (127 mg-%) Gehaltes ziemlich übereinstimmte, d. h. also auch mit den Relationen im Blutserum. Diesem gegenüber waren nur die Albumine geringgradig vermehrt. Das Mesothel fehlte der Cyste. Das Bindegewebe war lichtungswärts leicht hyalinisiert.

Eine Geschlechts- und Altersdisposition scheint bei den *Cysten* nicht vorzuliegen. Sie werden meist zufällig über das Röntgenbild entdeckt.

„Erworbene" Herzbeutelcysten sind wahrscheinlich keine Herzbeutelcysten, sondern durch entzündliche oder traumatisch-hämorrhagische, intraperikardiale Vorgänge (z. B. Granatsplitterverletzung) erzeugte Abkammerungen, also höchstens „Pseudo"-Cysten (Pericarditis chronica fibrosa adhaesiva partialis „pseudocystica" sive „saccata").

II. Nerven- und Ganglien-Cysten

Bei sorgfältiger, im wesentlichen inspizierender Sektionsmethode, trifft man dann und wann auf meist kleine, 0,5 bis 2 cm messende, ebenfalls äußerst *dünn-*

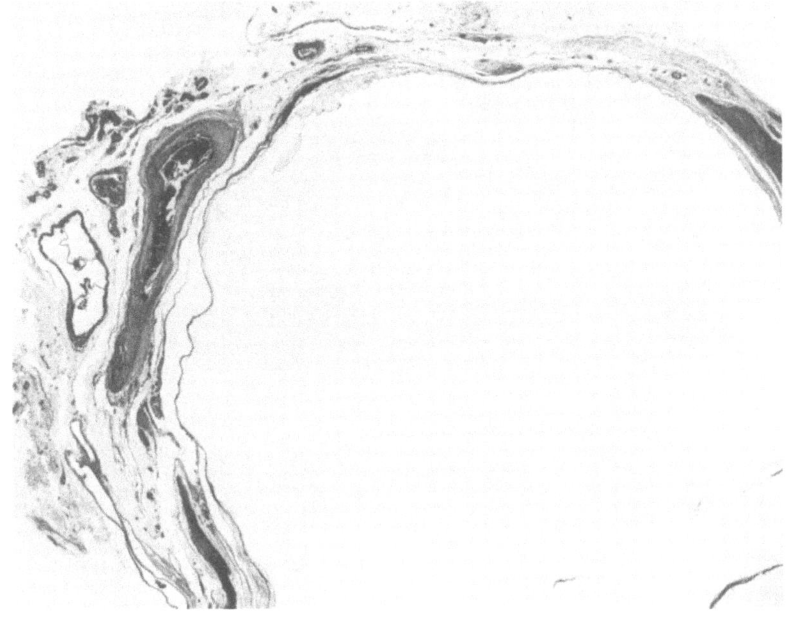

Abb. 36. *Mirabellengroße,* sich mit einem birnenhalsförmigen Anteil in die Incisura inf. d. X. Brustwirbels fortsetzende, dünnwandige *peri-* oder *endoneurale Lymph-*(Liquor?)*Cyste* des X. rechten *Spinalnerven* und *-ganglion* im Untergeschoß der rechten Paravertebralregion des *Hinteren* Mediastinum. Nebenbefund bei der Obduktion. Lupen-Vergrößerung (S. 393/50, 81jährig, ♀)

wandige Cysten mit wasserklarer Flüssigkeit im *Hinteren* Mediastinum, und zwar ausgesprochen in der paravertebralen Region, links wie rechts. Bei der Präparation zeigt sich, daß sie mit den Spinalnerven oder -ganglien, seltener dem Sympathicusstrang und -ganglion eng zusammenhängen. Das Ganglion scheint durch die Cyste verdrängt, bildet sozusagen eine schlankknotige Verdickung der Cystenwand. Der Nerv zieht zuweilen frei durch die Lichtung der Cysten hindurch. Das sympathische Ganglion und mehr oder weniger aufgesplitterte Ramus communicans- oder Grenzstrang-Fasern können nach vorn geschoben sein und der Cyste aufliegen. Ich sah sie hauptsächlich bei alten und ältesten Leuten, wovon Abb. 36 und 37 einer mirabellengroßen mediastinalen Nerven-Ganglion-Cyste einer 81jährigen Frau Zeugnis ablegen. Mit den auf S. 466 abgehandelten mediastinalen Meningocelen, die eher derbwandig und der Dura mater zugehörig sind, haben sie nichts zu tun, vielmehr und wahrscheinlich, da sie auch innerhalb des Rückenmarkskanals an den Rückenmarkswurzeln vorkommen, mit arachnoidalem Begleitgewebe. Auf jeden Fall sind sie, auch wenn sie endoneural verankert sind, auf Grund der geweblichen Faserstruktur und -färbung *mesenchymaler* Natur; auch immer, überflüssig zu sagen, gutartig.

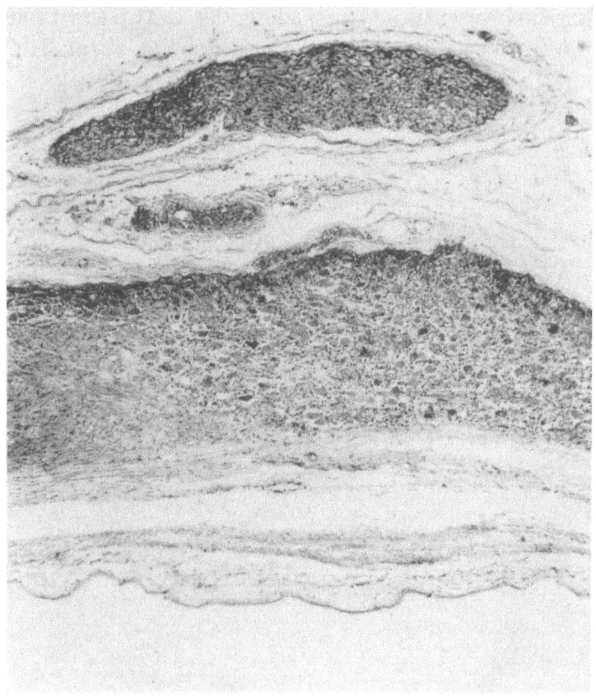

Abb. 37. Stärkere Vergrößerung vom Wandabschnitt der *mirabellengroßen neuralen Lymph-Cyste* d. X. rechten *Spinalganglion* d. Abb. 36. Locker begrenzendes Nerven-Bindegewebe ohne Endo-, Meso- oder Epithel. Verdrängtes ganglionäres Gewebe in der Cystenwand

III. Vorderdarm-Cysten (= Entoderm-Cysten)

Der ebenso zweckmäßige wie richtige Begriff, von dem wir wünschen, daß er sich einbürgert, umfaßt die vier (fünf) folgenden Untergruppen. Er weist auf deren gemeinsame, vom fertigen Objekt her gesehen in überzeugender Weise nur durch embryonale Entwicklungsstörungen zu erklärende Genese hin und ist auch insofern am Platze, als die vier Formen ebenso häufig partiell gemischt wie „rein" vorkommen — was bekanntlich oft von der Ausdauer des histologischen Untersuchers abhängt —, so daß also eine fünfte ad libitum-Gruppe, „Kombinierte" Vorderdarmcysten, angeschlossen werden kann.

Die Cysten sind, im Gegensatz zu den bisher geschilderten, zum Teil *dick*wandig, besonders die zu 2. bis 4., weil sie starke muskuläre Wandungen und außerdem noch eine innen gelegene, für die einzelne Gruppe charakteristisch geprägte Schleimhaut und Unterschleimhaut besitzen. Es besteht also nicht nur eine hohe Gewebsreife, sondern ein ausgesprochen organoider Bau. Die Abtrennung von der als Mißbildungscysten kat'exochen zu betrachtenden nächsten Obergruppe IV. ist nur dadurch gerechtfertigt, daß sie, abgesehen von dem mitprägenden Mesoderm und stets begleitenden Mesenchym, „führender" *entodermaler* Herkunft sind und trotz ihrer sehr verschiedenen organoiden Struktur und damit „sekundären" Pathologie (S. 520 und 607) auf ein ganz bestimmtes Gebiet des primitiven *Vorderdarmes* bezogen werden können. Die anzunehmende Entwicklungsstörung, entodermale Epithelabspaltung, dürfte beim etwa 5 mm großen Embryo in der 2. bis 5. Embryonalwoche — für die einzelnen Untergruppen vielleicht zeitlich und örtlich etwas verschieden, dies möge der Wahrscheinlichkeitsbetrachtung weiterer Spezialuntersuchungen zu begründen und entscheiden vorbehalten sein — Platz greifen. In dieser Zeit beginnt sich das *respiratorische* System zunächst als eine Rinne, dann als Auswuchs des ventralen Teils des Vorderdarmes, Bodens des als Pharynx anzusehenden Abschnitts, vom *Verdauung*stractus abzusondern und alsbald in die primitive Trachea, die Bronchien und paarige Lungenanlage (Lungen-„Knospen") zu gliedern, während sich der Oesophagus als ein enger werdender Rohrabschnitt zwischen Pharynx und Magen abzeichnet und mit dem Hinabsteigen des Magens erheblich verlängert. Jedes dieser Entwicklungsareale kann, zeitlich um 1 bis 2 Wochen verschoben, Störungsfeld sein. Die Benennung der *einzelnen* Untergruppen erfolgt nicht auf Grund der vielleicht noch zu erweiternden Kenntnis einer genaueren embryonalen Abkunft, sondern rein morphologisch nach dem, was überwiegend geweblich-*organoid* zur Ausbildung gelangte. Da hierbei immer nur eine Organ-*Ähnlichkeit* erreicht wird, ist es richtig, sie bei der Namensgebung zum Ausdruck zu bringen und in Analogie zu „Dermoid"-Cyste von bronchoiden, gastroiden, enteroiden usw., nicht jedoch bronchogenen, gastrogenen usw. oder gar kurzweg Bronchus-, Magen-, Darm-Cysten zu sprechen. weil dies Cystenbildungen bedeuten würde, welche in den (normalen) Organen gelegen sind, was bekanntlich auch vorkommt. Zuweilen liest man oesophageale, gastrische, enterische Vorderdarmcysten, was hingehen mag. Diejenigen Cysten, die überhaupt mehr oder weniger weit mit normalen Organen kommunizieren, sind als Divertikel dieser Organe aufzufassen. — Zusammengenommen sind die Vorderdarmcysten relativ häufig, was jedoch auf die zahlenmäßig weit überlegene 1. Untergruppe zurückzuführen ist, 2. bis 4. sind selten. Ein erheblicher Prozentsatz wird schon im Kindesalter beobachtet. Manche machen bereits kurz nach der Geburt klinische Symptome. A priori sind alle Vorderdarmcysten gutartig. Doch können sich in jeder von ihnen diejenigen sekundären pathologischen Veränderungen, fast möchte man sagen Krankheiten, entwickeln — in gewissem Sinne eine Art Pathologie der Pathologie —, deren die in ihr zur Ausbildung gekommenen reifen organischen Systeme auch sonst fähig sind, also das Carcinom, das Sarkom. Aus dem gleichen Grunde unterliegen diese komplizierten Cysten, im Gegensatz zu den einfach gebauten zu I. und II., auch relativ häufig nekrobiotischen, dystrophischen, entzündlichen, ja sogar für einzelne Gruppen spezifischen, z. B. „peptischen" Veränderungen und deren Folgeerscheinungen (s. S. 520), woraus sich eine wechselvolle Symptomatologie ergibt.

1. (Tracheo-)Bronchoidcysten[1]

Die im vollentwickelten Zustand (welcher nicht immer erreicht zu werden braucht) dem aus schleimbedecktem Flimmerepithel, submukösen Schleimdrüsenlagern, glatten Muskelfaserbündeln und Knorpelspangenplättchen organisch gefügten Bau, teils mehr der Trachea, teils mehr der Bronchien verschiedenster Ordnung, *ähnelnden* „Trachoid"- und „Bronchoid"-Cysten (Abb. 38 und 39), im Folgenden zusammengefaßt *Bronchoidcysten* genannt, stehen zahlenmäßig unter allen Vorderdarmcysten in weitem Abstand obenan und machen etwa 65% derselben aus. Ja, der Prozentsatz kann sogar noch etwas höher sein, da mitunter starke nekrobiotische, hämorrhagisch-hämosiderinöse, nekrotisierend-ulceröse und entzündlich-granulierende Wandveränderungen besonders größerer Exemplare zu einem braunen, detritusartigen, auch cholesterinösen Inhalt führen, die Identifizierung der ursprünglichen Wandstrukturen erschweren und somit wahrscheinlich die Veranlassung gaben, daß eine Anzahl der Cysten fälschlicherweise kurzerhand den Dermoidcysten (s. S. 522) zugerechnet wurde. Das Flimmerepithel kann hochzylindrisch, ein- und (scheinbar?) mehrschichtig oder, was auch vorkommt, (gedehnt?-) kubisch sein. Kleine Inseln von mehr oder weniger weit ausdifferenziertem Plattenepithel können vorkommen. In der Mucosa propria, der Submucosa, seltener den Außenschichten wurde in manchen Fällen etwas Lymphgewebe in Knötchenform festgestellt. Einfache Lymphocyten- und besonders Plasmazellinfiltrationen sind entzündlich aufzufassen. Im ganzen wurden im Schrifttum über 100 Fälle publiziert. In ihnen sind das männliche Geschlecht häufiger — die Lebensalter zwischen 16 und 56 Jahren in erster Linie —, und Kinder (PEABODY, STRUG und RIVES 1954) nur äußerst selten vertreten. Die Cysten wachsen sich also erst später aus.

Die gewöhnliche *Größe* der kugelig-ovalen, klare, trüb-weißliche oder -bräunliche, schleimige Flüssigkeit enthaltenden, im allgemeinen *unilokulären* Cysten schwankt zwischen Mirabelle und Kokosnuß. Die meisten sind hühner- bis gänseeigroß. Einmal wurde ein Durchmesser von 15 cm (ABELL 1956) gemessen. Bei den seltenen *multilokulären* Cysten können die Hohlräume kettenförmig aneinandergereiht sein. Die Wandstärke beträgt 1 bis 5 mm. — Der *Sitz* der Cysten konzentriert sich auf das *para*tracheale und -bronchiale, meist *Bifurkations*- und *Lungenhilus*-Gebiet des *Mittleren* Mediastinum, also hauptsächlich sein Mittelgeschoß, mit der Tendenz zur Ausdehnung nach hinten zum Oesophagus, wobei die Größe des Objektes der schematisierenden Gruppeneinteilung von MAIER (1948) in „paratracheale, carinale, hiläre, paraoesophageale und sonstige" (ungewöhnliche), wie auch RINGERTZ und LIDHOLM (1956) feststellten, oft hinderlich ist. Doch ist zu betonen, daß zahlreiche mittelgroße ausschließlich oberhalb der Bifurkation, andere sogar weit unterhalb derselben und paraoesophageal gelegen waren, was also bedeutet, daß sie auch im Ober- und Untergeschoß vorkommen. Die rechte Seite scheint besonders bei der paratrachealen Gruppe, wie LINDSKOG und LIEBOW (1953) angeben, bevorzugt zu sein. Das Wachstum ist sehr langsam.

In fast der Hälfte der Fälle verursachen die Cysten keine Krankheitssymptome und wurden röntgenologisch oder autoptisch bei den Jugendlichen und Erwachsenen entdeckt. Bei den

---

[1] In der Gesamtliteratur auch „bronchogenic cysts", „reduplications of respiratory tract", „Bronchial"- oder „Bronchus-Cysten", „Flimmerepithelcysten", „Lungenknospen-Cysten", „rudimentäre Nebenlungen" genannt bzw. als solche interpretiert.

übrigen bestanden zum Teil jahrelang anhaltender Husten, Dyspnoe, Würgereflexe. In den seltenen Kinderfällen wurden besonders schwere Dyspnoe und Cyanose beobachtet. Liegen außergewöhnliche Komplikationen vor, z. B. entzündliche Perforation in das Luftröhrensystem, von denen man nicht sicher sagen kann, wie weit sie auf primärer Kommunikation, also Divertikelbildung beruhen, erscheinen auch andere Symptome und Folgekrankheiten, z. B. Aspirationspneumonie, ohne weiteres verständlich.

Über *maligne Entartung* ist wenig Zuverlässiges zu berichten. Doch möchte ich die Vermutung aussprechen, daß die „Bronchial"schleimhaut der Bronchoidcysten (und um wieviel mehr ein ihnen zugehöriges Keimgewebe!) gelegentlich ebenso die Grundlage zur Entwicklung eines Bronchialschleimhautkrebses abgeben kann wie jede andere Bronchialschleimhaut auch. Seine Matrix und die selbst dicke Cystenwand mögen durch den Krebs bis zur Unkenntlichkeit zerstört werden,

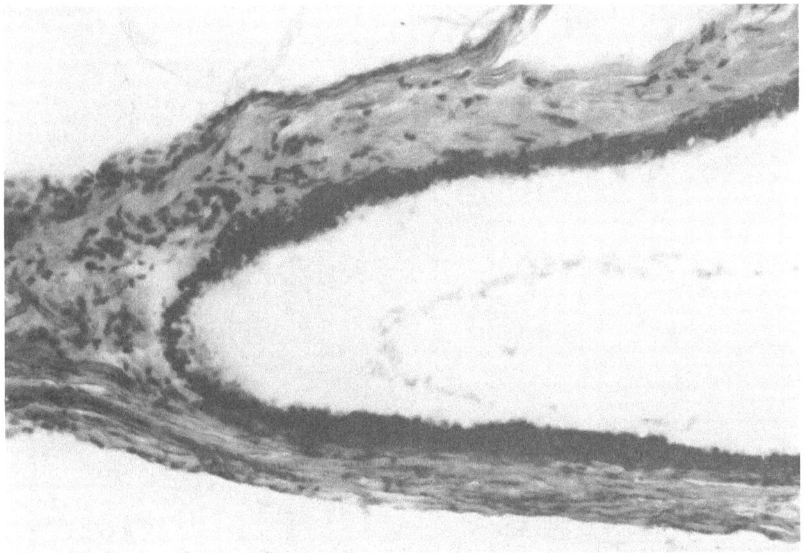

Abb. 38. Einfache reiskorngroße *Bronchoidcyste* aus dem rechten Tracheobronchialwinkel. Maßstab: 150:1. (S., Fritz, 57jährig, MB 10'925/64, Path. Institut Zürich)

so daß also auf diese Weise sogar mancher paratracheale oder parabronchiale, d. h. *mediastinale* „kleinzellige Bronchialkrebs" *ohne* (im Bronchialsystem, in den Lungen oder sonst im Körper auffindbaren) Primärtumor — womit wir es ja mitunter zu tun haben (s. S. 607 bei Carcinom) — seine, besonders wenn man andere teratomatöse Analogien heranzieht, keineswegs utopische Erklärung finden mag.

Entwicklungsgeschichtlich sei noch angemerkt, daß die Bronchoidcysten (einschließlich der unter ihnen ziemlich häufigen *einfachsten* Formen, die nur aus Mucosa propria, vielleicht einigen glatten Muskelfaserzügen und schleimproduzierendem *Flimmerepithel* bestehen und deswegen entsprechend dünnwandig sind) hypothetisch-pathogenetisch von einigen Betrachtern in die *späteren* der für die Bildung aller Vorderdarmcysten angenommenen Embryonalwochen, also die 4. bis 6., sowie örtlich etwas tiefer (caudalwärts) verlegt werden. Nach Bremer (1944) soll sich übrigens die endgültige Trachea gar nicht von der Lungenknospe, sondern vom Oesophagus durch weitere Aufspaltung desselben nach oben, nach Erscheinen der Lungenknospe, herleiten. Die Lungenknospen seien also, im Gegensatz zu den embryologischen Entstehungsverhältnissen der anderen Vorderdarmcysten, wahrscheinlich schon weiter entwickelt und am

33*

Oesophagus entlang caudalwärts gewachsen, wenn die Bronchoidcysten bzw. ihr Keimgewebe abgespalten wird. Man habe es vermutlich mit einer überzähligen und rudimentären Lungenanlage oder akzessorischen Lungenknospe zu tun, was die von einigen Autoren gewählte Namengebung („Lungenknospen-Cysten") und die Beziehung zu den Nebenlungen überhaupt näher beleuchtet (s. HÜCKEL 1929, Fall 1, und 1937, ferner den Fall eines 20jährigen Mannes von RINGERTZ und LIDHOLM (1956) mit apfelgroßem, vielcystischem Mißbildungstumor vom Bau der embryonalen Lungenanlage, die allerdings im Obergeschoß der paravertrebralen Region (!) des Hinteren Mediastinum gelegen war[1]). Man sieht, die Dinge sind recht schwierig. Auch ABELL (1956) widmet ihnen weitere Überlegungen. Alle seine Cysten der paratrachealen Untergruppe lagen rechts und werden als cystische Überbleibsel eines lateralen Bronchus daselbst angesehen. Für die Annahme der zeitlich späteren und örtlich tiefer gelegenen Entwicklungsstörung spricht nach FALLON, GORDON und LENDRUM (1954), daß in keinem der vielen überzeugenden Beispiele von Bronchoidcysten sich irgendein Anhalt für eine gleichzeitige Mißbildung der Wirbelsäule gefunden habe, was bei den anderen Vorderdarmcysten, insbesondere denen zu 3. und 4., wie noch zu berichten sein wird, in erheblichem Maße der Fall ist.

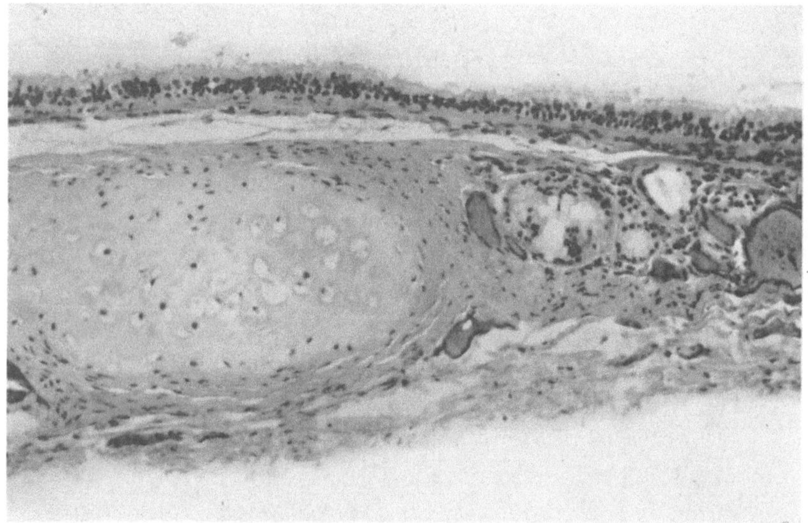

Abb. 39. 4 cm große kugelige *Bronchoidcyste* aus dem unteren Hinteren Mediastinum. Weitgehend ausdifferenzierte Cystenwand mit Flimmerepithel, Schleimdrüsen und Knorpelspangen. Maßstab 110:1. (G., HANS, 22jährig, MB 2386/64, Path. Institut Zürich)

Daß unter den Bronchoidcysten eine nicht kleine Anzahl sehr einfach gebauter, im strengen Sinne eigentlich nur als dünnwandige „*Flimmerepithelcysten*" zu bezeichnender Spielarten vorkommt, bei sonst gleicher Lokalisation, höchstens mit etwas mehr paraoesophagealer Lagebetonung — manche sehr kleine müssen schon beinahe als *in* der Außenwand des Oesophagus gelegen angesehen werden — weist bereits auf die folgende Untergruppe 2. hin und ließe die Cysten auch dort einreihen, weil der embryonale Oesophagus bekanntlich ebenfalls Flimmerepithel aufweist. Ich beobachtete eine gut kirschgroße, einkammerige, ausgesprochen paraoesophageal gelegene, mucinöse *Flimmerepithelcyste*, welche von einer eigenen, sehr dünnen glatten Muskelschicht umgeben war, im rechten Untergeschoß des

---

[1] Siehe S. 606.

Hinteren Mediastinum dicht am Hiatus oesophagi als Obduktionsnebenbefund (SN. 477/54) bei einer 60jährigen Frau. Solche Cysten, wie auch die von SCHÜTZ (1956) veröffentlichte, 9×5 cm messende, mehrzeiliges Cylinderepithel tragende des rechten Mittelgeschosses des Mittleren und Hinteren Mediastinum zwischen Trachea und Oesophagus bei einer 43jährigen Frau (histologische Untersuchung durch W. DOERR) bieten Einreihungsschwierigkeiten in die Untergruppen. Hier bewährt sich der umfassende Begriff „Vorderdarmcysten".

Dennoch werden selbst die kleinen Flimmerepithelcysten, die eindeutig *in* der Oesophaguswand gelegen sind, neuerdings, wenn auch keineswegs allgemein, als respiratorischen Ursprungs und „von gleicher Natur wie die Nebenlungen" (BAAR und D'ABREU 1950) angesehen. Im Störungsfeld der Lungenknospen entstanden, seien sie sekundär in den wachsenden Oesophagus einbezogen worden (BRADFORD, MAHON und GROW 1947). Auch für sie gilt, sagen FALLON, GORDON und LENDRUM (1954), daß von keinem Beschreiber irgendeine Bemerkung über die Vergesellschaftung mit Wirbelanomalien gemacht wurde. Die intramuralen Oesophaguscysten stellen also nur wegen ihrer Lage ein Sonderproblem dar. Seltene Fälle, in denen solche Cysten auch etwas Knorpelgewebe enthalten (ROBBINS 1943) scheinen der Auffassung Recht zu geben. Gleichwohl muß hervorgehoben werden, daß das Flimmerepithel keine strikte Unterscheidungsgrundlage zwischen Bronchoid- und Oesophagoidcysten darstellt.

2. Oesophagoid-Cysten

Diese mit nur etwa 10% unter den Vorderdarmcysten vertretenen mediastinalen Gebilde mittlerer Größenordnung wurden offenbar hauptsächlich bei Kindern und Jugendlichen im Ober-, Mittel- und Untergeschoß des Hinteren Mediastinum beobachtet. Als Symptom wurde gelegentlich Kardiospasmus angegeben. Es lassen sich deutlich zwei Typen unterscheiden:

a) Reife, squamo-(spino-?) celluläre (squamo-epitheliale) Oesophagoid-Cysten

Ihr Bau entspricht in sehr charakteristischer Weise dem Oesophagus der *Erwachsenen*, d. h. die Wand besitzt eine von reichlichen Schleimdrüsenlagern (nebst regelrecht mündenden Ausführungsgängen) durchsetzte, angedeutet geschichtete Tunica muscularis aus glattem und, etwas weniger häufig, quergestreiftem Muskelgewebe (PATTERSON 1934), das außen von etwas lockerem, manchmal auch gestraffterem Bindegewebe umgeben ist, und eine Tunica mucosa, die aus eventuell typisch leisten- und furchenbildender Mucosa propria, zuweilen einer deutlichen Muscularis mucosae und Submucosa sowie dickem, saftigem, nicht verhornendem *Plattenepithel* besteht.

ABELL teilte (1956) zwei solche ziemlich seltenen Fälle mit, die einen 6 Wochen alten männlichen Säugling und einen 17 Jahre alten Jüngling betrafen. Beide Cysten lagen paraoesophageal im Obergeschoß des Hinteren Mediastinum, waren durchgehend mit ausgereiftem, nicht verhornendem Plattenepithel ausgekleidet, zeigten aber dennoch winzige Bezirke von flimmerndem Epithel (siehe b.). Bei dem 17jährigen Jüngling fand sich gleichzeitig eine von der Oesophagoidcyste entfernt gelegene Bronchoidcyste. Eine analog gebaute, aber *hilär* gelegene, apfelgroße Mediastinalcyste, die weder mit dem Oesophagus noch dem Bronchialsystem kommunizierte, bei einem ebenfalls 17jährigen Jüngling soll HOSSLI (1951) mitgeteilt haben; zit. nach MÜLLY (1956).

b) Unreife, prismo-(cylindro-) oder cilio-celluläre (cilio-epitheliale) Oesophagoid-Cysten

Ihr Bau ähnelt dem *embryonalen* Oesophagus. Dieser besteht aus niedrigem, *prismatischem* Epithel, welches sich zu Beginn des 3. Monats in ein mehrschichtiges umwandelt und *Flimmerhärchen* erhält. Später stoßen sich die Flimmerzellen wieder langsam ab, doch kann man noch beim Neugeborenen kleine Bezirke von prismatischem Flimmerepithel eingeschaltet finden. Selbst beim Erwachsenen sind diese keine Seltenheit.

ABELL (1956) teilt zuletzt einen als Beispiel dienenden Fall mit: 3 Tage altes weibliches Neugeborenes, bei welchem als Zufallsbefund anläßlich des operativen Verschlusses einer Oesophago-Trachealfistel eine 1,7 cm im Durchmesser betragende Flimmerepithelcyste mit einer dicken Tunica muscularis aus glattem Muskelgewebe und einer weniger gut abgrenzbaren Muscularis mucosae am unteren Ende des oberen Oesophagussegmentes gefunden wurde. Oesophagusdrüsen fanden sich nicht. Der Fall ähnele den von RANSTRÖM (1945) veröffentlichten zwei Fällen. RANSTRÖM sammelte außerdem 20 Beispiele von Flimmerepithelcysten des Oesophagus. Ein weiterer Fall wurde von GLEDHILL und MORROW (1950) zugefügt.

Vielleicht überflüssig zu sagen — weil eben entwicklungsgeschichtlich einleuchtend —, daß die beiden nur im „fertigen" Epithel verschiedenen Formen a) und b) auch gemischt vorkommen (z. B. Fall von GUILLERY 1937).

Als Anhangs- (*Übergangs-* oder Kombinations-)form zu 1. und 2. werden nach dem Vorhergehenden am besten hier verständlich die „*Tracheo-Oesophagoidcysten*". Diese Mediastinalcysten sind eine *echte* und eindrucksvollere *Kombination* von *respiratorischen* und *oesophagealen* Strukturen, was also mehr als eine, vielleicht überflüssige, theoretische Abgrenzung bedeutet und nach der entwicklungsgeschichtlichen Darstellung und hinsichtlich des Vorkommens von Oesophago-Trachealfisteln nicht wundernimmt. ABELL (1956) sagt, es sei logisch, daß die Abschnürung entodermaler Zellen im Bereich der primitiven Laryngo-Trachealrinne Cysten ergeben müßte, welche tracheale *und* oesophageale Elemente enthalten, und es sei ebenso verständlich, daß eine Oesophago-Trachealfistel an beiden Enden verschlossen werden und so eine gemischte Cyste entstehen könnte, die als „tracheooesophageale" Cyste bezeichnet werden dürfte.

Er steuert ein überzeugendes Beispiel bei: $7^1/_2$ Monate alter, weiblicher Säugling mit im Obergeschoß des mittleren und hinteren Mediastinum zwischen Trachea und Oesophagus gelegener, *unilokulärer Schleimcyste* von 3 cm (im größten Durchmesser), die sowohl von scheinbar mehrschichtigem prismatischem *Flimmerepithel* als auch geschichtetem *Plattenepithel* ausgekleidet war. Die wechselnde Dicke der Wand ähnelte abschnittweise der einer Tracheoidcyste mit kleinem Knorpelherd und Trachealdrüsen. Andere Abschnitte bestanden aus einer dicken Lage glatter Muskulatur, die sich in zwei Schichten wie bei den Oesophagoidcysten gliederte. Quergestreiftes Muskelgewebe konnte nicht festgestellt werden. Die Schleimdrüsen unterhalb der Plattenepithelmucosa entsprachen mehr den Oesophagusdrüsen. Nach ABELLS Meinung hatte die Cyste ihren Ursprung entweder während einer sehr frühen Ausbildung der Trachealrinne oder sie repräsentiert überhaupt ein cystisch gewordenes Überbleibsel einer Tracheo-Oesophagealfistel. Ähnliche gemischte Cysten haben ADAMS und THORNTON (1943), LAIPPLY (1945) beschrieben.

Wie sehr überhaupt mit Übergangsformen nicht nur in morphologischer, sondern wahrscheinlich auch pathogenetischer Beziehung zu rechnen ist, beweist besonders gut der Sektionsfall von GUILLERY (1937) eines 3 Monate alten Säuglings, der eine hühnereigroße, squamo- und prismocytär gemischte, sonst rein oesophagoide wandstarke Cyste aufwies, welche im Mittelgeschoß des *prävertebralen* Raumes des Hinteren Mediastinum in fester Verbindung nur mit dem stark *mißbildeten* 5. Brustwirbelkörper gelegen war. Eine zweite, viel kleinere

ebensolche, aber nicht kommunizierende Cyste lag an der Rückseite des Wirbelkörpers innerhalb des Wirbelkanals. GUILLERY deutete die Sachlage so, daß es sich um eine „in die Wirbelsäule eingewachsene" mediastinale Cyste handle.

Wir werden im nächsten Abschnitt die so gut wie regelmäßige Koppelung der
Vorderdarmcysten der Untergruppen 3. und 4. mit Wirbel- (und anderen) Mißbildungen kennenlernen. Diese sind für deren Pathogenese bedeutsam. Es besteht
also wahrscheinlich auch für einen Teil der oesophagoiden Cysten eine vielleicht
sogar ebenso starke pathogenetische Bindung zu den folgenden mediastinalen
Cysten wie zu den bronchoiden, worin sich wiederum die Richtigkeit und Zweck-
mäßigkeit des zusammenfassenden Begriffes „Vorderdarm"-Cysten kundtut.

3. Gastroide Cysten

*(„gastric cysts", „gastrogenic cysts", „Gastrocystom", „mediastinal cysts of gastric
origin", „accessory stomach")*

Sie sind ebenfalls selten. Ihr Anteil beträgt, wenn sie „rein", d. h. nicht oder
nicht allzustark mit enteroiden, oesophagoiden oder anderen Komponenten (bronchoiden) gemischt sind, was wiederum wegen nekrobiotischer Wandveränderungen
und ihrer Größe oft schwer zu entscheiden ist, wahrscheinlich weniger als 20%
aller Vorderdarmcysten. Sie werden deshalb mit der folgenden Untergruppe 4, den
enteroiden Cysten, zusammen des öfteren auf 25% (insgesamt) geschätzt. Sie
kommen hauptsächlich bei *Kindern* aller Lebensalter, besonders bei Säuglingen
und bis zu 4 Jahren vor — nur etwa 3 bis 4 von den im ganzen etwa 30 reinen
Fällen betrafen die Altersklassen zwischen 15 und 23 Jahren (SCHWARZ und
WILLIAMS, 1942) — wobei das *männliche* Geschlecht überwiegt, sind meist uni-
lokulär, unregelmäßig rundlich, zuweilen langgestreckt-wurstförmig, durchschnittlich mirabellen- bis gänseeigroß, doch wurden auch größere bis zu einem Längen-
durchmesser von 15 cm beobachtet. Charakteristisch und fast als diagnostisches
Merkmal zu werten ist ihre Wand*dicke* bis zu 6 mm. Diese ist im wesentlichen
durch die mächtigen Lagen *glatter Muskulatur*, wie sie den Magen kennzeichnen,
bedingt. Besonders bei kleinen Kindern sind die Schichten oft doppelt so dick wie
die des zugehörigen, noch zarten Magens. Nach innen zu folgen die gewöhnlich
ebenfalls gut entwickelte *Submucosa*, eine fakultative *Muscularis mucosae* und die
meist aus allen spezifischen Attributen der Magenschleimhaut bestehende *Tunica
mucosa*. Man kann deutlich Bezirke mit Pylorus- und Corpusschleimhautdrüsen,
also letztere mit Hauptzellen und den Salzsäure produzierenden *Belegzellen* unterscheiden. In der Submucosa und zwischen den beiden Muskellagen sind auch
meist den Meissnerschen und Auerbachschen Plexus entsprechende ganglienzellen-
haltige Nervengewebsgeflechte festzustellen. Aber nicht nur der Bau der Cystenwand entspricht demjenigen des Magens, sondern auch die *Funktion* dieser ortsfremden Schleimhaut konnte des öfteren direkt oder indirekt (s. später) nachgewiesen werden. Es liegen mehrere positive chemische Untersuchungsergebnisse
über die Absonderungsprodukte der gastroiden Cystenschleimhaut vor. So wurde
das Vorhandensein von freier Salzsäure, Chloriden, Pepsin und Labferment festgestellt.

Der *Sitz* der Cysten ist fast ausnahmslos das *Hintere* Mediastinum, und zwar überwiegend
das *rechte* Ober- und *Mittel*geschoß, doch kann ein oval-walzenförmiges Gebilde, wie es z. B.

Walther Fischer (1929) bei einem 6 Monate alten weiblichen Säugling beschrieb, *sämtliche* Geschosse der (rechten) Paravertebralregion einnehmen und die (konkav ausgebogene) Wirbelsäule von der oberen Thoraxapertur bis zum Zwerchfell begleiten. Oesophagus und Trachea werden gewöhnlich nach vorn verdrängt. Die Cysten machen deshalb schon frühzeitig, eventuell kurz nach der Geburt, die ersten Symptome, im wesentlichen Husten, Schluck- und Atembeschwerden. Nach Olken (1944) wurden $^3/_4$ aller Cysten während des 1. Lebensjahres entdeckt. Die Symptome, Kompressionsphänomene, treten besonders dann in Erscheinung, wenn eine stärkere Sekretion zu Wandspannungen, eventuell Dehiszenzen und Perforationen in das Septum mediastinale (oder eine Pleurahöhle) oder gar *peptischen* Läsionen, typischen *Ulcera rotunda* führt, aus welchen es auch erheblich bluten kann. So kommt es, daß in den Cysten häufig frisches sowie altes braunes Blut neben Schleim und anderem, auch cholesterinhaltigem Detritus angetroffen wird. Große Abschnitte der Wand können aus Granulationsgewebe bestehen. Ältere Cystenwände werden außen schwielig verstärkt, unterliegen weiterer Dystrophie und können Kalk aufnehmen. Sogar Verknöcherung in einer 12 × 5 × 5 cm großen, symptomlosen Cyste eines 15jährigen Mädchens wurde beschrieben (Steele und Schmitz, 1945). Sekundäre mechanische und entzündliche „Arrosionen" (und Adhäsionen) großer Blutgefäße, der Rippenköpfchen und Wirbelkörper wurden beobachtet. Über die Beziehung zur Wirbelsäule siehe unten! In anderen Fällen wurden auch Ulcus-*Perforationen* ohne sowie mit rezidivierender Blutung (Böss 1937, H. Linder 1949, Pohlmann 1951) in die Trachea, einen Bronchus sowie in die Lunge (meist ist es der rechte Unterlappen), zuweilen mit tödlicher Blutaspiration in die Lungen (Erstickung) oder tödlichem Blutsturz (Böss 1937, Seydl 1938) beobachtet.

Pathogenetisch ist die fast regelmäßige Vergesellschaftung mit einer *Mißbildung* der *Hals-* oder *Brustwirbelsäule* bemerkenswert, wobei die Mißbildung viel höher gelegen sein kann als die Cyste. Aus diesem Grunde sind zweifellos viele Verbildungen der *Hals*wirbelsäule klinisch-röntgenologisch nicht entdeckt worden, nachdem man sich mit der Feststellung der mediastinalen Cyste des Brustwirbelbereiches begnügt hatte. Neben skoliotischen Verbiegungen fanden sich Halbwirbel, Spaltbildungen, Wirbelkörperverschmelzungen, also Veränderungen, die auch unter dem Sammelbegriff des Klippel-Feilschen Syndroms (z. B. Rehbein 1954) bekannt sind, daneben Rippenasymmetrien (Bickford 1949) und auch andere, *intestinale* Mißbildungen (intramesenteriale Divertikel, „duplications", „reduplications", Enterocystome), wie der kürzlich gesehene Fall einer mirabellengroßen, kugelrunden, innen bereits teilweise stark nekrotisch und auch kalkig veränderten, 4 mm wandstarken, hauptsächlich hinter dem rechten Lungenhilus, also im Mittelgeschoß des Hinteren Mediastinum gelegenen Cyste einer 21 cm langen, männlichen, anencephalen Totgeburt (S. 230/57) beweist, bei welcher sich noch eine zweite, abgeplattet feigenförmige „enteroide" Cyste (vgl. nächste Untergruppe 4.) im Mesocolon transversum befand. Den Wirbelmißbildungen bei dieser und der folgenden Untergruppe der Vorderdarmcysten haben unter anderen Veeneklaas (1952) und vor allem und zuletzt Fallon, Gordon und Lendrum (1954) eine ausgiebige Studie gewidmet und darauf hingewiesen, daß das Entoderm und die Chorda dorsalis in den frühesten embryonalen Stadien ganz nahe beieinander liegen. Die Chorda dorsalis-Theorie (der Cystenbildung) besagt, daß die der Cystenbildung zu Grunde liegende Entwicklungs*störung* im Bereich des Kopffortsatzes bzw. der Chorda dorsalis-Platte erfolge und darin bestehe, daß die *Trennung* zwischen Chorda und Entoderm an dieser Stelle *nicht vollendet* wird, wobei oder weil es oben und vorn zu einem Dazwischentreten von Entoderm zwischen die beiderseitigen Wirbelsäulenanlagen kommt. Das geschehe etwa in der 3. Embryonalwoche. Die möglichen Vorgänge sind durch instruktive schematische Zeichnungen erläutert. Die Cystenbildung sei also danach das Endergebnis einer abnormen Ausweitung des hinteren Bereiches der Vorderdarmlichtung infolge unvollständiger Abtrennung von der Chorda. In den folgenden Stadien der Entwicklung hätten die Cysten die Neigung, durch das Wachstum der intra-thorakalen Eingeweide *abwärts* verlagert zu werden, so daß die (hohe) Lage der Wirbelsäulenmißbildung mit der (tieferen) der Cyste nicht übereinzustimmen braucht, erstere daher leicht übersehen wird. Da sich die Lungenknospen erst in der 4. bis 6. Embryonalwoche und anscheinend wesentlich weiter caudal ent-wickeln, wäre nach der Chorda-Theorie das Zusammenvorkommen von *bronchoiden* Vorderdarmcysten und Wirbelanomalien *nicht* zu erwarten. Das scheint mit der Wirklichkeit übereinzustimmen, da, wie schon unter 1. erwähnt wurde, bei den sicheren bronchoiden sowie vielleicht zu ihnen gehörigen intramuralen Oesophagus-cysten bisher von Wirbelsäulenmißbildungen nichts berichtet worden ist. Anderer-seits scheint an der Trias: gastroide (oder gastro-enteroide) mediastinale Vorder-darmcyste, abdominales (intramesenteriales) Divertikel (oder Enterocystom) und Wirbelmißbildung (Rhachischisis anterior und ähnliches) nicht zu zweifeln zu sein. So läßt die gründliche Kenntnis der Dinge beim Nachweis eines der drei Phäno-mene, ferner einer eventuellen Hämatemesis, Hämoptysen oder Melaena (!), unter Fahndung nach Anderem, manche diagnostischen Schlüsse zu, die durch exakte topographische Bestimmungen oder gar HCl-Nachweis in der Punktionsflüssigkeit usw. erhärtet werden können.

Eine maligne Entartung (mediastinaler Magenschleimhautkrebs) ist theoretisch nicht aus-zuschließen. Das Prädilektionsalter für den Krebs wurde jedoch von den Trägern gastroider Mediastinalcysten bisher offenbar nicht erreicht.

4. Enteroide Cysten

Für diese ebenfalls durch zwei dicke, gekreuzt verlaufende, glatte Muskellagen (nebst Nervenplexus) wandstarken Cysten, die aber innen mit *Darm*schleimhaut ausgekleidet sind, gilt in bezug auf Vorkommen, Größe, Sitz und Pathogenese einschließlich des Zusammenvorkommens mit Wirbel- und intestinalen Miß-bildungen dasselbe wie für die gastroiden Cysten. Soweit sie wirklich in reiner Gestalt vorkommen, was nur mit den früher gemachten Einschränkungen zu bejahen ist, dürfte ihr Anteil auf höchstens 5% der Vorderdarmcysten zu veran-schlagen sein. Meist sind sie Teilbestände der vorigen Untergruppe, weshalb sie auch des öfteren mit diesen zusammen als gastro-enteroide Cysten abgehandelt wurden. Zuweilen werden aber auch beide Gruppen überhaupt als „enterische" zusammengefaßt, was aber deswegen zu verwerfen ist, weil das gastroide Gewebe, wie aufgezeigt, seine besondere (peptische) Symptomatologie besitzt.

5. Kombinierte Vorderdarmcysten (Kombinationscysten)

Außer den (tracheo-) broncho-oesophagoiden (vgl. Anhangsbemerkungen zu 2) und den gastro-enteroiden (vergl. 4.) sind den Bestandteilen nach auch broncho-gastroide und broncho-oesophago-gastro-enteroide Cysten festzustellen. Das lenkt aber, sollte an irgendeiner Stelle noch der Verdacht auf eine ektodermale Gewebs-struktur auftreten, bereits auf die folgende Gruppe IV., die cystischen Teratome hin. Doch finden sich diese *nicht* im Hinteren Mediastinum. Ihr Prädilektionssitz ist so gut wie ausschließlich das Vordere (und höchstens das Mittlere) Mediastinum.

IV. Cystische Teratome

einschließlich Dermoid- und Epidermoid-Cysten[1] (= Ektoderm-Cysten)

Sie spielen im Mediastinum zahlenmäßig eine große Rolle, sind zum mindesten von allen Cysten die *häufigsten*, ebenso wie von allen „Geschwulst"bildungen, die im *Vorderen* Mediastinum ihren endgültigen Sitz haben (s. S. 525). In der Tabelle sämtlicher Tumoren *und* Cysten überhaupt rangieren sie an zweiter Stelle, machen etwa 20% derselben aus. Ich schätze, daß über 350 Fälle publiziert worden sind. Da die meisten Teratome groß- oder eincystisch, nur dann und wann klein- und mehrcystisch sind, ist es richtig, sie hier abzuhandeln. Die seltenen „soliden Teratome", welche natürlich auch winzige Cysten enthalten können, werden später berücksichtigt (s. S. 609).

Eine klassifikatorische Trennung in Teratomcysten und Dermoidcysten ist heute kaum mehr berechtigt, da wahrscheinlich alle gutartigen mediastinalen „Dermoid"cysten triphyllisch (tridermal) sind. Auch die letzten Statistiker RINGERTZ und LIDHOLM (1956) kommen zu diesem Schluß, nachdem sie in ihrem eigenen, 14 Objekte umfassenden Material in elf Fällen reife organoide Gewebsabkömmlinge *aller* Keimblätter nachweisen konnten, obwohl das zur Verfügung stehende Untersuchungsgut oft unvollständig war. Ob es reine Dermoidcysten gibt, ist also fraglich, hängt wiederum von dem Ausmaße der sekundären, zerstörenden Veränderungen, der oft beträchtlichen Cystengröße und der aufgewendeten Mühe des histologischen Untersuchers ab. Auch sollten wir vielleicht davon abkommen, den Nachweis von unbedingt drei Keimblättern zu verlangen. Die Existenz ortsfremder, *organoid* zusammengesetzter, ausgereifter Gewebe mindestens zweier Keimblätter, insbesondere Ekto- und Entoderm (Mesoderm-Mesenchym versteht sich ja von selbst) innerhalb einer Geschwulst ist Grund genug, um von „Terat"om zu sprechen. Es kommt gegenüber den einfachen, bidermalen Mischgeschwülsten (Fibro-Lipom, Adeno-Fibrom, Angio-Lipom) auf das völlig *ortsfremde Organhafte* an, was ja schon bei den gastroiden usw. Vorderdarmcysten nachdenklich stimmte, ob man sie nicht auch als cystische Teratome ansehen müßte. — Der Begriff „Epidermoid"cyste ist überflüssig, denn die Anhangsgebilde der Haut sind auch „epi"dermal. Da τὸ δερμα die Epidermis mitumfaßt und ohne Epidermis keine „δερμα" ist, wären mithin alle Dermoidcysten in erster Linie „Epidermoid"cysten. Meint man aber dünnwandige, nur mit Epithel *ausgekleidete* (Hornschuppen ?-)cysten ohne Anhangsgebilde, so gibt es sie zwar in der Haut, aber wahrscheinlich nicht im Mediastinum. Sie werden mehr der Gewohnheit nach aufgeführt als wirklich beobachtet. Das gilt zum mindesten für den Fall von BECKER (1950), dessen faustgroße „Epithelcyste" im Obergeschoß des Hinteren! (s. S. 525) Mediastinum lag und sehr wahrscheinlich eine Oesophagoidcyste ist, ja selbst für den gelegentlich herangezogenen Fall einer „epidermoidalen" Cyste eines Papageis von EHLERS (1941), welche ganz *unzweifelhaft* eine Oesophagoidcyste ist.

In Bezug auf Bau und Zusammensetzung der mediastinalen cystischen Teratome stimmen diese mit Teratomen anderer Fundorte, z. B. Eierstock, überein.

Außer — in erster Linie — Haut-, Gefäß-, Lymph- und Fettgewebskomplexen, sodann Mundhöhlen- (Speicheldrüsen-, Kieferknochen-, Zahn-), respiratorischem

---

[1] „Haut"-Cysten ist inkorrekt, bedeutet Cysten (in, an) der Haut.

Gewebe (mit Knorpel) und Darmwandstrukturen, ferner geformtem Knochen mit Knochenmark und Skeletmuskulatur, sehr selten Herzmuskulatur, Endometrium, Schilddrüse[1], scheinen Glia und Pankreasgewebe nebst Langerhansschen Inseln in den mediastinalen Teratomcysten relativ häufig zu sein (Abb. 40 und 41). Es dürfte vielleicht genügen, einfache und komplizierter gebaute zu unterscheiden. — Bezüglich der Pathogenese befriedigt am meisten die Buddesche[2] Vorstellung, daß totipotente Zellen von dem zur Zeit des Gastrulastadiums vom vorderen zum hinteren Pol der Keimanlage *wandernden Urmund* abgelöst und ohne örtlich

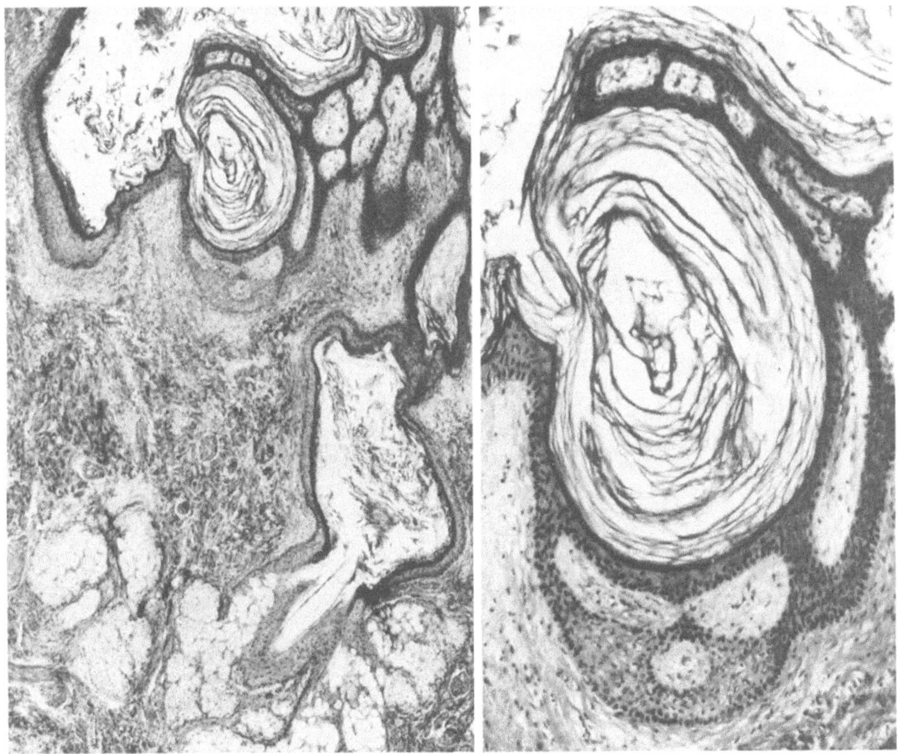

Abb. 40. *Dermoidcyste* aus dem Vorderen Mediastinum. Mandarinengroße Cyste mit einem maximalen Durchmesser von 6 cm, ausgefüllt mit talgähnlichen gelben Massen und Haarbüscheln. Klassischer Wandaufbau aus einem mehrschichtigen, ungemein stark verhornenden Pflasterepithel, Talgdrüsen und Haarbälgen. Links: Übersicht, Maßstab 40:1. Rechts: Detailbild, Maßstab 110:1. (E., MARCEL, 19jährig, MB 12'853/59, Path. Institut Zürich)

gestaltendes Prinzip selbständig wurden, woraus sich *alle* die genannten Lokalisationen ergeben.

Die *Größe* der mediastinalen cystischen Teratome schwankt zwischen Walnuß und Mannskopf. Es wurden Exemplare von 4,1 kg (STANBURY und OILLE 1936) und 5,3 kg (DORAN und LESTER 1938—39) mit den Maßen 31 × 18 × 16 und 40 × 30 × 20 cm beschrieben. Eine *Geschlechts*bevorzugung besteht bei den *gutartigen*, von denen zunächst die Rede ist, *nicht*. Die hauptsächlich betroffenen *Lebensalter* sind die

[1] CROSBY und GRAHAM (1932).
[2] BUDDE, M.: Beitr. path. Anat. **68**, 512 (1921).

zwischen 15 und 40 Jahren mit dem Höhepunkt zwischen 20 und 30. Der Fall eines über kindskopfgroßen, fluktuierenden, zum Teil verkalkten „Dermoidcystoms des vorderen Mediastinums" bei einem 50jährigen (!) Mann der älteren Literatur (COLLENBERG 1869) stellt eine große Ausnahme dar. Im übrigen sind viele *Jugendliche* während und nach der Pubertät vertreten. *Vor* der Pubertät werden Teratomcysten dagegen selten gefunden, schätzungsweise in nur 5% unter dem 12. Lebensjahr. Nachweislich *angeborene* sind *exzessiv* selten. Ich beobachtete erstmalig ein kleinapfelgroßes (8×6 cm messendes) abgekapseltes, *mehrcystisches*, prall-elastisches *Teratoma* triphyllicum adultum (u. a. mit viel Nervensubstanz) im Obergeschoß des Vorderen Mediastinum, mit stärkerer Entwicklung nach links, bei einem 17 Tage alten weiblichen Säugling von 55 cm Länge und 3500 g Körpergewicht (S. Nr. 553/58). Sofort nach der Geburt waren erschwerte Atmung und

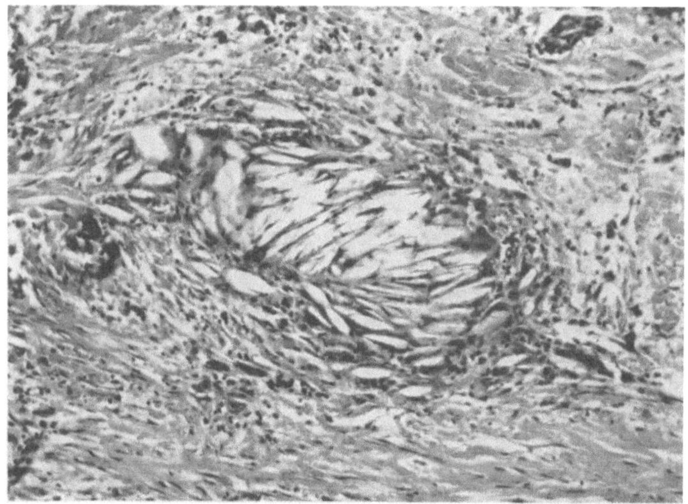

Abb. 41. *Dermoidcyste* aus dem Vorderen Mediastinum mit einem maximalen Durchmesser von 5 cm. Cystenwand aus gebündeltem kollagenfaserigem Bindegewebe mit Einschlüssen von Cholesteringranulomen. Maßstab 125:1. (F., PAUL, 60jährig, MB 10'032/62, Path. Institut Zürich)

Cyanose der Schleimhäute aufgefallen. Über den Lungenoberfeldern fehlte das Atemgeräusch. Der Tod war unter schweren asphyktischen Anfällen infolge enormer Kompressionsatelektase beider Lungen nebst vicariierendem Emphysem eingetreten. Starke Verdrängung des Herzens, der großen Gefäße und des Thymus nach rechts.

Die *Gestalt* ist rund, oval; in den Obergeschossen herrscht die längliche Form vor. Die Kapsel ist meist glatt, bedingt scharfe Begrenzung, röntgenologisch einfache Konturen, leichte operative Auslösung. Neben einem relativ circumscripten Gefäßstiel kommt aber auch breitbasige Fixation im Großen Gefäß- (*Herzbasis-*) Gebiet, am und im Herzbeutel, ja sogar, wenn auch sehr selten, Epi- und Myokard vor (Fall von ZINGG 1943). Verbindung mit der Schilddrüse durch Stiel sah MORDVINKINA (1953). Über Beziehung zur Struma siehe S. 596. Die überwiegend häutige Beschaffenheit bedingt eine relativ *dicke* Wand, im Ausnahmefall bis 1,5 cm[1].

---

[1] CROSBY und GRAHAM (1932).

Mehrkammerige Cystome lassen an der gewellten Oberfläche oft entsprechende Einkerbungen erkennen.

Der *Sitz* ist das *Mittlere* und vor allem *Vordere* Mediastinum. Das ist so zu verstehen: wenn die Cyste im mediastinalen Gewebe des Herzbasisgebietes vor und zwischen den Großen Gefäßen verankert ist (von welchen der hintere Cystenteil gelegentlich nicht abgelöst werden kann, so daß er zurückbleiben muß), findet auf jeden Fall ihr weiteres Wachstum nach *vorn* und asymmetrisch nach *einer* Seite statt. Die *linke* Seite ist dabei, wie LENK (1929) auszählte, deutlich bevorzugt. Große Cysten erreichen somit leicht retrosternal und costal die vordere Brustwand, lasten auf Herz und Gefäßen und verdrängen die (linke) Lunge nach der Seite und hinten. Ein absolut medianer, symmetrisch-retrosternaler Sitz ist sehr selten (CRAVER und BLADY 1938). Wie sehr das vordere adventitielle Gewebe der großen Blutgefäßstämme (Arterien und Venen) nebst Arcus aortae und Hauptbronchien, also das *Mittel-* (und Ober-)Geschoß des Mittleren Mediastinum der eigentliche Boden der cystischen Teratome ist, von welchem aus sie nach oben, vorn und zur Seite, seltener stark nach unten, wachsen, ist schon durch JOELS Fall aus dem Jahre 1890 unterstrichen, bei dem sich ein cystisches Teratom der *Wand* der A. pulmonalis frei in den Herzbeutel hinein entwickelte, ohne sonst mit diesem verwachsen zu sein. Aber nicht immer und glücklicherweise ist die Haftung allzu fest. Im großen und ganzen gelingt die Exstirpation des ganzen Balges, wenn sie frühzeitig erfolgt, auf Grund lockerer mediastinaler Einbettung nach „Stiel"-Versorgung den Operateuren gut. — Schließlich gelangen Cysten jeder Größe auch in *jeder* Höhe, jedem Geschoß des Mittleren und Vorderen Mediastinum zur Beobachtung.

Was praktisch nicht vorkommt, ist die Lokalisation im Hinteren Mediastinum:

Die wenigen Fälle, die dort beschrieben wurden — RUSBY (1944) stellte unter 251 Fällen der Literatur nur drei solche fest —, stehen zum Teil im Verdacht, Vorderdarmcysten gewesen zu sein, welche, wie früher ausgeführt wurde, ja ebenfalls stark degenerieren, (blutig-) cholesterinösen Brei enthalten und wegen ihrer organoiden Struktur mit einem gewissen Recht auch als „Teratome" angesprochen werden können. SCHLUMBERGERs (1951) wegen des „ungewöhnlichen Sitzes" im Obergeschoß des Hinteren Mediastinum hinter der Trachea veröffentlichter Fall eines 25jährigen Mannes war weitgehend *krebsig* und metastasierte in Lunge und Leber.

Der *Prädilektionssitz* der überwiegend ektodermalen cystischen Teratome, ihre *endgültige Lage* ist *vorn*. Da ferner „oben" bevorzugt wird, kann man auch sagen, sie sei die Thymusregion. Das hat dazu geführt, die Teratome überhaupt als von der Thymusdrüse ausgehend, als Mißbildungsgeschwülste *des* Thymus aufzufassen, wogegen sich aber schon ältere Untersucher, z. B. EDUARD KAUFMANN (1922 und 1931), TERPLAN (1923), SCHRIDDE (1928), MARESCH und v. GIERCKE (1936) ausgesprochen haben. Die thymische Genese wird jedoch zum Teil auch heute noch[1], aber nicht sehr zwingend, u. a. damit begründet, daß man der Geschwulstkapsel anliegendes Thymusdrüsengewebe histologisch gefunden habe. Das kommt nur begreiflicherweise (!) ziemlich oft vor, denn die sich in den oberen und mittleren Retrosternalraum hinein entwickelnde Cyste wirkt stark verdrängend und ihre Träger sind oft Jugendliche. Diese Lagebeziehung besagt also nichts über die Entstehung. Gleichwohl ist nicht auszuschließen, daß, wie NYLANDER, TOIVONEN und TURUNEN (1953) meinen, die cystischen Teratome oder ein Teil derselben in der Halsregion entstehen und mit dem Thymus in das Mediastinum hinabsteigen. Ob darüber hinaus cystische Teratome im Thymus überhaupt vorkommen, was von SCHRIDDE, MARESCH und v. GIERCKE geleugnet wird, ist eine Frage für sich, wie auch die Teratome des Herzens und Herzbeutels.

---

[1] SCHLUMBERGER (1946), WILLIS (1951).

Das *Wachstum* ist sehr langsam, vollzieht sich oft unbemerkt und scheint häufig erst im Zusammenhang mit den Pubertätsumwandlungen zu beginnen. Auch jahrelanges „Stationär"bleiben ist beobachtet:

So konnte ich im Falle eines bei seinem Tode 34jährigen Mannes (S. 681/42), wie die 7 Jahre auseinander liegenden Röntgenbilder, erstes und letztes einer größeren Serie, der Abb. 42a u. b erläutern mögen, das langsame aber *stetige beträchtliche* Wachstum des schließlich neugeborenenkopfgroßen,kugelig-ovalen, einkammerigen, hyalin-schwielig gekapselten, triphyllischen Teratoma cysticum adultum (benignum) des rechten Mittel- und Untergeschosses des Mittleren und Vorderen Mediastinum über 7 Jahre lang verfolgen. Krankheitssymptome in Form von Intercostalneuralgien, in den rechten Arm ausstrahlenden Schmerzen und Druckgefühl in der rechten Brustkorbhälfte traten erst $1^1/_2$ Jahre vor dem Tode auf, welcher noch während der, besonders hinten, schwierigen und unvollkommenen Exstirpation nach Platzen der

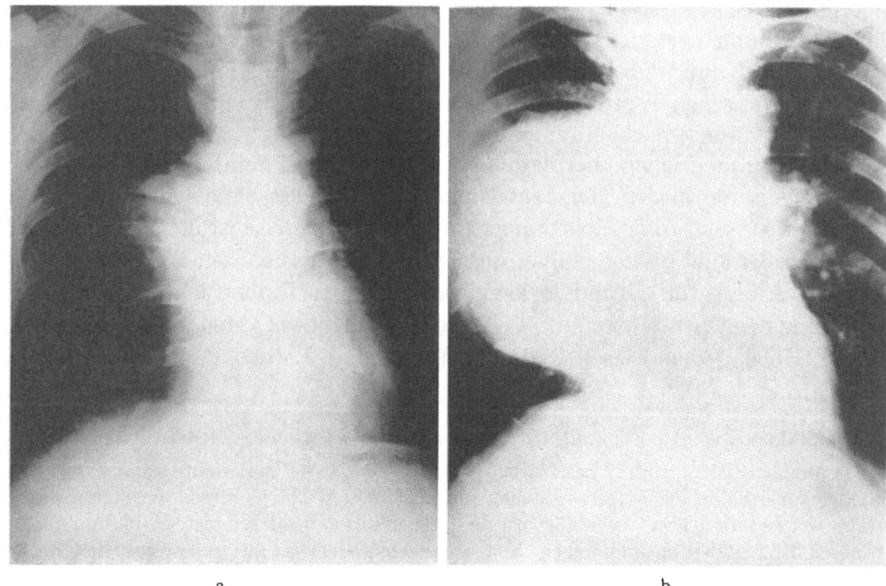

a   b

Abb. 42a u. b. (S. 681/42, 34jährig, ♂) Über 7 Jahre beobachtetes, zuletzt neugeborenenkopfgroßes uniloculäres *Teratoma cysticum triphyllicum adultum* des rechten Mittel- (und Unter-)geschosses des *Mittleren* (und Vorderen) Mediastinum, der Vena cava sup. aufsitzend. a I. Rö.-Aufnahme 1935. b letzte Rö.-Aufnahme 1942

Doppel-Pneumothorax und Total-Unterbindung der Vena cava sup. wegen Verletzung und großer Blutung aus derselben erfolgte. Die Cyste saß den Venae cava süp. und anonyma breitbasig, zum Teil auch entzündlich fest verlötet auf. Der talgig-cholesterinös-hämosiderinöse Brei hatte sich in die rechte Pleurahöhle ergossen. Einige Wochen vor der Operation war die Cyste punktiert und wahrscheinlich, wie die Pleura, infiziert worden. *Histologisch* zeigte nur das noch relativ gut erhaltene Gebiet der pflaumengroßen, gestielten, plumpknotig zusammengesetzten Dermoid„zotte" nebst ihrer Umgebung: Haut, hämangiokavernöses Schwellkörpergewebe, sehr viel glatte Muskulatur, nicht verhornendes Mundhöhlen- und Oesophagusepithel mit Schleim- und Speicheldrüsen, mehrschichtiges respiratorisches, flimmerndes Cylinderepithel ebenfalls mit unterlagernden Schleimdrüsen (Abb. 43, 44, 45). Die inneren Schichten der übrigen Wandabschnitte waren fast sämtlich stärkst verrottet und in das bekannte phagocytenreiche Granulationsgewebe umgewandelt. Es fand sich nicht der geringste Hinweis auf maligne Entartung.

Die Cysten können aber auch *plötzlich* größer werden. Dies geschieht meist durch spontane oder Punktionbedingte Infektion, Nekrose, reaktive Entzündung.

Die hierbei entstehenden akuten Kompressionserscheinungen betreffen, wegen der *vorderen* Lage (im Gegensatz zu den Vorderdarmcysten des Hinteren! Mediastinum) zunächst weniger Oesophagus, Trachea, Bronchien, sondern hauptsächlich Herz und große Gefäße.

Die Schmerzen werden im Brustkorb *vorn* empfunden. Erst wenn die Cysten erheblich größer werden oder bei Rückenlage auf der Trachea lasten, treten Atemnot, Husten, Stridor hinzu. Die Symptome ändern sich natürlich schlagartig, wenn besondere *Komplikationen* vor-

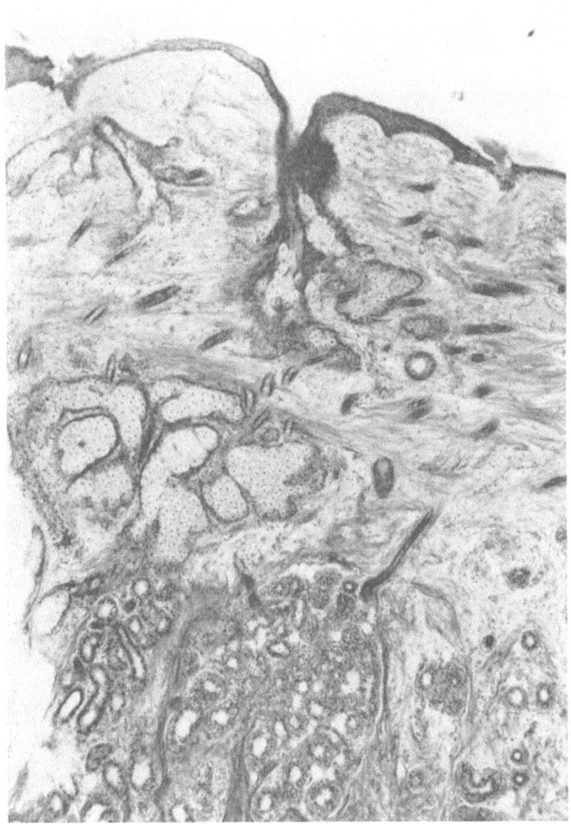

Abb. 43. (S. 681/42, 34jährig, ♂) Über 7 Jahre beobachtetes *Teratoma cysticum triphyllicum adultum* (benignum): Dicke *Haut* mit Follikeln, Talg- und Schweißdrüsen

liegen. Als solche sind zu nennen: Vereiterung, dissezierende Entzündung, *Perforation* in das mediastinale Bindegewebe, in die Pleurahöhle oder einen (Haupt-)Bronchus (SATKE u. SUSANI 1932). Wenn letzteres der Fall ist, können (außer Blut) Detritus, *Haare*, Hornschuppen und Talg sowohl ausgehustet als auch in die Lunge aspiriert werden. Es kann eine ,,Talg''-Pneumonie auftreten (BROWN 1950). Auch rekurrierende Pneumonien können durch länger bestehende Bronchial*fisteln* unterhalten werden. Das *Aushusten* von *Haaren* ist als *pathognomonischer Beweis* für das Vorliegen eines cystischen Teratoms zu bewerten und wurde nach RUSBYS Feststellungen in 10% der bis 1944 veröffentlichten 251 Fälle und nach PEABODY, STRUG und RIVES (1954) in 5 der später hinzugekommenen, daraufhin nachgeprüften 100 Literaturfälle beobachtet. Durch die oft ausgedehnten schalen- und spangenförmigen Verkalkungen und Verknöcherungen kann es zum Anspießen der Aorta kommen (KOLPAK 1951). Daß entzündliche

Verschwielung und Verlötung zuweilen unüberwindliche operative Schwierigkeiten bereiten, versteht sich nach dem Gesagten von selbst.

Dermoidale cystische Teratome können, darüber ist kein Zweifel, nach vieljährigem Bestehen als gutartige Bildung *maligne entarten*, ausarten, in Lymphknoten, Lunge, Leber, Wirbelsäule sowie selten in Nebenniere, Meningen[1], Milz[2] metastasieren. Die mediastinalen Teratome scheinen es besonders oft, viel häufiger als andere, z. B. des Eierstocks, zu tun, und zwar nach RUSBYS (1944), LAIPPLYS

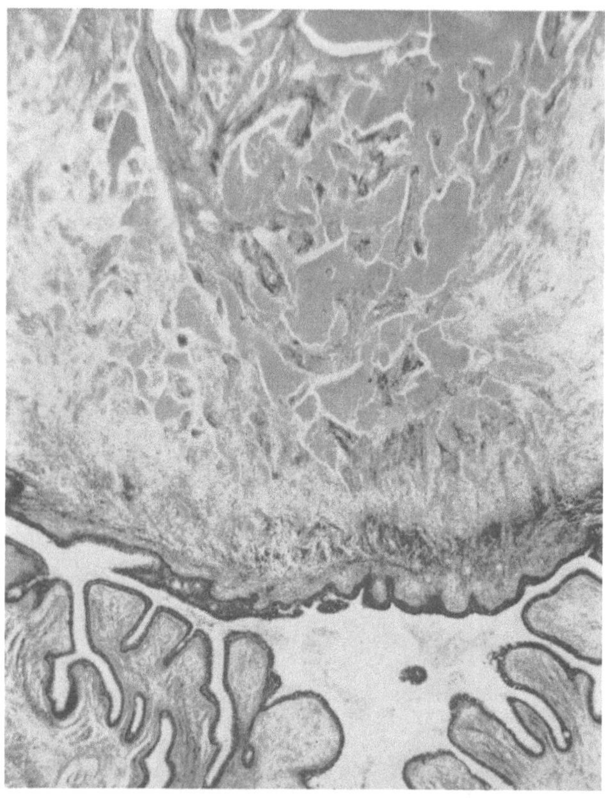

Abb. 44. (S. 681/42, 34jährig, ♂) Über 7 Jahre beobachtetes *Teratoma cysticum triphyllicum adultum* (benignum): Penisartige(?) Bildung mit Präputialhaut und hämangio-kavernösem *Schwellkörper*gewebe mit glatter Muskulatur

(1945), GRENADES sowie BREWER und DOLLEYS (1949) und zuletzt RINGERTZ und LIDHOLMS (1956) Berechnungen ziemlich übereinstimmend in etwa 13%. Diese Zahl ist aber keineswegs zu klein. Andere Autoren hatten höhere Ergebnisse, so BLADES (1946) 30%, HANNER, ASHBURN und LEFFLER (1952) sogar 33,3%. Man geht meines Erachtens nicht fehl, wenn man die Malignitätsquote auf 20 bis höchstens 25% schätzt, womit PEABODY, STRUG und RIVES (1954), die ein sehr großes Literaturmaterial nachprüften, übereinstimmen.

---

[1] JACOBS (1929).

[2] Fox und HOSPERS (1936).

Daß HEUER und ANDRUS (1940) nach MÜLLYS (1956) Bericht 50% „generell" angenommen haben, ist schwer zu verstehen. Das mag vielleicht daher kommen, daß die sog. allerdings seltenen „soliden Teratome" (vgl. S. 609), die bekanntlich oft von vornherein maligne sind, mit einbegriffen wurden, und es muß zugegeben werden, daß sich eine exakte Trennung schon deswegen nicht durchführen läßt, weil das sekundäre maligne Wachstum begreiflicherweise „Solidität" erzeugt. — In klassischer Weise hat bereits RUDOLF VIRCHOW (1871) ein 21 × 20 × 13 cm messendes, zum Teil noch *cystisches* Teratom des Vorderen Mediastinum bei einem 22jährigen Mann beschrieben, das sich vorzugsweise nach rechts entwickelte, mit Perikard, großen arteriellen und venösen Gefäßen, rechter Lunge stark verwachsen war und neben Epidermis, Hornperlen, Haaren, Flimmerepithel, Knorpel, Drüsen, fetalem Lungengewebe sowie ungeheuren Massen von jungem, quergestreiftem Muskelgewebe *spindelzelliges Sarkom* und *Carcinom* erkennen ließ. Das erste *metastasierende*, krebsig entartete cystische Mediastinalteratom von Gänseeigröße bei einem 33jährigen Mann hat CEELEN (1912) bekanntgegeben.

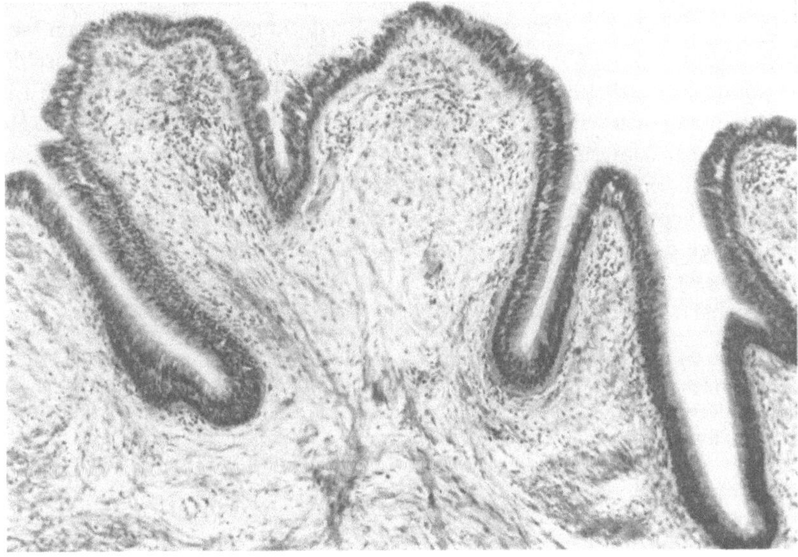

Abb. 45. (S. 681/42, 34jährig, ♂) Über 7 Jahre beobachtetes *Teratoma cysticum triphyllicum adultum* (benignum): *Respiratorische* Schleimhautpartie mit cylindrischem Flimmerepithel. Chronisch-entzündliche Infiltration

Die meisten *bösartigen* cystischen Teratome findet man im 3. Lebensjahrzehnt und — trotz der erwähnten gleichmäßigen Beteiligung der Geschlechter bei den gutartigen — hauptsächlich bei Männern. Das erhebliche Übergewicht drückte sich besonders bei den Teratomfällen aus, die man als „primär bösartig" anzusehen geneigt war, was jedoch nicht zwingend ist, wenn noch reifes organoides Gewebe gefunden wird, welches allein zu der Annahme berechtigt, daß ein „Teratom" vorlag. Es gibt also primär bösartige Mischgeschwülste, die man aus bestimmten anderen Gründen als terat„oid" bezeichnen kann, aber wahrscheinlich keine primär bösartigen, gar cystischen, Teratome. Wie dem auch sei, maligne Teratome wurden bei Männern 8mal so häufig als bei Frauen gefunden (FOX und HOSPERS 1936, FRALIC und WELSMAN 1951). — Bemerkenswert ist, daß es seltener die ektodermale Teratomkomponente als die *ento*dermale ist, welche krebsig, meist *adenocarcinomatös* entartet. Der mesenchymale Anteil ist oft myxomatös oder *sarkomatös* schlechthin. Adeno-*Carcinosarkom* ist nicht selten. Im allgemeinen überwiegt aber die „mesenchymale" Malignität. Pleomorph-, ja knochenmarkszellige Sarkomatose wurde beschrieben (Fox und HOSPERS 1936).

Eine seltene, aber immerhin einige Male in Teratomen bei Männern beschriebene ektodermale maligne Tumorvariante ist das *Choriocarcinom*. Bei einem Choriocarcinom des Mediastinum bestehen grundsätzlich folgende Möglichkeiten:

a) Metastase eines Choriocarcinoms des Hodens,

b) choriocarcinomatöse Entartung eines mediastinalen Teratoms,

c) primäres Choriocarcinom des Mediastinum auf nicht teratoider Grundlage (s. S. 612).

An dieser Stelle werden nur die unter b) angeführten Geschwülste referiert, wobei nicht immer zu klären ist, ob ursprünglich ein gutartiges cystisches Teratom vorgelegen hat oder nicht. Auch wurden keine Serienschnitt- oder -block-Untersuchungen der Hoden — eine unerläßliche Forderung — vorgenommen, so daß die Frage, ob es sich möglicherweise um eine Metastase handelte, nicht ausgeschlossen werden kann: RITCHIE 1903: 24jähriger Mann mit „Dermoidcyste" und in Lunge, Leber, Milz metastasierendem Choriocarcinom des Vorderen Mediastinum. Hoden nicht untersucht. LAMBERT und KNOX 1920: 37jähriger Mann mit triphyllischem Teratom und Choriocarcinom, das in Lunge und Leber metastasierte. Hoden nicht untersucht. WILSON und CARES 1945: Hoden „Normal", aber keine Serienblöcke—. Auch die Frage der pseudochoriocarcinomatösen Strukturen (bei Magencarcinom usw.) wird meist übergangen.

Als gesichert können folgende Beobachtungen angesprochen werden:

Im Falle eines 22jährigen Mannes mit (cystischem?) Teratom nebst Chorio-Carcinom-Bestandteilen (des Vorderen Mediastinum), die in die Vena cava superior eingebrochen waren und knötchenförmig in den Lungen metastasierten, war die Aschheim-Zondeksche Reaktion in Urin und Tumorextrakt positiv. Die Hoden wurden in Serienblöcken untersucht; es fand sich nur eine bedeutende Hyperplasie der Zwischenzellen (KANTROWITZ 1932 und 1934) (s. auch S. 609 und 610, „solide" Teratome!).

Im Sektionsfalle eines 16jährigen Jünglings wurde in einem großen, etwa 2 kg schweren, nach links entwickelten, „dem Thymus anliegenden" und cystische Partien enthaltenden Terato-Carcinom von 30 cm Durchmesser des Vorderen Mediastinum neben Knorpel, Drüsen, Nerven-, Glia-, unreifem Muskel- und trophoblast-(chorion-)ähnlichem Gewebe von PUGSLEY und CARLETON (1953) auch ein haselnußgroßer Seminomknoten gefunden. Die durch Serienschnitte untersuchten Hoden waren frei. Die Metastasierung des Terato-Carcinoms erfolgte in Leber, Milz und Knochenmark. Da das Thymusgewebe nur verdrängt war, halte ich es angesichts der enormen Größe der Geschwulst, die das Herz nach rechts verlagerte und die linke Lunge weitgehend komprimierte, für unwahrscheinlich, daß es sich, wie die Verfasser annehmen, um einen „Thymus"tumor handelt.

V. Gascysten

„Gascysten" werden als eine Möglichkeit öfter erwähnt (in Übersichtsdarstellungen) als beobachtet. Eine pathologisch-anatomische Literatur besteht offenbar nicht. Röntgenologisch mag dann und wann etwas so Gedeutetes gesehen werden. DUKEN (1927) erwähnt eine mannsfaustgroße Gascyste bei einem 4 Monate alten Säugling, die vielleicht eine Lungenblase ist. Doch wird auch von anderen Cysten gelegentlich behauptet, daß sie *teilweise* Gas enthielten. Wer will das bestreiten, wenn z. B. die früher erwähnten Fistelkommunikationen bronchoider, gastroider oder ektodermal-teratomatöser Cysten bestehen? (s. S. 527). Im übrigen ist Verwechslung mit Mediastinal- (und Thymus-) Emphysem (s. S. 472) wahrscheinlich. So könnte man höchstens von Pseudocysten reden.

M. Tumoren

(echte Geschwülste, solide Gewächse, Neoplasmen)

Mit der Verbesserung der Narkosetechnik ist es möglich geworden, die mediastinalen Geschwülste in größerem Umfange operativ anzugehen. Damit sind unsere Kenntnisse über ihre Lage, Form und histologische Struktur bereichert worden. In den chirurgischen Zusammenstellungen wird jedoch in der Regel nicht streng unterschieden zwischen primären Mediastinalgeschwülsten in unserem Sinne und Geschwülsten, ausgehend vom Thymus, von den mediastinalen Lymphknoten, der Schilddrüse, der Speiseröhre usw. (Tabelle). In der Statistik von LINDER

Operable primäre Mediastinaltumoren der Chirurgischen Universitätsklinik Zürich der Jahre 1942—1961 (LINDER und SCHAMAUN, 1964)		*Operable primäre Mediastinaltumoren der Chirurgischen Klinik der Medizinischen Akademie Düsseldorf der Jahre 1949—1959* (IRMER und GREMMEL, 1959)	
Strumen	34	neurogene Tumoren	49
neurogene Tumoren	28	teratoide Cysten	34
Thymome	26	endothorakale Strumen	31
lymphoide Tumoren	23	Thymome	26
teratoide Tumoren	11	Mesothelcysten	23)
bronchogene Cysten	6	(Perikardcölomcysten)	(11)
Vorderdarmcysten	1	(Pleuracölomcysten)	(6)
Mesothelcysten	5	(Cystische Lymphangiome)	(6
Fibrome	6	Vorderdarmcysten	20
Lipome	3	(Tracheal-Bronchial-Flimmerepithel-	
Chondrome	1	cysten)	(14)
Hämangiome	—	(Magen-Darmcysten)	(6)
Lymphangiome	2	Ungeklärte Mediastinalcysten	8
Phaeochromocytome	1	Gutartige Tumoren des Meoblast	26
Leiomyome	1	Oesophagustumoren	10
verschiedene Tumoren	2	Aortenaneurysmen	4
	150		231

und SCHAMAUN (1964) über 150 Mediastinalgeschwülste aus den Jahren 1942 bis 1961 der Zürcher Chirurgischen Klinik steht an erster Stelle die intrathorakale Struma mit 34 Fällen. Es folgen neurogene Tumoren mit 28 und lymphoide Tumoren mit 23 Fällen. In der Statistik von IRMER und GREMMEL (1959) über 231 operable Mediastinaltumoren der Chirurgischen Klinik Düsseldorf führen die neurogenen Tumoren mit 49 Fällen. Es folgen Cysten mit 34 Fällen, endothorakale Strumen mit 31 Fällen und Thymome mit 26 Fällen. Ähnlich lauten die Zusammenstellungen von PEABODY, STRUG und RIVES (1954), die besonders hervorheben, daß die neurogenen Tumoren 30% aller Mediastinaltumoren ausmachen, das basale Hintere Mediastinum bevorzugen, während teratoide Geschwülste, Thymome und intrathorakale Strumen das Vordere Mediastinum bevorzugen.

I. Nervöse (neurogene) Tumoren

Die neurogenen Tumoren haben ihren Sitz zu 90% im Hinteren Mediastinum, und zwar in der paravertebralen Region. Von den 46 Tumoren, die RUGGIERO und SCROSOPPI (1953) untersuchten, befanden sich 45, also 97,8%, hinten. Von den

50 Fällen neurogener Tumoren, über die PACHTER (1963) berichtet, lagen 47 im Hinteren und nur drei im Vorderen Mediastinum. Ein 7,7:4 cm messendes, gelapptes Neurofibrom im Obergeschoß des „Vorderen Mediastinum" bei einer 23jährigen Frau beschrieb DE MATTEIS (1952). TEBOW und BROWN (1953) berichteten von einer soliden, malignen Neurilemmgeschwulst ebenfalls des „Vorderen" und einem cystischen, gutartigen Neurilemmom des „Mittleren" Mediastinum.

Die neurogenen Tumoren liegen meist als rundlich-ovale, größtenteils glatt gekapselte, derbe Geschwülste von Walnuß- bis Grapefruitgröße der Wirbelsäule breit auf, können sie arrodieren; gelegentlich bestehen auch lockere Adhärenzen mit dem adventitiellen Gewebe des Aortenbogens. Dementsprechend kann das

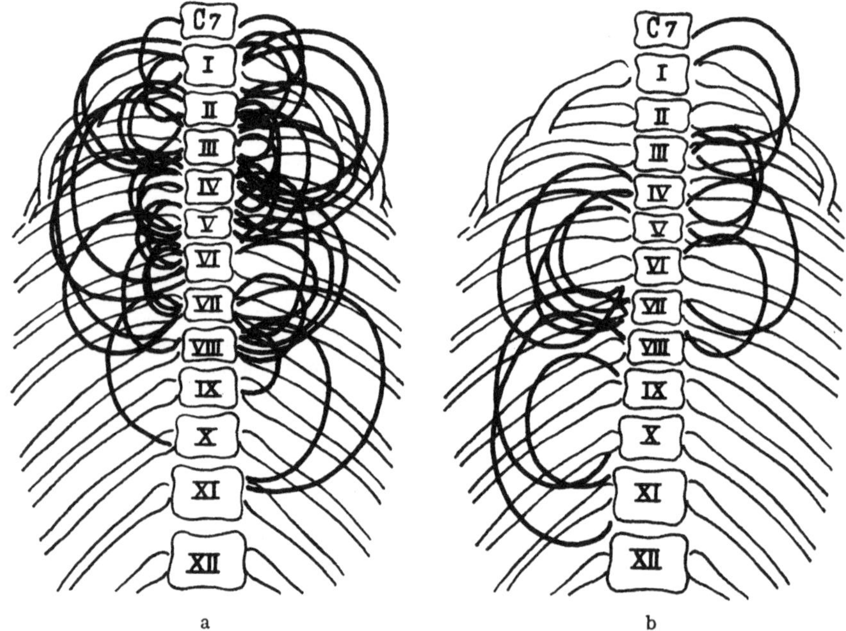

Abb. 46. Lokalisationsschemata des *Sitzes* von 38 *Neurilemmomen* und *Neurofibromen* (a) und *11 Ganglioneuromen + 3 „Ganglioneuroblastomen"* (b) aus RINGERTZ und LIDHOLM: J. Thorac. Surg. 31, 458—487 (1956). Mit freundlicher Genehmigung von The C. V. Mosby Company, Saint Louis, Mo., USA

Röntgenbild der neurogenen Tumoren fast als ein klassisches bezeichnet werden. PEABODY, STRUG und RIVES (1954) sagen wörtlich: „Jede runde, gut abgrenzbare, nicht pulsierende Veränderung, die weit hinten in der paravertebralen Höhlung sitzt, ist so lange ein neurogener Tumor, bis er sich als etwas anderes herausstellt." Die Mehrzahl, etwa 70%, liegt im *Ober*geschoß. RINGERTZ und LIDHOLM (1956) haben ihre 52 Fälle *gutartiger* neurogener Tumoren, um die es hauptsächlich geht, in ein anschauliches Lokalisationsschema gebracht (Abb. 46). Die *rechte* Seite, die frühen und mittleren Lebensalter sowie das *weibliche* Geschlecht sind bevorzugt. So befanden sich z. B. in dem 48 Fälle umfassenden Material von SANTY, BERARD, GALY und MINETTE (1954) 73% rechts, 72% betrafen weibliche Individuen. Auch Doppeltumoren mit bilateralem Sitz wurden zuweilen beschrieben (z. B. CASANELLI 1948, „Bilaterales Neurofibrom des Hinteren Mediastinum"). Das zahlenmäßige Verhältnis der *neurogenen* Tumoren untereinander (ohne die allerseltensten Formen) kann schätzungsweise folgendermaßen angegeben werden:

Neurilemmome und Neurilemmofibrome	etwa 63% (—7%)[1]
Neurilemmo-Fibro-Sarkome	etwa 8% (+7%)[1]
Ganglioneurome	etwa 16%
Ganglioneuroblastome	etwa 7%
Sympathogoniome und Sympathoblastome (Neuroblastoma sympathicum malignum)	etwa 6%

Das *Ausgangsgewebe* sind unzweifelhaft die Nervi sympathici und spinales (thoracales sive intercostales), und zwar Stränge sowie Ganglien, in seltenen Fällen auch der Nervus vagus (HAMPERL 1927). Eine in etwa 20% der Fälle zu beobachtende, sehr charakteristische Form sind die „Sanduhr-Tumoren" der Spinalnerven und ihrer Hüllen, bei denen ein Teil, meist der kleinere, im Epiduralraum des Wirbelkanals gelegen ist und mit dem zuweilen bis faustgroßen mediastinalen, durch einen dünnen oder über bleistiftdicken, im ausgeweiteten Intervertebralloch befindlichen Verbindungsstück, dem Hantel*griff* des „Hanteltumors" („dumbbell-tumor") zusammenhängt. Wo der genaue Ausgangspunkt dieses Doppeltumors liegt, ob es sich um ein Heraus- oder Hineinwachsen des einen oder anderen Knotens handelt, ist eine müßige Frage. Am wahrscheinlichsten ist die Annahme, daß es sich von vornherein um eine hantelförmige Anlage handelt. Wir unterscheiden:

1. Die Nervenscheiden(-hüllen-)geschwülste

a) Das Neurilemmom und Neurilemmo-Fibrom

(„Schwannom", Neurinom und Neurinofibrom, Neurofibrom, Nervenfibrom)

Eine strenge Unterscheidung — Ausgang von den Schwannschen Scheidenzellen oder dem Nervenbindegewebe — ist wegen der häufigen Mischung beider Gewebskomponenten, wie sie sich bei gründlichem Suchen zu erkennen gibt, in praxi auch im Mediastinum nicht durchzuführen. Doch scheint der (locker) fibromatöse Anteil in den Fällen vorzuherrschen, die als Teilerscheinung einer multiplen (auch „inneren") v. Recklinghausenschen Neurofibromatose aufzufassen sind. Wie oft dies zu geschehen hat, ist außerordentlich schwer zu sagen, weil eigentlich nur Sektionsfälle zugrunde gelegt werden sollten, die in Anbetracht der Gutartigkeit dieser Geschwülste die wenigsten sind. SANTY, BÉRARD, GALY und MINETTE (1954) konnten von 31 Fällen mediastinaler Schwannome fünf aussondern, die der v. Recklinghausenschen Neurofibromatose zugehörten (s. auch CARRIÈRE und HURIEZ 1937 zu dieser Frage).

Für die *Neurofibromatose Recklinghausen* besonders kennzeichnend ist die Kombination cutaner Neurofibrome mit einer Kyphoskoliose und Meningocele im Kyphosenscheitel (WELCH, ETTINGER und HECHT 1948). DEL BUONO und OSACAR (1961) haben insgesamt 35 Fälle von thorakaler Meningocele zusammengestellt; davon waren 22 mit cutaner Neurofibromatose Recklinghausen kombiniert. Bevorzugte Lokalisation der thorakalen Meningocelen ist die mittlere Brustwirbelsäule, insbesondere Th_5/Th_6. Regelmäßig ist die Meningocele mit einer Ausweitung der entsprechenden Foramina intervertebralia verbunden (Abb. 47 und 48).

---

[1] Über die (sekundäre) maligne Entartung s. S. 539.

Die Nervenscheidengeschwülste kommen mit Bevorzugung der Erwachsenen in jedem Lebensalter vor. Sie können, im Laufe der Zeit, bis zu $1^3/_4$ kg schwer werden, wie ein von Walzel (1931) beschriebenes, aus mehreren über mannsfaustgroßen Knoten zusammengesetztes Neurilemmofibrom des rechten Mittelgeschosses des Hinteren Mediastinum, „durch daumendicken Stiel mit der Wirbelsäule verbunden", bei einem 55jährigen Mann, der seit 3 Jahren an Atemnot und

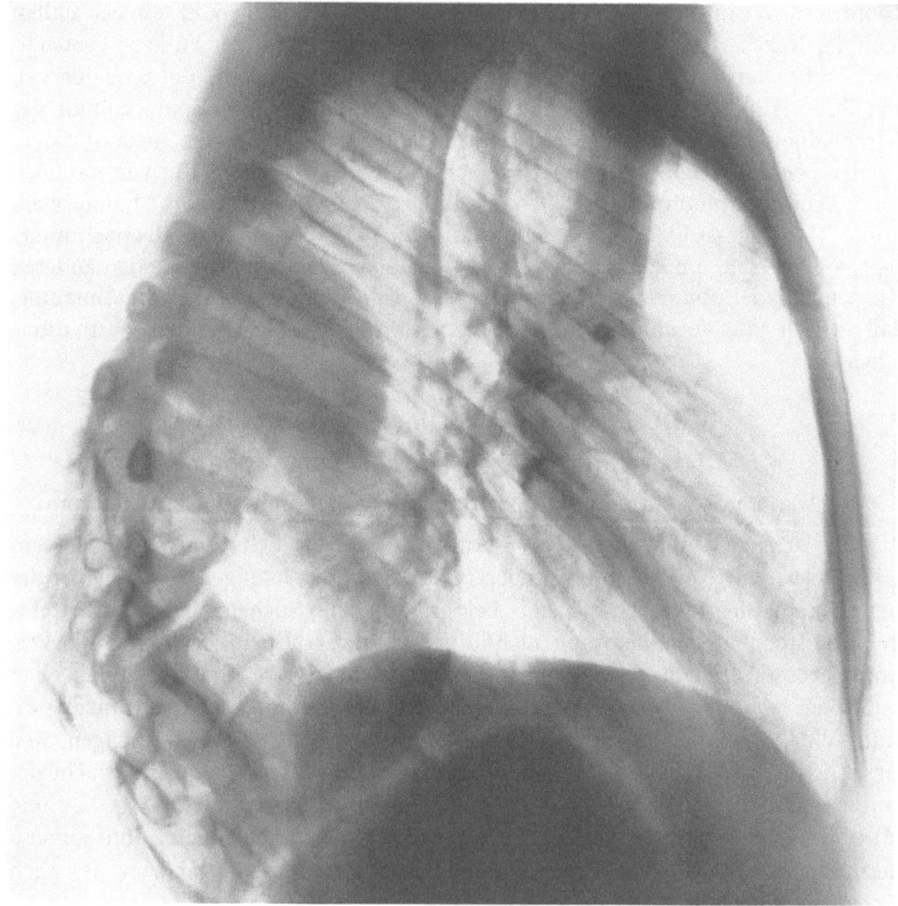

Abb. 47. Intrathorakale *Meningocele* und stumpfwinklige tiefe thorakale Kyphose infolge Keilwirbels bei Neurofibromatose Recklinghausen. R. Nelly, 38jährig, Aufnahme vom 16. 10. 1962. Zentralröntgeninstitut Kantonsspital Zürich, Prof. J. Wellauer

Schmerzen im rechten Arm litt, beweist. Es ist überhaupt eine Eigentümlichkeit der mediastinalen Nervenhüllengeschwülste, wesentlich größer zu werden, als dies an anderen Körperstellen, z. B. der Haut, der Fall ist, was anscheinend nicht nur auf äußere Ursachen zurückzuführen ist. Sie können lange unbemerkt bestehen, „stationär" bleiben oder langsam und stetig wachsen und werden meist zufällig entdeckt.

REINWEIN (1956) berichtet von einer 25jährigen Frau, bei der im Jahre 1934 eine kleinfaustgroße runde Verschattung im Mittelgeschoß zufällig entdeckt, in mehreren Kliniken 15 Jahre lang ganz verschieden beurteilt („Lymphogranulom", „Echinococcus", „Dermoidcyste") und erst 1950 endlich richtig diagnostiziert (Neurilemmom) und dann erfolgreich exstirpiert wurde.

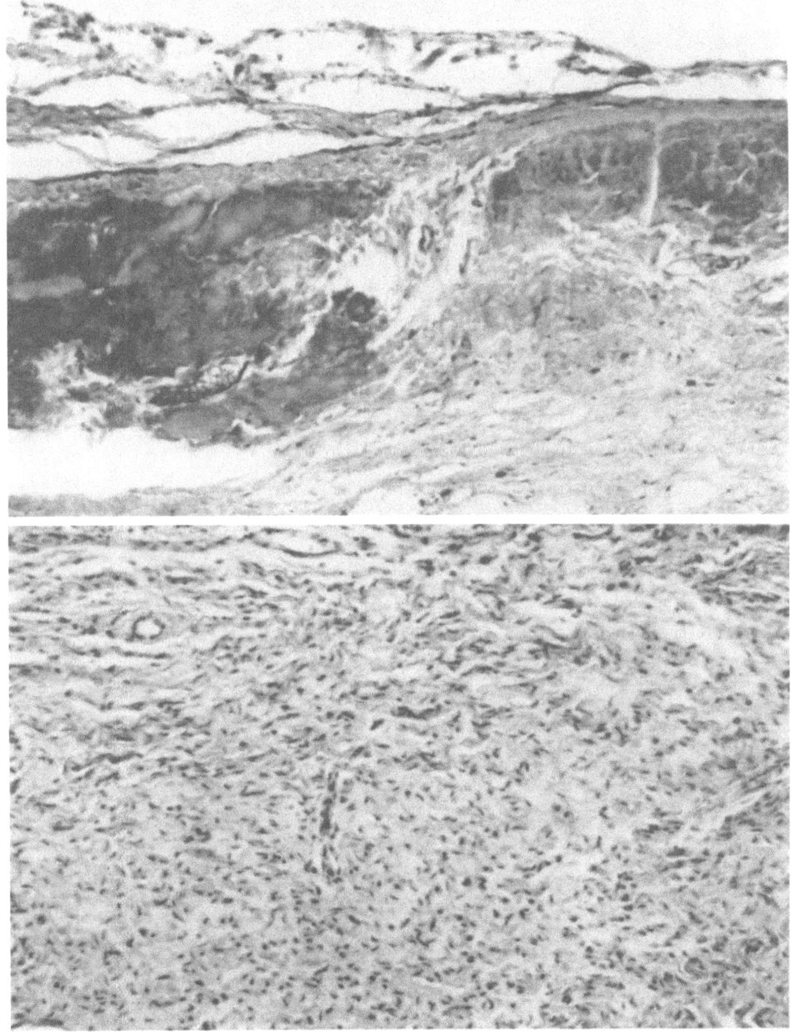

Abb. 48. Intrathorakale *Meningocele* und stumpfwinklige tiefe thorakale Kyphose infolge Keilwirbels bei Neurofibromatose Recklinghausen. Oben: Meningocelensack, Maßstab 125:1. Unten: Cutanes Neurilemmom, Maßstab 125:1. R. NELLY, 38jährig (MB. 12916/62, Path. Inst. Zürich)

Nach PEABODY, STRUG und RIVES (1954) können bei eingehender Befragung „symptomloser" Patienten ein unbestimmter und oft bizarrer Typ von Schmerzen zwischen den Schulterblättern, der sog. „Wurzeltyp" von Intercostalneuralgie, auch Husten, Atem- und Schluckbeschwerden festgestellt werden. HAMPERL (1927)

nimmt für seinen Fall eines vom linken Nervus vagus ausgehenden Neurofibrom-
knotens bei v. Recklinghausenscher Krankheit an, daß er durch Druck auf die
großen Luftwege den Tod herbeiführte.

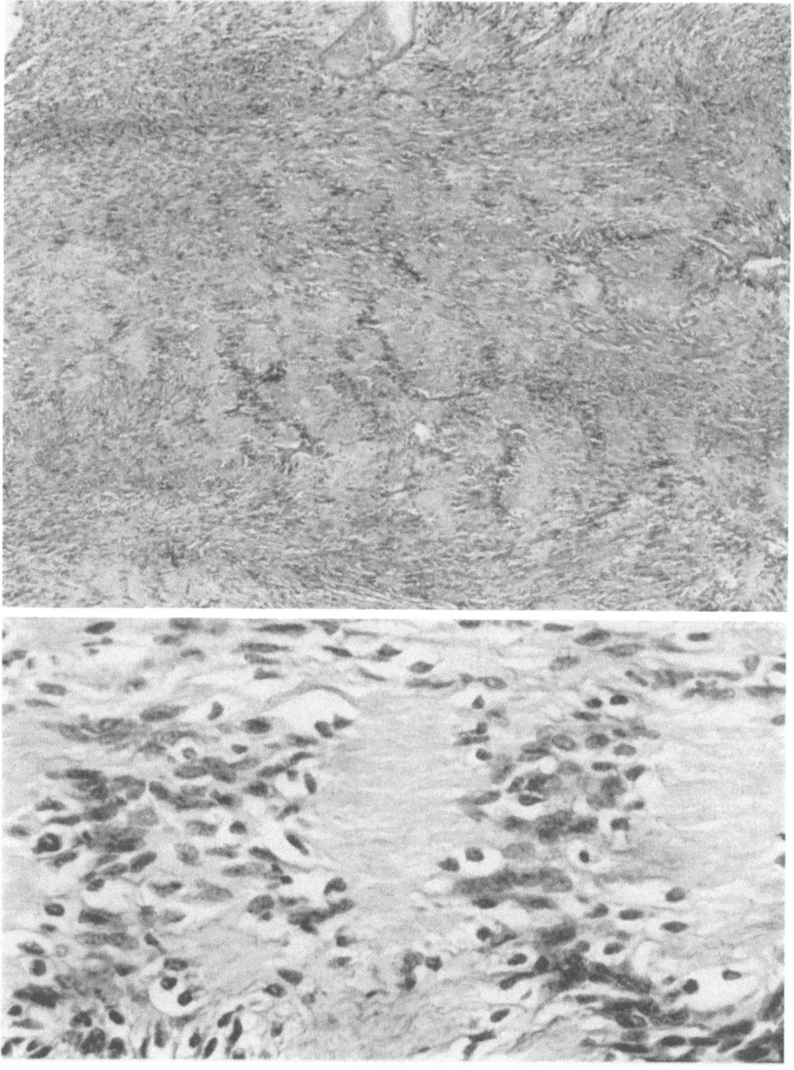

Abb. 49. Fibrillär-fasciculäres *Neurilemmom* (Anthoni-Typus A) des Mediastinum vom VI. Intercostal-
nerven ausgehend. Oben: Maßstab 55:1. Unten: 320:1. G., AGATHE, 19jährig (MB. 2428/62, Path. Inst.
Zürich)

Die überwiegend derben, auf der Schnittfläche hell- bis weißlichgrauen, teils
deutlich faserigen, teils mehr locker-ödematösen und oft von gelblichen (fettigen)
und bräunlich-rötlichen (blutigen) Flecken oder zackigen Erweichungsherdchen
sowie gelegentlich auch größeren, durch Kolliquationsnekrose entstandenen, zum
Teil glattwandig gewordenen „Pseudocysten" durchsetzten Nervenhüllen-

geschwülste lassen auch im Mediastinum zuweilen die beiden histologischen Haupttypen, den *fibrillär-fasciculären* (langstrahligen) mit Kernpalisaden und Wirbelstrukturen (auch Anthoni-Typ A genannt) (Abb. 49) und den *reticulären*, oft ödematösen, auch an Schleimgewebe mit sternförmigen Zellen erinnernden Typ (auch Anthoni-Typ B genannt — Abb. 50) erkennen. Doch öfter noch, ja man kann sogar sagen gewöhnlich, kommen beide Grundtypen in der gleichen Geschwulst nebeneinander vor. Vielleicht ist die „reticuläre Form" in manchen Fällen überhaupt nur eine degenerative der ersten. Trifft man Nervenfasern, auch im Innern der Geschwulst, an, so vermitteln sie durch ihren noch annähernd parallelen, aber weit voneinander getrennten Verlauf den überzeugenden Eindruck, daß sie *präexistente* sind, die durch das sich *im* Nerven entwickelnde

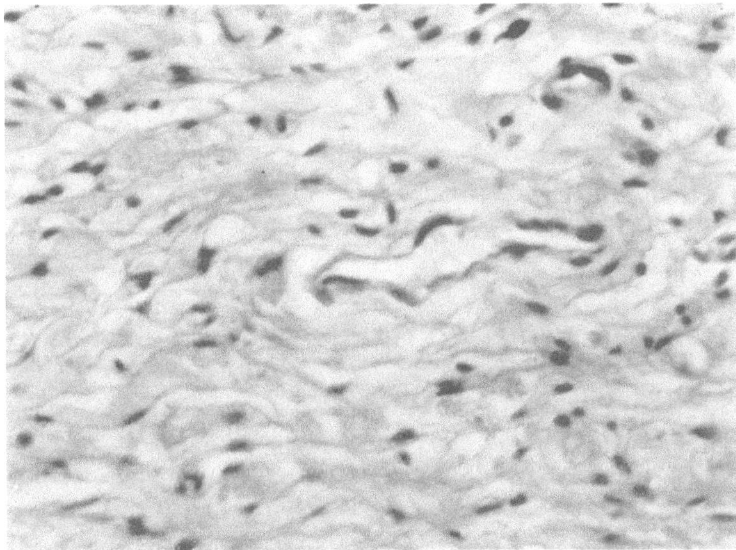

Abb. 50. Reticuläres *Neurilemmom* (Anthoni-Typus B) im Mediastinum, auf Höhe Th_1/Th_2 bei Neurofibromatose Recklinghausen. Maßstab 350:1. R., JOSEF, 27jährig (MB. 13654/62, Path. Inst. Zürich)

Tumorgewebe auseinandergedrängt wurden. Das gleiche gilt für das Vorkommen von meist atrophischen Ganglienzellen. Hier ist eine besonders strenge Kritik am Platze, ehe die Diagnose „Ganglio"-Neurom, meiner Meinung nach zu oft gestellt, ihre Berechtigung erlangt. Denn die Geschwülste gehen auch von den sympathischen (und spinalen) *Ganglien* aus. Daß man also an ihren medialen und hinteren Außenflächen verdrängte oder durch entzündliche Vorgänge einbezogene Nerven und Ganglien eigentlich immer irgendwo auffinden kann, dürfte der topographischen Situation nach, in der die Geschwülste heranwachsen, fast selbstverstänlich sein.

Der exzeptionelle Fall eines 85jährigen Mannes (S. 476/38) mit dem selbst beobachteten Nebenbefund eines pflaumengroßen, gekapselten Neurilemmofibroms des *Unter*geschosses der linken Paravertebralregion des Hinteren Mediastinum (Höhe des 10. bis 11. Brustwirbels) kann den Zusammenhang und Übergang des sympathischen Ganglion in die Geschwulst gut erläutern (Abb. 51). *Histologisch* fanden sich eine Mischung beider Grundtypen sowie meningomähnliche Zwiebelschichtungen (s. S. 540), viele kollagene Fasern und Gefäße mit dicken hyalinen Wandungen, reichlich lockere Pseudoxanthomzellherde mit Sudan-orange-roten und -gelben sowie doppeltbrechenden Fetttropfen, Nekrobiosen, intracelluläre Hämosiderinablagerungen allenthalben sowie chronisch-entzündliche, aus Lymphocyten und Plasma-

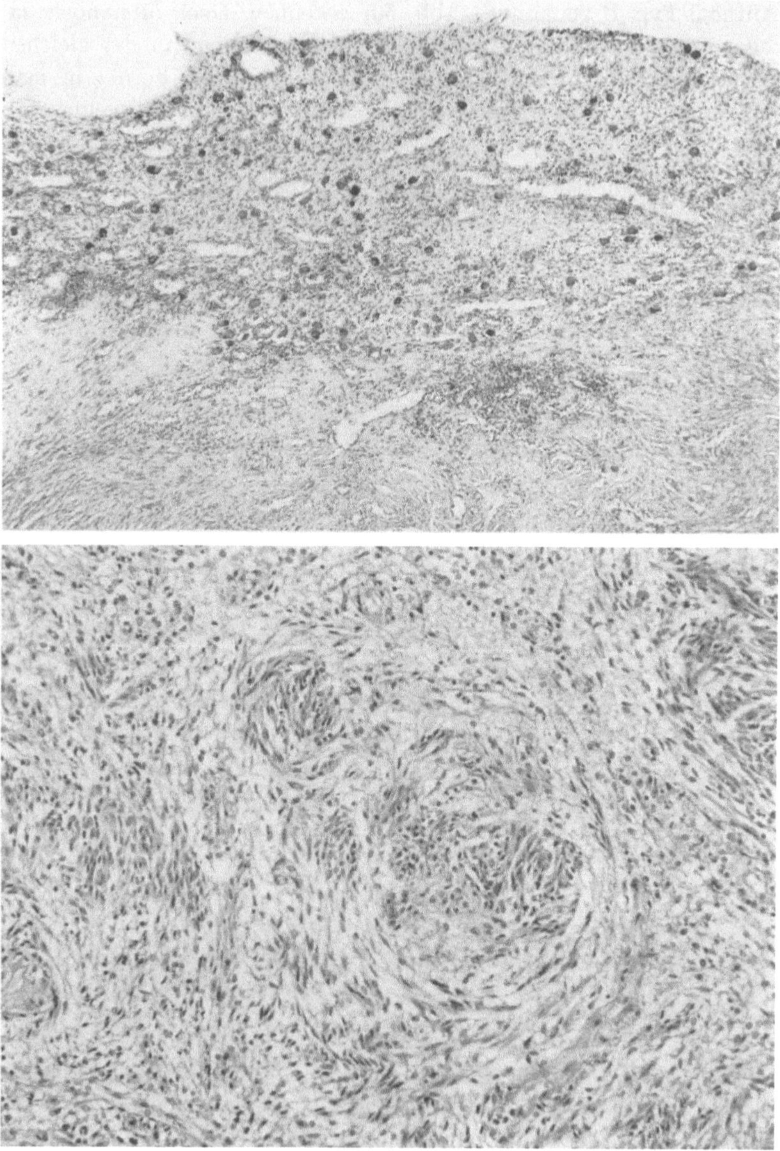

Abb. 51. Pflaumengroßes *Neurilemmofibrom* des Sympathicus im Untergeschoß der linken Paravertebralregion des Hinteren Mediastinum. Oben: Außenpartie mit atrophischem Ganglion. Unten: Typenmischung. Nebenbefund bei der Sektion eines 85jährigen Mannes (S. 476/38)

zellen, vereinzelt auch Mastzellen bestehende Infiltrate, besonders im Kapselgebiet. Die Sympathicus-Ganglienzellen waren stark ,,degeneriert". Dieser wahrscheinlich seit der Kindheit bestehende Tumor, welcher also im Laufe der Jahrzehnte starken dystrophischen und entzündlichen Veränderungen unterworfen worden ist, kann geradezu als ein Musterbeispiel für die Möglichkeit falscher Diagnosen, etwa eines ,,Xanthoms'' oder Xantho-Fibroms (s. S. 570) angesehen werden, ist aber, wie Abb. 51 unten zeigt, in kleineren auffindbaren Arealen ein einwandfreies Neurilemmom.

Die Neurilemmofibrome scheinen im allgemeinen nicht sehr gut vascularisiert zu sein, werden andererseits recht alt. Das mag der Grund sein, weshalb wir relativ oft und ausgedehnt nekrobiotische Veränderungen in Form von Fibrillenauflösungen antreffen, wobei auf größere Strecken hin oft nur noch kleine, runde, pyknotische Kerne sichtbar sind und Blutungen, Hämosiderinablagerungen, Zellverfettungen und die ebenfalls schon erwähnten pseudo-polycystischen Erweichungen entstehen, wobei die ,,Wände'' der neuen Hohlräume durch sekundäre Vernarbungs- und Hyalinisierungsprozesse, welche auch sonst im Geschwulstgewebe entlang den Gefäßen häufig Platz greifen, erzeugt werden. Das alles darf aber nicht zur Diagnose von Sonder- oder Mischgeschwülsten, nicht einmal ,,cystischen'', noch weniger ,,Xanthomen'' (Xantho-Neurino-Fibromen usw.) führen. Besonders letztere haben trotz einiger diesbezüglicher Hinweise des Schrifttums im Mediastinum, glaube ich, keine Existenzberechtigung (s. auch Ausführung S. 568). Bei den fibrillären Lemmomen kann man die in Reihen zwischen den degenerierenden, lang ausgezogenen Schwannschen Spindelzellen und -fibrillen gelagerten, fetttröpfchenhaltigen, phagocytären Schaumzellen in ihrer Entstehung fast verfolgen. MANFREDI und MARTINELLI (1954) bilden unter der Bezeichnung ,,Neurinoma di tipo mixomatoso'' einen teilweise aufgelockerten, typischen Pseudoxanthomzellherd ab. Der Fall ist kein Beleg für ,,Myxom''. Daß andererseits echte myxomatöse Komponenten in den fibromatösen Anteilen der Neurofibrome und auch beim ödematösen reticulären Grundtyp (*Anthoni* B) des Neurolemmoms vorkommen oder auch echte Nervencysten sowie (einseitig verödete) spinale Meningocelen (vgl. die früheren Kapitel L II und H I 2) sich in Verbindung mit Nervenscheidengeschwülsten dieser Gegend bilden können, ist nicht zu bestreiten, eher wahrscheinlich.

So beschrieb SEBESTÉNY (1953) bei einem 50jährigen Mann ein seit 7 Jahren bestehendes, 850 g schweres ,,cystisches Neurinom'' im Mittelgeschoß der rechten Paravertebralregion. Die Cyste enthielt bräunliche Flüssigkeit. Ein anderer Fall des gleichen Autors betraf einen 40jährigen Mann mit 1700 g schwerem, teils solidem, teils ebenfalls ,,cystischem Neurom'' des Mittelgeschosses der rechten Paravertebralregion, welches außerdem mit *chondromatösen* Anteilen (und Nekrosen) ausgestattet war. WILLIS (1953) untersuchte ein kleines, gekapseltes, nur 3 cm messendes Neurilemmom des Mittelgeschosses des Hinteren Mediastinum bei einem 17jährigen Mann, welches ,,*hämangiokavernöse*'' Strukturen enthielt. Dies zur Frage der Mischgeschwulstkomponenten in den gutartigen Nervenscheidengeschwülsten.

b) Neurilemmo-Sarkom und Neuro-Fibro-Sarkom

(Schwannoma malignum, Schwannosarkom, Neurinosarkom, Neurosarkom)

Hier handelt es sich um die maligne Tumorgewebsvariante von a), mit welcher bei vorsichtigster Schätzung in mindestens 15% aller Nervenscheidentumoren früher oder später zu rechnen ist. Ältere Autoren haben schon immer 10% angegeben. Zahlen wie 37% oder gar 40% (BLADES 1941) sind zweifellos viel zu hoch. PEABODY, STRUG und RIVES (1954) errechneten auf Grund einer sorgfältigen Analyse unausgesuchter, gesammelter Fälle zuletzt 17%. Bei den Fällen mit v. Recklinghausenscher Krankheit ist die Gefahr der malignen Entartung, wie

mir scheint, am größten. Zuweilen lassen *Rezidive* operierter, gutartiger Neurilemmome (z. B. nach 2 Jahren, MONOD und BUCAILLE 1947) die ursprünglich
übersehene oder inzwischen eingetretene maligne Entartung erkennen. Auch
ACKERMANN und TAYLOR (1951) beschrieben vier Fälle von „malignen Schwanno-
men", von denen zwei an Metastasen starben. Drei orangen- bis kokosnußgroße
„Schwannosarkome", darunter eines bei v. Recklinghausenscher Krankheit, wurden von RINGERTZ und LIDHOLM (1956) bei je einem 30-, 31- und 51jährigen
Patienten (ein Mann und zwei Frauen) exstirpiert. Keines derselben zeigte makroskopisch infiltratives Wachstum. Alle waren vom Operateur leicht und „vollkommen radikal" entfernt worden. Trotzdem starben zwei Patienten am Tumor
innerhalb von 2 Jahren, der dritte lebte mit Rezidiv noch 1½ Jahre. Ein weiterer
Fall v. Recklinghausenscher Krankheit, die bei einer 25jährigen Frau seit der
Kindheit bestand, zeichnete sich dadurch aus, daß plötzlich ein birnengroßes
hinteres mediastinales Schwannosarkom entstand und trotz vollständiger operativer Entfernung 8 Monate später den Tod an örtlichem Rezidiv und Metastasen
verursachte. Ob ein *reines* mediastinales Nervenhüllensarkom, d. h. ein solches,
welches kein Neuroblastom, also unreifer Nervenzelltumor (Abschnitt 2b u. c) ist, *ab
origine* primär und plötzlich entsteht, ist nicht bekannt.

c) Meningome

Diese im Mediastinum äußerst seltenen, den Neurolemmofibromen (Neurofibromen) bekannterweise nahestehenden, ebenfalls gutartigen Gewächse liegen
auch in der Paravertebralregion des Hinteren Mediastinum, bevorzugen das Obergeschoß und kommen auch — begreiflicherweise! — als Sanduhr-Geschwülste vor.
NAFFZIGER und BROWN (1933) berichteten von vier spinalen „hour-glass"-Menin-
gomen der Segmente C 7 bis D 9 bei 34- bis 60jährigen Männern und Frauen.

2. Nervenzellgeschwülste

(Neurocytome, echte Neurome)

a) Ganglioneurom

(Gangliom, Gangliocytom, Gangliocytoneurom)

Für diese gutartigen Geschwülste gilt bezüglich Größe, Gestalt, *Sitz* und *Geschlecht* das unter I. Gesagte. Auch *Sanduhr*-Formen und *regressive* Veränderungen
kommen in gleicher Weise vor, was verständlich ist, weil ihr Grundgewebe, abgesehen von den Gangliocyten, wesensmäßig mit der vorangegangenen Gruppe 1
identisch ist. STOUT (1924) beschreibt ein sanduhrförmiges Ganglioneurom bei
einem 2½jährigen Knaben mit sehr großem mediastinalem Geschwulstanteil,
NAFFZIGER und BROWN (1933) bei einem 7jährigen Knaben ein ebenfalls sehr
großes, die ganze rechte Brusthöhle einnehmendes Ganglioneurom, das sich durch
ein Zwischenwirbelloch in den spinalen Epiduralraum fortsetzte.

Die Ganglioneurome gehen wahrscheinlich sämtlich vom *Sympathicus* aus.
Ihre Träger sind überwiegend Kinder (Abb. 52), *Jugendliche* und junge Erwachsene
weiblichen Geschlechts. Vier Ganglioneurome, die GANZ (1954) veröffentlichte,
betrafen weibliche Individuen zwischen 9½ und 15 Jahren.

Eine Ausnahme stellt somit der in Abb. 53 vorgewiesene Sektionsfall einer *alten* Frau von
64 Jahren dar (S. 205/50), bei der sich als Nebenbefund ein gänseeigroßes, derbes Ganglio-

neurom im Obergeschoß der rechten Paravertebralregion des Hinteren Mediastinum mit gut erhaltenen, in kleinen Gruppen liegenden Ganglienzellen, markfreien Nervenfasern, Neurilemmomgewebe und reichlich kollagenen Bindegewebsfasern, hier und da mit schleimiger(?) Degeneration fand.

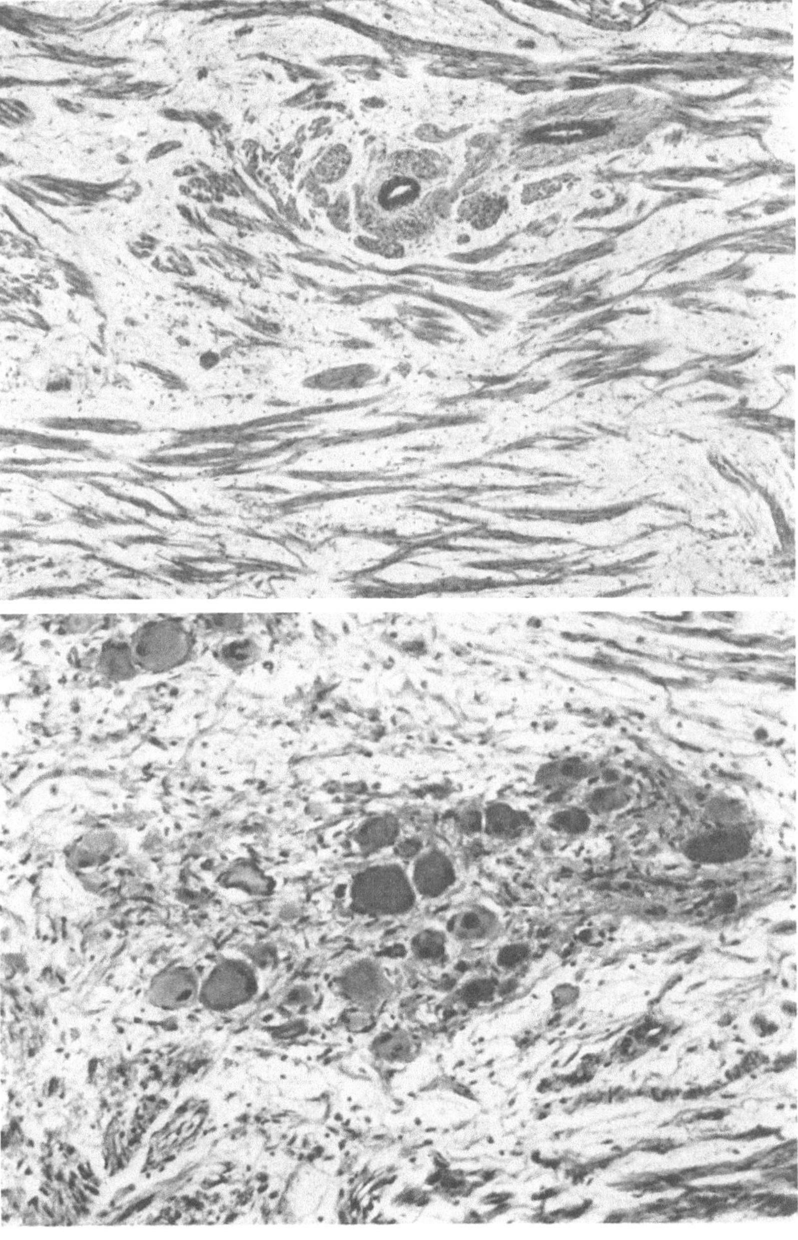

Abb. 52. Dorso-mediastinales *Ganglio-Neurilemmom* des N. Sympathicus. Oben: Reticulo-fibrillärer Anteil (Maßstab 90:1). Unten: Gangliocytärer Anteil (Maßstab 140:1). K., HERMANN, 6jährig (MB. 11155/65, Path. Inst. Zürich)

In anderen Fällen wurden auch markhaltige Fasern nachgewiesen. „Myxomatöse" Partien des Bindegewebes, auch Fettkörnchenzellansammlungen (Pseudoxanthom-Herde) sind öfter beschrieben worden. In einem gänseeigroßen, ausgereiften Ganglioneurom des Mittelgeschosses (4. bis 7. Brustwirbel) der rechten Paravertebralregion, welches bei einem 4jährigen Mädchen erfolgreich exstirpiert werden konnte, fand ENDREI (1953) auch herdchenförmige, metaplastische *Knochen*bildung, die schon röntgenologisch aufgefallen war. Die Ganglienzellen wiesen bis zu fünf Zellkernen auf.

Was die *Häufigkeit* im Vergleich zu den Neurilemmomen und Neurofibromen betrifft, so wurde sie sehr verschieden beurteilt. Daß die Ganglioneurome „fast ebenso häufig" seien „wie die Gruppe der Nervenscheidengeschwülste", wie MÜLLY

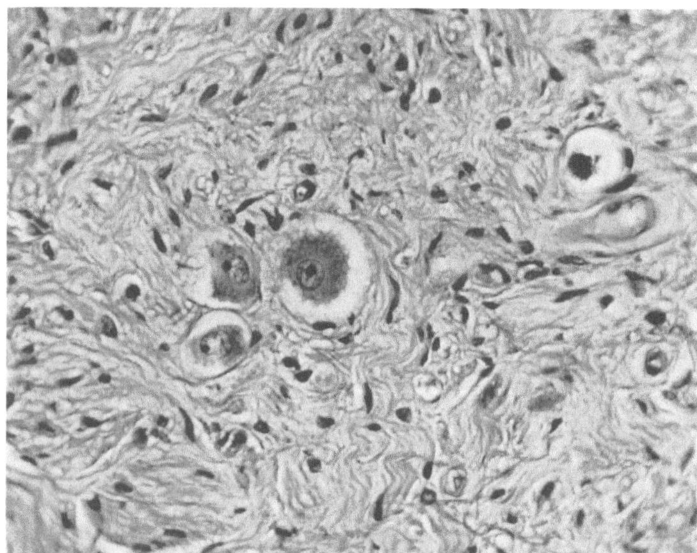

Abb. 53. Gänseeigroßes *Ganglioneurom* (vielleicht Ganglioneurofibrom) des Sympathicus im Obergeschoß der rechten Paravertebralregion des *Hinteren* Mediastinum. Nebenbefund bei der Sektion einer 64jährigen Frau (S. 205/50)

(1956) ohne Einschränkung erklärt, dürfte keineswegs den tatsächlichen Verhältnissen entsprechen. Doch geht man nicht allzu fehl, wenn man unter Berücksichtigung des Krankengutes der einzelnen Statistiken (Kinderkliniken vorhanden oder nicht, nur Armee-Angehörige) 20 bis 30% annimmt. SANTY, BÉRARD, GALY und MINETTE (1954) zählten unter 48 selbst beobachteten nervösen Tumoren, die in einer gehaltvollen Tabelle zusammengestellt und erläutert sind, zwölf gutartige Ganglioneurome, davon sechs bei Kindern und sechs bei überwiegend jungen Erwachsenen, also 25%. In dieser Frage gilt bezüglich der „Anwesenheit" von Ganglienzellen ganz besonders, was ich im Neurilemmom-Kapitel (s. S. 537) sagte. Zahlreiche Untersucher stempelten zweifellos viele Neurilemmome und Neurofibrome einfach als „Ganglioneurome" ab, sobald diese nur Nervenzellen enthielten. Liest man jedoch die genaueren Schilderungen („spärliche", in den „Randgebieten" gelegene, „schwer als solche erkennbare" Ganglienzellen, „starke Degenerationszeichen" derselben usw.) nach, so ergeben sich berechtigte Zweifel.

An krankhaften *Symptomen* ist, außer den unter 1. genannten, vielleicht relativ oft der Hornersche Symptomenkomplex beobachtet worden. Er läßt nach PEA-BODY, STRUG und RIVES (1954) aber nicht etwa auf Bösartigkeit schließen.

b) Ganglioneuroblastom

(Ganglioblastom, Ganglioblastoneurom, unreifes Ganglioneurom, Ganglioneuroma malignum)

Wie die scheidenzelligen Anteile der Ganglioneurome, so können auch die *nervenzelligen* im Laufe der Zeit (oder von Hause aus?) Entdifferenzierungen erfahren, die Zeichen der *Unreife* aufweisen. In solchen Fällen hat man von „Ganglioneuroblastomen" gesprochen. Dem Verhalten nach sind sie dann zuweilen auch (nicht immer!) nachgewiesenermaßen maligne. Von sieben in dieser Art *teilweise* entdifferenzierten Ganglioneuromen, also Ganglioneuroblastomen, die ACKERMAN und TAYLOR (1951) bei sechs Kindern und einem 23jährigen erwach-senen Menschen beobachteten, sind drei an Metastasen gestorben. (Ein Patient starb bei der Operation, von den drei Überlebenden war einer 5 Jahre lang ohne Krankheitserscheinungen.) Die drei Fälle, die RINGERTZ und LIDHOLM (1956) operierten, blieben $3^3/_4$, $2^1/_4$ und $\frac{1}{2}$ Jahre danach symptomlos, weshalb diese Autoren ihre „Ganglioneuroblastome" lieber den gutartigen Tumoren zuschlagen möchten. Ob sie recht tun, vermag ich nicht zu entscheiden. Die Anwesenheit unreifer Nervenzellkomplexe erinnert aber bereits stark an die folgende Gruppe, läßt die Mischung mit ihr keineswegs ausschließen. So wurden Areale äußerst unreifer Neuroblasten (Sympathoblasten) zum Teil direkt beobachtet und als solche bezeichnet (STOUT 1947). — Alles in allem handelt es sich um eine Art mehr oder weniger ausgeprägter Übergangsform mit dem bekannten Problem der abgestuften Malignität.

c) Sympathogoniom und Sympathoblastom
(= Neuroblastoma sympathicum malignum)

Diese seltenen, unreifen, *bösartigen* Nervenzellgeschwülste des thorakalen Grenzstranges, also wiederum Hinteren Mediastinum (und zwar sowohl des para-vertebralen als auch gelegentlich mehr prävertebralen Raumes) kommen haupt-sächlich bei *Kindern* und ohne Geschlechtsprävalenz vor. SAILERS Fall (1943) eines Sympathogonioms des „Vorderen"(!) Mediastinum bei einer 65jährigen (!) Frau bildet eine große Ausnahme. Die Geschwülste unterscheiden sich histologisch in nichts von den häufigeren Neuroblastomen des Nebennierenmarkgewebes. Auf die entfernte Lymphocytenähnlichkeit und Eintönigkeit der unreifsten Form, des *Sympathogonioms*, ist oft hingewiesen worden, ebenso auf die unter-stützend kennzeichnende Bildung von kleinen Sympathogonienkapseln (auch „Pseudorosetten" genannt—Abb. 54). Sind die Zellkerne aber etwas größer, mehr oder weniger angedeutet bläschenförmig und unregelmäßig länglich, und ist der Plasmaleib fülliger, oder finden wir sogar halbreife, auch einige reife Ganglien-zellen, von denen kleine Inseln in den malignen Neuroblasten gelegentlich ebenso vorkommen wie umgekehrt kleine Gruppen von Sympathogonien in Ganglio-neuroblastomen (hiervon war früher schon die Rede, s. vorigen Abschnitt b), so haben wir zweifellos Tumorsympathoblasten und demnach die weiter differenzierte Form des *Sympathoblastoms* vor uns. Beide Formen kommen aber selten rein, viel

öfter anteilig oder sogar innig gemischt vor, so daß die übergreifende Bezeichnung
„Neuroblastoma malignum" zur Zeit bevorzugt wird (v. ALBERTINI 1955).

Die mediastinalen malignen Neuroblastome erreichen, im Gegensatz zu den
Nebennierentumoren, eine erhebliche Größe, wurden z. B. mandarinen- und enteneigroß bei Säuglingen, apfel- und orangegroß bei Kleinkindern, mannskopfgroß

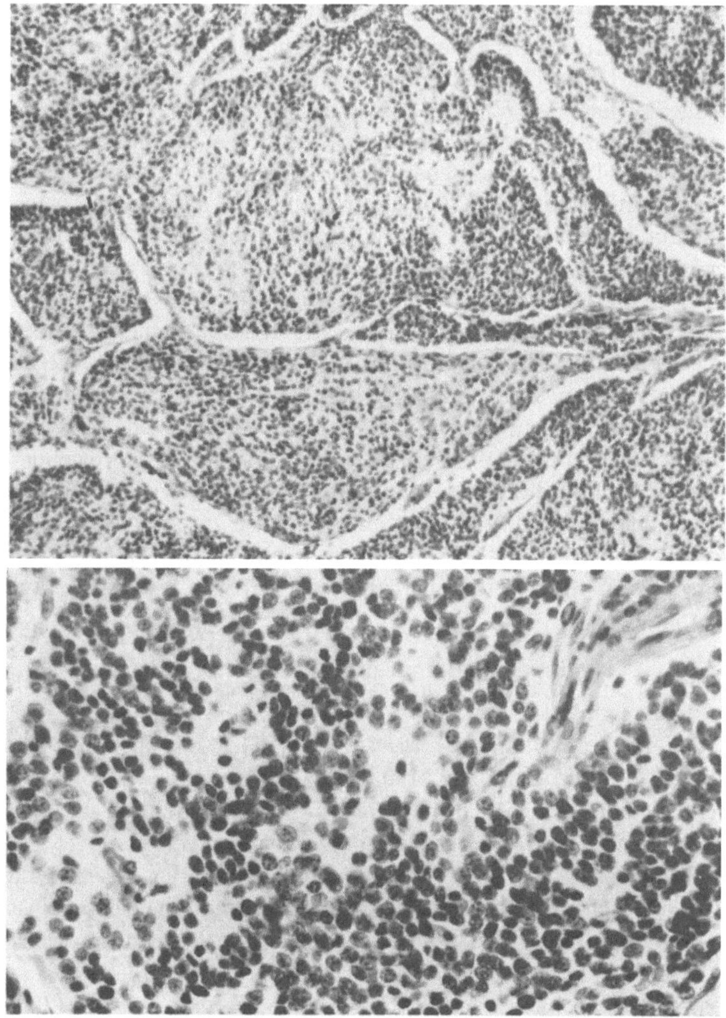

Abb. 54. Mediastinales *Sympathogoniom*.   Oben: Übersicht mit charakteristischer Felderung der
Geschwulststränge (Maßstab 120:1). Unten: Starke Vergrößerung und Andeutung einer Rosettenbildung
(Maßstab 320:1). SCH., JULIA, 4jährig (MB 806/65, Path. Inst. Zürich)

und 1600 g schwer bei einem 25jährigen Manne. Die Sympathogoniome insbesondere sind äußerst maligne, d. h. wachsen sehr rasch und metastasieren frühzeitig
in Knochensystem, Lymphknoten, Lunge, Pleura, Leber, Herzohr, Haut,
Gehirn, Zwerchfell, Milz. Sowohl der weiche Primärtumor als auch die Metastasen
können von großen Nekrosen, Blutungen, Zerfallsräumen durchsetzt sein, zugleich

auch stellenweise feinstäubige Kalkimprägnation aufweisen. Eine Seitenbevorzugung ist nicht erkennbar. Doch ist die Gesamtzahl der zuverlässig und nachprüfbar mitgeteilten Fälle für statistische Betrachtungen zu gering.

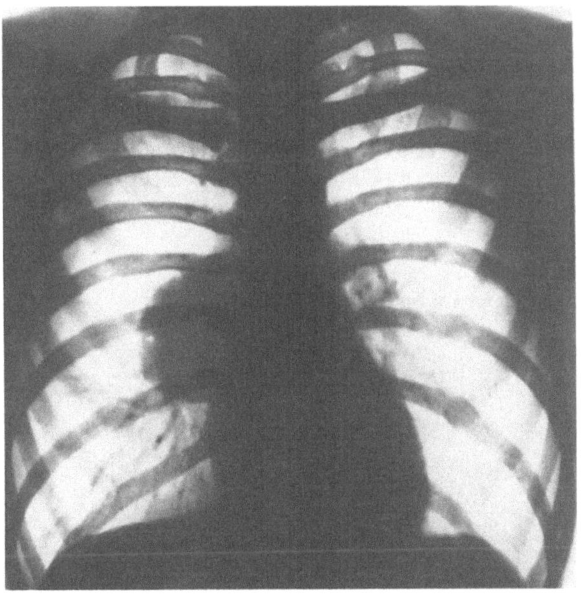

a

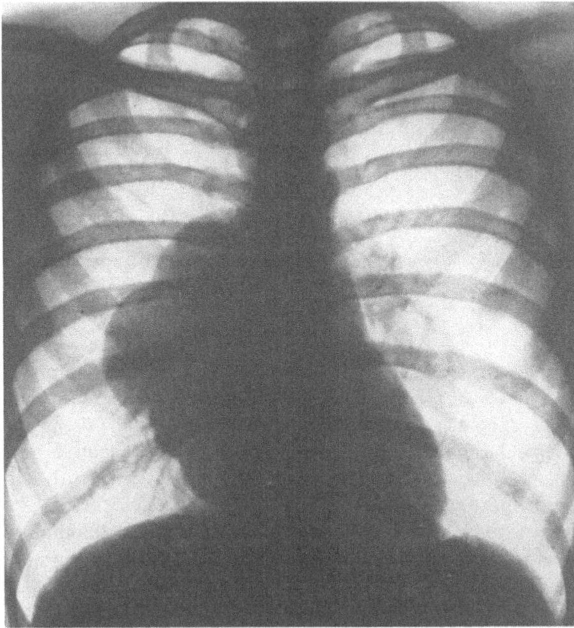

b

Abb. 55a u. b. 6 Jahre lang im Wachstum beobachtetes, zuletzt faustgroßes, mehrknolliges *Sympathoblastom* und *-goniom* des Mittelgeschosses der rechten Paravertebralregion des *Hinteren* Mediastinum. (E 1990/55, 22jährig, ♂). a Rö.-Aufn. 1952, b 1955

Daß ein Neuroblastoma sympathicum, Sympathoblastom + -goniom — eine andere Diagnose erscheint mir nicht möglich — auch über Jahre hinaus langsam wachsen oder sich während dieser Zeit erst zu einem solchen entwickeln kann, beweist der Fall eines 22jährigen Mannes (E 1990/55) mit faustgroßem, läppchenartig zusammengesetztem und septiertem Tumor des Mittelgeschosses der rechten Paravertebralregion des Hinteren Mediastinum nebst kleinen Fortsätzen in die III., IV. und V. Intercostalräume, alten Blutungen und Nekrosen, den ich der Freundlichkeit der Herren Kollegen M. BRANDT und E. GOHRBANDT verdanke. Die Geschwulst war bereits 6 Jahre vor der Operation im 15. Lebensjahr des Patienten in Taubeneigröße röntgenologisch gesehen, ihr Wachstum von Jahr zu Jahr verfolgt worden. Eines der weiteren Röntgenbilder aus dem 19. Lebensjahr sowie das letzte sind in Abb. 55a u. b wiedergegeben. Erst 2½ Jahre vor der Operation erzeugte die Geschwulst zirkuläre Brustschmerzen. Die *totale* Auslösung und Entfernung der Geschwulst mit ihren intercostalen Anteilen sei leicht gelungen. Der Patient soll örtliche Rezidive gehabt haben, die sich durch

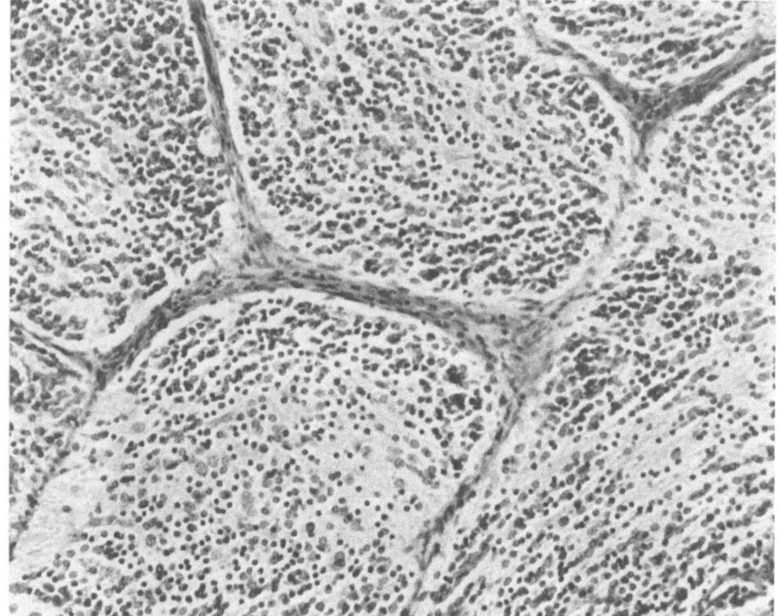

Abb. 56. Faustgroßes *Sympathoblastom* und *-goniom* des Mittelgeschosses der *rechten Paravertebralregion* des *Hinteren* Mediastinum (E 1990/55, 22jährig ♂). Läppchen(!)-bau. Starke Septierung. Isomorpher Zellcharakter. Mittlere Vergrößerung des Tumors Abb. 55a u. b

Bestrahlung zurückbildeten, ist zur Zeit (November 1957), das ist 2½ Jahre nach der Operation am Leben. Abb. 56 und 57 vermitteln die Kenntnis der Histologie. Mitosen sind vorhanden. Vereinzelt fanden sich einige degenerierte Ganglienzellen, was, falls sie nicht präexistent sind, vielleicht dafür spricht, daß der Tumor ursprünglich ein Ganglioneurom gewesen ist, welches sich erst allmählich, über das „Ganglioneuroblastom" (vgl. vorigen Abschnitt b), indem es immer unreifer wurde, zum Sympathoblastom und -goniom entwickelte.

Ein wirklich *angeborenes*, histologisch der Abbildung 47 vollkommen entsprechendes, höchstens noch etwas zellreicheres *Sympathoblastom* von Kleinhühnereigröße (4,8:3,5:3,5 cm) hatte ich Gelegenheit, bei einer 47 cm langen männlichen *Totgeburt* als Sektionsnebenbefund vielleicht erstmalig zu beobachten (S. 769/57, Todesursache: Intrakranielle Blutung infolge Tentoriumriß durch Geburtstrauma). Der ziemlich weiche, von Pleura mediastinalis und costalis überzogene, auf dem Schnitt weißlichgraue Tumor, in welchen der ober- und unterhalb gut isolierbare Nervus sympathicus sinister hineinzog,saß im Spitzen- und*Ober*geschoß der linken *Paravertebralregion* des Hinteren Mediastinum und haftete nur an der Wirbelsäule etwas fester.

Keine Metastasierung, keine sonstigen Geschwülste. Man fragt sich, in welcher Zeit dieses bereits zellreiche unreife Gewächs wohl den Tod hervorgerufen haben würde, falls das Kind die Geburt überlebt hätte.

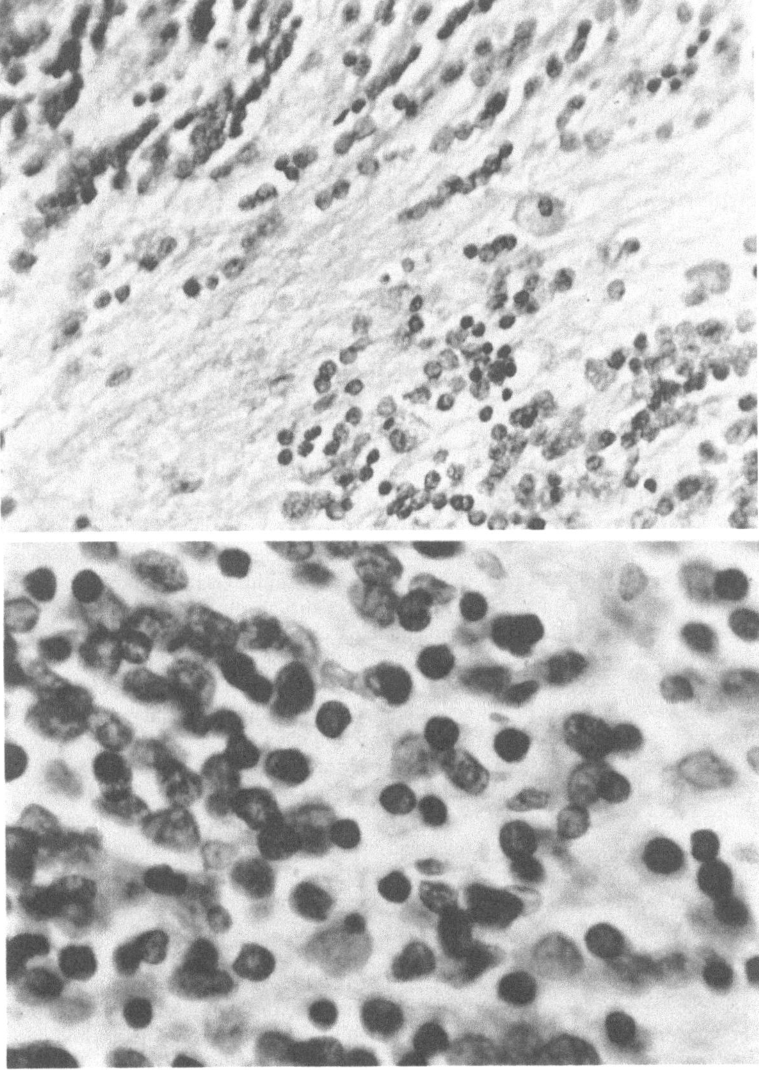

Abb. 57. Faustgroßes *Sympathoblastom* und *-goniom* des Mittelgeschosses der rechten Paravertebral-region des Hinteren Mediastinum. Oben: Zellanordnung in Reihen. Reichlich nichtkollagene Fasern. Starke Vergrößerung. Unten: Sympathogonien und Sympathoblasten gemischt. Sehr starke Vergrößerung (E 1990/55, 22jährig, ♂)

Anhangsweise sei ein Fall von *melanotischem Ganglienzelltumor* des Hinteren Mediastinum bei einem 34jährigen Mann erwähnt, den MILLAR (1932) veröffentlichte. SCHLUMBERGER (1951) sagt über ihn, daß die Geschwulst ihren Ausgang vom VII. Ganglion sympathicum thoracale sinistrum genommen habe. Teile von ihr waren aus wohldifferenzierten Ganglienzellen zusammengesetzt, die nach Meinung des Autors mit Melanin beladen waren. Andere pigmentfreie Zellbezirke wurden als Sympathicoblasten gedeutet. Die Metastasen bestanden aus pigmentierten und nicht pigmentierten Zellen. Der Fall ähnele nach SCHLUMBERGER den seltenen Melanomformen des Nebennierenmarkes. Wenn dies zutrifft, hat er vielleicht auch Beziehungen zum folgenden Kapitel der Paragangliome.

3. Paragangliome
(neuro-epitheliale Tumoren)

Hier ist eine normal-anatomische Vorbemerkung nötig. Es empfiehlt sich, wie BARGMANN (1956) es tut, in chromaffine und nichtchromaffine Paraganglien zu unterscheiden.

Zu den *chromaffinen*, adrenalinbildenden Paraganglien gehören, abgesehen von den großen Nebennierenmarklagern (,,Paraganglion suprarenale") zahlreiche kleinere *,,freie Paraganglien"*, und zwar der Größe nach:

1. das Paraganglion aorticum abdominale (Zuckerkandlsches Organ),

2. viele kleine, diffus verstreute im retroperitonealen Gewebe des ganzen Gebietes zwischen Nebennieren und Keimdrüsen beiderseits,

3. ebensolche *entlang* dem *Nervus sympathicus* (Beziehung zum Mediastinum!),

4. nahe der Samenblase,

5. im Plexus utero-vaginalis.

Außerdem findet man chromaffine Zellgruppen und Einzelzellen *in* den Ästen und Ganglien des Nervus sympathicus, wie denn überhaupt das gesamte Chromaffine Paraganglionäre System dem *Sympathicus* zugehört und als adrenalinbildendes Nebenorgan desselben aufgefaßt wird (KOHN 1903 und 1930, WATZKA 1939). Allerdings beginnen die freien Paraganglien sich beim Menschen bereits am Ende des 2. Lebensjahres zurückzubilden. Um die Pubertät ist der Involutionsvorgang abgeschlossen, vor allem die Chromaffinität der atrophisch gewordenen epithelialen Zellen verloren gegangen. Das Nebennierenmark bleibt allein als chromaffines Organ erhalten.

Die *nicht chromaffinen* (nicht adrenalinbildenden) ,,Paraganglien", welchen Namen man trotz gewisser Einwände ruhig beibehalten sollte, gehen aus dem *Parasympathicus*, also N. vagus und glossopharyngeus hervor (,,Parasympathische Paraganglien", CLARA 1938, WATZKA 1939). Es sind dies beim Menschen von cranial nach caudal:

1. die vielleicht miteinander zusammenhängenden Paraganglia jugulare et tympanicum am Bulbus jugularis (Foramen jugulare) sowie entlang dem Ramus tympanicus des N. glossopharyngeus (GUILD 1941, LATTES u. WALTNER 1949).

2. das P. intervagale, nur aus kleinen Zellgruppen in engster Verbindung mit dem Ganglion nodosum des N. vagus bestehend (WHITE 1935),

3. P. caroticum (Glomus caroticum),

4. *P. supracardiale* (im Mediastinum! — PENITSCHKA 1931). Letzteres umfaßt *mehrere* kleine, nach Zahl und Größe wahrscheinlich inkonstante, rundlich-ovale Gebilde, ebenfalls oft nur Nester von Zellgruppen, die am oder in der Nähe vom *Aortenbogen* liegen und deshalb den Namen ,,*Aortenkörperchen*" (,,aortic bodies", ,,aortic arch-bodies") erhalten haben. Die erste Beschreibung erfolgte durch BIEDL und WIESEL (1902). Die Körperchen finden sich nach BOYD (1937) vorzugsweise an vier Stellen im lockeren Binde- und Fettgewebe:

1. nahe dem Ursprung der A. anonyma,

2. vorn seitlich am linken (absteigenden) Teil des Aortenbogens,

3. zwischen Aortenbogen und Arteria pulmonalis, ziemlich genau im Winkel, den der Ductus arteriosus (BOTALLI) mit dem absteigenden Bogenteil der Aorta bildet,

4. auf der rechten Seite und Oberfläche des Stammes der A. pulmonalis nahe der Abgangsstelle der linken Coronararterie.

Die letzten beiden wurden früher auch als P. supracardiale superius et inferius bezeichnet. Alle vier Aortenkörperchen stehen, wie in dem in Abb. 58 wiedergegebenen Diagramm von LE COMPTE (1951) kenntlich gemacht ist, mit dem N. Vagus durch feine Fäserchen in Verbindung. Das „untere" P. supracardiacum (an linker Kranzarterie) soll jedoch auch Beziehungen zum Sympathicus haben und chromaffine (!) Zellen enthalten. Letzteres gilt auch, wie KOHN (1930) schon anmerkte, für das P. caroticum. Doch sei dies keineswegs regelmäßig der Fall und beträfe nur einzelne Zellen (E. HERZOG 1955).

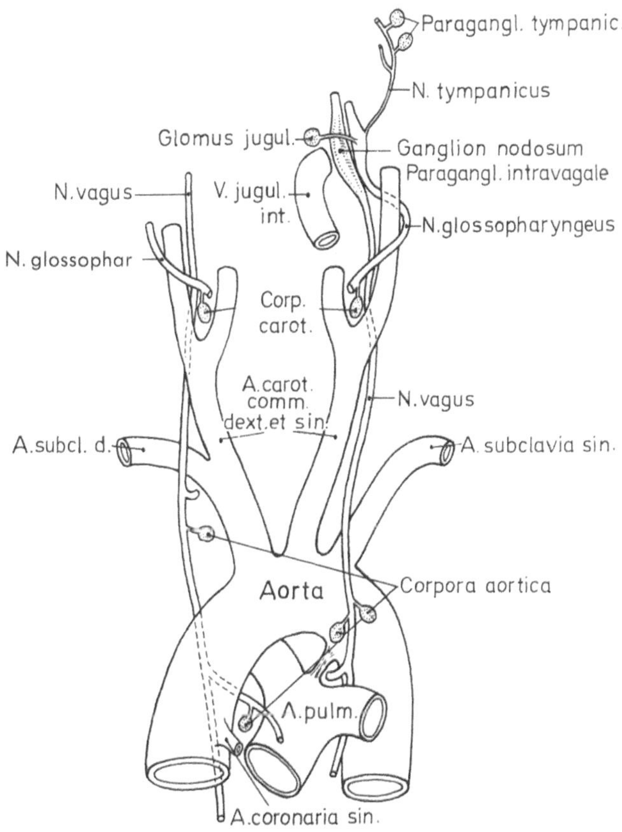

Abb. 58. „Diagramm der *Chemoreceptor-Organe* und ihre anatomischen Beziehungen" aus LE COMPTE: Tumors of the Carotid Body and related Structures. Atlas of Tumor Pathology, Plate I. Washington: Armed Forces Inst. of Pathology 1951

(Übersetzung:)

links:	rechts:
Glomus jugulare	Nervus tympanicus und Paraganglion tympanicum
Nervus vagus	Ganglion nodosum
Nervus glossopharygeus	Paraganglion intravagale
	Nervus glossopharyngeus
Carotisdrüse	Carotisdrüse
Aortendrüsen	Nervus vagus
linke Arteria coron.	Ductus arteriosus

Hierdurch wird die frühere einseitige Alternative, die im Vegetativen Nervensystem längst nicht mehr am Platze ist, auch in diesem Bereiche der Paraganglien morphologisch überbrückt. Damit beginnt aber auch die Problematik der Einteilung, die sich bei den Geschwülsten naturgemäß potenziert, um so mehr, als der feingewebliche Nachweis der Chromaffinität, sei es aus welchen Gründen, eine ziemlich prekäre Sache ist.

Sind die chromaffinen P. Adrenalinbildner, so üben die nichtchromaffinen P., wie seit DE CASTRO (1926, 1927/28) als Erstem, sodann HEYMANS und BOUCKAERT (1939), COMROE

(1939), Schmidt und Comroe (1940) bekannt ist, *chemorezeptive* und *-regulatorische* Funktionen für die Blutzusammensetzung und Atmung aus. Dripps und Comroe (1944) haben im einzelnen gezeigt, daß die Chemoreceptor-bodies oder „*Chemodektoren*" die qualitativen und quantitativen Veränderungen der Blutzusammensetzung nicht nur perzipieren, sondern auf den Abfall der O_2-Spannung und des pH des Blutplasma, ferner den Anstieg der Bluttemperatur auch antworten, sie also kontrollieren und regulieren, mit anderen Worten, daß sie die *Konstanz* physikalischer und chemischer Zustände des strömenden Blutes *aufrechterhalten*. Auch einige Drogen werden „überwacht". Die Impulse gelangen über den Vagus zu den vasomotorischen und respiratorischen Zentren des verlängerten Markes. Wie Hollinshead (1940), Le Compte (1951) und Duncan und McDonald (1954) erörtern, ist die Natur der epithelartigen Zellen der Chemodektoren zwar noch nicht über allen Zweifel erhaben, doch halte ich es mit Hammond (1941) und vor allem Bloom (1943) für das Wahrscheinlichste, daß es sich bei den nichtchromaffinen P. ebenfalls um neuro-epitheliale Zellen handelt.

Weitere Untersuchungen zur Morphologie und Lokalisation zum Parasympathicus gehörender Zellgruppen unternahmen Krahl (1962), Heyers (1963) und vor allem Blessing (1963/64). Besonders letzterer steuerte auf Grund einer lückenlosen Serienschnittuntersuchung von 3600 Schnitten durch den Suprakardialraum eines durch Unfall verstorbenen, gesunden 4wöchigen männlichen Kindes ein reichhaltiges Lokalisationsschema mit 56 Zellgruppen und -grüppchen bei. — Ein Lageschema der Aortenkörperchen beim *Hund*, worauf wegen der dort *zuerst* beobachteten Chemodectome hinzuweisen ist, findet sich bei Nonidez (1935).

Den beiden Hauptgruppen von Paraganglien entsprechend, müssen wir auch die *wenigen* bisher bekannt gewordenen, ihnen zugehörig erscheinenden *mediastinalen Tumoren* — sie sind wirkliche Raritäten — einzuteilen versuchen. Hierbei macht sich besonders die schon erwähnte Schwierigkeit geltend, am meist nicht sehr frischen und infolge zu späten Darandenkens unzweckmäßig vorbehandelten Sektionsgut, die Chromaffinität nachträglich beweisen oder exakt ausschließen zu können. Nur in Ausnahmefällen pflegt die vorausgegangene klinische Untersuchung wegweisend zu sein. So lassen die Mehrzahl der Fälle sowie auch der eigene Fall in dieser Beziehung sensu strictiori im Stich. Nun braucht man aber von einem Neoplasma und gar einem unreifen, selbst wenn es topographisch und nach unserem histologischen Urteil offensichtlich dem chromaffinen System angehört, nicht zu verlangen, daß es zu jeder Zeit oder überhaupt hormonal aktiv und chromaffin sei. Es ist ganz sicher, daß selbst typische „Phaeochromocytome" und „-blastome" des Nebennierenmarkes (!), wo sie ja recht eigentlich und in bisher ziemlich großer Zahl zu Hause sind, mitunter nur sehr wenige oder gar keine chromaffinen Körnchen enthalten, weshalb man sie also eigentlich ausgliedern oder mindestens anders bezeichnen müßte, falls man der Chromaffinität eine in bezug auf das Wesen der Tumoren ausschlaggebende Bedeutung beimessen wollte. Ich vermag meinerseits nicht so weit zu gehen, denn im Pathologischen herrscht eben das Pathologische, und das ist zuweilen die unbegrenzte Variation. So könnte es z. B. sein, daß ein abartiges, chemisch unvollkommenes Adrenalin gebildet wird, was wiederum der Grund dafür sein kann, daß, wie Podloucky (1940) mitteilte, nur die Hälfte von 20 Phaeochromocytomen des Schrifttums (während eines bestimmten Zeitraumes) die klinischen Zeichen einer Hyperadrenalinämie, insbesondere Hochdruck hervorgerufen hat, ohne damit sagen zu wollen, daß chromaffines „Pigment" mit Adrenalin identisch sei. Beweisend für Adrenalin ist bekanntlich überhaupt nur der physiologische Versuch. Auch eine positive Argyrophilie bei Anwendung von Versilberungsmethoden kann ihn nicht ersetzen. Um aber die Frage des zu fordernden Nachweises der Chromaffinität abzuschließen, sei nur auf die Parallele der zuweilen sehr großen amelanotischen Gebiete im Primärtumor und besonders in den Metastasen der Melanoblastome hingewiesen, welche dadurch wohl ein uns willkommenes Diagnostikum, nicht aber Charakter und Wesen verlieren. So werden wir also mit Vorsicht und Reserve auch dann „sympathische Paragangliome" diagnostizieren, wenn hormonale Wirksamkeit und Chromaffinität, bei sonstigem klassischem Habitus und Sitz, nicht sicher genug festgestellt werden konnten. Ob man solche Paragangliome aber als „Phaeochromo"cytome bzw. -blastome bezeichnen soll, ist eine andere Frage.

a) Sympathische Paragangliome

α) *Phaeochromocytome und -blastome (hormonal-aktive, chromaffine P.)*

Histologisch unterscheiden sich die Phaeochromocytome und -blastome des Mediastinum in nichts von den chrombraunen Geschwülsten der anderen Paraganglien, z. B. des Zuckerkandlschen Organs und vor allem der Nebennieren. Gemeinsam ist allen Phaeochromgeschwülsten der *epitheliale* Zellcharakter, der große *Reichtum* an mittleren und kleinen *Blutgefäßen*, zu denen die Tumorzellen nach Art einer Drüse mit innerer Sekretion in charakteristische Beziehung treten, die Neigung zu Blutungen, Hämosiderinablagerungen, regressiven Veränderungen verschiedenster Art (Abb. 59).

Über die äußerst spärlichen, nachweislich hormonal-aktiven und (oder) chrom-affinen Tumoren des *Mediastinum* ist zusammenfassend zu sagen, daß sie mit dem Sympathicusgrenzstrang zusammenhängen, dementsprechend in der Para-vertebralregion des Hinteren Mediastinum und eigenartigerweise fast sämtlich

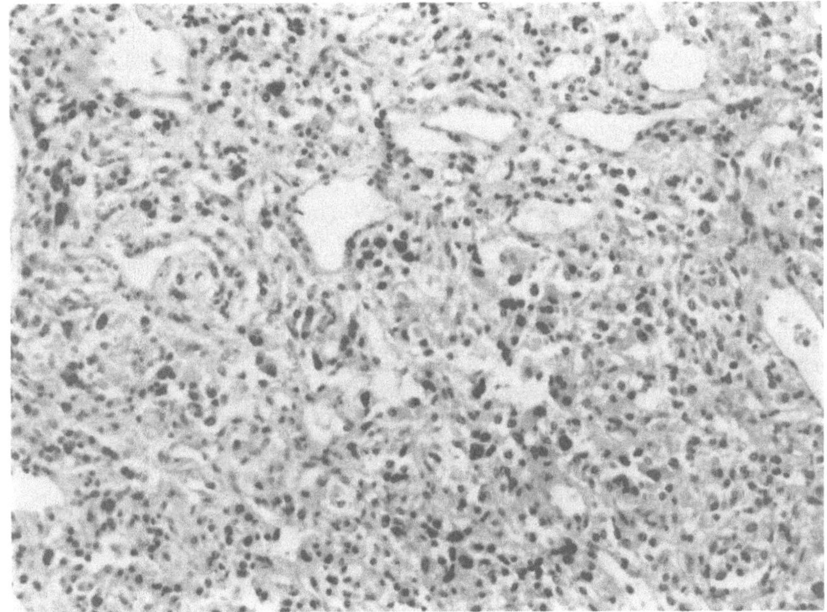

Abb. 59. Mediastinales *Phaeochromocytom* mit ausgeprägter Pleomorphie. Maßstab 140:1. Z., Heinrich, 36jährig (MB. 2356/53 und SN. 1541/54, Path. Inst. Zürich)

auf der *linken* Seite zur Entwicklung kommen. Man findet sie nur bei *Erwachsenen*, am häufigsten zwischen dem 30. und 40. Lebensjahr. Ein Geschlechtsunterschied scheint nicht zu bestehen. Im allgemeinen sind sie gutartig.

Der erste klinisch richtig diagnostizierte Fall ist der von Maier (1949) und betrifft einen 25jährigen Mann mit einem Hochdruck von RR 220/110. Nach der operativen Entfernung des im Mittelgeschoß der linken Paravertebralregion, direkt am obersten Teil der Aorta descendens sitzenden, kleinen, aber typischen Phaeochromocytoms wurde der Blutdruck normal, betrug $2^1/_2$ Monate später 140/80. Über „Phaeochromocytome und Hypertonie" sowie die chirurgische Heilung einer chronischen (!) Hypertonie, die durch ein kleines Phaeochromocytom des linken thorakalen Grenzstranges bei einer 22jährigen Frau hervorgerufen wurde, siehe Nissen (1949). — Wer weitere Fälle von Paragangliom im allgemeinen kennenlernen und näher studieren will — siehe bei Philips (1940) sowie Overholt, Ramsay und Meissner (1950), auch Godwin u. Mitarb. (1950). Ob einige der von Cahill (1953) gesammelten Literaturfälle hier-her gehören, ist mehr als zweifelhaft, da zwei das rechte und einer das linke „Aortenganglion" betreffen sollen. — Hiermit sind die Möglichkeiten bereits so gut wie erschöpft. Gewisse Lite-raturangaben erweisen sich als irrig.

Als ein Musterbeispiel — welches zugleich das einzige seiner Art geblieben ist — für ein
unreifes und destruierend wachsendes, jedoch nicht metastasierendes mediastinales *Phaeochromoblastom* sei Nordmanns und Lebküchners (1931) Fall einer 35jährigen Frau angeführt.
Sie hatte seit $1^1/_2$ Jahren Schweißausbrüche, Zittern, Atemnot, Haarausfall, Gewichtsabnahme,
Mattigkeit und einen Blutdruck von 200/125 und mehr. Bei der *Sektion* fand sich ein faustgroßes, zwar nicht chromierbares, aber die *Vulpian*-Reaktion schwach gebendes, sich im
Adrenalin-Versuch am Froschauge und -herz *positiv* verhaltendes, histologisch sehr charakteristisches *Phaeochromoblastom* des Untergeschosses der linken Paravertebralregion in Höhe
des 7. und 8. Brustwirbels. Der kapselfreie Tumor war zum Teil weich, hatte nach Zerstörung
des Wirbelknochens das Rückenmark komprimiert und eine Querschnittslähmung erzeugt.

Löblich (1953) bezeichnet seine Sektionsbeobachtung eines „multizentrischen Phaeo-
chromoblastoms" als den „zweiten bösartigen Fall seit Nordmann und Lebküchner" (s. oben)
wohl mit einigem Recht. Ob es sich aber bei dem 48jährigen Mann mit den 9 und 6 cm im
Durchmesser betragenden Tumoren *beider Nebennieren* (!) und dem im Ober- und Mittelgeschoß der linken para- und prävertebralen Regionen weitgehend infiltrierend und destruierend wachsenden Tumor — 5. und 6. Brustwirbel und Dura spinalis waren durchwuchert,
das Rückenmark komprimiert, Oesophagus und Trachea ummauert, Ganglion stellatum
zerstört, linke Pleurakuppel, Lungenspitze und linke untere Halsseite durchwachsen — um
eine, wie L. meint, „entdifferenzierte Systemerkrankung" (Zuckerkandlsches Organ z. B.
war offenbar frei) und nicht eventuell eine mediastinale Metastasierung von den Nebennieren
aus entlang der Wirbelsäule, dem Oesophagus oder auch Grenzstrang handelte, dürfte vielleicht
als eine noch offene Frage angesehen werden. Metastasen in anderen Organen bestanden nicht.
Der mitosenreiche, meist sehr zellreiche, groß- und polymorphzellige, gelegentlich „epitheliale"
Tumor gab „nur teilweise" die Chromreaktion. Der protokollarischen Beschreibung nach kann
man sie auch ebenso gut als negativ ansehen. Die *Vulpian*-Reaktion war negativ. Der biologische Test am Froschauge ergab „sehr geringen Adrenalingehalt". Da das Geschwulstgewebe
stellenweise auch reichlich kleine Zellen enthielt, die Sympathogonien sein können (Herr
Kollege Löblich war so liebenswürdig, mir Einsicht in die Präparate zu gewähren), darf
der Fall vielleicht auch als ein *Mischfall* Bedeutung gewinnen und somit, wenn auch entfernt,
an jenen anderen von Wahl und Robinson (1943) anklingen, bei dem es sich um ein mediastinales Sympathoblastom handelte, welches große Lager von „Phaeochromocytoblasten" und
unreifen Schwannschen Zellen enthielt und im ganzen Knochensystem sowie in Lungen, Leber,
Pankreas, Lymphknoten metastasierte.

β) *Paragangliome*
(ohne Chromaffinität, ohne Adrenalinämie)

Paragangliome, bei denen *weder* hormonale Aktivität bemerkt oder bekanntgegeben, *noch* Adrenalin oder chromaffine Körnchen nachgewiesen oder nachzuweisen versucht wurden (hormonal-inaktive, nichtchromaffine sympathische P.).

Sie haben den gleichen Bau wie die vorigen und könnten von Liebhabern der
Paradoxie als „achromaffine Phaeochromocytome" (à la amelanotische Melanome)
bezeichnet werden.

Der am zuverlässigsten, äußerst anschaulich und erschöpfend beschriebene und gut abge-
bildete, lange Zeit überhaupt einzige Fall eines sicheren mediastinalen Paraganglioms ist der
von Miller (1924) und betraf eine 39jährige Frau. Der doppeltkastaniengroße, 32 g schwere
Tumor wurde bei der Sektion als Zufalls- und Nebenbefund erhoben, war von spiegelnd glatter
Pleura überzogen, abgekapselt, saß an der Grenze von Mittel- und Untergeschoß (Ansatz der
6. Rippe) der rechten Paravertebralregion des Hinteren Mediastinum, hatte milzartige Konsistenz, ockerfarbige, gefäßreiche Schnittfläche. Kein sicherer Nachweis von Chromaffinität,
doch fanden sich sehr reichliche Sekretkugeln in den polymorphen, wenig chromatinreichen
Kernen der polyedrischen, plasmareichen, verschieden großen und leicht basophil granulierten
Zellen. Die Kugeln können mit einiger Reserve in Analogie zu den Befunden bei echten
Phaeochromocytomen des Nebennierenmarkes und Zuckerkandlschen Organs als Kern-
adrenalin gedeutet werden. Darüber hinaus ist auf den Capillar- und Blutgefäßreichtum,
ja auf kavernomartige Blutgefäßräume mit muskulöser und muskulös-elastischer Wandver-

stärkung, starke ödematöse Durchtränkung des Stroma und dessen zum Teil narbig hyaline
Umwandlung als für diese Geschwulstart ebenfalls typische Veränderungen hinzuweisen.

Dem Millerschen Fall sei als zweiter, nicht weniger charakteristischer folgender *eigener* Fall
angeschlossen, hier erstmalig mitgeteilt und abgebildet, der insofern für die bewanderten pathologisch-anatomischen Leser vielleicht ein zusätzliches Interesse gewinnt, als durch ihn die
lange bestehende Unkenntnis dieser im Mediastinum außerordentlich seltenen Geschwulstform
durch die tastenden Fehlurteile mehrerer sehr namhafter Pathologen und Geschwulstkenner
belegt wird. M. Borst hielt ihn, laut brieflicher Mitteilung an mich, für ein ,,proliferierendes
Angio-Endotheliom, nicht sicher gutartig", B. Fischer-Wasels für eine ,,epitheliale Mißbildung, noch gutartig, obwohl . . .", R. Rössle für ein ,,Endotheliom" und fand ,,Ähnlichkeit
mit Schleimbeuteltumoren", ein Vierter meinte, daß am ehesten ein Chordom in Betracht
gezogen werden müsse. Der Blick auf einige der Abbildungen (Gefäßreichtum, wabige

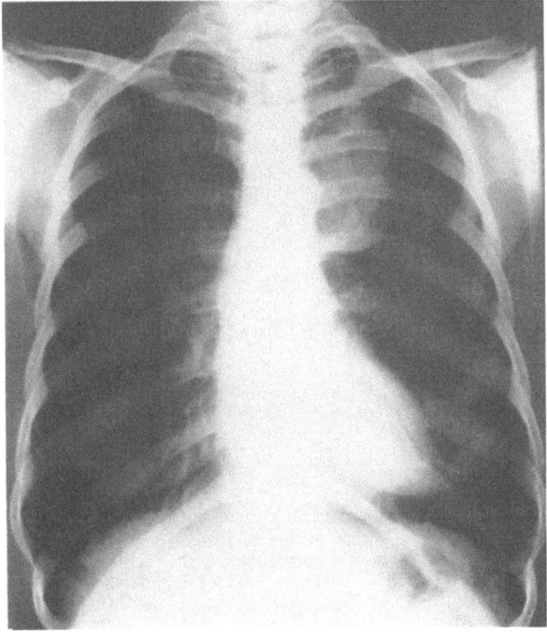

Abb. 60. 47jährige Frau mit über 20 Jahre bestehendem *hühnereigroßem Paragangliom* des Ober- und
Mittelgeschosses der *linken Paravertebralregion* des Hinteren Mediastinum. (E 1399/41 = S. 823/41)

Zellen) läßt, mangelnde Gegenwärtigkeit der Paragangliomstrukturen aus eigenem Erleben
vorausgesetzt, die Irrmeinungen begreiflich erscheinen. Bei der 47jährigen Frau war die
operativ entfernte, *hühnereigroße*, einseitig abgeflachte, ziemlich derbe Geschwulst (E 1399/41)
im Ober- und Mittelgeschoß der *linken* Paravertebralregion in Höhe des III.—VI. Brustwirbels dorsal der Vena hemiazygos, den Aortenbogen nicht ganz erreichend (Abb. 60), seit 19
Jahren in etwa gleicher Größe bekannt und, weil links oberhalb des Herzens und im Rücken
Schmerzen empfunden wurden, schon damals bestrahlt worden. Der Tod erfolgte $2^1/_2$ Monate
nach der Thorakotomie an Pleuraempyem links, Status septicus, Endocarditis verrucosa,
Marasmus (S. 823/41, Körpergewicht 35 kg, Körpergröße 1,43 m). Blutdruckmessungen haben
nicht stattgefunden. Herzgewicht 215 g. Nieren, Nebennieren, übriger Sympathicus, Paraganglion o. B. Die *histologischen* Abbildungen 61 bis 67 zeigen die nebennierenmarkähnliche,
epithelial-syncytiale, auch netzförmige Feinstruktur, die oft ,,alveoläre" und peritheliale
Anordnung der plasmareichen, polyedrischen, sehr verschieden großen, auch riesen- und
mehrkernigen Zellen, viele, auch große, zum Teil reichlich glatte Muskulatur (à la Neben-
nierenzentralvene) aufweisende Gefäßkonvolute mit allen Formen der fibrös-hyalinen Dick-
wandigkeit und Lichtungsverödung, ferner das auf große Strecken reiche, sehr lockere ödematöse ,,Stroma" der Geschwulst mit zahlreichen eingestreuten kleinen, zugrunde gehenden

Paragangliomzellnestern. Größere hyalin-narbige Stromapartien, zum Teil mit erheblichen Verkalkungen (Bestrahlungsfolgen?), die auch vorhanden sind, sowie frische und alte Blutungen und die atrophischen Reste des subkapsulär auffindbaren Grenzstrangganglion wurden hier nicht abgebildet. Am Formolmaterial gelangen weder der Nachweis der Chromaffinität noch von Glykogen oder Lipoiden im Plasma der Geschwulstzellen. Dagegen war in den Muskelzellen der Gefäßwände, in Pleuradeckzellen und Leukocyten die Glykogenprobe stark positiv, in den dystrophisch-hyalinen Gefäßwänden die Sudanfärbung teilweise stark positiv.

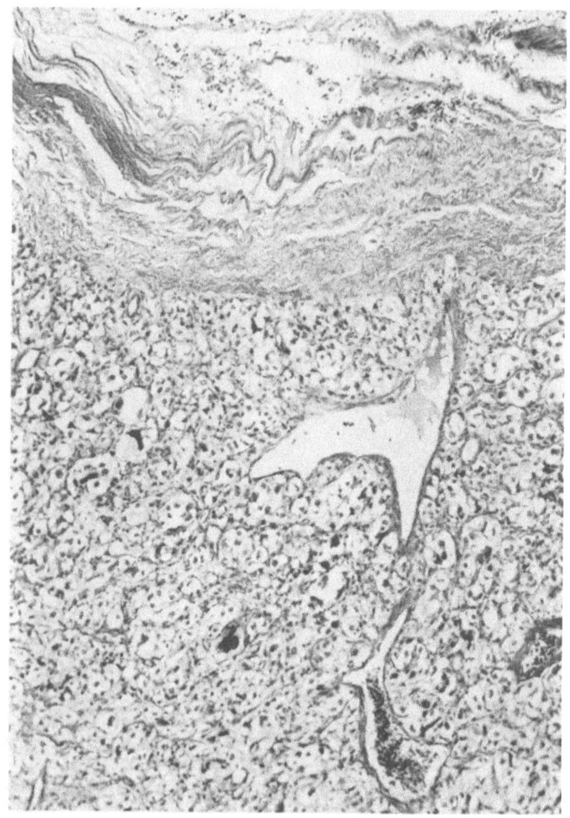

Abb. 61. Hühnereigroßes *Paragangliom* des Ober- und Mittelgeschosses der *linken Paravertebralregion*. *Parenchym-* und *gefäßreicher* Außenbezirk mit Kapsel. Vielgestaltige wabige, auch großkernige Geschwulstzellen (E 1399/41, 47jährig, ♀)

b) Parasympathische Paragangliome

(Chemoreceptorentumor, *Chemodectom*, aortic body-tumor, aortic arch body-tumor, *Paraganglioma aorticum thoracale* sive *supracardiale*, Tumor glomeris aortici).

Der *Feinbau* entspricht dem der „Glomus (Paraganglion) caroticum-Tumoren". Bekanntlich weisen diese bei grundsätzlicher Ähnlichkeit eine Vielzahl von Spielarten auf, die sich bei den *spärlichen mediastinalen* Chemodectomen in dieser Mannigfaltigkeit noch nicht realisierten. Die größte und beste Wiedergabe von histologischen Strukturtypen aller Variationen der „Carotid body-tumors" findet sich bei LE COMPTE (1951). Drei gute Bilder zeigt auch v. ALBERTINI (1955). Aufschluß über die Lokalisation gibt die Skizze von GIN-HUA CHIU und CARVALHO (1959,— Abb. 68).

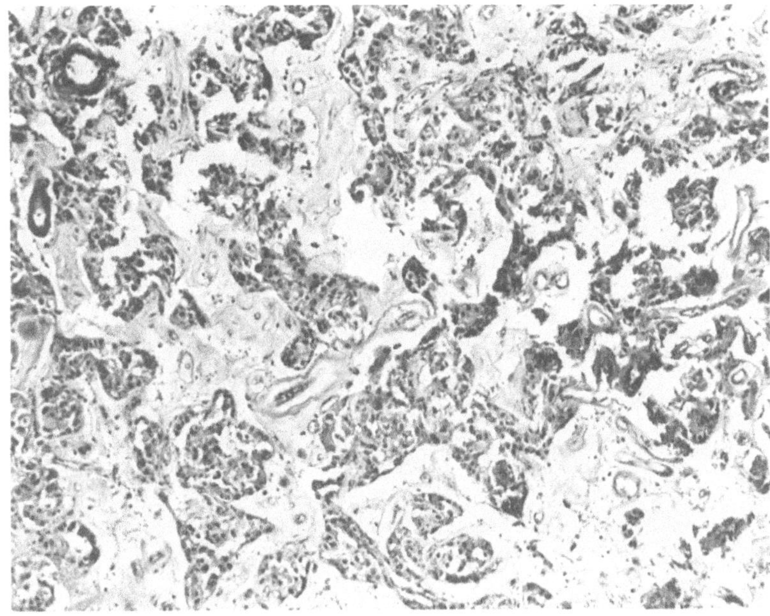

Abb. 62. Hühnereigroßes *Paragangliom* des Ober- und Mittelgeschosses der *linken Paravertebralregion*.
Epitheliale Zellkomplexe, zum Teil mit starken regressiven Veränderungen, und reichlich ödematöses
Stroma. (E 1399/41, 47jährig ♀)

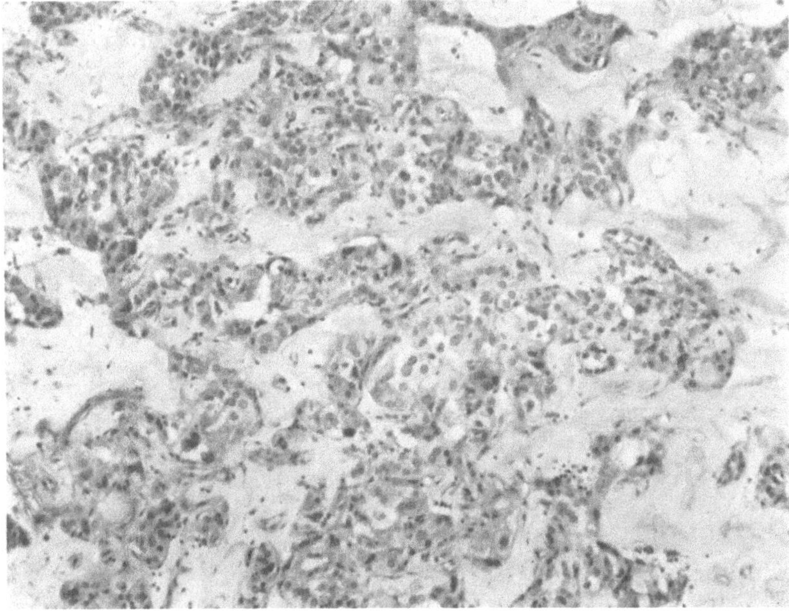

Abb. 63. Hühnereigroßes *Paragangliom* des Ober- und Mittelgeschosses der linken *Paravertebralregion*.
Mehr plasmatische, nicht wabige, aber polymorphkernige Zellkomplexe. Viel ödematöses „Stroma".
(E 1399/41, 47jährig, ♀)

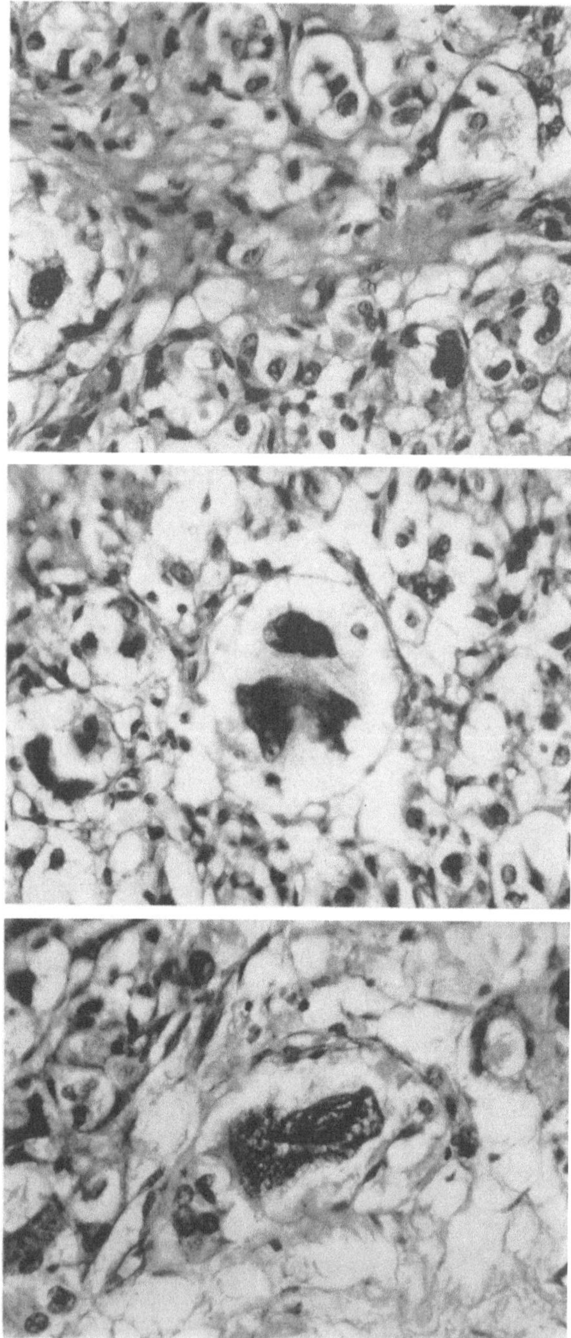

Abb. 64. Hühnereigroßes *Paragangliom* des Ober- und Mittelgeschosses der linken *Paravertebralvegion*. Starke Vergrößerung aus parenchymreichen Teilen der Abb. 61. Reichlich groteske Zellkernformen. (E 1399/41, 47jährig, ♀)

Nachdem BLOOM (1943) als erster bei zwei Hunden, Boston-Terriern von 9 und 14 Jahren, zwei gutartige Geschwülste an der Herzbasis beschrieben hatte, die wahrscheinlich von Aortenglomera ausgingen (wobei er auf drei ältere Literaturfälle aufmerksam machte, die von den Autoren als Sympathogoniome gedeutet waren), berichtete MULLIGAN (1950) über fünf ähnliche Tumoren, ebenfalls bei fünf (männlichen) Hunden und schuf den Namen „*Chemodectom*", der sich einzubürgern scheint. Weitere einschlägige „Herzbasisgeschwülste" bei Hunden nebst Betrachtungen über ihre Genese finden sich in der Folgezeit bei STÜNZI (1952), STÜNZI u. TEUSCHER (1953) sowie NILSSON (1955).

Nach MULLIGANS Definition ist das Chemodecton ein „Neoplasma aus Chemoreceptor-(Chemodector-) Zellen, welche mit der Verzweigung der parasympathischen

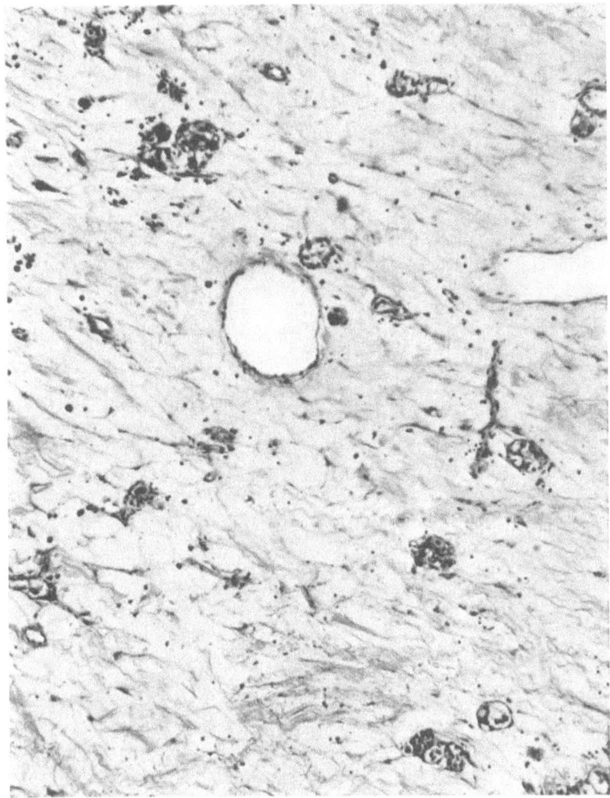

Abb. 65. Hühnereigroßes *Paragangliom* des Ober- und Mittelgeschosses der linken *Paravertebralregion:* Charakteristische ausgedehnte *Stroma*partien, in denen das epitheliale Geschwulstparenchym zugrunde gegangen ist. (E 1399/41, 47jährig, ♀)

Nerven vergesellschaftet sind oder von der Adventitia der Blutgefäße aus Strukturen hervorgehen, die aufs engste mit afferenten Nervenfasern in Verbindung stehen, oder Zellen schließlich, welche entlang den Zweigen und in den Ganglien der Nervi glossopharyngeus und vagus vorkommen".

Beim *Menschen* berichtete nach amerikanischer Auffassung erstmalig LATTES (1950), nach der richtigen jedoch wahrscheinlich SIEGMUND (1948) über ein allerdings bösartiges, — was nicht die Regel ist, — „parasympathisches Paragangliom": Bei einem 46jährigen Manne mit Cushingscher Krankheit und Landouzyscher Tuberkulose fand sich ein gänseeigroßes, höckeriges, weißes, ziemlich derbes, von gelblichen Nekrosen durchsetztes, in thorakale Lymphknoten, Lunge und Leber metastasierendes, „*epitheliales*" Gewächs im Ober- und Mittelgeschoß des Retrosternalraumes. Histologisch zeigte es überall den gleichen Aufbau aus in geschlossenen Verbänden wachsenden, mittelgroßen Epithelzellen, die „alle Eigentümlichkeiten der hellen, großkernigen, mit Silbergranula ausgestatteten *neuro-hormonalen* Zellen besitzen und auch bezüglich Lagerung und Schichtungsneigung an die nicht-chromaffinen parasympathischen Paraganglien (Glomus caroticum, Paraganglion supracardiale) erinnern". Gleichzeitig vermutet jedoch SIEGMUND — beweisen ließe es sich nicht —, daß der Tumor auch vom Thymus ausgegangen sein könne, weil noch spärliche Reste von Rindensubstanz desselben in den Randteilen des Tumors histologisch nachweisbar waren. (Ich habe in einem früheren Kapitel — L IV, Cystische Teratome — ausgeführt, daß eine solche Begründung nicht durchschlagend ist.)

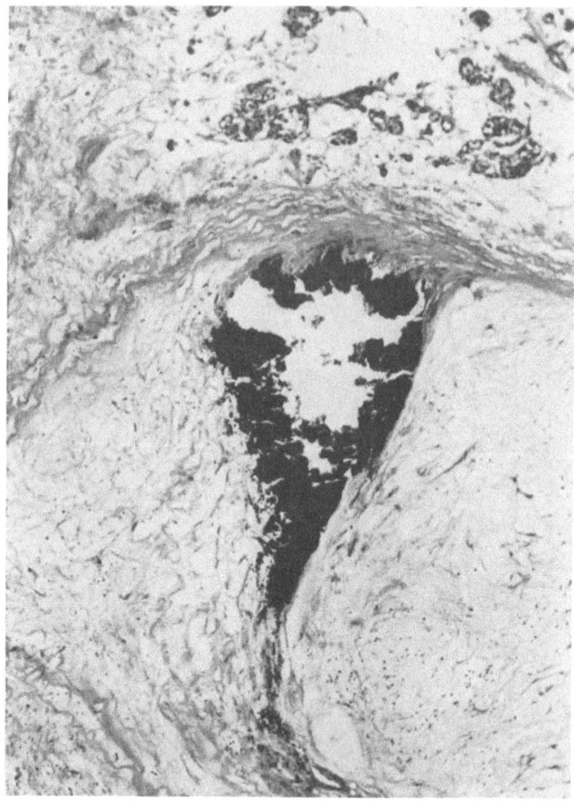

Abb. 66. Hühnereigroßes *Paragangliom* des Ober- und Mittelgeschosses der *linken Paravertebralregion*: Das Gleiche oben noch sichtbar. Alte grobe *Schwielenbezirke* mit *Verkalkung* unten und in der Mitte. (E 1399/41, 47jährig ♀)

Mit einiger Reserve mag BRINDLEYS (1949) veröffentlichter 5:3 cm messender „Glomus Tumor of the Mediastinum" hierher gehören, der sich bei einer 29jährigen Frau im „Hinteren Mediastinum" entwickelte und aus Gefäßräumen, die von kubisch-epitheloiden Zellen umgeben sind, bestand und viele marklose Nervenfasern enthielt. Weitere mikroskopisch völlig identische Tumoren fanden sich in der linken Leistengegend und im rechten Bein (Metastasen ?: oder umgekehrt ?). FERGESONS Mitarbeiter (S. 561 und 562) haben die Geschwulst begutachtet und als typischen Glomustumor anerkannt.

LATTES (1950) teilt zwei mediastinale „non-chromaffine Paragangliome" mit, von denen wohl mindestens eines eindeutig von einem *Aortenbogenkörperchen* seinen Ausgang nahm:

Der als Nebenbefund bei der Sektion eines 35jährigen Mannes (der Tod erfolgte an bulbärer Poliomyelitis) gewonnene kleine Tumor von 1,2 cm Durchmesser saß in der Aorten-Adventitia, neben dem obliterierten Ductus *Botalli*. Eine histologische Abbildung findet sich bei LE COMPTE (1951), Fig. 20. Ferner fand sich eine gleichartige kleine Geschwulst von 2 cm Durchmesser

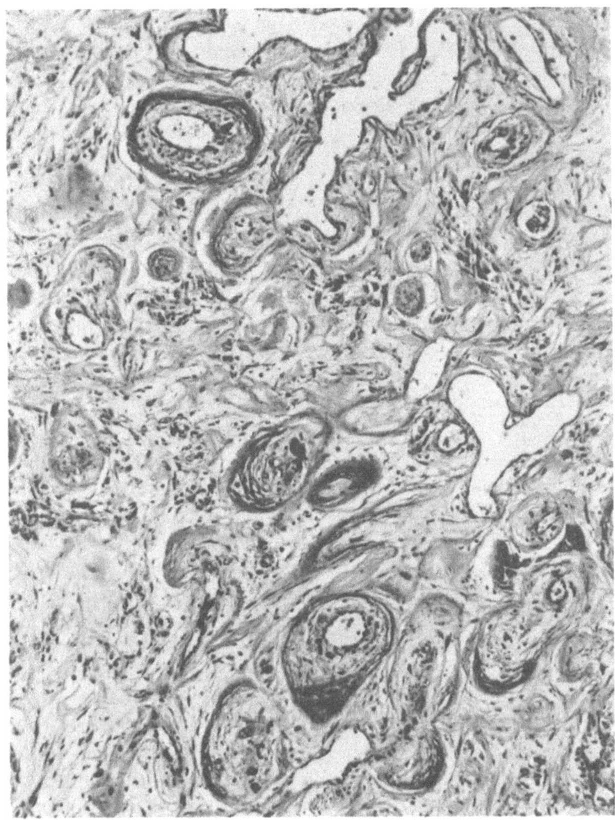

Abb. 67. Hühnereigroßes *Paragangliom* des Ober- und Mittelgeschosses der *linken Paravertebralregion*. Großer Reichtum an *verödenden Blutgefäßen* von *angiomatösem* Charakter (E 1399/41, 47jährig, ♀)

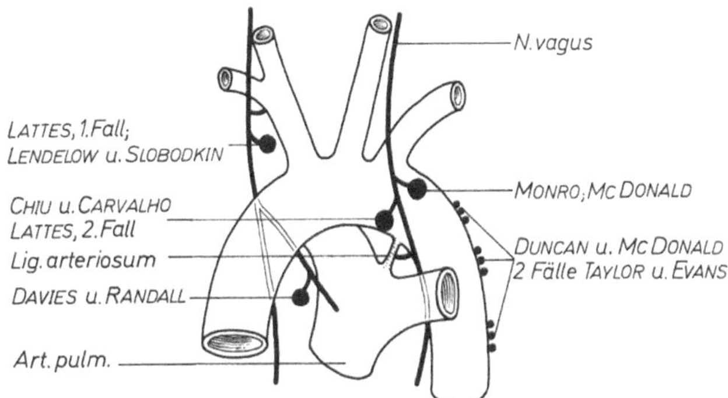

Abb. 68. Schematische Darstellung der mediastinalen *nichtchromaffinen Paraganglien* sowie ihrer Tumoren, die im Schrifttum registriert worden sind [Aus GIN-HUA CHIU und J. B. CARVALHO: Z. Tuberk. **113**, 330 (1959), modifiziert nach LE COMPTE]

medial von der Teilungsstelle der rechten A. carotis communis, also wahrscheinlich des Paraganglion caroticum. Ein weiterer Tumor von 5 × 2 × 1,5 cm Durchmesser, der an der Schädelbasis saß und vom Ganglion nodosum nervi vagi ausgegangen sein soll, war vorher operativ entfernt worden. Alle drei Tumoren sollen aber unabhängig voneinander sein. — Der zweite Fall von LATTES betrifft einen 59jährigen Mann, dessen seit 14 Jahren bestehende, Oesophagus und Trachea verdrängende, rechtsseitige Supraclavicular- und Mediastinalgeschwulst von dem aortic body nahe der Art. anonyma-Wurzel ausgegangen sein mag.

MONROS (1950/51) publizierter Fall eines „aortico-pulmonary glomus tumor" eines 22jährigen Mannes erscheint sowohl mir als auch DAVIES und RANDALL (1954) in fraglichem Lichte, weil sich die Diagnose nur auf eine *Probeexcisions*untersuchung eines linksseitigen großen supraclaviculären *Hals*lymphknotens stützt (bei röntgenologisch wahrscheinlichen Metastasen in Knochen, Lunge und Leber).

Ferner vermag ich die beiden von DUNCAN und McDONALD (1951) rudimentär veröffentlichten, ebenfalls nur auf Exstirpationsmaterial gegründeten „Chemodectome (nicht-chromaffine Paragangliome) des Mediastinum" nicht als beweiskräftig anzusehen. Insbesondere können sie der Lage nach nicht auf bisher bekannte Zellgruppen von Chemodectoren bezogen werden:

1. 18jähriger Mann mit 7:5:4 cm messender, 50 g schwerer Geschwulst des Untergeschosses (!) der rechten Paravertebralregion in Höhe der 9.—11. Rippe. Histologisch: Große Zellnester durch gefäßreiche Bindegewebssepten getrennt. Zellkerne bläschenförmig, dunkel. Plasma eosinophil granuliert. Abbildung unbefriedigend, sieht wie Krebs aus.

2. 33jährige Frau mit gleichartigem und gleichgroßem Tumor, ebenfalls des Untergeschosses der rechten Paravertebralregion in Höhe der 6.—8. Rippe. Später röntgenologisch Rezidiv mit totaler Zerstörung des 7. Brustwirbels und Beinlähmung. Keine weitere Untersuchung. Histologische Abbildung wie Krebs.

McDONALD, AUFDERHEIDE und FULLER (1954) exstirpierten bei einer 38jährigen weißen Frau (vom Halse her) ein citronengroßes, mit dünner Kapsel versehenes, sich rechts neben den unteren Halswirbeln bis hinter den rechten Schilddrüsenlappen fortsetzendes „Chemodectom" von 7:7:3,5 cm mit 70 g Gewicht des rechten Obergeschosses des Hinteren Mediastinum, und zwar der para- und prävertebralen Region, mit festerer Haftung nur an den Wirbelkörpern. Trachea und Oesophagus waren nach links, Art. carotis communis und rechter Schilddrüsenlappen nach vorn verdrängt. Eine Fixation an Aorta oder Art. anonyma bestand nicht. Auf dem Schnitt zeigte die hell-gelblichbraune, völlig homogene Geschwulst keine Lappung oder Trabekelbildung, keine Nekrosen und Blutungen. *Histologisch* fand sich ein reiches Netzwerk dünnwandiger Blutgefäße und Sinusoide, zwischen denen kleine Zellgruppen eingelagert waren. Das Zellplasma war bald dunkel gefärbt, bald hell, die Kerne waren meist pyknotisch, einige mit bizarren Formen, Mitosen selten. Der Fall mußte hier wiedergegeben werden, weil sich die Autoren in der Beurteilung ganz sicher sind. Das Mikrophotogramm spricht nicht gegen die Deutung, ist aber wenig distinkt. Der Tumor sei gutartig. Früher wären diese Geschwulstformen als „bösartige Gefäßgeschwülste" angesehen worden.

Das überzeugendste Beispiel für den neuen Geschwulsttypus scheint mir jedoch in der Veröffentlichung von DAVIES und RANDALL (1954) „Benigner aortic-body-Tumor" zu sehen zu sein. Hier handelt es sich um die *Sektion* einer 67jährigen Frau (Todesursache: Peritonitis durch perforiertes Colondivertikel) mit einem 6:4:3 cm messenden, gelappten, weißen, an der „vorderen Oberfläche des parietalen Perikard" gelegenen Tumor, „gut umschrieben, ohne Verbindung mit Brustkorb, Lungen oder anderen Organen" als Nebenbefund. Da er das „rechte Herzohr überlagerte" und sich in „dichter Nachbarschaft zum Ursprung der Art. pulmonalis" befand, kann er lagemäßig mit einem parasympathischen Ganglion (aortic body) in Zusammenhang gebracht werden. Die Schnittfläche war fest, der makroskopischen Aufnahme entsprechend durch kräftige Bindegewebssepten unterteilt. Über den *histologischen* Bau orientieren zwei vorzügliche Mikrophotogramme: Dicke fibröse Kapsel und Septen. Parenchymzellen in unregelmäßigen Gruppen oder Bändern zwischen *zahlreichen* dünnwandigen *Blutgefäßen*, wodurch sich ein „angiomatöses" Aussehen ergibt. Zuweilen komprimieren die Tumorzellen die Blutcapillaren, welche, wenn man von den Septen, in denen nur wenige Tumorzellen sind, absieht, scheinbar das ganze Stroma bilden. Zwischen den Zellgruppen, jedoch nicht zwischen den Zellen selbst, liegt ein feines Retikulinfasergerüst. Kein Hämosiderin. Die Tumorzellen sind von sehr verschiedener Form: polyedrisch, fusiform, oval, zuweilen auch deutlich von „epithelialem Charakter". Kerne groß, bläschenförmig und unregelmäßig gestaltet. Cytoplasma eosinophil und leicht granuliert. Anamnese im Hinblick auf die Geschwulst belanglos.

Nachdem in den histologischen Beurteilungen das Stichwort „angiomatös" gefallen ist, muß wegen der Vollständigkeit und möglichen Identität kurz auf STOUT (1949), der ein scheibenförmiges, 5:5:0,5 cm großes *„Hämangiopericytom"* des vorderen Blattes des Perikards, also Retrosternalraumes, bei einer älteren Frau beschrieben hat, und vor allem FERGESON, CLAGETT und MCDONALD (1954) hingewiesen werden. Diese Autorengemeinschaft berichtet über ein zufällig entdecktes, 5:3,4:1,5 cm messendes „Hämangiopericytom (Glomustumor) des Mediastinum" bei einem 16jährigen weißen Mädchen. Die Geschwulst war solide, unvollständig gekapselt, auf dem Schnitt rot, fleischartig, blutreich und saß im rechten Ober- und Spitzengeschoß des Mediastinum (wahrscheinlich von vorn bis hinten reichend?) mit geringem Hinaufreichen in die rechte Halsregion. Sie war „teilweise adhaerent an der Thoraxspitze und 1.Rippe", blutete stark bei der Exstirpation. Eine Angabe über einen möglichen genaueren Ausgangspunkt findet sich nicht. *Histologisch:* Starker Blutgefäßreichtum. Die Gefäße haben Endothel, aber keine glatte Muskulatur. Viele kleine rundliche (!) Zellen mit regelmäßigen, scharf gezeichneten Kernen bilden Mäntel um diese Gefäße, daher die Bezeichnung Hämangiopericytom. Keine Mitosen. Kein Nervengewebe.

Es liegt nicht allzu fern, die Chemodectome mit einer gewissen Berechtigung auch als Hämangiopericytome aufzufassen. Die enge Verbindung von neuroepithelialen Zellmänteln mit dünnwandigen Blutgefäßen läßt die Betrachtung von beiden Seiten her — ektodermales Epithel, mesenchymales reticuläres Perithel — zu, und auch in praxi dürfte bald diese bald jene Seite im Bau der Tumoren prävalieren. Aber zunächst sollte der Schwerpunk auf den Neuroepithelien, paraganglionären Zellen verbleiben (,,Angio-Neuroepitheliom" wäre nicht falsch). Ich finde meinerseits auch keine besondere Ähnlichkeit mit den Zimmermannschen Pericyten, die bei den Murray-Stoutschen „Hämangiopericytomen" anderer Orte den Geschwulsttypus verkörpern. Doch sind einstweilen noch viel zu wenig miteinander vergleichbare Fälle vorhanden, um diese Gesamtfrage einer Beantwortung zuzuführen. Denn die Kleinzelligkeit (s. oben!) mancher Hämangiopericytome läßt Zweifel an dem neuroepithelialen Charakter, der nicht sehr in die Augen springende Blutgefäßreichtum anderer Fälle an der Angiomnatur aufkommen. So ist es mir verständlich, daß sich unter den vier Hämangiomfällen (s. S. 594), die RINGERTZ und LIDHOLM (1956) in ihrer Sammelarbeit beisteuern, einer befindet, der nach Beschreibung und Abbildung ein Chemodectom ist, vielleicht das beste, das wir haben (Fig. 6 und 7 A und B der Veröffentlichung). Sie nennen es „infiltrierend wachsendes Hämangiopericytom" und heben die Ähnlichkeit mit dem oben erwähnten Stoutschen Fall (1949) ausdrücklich hervor.

Die 32jährige Frau mit Husten, erhöhten Temperaturen, Tachykardie, Ermüdungserscheinungen hatte im linken Mittel- (und Unter-) geschoß des Mittleren Mediastinum eine grapefruitgroße, die Aorta ascendens umwachsende, Perikard, linkes Herzohr und linken Sulcus coronarius sowie auch den linken Oberlappen leicht infiltrierende, solide, graurote, gefäßreiche Geschwulst mit Nekroseherden. Der Tod erfolgte postoperativ nach partieller Entfernung. Eine Sektion wird nicht erwähnt. *Histologisch* wird auf die relative Größe (!) der zahlreichen polyedrischen (!) Mantelzellen mit ihrem mäßigen Kernpolymorphismus sowie auf das zwischen den Zellen gut darstellbare Silberfasernetz hingewiesen, welches bis an die vielen capillären Buträume reicht. Die Mikrophotogramme sprechen meiner Meinung nach weniger für ein Hämangiopericytom à la MURRAY-STOUT als für ein *Chemodectom.*

FERGESON u. Mitarb. machen *keinen* Unterschied zwischen Glomustumor und Hämangiopericytom, sondern betonen geradezu ihre Identität. Der von ihnen mitgeteilte Fall sei „der zweite" eines Glomustumors im Mediastinum. DAVIES und RANDALL (1954) bezeichnen dagegen ihren aortic body-tumor als den „sechsten" der angloamerikanischen Literatur. Fragen wir uns, wieviele Fälle überhaupt einer, in dieser Beziehung angebrachten, bescheidenen Kritik standhalten, so komme ich auf fünf (SIEGMUND, LATTES, DAVIES und RANDALL, FERGESON u. Mitarb., RINGERTZ und LIDHOLM) bis höchstens sieben (zusätzlich BRINDLEY sowie MCDONALD u. Mitarb.), davon drei männlich, vier weiblich, drei bis vier gutartig, drei bösartig; Lebensalter zwischen 16 und 67 Jahre; (Prädilektions-) Sitz: Ober- (Spitzen-) und Mittelgeschoß des Mittleren und Hinteren, selten auch Vorderes Mediastinum. — Ob aus der gelegentlich berichteten Existenz solcher Tumoren an Orten, deren Lage nicht exakt den bisher bekannten parasympathischen Paraganglien entspricht, geschlossen werden darf, daß es noch an weiteren Stellen, und zwar in enger Beziehung zu den Wänden großer Gefäße, chemoreceptore Zellgruppen (Chemodectoren) gibt, muß offen bleiben.

II. Mesodermale Tumoren
(hier: Binde-, Fett-, Muskel- und Gefäßgewebstumoren)

1. Fibrome

Zellreiche, kollagene Fasern bildende, *reine* (mesenchymale) Fibrome, d. h. insbesondere solche, die keine verkappten Neurilemmofibrome sind, kommen im Mediastinum zweifellos vor. Nach meiner Rechnung machen sie jedoch höchstens 1% aller Cysten und Tumoren aus. Die Gesamtzahl dürfte nach Abzug der unsicheren wahrscheinlich höchstens 25 bis 30 betragen. Infolge ihres besonders langsamen Wachstums können sie Kindskopfgröße erreichen und erzeugen meist spät, oft erst im 5. Lebensjahrzehnt, mäßige asthmatische Beschwerden und Verdrängungserscheinungen. Sie zeigen histologisch für mein bildliches Empfinden oft einen von anderen Fibromen abweichenden feinstrukturellen Habitus, der allerdings in sich variabel und schwer zu definieren ist, weshalb auf die Abbildungen 71, 72 und 74 von drei selbst beobachteten Fällen — was in Anbetracht der spärlichen Gesamtzahl einen zufälligen Reichtum darstellt — mit ihren kreuz und quer, aber keineswegs quirlig und nirgends „reihenförmig" oder sonstwie parallel gelegenen Kernen, zu Vergleichszwecken und weil nirgends sonst publiziert, verwiesen sei[1]. Der Fibrillengehalt kann gering sein, den Kernen gelegentlich etwas Epitheloidzelliges anhaften. Des öfteren liest man in den histologischen Beschreibungen „reihenförmige Zellanordnung", was zu erheblichen Bedenken Veranlassung gibt.

Auch der *Sitz* der derben, röntgenologisch und de facto lateral, vorn (und eventuell hinten) oft kugeligen Fibrome will mir in vielen Fällen charakteristisch

---

[1] Der Atlas von SCHLUMBERGER (1951) enthält keine Abbildung, erwähnt keine Besonderheiten.

erscheinen. Sie sind im adventitiellen Bindegewebe der *Konkavität* des *Aorten-bogens* sowie des linken Hauptbronchus, hier besonders *vor* demselben, oft viel-fältig verwurzelt (Abb. 69). Von diesem Bereich, also dem Mittelgeschoß des *Mittleren* Mediastinum aus, entwickeln sie sich nach vorn und links (auch rechts) und eventuell unter Umgreifung der Aorta nach hinten; ferner ins Ober-, seltener Untergeschoß. Durch diese Verankerung in heiklem Gebiet sind sie mitunter schwer vollständig zu exstirpieren; es muß ein Rest zurückgelassen werden, was

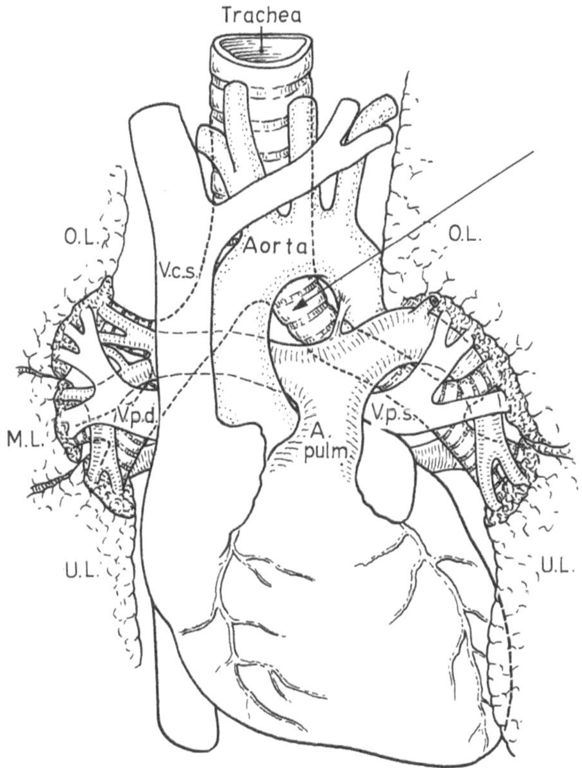

Abb. 69. Der Pfeil weist auf die *Konkavität* des *Aortenbogens* und den in ihr gelegenen *linken Haupt-bronchus* hin, in deren bindegewebigen Hüllen und Zwischenraumfüllungen die mediastinalen *Fibrome* oft verwurzelt sind. Schema aus HOVELACQUE, A. O. MONOD et H. EVRARD: Le Thorax. Anatomie Médico-Chirurgicale. Paris 1937

besonders aus dem Grunde bedenklich ist, weil ein wahrscheinlich nicht unerheb-licher Teil dieser (allzu) lange bestehenden Tumoren schließlich ins Fibro-Sarko-matöse übergeht (s. M II 2!).

Hinzu kommen noch zwei weitere Eigenschaften, die hauptsächlich durch ihre Folgen die Exstirpation im Laufe der Zeit immer schwieriger werden lassen, die zwar fast allen sehr langsam wachsenden mediastinalen Tumoren (bei den Cysten und Nervenscheidengeschwülsten wurde schon darauf hingewiesen, bei den bös-artigen Geschwülsten pflegt man es nicht zu betonen) anhaften, die jedoch bei den Fibromen besonders stark hervorzutreten scheinen: 1. die *Bereitschaft* zu immer neuen *regressiven, insbesondere nekrobiotischen und nekrotisierenden Veränderungen,*

36*

die im wesentlichen durch Eigenabdrosselung von den Gefäßen infolge kompri-
mierenden Wachstums bedingt sind, und die hierdurch ausgelösten Reparationen,
Organisationen, Verschwartungen, Verwachsungen. Oft sind die hell- bis weißlichgrauen Schnittflächen bereits makroskopisch von schmutzig rötlich-grauen und
besonders gelblich-weißen Stippchen oder größeren Herden durchsetzt. Mikroskopisch findet man sowohl im Innern als auch im Kapselgebiet Erweichungs-

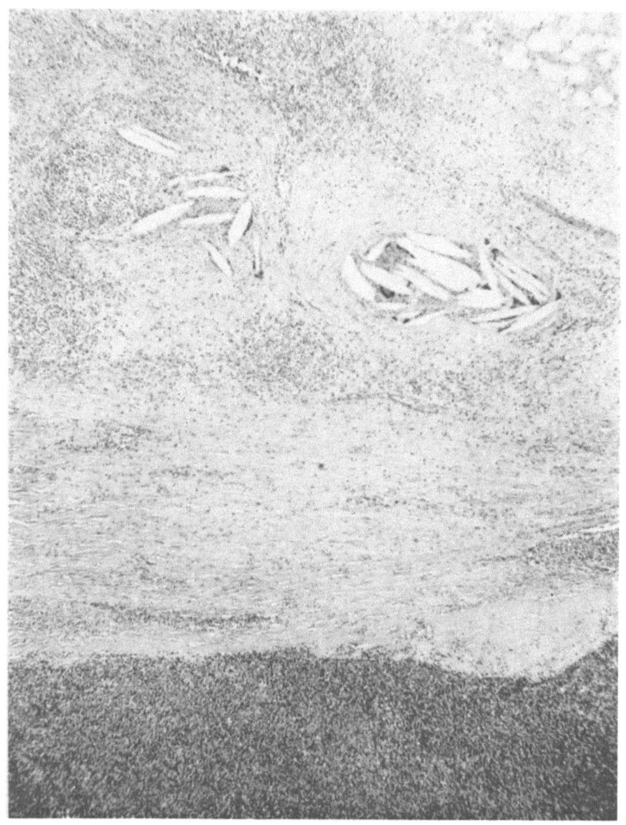

Abb. 70. Großhühnereigroßes, zellreiches *Fibrom* (unten) des linken *Mittel*geschosses des *Mittleren*
Mediastinum mit zum Teil mächtiger, chronisch-entzündeter, schwieliger *Kapsel* mit Cholesterin-
Granulomen (oben), welche in das mediastinale Fettgewebe (rechts oben) hineinreichen (E 1969/52,
52jährig, ♂) Häm.-Eosin

nekrosen, Cholesterinkristallablagerungen (Abb 70 und 73), Lipoid-(„Schaum"-)
zellherde (Abb. 74) sowie reparative Entzündung, Gefäßobliteration, fibrös-hyaline
Sklerosen. 2. kommt es aber sehr wahrscheinlich auch durch die während des
langen Bestehens gegebenen häufigen Gelegenheiten zur *direkten Teilnahme an
Entzündungen der Thoraxorgane* (Pneumonien, Pleuritis u. a.), wofür vielleicht die
in frühen Kapiteln hervorgehobenen großen Resorptionsleistungen des gesamten
mediastinalen Gewebes als Erklärung herangezogen werden können. Die abgeschwächt chronisch-entzündliche, zellig-infiltrative Durchsetzung kann so weit

gehen, daß das Fibrombild auf große Strecken des Gesichtsfeldes und in mehreren sogar größeren Gebieten überhaupt bis zur Unkenntlichkeit verändert wird.

Da hierdurch die Gefahr gegeben ist, neue Geschwulsttypen zu erfinden und die Nomenklatur zu verwirren — was keineswegs eine reine Vermutung ist —, sei die histologische Bildserie (Abb. 70 bis 72) eines großhühnereigroßen, meist dickschwielig gekapselten, mehrknotig zusammengesetzten, zum Teil hell- bis rötlichgrauen, zum Teil „bunt" aussehenden, an vielen Stellen auch weichen, chronisch (und akut) entzündeten, zellreichen *Fibroms* mit reichlichen kollagenen Fasern des linken Mittelgeschosses des *Mittleren* und Hinteren Mediastinum bei einem 52jährigen Mann (E 1969/52) wiedergegeben. Der genaue Sitz, durch viele der Topik

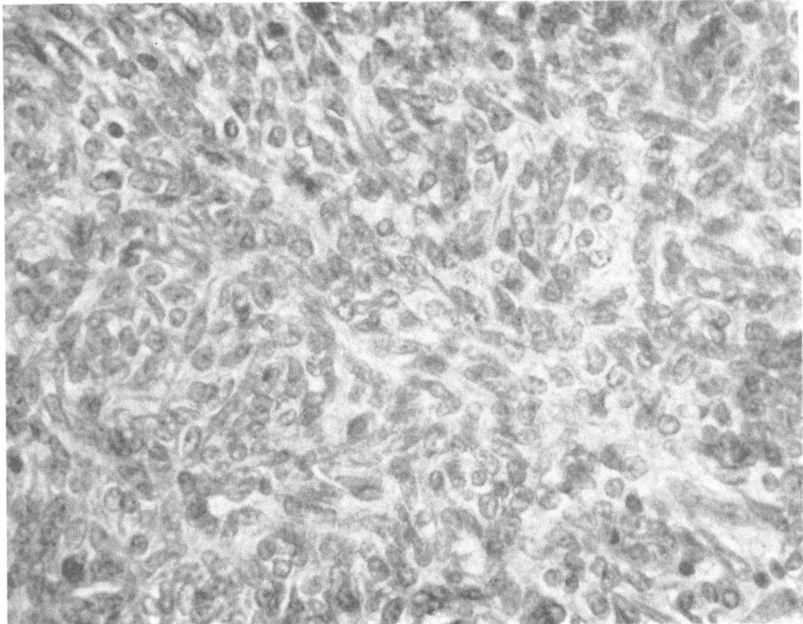

Abb. 71. Großhühnereigroßes, zellreiches *Fibrom* des linken *Mittel*geschosses des *Mittleren* Mediastinum (E 1969/52, 52jährig, ♂) Häm.-Eosin

dienende Röntgenaufnahmen (Abb. 75 a und b) festgelegt und durch den sehr eingehenden Operationsbericht bestätigt, ist prä-(tracheo-)bronchial (daher Mitbewegung bei der Atmung) sowie prä- und paraoesophageal, retroaortal (keine Mitbewegung mit der Pulsation). Ein stark verzahnter Rest bei gleichzeitig starken entzündlichen Verwachsungen mußte zurückgelassen werden. Tod 10 Std nach der Operation. Sektion verboten. Die Abb. 72 unten würde ein Fibrom nicht mehr vermuten oder gar diagnostizieren lassen, und doch beweist der klare Befund der Abb. 71, daß ein solches vorlag. Kleinere, auch leukocytäre und mikroabscedierende Entzündungen in der *weiteren Umgebung* der Pseudoxanthomzellager und Cholesteringranulome in und außerhalb der Kapsel, einschließlich einer benachbarten Lymphadenitis, wurden nicht abgebildet. In der Kapsel stellenweise Verkalkung.

Mindestens zwei der durch WAGNER (1955) beschriebenen vier Fälle von „besonderen *para*mediastinalen" Gewächsen (was bedeutet dies eigentlich?) sind nach meinem Dafürhalten stark chronisch entzündete Fibrome im Sinne meiner Darstellung. Sie wurden mit dem Namen „Ateleblastome", insbesondere „Lymphateleblastome" bezeichnet und als „Lymphoblastome unvollkommener Gewebsreife" interpretiert. Es seien „gutartige Gewächse mit echter Unreife". Fall 3: 55jährige Frau, Fall 4: 50jährige Frau.

Daß mediastinale Tumoren, hier Fibrome, lympho- und wohl auch hämatogen, an infektiösen Allgemeinerkrankungen des Organismus teilnehmen können, mögen die Abb. 76 bis 78 belegen. Sie stammen von einem mandarinengroßen, knolligen,

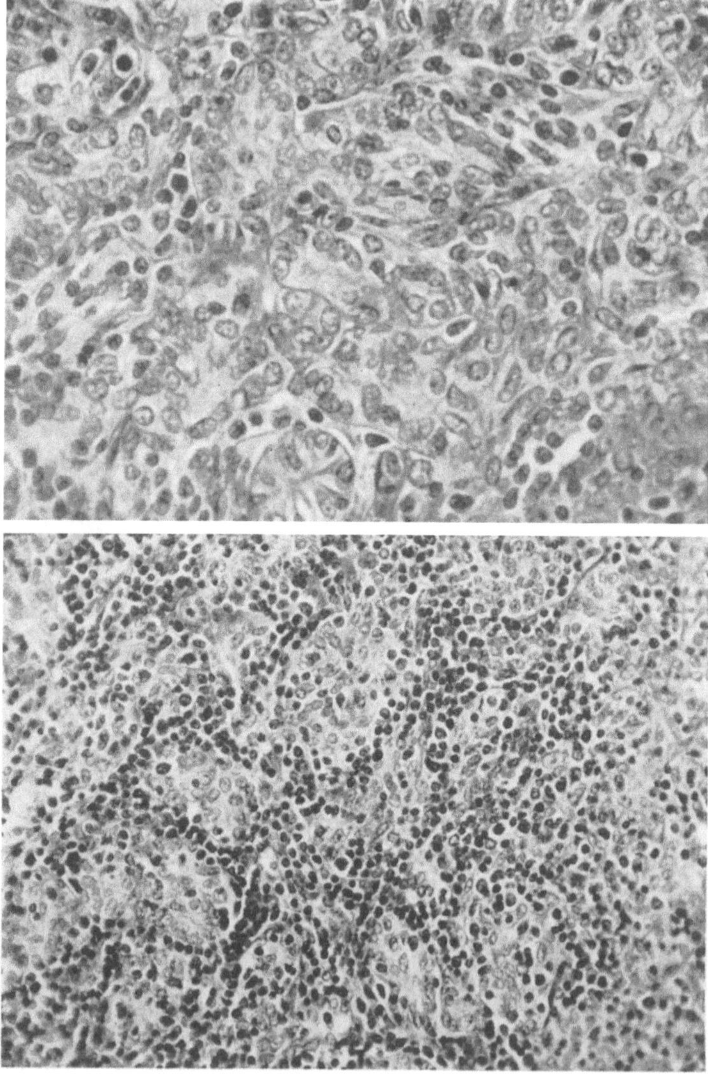

Abb. 72. Großhühnereigroßes, zellreiches Fibrom des linken Mittelgeschosses des Mittleren Mediastinum (E 1969/52, 52jährig, ♂): Regionär verschiedene Grade chronisch-entzündlich zelliger Durchsetzung. Häm.-Eosin

ebenfalls derb-fibrös gekapselten und septierten, von lockerem Binde- und Fettgewebe umgebenen, zellreichen Fibrom (Abb. 76) des rechten Mittel- (und Ober-)geschosses des Mittleren Mediastinum. Genauerer Sitz: vor rechtem Lungenhilus und V. cava superior, vor und rechts der Aorta ascendens, in der

Herzbeutelumschlagstelle und vor dem Aortenbogen. Die 65jährige Frau (S. 560/51) verstarb an einer Landouzyschen generalisierten Tuberculosis acutissima. In dem Fibrom (Nebenbefund bei der Sektion) fanden sich ebenfalls einige Landouzy-Herde mit massenhaft Tuberkelbacillen (Abb. 78), vereinzelt auch einige ganz frische Tuberkel, daneben ältere unspezifische chronisch-entzündliche Infiltrationen, in den Septen und Trabekeln einige glatte Muskelfasern (Abb. 77). In der Kapsel auch einige elastische Fasern.

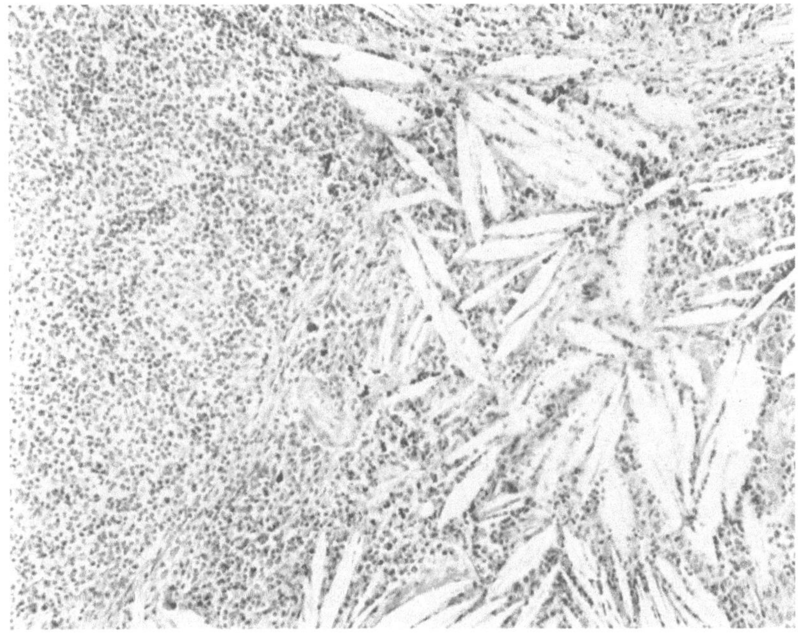

Abb. 73. Großhühnereigroßes, zellreiches *Fibrom* des linken Mittelgeschosses des *Mittleren* Mediastinum (E 1969/52, 52jährig, ♂): Großkristallinische *Cholesterin*-Ablagerung in chronisch-*entzündetem* Tumorgebiet. Häm.-Eosin

Es ist mir bekannt, daß Tumoren dieser Struktur auch als „Thymome" besprochen und abgebildet wurden. Ich vermag dieser Deutung, wenn geweblich nichts außer den Lymphocyten, ja nicht einmal der Sitz entspricht, nicht beizutreten. Wie oft wurden mesenchymale Wirbelbildungen als mögliche Hassalsche Körperchen angesehen! Möge die Zukunft entscheiden.

a) Cysto-Fibrome
(Fibroma cysticum)

Vereinzelt wird auch von „Cysto"-Fibromen gesprochen. Wenn man von den durch Nekrose, Verflüssigung, Resorption, Reparation und Wandglättung entstandenen, mit Flüssigkeit gefüllten sekundären Hohlraumbildungen in (verschiedenartigen!) Fasergeschwülsten absieht, so handelt es sich hierbei — den Ausschluß eines Teratoma cysticum vorausgesetzt — nicht etwa um Cyst-*Adeno*-Fibrome, d. h. mit (drüsig-)epithelialer Gewebskomponente ausgestattete Mischtumoren (wie z. B. beim Cystofibrom des Eierstockes), sondern im wesentlichen um dem äußeren Herzbeutelblatt anhaftende und meiner Meinung nach am ehesten zugehörige, sich mediastinal entwickelnde, seröse, mesotheliale Perikardialcysten (vgl. S. 507, Perikardiale Coelomcysten!), in deren Wand es gleichzeitig zu knolligen, echt fibromatösen Verdickungen, richtigen Fibromknoten gekommen ist.

Das Cystofibrom in diesem Sinne braucht nicht in Zweifel gezogen zu werden. Trotzdem sind die Autoren DOMANSKY, SEBEK und TOMECKA (1955), welche, wie ich feststelle, den

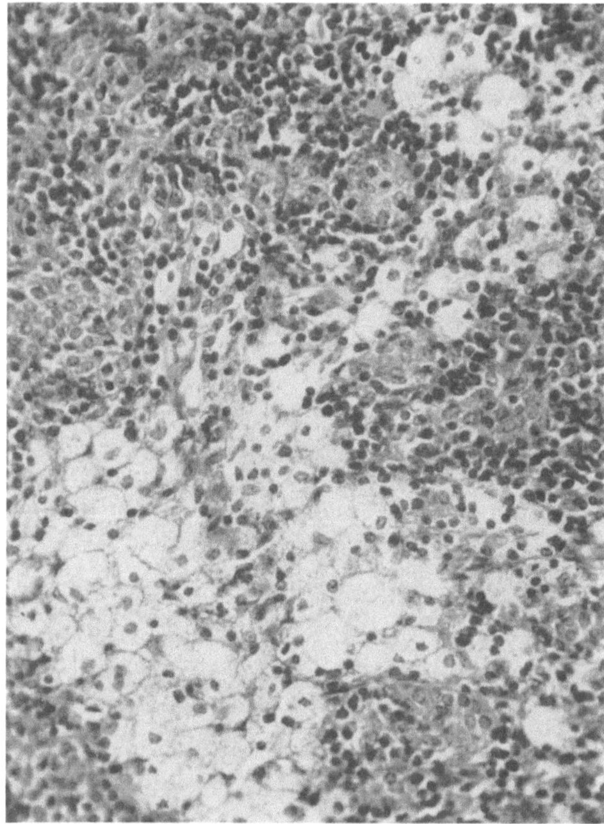

Abb. 74. Großhühnereigroßes, zellreiches *Fibrom* des linken Mittelgeschosses des *Mittleren* Mediastinum (E 1969/52, 52jährig, ♂): Pseudoxanthomzellherde in chronisch-*entzündetem* Tumorgebiet. Vorausgegangene chronische Abscedierung wahrscheinlich. Häm.-Eosin

eindrucksvollsten Fall eines größeren mediastinalen Cystofibroms einer 61jährigen Frau unter dem Titel „Cystisches Fibrom des Herzbeutels" sehr klar und ausführlich beschrieben, so vorsichtig, die große, 13,5:11,5:9 cm messende Beutelcyste mit dem kleineren, 4,5:3,5:3 cm messenden, eiförmigen Fibrom und mehreren wulst- und zapfenförmigen, fibromartigen Wandverdickungen als durch Erweichungsnekrose entstanden zu erklären, u. a. weil die Cyste jeglicher besonderen Zellauskleidung entbehrte, ihre papierdünne Wand die direkte Fortsetzung der Fibromkapsel zu sein schien, das derbfaserige auch einige Calcifikationen enthaltende Fibrom „noch" gelbliche, ödematös-myxomatöse Degenerationsherdchen aufwies. Ich halte die Gründe, so richtig die Überlegungen an sich sind, nicht für zwingend, denn deckzellige Innenauskleidung pflegt bei großen überdehnten Perikardial- usw. -Cysten oft zu fehlen. Erweichungsnekrosen pflegen in alten Fibromen kaum je vermißt zu werden. Ich möchte daher das Gewächs des linken Mittel- (Ober- und Unter-)geschosses des Mittleren Mediastinum, das der Herzpulsation folgte und ohne Eröffnung des Herzbeutels, mit dem es in der Gegend des linken Vorhofes „intim verbunden" war, sowie ohne Lungenverletzung exstirpiert werden konnte, mit gutem Gewissen als *echtes mediastinales Cystofibrom* anzusehen empfehlen. Es war bereits 2 Jahre zuvor als herznaher dichter Röntgenschatten der linken Brusthälfte in halber

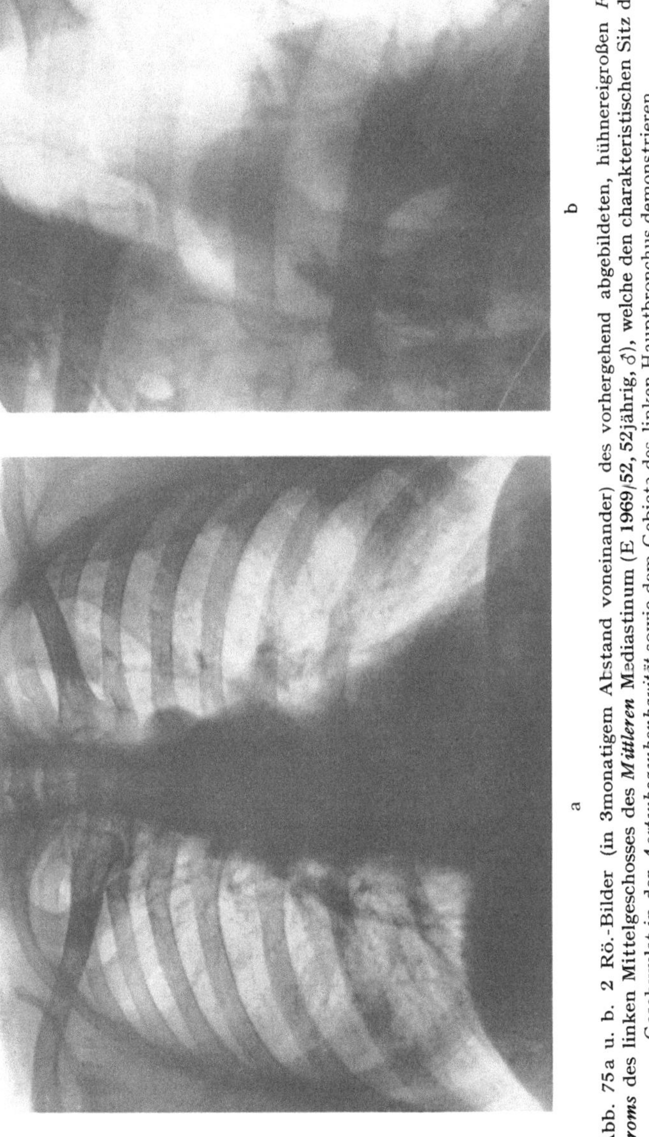

Abb. 75a u. b. 2 Rö.-Bilder (in 3monatigem Abstand voneinander) des vorhergehend abgebildeten, hühnereigroßen *Fibroms* des linken Mittelgeschosses des *Mittleren* Mediastinum (E 1969/52, 52jährig, ♂), welche den charakteristischen Sitz der Geschwulst in der *Aortenbogenkonkavität* sowie dem Gebiete des linken Hauptbronchus demonstrieren

Größe zufällig entdeckt worden. Seitdem wuchs oder vergrößerte sich der cystische Anteil durch Flüssigkeitsfüllung und erzeugte mäßige Drucksymptome in Form von Atemnot, trockenem Husten, Schmerzen der linken Thoraxseite.

Weisen Cystofibrome aber eher kleine und zahlreiche seröse Cystenräume auf und sind diese eindeutig endothelial ausgekleidet, so ergibt sich die Frage, ob sie

in die Gruppe der cystischen Lymphangiome als „Lymphangiofibromata cystica"
einzureihen sind. Das erscheint um so berechtigter, falls sich in ihren Wänden
auch noch einige glatte Muskelfasern auffinden lassen oder, was auch vorkommt,
die Geschwulst dem Herzbeutel fern liegt.

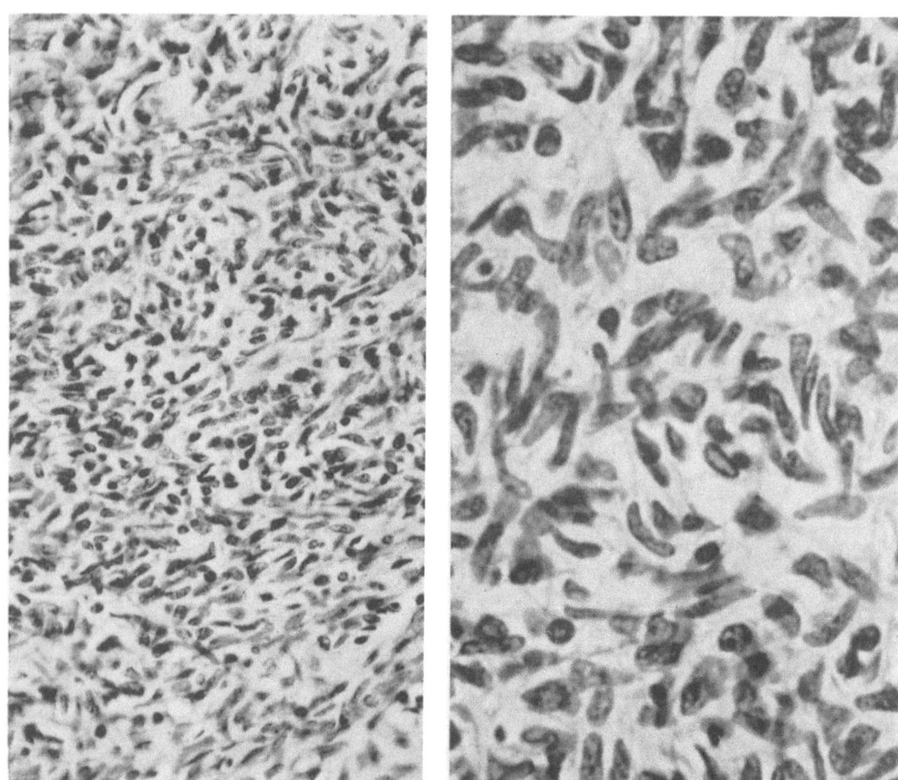

Abb. 76. Mandarinengroßes, knolliges *Fibrom* des rechten Mittel- (und Ober-)geschosses des
Mittleren (und Vorderen) Mediastinum (S. 560/51, 65jährig, ♀, Nebenbefund bei der Sektion): Verschiedene Fibrom-Strukturen bei verschiedener Vergrößerung. Häm.-Eosin

b) Xantho-Fibrome

Echte „Xanthome" als selbständige Geschwulstform können trotz einiger
Veröffentlichungen auch im Mediastinum nicht anerkannt werden. Es müßte sich
schon um ausschließlich oder fast ausschließlich aus lipoidhaltigen Schaumzellen
bestehende und darüber hinaus geweblich undefinierbare, anderweitig unklassifizierbare Tumoren handeln. Das kommt aber nicht vor. Was an solchen Bildungen
mir jahrzehntelang selbst zu beobachten möglich war, und alle Fälle der Literatur,
die nachgeprüft werden konnten, standen in dem Verdacht, nur partiell *pseudo-*
xanthomzellige Fibrome (mehr noch Neurofibrome und -lemmofibrome, s. S. 533)
nach überstandenen, meist chronisch-abscedierenden Entzündungen im Sinne der
auf S. 563—566 gemachten Ausführungen zu sein, oder waren es einwandfrei. Das
gilt nach der guten Beschreibung auch von BRUNNERs (1941) Fall einer 59jährigen
Frau mit einem 270 g schweren, „hinter dem Herzen und unter der rechten Lungen-

wurzel" gelegenen, eiförmigen „Xanthofibrom" des Mittel- (und Unter-)geschosses des *Mittleren* (und Hinteren) Mediastinum mit Entwicklung nach rechts. HELLYs histologischer Befund läßt an der *Fibrom*-Natur der Bildung, im Sinne meiner obigen Darstellung, keinen Zweifel. Auch der Sitz, die Verankerung des Tumors stimmen exakt. BRUNNER hebt das „Ungewöhnliche" der „zentralen Lage" hervor. Das Vorhandensein von Pseudoxanthom-(Schaum-)zellagern ist also etwas Sekundäres, verändert das Wesen der Geschwulst nicht. Die Bezeichnung „Xanthofibrom" ist die äußerste Konzession. Das gilt also auch für CEBALLOS (1936) „Fibro-Myxo-Xanthom" von Mandarinengröße des Mittleren Mediastinum links.

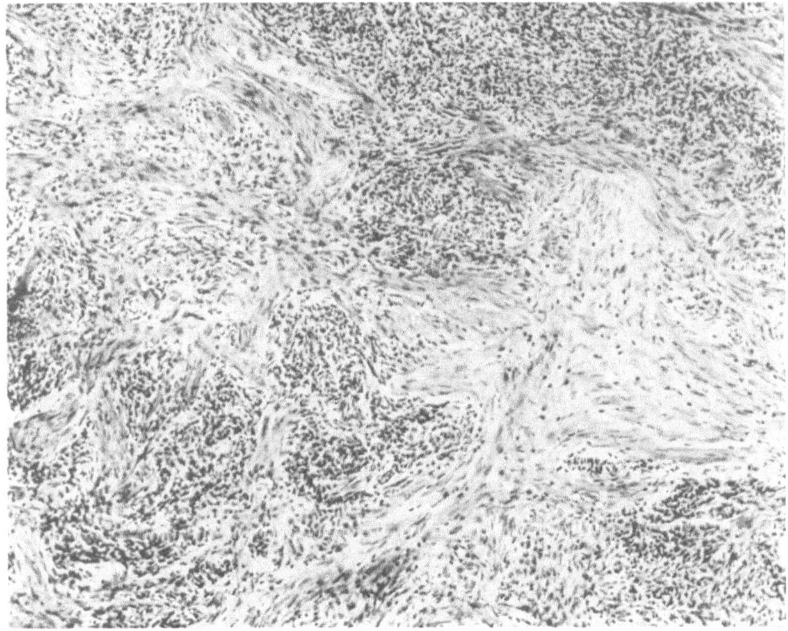

Abb. 77. Mandarinengroßes, knolliges *Fibrom* des rechten Mittel- (und Ober-)geschosses des Mittleren (und Vorderen) Mediastinum (S. 560/51, 65jährig, ♀). Sehr starke unspezifische chronisch-infiltrative Entzündung eines subkapsulären Septengebietes mit kollagenen Faserzügen, darunter auch einige glatte Muskelfasern. Häm.-Eosin

Auch der Fall von BRANDT (1927) einer 56jährigen Frau mit enteneigroßem, sogar perivasculär-lymphocytär infiltriertem, sicher stark entzündetem Tumor (Operationspräparat) der Prä- und rechtsseitigen Paravertebralregion des Hinteren Mediastinum in Höhe des 6. Brustwirbels (röntgenologisch „unterhalb des Aortenbogens" gelegen) scheint mir ein untrüglicher Beweis für die Richtigkeit der Anschauung zu sein. Das derbe, mit ziemlich glatter Kapsel versehene Fibrom zeigt mehrere bis taubeneigroße Erweichungshöhlen mit ockerfarbiger Wand und bräunlich-wäßrigem Inhalt und enthält außer den Pseudoxanthomzellkomplexen Hämatoidinablagerungen. Todesursache: Empyem, Pneumonie.

2. Fibro-Sarkom, auch undifferenzierte Sarkome

a) Sarcoma e Fibroma

(sekundäre Fibrosarkome)

Die Zahl der Fibrosarkome — etwa 3% aller Cysten und Tumoren — ist größer als die der Fibrome (1%). Wie weit dies dafür spricht, daß die (wie mit aus diesem

Grunde gezeigt wurde) fast immer reichlichen Schädigungen unterworfenen mediastinalen Fibrome schließlich oder relativ häufig maligne entarten, will ich dahin-
gestellt sein lassen. Wenn aber ein nachweislich lange bestehender Tumor, der
erst zum Schluß erhebliche Beschwerden macht, endlich operiert wird und sich
als Fibrosarkom oder gar undifferenziertes Sarkom erweist, kann er nicht die ganze
Zeit lang Sarkom gewesen sein. Solche Fälle kommen vor. Ich gebe ein selbst
beobachtetes Beispiel.

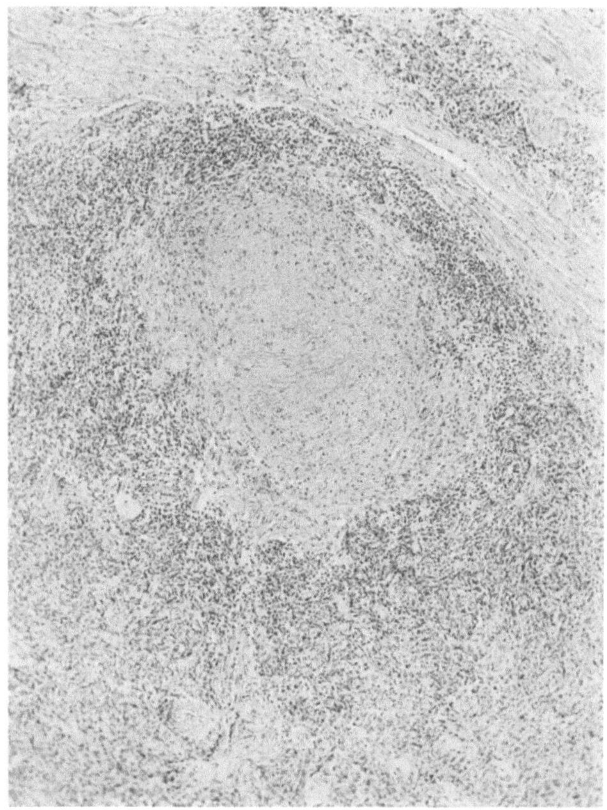

Abb. 78. Mandarinengroßes, knolliges *Fibrom* des rechten Mittel- (und Ober-)geschosses des *Mittleren*
(und Vorderen) Mediastinum (S. 560/51, 65jährig ♀). Nebenbefund: Landouzyscher Tuberkulose-
(Nekrose- und Exsudat-)Herd unterhalb der Kapsel. Häm.-Eosin

Seit über 15 Jahren (1940 zuerst gesehen) besteht bei einem 59jährigen Manne (S. 174/55)
ein während dieses Zeitraumes zunächst lange nachweislich etwa kleinfaustgroß gebliebenes,
erst in den letzten 3 Jahren *etwas* gewachsenes, fast symptomloses Kugelgewächs des linken
Mittelgeschosses des Mittleren Mediastinum, trotz oder wegen 1940 und 1947 angewandter
Tiefenbestrahlungsserien. Die $3^1/_2$ Jahre auseinanderliegenden Röntgenabb. 79 a und b (Prof.
PICKHAN) der Jahre 1951 und 1955 lassen das damals beginnende, noch *langsame* Wachstum
erkennen. Auch Anfang 1955 war der Befund noch kaum verändert. Blutsenkung normal. Erst
Ende Januar 1955 treten Beschwerden allgemeiner Natur, Temperaturerhöhung auf. Blutsen-
kung 27/42. *Plötzliches* Tumor-*Wachstum* innerhalb von 2 *Monaten* auf *doppelte* Größe — s.
Röntgenbilder (vom März 1955) 80 a und b —. Blutsenkung jetzt 92/216 mm. Die *Sektion* des

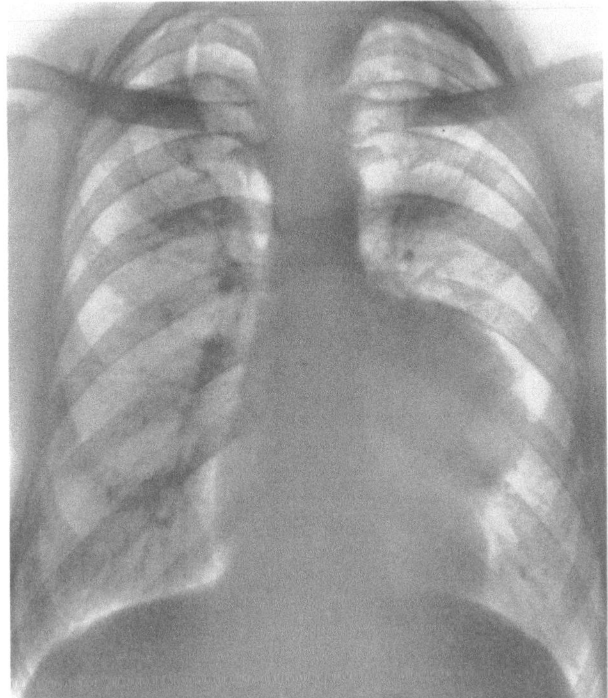

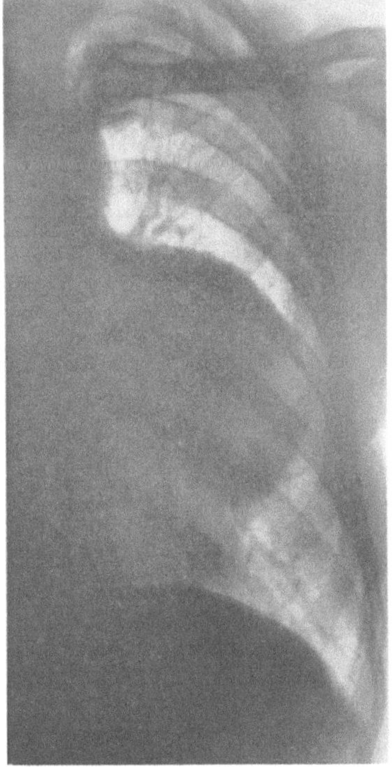

Abb. 79a u. b. (S. 174/55, 59jährig, ♂) Seit über 15 Jahren nachweislich bestehendes, erst in den letzten 3 Jahren *langsam* wachsendes *Fibrom* des linken Mittelgeschosses des *Mittleren* Mediastinum. a Im Jahre 1951, b 1955

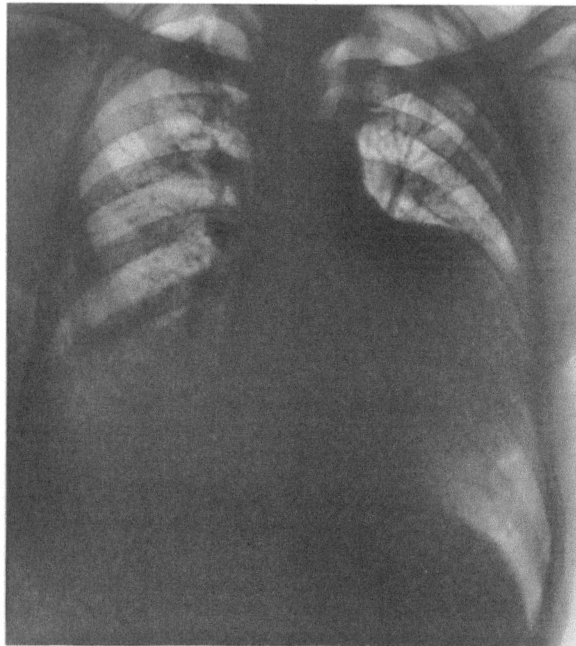

a

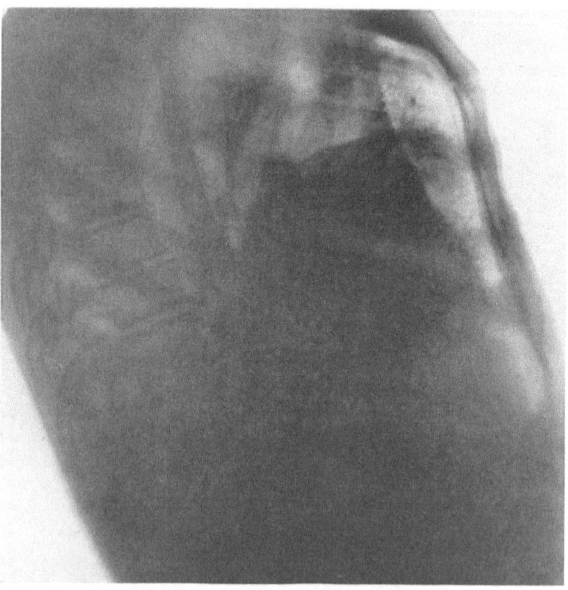

b

Abb. 80 a u. b. (S. 174/55, 59jährig, ♂) Plötzliches *(sarkomatöses)* Wachstum des seit 15 Jahren bestehenden *Fibroms* auf doppelte Größe innerhalb von 2 Monaten: „*Sarcoma e fibroma*". März 1955.
Seitenaufnahme (b) zeigt Sitz im *Mittleren* Mediastinum

noch in demselben Monat ohne Operation Verstorbenen ergab ein über doppeltfaustgroßes größtenteils noch gekapseltes, mehrknolliges, septiertes, altes *Fibrom* mit Entzündungs- und Schaumzellherden, das von innen heraus stellenweise noch fibrocytisch, fibroblastisch, gelegentlich angedeutet spindelzellig, der Hauptsache nach jedoch völlig undifferenziert *sarkomatös* entartet war, stark nekrotisierte, sich auf Herzbeutel und Pleura ausgebreitet und in mediastinalen Lymphknoten sowie beiden Lungen klein-, mittel- und großknotig disseminierend metastasiert hatte. Die *histologischen* Belege sind durch die Abb. 82 und 83 beigebracht. Der Schnitt durch das Kapselgebiet (Abb. 81) läßt in Verbindung mit den Ausschnittabbildungen (82) den ange-

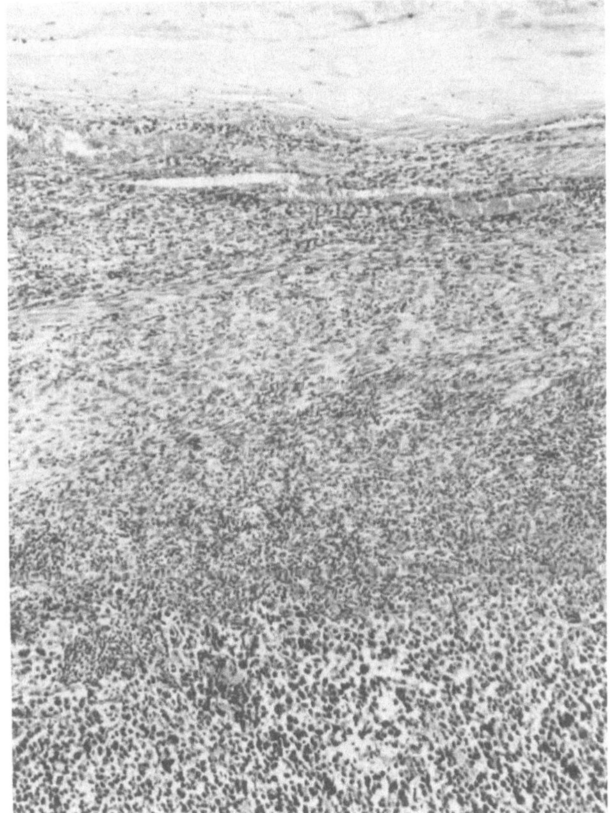

Abb. 81. (S. 174/55, 59jährig, ♂) *Sarcoma e fibroma.* Übersichtsbild der Außenzone: Alte hyaline Kapsel (oben), entzündetes Fibrom (Mitte), wucherndes Sarkom (unten). Häm.-Eosin

nommenen Ablauf des Geschwulstlebens kaum zweifelhaft erscheinen. Die hyaline Kapsel, ein entzündeter subkapsulärer Fibrommantel, reine Fibromstellen „stehen" noch. Im Innern wuchert das Sarkom, greift die alten Septen an (Abb. 83), wird immer unreifer. Ich vermag keine andere Erklärung zu geben, als daß ein echtes Sarkom *aus* einem echten Fibrom vorliegt.

Über einen wahrscheinlich ähnlich zu beurteilenden Fall berichtet SCHLUMBERGER (1951). Die Geschwulst lag im Hinteren Mediastinum, weshalb er sie mit Recht als neurogen ansieht: Der 46jährige Mann litt 14 Jahre lang an dumpfen Schmerzen im rechten Brustkorb hinten. Innerhalb von $1^1/_2$ Jahren wuchs der Tumor nachweislich immens. Bei der Operation erwies er sich als kapselfrei, bröcklig, orangegelb und fleckig-hämorrhagisch. *Histologisch:* polymorphkernig, leicht fasciculär, ohne „Palisaden". Diagnose: „neurogenic sarcom".

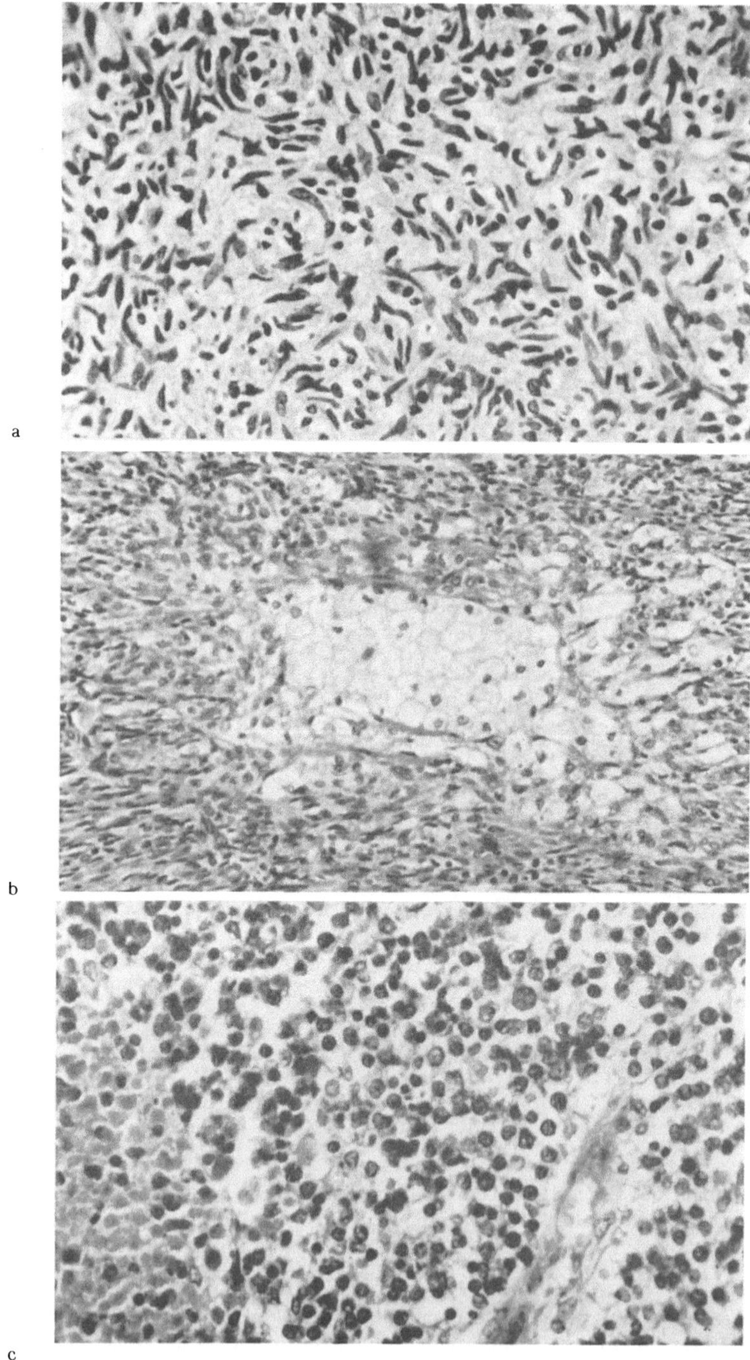

Abb. 82. (S. 174/55, 59jährig, ♂) *Sarcoma e fibroma* mediastinale. Histologische Ausschnitte: a noch *reines* Fibrom, b entzündetes Fibrom mit Pseudoxanthomzellherden, c undifferenziertes, hinfälliges Sarkom. Zellnekrose links unten. Häm.-Eosin

b) Primäre Fibro-Sarkome

Die Darstellung des Fibro-Sarcoma (und Sarcoma) e Fibroma mediastinale (mediale) wurde vorausgeschickt, weil es als gesichert angesehen werden kann. Ob andere der oft zu kurz veröffentlichten Fibrosarkome erstens diesen Namen verdienen, zweitens sich ebenfalls aus Fibromen entwickelten oder von vornherein als solche begannen, ist nicht zu entscheiden. Eine saubere pathologisch-anatomische Durcharbeitung nach dieser Richtung scheitert auch bei den zuletzt von

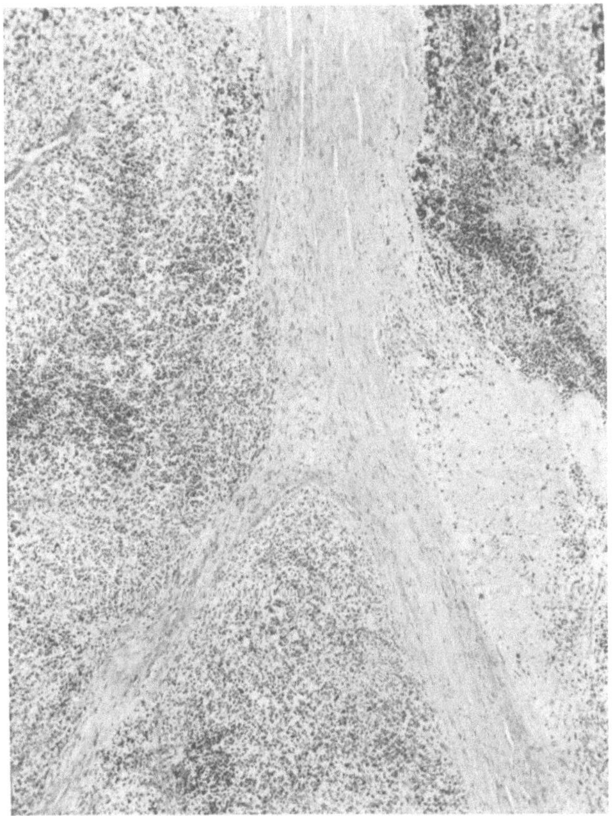

Abb. 83. (S. 174/55, 59jährig, ♂) *Sarcoma e fibroma*. Übersichtsbild: *Sarkomatöse* Aggression (besonders rechts oben) der alten Septen des knotig zusammengesetzten Fibroms. Häm.-Eosin

MARCH, LOVELOCK und BROWN (1955) publizierten drei Fällen, von denen ich höchstens ein bis zwei anerkennen kann, sowie den von RINGERTZ und LIDHOLM (1956) ganz kurz erwähnten fünf Fällen (drei männlich, zwei weiblich, von 23 bis 66 Jahren, Orangen- bis Großgrapefruitgröße), von denen einer metastasierte. Alle früheren Zusammenstellungen erscheinen rein statistischer Natur und zählen die Titel.

c) Undifferenzierte Sarkome

Bei ihnen muß man vorsichtiger sein, da die Lymphosarkome und Retothelsarkome der mediastinalen Lymphknoten sich hier auswirken, ja sogar die anaplastischen Bronchialkrebse. Ich stehe nicht an zu behaupten, daß eine erhebliche

Zahl von Berichten über mediastinale Sarkome, insbesondere der früheren Jahrzehnte, auf Fehldeutungen von Lungencarcinomen beruhen, was übrigens auch die Meinung von WILLIS (1953) zu sein scheint. KNIEKE (1936) machte eine statistische Arbeit und fand unter 21067 Sektionen neben elf anderen Sarkomen (darunter drei Lympho- und sieben Rundzellsarkome) ein Spindelzellsarkom. SABISTON und SCOTT (1952) sahen unter ihren 101 Fällen von mediastinalen Cysten, Tumoren und Granulomen fünf wenig differenzierte Sarkome, wobei sie jedoch die berechtigte Einschränkung machen, „soweit man sie als primäre Tumoren des Mediastinum ansehen konnte". Drei waren undifferenzierte, zwei spindelzellige Sarkome, vier betrafen das männliche, eins das weibliche Geschlecht. Lebensalter und Sitz: 15jährig ♂, Vorderes Mediastinum rechts oben, 16jährig ♂, Hinteres Mediastinum rechts oben, 39jährig ♀, Vorderes Mediastinum, beide Thoraxhälften, 47jährig ♂, Vorderes Mediastinum rechts oben, 48jährig ♂, Vorderes Mediastinum links unten. Auch der Tumor eines 19jährigen Mannes unter den schon genannten Fällen von MARCH, LOVELOCK und BROWN (1955) würde nach meiner Ansicht eher als „Spindelzellsarkom" denn als „Fibrosarkom" zu bezeichnen sein.

3. Myxome

Ob sie rein vorkommen, ist fraglich. Auch im ganzen gesehen sind sie so selten, daß man mit ihnen nicht zu rechnen braucht. Zudem ist der Ausgangspunkt keineswegs immer ganz klar.

GRAHAMS (1935) 4:4 cm messendes Myxom des Vorderen Mediastinum saß *auch* zwischen den Rippen, kann möglicherweise von der Pleura ausgegangen sein. Die beiden (!) von LEMON (1931) mitgeteilten Fälle des „Oberen Mediastinum" können, wie auch SCHLUMBERGER (1951) meint, aus der rechten Lungenspitze hervorgegangen sein. BULL (1936) räumte aus einer kokusnußgroßen, eiförmigen, gekapselten Geschwulst des linken Mittelgeschosses des Hinteren Mediastinum einer 31jährigen Frau die weichen, *gallertigen* Massen nur mit dem Finger aus. Obwohl keine „Exstirpation" stattgehabt hat und die histologische Diagnose „Myxosarkom" lautete, war nach 2¹/₂ Jahren kein Rezidiv aufgetreten! — Der große, immer wieder zitierte Tumor von HEUER und ANDRUS (1940), welcher 3,7 kg schwer war, saß im Hinteren Mediastinum einer 41jährigen Frau und füllte die ganze rechte Thoraxhälfte aus. Da gleichzeitig eine v. Recklinghausensche Neurofibromatose bestand, kann die gekapselte gelatinöse Geschwulst als überwiegend myxomatös entartetes Neurofibrom verstanden und klassifiziert werden. Guter Operationserfolg.

Im übrigen handelt es sich meist um kleinere, schleimige, sternzellige Degenerationsherdchen *in* Fibromen, besonders Neurofibromen, so daß man sogar Bedenken haben muß, ob auch die Anwendung des Begriffes Myxofibrom im Sinne von Mischtumor berechtigt ist. Das „Fibro-Myxo-Xanthom" (z. B. BULL 1931/32) bedarf nach dem Gesagten erst recht keiner weiteren Erläuterung.

4. Myome

a) Leiomyome und Fibroleiomyome

Sie sind so selten, daß sie in den meisten Statistiken, die die Auszählung von Mediastinaltumoren und -cysten während gewisser Zeitabschnitte, fast sämtlich der amerikanischen Literatur, zum Gegenstand haben, gar nicht erscheinen. Nur HEUER und ANDRUS (1940) führen zwei „ödematöse Fibroleiomyome" des Hinteren Mediastinum bei Patienten von 23 und 28 Jahren auf. Meist kann man nicht ausschließen, daß die Myome der Oesophagusmuskulatur angehören, so daß sie dort abzuhandeln wären[1].

Im übrigen mahnt die gelegentliche Anwesenheit von Palisadenstellungen der Zellkerne — obwohl solche, was ja bekannt ist, auch bei Leiomyomen zuweilen gefunden werden — bei allen Tumoren des Hinteren Mediastinum, welches die Domäne der neurogenen Tumoren ist, zu größter Vorsicht in der geweblichen Beurteilung.

Meinerseits bin ich nur in der Lage — obwohl ich jahrzehntelang meine Aufmerksamkeit auf mediastinale Tumoren richtete —, einen *einzigen* Fall, Nebenbefund bei der Sektion einer

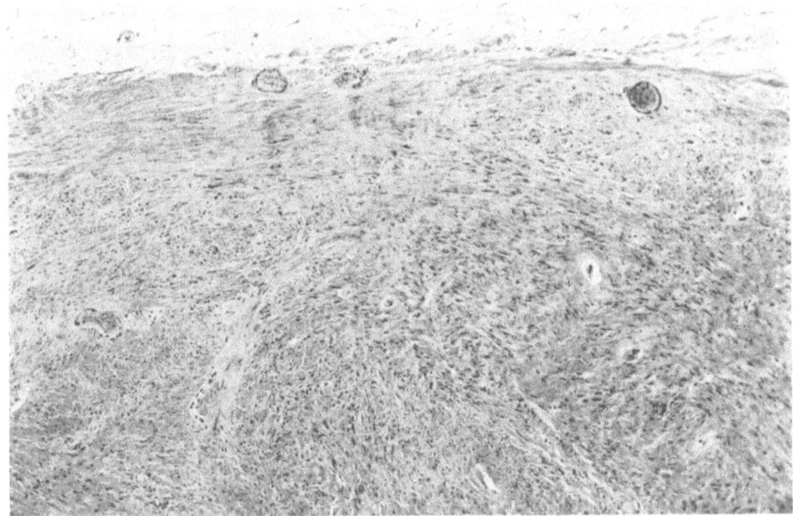

Abb. 84. Pflaumengroßes (mehrknolliges), derbes *Leiomyom* des Untergeschosses des Hinteren Mediastinum, prävertebral und paraoesophageal links. Keine geformte eigene oder Verdrängungs-(Pseudo-)Kapsel, sondern von lockerem mediastinalem Bindegewebe umgeben (Nebenbefund zu S. 479/35, 85jährig, ♀)

85jährigen Frau (S. 479/35) beizubringen, der wenigstens einigermaßen insofern als vom Oesophagus *un*abhängig bezeichnet werden kann, als der pflaumengroße mehrknollige, derbe Tumor des linken Untergeschosses des Hinteren Mediastinum (prävertebrale Region), ohne Läsion der Speiseröhrenmuscularis, wie auch histologisch bestätigt wurde, abpräpariert werden konnte. Auch war die Tunica muscularis oesophagi an dieser Stelle nicht atrophisch, oberhalb von ihr nicht hypertrophisch. Das Leiomyom hatte sich ganz nach links mediastinal entwickelt. Eine irgendwie geformte Kapsel bestand nicht. Das das Leiomyom umgebende mediastinale Bindegewebe war ganz locker geblieben (Abb. 84 u. 85) —, ein auffallender Gegensatz zu den sich leicht entzündenden Fibromen innerhalb der ganz anderen und bewegten (!) Matrix des Mittelgeschosses des Mittleren Mediastinum.

Ein zweiter Fall betrifft eine 61jährige Frau (Hoga S. 11/58) mit nur haselnußgroßem, ebenfalls paraoesophageal im linken Untergeschoß des Hinteren Mediastinum gelegenem, allenthalben deutlich bindegewebig abgekapseltem, an einer Stelle an kavernösen Blutgefäßen reichem *Leiomyom*.

---

[1] SCHAFER und KITTLE (1947), CURRERI und GALE (1949) ein Fall, SABISTON und SCOTT (1952) unter 101 Fällen von Mediastinaltumoren des John Hopkin General Hospital ebenfalls ein Leiomyom des Oesophagus.

37*

Die Begriffe *Fibroleiomyom* oder *Leiofibromyom*, mit denen, wie eingangs schon in Erscheinung getreten, ein Teil der Tumoren gekennzeichnet wurde, erfahren durch die Beobachtungen im Mediastinum (sowie übrigens auch im Oesophagus) keine besondere Beleuchtung, weder Ausweitung noch Einengung.

b) Rhabdomyom

Hierfür bietet das Mediastinum keine gewebliche Grundlage. Soweit von rhabdomyomatösen Strukturen die Rede ist (z. B. „Lipo-Rhabdomyo-Sarkom", Fox und Hospers 1936), gehören sie in das Gebiet der cystischen (s. S. 522) und soliden (s. S. 609) Teratome und teratoiden Mischgeschwülste (s. S. 610).

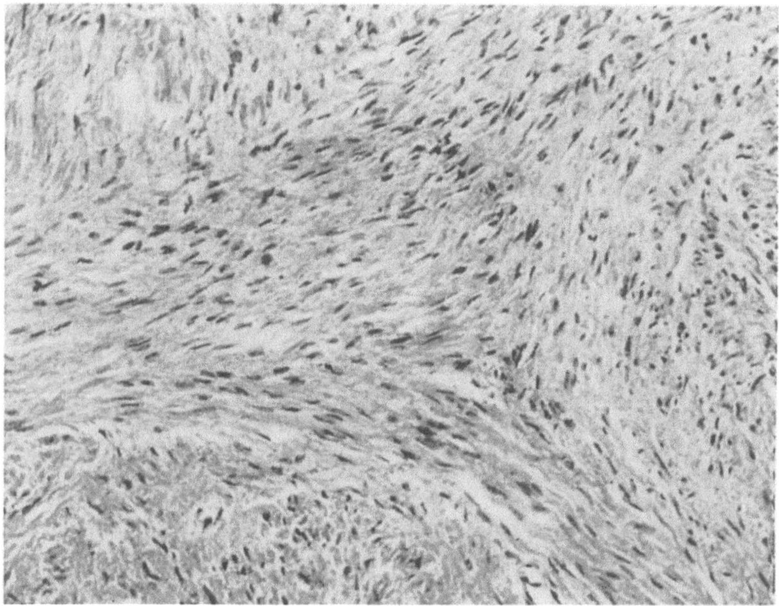

Abb. 85. Pflaumengroßes reines *Leiomyom* des Untergeschosses des Hinteren Mediastinum, prävertebral und paraoesophageal links. Keine Entzündung. Kaum fibröse „Degeneration". Leichte diffuse autolytisch-kadaveröse Trübung des Zellbildes. (Nebenbefund zu S. 479/35, 85jährig ♀)

5. Lipome

a) Reife Lipome
(Lipocytome) und Fibrolipome

Waren Fibrome selten, Myxome und Myome sogar zahlenmäßig nicht bewertbar, so sind die Lipome mit etwa 2% aller Cysten und Tumoren wiederum etwas häufiger. Im ganzen dürften mindestens 60 bis jetzt beschrieben sein, was auch der Zählung Lattanzios bis 1956 entspricht. Männer (nach Kelley u. Mitarb. 1933) und adipöse Frauen werden häufiger betroffen. Im Kindesalter sind die Geschwülste selten (etwa 10%). Oft sind sie „rein", zuweilen Fibro-Lipome (auch ein Fibro-Leiomyo-Lipom würde verständlich sein), immer gut abgekapselt, mitunter gelappt. Eine Sonderform stellt das mediastino-cervicale Lipom dar, von denen sechs bekannt sind (Oestern 1947: 3jähriger Knabe, bei dem das Lipom erst nach Durchtrennung der Clavicula und der 1. und 2. Rippe entfernt werden konnte. (Siehe auch GRAHAM und WIESE 1928). Eine andere, die wir mutatis mutandis schon bei den neurogenen Tumoren kennenlernten, ist die *Hantel-* (oder Zwerch-sack-)Form. Das mediastinale „Hantellipom" steht durch einen Isthmus, welcher sich parasternal in einem Intercostalraum oder sogar in einem Loche des Sternum (MCGORKLE, KOERTH und DONALDSON 1940) befindet, mit dem subcutanen Lipom in Verbindung. Von solchen Fällen, auch „hour glass tumors" genannt, sind mindestens zehn beobachtet worden (COENEN 1927, WALZEL 1932: 1jähriges Kind, und die Zusammenstellung von KEELY, GUMBINER, GUZAUSKUS und ROONEY 1953).

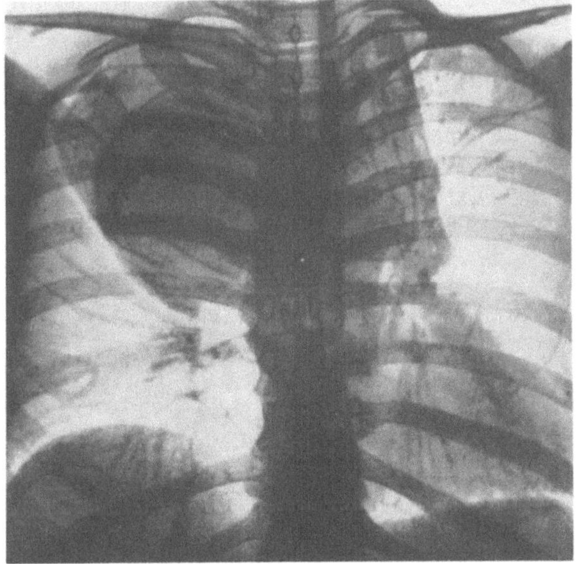

Abb. 86. Großes *Lipom* des Mittel- (und Ober-)geschosses des Vorderen, Mittleren und Hinteren Mediastinum einer 50jährigen Frau, durch Autopsie gesichert. Nach ZUPPINGER: Erkrankungen des Mittelfells. In: SCHINZ-UEHLINGER, Bd. III, Innere Organe (Teil I), Abb. 3501, 1952. Mit freundlicher Genehmigung des Georg Thieme Verlages, Stuttgart

Die öfter diskutierte Frage, von welchem seiner Anteile aus das Sanduhrlipom entstanden sei, also welcher Teil zuerst vorhanden und wie die Wachstumsrichtung gewesen wäre, verrät kein biologisches Feingefühl. Entwicklungsgeschichtliches Denken läßt nur die Annahme zu, daß beide Teile und der Isthmus von vornherein infolge Lückenbildung angelegt wurden. — *Histologisch* bieten die Lipome gegenüber denen anderer Organe keinerlei Besonderheiten. Ihr *Sitz* ist am häufigsten das *Ober-* (und Mittel-)geschoß des *Vorderen* (und Mittleren) Mediastinum. Doch kommen sie auch unten und im Hinteren Mediastinum vor. Was sie auszeichnet, ist ihre oft erstaunliche *Größe*. Sie können die Thoraxwand nach vorn, ja seitlich geradezu ausbuchten, zum Halse über das Jugulum sterni hinaus oder lateral emporwachsen. Geschwülste von mehreren Kilogramm sind keine Seltenheiten. Um nur einige der Giganten zu nennen: UNGER (1930) Fibrolipom von 21:19:13 cm des Untergeschosses des Hinteren Mediastinum, aus apfel- bis kindskopfgroßen Knoten zusammengesetzt, LATTANZIO (1956) Fibrolipom von 3 kg des rechten

Untergeschosses des Vorderen Mediastinum, CRUTCHER und PLOTT (1955) Lipom
von 3,6 kg, HEUER (1933) Lipom von 25:25:13 cm und über 6 kg des Vorderen
Mediastinum, LEOPOLD (1920) Lipom von 31:30:15 cm und sogar 8 kg! bei einem
36jährigen Manne. Damit sind die Lipome die *größten* und trotz ihres geringeren
spezifischen Gewichtes die *schwersten* aller Mediastinaltumoren überhaupt. Ihr
sehr langsames Wachstum — ein über 13jähriges Bestehen in annähernd gleicher
Größe—wurde von BRUNNER (1941) beobachtet: 16jähriger Mann mit *großem* rechtsseitigem mediastinalem Lipom, das schon in der Kindheit in fast gleicher Größe
röntgenologisch nachgewiesen wurde. Außer der Vergrößerung der rechten Thorax-

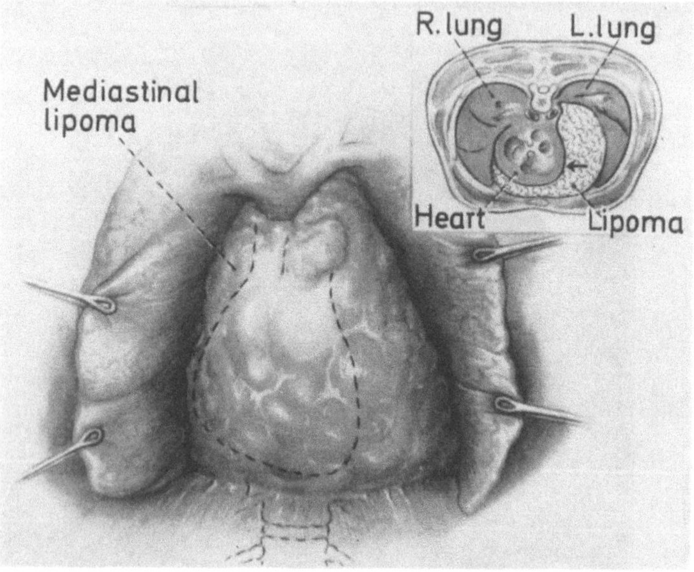

Abb. 87. 28jährige Frau mit Dyspnoe, Schwäche und Schweregefühl in der Brust. Bei Operation
1,7 kg schweres abgekapseltes, gelapptes *reines Lipom* des Mittel- und Untergeschosses des *Vorderen*
und *Mittleren* Mediastinum, „zwischen Pleura mediastinalis und Herzbeutel" bis in die linke Paravertebralregion des *Hinteren* Mediastinum reichend [Doppelzeichnung aus KEELEY, GUMBINER,
GUZAUSKUS u. ROONEY: J. thorac. Surg. 25, 316—323 (1953), Fig. 2]. Mit freundlicher Genehmigung
von the C. V. Mosby Company, St. Louis, Mo., USA

hälfte bestand auch eine intercostale Verbindung mit einem flachen subcutanen
Lipom rechts neben dem Brustbein. Vielleicht hängt ein gewisses Auf und Ab
von der allgemeinen Stoffwechsellage ab und ermöglicht die Weichheit
eine weitgehende Anpassung des Organismus und das Erreichen dieser ungewöhnlichen Ausmaße. Die Abb. 86 von ZUPPINGER (1952) zeigt *röntgenologisch* das große
Ausmaß eines durch Autopsie gesicherten mediastinalen Lipoms einer 50jährigen
Frau. Charakteristisch ist seine intensive homogene, rundbucklige, überall scharf,
zum Teil doppelbogig begrenzte Verschattung, innerhalb welcher man, worauf
PEABODY, STRUG und RIVES (1954) als ein häufig zu findendes Zeichen aufmerksam
machen, zuweilen eine zentrale Dichtigkeit und eine weniger dunkle Peripherie
unterscheiden kann[1]. In der Seitenaufnahme zeigte sich, daß das ganze obere und

---

[1] Dieses Phänomen habe schon zu der Mißdeutung eines „komplizierenden Empyems"
geführt. Beim Punktieren habe man jedoch die Empfindung, in einen Morast zu stechen.

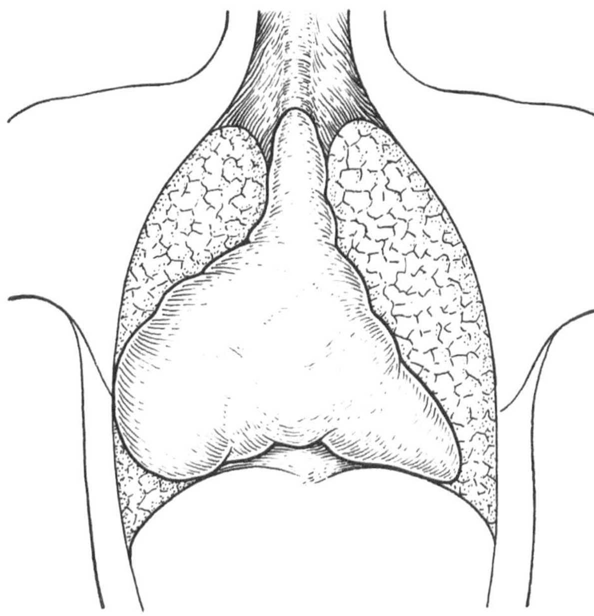

Abb. 88. Exzessiv-hyperplaseogener *lipomatoider Involutions*-Prozeß eines Thymus hyperplasticus, ein (echtes) Lipom des *Vorderen* Mediastinum vortäuschend. 1660 g. 39jähriger Mann mit allgemeiner Adipositas. [Aus SCHAER: Frankfurt. Z. Path. **44**, 439 (1933)]

mittlere rechte „Lungenfeld" von *vorn* bis *hinten* von Tumor eingenommen war. Die Beobachtung war 2 Jahre lang möglich gewesen, während welcher Bronchialkatarrh und Schmerzen im Rücken bestanden. Danach Mediastinotomie. Ein anderes, die typische mediastinale Situation eines großen reifen (reinen) Lipoms wiedergebendes Unterweisungsobjekt ist die wohlgelungene Doppelzeichnung von KEELEY u. Mitarb. (1953) in Abb. 87.

Was die *Entstehung* betrifft, so wurden einige mittelgroße Lipome mit dem *Thymus* in Verbindung gebracht, da die Lage übereinstimmte und sich „kleine Inseln von restierendem normalem Thymusdrüsengewebe zwischen den Tumorknoten verstreut" fanden (RINGERTZ und LIDHOLM 1956, doppelt-grapefruitgroßes, gelapptes, ausgereiftes Lipom eines 28jährigen Mannes). SCHANHER und HODGE (1949) beschreiben ein 24:19:8 cm messendes Lipom, „vom rechten

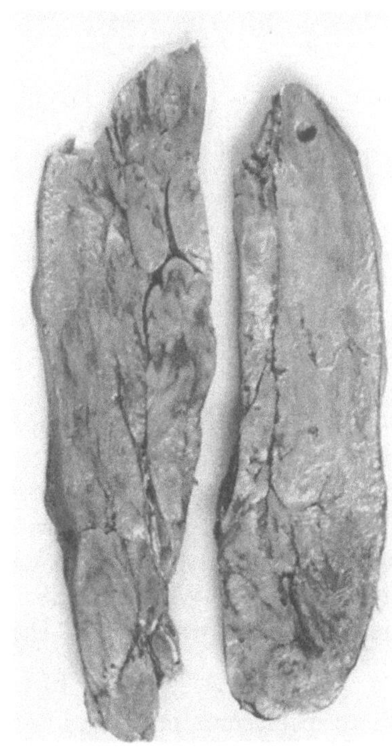

Abb. 89. „Groblappige" Schnittflächen des Sektionspräparates des vorigen Falles (Abb. **88**)

Zwerchfellwinkel bis 4 cm über den Aortenbogen reichend". SCHAER (1933) beschrieb ein 1660 g schweres mediastinales „Lipom" bei einem 39jährigen Manne, der sich durch Kopfschuß das Leben genommen hatte. Histologisch waren im Fettgewebe zahlreiche Thymusfragmente mit Hassalschen Körperchen eingeschlossen. Die Gewichtskorrelation zwischen Thymus- und Fettgewebe betrug 200 g zu 1400 g. Infolge der innigen Durchmischung beider Gewebe wird von SCHAER der Geschwulstcharakter des Lipoms *mit Recht* abgelehnt und die lipomatöse Bildung als überschießende *Hyperplasie* des Fettgewebes im Rahmen einer akzidentellen und

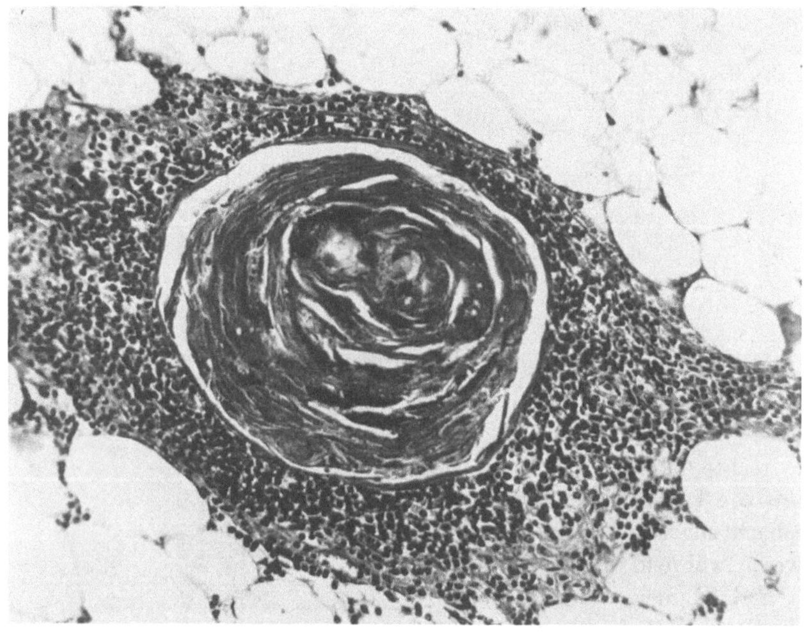

Abb. 90. Partiell verkalktes Hassalsches Körperchen, umgeben von „Thymuslymphocyten" (in *hyperplaseogenem,* lipomatoidem Involutions-Fettgewebe einer hyperplastischen Thymusdrüse). Maßstab 220:1. 39jähriger Mann mit allgemeiner Adipositas. (Aus SCHAER, 1933, siehe Abb. 88)

Alters-*Involution* einer hyperplastischen Thymusdrüse angesprochen (Abb. 88 bis 90). Es bestand allgemeine Adipositas. Die mit 47:16:8 cm angegebenen Maße der hyperplastischen Bildung müssen bezügl. der Länge „47" aus mehreren Gründen (Skizze, Höhe des Retrosternalraumes, Gewicht des Tumors) als irrtümlich angesehen werden. 17 cm dürften vielleicht richtig sein.

HEUER und ANDRUS (1940) formulieren die einleuchtende Anschauung, daß die Tumoren bereits vor der Entwicklung der Knochenstrukturen des Thorax entstehen müßten. Hierfür spräche das beobachtete gleichzeitige Vorkommen von Hanteltumoren im Wirbelsäulenbereich in Verbindung mit Spina bifida occulta sowie intra- und extrakraniellen Dermoidcysten und Ähnlichem.

b) Unreife Lipome
(Lipoblastom, primitives Fettzellipom, „braunes L.", „Hibernom")

Ob der Begriff „Hibernom" — wegen der histologischen Ähnlichkeit mit der Hibernationsdrüse, dem Winterschlaforgan einiger Warmblüter — für „granuliert"-

zellige Lipome, die ganz oder hauptsächlich aus „multilokulären" oder, wie man auch gesagt hat, „maulbeerförmigen" Lipoblasten bestehen und infolgedessen statt der weißlichen oder gelblichen eine mehr *bräunliche* Farbe haben, im Mediastinum und beim Menschen Berechtigung hat, vermag ich nach den spärlichen Veröffentlichungen nicht zu entscheiden. Wahrscheinlich kommt überhaupt nur der Tumor von KITTLE, BOLEY und SCHAFER (1950) als wenigstens in der Nähe des Mediastinum befindlich in Frage.

42jährige Frau mit 14:12:8 cm messendem, 1 kg schwerem „Hibernom" im Mittel- und Untergeschoß der linken hinteren Brustwand, bis an das Hintere *Mediastinum heranreichend.*

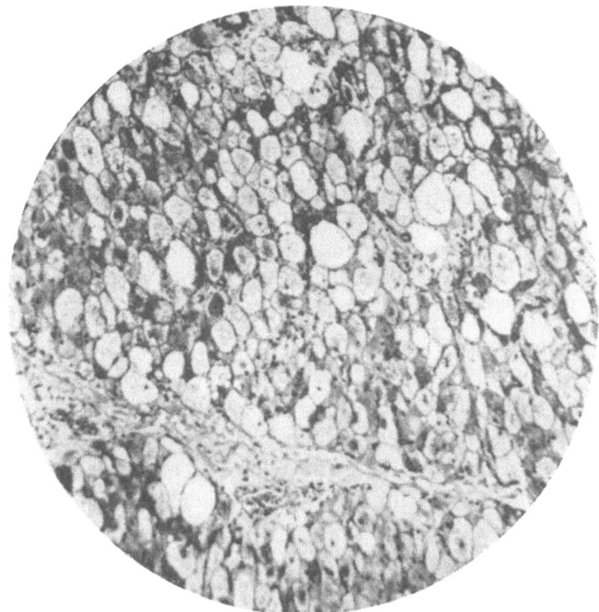

Abb. 91. Zelltypen eines 14:12:8 cm messenden, 1 kg schweren subpleuralen „*Hibernoms*" im Mittel- und Untergeschoß der linken *hinteren Brustwand,* „das Hintere *Mediastinum* erreichend". [Nach KITTLE, BOLEY u. SCHAFER: J. Thorac. Surg. **19**, 830-836 (1950), Fig. 5]. Mit freundlicher Genehmigung von the C. V. Mosby Company, St. Louis, Mo., USA

Septierter Bau, eosinophil granuliertes und feintropfiges Zellplasma sowie auch gewöhnliche großtropfige Fettzellen, ferner fibröse und „myxomatöse" Stellen (Abb. 91). — Mit Myoblastomen, deren Zellen ebenfalls oval und „granuliert" sind — im Mediastinum nicht beobachtet — darf man dieses Lipom auch nicht identifizieren.

Da „unreife" (fetale) Fettgewebszellen vorliegen, meinen einige Autoren, den Begriff „Lipoblastom" anwenden und im Sinne eines Überganges zum Liposarkom gebrauchen zu sollen. Das darf man aber bezüglich dessen, was andernorts — mit einiger Berechtigung — als „Hibernom" aus der Reihe der Lipome herausgehoben wurde, nur sehr bedingt tun. Von stärkerem infiltrierendem, destruierendem oder gar metastasierendem Wachstum ist bei ihnen noch nie die Rede gewesen.

Anhang:

Die wahrscheinlich stichhaltigen Fälle, die die Bezeichnung „Hibernom", falls man diesen Terminus überhaupt wünscht, verdienen, seien deswegen hier anhangsweise aufgeführt, weil sie wahrscheinlich nirgends sonst in der Speziellen pathologischen Anatomie ihr rechtes Unterkommen finden, andererseits eigenartigerweise in der Literatur der Mediastinaltumoren immer wieder auftauchen:

MERKEL (1906), 26jährige Frau mit 9:5,5:3,5 cm messendem „Pseudolipom" der rechten *Mamma*, auch als „eigenartiger Fettzellentumor" bezeichnet und als „Talgdrüsenadenom" gedeutet. Nur Lipoblasten. — RASOR (1913), 25jährige Frau mit 10:8:4 cm messendem Lipom der *Rückenhaut* paravertebral, aus verschiedenen Lipoblasten mit Übergängen zu Fettzellen bestehend. — BONNEL (1914) Frau mit *Achselhöhlen*-Lipom. — GERY (1914) prägte den Namen „Hibernom" in nicht gedruckter? privater Diskussionsbemerkung zu BONNELS Fall, der den seinigen im Straßburger Anatomischen Institut vorzeigte (nach BONNEL 1914, und BRINES und JOHNSON 1949). — SHAW (1921) zit. nach BRINES und JOHNSON (1949). — COMOLLE (1921) 1. Fall: Junger Mann mit 8 cm messendem, dunkelgelb-bräunlichem, „lipoblastischem Sarkom" der rechten *Oberschenkelmuskulatur*. Nur Lipoblasten. 2. Fall: 18jährige Frau mit „lipoblastischem Sarkom" der linken *Oberschenkelmuskulatur*. — KORITSCHONER (1922), 52jähriger Mann mit 4:3,5:1,5 cm messendem „Lipoblastosarkom" der linken unteren *Achselfalte*. — INGLIS (1927), 31jähriger Mann mit *Interscapular*-Lipom. — ROCHAT (1939), 2 Fälle, die nach BRINES und JOHNSON (1949) wahrscheinlich „Hibernome" und dem INGLISschen Fall ähnlich sind. — GLOGGENGIESSER (1941): 49jähriger Mann mit taubeneigroßem, intensiv gelbbräunlichem „proliferierendem Lipom" am linken *Knöchel*. — MOSTO und RADICE (1942), 37jährige Frau mit Hibernom der *Axilla*. — KEIL (1948), 31jährige Frau mit aus jugendlichem Mesenchym und Lipoblasten bestehendem Tumor des *Knöchels*. — BRINES und JOHNSON (1949), 18jährige Negerin mit scheibenförmigem, 10:8:5cm messendem, 315 g schwerem Hibernom der rechten *Scapularregion*. Hier und bei LENNERT (1949) beste Literaturzusammenstellung über die ganze Frage.

6. Liposarkom

Nach STOUT (1944) gab es histologischen Kriterien zufolge nur drei echte *Liposarkome* des Mediastinum. Von ihnen wuchs jedoch nur eins nachweislich infiltrativ. Die beiden anderen waren gut gekapselt und rezidivierten auch nicht nach der Exstirpation. Falls es für die Diagnose genügt, eine gewisse Zellunreife festzustellen, möchte ich mit SCHLUMBERGER (1951) annehmen, daß die Gelegenheit hierzu öfter gegeben ist. Aber sollte dann nicht die Bezeichnung „Lipoblastom" genügen?

Das erste ausführlich beschriebene und in der Vorderwand der linken Herzkammer, wenn auch nur in geringem Maße, *metastasierende* „lipoblastische Sarkom" (Sektionsfall) eines 23jährigen Mannes wurde von LENNERT (1949) veröffentlicht. Das großfaustgroße, 3 kg schwere, nur teilweise gekapselte Gewächs umgriff das Herz und war hinten in die rechte Vorhofswand eingewachsen. Es bestand histologisch aus polymorphzelligem, riesenzellhaltigem Fettgewebe und undifferenzierten, reticulumzelligen Proliferationszentren. Später publizierten HEINEMANN und LEHMAN (1951) ein 13:9:4,5 cm großes, mit den Gefäßen verwachsenes „*Liposarkom*" aus „embryonalem Fettgewebe von teilweise myxomatösem Charakter" des Vorderen Mediastinum einer 60jährigen Frau, das 3 Jahre nach der Exstirpation in Clavicula, rechter Ellenbeuge, linkem Oberschenkel, Epikard und Pleuren *metastasierte*. In den Metastasen fanden sich in bunter Mischung lipo-, fibro- und chondrosarkomatöse Bilder, weshalb die Verfasser das Sarkom unnötigerweise mediastinales „Mesenchymom" nennen möchten. —

Ein histologisch meiner Meinung nach ebenfalls einwandfreies Lipo- bzw. lipoblastisches Sarkom von 13:10:9 cm mit sich dunkel färbenden, fast pyknotischen, andererseits auch Riesenkernen und äußerster *Kernpolymorphie* im Mittel- und Untergeschoß der rechten Paravertebralregion des Hinteren Mediastinum einer 35jährigen Frau bildet SCHLUMBERGER (1951) ab. Die Geschwulst — also offenbar zunächst Lipom — konnte über 8 Jahre lang in etwa gleicher Größe und ohne Beschwerden gemacht zu haben, beobachtet werden, also ein „Sarcoma e lipoma". Erst in den letzten 3 Monaten trat Atemnot auf. Der Tumor war gut gekapselt, haftete dem paravertebralen Gewebe fest an. Doch soll er noch 9 Jahre nach der Exstirpation kein Rezidiv gebildet haben.

7. Lymphangiom und Lymphangio-Endotheliom

(Lymphangioma cysticum uni- et multiloculare, Hygroma, Lymphangioma cavernosum, Lymphangioma simplex sive capillare)

Daß sich in dem an Lymphcapillaren und -spalten reichen mediastinalen Gewebe (s. S. 441) anlagemäßig hier und da besonders lymphgefäßreiche Bezirke entwickeln oder sich als stark flüssigkeitsdurchtränkte, graue, schwammige *circumscripte* Partien eventuell tumorartig herausheben, kann nicht verwunderlich erscheinen. Man hätte es mit einer hamartösen Heterometrie zu tun. Solche einfachen, dünnwandig-capillär-spongiösen, tumorhaften, lymphangiektatischen Hyperplasien sind auch andernorts, z. B. in der Halsregion, am Mundboden, in der Zunge usw. genugsam bekannt. Vom Lymphangiom war auf S. 505 schon die Rede, als im Hinblick auf die dünnwandigen serösen („springwater"-) Cysten gesagt wurde, daß sie wahrscheinlich simplifizierte Lymphangiomata cystica seien. Auch die Abgrenzung von den Perikardial- und Bursa infracardiaca-, also mesothelialen (Coelom-)Cysten macht Schwierigkeiten, besonders wenn das „Hygrom" am Zwerchfell und mehr hinten sitzt und mit dem äußeren Herzbeutelblatt feste Verbindung hat. Sieht man von solchen unsicheren Fällen ab, von denen sich wahrscheinlich ein bis zwei auch in der jüngsten Serie (von sieben) von RINGERTZ und LIDHOLM (1956) befinden und worauf die Verfasser selbst hinweisen, so mögen im ganzen etwa 27 oder 28 mediastinale und cervico-mediastinale Lymphangiome veröffentlicht worden sein. Die letzteren sind die häufigeren. Diese Geschwulst ist mit 3 bis 3,5% an allen Cysten und Tumoren des Mediastinum beteiligt. Der *Hauptsitz* ist das *Obergeschoß* des *Vorderen* Mediastinum, von wo aus sie sich symmetrisch, öfter asymmetrisch nach den Seiten (rechts bevorzugt?) sowie nach unten und oben (zum Halse hinaus median und lateral) entwickelt, eventuell die Trachea und den Oesophagus umgreift und auf diese Weise oft Großorangengröße erreicht. Die größte scheint die von RINGERTZ und LIDHOLM (1956) mitgeteilte zu sein, welche eine Ausdehnung von „etwa 20 bis 30 cm" besaß. Lymphangiome des Hinteren Mediastinum finden sich bei SANES, MACMANUS und SCATCHARD (1945), z. B. von Grapefruitgröße rechts oben zwischen Oesophagus und Trachea bei einer 59jährigen Frau, sowie bei RINGERTZ und LIDHOLM. Vergleiche auch den Hinweis auf den möglichen Zusammenhang mit dem Ductus thoracicus auf S. 505.

Die Unterscheidung in *L. simplex* (capillare), *cavernosum* und *cysticum* ist selten anwendbar. Fast alle L. sind poly-, groß- und kleincystisch und besitzen, wenn auch nur geringe, kavernöse, ja capilläre Partien, welch letztere sich dem mikroskopischen Kavernensystem peripherisch anschließen, wodurch das Gewächs im mediastinalen Binde- und Fettgewebe verankert ist. Zum feingeweblichen Aufbau gehören auch Züge *glatter Muskulatur* innerhalb der nach allen Richtungen verlaufenden Septen, welche die Kammern trennen, ferner die zuweilen *Sprossungen* (nach innen und außen!) zeigende *Endothel*auskleidung, in denen man die Bildung von Tochtercysten verfolgen kann[1], und relativ oft *Lymphgewebe*, zum Teil in Knötchenform, so daß es als Körnelung, mitunter sogar der äußeren Oberfläche der im großen und ganzen dünnen Cystenwandungen sichtbar wird.

Wenngleich die mediastinalen L. auch bereits bei Neugeborenen und besonders im Kindesalter beobachtet wurden, so erreicht die Mehrzahl infolge langsamen

---

[1] S. hierüber auch GOETSCH (1938).

Wachstums und langer Symptomlosigkeit jedoch das Erwachsenenalter. Die meisten Fälle liegen zwischen dem 19. und 58. Lebensjahr. Daß die *cervico-mediastinalen* L. früher diagnostiziert werden — in über 90% vor dem 2. Lebensjahr nach GROSS und HURWITT (1948) — versteht sich von selbst. Nach HARLEY und DREW (1950) soll das männliche Geschlecht erheblich überwiegen. Der von HALL und BLADES (1957) angenommene Ausgang von primitiven, verlagerten Jugularis-Lymphsäcken kann als wahrscheinlich bezeichnet werden. Der Thymus kommt jedoch, im Gegensatz zu der Ansicht von SCHLUMBERGER (1951), weniger,

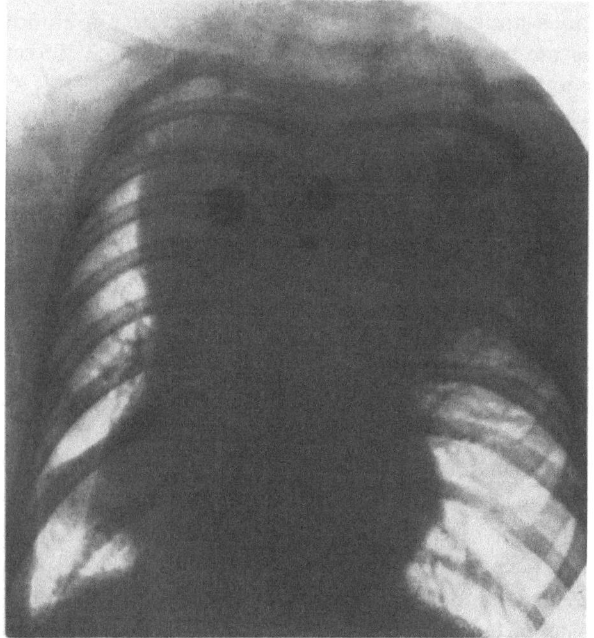

Abb. 92. Faustgroßes, inoperables *Lymphangioma* cavernoso-*polycysticum* cervico-*mediastinale* anterius sin. congenitum (S. 678/31, 8 Monate, ♂,)

in vielen Fällen sicher nicht in Betracht (s. eigene Beobachtung, Abb. 92 bis 94), ohne damit Thymuscysten und -lymphangiome überhaupt leugnen zu wollen. Da der von mir 1931 beobachtete Sektionsfall eines männlichen Säuglings von 8 Monaten (beschrieben durch O. MICHAELIS 1934) seine Aktualität nach keiner Richtung hin, insbesondere als topographisches Präparat von klassischer Prägnanz verloren hat, sei er exempli causa kurz mitgeteilt:

(S. 678/31, 8 Monate ♂). Schon bald nach der Geburt zeitweise *schwer geatmet*, seit 6 Wochen heftige *Atemnot*, seit 1 Woche *Husten*. Es bestehen *Stridor, beschleunigte Atmung* mit starker Flankenbeteiligung, starke Venenzeichnung am Halse. Beim Schreien prall-elastische *Vorwölbung* der Kehl- und oberen linken Schlüsselbeingrube. *Röntgenologisch:* In oberer Thoraxhälfte scharf konturierte, bogenförmig verlaufende, dichte *Verschattung*, die links bis an die laterale Thoraxwand heranreicht (Abb. 92). Die Exstirpation des bis an die Wirbelsäule reichenden Geschwulstgewebes mißlingt wegen zu starker Verzahnung in der Umgebung. *Tod* nach 2 Tagen an Wundinfektion. Die *Sektion* ergibt faustgroßes „*Lymphangioma* cavernoso-*polycysticum cervico-mediastinale* (anterius et sin.) congenitum", welches im wesentlichen aus drei bis enteneigroßen Cysten besteht (Abb. 93), die größte links mit starker Vorwölbung der Pleura mediastinalis und Eindellung des Oberlappens der linken Lunge, eine walnußgroße im Obergeschoß des *Vorderen* Mediastinum, die dritte kleinfingerförmige als Fortsatz zur linken Halsseite hin hinter der 1. linken Rippe. In Abb. 94 ist der histologische Befund wiedergegeben.

Weitere Fälle außer den zitierten seit 1950 sind von CONKLIN (1950), LOB, TRIOLO, sowie WEBER und SMORLESI (1951), BARRAYA, REBOUL und ARNAUD (1954), HALONEN, NYLANDER und VIIKARI (1955), FONTAINE, BOLLACK und KIENY (1957) mitgeteilt worden. Die letztgenannte Arbeit enthält ein gutes Literaturverzeichnis.

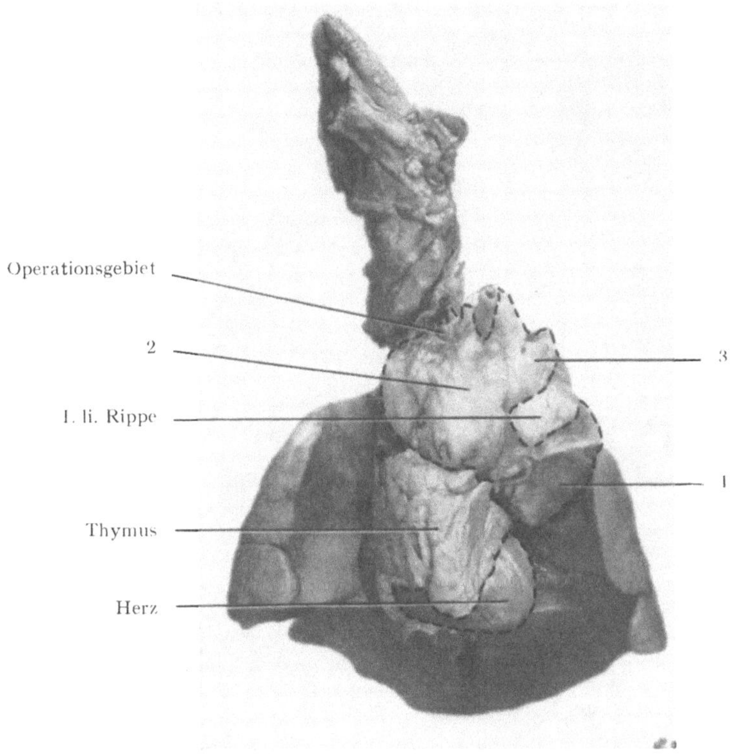

Abb. 93. Faustgroßes, aus drei großen Cysten (1, 2, 3) bestehendes *Lymphangioma* cavernoso-*polycysticum* cervico-*mediastinale* ant. sin. congenit. Sektionspräparat: Enteneigroße Cyste (1) vom Mediastinum aus nach links entwickelt, mit Kompression des Oberlappens der linken Lunge. Walnuß-große Cyste (2) mediastinal medial, erscheint oben im Jugulum. Kleinfingerendgliedgroße Cyste (3) in der linken Supraclaviculargrube. Thymus und Herzbeutel völlig unbeteiligt! (S. 678/31, 8 Monate, ♂)

Als *maligne* Variante ist wahrscheinlich ein von HERBIG, GANZ und VIETEN (1952) erwähnter und von LANGER (1954) histologisch abgebildeter (histologische Untersuchung durch H. MEESSEN, zwei gute Mikrophotogramme) Fall eines 6jährigen Mädchens aufzufassen, bei welchem ein faustgroßes, vielknotig zusammengesetztes, auch nekrotisch-hämorrhagische, verfettete und entzündete Gewebspartien aufweisendes Lymphangio-*Endotheliom* von 13,5:9,5:4 cm des Mittel- und Untergeschosses der linken Paravertebralregion des Hinteren Mediastinum (linke 5. Rippe bis Zwerchfell) operativ entfernt wurde. Die Pleura mediastinalis sei intakt und nicht in das Geschwulstgewebe einbezogen gewesen. Die uniformen *spindel-* und *kugelkernigen* Tumorzellen sind locker *reticulär* aneinandergefügt, bilden *kleine Hohlräume*, die mit homogenen geronnenen Massen ausgefüllt und durch eine einschichtige Zellage begrenzt werden. Da einzelne Mitosen vorhanden sind, wird auf Bösartigkeit geschlossen.

Über die mögliche Beziehung von Lymphangiomen und Lymphangio-Endotheliomen zum Hämangiom und Hämangiosarkom s. auch S. 592.

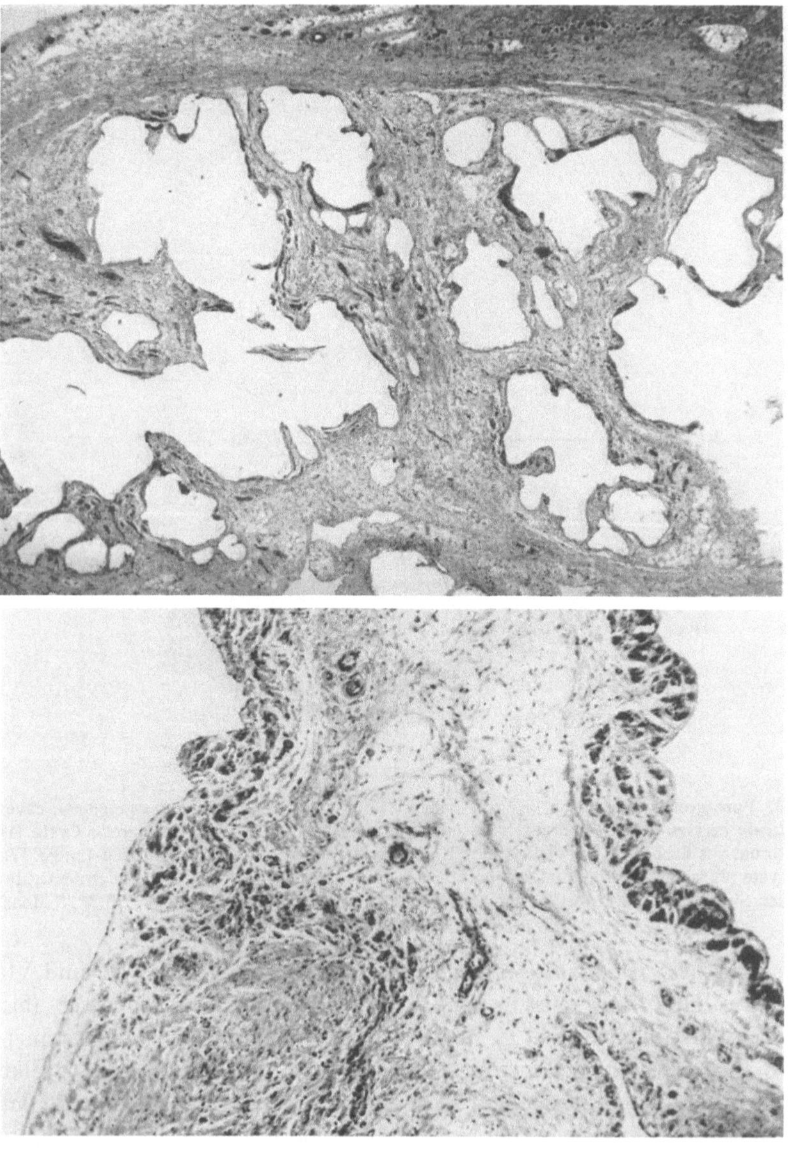

Abb. 94. Faustgroßes *Lymphangioma cavernoso-cysticum* cervico-*mediastinale* ant. sin. cong.: Kavernöse Anteile (S. 678/31, 8 Monate, ♂). Oben: Übersicht. Unten: Glatte Muskulatur in den Cystenwänden und -septen

8. Lymphangio-endothelio-Lipom

(Lipo-Endothelioma lymphangiosum)

Hiermit dokumentiere ich das Vorkommen eines (gutartigen und symptomlosen) Spezialtumors des Septum mediastinale, den ich von ähnlicher oder gleicher Natur nur im Omentum und Mesocolon (hier allerdings Symptome erzeugend und zur Operation führend) angetroffen habe, und zwar in jedem Falle nur einmal. Das will jedoch nicht bedeuten, daß solche Geschwülste nicht öfter vorkommen. Ich bin vielmehr der Meinung, daß sie für gewöhnliche, mehr oder weniger große, Lipome gehalten wurden, die sie ja größtenteils auch sind, deren Besonderheit aber, das ist ihre *lymphangiomatöse* und *endotheliomatöse*, ebenfalls wesentlich erscheinende Komponente, die makroskopisch nicht weiter aufzufallen braucht, teils ohne, teils mit, aber nicht genügend eindringender histologischer Untersuchungen übersehen oder nicht bewertet wurde.

Der als Nebenbefund bei der Sektion eines an Myokardinfarkt verstorbenen 57jährigen Mannes (S. 13/48) gewonnene *Tumor* war nach Fensterung der rechten Pleurahöhle und Hervorwälzung der rechten Lunge als *faustgroßes*, eiförmiges, fettgelbes Gebilde sichtbar, das von glatter, dünner Pleura mediastinalis ant. und Pleura pericardiaca überzogen war, den rechten Herzbeutel-Zwerchfellwinkel ausfüllte und bis zum Mittelgeschoß hinaufreichte. Es lag genau an der Stelle, wo man die arboreszierenden „Appendices pleuro-mediastinales adiposae villosae" der Untergeschosse findet (s. S. 442 ff.!), welche als lymphangio-lipöse Polster-, Diffusions- und Resorptionsorgane morphologisch und physiologisch mit den entsprechenden Bildungen bzw. „Anhängen" der Bauchhöhle, also dem Netz und den Appendices epiploicae verglichen und gleichgestellt wurden. Ein Vergleich der Abb. 12 bis 15 mit den vier Abb. 95 u. 96 des lipomatösen Tumors des Vorderen und Mittleren Mediastinum andererseits zeigt die enge gewebliche Verwandtschaft, doch brachte der Tumor außer dem lobulären Fettgewebe und den dünnwandigen weiten Lymphbahnen reichlich noch nicht entfaltete endotheliale Zellzüge und -membranen, die die Fettgewebsläppchen trennen, zur Entwicklung (Abb. 95 unten); auch findet sich hier und da lymphatisches Gewebe eingestreut. Abb. 96 zeigt, daß eine erhebliche endotheliomatöse solide Zellneubildung Platz greifen und durch das gemeinsame Ineinanderwachsen der beiden Geschwulstkomponenten das uns vom Fibroadenom der Mamma her gewohnte Bild des „intracanaliculären" Tumors, hier Endothelio-Lipoms, entstehen kann. Wie stark und führend dabei die Endothelzellen beteiligt sein können, geht aus den knospenartigen Sprossungen auf Abb. 96 unten hervor, deren Adenomähnlichkeit infolge der relativen Großzelligkeit und der tubulusartigen Hohlraumbildung nicht zu verkennen ist.

Nach dieser Erfahrung vermute ich, daß einige der just an dieser für das Gros der Lipome ungewöhnlichen Stelle sitzenden „Lipome", so z. B. das von NYLANDER und KYLLÖNEN (1950) beschriebene, auf die pleuromediastinalen Fettanhänge zurückzuführen ist. NYLANDER und KYLLÖNEN exstirpierten bei einem 60jährigen Mann nach Resektion der 7. rechten Rippe aus dem rechten Untergeschoß des Vorderen (und Mittleren) Mediastinum ein „faustgroßes gelapptes Lipom von 14:6 cm, welches nach ihren eigenen Worten in der Gegend des Herz-Zwerchfellwinkels „aus dem Mediastinum hervortrat".

9. Hämangiom und Hämangiosarkom

(Hämangioendotheliom, Hämangioblastom), auch hämangiomatöse Mischtumoren

Wie weit es sich bei einigen der publizierten „Hämangiome" in Wirklichkeit um (kavernöse) Lymphangiome handelte, in deren Hohlräume es während des Lebens nach Platzen von Scheidewänden blutete — wodurch sich übrigens ein lange Zeit stumm gebliebenes Lymphangiom plötzlich bemerkbar machen kann —

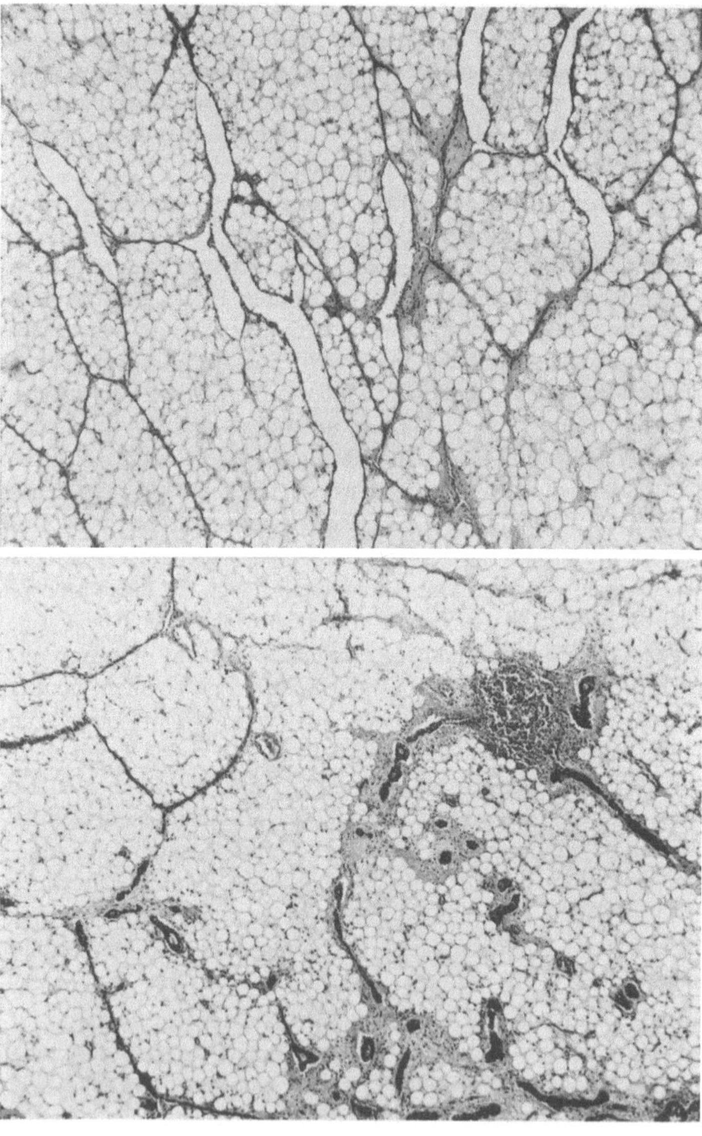

Abb. 95. (S. 13/48, 57jährig, ♂). Faustgroßes *Lymphangio* (endothelio-) *Lipom* des rechten Unter- (und Mittel-)geschosses des Vorderen und Mittleren Mediastinum (rechter Herzbeutel-Zwerchfell-Winkel). Oben: Weite (und enge) *Lymphgänge* und *-spalten* im lobulären Lipom. Unten: Läppchenbegrenzende und strangförmige *Endothelzellwucherungen* und *lymphatisches* Gewebe

läßt sich schwer nachprüfen. Diese Vermutung muß aber ausgesprochen werden, da mehrere Hämangiome den genauen Sitz der (cervico-)mediastinalen Lymphangiome darboten und da außerdem oftmals die alleinige Anwesenheit von Erythrocyten in den Gefäßräumen (welche ja auch bei der Operation hineingelangt sein können) als ausreichend für die Diagnose Hämangiom angesehen wurden. Die Zählungen z. B. von SEYBOLD, McDONALD, CLAGETT und HARRINGTON (1949),

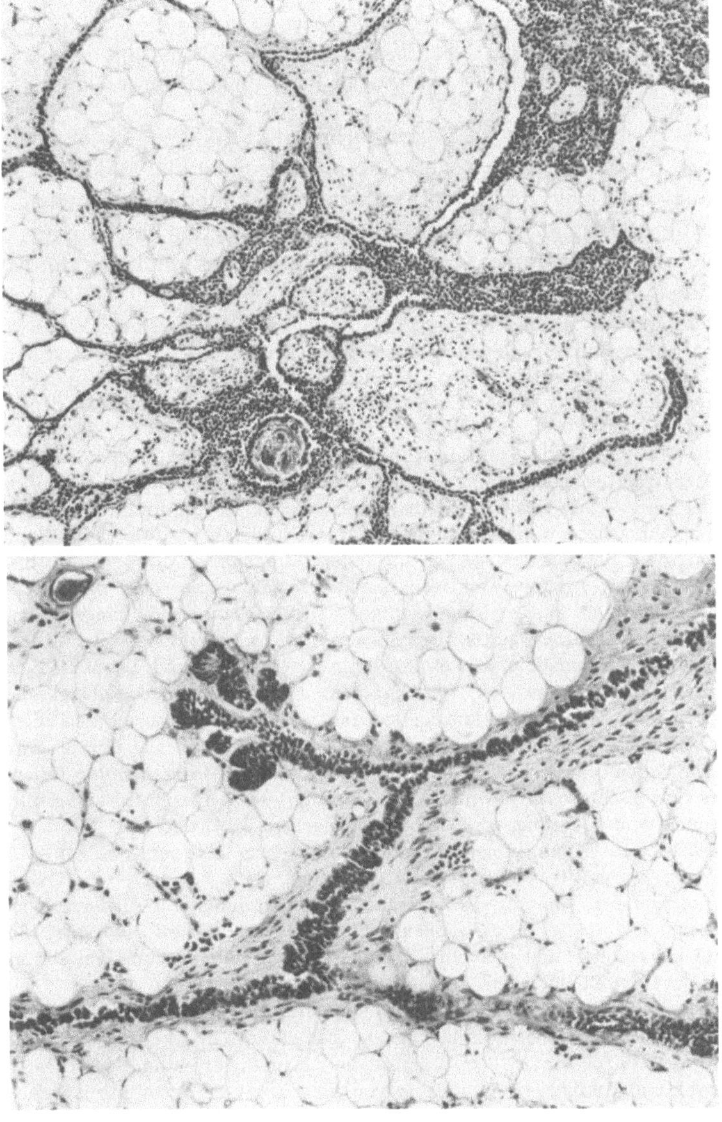

Abb. 96. (S. 13/48, 57jährig, ♂). Faustgroßes *Lymphangioendothelio-Lipoma „intracanaliculare"* des rechten Unter- (und Mittel-)geschosses des Vorderen und Mittleren Mediastinum (rechter Herzbeutel-Zwerchfell-Winkel): Oben: Ähnlichkeit mit dem „Fibroadenoma intracanaliculare". Unten: Endotheliomatöse Sprossungen nach Art von Knospenbildungen mit Andeutungen von Lichtungen

PERÄSALO (1952), RINGERTZ und LIDHOLM (1956), enthalten zugleich die malignen und semimalignen oder nur mehr oder weniger wahrscheinlich malignen Hämangio-„endotheliome" und -sarkome, welche fast die Hälfte ausmachen.

Einige der Tumoren erweisen sich als hämangiomatöse oder hämangiosarkomatöse Partien in Teratomen (SCHLUMBERGER 1951, EHRENREICH, FREUND und SHAPIRO 1953). Im Falle eines großen, 527 g schweren, gut gekapselten Hämangioms des Vorderen Mediastinum eines Erwachsenen von ADAMS und BLOCH (1944) wurde zugleich fibrolipomatöses Knochen- und Knochenmarkgewebe gefunden. Ein Fall von SCHLUMBERGER (1951), der einen 26jährigen Mann betraf, war ein weiches, gut gekapseltes Fibro-Lipo-Hämangiom", also Mischtumor des Vorderen Mediastinum.

Ein von SCHOPPER diagnostiziertes, kleinfaustgroßes „Hämangio-Myxo-Fibrosarkom" bei einem 21jährigen Mann, welches in Knochenmark, Lungen, Leber und Milz metastasiert hatte, ist von BRÜCHER (1953) unter ganz anderem Aspekt und pathologisch-anatomisch ungenügend veröffentlicht worden.

Ich halte die meisten der im ganzen vielleicht 25 Fälle — das entspricht etwa der Zahl der Lymphangiome — in bezug auf Reinheit für äußerst fragwürdig. Eine Ordnung, klassifikationsfähige Systematik ist hier allgemein nachträglich nicht zu gewinnen. Die Zahl der reinen Fälle von Hämangiom und Hämangiosarkom schätze ich auf 0,5 bis 1% aller Cysten und Tumoren des Mediastinum. Einige der neueren Fälle mögen als Beispiele dienen:

SEBESTÉNY (1953): 47jährige Frau (seit Monaten Herzklopfen und stechende Schmerzen in der linken Schulterblattgegend) mit *doppeltfaustgroßem*, im Vorderen Mediastinum gelegenem Haemangioma *cavernosum*, das mit dem Perikard verwachsen war und an der Oberfläche ein *Schlingennetz* von Blutgefäßen zeigte. Eine *daumendicke Vene* führte in den sehr blutreichen Tumor hinein.

EERLAND (1956): 25jährige schwangere Frau (taubes Gefühl im linken Arm, Zittern und Nachlassen der Kraft der linken Hand, Hornersches Syndrom links) mit *orangengroßem* blauem Haemangioma *cavernosum*, welches wie ein *Varicenconvolut* aussah und stark mit der linken *Art. subclavia* verwachsen war, im Obergeschoß des Vorderen und Mittleren Mediastinum. Ein pflaumengroßer Fortsatz reichte bis zum linken Lungenhilus, enthielt viele bis bohnengroße Hohlräume mit bräunlich-blutigen Massen. Schnittfläche sonst meist schwammig, purpurrot. *Histologisch:* Weite dünnwandige Blutgefäßräume, im umgebenden lockermaschigen Bindegewebe einige glatte Muskelfasern und etwas Lymphgewebe.

Zwei Fälle von Haemangioma *capillare* teilten RINGERTZ und LIDHOLM (1956) mit: 29jährige Frau mit *walnußgroßem*, rötlichgrauem Tumor des linken Obergeschosses des Vorderen Mediastinum, der eine „Manschette" um die *Vena anonyma* und den angrenzenden Teil der Vena subclavia bildete. Das capilläre Hämangiom hatte viel fibröses Stroma. Die Endothelzellen waren oft „syncytial". — 76jähriger Mann mit *orangengroßem* festem Tumor, ebenfalls des Obergeschosses des Vorderen Mediastinum, welcher nicht nur die großen Gefäße umwuchs, sondern auch Trachea und Oesophagus nach rechts dislozierte.

Als Beispiel für ein *Hämangiosarkom* gelte der Fall 4 von RINGERTZ und LIDHOLM (1956): 41jähriger Mann, der erst 6 Wochen vor der Operation leichte Schmerzen im Thorax bekam und einen *orangengroßen* Tumor des Obergeschosses des Vorderen und Mittleren Mediastinum zeigte, welcher den *Aortenbogen*, die großen *Gefäße* und das *Perikard infiltrierte. Histologisch* fand sich ein langspindel- und pleomorphzelliges, mitosenhaltiges Tumorgewebe mit vielen Strängen „syncytialer Tumorzellen, die Capillaren nachahmen".

In seltenen Fällen kommen auch wirbelsäulennahe gelegene, *sanduhrförmige* Blutgefäßgeschwülste des *Hinteren* Mediastinum vor, die sich durch ein Zwischenwirbelloch in den Epiduralraum des Wirbelkanals fortsetzen, so die „Hämangioblastome" von DANDY (1925) und NAFFZIGER und BROWN (1933). — Eine von KEEGAN (1953) erwähnte Knochenarrosion durch ein Hämangiom braucht kein Zeichen für Malignität der Geschwulst zu sein.

RINGERTZ und LIDHOLMS walnußgroßer, blauer, hämangiokavernöser Tumor mit „Melaninpigmentierung" des Mittelgeschosses der rechten Paravertebralregion einer 55jährigen Frau vermag von den Verfassern selbst nicht klassifiziert zu werden. Er sei möglicherweise ein „Hamartom kombinierten vasculären und neurogenen Ursprungs".

Schließlich sei noch auf einen älteren Fall von *multizentrischem* Auftreten eines infiltrierend wachsenden *Haemangioma teleangiectaticum*, den L. SCHMITT (1916) aus M. B. SCHMIDTs Institut sehr ausführlich veröffentlichte, hingewiesen. Er betraf einen 3 Monate alten weiblichen Säugling mit verschieden großen Tumoren vom Typ des reinen Haemangioma simplex der rechten Orbita und vor allem des ganzen *paratrachealen* Gebietes des *Mittleren Mediastinum*. Die *himbeerroten* Geschwulstmassen von *Erbsen-* bis *Walnußgröße* und weicher, schwammiger Konsistenz, die wie lymphdrüsenartige Pakete aussahen, setzten sich am rechten Hauptbronchus entlang und bis zum Ringknorpel hinauf fort, umscheideten auch Aorta thoracica und Oesophagus in einer Dicke von 3½ bis 4 cm.

Weitere Hämangiomfälle: THOMAS und CHESSER (1950), MAGGI, BAROUSSE und CARDEZA (1952), MAURER (1953), GRIMES, RAPHAEL und STEPHENS (1953). Hämangio,,endotheliom" und -sarkom: WINKELBAUER (1929) mit Metastasen in Lungen, Leber, Nieren; LILIENTHAL (1936).

10. Hämangiopericytom sive Glomangiom

(Angioneurom und ähnliches)

Sie sind wahrscheinlich mit den parasympathischen Paragangliomen (Chemoreceptorentumoren) identisch (s. S. 554 und 561).

11. Andere Stützgewebstumoren

Andere Stützgewebstumoren, die als Mediastinaltumoren veröffentlicht wurden, wie *Chondrome, Chondrosarkome, Osteome, Osteosarkome* und ähnliche, ebenso die als ,,*fibrous dysplasia*" bezeichnete Rippenköpfchenveränderung, sodann die *Chordome* und ein von MARCONI (1951) beschriebenes ,,Myxosarkom mit chondrochordomatösen Anteilen des Hinteren Mediastinum" gehören dem thorakalen Skeletsystem, insbesondere Wirbelkörpern, Rippenköpfchen und -knorpeln sowie dem Sternum an, sind nicht einmal immer sicher als primäre Gewächse anzusprechen (Fall von CIECHANOWSKI 1938).

Da Tumoren dieser Art von der *chirurgischen* Sicht der Eröffnung des Mediastinalraums aus eine gewisse Beachtung erheischen, seien einige der Schrifttumsautoren angeführt: Chondrom: MIDDELDORPF (1930), ROSE (1942), WEISEL und ROSS (1950). Chondrosarkom: EDWARDS (1927), RINGERTZ und LIDHOLM (1956). Chordom: CROWE und MULDON (1951).

Das gleiche gilt für ,,Plasmazelltumoren", die entweder mit Wahrscheinlichkeit plasmazellreiche entzündliche (Lymphknoten-?)Granulome wie im Fall von CHILDRESS und ADIE (1950) zwischen Aortenbogen und linkem Lungenhilus darstellen, oder echte Plasmocytome (Myelome) z. B. des Brustbeins sind. Der Fall eines tödlichen hühnereigroßen ,,Plasmocytosarkoms" bei einem 32jährigen Manne, welches RINGERTZ und LIDHOLM (1956) im Obergeschoß des Hinteren Mediastinum in unmittelbarer Wirbelkörpernähe bei röntgenologisch fehlenden Knochenveränderungen erwähnen, erscheint mir ungeklärt, da keine Sektion ausgeführt und nur bioptisches Untersuchungsmaterial zur Verfügung stand.

III. Epitheliale Tumoren

Da das mesenchymale Septum mediastinale keine epithelialen Strukturelemente aufweist, besitzen epitheliale Tumoren desselben von vornherein ortsfremden

Charakter. Zwar kennen wir mesodermale Epithelformationen als „Mesothel", welcher Begriff sich vielerorts und in vieler Beziehung als nützlich erwiesen hat. Und in der Tat haben SABISTON und SCOTT (1952) unter ihren 101 Fällen selbst beobachteter Tumoren, Cysten und Granulome ein mediastinales „Mesotheliom" aufgeführt. Der kurzen Schilderung nach handelt es sich um ein Carcinosarkom-ähnliches Gewächs, das, wie die Verfasser selbst annehmen, von der Pleura (!) mediastinalis ausgegangen ist. Das rechtfertigt zwar die Bezeichnung „Mesotheliom", aber ein Mediastinaltumor in unserem Sinne ist es nicht.

1. Struma thyreoidea mediastinalis

a) Cervico-mediastinale Struma thyreoidea

Die *cervico*-mediastinale Struma thyreoidea, d. h. eine solche, die einen meist knotigen oder „cystischen" Fortsatz zum Mediastinum besitzt, ist keine Selten-heit (s. Tabelle LINDER-SCHAMAUN, S. 531). Aus manchen Zusammenstellungen mediastinaler Tumoren und Cysten (leider oft auch anderes enthaltend) kann man etwa 5% errechnen. Oft ragt der untere Pol der Geschwulst nur ein wenig prä-oder paratracheal in den Retrosternalraum hinein. Doch kann auch ihr größter Teil überhaupt im Vorderen Mediastinum liegen, unter Verdrängung der Vv. ano-nymae nach der Seite und unten, den Aortenbogen, ja sogar vor den Venenstäm-men unter seitlicher Abweichung das Zwerchfell (natürlich selten) erreichen. Der Verlauf der Artt. carotides kann bei solchen mächtigen Tumoren sehr verschieden sein. Die arterielle Blutversorgung braucht nicht ausschließlich aus der Art. thyreoid. inf. zu erfolgen. Oft finden sich Sonderäste aus der Aorta oder Art. subclavia. Der mediastinale Teil kann aber auch an jedem anderen Orte der Luft-röhrenumgebung, z. B. rein seitlich („retroclaviculär") und gar nicht so selten retrotracheal (und retrobronchial, was auch vorkommt und starke Kompressions-erscheinungen hervorruft) also zwischen Luft- und Speiseröhre liegen. Die Abgangs-stellen des „Brustkropfes" können sowohl die Seitenlappen als auch der Isthmus der Schilddrüse sein[1]. Die sekundären Veränderungen sind dieselben wie bei der cervicalen Schilddrüsenstruma, also Blutungen, Nekrosen, Verfettungen, Erwei-chungen, Pseudocystenbildung, Fibrose und bis zu einem Viertel der Fälle Verkal-kungen. Auch mit Entzündung und maligner Entartung ist zu rechnen. Im übrigen ergeben sich klinische Erscheinungen aus den Verdrängungen, hauptsächlich der Luftröhre, der großen Gefäße, des Nervus recurrens, der Speiseröhre (Schluck-beschwerden). Tracheomalacie ist beobachtet. Ein röntgenologisch führendes Symptom ist die Verschieblichkeit beim Schlucken und Husten. Die Geschwulst-entwicklung beginnt meist im Erwachsenenalter, oft erst nach dem 40. Lebensjahr. Frauen scheinen bevorzugt zu sein und haben meist bereits eine Thyreodectomie hinter sich. Nach PEABODY, STRUG und RIVES (1954) überwiegt die rechte Seite. Angeborene mediastinale Strumen sind selten.

Den *hühnereigroßen mediastinalen* Teil einer *Struma* diffusa partim nodosa colloides (macrofollicularis et fibrosa hyalinica) *cervico-mediastinalis*, welcher hinter den Artt. anonyma, carotis et subclavia dextrae paraoesophageal und -tracheal im Obergeschoß des Hinteren und Mittleren Mediastinum gelegen ist und, mit seinem unteren Pol die Horizontaltangente des Aortenbogens leicht überschneidend, den oberen Rand des rechten Lungenhilus erreicht, geben die Abb. 97 a und b wieder. Das Verbindungsstück zwischen dem cervicalen und

---

[1] Chirurgisch wichtige Einzelheiten s. bei MADLENER (1955).

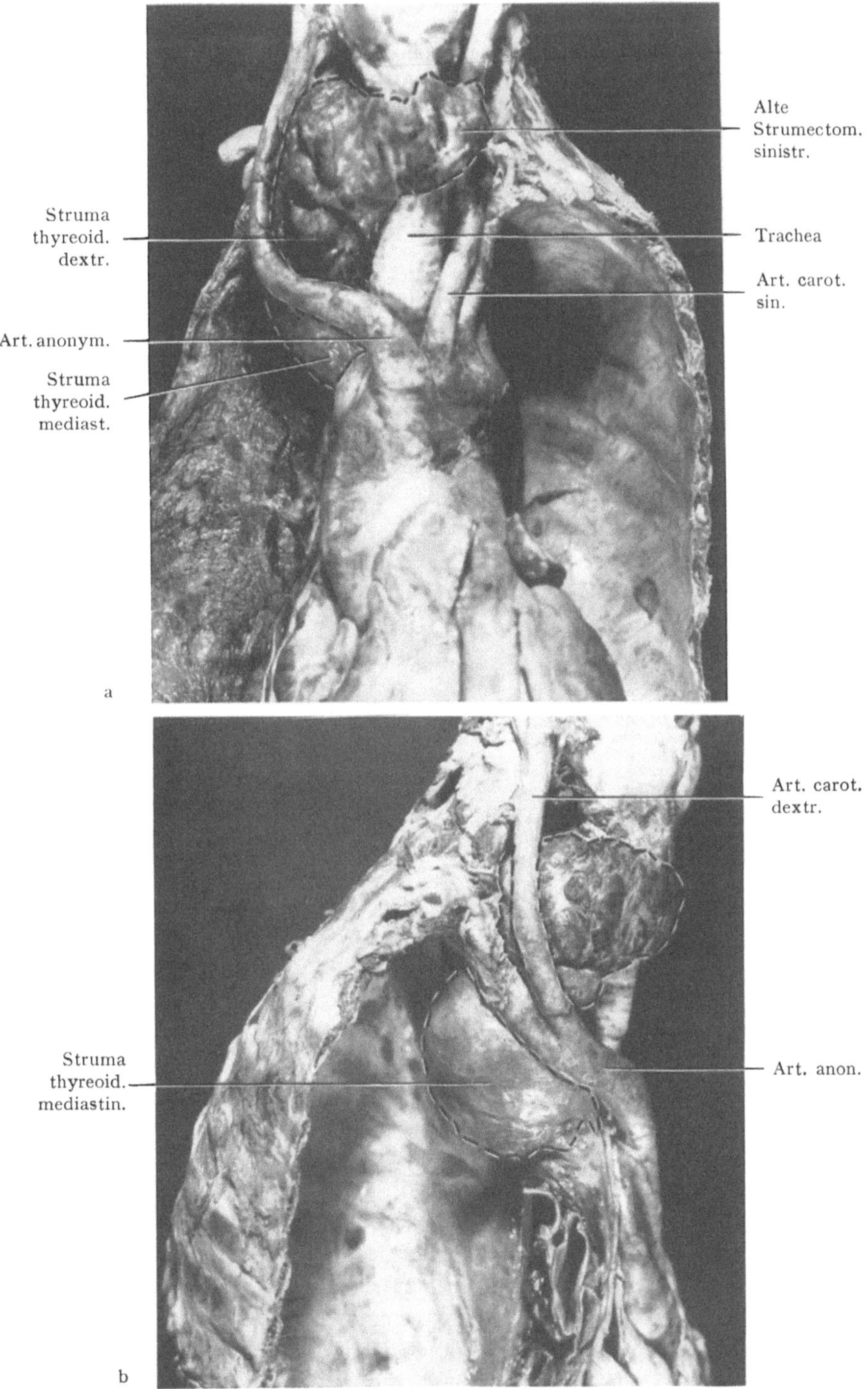

Abb. 97a u. b. *Struma thyreoidea* colloides nodosa *cervico-mediastinalis* dextra mit *hühnereigroßem* paratrachealem und -oesophagealem *mediastinalem* Anteil im rechten Obergeschoß des Hinteren Mediastinum (Nebenbefund bei S. 82/56, 79jährig, ♀). a von vorn: Starke Verdrängung der Art. carotis dextra nach außen (und vorn). Alte Strumektomia cervicalis sin. b von der (rechten) Seite gesehen: Verdrängte Art. anonyma sowie carotis und subclavia dextra

mediastinalen Teil war sehr massiv, weit über daumendick, bestand aus nodös-strumösem Gewebe und ging ohne Absatz oder Furche in den unteren Teil des rechten Schilddrüsenseiten-
lappens über. Die an Stauungsorganen bei Myodegeneratio cordis fibrosa arteriosclerotica ver-
storbene 79jährige Trägerin (S. 82/56) war früher linksseitig am Halse strumektomiert worden.

Das Verbindungsstück beider Strumaanteile, welches bei den häufigeren vorderen (retrosternalen) Kröpfen zum Isthmus oder einem unteren Seitenlappenpol
führt, kann bei den ausgesprochen hinten, zuweilen sogar noch hinter der Speiseröhre, gelegenen Brustkröpfen seitlich-oben oder an der *Hinter*fläche der Hals-
strumaseitenlappen manchmal nur noch stielartig inserieren, wie in NISSENS (1950)

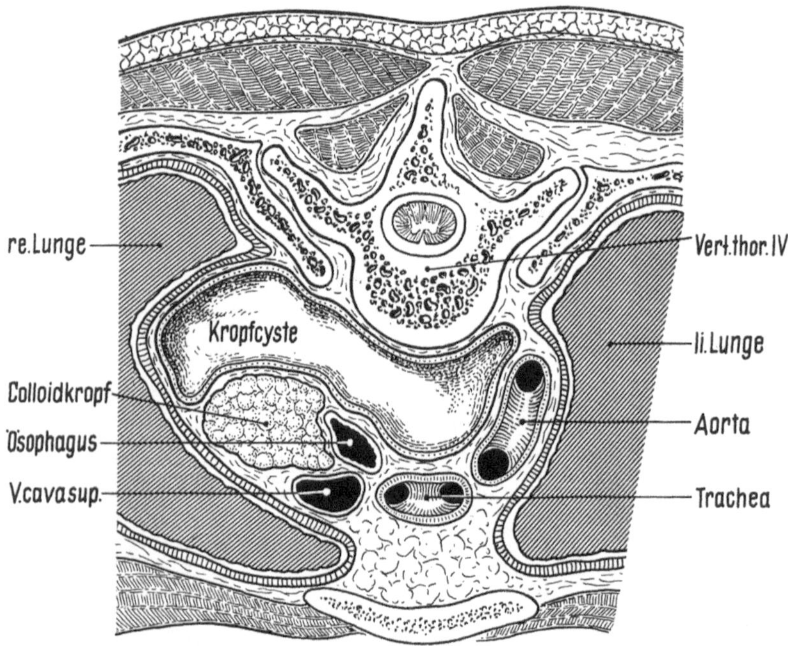

Abb. 98. Aus NISSEN (1950, Fall 5, 62jährig, ♀): Schematische Darstellung im Querschnitt (Höhe des
IV. Brustwirbels) einer zum Teil großcystischen *Struma thyreoidea* nodosa colloides cervico-*mediastinalis*
des rechten Obergeschosses des *Hinteren* Mediastinum. Die große Cyste liegt prä- und paravertebral.
Starke Verdrängung von Trachea nach vorn und Oesophagus nach rechts. Aus Nissen: Langenbecks
Arch. klin. Chir. **265**, 443, (1950), Abb. 12

Fall 5 einer 62jährigen Frau, dessen gesamte prä- und paravertebrale *topographi-*
sche Situation nebst den Verdrängungszuständen durch Röntgenbilder, Opera-
tions- und schematische Transversalschnittzeichnungen sehr instruktiv illustriert
ist (Abb. 98). Hier führte übrigens der Stiel des hauptsächlich rechts liegenden
Kropfes zur linken (!) Halsseite, was hervorzuheben wichtig ist, weil es gewissermaßen eine Regel (natürlich nicht ohne Ausnahme) zu bestätigen scheint. Von
der *linken* Halsseite her absteigende Kröpfe (falls sie dies tun!) werden nach der
Annahme von WILHELM (1955) wahrscheinlich durch den Aortenbogen und seine
großen Arterien, die wie eine Barriere wirken, *nach rechts abgedrängt.* Gerade bei
der seltenen, nach FORSTBERG (1953) in 1,5% der mediastinalen Strumen, retro-
oesophageal-paravertebralen Kropfausbreitung scheint dies in überwiegendem
Maße der Fall zu sein. Nur ausnahmsweise pflegt sich eine größere Struma des

linken Schilddrüsenlappens auch in die linke Brustkorbhälfte zu senken. — Darüber hinaus bietet der erwähnte Fall, worauf NISSEN ausdrücklich hinweist, noch durch seine Krankengeschichte einen „brauchbaren Beweis für die mehrfach geäußerte Auffassung, daß eine *Alterskyphose* durch Verkürzung des Kehlkopf-Jugulum-Abstandes den Kropf mediastinalwärts zu verlagern vermag".

Die beiden Anteile können aber auch nur noch durch eine lang ausgezogene *fibröse* Brückenbildung *andeutungsweise* miteinander verbunden sein (RANZI 1931, 40jährige Frau). Man spricht in solchem Falle von „Struma aberrata *falsa*". Das führt hinüber zur echten Struma aberrata.

Anhangsweise sei für den Diagnostiker noch bemerkt, daß nicht jeder mediastinale Röntgenschatten, der sich an eine Struma thyreoidea cervicalis nach unten hin anschließt, notwendigerweise eine Struma mediastinalis sein muß. LAMPHIER (1957) veröffentlichte den Fall eines 26jährigen Mannes, bei welchem sich die exstirpierte vermeintliche Struma retrosternalis bei der *histologischen* Untersuchung als ein mittelgroßes (chronisch entzündetes) Teratoma cysticum benignum des Obergeschosses des Vorderen Mediastinum entpuppte. Es war nach oben hin mit dem rechten Schilddrüsenlappen verbunden.

b) Die reine Struma (thyreoidea) mediastinalis
(„Struma aberrata vera", Struma „dystopica")

Die *reine* Struma (thyreoidea) *mediastinalis* („Struma aberrata *vera*", Struma „dystopica") ist als Choristoblastom aufzufassen, d. h. aus einer während der Embryonalzeit verlagerten, akzessorischen Schilddrüsenanlage entstanden (LECHNER, 1950). BLESSING und ZABORSKY (1966) wiesen solche Keime durch radioaktives Jod im Mediastinum (Supracardialraum) des Hundes nach.

Diese „isolierten" Mediastinalkröpfe sind wesentlich seltener.

RIVES (1947) beschrieb drei, von denen einer hinten lag. SABISTON und SCOTT (1952) erwähnen sogar vier „eigene", davon lagen zwei vorn oben (retrosternal und links), zwei mehr hinten (einer nahe dem rechten Lungenhilus), drei gehörten Männern im Alter von 50 bis 61 Jahren, der vierte einer Frau von 38 Jahren an. Dreimal handelte es sich um „gutartige Adenome", einmal um eine „Hyperplasie". SCHLUMBERGER (1951) bildet röntgenologisch und histologisch ein etwa hühnereigroßes, zwischen Trachea und Oesophagus gelegenes Adenoma colloides (non macrofollicularis) des rechten Mittleren (und Hinteren) Mediastinum einer 49jährigen Frau ab. Auch bei ihr war ein Jahr zuvor ein Kolloidknotenkropf des Halses mit „substernaler Ausdehnung" entfernt worden. Schließlich exstirpierte D'ABREU (1953) eine 4:3 cm messende Struma dystopica mediastinalis aus dem Mittelgeschoß des Vorderen Mediastinum nach Spaltung des Brustbeins, ebenfalls bei einer 49jährigen Frau. Der Tumor lag auf dem Perikard, wurde von zwei direkt aus der Aorta entspringenden Arterien versorgt.

c) Maligne Struma

Die *maligne* Struma (thyreoidea) mediastinalis isolata (dystopica) gehört zu den allergrößten Seltenheiten.

SABISTON und SCOTT (1952) erwähnen in ihrer Reihe nur eine oben gelegene „Struma carcinomatosa" eines 57jährigen Mannes. Ein hinreichend klarer Fall scheint ein weiterer von NISSEN (1950, Fall 4) zu sein. Er exstirpierte bei einem 30jährigen Mann mit Schmerzen in linkem Arm und linker Schulter sowie Hornerschem Symptom links, nach paravertebraler Resektion der 3. und 4. Rippe und ohne Eröffnung der Pleura, eine „aberrante maligne Struma" im Obergeschoß des Hinteren Mediastinum links, die keine Verbindung zum Halse hatte. Die arterielle Blutzufuhr geschah durch Zweige der rechten 3. und 4. Intercostalarterien. *Histologisch:* „Schilddrüsencarcinom mit Einbruch carcinomatöser Zellverbände in mehrere Gefäße". Da nach 7 Jahren noch keinerlei Zeichen für andere Geschwülste im Körper aufgetreten waren, dürfte die immerhin mögliche Deutung als Metastase ausgeschlossen werden können.

2. Adenoma parathyreoideum mediastinale

(Dystopisches Epithelkörperchenadenom, parathyreoid adenoma)

Es handelt sich um Geschwülste aus „aberranten" dystopischen embryonalen Nebenschilddrüsengewebskeimen, die wahrscheinlich beim Descensus der beiderseitigen Thymusanlagen aus der III. Schlundtasche ins Vordere Mediastinum verlagert wurden. Die unteren Epithelkörperchen sind zusammen mit der Thymusdrüse der III. Schlundtasche zugeordnet. Beide Drüsen bilden zunächst einen

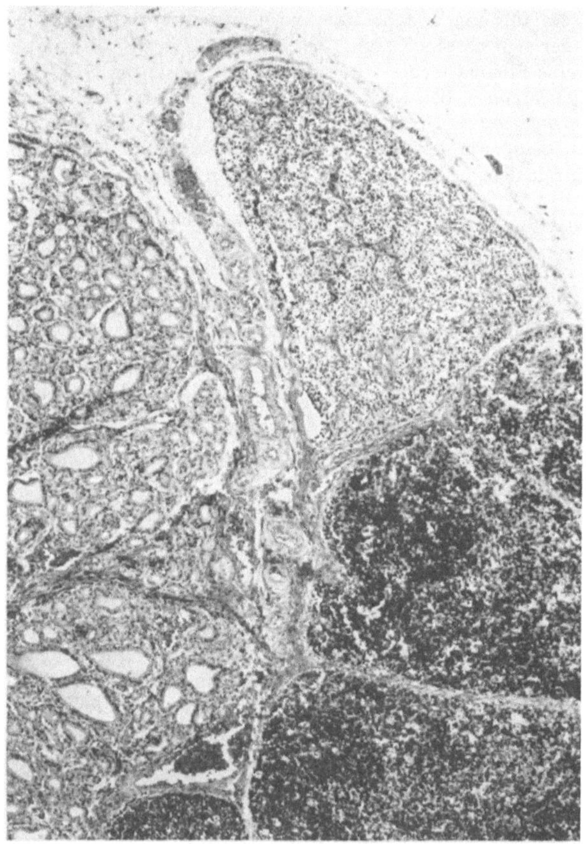

Abb. 99. Paketbildung von Schilddrüse (links), Nebenschilddrüse (rechts oben) und Thymus (rechts unten), Maßstab 50:1. D., KATHARINA, 14 Std. (SN. 2084/64, Path. Inst. Zürich)

einheitlichen Komplex (Abb. 99 u. 100). Es ist daher verständlich, daß den unteren Epithelkörperchen am Hals häufig Thymusfragmente angelagert sind und daß die mediastinale Verlagerung von Nebenschilddrüsen und Nebenschilddrüsenadenomen bei den *unteren Epithelkörperchen* sehr viel häufiger gefunden wird als bei den oberen (CASTLEMAN, 1952) (Abb. 101). Eine einschlägige Beobachtung ist im Atlas des Armed Forces Institute of Pathology über die Mediastinalgeschwülste wiedergegeben und einer Veröffentlichung von BRADFORD, MAHON und GROW (1947) entnommen.

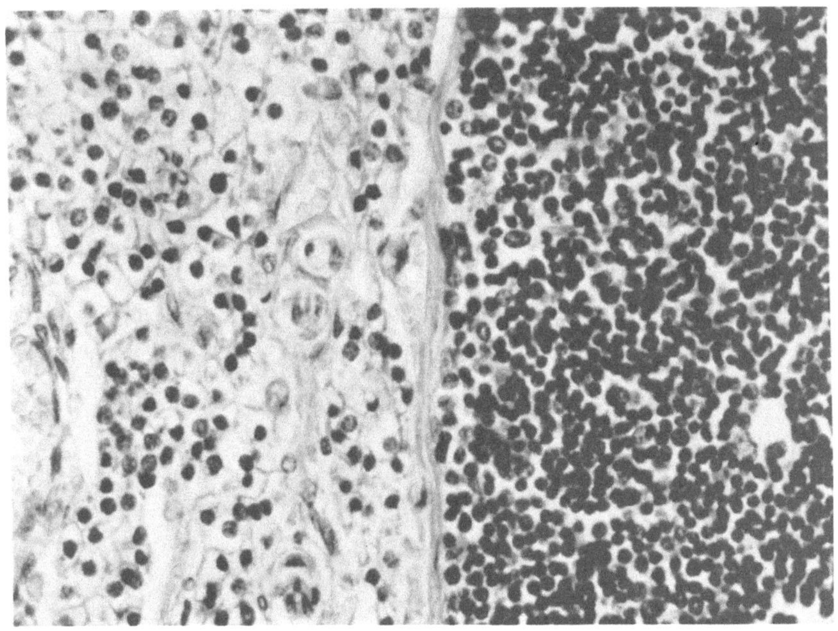

Abb. 100. Normales Epithelkörperchen (links), Thymus (rechts), Maßstab 150:1. (SN. 100/64, Path. Inst. Winterthur)

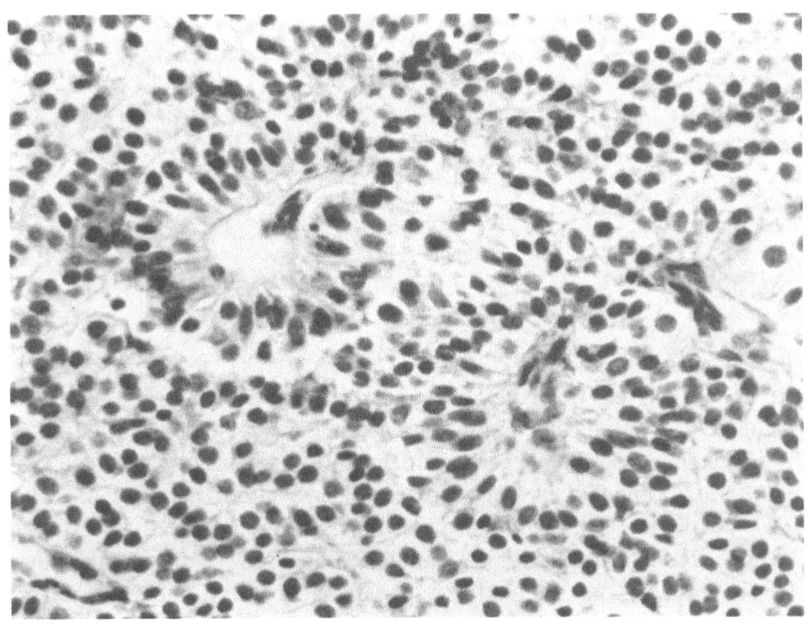

Abb. 101. 1,5 g schweres, haselnußkerngroßes, *mediastinales Epithelkörperchen-Adenom* bei primärem Hyperparathyreoidismus. Maßstab 375:1. B. JACQUES, 30jährig. (MB. 5604/63, Path. Inst. Zürich)

Die 24jährige Frau hatte erst seit 1 Monat vor der Untersuchung Atembeschwerden bei
leichter Anstrengung. Das sich aus dem Mittelgeschoß des Vorderen Mediastinum an der Herzbasis nach rechts vorwölbende, gut abgekapselte Gewächs erwies sich bei der Exstirpation als
eine faustgroße, 10 cm im Durchmesser haltende Neubildung mit unzähligen Cysten und einer
mit Blut gefüllten Großcyste von 5 cm Durchmesser. *Histologisch* erwies sie sich aufs engste
mit normalem Thymusgewebe in der Weise verbunden, daß auf die fibröse Kapsel nach
innen zunächst das Thymusgewebe, dann das teils solide, teils kleinfollikuläre und folli-
kulär zusammenfließende, adenomatöse Epithelkörperchenparenchym folgte, dessen Zellen
helles Plasma und hyperchromatische Kerne hatten, wie es für die Hauptzellen charakteristisch ist. Die Follikel waren zum Teil kugelig, größere jedoch unregelmäßig geformt
und mit „rosa" gefärbter, homogener Substanz gefüllt.

NORRIS (1947), der 322 Nebenschilddrüsenadenome zusammenstellte, fand davon
17 im Mediastinum gelegen. Acht Patienten zeigten die charakteristischen Skelet-

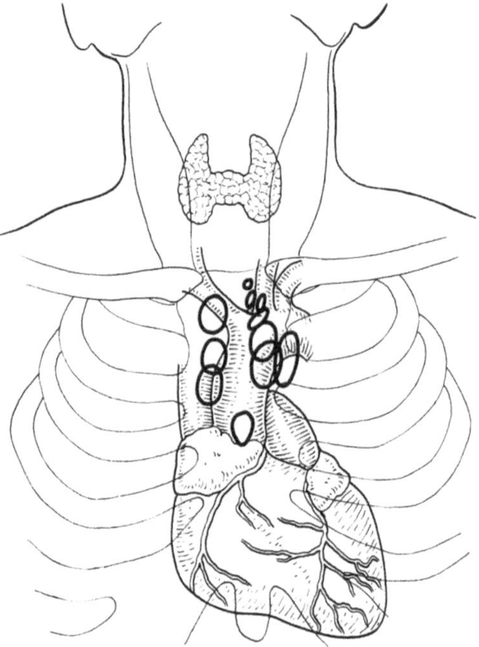

Abb. 102. Lokalisation von elf *mediastinalen Nebenschilddrüsenadenomen* [nach O. COPE: Ann. Surg.
114, 706 (1941)]

veränderungen im Sinne einer Osteodystrophia fibrosa generalisata Recklinghausen. Sieben zeigten Skeletveränderungen, Nierenbeckensteine oder Nieren-
verkalkungen. Ein Patient hatte nur Nierensteine und bei einem Patienten erwies
sich das mediastinale Epithelkörperchenadenom als inaktiv. Die Häufigkeit der hormonalen Fernwirkungen bei den mediastinalen Schilddrüsenadenomen ist die
gleiche wie bei denjenigen, die an normaler Stelle liegen. In Abb. 102 ist die genaue
Lokalisation von elf mediastinalen Nebenschilddrüsen wiedergegeben, wie sie
COPE (1941) anläßlich der Adenektomie im Massachusetts General Hospital feststellen konnte.

Die Bedeutung der mediastinalen Lokalisation von Nebenschilddrüsengewebe
ergibt sich besonders eindrücklich aus einer Beobachtung von UEHLINGER:

Bei dem 39 Jahre alt gewordenen Patienten wird im Jahre 1949, im Alter von 23 Jahren, mit dem klassischen Zeichen des Hyperparathyreoidismus ein Epithelkörperchenadenom an der Schilddrüse links unten entfernt. 15 Jahre später Rückfall mit den erneuten Zeichen des Hyperparathyreoidismus. Die Revision ergibt diesmal ein haselnußgroßes, 15:11:10 mm messendes, mehrknotiges Epithelkörperchenadenom rechts unten von 5 g Gewicht (Abb. 103).

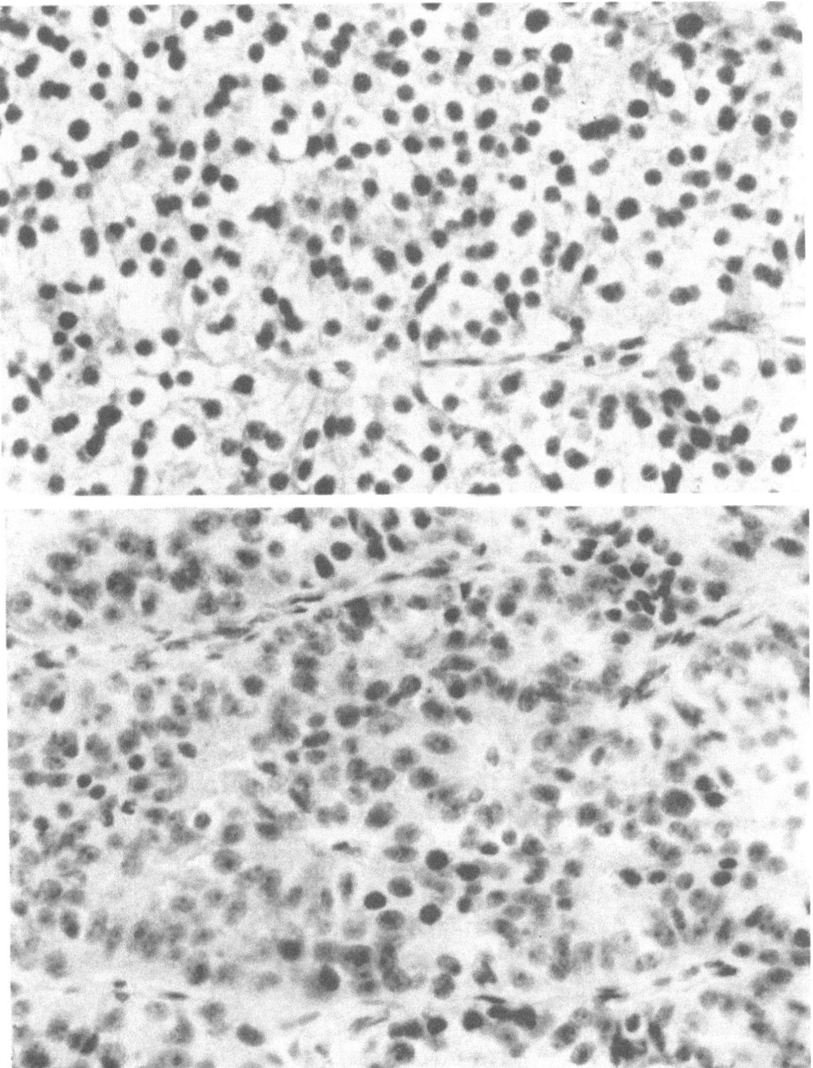

Abb. 103. Teilweise trabeculäres *Epithelkörperchen-Adenom* rechts unten an normaler Stelle. 2. Rezidiv bei primärem Hyperparathyreoidismus. Gewicht 5 g: Oben: Trabeculäre Struktur, Maßstab 375:1. Unten: Adenomatöse Struktur (Maßstab 375:1). H., SAMUEL, 38jährig (MB. 6137/64, Path. Inst Zürich)

Zunächst wird durch den Eingriff eine volle Remission erzielt, doch schon nach 9 Wochen zeigen sich erneut die Erscheinungen der Hypercalcämie mit Polyurie, Müdigkeit, Erbrechen. Bei der operativen Revision der Halsgegend findet sich diesmal kein Nebenschilddrüsenadenom. Nach dem operativen Eingriff bricht eine hyperparathyreotische Krise aus mit Trübung des Bewußtseins, Anstieg der Serumcalciumwerte auf 16,5 mg-%. Es gelingt nicht, den Seriumcalciumspiegel zu senken, weshalb am 8. postoperativen Tag eine Brustbeinspaltung vorgenommen wird. Im Mittelfeld findet sich ein *bohnengroßer* Knoten vom Aussehen einer Nebenschilddrüse. Die *histologische* Untersuchung dieses 0,9 g schweren, 11:8:7 mm messenden Knotens ergibt ein *trabeculäres malignes Epithelkörperchen-Adenom* (Abb. 104). Bei Abschluß des operativen Eingriffes erliegt der Patient einem plötzlichen Herzstillstand. Bei der *Obduktion* finden sich Metastasen in beiden Nebennieren, eine schwere Pankreatitis mit umfangreichen, vorwiegend retroperitonealen Fettgewebsnekrosen und eine Geschwürsnarbe im Duodenum (SN 1656/65 Path. Inst. Zürich).

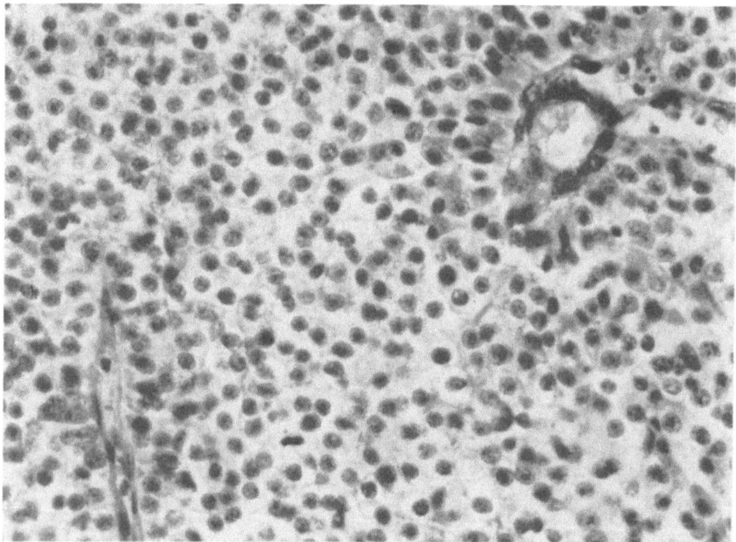

Abb. 104. Aktives malignes, trabeculäres *Epithelkörperchen-Adenom* im *Mediastimum*, 3. Rezidiv des primären Hyperparathyreoidismus. Serumcalcium 16,5 mg-%, Gewicht 0,9 g. Maßstab 375:1. H., SAMUEL, 39jährig (MB. 11 106/65, Path. Inst. Zürich)

3. Thymus (et thymoma ?) mediastinalis aberrans

(Thymus dystopicus mediastinalis)

Dystopisches Thymusgewebe wurde von CASTLEMAN und NORRIS (1949) in der Gegend des Lungenhilus, also im Mittleren Mediastinum, beobachtet. Es soll nach TESSERAUX (1956) auch bis hinunter zum Zwerchfell vorkommen. In der Hauptbronchus*wand* wurde es von SEYBOLD, McDONALD, CLAGETT und GOOD (1950) und sogar in der Lunge von PATTERSON und HELLER (1943) beobachtet.

Ich fand bei einer 36 cm langen weiblichen Totgeburt, einem klassischen Anencephalus acranius mit Rhachischisis posterior, Nebennierenhypoplasie, Mesenterium commune und rechtem Megalureter (S. 267/57) einen kleinzwetschengroßen und -förmigen Körper von 3 g Gewicht im rechten Mittelgeschoß des Mittleren Mediastinum, unmittelbar *vor* dem rechten Hauptbronchus gelegen. Er wölbte sich leicht in die rechte Pleurahöhle vor, hatte eine äußerst zarte Kapsel, weiche Konsistenz, war ganz leicht auslösbar, ohne jegliche festere Verbindung etwa mit dem Bronchus oder sonstigen geformten Geweben des Hilusgebietes. *Histologisch* handelte es sich um einen wohlgebauten, sich in Läppchen gliedernden, gleichmäßig aus Rinde und Mark mit vielen Hassalschen Körperchen bestehenden *Thymus* accessorius *aberrans* mediastinalis (dexter). Der Thymus selbst war relativ groß (7 g), graurot, symmetrisch, wohlgebildet. Eine „strumöse" oder gar blastomatöse Umwandlung war an dem aberrierten Mediastinalgebilde nicht festzustellen.

MÜLLY (1956) beantwortet die Frage, ob solches beim embryonalen Descensus versprengtes, dystopisches Thymusgewebe, ähnlich wie dystopisches Schilddrüsengewebe, zu Geschwulstbildungen Veranlassung geben kann, dahin, daß dies nicht bekannt sei. Ich glaube jedoch, daß man die 4,5:2,5:2 cm messende, ebenfalls leicht auslösbare, ovale, homogen-fleischfarbige, gekapselte Bildung, die THORNBURN, STEPHENS und GRIMES (1952) im linken Mittelgeschoß des Mittleren Mediastinum am linken Lungenhilus bei einer 37jährigen weißen Frau beschrieben, durchaus als *Thymom* oder zum mindesten Struma thymica dystopica mediastinalis auffassen muß:

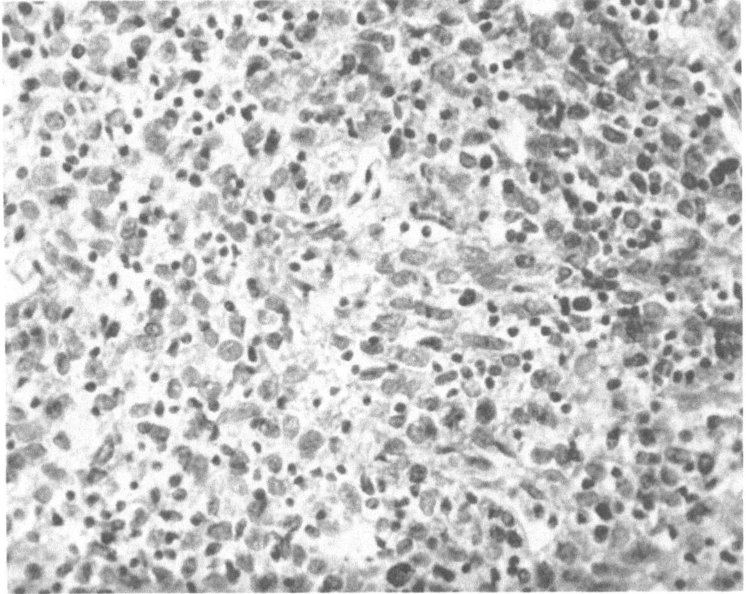

Abb. 105. (S. 650/58, 60jährig ♂). Wahrscheinlich *Thymoma* mediastinale *dystopicum*, faustgroß, im Mittelgeschoß des Mittleren Mediastinum, vor dem linken Lungenhilus gelegen. Histologisch: Transformierte embryonale Epithelzellen und Lymphocyten

Die Geschwulst besteht *histologisch* hauptsächlich aus kleinen Lymphocyten („Thymocyten"), die von vielen konzentrisch geschichteten epithelialen Zellen („Hassalschen Körperchen") durchsetzt waren, ließ aber *keinerlei* Gliederung in Rinde und Mark erkennen. Das Fehlen jeder Rinden-Mark-Gliederung spricht für (natürlich gutartigen) *Tumor*, weniger für einen „Thymus aberrans". Dieses thymische Choristoblastom war bereits röntgenologisch seit über $5^{1}/_{2}$ Jahren in gleicher Größe bekannt und zeigte leichte Mitbewegung bei der Atemexkursion des Zwerchfelles. Beschwerden bestanden nicht.

Ich selbst beobachtete ein hierher gehörendes Gewächs, das kaum anders als *dystopisches mediastinales* Thymom aufzufassen ist, als Nebenbefund bei der Sektion eines 60jährigen Mannes (S. 650/658). Der *faustgroße*, solide, gekapselte, etwas weiche, auf Schnitt homogen bräunlich-graue Tumor lag, ohne jeden festeren Zusammenhang mit einem Organ, im Mittelgeschoß des Mittleren Mediastinum, hauptsächlich *vor* dem linken Lungenhilus. *Histologisch* bot er ein sehr eintöniges Bild aus blaß- und ovoidkernigen Zellen, die man als transformierte embryonale Epithelzellen, entsprechend denjenigen des Thymusmarkes, ansehen kann, mit starker Lymphocyten-Durchsetzung. Stellenweise ziemlich viele getrennt liegende Gefäße. Keine sicheren Hassalschen Körperchen (Abb. 105).

Schließlich zählen noch RINGERTZ und LIDHOLM (1956) drei selbst beobachtete Fälle von im Lungenhilus lokalisierten „Thymomen" in ihrer Serie mit auf ohne nähere Angaben.

Da beide Thymusanlagen nach Eintritt in die Brusthöhle während der Embryonalzeit *zunächst* im *Hinteren* Mediastinum liegen, wären also auch dort Thymi aberrantes und eventuell Tumoren aus ihnen zu erwarten. In diesem Sinne enttäuscht aber ein von HARTER (1939) veröffentlichter Fall eines 55jährigen Mannes mit „Thymom" (histologisch „lymphoepitheliales Carcinom") des „Hinteren Mediastinum" (an anderen Stellen „vom Lungenhilus ausgehend" mit Einwachsen in den Wirbelkanal, nachdem zuvor wegen einer extraduralen Geschwulst des Lendenmarkes operiert worden war, die A. DIETRICH histologisch als „Neurospongioblastom" diagnostiziert hatte. Zum mindesten bleibt der Fall äußerst problematisch. Wahrscheinlich gilt auch hier das auf S. 578 und 607 über die früher noch sehr mangelhafte Bekanntschaft mit den Eigen- und Spielarten des Lungencarcinoms Gesagte (FROBOESE 1951).

4. Mißbildungstumoren vom Typus unreifer Lungenanlagen

An dieser Stelle sollen nur solche bronchopulmonalen Mißbildungen Berücksichtigung finden, die keinerlei Kommunikation, Haftung oder Stielbildung zu Bronchus oder Lunge besitzen und feingeweblich am ehesten mit embryonalem Lungengewebe zu vergleichen sind. Man kann sie bestenfalls als sog. „Mißbildungstumoren" bezeichnen. Das ist der Fall in bezug auf eine ziemlich für sich stehende Beobachtung von RINGERTZ und LIDHOLM (1956):

Bei einer 32jährigen Frau, die keine Krankheitssymptome hatte, fanden die Autoren zufällig eine allseits gut abgekapselte, leicht exstirpierbare, *pflaumengroße Geschwulst* im Obergeschoß der linken Paravertebralregion des Hinteren Mediastinum mit *wabiger* Schnittfläche. Sie bestand aus glatte Muskelfasern enthaltendem Bindegewebe, in welches viele kleine, längliche und oft sich gabelnde Hohlräume eingelagert waren, die mit ziemlich großkubischem oder niedrigem, nicht flimmerndem Zylinderepithel ausgekleidet waren. Da das *histologische* Bild, wovon man sich durch die Abbildungen überzeugen kann, eine Ähnlichkeit mit embryonalem Lungengewebe hat, mag, falls man sich nicht entschließen kann, von Fibro-(Leiomyo-)Adenom zu sprechen, die von den Verfassern gegebene Deutung übernommen werden.

Ein zweiter, ebenfalls von RINGERTZ und LIDHOLM beigebrachter Fall dieser Art (wie die Verfasser meinen) — von mir wurde er auf S. 516 schon kurz gestreift — muß insofern gewisse Bedenken erregen, als der 20jährige Mann 5 Monate nach der Exstirpation des *grapefruitgroßen* mediastinalen Tumors gleichen Sitzes ein schnell wachsendes, typisches Hodenseminom bekam und nach der Entfernung desselben an Metastasen verstarb, ohne seziert zu werden. Da die erfahrenen Kollegen (RINGERTZ und LIDHOLM) aber von der Unabhängigkeit beider Gewächse vollkommen überzeugt sind, darf man ihnen besonders in Anbetracht der höheren Gewebs-, ja organoiden Reife der großen Geschwulst in ihrer Auffassung, ebenfalls einen gutartigen Mißbildungstumor vom Typus einer völlig isolierten, *mediastinalen*, rudimentären *embryonalen Lungenanlage* vor sich zu haben, letzten Endes wohl beipflichten. Die Hohlräume waren größer, mehr cystenartiger Natur und mit „reiferem respiratorischem Epithel" ausgestattet als bei dem erst geschilderten Fall. Das Stroma enthielt sehr reichlich Züge glatter Muskulatur, welche oft konzentrisch um die cystischen Hohlräume angeordnet waren. Es fanden sich weder Knorpel noch Schleimdrüsen im auskleidenden Epithel, jedoch einige Schleimtropfen.

5. Mediastinale Epitheliome vom Typus des „Bronchial-Adenoms" („-Carcinoids")

Hier sind nur drei Einzelfälle von RINGERTZ und LIDHOLM (1956) zu erwähnen, von denen die Verfasser der wahrscheinlich zutreffenden Ansicht sind, daß sie bisher im Schrifttum nicht ihresgleichen gefunden haben. Sie bezeichnen sie als „*mediastinale Bronchialadenome*". Ich möchte den Begriff nicht so gern übernehmen, wenngleich auch das, was er beinhalten soll, nämlich die histologische Ähnlichkeit mit den *soliden* epithelialen Formen, teils Carcinoiden, teils sog.

Adenomen der Bronchialschleimhaut, den mikrophotographischen Abbildungen zufolge durchaus zu entsprechen scheint. Zwei der Tumoren hatten sicher keine nachbarliche oder sonstwie geartete Beziehung zu den Bronchien:

64jähriger Mann mit *großgrapefruitgroßer*, gut abgekapselter Geschwulst des rechten *Ober*geschosses des *Vorderen* Mediastinum und 43jährige Frau mit *kokosnußgroßem*, ebenfalls gut abgekapseltem Tumor des linken *Unter*geschosses des *Hinteren* Mediastinum (hinter dem Herzen mit Vorwölbung in die linke Pleurahöhle). Der erste Tumor gleicht unbestritten einem gutartigen *soliden Epitheliom*, der zweite zeigt stellenweise histologisch „rhythmische Kernanordnung" und „Rosettenbildung". Sollte es sich doch um einen neurogenen Tumor handeln? (Hinteres Mediastinum!). Der 3. Fall betraf einen 39jährigen Mann mit *kokosnußgroßem* Tumor im *Ober*geschoß des *Vorderen* Mediastinum mit Vorwölbung in die rechte Pleurahöhle. Er infiltrierte die rechte Lungenhilusregion und die großen Gefäße, hatte aber, wie die Sektion ergab, nicht metastasiert. Er wird nach histologischen Kriterien als bösartig bezeichnet. Eine Ähnlichkeit mit gewissen Bronchusadenomen (Carcinoidtyp) besteht zweifellos.

6. Carcinom

Die schon bei den primären Sarkomen des Mediastinum (s. S. 577) und am Schlusse des Thymuskapitels (s. S. 606) geäußerte Vermutung, daß früher gewisse Eigentümlichkeiten des Bronchial- und Lungenkrebses, wozu auch gehört, daß diese sich gelegentlich mehr im Mediastinum als im Bronchialsystem und in der Lunge selbst ausbreiten, verkannt wurden, muß bezüglich der vereinzelten Veröffentlichungen über ein „primäres Carcinom" des Mediastinum in verstärktem Maße aufrecht erhalten werden. Es kann beinahe gar nicht anders sein, als daß derartige Irrtümer vorgekommen sind. Andererseits wurde auf S. 515 und 521 bei Besprechung der *Vorderdarmcysten* bereits darauf hingewiesen, daß in diesen möglicher-, ja wahrscheinlicherweise eine Matrix für ein eventuelles primäres Mediastinalcarcinom ohne alle theoretischen Schwierigkeiten erblickt werden könnte. Der dysontogenetischen Grundlage für ein mediastinales Carcinom braucht keineswegs das sonst übliche Odium des lediglich Ausgedachten anzuhaften, weil die vorangehende Mißbildung selbst zu selten oder gar nicht beobachtet würde. Es ist vielmehr dargelegt worden, daß die Vorderdarmcysten, insbesondere Bronchoid- und gastro-enteroiden Cysten im Rahmen der sich im Mediastinum verwirklichenden, abwegigen Entwicklungsvorgänge eine erhebliche Rolle spielen. Da die organoiden Cystengewebe des öfteren „spezifischen" sekundären Veränderungen unterliegen (z. B. Ulcus pepticum der Magenschleimhaut), kann der Annahme der seltenen Entstehung eines Bronchial-, Darm- oder Magenschleimhautkrebses in ihnen — wie dies ja auch von den (cystischen) Teratomen genugsam bekannt ist — nicht das Geringste im Wege stehen, auch dann nicht, wenn die Vorderdarmcyste als solche oder ein entwicklungsgeschichtliches Analogon wegen der zerstörenden Kraft des über die Grenzen hinauswachsenden Carcinoms im Einzelfalle nicht mehr nachweisbar sein sollten. Es wäre viel erstaunlicher, wenn ein solches Ereignis niemals eintreten würde.

So hat schon P. ERNST (1912) sein „topographisch und histogenetisch eigenartiges (Plattenepithel-)Carcinom zwischen Speiseröhre und Luftröhre" von etwa 4:4 cm, dicht oberhalb der Bifurkation mit Entwicklung nach links und einzelnen subpleuralen Lungenmetastasen beiderseits, bei einem 48jährigen Mann nach subtiler Erwägung aller Möglichkeiten eines Für und Wider als „dysontogenetisch" erklärt und als eine Bestätigung der Cohnheimschen Geschwulsttheorie angesehen.

Er weist auf die „bisher nachgewiesenen kongenitalen oesophago-trachealen Kommunikationen, Oesophagusdivertikel in Höhe der Bifurkation, Oesophaguswandcysten mit Flimmerepithel und anderen Epithelvarietäten sowie auf „Blindgänge aus embryonalen Abschnürungsanomalien" hin, welche alle die Entstehung eines Plattenepithelcarcinoms in diesem Gebiet keinesfalls ausschließen.

Ich selbst bin in der Lage, ein *großhühnereigroßes*, gekapseltes, rechts-paratracheales, tubuläres, zum Teil papilläres *Adenocarcinom* des *Ober*geschosses des *Mittleren* (und Hinteren) Mediastinum eines 68jährigen Mannes als Sektionsnebenbefund (S. 734/54) beizusteuern, welches seinerseits einige kleinere Lymphknotenmetastasen an der Abgangsstelle der rechten Art. subclavia gesetzt hatte. Ich war um diese Zeit schon seit Jahren sehr mit der Auffindung von versteckten Mikrocarcinomen der Lunge beschäftigt. Eine bis zum Exzeß getriebene Vollständigkeit der Leichensektion mit der nachfolgenden Erschöpfung aller noch sinnvoll erscheinenden Möglichkeiten für das Auffinden eines anderen primären Carcinoms blieben ergebnislos, so daß nichts anderes übrigbleibt, als den Fall dem Ernstschen an die Seite zu stellen.

Den zweiten Fall eines *faustgroßen*, mehrknotig zusammengesetzten, weichen, das ganze Ober- und Mittelgeschoß des Vorderen Mediastinum (Retrosternalraumes, also Thymusgegend) ausfüllenden, anaplastischen *Cylinderzellcarcinoms* vom Typus des sog. „kleinzelligen Bronchialkrebses" habe ich seit dem Jahre 1943 als ein eventuell primäres Mediastinalcarcinom aufbewahrt (S. 391/43, 77jähriger Mann). Von heute aus gesehen möchte ich ihn zwar nicht mit der gleichen inneren Überzeugung, ein Bronchialcarcinom so gut wie überhaupt möglich sektionstechnisch ausgeschlossen zu haben, hier anführen, obwohl das ganze Bronchial*schleimhaut*system ganz sicher frei von Tumor war, während die Hauptbronchien nur äußerlich umscheidet waren. Das markige Gewebe war in den oberen Teil des Herzbeutels eingewachsen, eine hochgradige Metastasierung in allen mediastinalen Lymphknoten festzustellen. Es bestanden mäßiger Lymphgefäßkrebs des rechten Lungenoberlappens, geringer der linken Lunge und der Pleuren, auch Lebermetastasen. Vielleicht muß man aber doch, besonders nach dem Studium der zahlreichen dysgenetischen Möglichkeiten im Mediastinalgebiet, in *einigen* solchen Fällen eines sich als primär darbietenden Carcinoms mit aller Reserve auch eine gewisse Wahrscheinlichkeit für den Ursprung aus parabronchialen und -trachealen dysontogenetischen Epithelkeimen anerkennen.

Ein topographisch und histologisch fast gleichartiges *Cylinderzellcarcinom* (Hoga S. 150/57, 69jährig ♂) habe ich soeben (1957) — also 15 Jahre nach dem geschilderten — nach allen Richtungen hin exzessiv durchuntersucht und „faute de mieux" als *Carcinom* des Vorderen Mediastinum anerkennen müssen. Keine Indizien für thymische Genese.

Schließlich wurde auch seitens der Veterinärpathologie bei einem 10jährigen Ardennenpferd, das vor einem Jahr mit Husten und Atemnot erkrankt war, ein verhornendes Plattenepithelcarcinom des Vorderen und Hinteren Mediastinum mit Übergreifen und lymphogener Metastasierung in Perikard, Zwerchfell, Rippenpleura und Lunge von ALEGREN und STENSTRÖM (1929) mitgeteilt. Auch hier führten die pathogenetischen Überlegungen der Autoren dahin, daß der Ursprung desselben wahrscheinlich aus dysontogenetisch „abgesprengten Epithelpartien" herzuleiten sei.

IV. Besondere Tumoren

Teratoma solidum, teratoide (Misch-)Geschwülste, Choriocarcinom, Seminom

1. Solides Teratom

Ob das „solide" Teratom ein besonderer Typus oder nur eine mehr zufällige Form des Teratoma cysticum insofern ist, als dessen Cystenräume im Laufe der Zeit durch die zunehmende Gewebsneubildung ganz ausgefüllt wurden, mag fraglich sein. Auf keinen Fall kann die zweite Möglichkeit beim *malignen soliden Teratom* jemals ausgeschlossen werden. Daß die vollkommen soliden Teratome wesentlich seltener sind als die cystischen, wurde schon mitgeteilt, ebenso, daß sie eine viel größere Neigung zur malignen Entartung besitzen, welche wahrscheinlich zwischen 50 und 70% liegt. Findet man solide Teratome im frühen Lebensalter, so sind sie gewöhnlich von vornherein bösartig. Die Unmöglichkeit der Entscheidung aber in vielen Fällen, ob bösartig geworden oder von Hause aus, erklärt die weit auseinandergehenden Schätzungsquoten. — Der Prädilektionssitz ist der gleiche wie bei den cystischen Teratomen: Ober- und Mittelgeschoß des *Vorderen* und Mittleren Mediastinum.

a) Gutartige, „reife", organismoide solide Teratome

Da die meisten derselben nichts grundsätzlich Neues darbieten — z. B. Sieber (1910), Lindstedt (1915), Schmieden (1924, von Mannskopfgrösse bei 24jähriger Frau), Gordon (1931, zwei Fälle des Vorderen Mediastinum), Chiodi (1936, 23jähriger Mann, gleichzeitig mit Fehlbildungen der Lendenwirbelsäule) — seien nur diejenigen erwähnt, deren äußere Form zum Vergleich mit *fetalen Parasiten* veranlaßte.

So beschrieb Harrington (1932) im Vorderen Mediastinum eines 17jährigen Mädchens ein solides Teratom mit vier knospenartigen Auswüchsen, die er als Gliedmaßen ansah, v. Török (1900) bei einem 4jährigen Mädchen, ebenfalls im Vorderen Mediastinum, ein mit Haut *über*kleidetes Teratom, bei welchem ein Teil der Tumormasse entfernte Ähnlichkeit mit einem Kopf hatte, während andere Teile aus Darmschlingen bestanden. Das interessanteste Objekt dieser Art konnten Peabody, Strug und Buechner (1957) erfolgreich bei einem 31jährigen Manne aus dem rechten *Mittel-* und Untergeschoß des *Vorderen* und Mittleren Mediastinum entfernen. Es hatte *Großorangengröße* (9 cm) und -form und war außen fast *überall* mit einer kurze Haare tragenden *Haut* bekleidet. An einer Stelle fand sich auch langes Büschelhaar. Ein fortsatzartiger Teil erinnerte an eine Zunge, trug Kieferknochen und Zähne. Die Ähnlichkeit mit einem Parasiten im Sinne einer asymmetrischen Doppelbildung war jedoch keineswegs durchschlagend, konnte auch histologisch nicht bestätigt werden. Große Abschnitte waren *lipomatös*. Darüber hinaus fanden sich: Knorpel, Knochen, mehrere Zahnkeime, bronchoide, gastroide, enteroide Schleimhautpartien, Speicheldrüsen- und Pankreasgewebe, Skeletmuskulatur, Cerebrum, Cerebellum, ein rudimentäres Auge sowie eine rudimentäre Niere. Bösartige Gewebsstrukturen fanden sich nirgends.

b) Bösartige, teilweise unreife (partiell entdifferenzierte) solide Teratome (Teratoblastome)

In ihnen finden wir — oder sollten es jedenfalls für eine exakte Teratomdiagnose verlangen — neben diversen ausgereiften organoiden Gewebsformationen, an denen wir ja das Teratom allein erkennen, Terato-*Carcinom*, Terato-*Sarkom*, beides in den verschiedenen, uns geläufigen Unterformen, auch Carcinom *und* Sarkom, beide getrennt sowie in der Kompositionsform des Terato-*Carcinosarkoms*.

So beschrieb z. B. Lessel (1949) ein *mannskopfgroßes*, solides *Carcinosarkom* des Vorderen Mediastinum bei einem 44jährigen Mann, welches Knorpel, Knochen, Plattenepithelinseln, Endometriumdrüsen und -cysten wie bei der glandulärcystischen Hyperplasie und glatte Muskulatur enthielt. An der *Metastasierung* in Leber und Nebennieren hatte nur das (Rundzell-)Sarkom teilgenommen. Da in der Randzone Thymusgewebe gefunden wurde, vermutet der Verfasser, daß das Teratoblastom vom Thymus ausgegangen sein könnte. Daß dieses Argument keineswegs zwingend ist, wurde von mir schon auf S. 525 für die cystischen Teratome dargelegt.

Ein noch größeres, „sehr buntes" solides Teratom mit *Carcinom* und *Sarkom*, dessen *beide* Komponenten in den Lungen, diversen Lymphknoten, Schädeldach, Dura mater, Beckenknochen metastasiert hatten, beobachtete Plenge (1943) bereits bei einem 15jährigen Knaben.

In manchen Fällen wurden auch neurofibro- und liposarkomatöse, ferner rhabdomyo- und hämangio-sarkomatöse Partien gefunden. Die örtliche Ausbreitung kann in die benachbarten Weichorgane erfolgen. Einbruch in die V. Anonyma ist nicht selten. Die Metastasierung in anderen Organen weist nichts besonders Hervorzuhebendes auf. Nach den vorausgegangenen Ausführungen über die malignen cystischen Teratome (s. S. 528) dürfte diese einfache Aufzählung genügen.

Einige Fallhinweise: Stein (1917): 25jähriger Mann mit 14:7:6,5 cm messendem, walzenförmigem, carcinomatösem und sarkomatösem Teratoblastom des Obergeschosses des Vorderen Mediastinum, ohne Metastasen. Houghton (1936): 22jähriger Mann mit 1,590 kg schwerem, malignem, solidem T., das in peribronchialen Lymphknoten, Lungen, Leber, Knochenmark metastasierte. Stival (1949): 20jähriger Mann mit großem, carcinosarkomatösem T., das fibro-, chondro-, myo-, angio- und hämoblastische Bezirke enthielt und in der Leber metastasierte.

Diese Teratome, insbesondere die bösartigen, führen uns zu den weniger als dreikeimblätterigen *teratoiden Mischtumoren* und einigen *einfach* gebauten, „einseitig differenzierten", aber dennoch unverkennbar teratoiden Charakter tragenden, zum Teil gutartigen, zum Teil bedingt gutartigen, meist jedoch bösartigen Geschwülsten.

2. Teratoide (teratomähnliche) Tumoren
a) Mit einseitiger Differenzierung

α) „Reif", gutartig

Als Beispiel einer gutartigen, völlig einseitig *nerval* differenzierten, großen, weichen, grauweißen *oberen* Mediastinalgeschwulst, die über das Mediastinum hinweg sowohl die hintere Hälfte der *linken* Thoraxhöhle als auch die *rechte* Thoraxkuppel ausfüllte, muß der Fall einer 38 cm langen, weiblichen Totgeburt von G. Müller (1956) angesehen werden. Die teratoide Geschwulst bestand *ausschließlich* aus organoider, *zentralnervöser* Substanz in Form von vielen Ganglienzellgruppen, die sich u. a. zu Kleinhirngewebsformationen wie Körnerschicht und Olive mit Nucleus dentatus verdichteten. Keine Wirbelsäulenmißbildung.

β) „Unreif", bösartig, selten „noch gutartig"

Um mit Letzterem zu beginnen, seien zwei selbst beobachtete *mirabellengroße*, im Mittelgeschoß des Vorderen Mediastinum in symmetrischer Anordnung von der Mittellinie *dicht nebeneinander* gelegene *reine Seminome* genannt und abgebildet.

Sie wurden als Nebenbefund bei der Sektion eines 47jährigen Mannes (S. 436/51) erhoben, der an Thrombendocarditis ulcerosa mit Hirnblutung gestorben war. Beide Tumoren hatten den Thymusrestkörper, wie auf Abb. 106 oben gut zu sehen ist, verdrängt, waren zart *gekapselt*, allenthalben auch vom Herzbeutel sehr leicht ablösbar, weich bis mittelfest, markig, weißlichgrau. *Histologisch* fanden sich einige kleine stippchenartige Nekrosen sowie ziemlich reichlich Mitosen. Obgleich an der Gewebsunreife und potentiellen Malignität nicht zu zweifeln ist, wurden weder örtliche Ein- und Durchbrüche noch Metastasen, d. h.

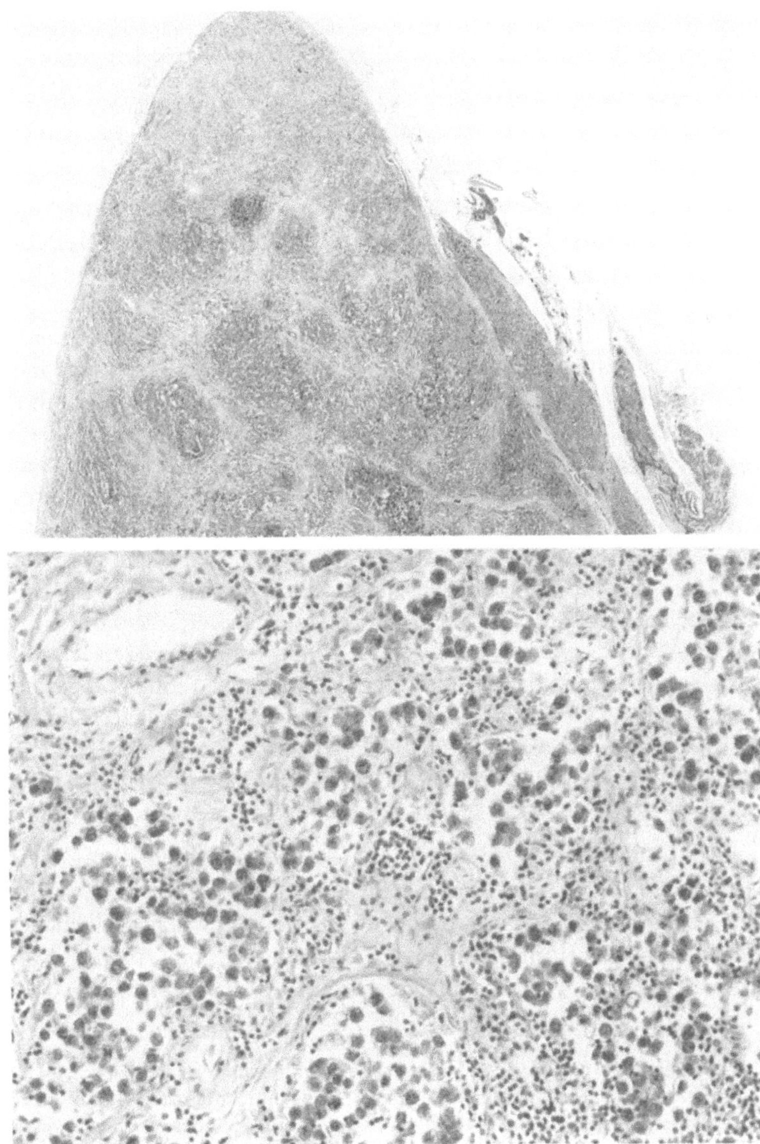

Abb. 106. Mirabellengroßes, vollkommen gekapseltes, reines (Doppel-, s. Text!) *Seminom* des Mittelgeschosses des Vorderen Mediastinum. Oben: Übersichtsvergrößerung: Verdrängter Thymuskörper
rechts im Bilde, der Geschwulst angelagert. Unten: Starke Vergrößerung. Sektions-Nebenbefund
(S. 436/51, 47jährig, ♂)

überhaupt keine sonstigen Geschwülste im Körper nachgewiesen. Die Hoden waren frei.
Dem äußeren Aspekt nach konnte man die beiden ovalen Geschwulstkörper etwa für blastomatöse Lymphknoten halten.

Ein viel *größeres*, 490 g schweres, reines mediastinales *Seminom* von 14:10:7 cm mit allen
Charakteren sich manifestierender *Malignität* wurde kürzlich durch WOOLNER, JAMPLIS und
KIRKLIN (1955) bei einem 31jährigen Mann operativ entfernt, der seit 6 Jahren an chroni-
schem Husten, seit einem $^3/_4$ Jahr an Anorexie, in den letzten Wochen auch Schmerzen in

39*

der linken Thoraxseite litt und 13,6 kg an Gewicht verloren hatte. Das weiche, opake, homogen grauweiße Gewächs des *Vorderen* Mediastinum war nur zum Teil gekapselt, abschnittsweise mit dem Perikard fest *verwachsen*, so daß ein Stück desselben mitreseziert werden mußte. Es wies kleine Nekrosen auf und zeigte das für Seminom charakteristische lymphoidzellige Stroma mit fremdkörperriesenzellhaltigen, granulomatösen Reaktionsherden. Nach sechsmonatiger Nachbestrahlung traten osteolytische *Metastasen* auf in Kopfschwarte, linker Achselhöhle, rechtem Femur. Hoden normal.

Es ist für mich gar kein Zweifel, daß, wie auch aus der Nachuntersuchung von 50 als Thymome registrierten Fällen des Armed Forces Institute of Pathology durch IVERSON (1956) herauszulesen ist, eine Anzahl der als „Thymome", „Thymuscarcinome", „lymphoepitheliale Tumoren" oder auch „Thymuscarcinom von granulomatösem Typ" (LOWENHAUPT und BROWN 1951) veröffentlichten retrosternalen Geschwülste richtiger als *mediastinale Seminome* aufzufassen sind und auch keineswegs, wie schon für die cystischen Teratome auf S. 525 und 530 von mir dargelegt wurde, zwingend als Thymustumoren angesehen werden müssen. Die Tatsache, daß in den Außenzonen vielfach noch Thymusparenchym nachweisbar war, kann auch oder eher dafür sprechen, daß sich Teratom oder teratoide Geschwulst neben dem Thymus entwickelten. Unter Hinzunahme von drei Fällen der Literatur, die jedoch, wie die acht „eigenen" dieser Art des A.F.I.P.[1] nicht sämtlich „rein" sind, wurden neun bei Männern des jüngeren Erwachsenenalters (was beim Wehrmachtsuntersuchungsgut vielleicht nicht verwunderlich ist) beobachtet, die sämtlich keine Zeichen von Myasthenia gravis oder besonderer Schwäche aufwiesen. Im übrigen kann man zusammenfassend sagen, daß die mediastinalen Seminome gewöhnlich umschrieben, etwas gelappt, nicht immer eingekapselt, aber weich, gelblichgrau, schwammig und mit den großen Gefäßen verwachsen, oft inoperabel sind. Die Größe kann bis zu 20 cm im Durchmesser betragen. Sie sind ziemlich strahlensensibel.

Eine andere Form des einheitlich gebauten mediastinalen Teratoblastoma malignum ist das *Choriocarcinom* (Chorionepitheliom). Es kommt nur bei Männern vor, die oft Gynäkomastie, Hodenatrophie, eventuell mit Zwischenzellwucherung, zeigen und gonadotropes Hormon im Urin ausscheiden. In nur spärlichen Exemplaren wurde es in reiner Form beobachtet. Bis heute sind 43 Fälle beobachtet worden (JERNSTROM und McLAUGHLIN, 1962; BARIETY, 1960).

LYNCH und BLEWETT (1953) veröffentlichten den Sektionsfall eines 26jährigen Mannes (in dessen Krankheitsanamnese von nur 6 Wochen Bluthusten, Schmerzen, Atemnot erwähnt sind), mit „primärem Choriocarcinom des Mediastinum" — Hodentumor nicht nachweisbar —, welches in Lungen und Nieren *metastasierte* und außer den chorialen Gewebselementen nach Art der Syncytien und Langhansschichtzellen „keine teratoiden Strukturen" aufwies.

Besonders einwandfrei erscheint mir der Sektionsfall eines 37jährigen Mannes, den PUGSLEY und CARLETON (1953) untersuchten. Das hämorrhagische reine *Choriocarcinom* hatte sich im rechten Ober- und Mittelgeschoß des *Vorderen* Mediastinum entwickelt, ein Ausmaß von 15:5 cm angenommen, wobei der Thymus „komprimiert" wurde, und weit verbreitete Metastasen in Lymphknoten, Lunge, Leber, Milz, Pankreas, Nieren, Nebennieren, Schilddrüse, Gehirn, Knochensystem, Herz, Aorta, Magen, Darm gesetzt hatte. Die Hoden wogen je 20 g, erwiesen sich auf Grund einer Serienblockuntersuchung als völlig normal, also in Anbetracht der fast alle Organe betreffenden, hochgradigen Metastasierung betont unbeteiligt. Der Krötentest im Urin war positiv.

---

[1] Die von FRIEDMANN (1951) publizierten zwei Fälle aus dem gleichen Institut sind hierin enthalten.

ARENDTS (1931) Fall eines 22jährigen Mannes mit Gynäkomastie und über faustgroßem, im Vorderen Mediastinum links gelegenem *Choriocarcinom,* das nur in Lunge und Leber metastasierte, kann vielleicht ebenfalls noch hierher gerechnet werden, obwohl sich im Innern desselben eine kleine „geschichtete Kugel aus verhorntem Epithel" befand. Die in Serienschnitten zerlegten Hoden waren frei von Tumor, zeigten aber Zwischenzellwucherungen.

SCHLUMBERGERS (1951) nur abgebildetes Choriocarcinom des Vorderen Mediastinum mit Einwachsen in Peri- und Epikard sowie Lungenmetastasierung betrifft einen 49jährigen Mann, der erst seit einem Monat vor dem Tode Husten und Dyspnoe hatte. Gynäkomastie und positiver Friedman-Test auf gonadotrope Hormone waren vorhanden. Stufenschnitte der Hoden tumorfrei. Es ist aber nicht angegeben, ob sich noch andere Teratomstrukturen im Haupttumor befanden.

Eine weitere Beobachtung stammt von J. PORTMANN (1959): Chorionepitheliom im Vorderen Mediastinum bei einem 35jährigen Mann, das im Verlauf von 7 Monaten zum Tode führte. Im Leichenblut konnten Choriongonadotropine nachgewiesen werden. Der Tumor war in die Vena jugularis eingebrochen und hatte zu zahlreichen Lungenmetastasen geführt. Hoden geschwulstfrei. Spermiogenese wohl erhalten. Mäßige Hyperplasie der Leydigzellen.

1960 veröffentlichten YURIK und OTTOMAN einen Fall eines Chorionepithelioms im Vorderen Mediastinum bei einem 26jährigen Mann. Trotz Bestrahlung nahm die Geschwulst rasch an Umfang zu, und es entwickelte sich ein Vena-cava-superior-Syndrom. Tod nach einer Krankheitsdauer von 6 Monaten. Die Sektion ergab ein gewaltiges mediastinales Chorioncarcinom von 16,5:17:9 cm mit Kompression des rechten Mittel- und Unterlappens, partieller Obstruktion der Vena cava superior und mit Milz- und Lebermetastasen. Hoden geschwulstfrei, atrophisch. Geringe Hyperplasie der Zwischenzellen. Das histologische Bild ist typisch.

Über ein Chorioncarcinom des Thymus berichten JERNSTROM und McLAUGHLIN (1962) bei einem 26jährigen Mann, der wegen Hämoptoe hospitalisiert werden mußte. Tod nach 2monatiger Krankheitsdauer. Die Sektion ergab im Vorderen Mediastinum ein Chorioncarcinom von 12:10:8 cm, knotige Metastasen von 3 bis 8 cm Durchmesser in Lunge und Pleura, Metastasen in Herzbeutel, Lymphknoten, Milz, Leber, Nieren, Nebennieren und Schilddrüse. Die Hoden waren geschwulstfrei und zeigten nur eine geringe Hyperplasie der Leydigzellen. Andeutung einer doppelseitigen Gynäkomastie.

b) Teratoide Mischtumoren

Sie können in selteneren Fällen ebenfalls „noch" oder bedingt *gutartig* sein und als Bidermone eine erhebliche Größe erlangen.

Ein teratoider Mischtumor dieser Art, den BÖHMIG (1926) bei einem 17jährigen Manne untersuchte, wog über 5,5 kg, hatte die linke Lunge zusammengedrückt und das Herz weit nach rechts verschoben. *Histologisch* bestand er aus sehr indifferentem Bindegewebe von hauptsächlich embryonalem Charakter und teilweise myxomatöser Umwandlung, cystischen Drüsenräumen, die mit Cylinder- oder kubischem Epithel ausgekleidet und gallertiger Substanz angefüllt waren, ferner hyalinem und degeneriertem Knorpel sowie zahlreichen bis hühnereigroßen Bluträumen. Ausgedehnte Nekrosen. Keine ektodermalen Strukturen. Keine Metastasierung.

Die meisten indes sind ausgesprochen *bösartig.*

So zwei von PLIESS (1954) als „heteroplastische Dysembryome" bezeichnete, kleinfaustgroße, überwiegend *sarkomatöse,* ento-mesodermale Tumoren des Vorderen Mediastinum eines 21jährigen und 29jährigen Mannes mit Blastocythämie und auffallendem Metastasierungs-„Organotropismus" zu den Blutbildungsstätten Knochenmark, Milz, Leber. Solche *blastocythämischen Zustände* scheinen öfter vorzukommen, was BRÜCHER (1953) bewog, auf „leukämische Verläufe maligner Mediastinaltumoren" in einer klinisch orientierten Arbeit aufmerksam zu machen. Bei der Sektion des 29jährigen Mannes, den SCHOPPER (Darmstadt) untersuchte, fand sich ein kleinfaustgroßer „maligner teratoider Mediastinaltumor", dessen fibröses Gewebe von verschieden großen Tumorzellnestern mit hochgradiger Polymorphie sowie von hämangiomatösen Räumen durchsetzt war, in denen polymorphe Tumorzellen lagen.

Ferner fanden sich Drüsenbildungen und eine „kleine Bronchialanlage". Das ganze Knochenmark war durch Tumorwucherungen ersetzt. Auch in Leber- und Milz-, vereinzelt in Lungen-
und Nierencapillaren Geschwulstzellen.

In einem gut abgekapselten *teratoiden Carcinom* von 8:7:4,5 cm des linken Obergeschosses
des Vorderen Mediastinum eines 23jährigen Mannes — neben dem Thymus, dessen linker
Lappen mitreseziert werden mußte — fanden WOOLNER, JAMPLIS und KIRKLIN (1955) außer
knorpeligen Partien, kleinen Schleimcysten, embryonalem Bindegewebe auch *Seminomherde*
mit lymphoidem Stroma. Ein kleiner metastatischer Geschwulstknoten lag hinter der oberen
Aorta.

Schließlich gehört der *größte* bisher überhaupt veröffentlichte Mediastinaltumor hierher:
FOX und HOSPERS (1936) sahen bei einem 48jährigen (weißen) Manne ein 32:27:15 cm messendes, 9 kg (!) schweres, großknotig und -lappig zusammengesetztes, überwiegend citronen-
gelbes *Liposarkom*, kombiniert mit fleischigem *Rhabdomyosarkom*, das weit über den Retrosternalraum hinausragte, unter hohem inneren Wachstumsdruck zu stehen schien und alle
Nachbarorgane enorm komprimiert hatte, rechts mehr als links. Oben wurden kleine Thymus-
reste nachgewiesen. Ein mittelgroßer, lappiger Teil von 12 cm Durchmesser bestand ausschließlich aus Rhabdomyosarkom. *Metastasen* fanden sich nur in einigen rechtsseitigen cervicalen
Lymphknoten, und zwar nur seitens des Liposarkoms.

V. Metastatische Mediastinalgeschwülste

Als solche kommen selbstverständlich alle bekannten metastasierenden Geschwulstformen anderer Organe vor. Da die Metastasen sich aber in den *Organen*
des Septum mediastinale, insbesondere den Lymphknoten entwickeln, werden sie
in dieser Darstellung nicht erörtert.

N. Allgemeines und Relatives über Cysten, cystische Teratome und solide Geschwülste des Mediastinum

Zahlenmäßige Relationen des *Vorkommens* wurden schon in den einzelnen
Abschnitten der Kapitel L. und M. bei den jeweiligen Cysten- und Tumorgruppen,
von denen überhaupt eine nennenswerte Zahl beobachtet worden ist, mitgeteilt
(S. 503ff.). Sie ergaben sich aus dem persönlichen, skizzenhaft und sehr problematisch gebliebenen, daher besser nicht publizierten Versuch, die Gesamtliteratur
im Sinne einer *Großstatistik* zu erfassen. Ihr sollten die letzten Zusammenstellungen,
von denen es etwa 12 mehr oder weniger selbständige aus dem vergangenen Jahrzehnt gibt, auch Gruppenstatistiken, Fallsammlungen und Einzelveröffentlichungen von insgesamt etwa 900 bis 1200 errechneten Fällen zugrunde gelegt werden.

Aber bei der alles andere als präzisen Zahl stocke ich schon. Denn viele Tumoren sind
durch verschiedene Publikationsarten (chirurgisch, sektionsstatistisch, röntgendiagnostisch,
Dissertation usw.) doppelt oder, falls überhaupt entwirrbar, noch öfter gezählt, tumorähnliche
Gebilde, „Pseudotumoren", Granulome, offenkundige Bronchial- und Oesophaguskrebse mit-
erfaßt. Die einschränkende Abgrenzung dessen, was ein Mediastinaltumor ist oder sein sollte,
wie wir sie benötigten, findet sich nirgends. Darüber hinaus ist nicht nur keine einheitliche
Nomenklatur verwehdet, was immerhin verständlich wäre, sondern es scheint sich einzubürgern, daß Operateure, oder wer sonst auch immer, eigene Geschwulsteinteilungen und
-gruppierungen erfinden, die keinen Kontakt mit der Allgemeinen Geschwulstlehre haben,
dafür entwicklungsgeschichtliche und etymologische Unkenntnis dokumentieren. So wird vom
„Epiderm" (statt Ektoderm ?) gesprochen. Dermoide seien — (im Gegensatz zu den Epider-

moiden, die sich vom „Epiderm" herleiten) — solche Tumoren, die vom Mesoderm abstammen. Man vermittelt eine souveräne Einteilung in „Mesoblast-, Ektoblast- und Endoblasttumoren", wobei unter Endo- (nicht Ento-!)blasttumoren nur Endotheliome verstanden werden, während bei den Ektoblasttumoren sämtliche Nervengeschwülste fehlen, die.Angiome aber, obwohl den Endotheliomen genetisch verwandt, bei den Mesoblasttumoren abgehandelt werden. Gliome, Ganglioneurome, Sympathicustumoren usw. werden ebenfalls als Meso(!)-blasttumoren bezeichnet. Unter die „Mischgeschwülste" fallen z. B. nicht nur Teratome, sondern auch einfache, völlig unkomplizierte „dünnwandige" Cysten. Man könnte über all das hinweggehen, wenn es sich nicht um große Ergebnisarbeiten handelte, und — was noch schlimmer ist — die Gehalte nicht auch übernommen würden.

An Einzelstatistiken seien genannt: Brewer und Dolley (1949), Currieri und Gale (1949), Conklin (1950), Santy, Bérard und Galy (1950), Ackermann und Taylor (1951), Herbig, Ganz und Vieten (1952), Sabiston und Scott (1952), Shidler und Holman (1952), Lindskog und Liebow (1953), Ruggiero und Scrosoppi (1953), Peabody, Strug und Rives (1954), Santy, Bérard, Galy und Minette (1954), Santy und Galy (1954), Grundmann, Fischer und Griesser (1955), Abell (1956), Mülly (1956), Ringertz und Lidholm (1956), Irmer und Gremmel (1959), Linder und Schamaun (1964). Sie sind schwer miteinander vergleichbar, da das verwendete Material außerordentlich heterogen ist. Oft werden nur bestimmte Zeitspannen zusammengefaßt, die sich undeutlich überschneiden. Kinderabteilungen der Krankenhäuser sind entweder relativ groß oder fehlen vollkommen, was sich für den Kenner z. B. durch das Fehlen von Vorderdarmcysten ausdrückt, ohne daß dessen Erwähnung getan wird. Armeestatistiken dürften den höheren Lebensaltern und dem weiblichen Geschlecht nicht genügend oder keine Rechnung tragen. Ganz überwiegend handelt es sich überhaupt nur um reines *Operationsgut*. Gelegentlich werden sogar nur röntgenologisch „gesicherte" Diagnosen mitberücksichtigt. Selten liegen Sektionen vor, und auch diese sind meist nicht vollständig durchgeführt, kaum je protokollarisch veröffentlicht und nachprüfbar. Das ist bei den publizierten Einzelfällen oft wenig besser. Die„histologische Diagnose" kontrastiert zuweilen bedenklich mit den Beschreibungen oder ist auf Grund der Abbildungen nicht überzeugend. Erstaunlich, wie viele Mikrophotogramme „unleserlich" sind oder zum mindesten ungünstig ausgewählte Stellen betreffen. Die voreilige Abstempelung — wie Wenige z.B. sprechen ehrlich von „undefinierbaren" Cysten, wie Viele wissen die Herkunft allzu genau! — einer später *rubrizierten* pathologischen Bildung des Mediastinum, dieses, wie sich aus der vorangegangenen Gesamtdarstellung hoffentlich zur Genüge ergibt, selbst für den erfahrenen pathologischen Anatomen ganz besonders schwierigen, noch als Neuland zu bezeichnenden Gebietes, — all dies läßt den Mut zu einer Großstatistik auf so schwankendem Boden bis zum Nullpunkt sinken. Wächst der Fehler hier doch mit der großen (!) Zahl.

Noch eine letzte Erkenntnis und ein letztes Bekenntnis: Ich glaube behaupten zu dürfen, auf keinem medizinisch-wissenschaftlichen Gebiete soviel „einfache" Abschrebereien und trostlose Referate, die das Wesentliche verschweigen, angetroffen zu haben wie dem der Mediastinaltumoren. Bekommt man das Original zur Hand, sieht es dort ganz anders aus. Aber meine eigene Sünde ist nicht viel kleiner.

Dieses Nachwort, zugleich eine Vorbemerkung zu jeder Art von *Zählung* und *Tabelle*, war notwendig, um im Leser die berechtigten Zweifel zu erwecken, mit denen diese, aber auch der ganze vorangehende erstmalige *Versuch* einer *kritischen* pathologischen Anatomie des Mediastinum gelesen und verarbeitet sein will. *Häufigkeits*-Tabellen der reinen Mediastinalgewächse — Cysten und solide Tumoren — würden sich etwa folgendermaßen darstellen, wobei auf das „etwa" mehr Wert gelegt ist als auf die nicht ohne Zwang zu erreichende Additionszahl 100 (%). Die seltensten Tumoren, vielleicht insgesamt 1 bis 2%, sind fortgelassen.

Tabelle 1 und 2. *Häufigkeit der mediastinalen Gewächse, einschließlich Struma thyreoidea (cervico-) mediastinalis*

Tabelle 1

	etwa %
Cysten und cystische Teratome zusammen	52
Solide Tumoren und Struma thyreoidea (cervico-) mediastinalis	48

Tabelle 2

	etwa %	
Nervöse Tumoren	33	(höchstens 35)
Cystische Teratome	21	
Vorderdarmcysten	19	
Mesothelcysten	10	
Struma thyreoidea (cervico-) mediastinalis	5	
Fibrosarkome	3	
Lymphangiome	3	(3,5 ?)
Lipome	2	
Nerven- und Ganglioncysten	1	(2 ?)
Fibrome	1	
Hämangiome	0,5	(1 ?)
Hämangiosarkome	0,5	(1 ?)

*Sonder*verhältniszahlen innerhalb der beiden größten Gruppen:

Tabelle 3. *Cysten und cystische Teratome (= 100%)*

	etwa %
Cystische Teratome	38
Vorderdarmcysten	32
Bursa infracardiaca-Cysten	11
Perikardiale Coelom-Cysten	11
Nerven- und Ganglion-Cysten	5
Einfache Lymph-Cysten	3

Tabelle 4. *Vorderdarmcysten (= 100%)*

	etwa %
Tracheo-Bronchoid-Cysten	65
Gastroid-Cysten	20
Oesophagoid-Cysten	10
Enteroid-Cysten	5

Tabelle 5. *Nervöse Tumoren* $(= 100\%)$

	etwa %	
Neurilemmome und Neurilemmofibrome	63	(-7) [1]
Neurilemmofibrosarkom	8	$(+7)$ [1]
Ganglioneurome	16	
Ganglioneuroblastome	7	
Sympathogoniome und Sympathoblastome	6	

[1] Unter Berücksichtigung der eventuellen späteren malignen Entartung der Neurilemmome und Neurofibrome.

Den *Sitz* einer mediastinalen Bildung genau anzugeben, ist gar nicht so leicht. Die *Sektionstechnik* muß sich von vornherein darauf einrichten (s. S. 451). Auch entspricht der endgültige Sitz einer Geschwulst nach erheblichem Größenwachstum keineswegs immer dem Ursprung. Insbesondere ist der Vorderraum, die „leere" Thymusgegend der Erwachsenen, ziemlich schnell ausgefüllt und dominiert besonders perkussorisch und röntgenologisch, so daß man, auch abgesehen davon, daß früher nur in ein Vorderes und Hinteres Mediastinum eingeteilt wurde, das Meiste, was nicht ausgesprochen hinten lag, in ihn hinein verlegte. Dennoch sind oft Herzbasis- und Peribronchialgebiet oder Konkavität des Aortenbogens des Mittleren Mediastinum, wie ich mich zu zeigen bemüht habe, auch in solchen Fällen die Geschwulstmatrix. Ein wichtiger Grund, ein „Mittleres" Mediastinum herauszustellen (s. S. 433). So muß man auch hier wie anderenorts (z. B. bei der Lungentuberkulose) zwischen Entstehungs- und Ausbreitungsgebiet und -richtung unterscheiden, und zwar nicht nur vom theoretischen Standpunkt der Genese, sondern gerade auch vom praktisch-operativen. Denn es kann nicht gleichgültig sein, wo die stärkste Verhaftung, Verzahnung zu vermuten, von welcher Stelle aus die Gefäßversorgung zu erwarten ist. Alle *Prädilektionen,* auch Höhen-, Seiten-, Lebensalter-, Geschlechtsbevorzugungen sind *diagnostisch* von der allergrößten Bedeutung, da die wesensverschiedensten Tumoren röntgenologisch bezüglich Konturen und Schattendichte, von wenigen Ausnahmen und bestimmten Verkalkungen (die aber auch mehrdeutig sein können!) abgesehen, kaum Unterschiede zeigen. Tab. 6, welche ebenfalls nur den Anspruch erhebt, als eine Vorarbeit für die Zukunft angesehen zu werden, kann die Erinnerung an das bereits ausführlich Dargestellte unterstützen.

Zur *Qualität* der Mediastinalgewächse ist rückschauend zu sagen, daß — im Gegensatz zu ihrer Seltenheit! — die *Mannigfaltigkeit* der Erscheinungsformen, ich möchte fast sagen, so groß wie bei keinem anderen Organ ist (z. B. Magen). Man kann sich beim Studium der Tumoren dieser Örtlichkeit fast nicht des Eindruckes erwehren, als handele es sich um eine *Art musealen Terrains.* Dies ist um so überraschender, als, wie eingangs dargestellt, der gewebliche Boden so schmal, so substanzarm und eigentlich banal ist. Nur die dysgenetische Geschwulst-(keim-)grundlage vermag hier eine befriedigende Erklärung zu geben, ja findet in der weit überwiegenden Mehrzahl der Tumorformen ihre eindeutige Bestätigung.

Eine tiefgehende Kenntnis der *pathologischen Anatomie* aller Eigenschaften, aller Möglichkeiten einschließlich der jeweiligen Potenzen der mediastinalen Neubildungen ist also eine unerläßliche Voraussetzung der *klinischen* Diagnostik. Daß diese keine Zeit zu verlieren hat, ergibt sich aus Folgendem:

Tabelle 6. *Sitz und Vorkommen mediastinaler Cysten und Geschwülste*

(+ = bevorzugt, ++ = nur oder fast immer, → = Ausdehnung in Richtung, PR = Paravertebralregion)

	Mediastinum			Geschoß			Seite		Lebensalter				Geschlecht	
	Vo.	Mi.	Hi.	Ob.	Mi.	Unt.	links	rechts	Kind	Jugl.	20 bis 40 J.	über 60 J.	♂	♀
Einfache Lymphcysten	+			+	+									
Bursa infracardiaca-C. ⎱ Mesothel-C.		←	← +			++		++						
Perikardiale Coelom-C. ⎰	+	+				+								
Nerven- und Ganglion-Cysten			++ PR											
Bronchoidcysten ⎫		++ →			+			+			+	+	+	
Oesophagoidcysten ⎪ Vorderdarmcysten			+						+	+				
Gastroidcysten ⎪			++	+	+			+	++ (bis 4 J.)				+	
Enteroide Cysten ⎭			++	+	+			+	++				+	
Teratoma cysticum (Dermoidcysten)	++	←	++		← +		+				+	+	wenn bösartig +	
Nervöse Tumoren (im allgemeinen)			++ PR	+				+			+	+		+
Sympathogoniome und Sympathoblastome			++ PR						+					
Phaechromocytome und -blastome			++ PR				++				++			
Fibrome		+			← +									
Leiomyome		++												
Lipome	+ →			+ →							+		+?	
Lymphangiome	++ →			+ →							+		+	
Hämangiome u. Hämangiosarkome	+			+										
Struma thyreoidea(cervico-) mediastin.								+			+			+
Thymus mediastinalis aberrans		+			+									
Teratom. solid., gutartig	++	←	++		+					+?				
Teratom. solid., bösartig	++	←	++		+					+	+		++	
Seminome	+			+	+							+	++	
Choriocarcinome	+	+			+								++	
Teratoide Mischtumoren	+	+			+						+	+	++	

1. Die *große Mehrzahl* der in unserem Sinne *mediastinalen* Neubildungen ist *gutartig*. Sie bieten also von sich aus die beste primäre Voraussetzung für den operativen Dauererfolg.

2. Sie *wachsen* über Jahre hinaus *sehr langsam* (so daß eine sorgfältige Exploration möglich ist!), oft *stetig* und erreichen eine *erhebliche Größe*, durch welche die später nicht zu umgehende Operation infolge der Kompression von Herz und Gefäßen schwierig und prognostisch ernst wird.

3. Sie „*degenerieren*", *nekrotisieren*, wobei auch Blutungen und Perforationen eine Rolle spielen, und *entzünden* sich leicht, was zu Verwachsungen und durch diese bedingte Komplikationen vor und während der Operation führt. Ein Teil, die erwähnten „Vorderdarmcysten" mit Magenschleimhaut, zunächst harmlos, enthalten die Möglichkeit des Ulcus pepticum mit dessen besonderer Pathologie (Perforation in eine Höhle oder ein lebenswichtiges Organ oder tödliche Arrosionsblutung). Risiken, die man kennen muß und die eine exakte Diagnose verlangen.

4. Ein bei den einzelnen Gruppen nicht unerheblicher Prozentsatz *entartet maligne* (z. B. Teratome, nervöse Tumoren und andere). Das ist sichergestellt und wurde durch eigene Darlegungen sowie Fallschilderung bewiesen — ein *Faktum* also, das auch nicht abgewartet werden sollte. —

Alle Fakten sind so zwingend, daß die Forderung amerikanischer Thoraxchirurgen unterstrichen werden muß, die heute „nicht mehr schwierigen" Operationen am Septum mediastinale *rechtzeitig* und ohne Zögern auszuführen, auch wenn die Beschwerden vielleicht nur gering sind oder fehlen. Besonders kontraindiziert erscheint mir eine (prä- und pro-operative), Nekrose („Rückbildung"!), Blutungen, Entzündung, Verwachsungen erzeugende Röntgenbestrahlungstherapie „auf gut Glück", d. h. ohne Volldiagnose.

PEABODY, STRUG und RIVES (1954), welche, wie mir scheint, in das Problem unter Durcharbeitung von 855 Fällen der Literatur und 51 eigenen nach den verschiedensten Richtungen hin am tiefsten eingedrungen sind, hatten in mehr als 50 eigenen Fällen, in denen sie die Resektion ausführten, bei den gutartigen Tumoren überhaupt keine Todesfälle, während diese unter den bösartigen, die vielleicht 15% ausmachten, *beträchtlich* waren! „Jede Warnung und jedes Geschrei, daß die Operation viel zu gewagt" und daher verwerflich sei, müsse durch ihre ausgezeichneten Resultate als widerlegt angesehen werden. „Konservatismus hat keinen Platz in der Behandlung unbestimmbarer mediastinaler Tumoren. Der schnelle Entschluß zur diagnostischen Thorakotomie erspart wertvolle Zeit."

Was aber die pathologische Anatomie betrifft, so erwächst ihr die Aufgabe, die *kleinen* und *kleinsten* Mediastinaltumoren aufzuspüren, weil deren Natur und Matrix wegen reinerer (wenig Degeneration und andere sekundäre Veränderungen zeigender) *und* kleinerer Verhältnisse leichter und besser zu erfassen sind. Um solche Nebenbefunde aber *vor* der topographischen Zerstörung zu erheben, ist, abgesehen von der besonderen Sektionstechnik, ein ständiges Darandenken die Voraussetzung.

Literatur zu Teil II

ABBOTT and WEBB: A case of intrathoracic lipoma. Canad. med. Ass. J. **33**, 660 (1935).

ABELL, M. R.: Mediastinal Cysts. Arch. Path. **61**, 360 (1956).

D'ABREU, A. L.: A practice of thorax surgery, p. 445. London: Arnold and Co. 1953.

ACKERMAN, L. V., and F. H. TAYLOR: Neurogenous tumors within the thorax: A clinico-pathological evaluation of 48 cases. Cancer **4**, 669 (1951).

ADAMS, W. E., and R. G. BLOCH: Haemangioma of the mediastinum. Arch Surg. **48**, 126 (1944).

—, and T. F. THORNTON jr.: Bronchogenic cysts of the mediastinum. With report of 3 cases. J. thorac. Surg. **12**, 503, (1943).

v. ALBERTINI, A.: Histologische Geschwulstdiagnostik, S. 352, 360. Stuttgart: Thieme 1955.

ALEGREN, A., u. B. STENSTRÖM: Ein Fall von Mediastinalcarcinom beim Pferd. Arch. wiss. prakt. Tierheilk. **59**, 461 (1929).

ALFORD, J. E.: Congenital bronchogenic cyst of the mediastinum. Report of a case. J. Pediat. **11**, 550 (1937).

ALLISON, P. R.: Bronchogene Mediastinalcysten. Thorax **2**, 176 (1947).

ARENDT, J.: Das Chorionepitheliom des Mannes. Fortschr. Röntgenstr. **43**, 728 (1931).

ARONS, I.: Mediastinal tumors and malignant lymphoma. Radiology **26**, 605 (1936).

ASKANAZY, M.: Ganglioneuroblastoma mediastini et retropleurale. Schweiz. med. Wschr. **1936**, Nr. 3, 81.

BAAR, H. S., and A. L. D'ABREU: Duplications of the foregut: Superior accessory lung (2 cases); Epiphrenic oesophageal diverticulum. Intrapericardial tumor and oesophageal cyst. Brit. J. Surg. **37**, 220 (1950).

BARGMANN, W.: Histologie und mikroskopische Anatomie des Menschen, 2. Aufl. Stuttgart: Thieme 1956.

BARIÉTY, M.: Les tumeurs choriocarcinommateuses du mediastin. Sem. Hôp. Paris **36**, 1063 (1960).

—, et CH. COURY: Essai de classification des tumeurs intrathoraciques primitives. Fréquence — Particularité anatomo-clinique. Sem. Hôp. Paris **1947**, 2602.

— — Les Lipomes du médiastin. Sem. Hôp. Paris **26**, 1968 (1950).

BARNARD, W. G.: A paraganglion related to the ductus arteriosus. J. Path. Bact. **58**, 631 (1946).

BARRAYA, L., A.-R. REBOUL et H.-J. ARNAUD: Lymphangiomes kystiques cervico-médiastinaux. Poumon **10**, 731 (1954).

BECKER, W. H.: Zur Klinik der Mediastinalcysten. Bruns Beitr. klin. Chir. **180**, 111 (1950).

BENARD, H., P. RAMBERT et C. COURY: Tumeur xanthomateuse du médiastin antérieur „dysembryome" remanié. Sem. Hôp. Paris **39**, 1265 (1948).

BENGOLIA, A. J.: Sobre un caso de quiste dermoideo del mediastino. Boly. trab. de la Soc. de cir. de Buenos Aires **17**, 454 (1953).

BERMANN, J. K., J. P. POWELL u. P. C. HENESSEE: Mediastinaltumoren. Amer. J. Surg. **74**, 205 (1947).

BICKFORD, B. J.: Mediastinal cysts of gastric origin. Report of a case. Brit. J. Surg. **36**, 410 (1949).

BIEDL, A., u. J. WIESEL: Über die funktionelle Bedeutung der Nebenorgane des Sympathicus (Zuckerkandl) und der chromaffinen Zellgruppen. Zbl. Physiol. **16**, 612 (1902); Pflügers Arch. ges. Physiol. **91**, 1903.

BISCHOFF, H.: Zur Kasuistik der intrapleuralen Cysten im Säuglingsalter. Z. Kinderheilk. **48**, 447 (1929).

BLACK, R. A., and E. L. BENJAMIN: Enterogenous abnormalitis, cysts and diverticula. Amer. J. Dis. Child. **51**, 1126 (1939).

BLADES, B.: Intrathoracic tumors. Relative frequency and site of predilection. Amer J. Surg. **54**, 139 (1941). Mediastinal tumors. Report of cases. Ann. Surg. **123**, 749 (1946).

BLESSING, M. H.: Über Glomuszellen im Supracardialraum. Klin. Wschr. **41**, 1025 (1963).

— Zbl. allg. Path. **105**, 427 (1964).

— u. F. ZABORSKY: Über den Nachweis von intrathorakalem Schilddrüsengewebe des Hundes mit [131]J. Frankfurt. Z. Path. **75**, 14 (1966).

BLOOM, F.: Structure and histogenesis of tumors of the aortic bodies in dogs; with a consideration of the morphology of the aortic and carotid bodies. Arch. Path. **36**,1 (1943).

Böhmig, R.: Zur Kasuistik der Mediastinaltumoren. Frankfurt. Z. Path. 33, 80 (1926).

Böss, C.: Kongenitale, mit Magenschleimhaut ausgekleidete Mediastinalcyste mit in die Lunge penetrierendem chronischem Ulcus pepticum. Virchows Arch. path. Anat. 300, 166 (1937).

Bonnel, F.: Tumeur du creux de l'aiselle. Bull. Mém. Soc. Anat. (Paris) 89, 110 (1914).

Boyd, J. D.: The development of the human carotid body. Contrib. Embryol. Carnegie Inst. Washington (No. 152) 26, 1 (1937).

Bradford, M. L., H. W. Mahon, and J. B. Grow: Mediastinal cysts and tumors. Surg. Gynec. Obstet. 85, 467 (1947).

Brandt, M.: Zur „Xanthom"frage. Beitr. path. Anat. 78, 584 (1927).

Brass, K.: Über einen Fall von intrathorakalem Enterocystom, zugleich ein Beitrag zur Pathogenese. Frankfurt. Z. Path. 50, 26 (1936).

Bremer, J. L.: Dorsal intestinal fistula, accessory neurenteric canal; Diastematomyelia. Arch. Path. 54, 132 (1952).

Brewer, L. A., and F. S. Dolley: Tumors of the mediastinum: A discussion of diagnostic procedure and surgical treatment based of experience with 44 operated cases. Amer. Rev. Tuberc. 60, 419 (1949).

Brindley, G. V. jr.: Glomus tumor of the mediastinum. J. thorac. Surg. 18, 417 (1949).

Brines, O. A., u. M. H. Johnson: Hibernoma, a special fatty tumor. Report of a case. Amer. J. Path. 25, 467 (1949).

Brohée, G.: Tumeurs primitives du diaphragme. Acta chir. belg. 46, 497 (1947).

Brown, A. L.: Lipoid pneumonia resulting from a dermoid cyst. J. thorac. Surg. 20, 260 (1950).

Brown, L.: Mediastinalcysten. Radiology 7, 436 (1926).

Brown, S., and J. E. McCarthy: Intrathoracic tumors, their diagnosis and treatment. Radiology 26, 574 (1936).

Brown, R. B., u. R. G. Dunn: Lymphogene Cysten des Mediastinums. Cystische Hygrome, Perikardcysten und Perikarddivertikel. U. S. Armed Forces Med. J. 2, 1651 (1951).

Brown, R. K., and L. L. Robbins: The diagnosis and treatment of bronchogenic cysts of the mediastinum and lung. J. thorac. Surg. 13, 84 (1944).

Brücher, H.: Über leukämische Verläufe maligner Mediastinaltumoren. Dtsch. Arch. klin. Med. 200, 608 (1953).

Brunner, A.: Erfolgreiche operative Entfernung eines großen Ganglioneuroms des hinteren Mittelfellraumes. Arch. klin. Chir. 129, 364 (1924).

— Erfolgreiche operative Entfernung einer großen, zentral gelegenen Mittelfellgeschwulst. Dtsch. Z. Chir. 254, 685 (1941).

Bulgarelli, R.: I neoplasmi endotoracici nel bambino. Minerva pediat. 5, 309, 359 (1953).

Bull, P.: (Fibro-Myxo-Xanthom) Norsk. Mag. Laegevidensk. 92, 1110 (1931/32); (Myxom) Zbl. Chir. 1936, 2028.

del Buono, M. S., and E. M. Osacar: Intrathoracic meningocele associated with cutaneous neurofibromatosis. Acta neurochir. (Wien) IX, 37 (1961).

Cáceres, S. J., I. Bustamante, y S. S. C. Chávez: Presentación de un caso de teratoma del mediastino. Arch. peru. Pat. Clin. 7, 103 (1953).

Calzolari, T.: Tumori nervosi del mediastino (ganglioneuromi et neurinomi). Ann. ital. Chir. 14, 15 (1935).

Carlson, H. A.: Congenitale Cysten des Mediastinum. J. thorac. Surg. 12, 376 (1943).

Carrière, G., et Cl. Huriez: Les neurinomes intrathoraciques au cours de la maladie de Recklinghausen (Neurofibromatose et tumeurs du médiastin). Ann. Anat. path. 14, 277 (1937).

Casanelli: Bilaterales Neurofibrom des posterioren Mediastinums. An. Cirurg. (Rosario) 1948, 220.

Cassel, M. A., R. T. Cunningham, and W. Weisel: Foregut cyst of the mediastinum. J. thora. Surg. 19, 138 (1950).

Castleman, B. B.: Tumors of the parathyroid glands. Atlas of tumor pathology, section VI, fasc. 15. Washington D. C.: Armed Forces Institute of Pathology 1952.

de Castro, F. Sur la structure et l'innervation de la glande intercarotidienne (glomus caroticum) de l'homme et des mammifères, et sur un nouveau systéme d'innervation autonome du nerv glossoparyngien. Trav. Lab. Rech. Biol. (Madrid) 24, 365 (1926).

DE CASTRO, F. Sur la structure et l'innervation du sinus carotidien de l'homme et des mammifères. Nouveaux faits sur l'innervation et la fonction du glomus caroticum. Trav. Lab. Rech. Biol. (Madrid) 25, 331 (1927—28).

CAUSSADE, G., J. DEOURT et A. DUROISEL: Kyste dermoide du médiastin, forme pulmonaire à hémoptysis. Arc. méd.-chir. Appar. resp. 8, 246 (1933).

CEBALLOS, A.: Tumore del mediastino posteriore. Semana méd. 1936/II, 776, Bol. y trab. de la Soc. de cir. de Buenos Aires 20, 336 (1936).

CEELEN, W.: Über carcinomatöse Entartung eines cystischen Mediastinalteratoms. Virchows Arch. path. Anat. 207, 178 (1912).

CHIARI, H.: Über „Mediastinaltumoren". Wien. klin. Wschr. 51, 1157 (1938).

CHILDRESS, W. G., u. G. C. ADIE: Plasmazelltumoren des Mediastinum und der Lunge. Bericht über zwei Fälle. J. thorac. Surg. 19, 794 (1950).

CHIODI, V.: Solides Teratom des Mediastinum und Fehlbildungen der Lendenwirbelsäule. Clinica chir. 22, 75 (1936).

CHRISTIAN, H. A.: Solid teratome of the mediastinum. J. M. Res. 16 (n.s. 11), 275(1907).

CHRISTIE, J. M., and I. WEISMAN: Mediastinal tumors. Illinois med. J. 104, 242 (1953).

CHRISTOFFERSEN, J. C.: Intrathorakale Magencyste. Acta chir. scand. (Stockh.) 95, 12 (1947).

CIECHANOWSKI, ST.: Äußerste Speiseröhrenverengerung durch eburnesierendes Osteosarkom des Mediastinum. Zbl. Path. 71, 161 (1938).

CLARA, M.: Entwicklungsgeschichte des Menschen. Leipzig: Quelle und Meyer 1938.

COCHRANE, W. S., and S. J. G. NOWAK: Dermoid cysts and teratoma of the mediastinum. New Engl. J. Med. 205, 1077 (1931).

COCKAYNE, E. A.: Mediastinal dermoid. Proc. roy. Soc. 28, 448 (1935).

COENEN: Die Entstehung und Entwicklung der Sanduhrgeschwülste an der Wirbelsäule und der hantelförmigen Lipome des Thorax. Dtsch. Z. Chir. 203, 204 (1927).

COLLENBERG, T.: Zur Entwicklung der Dermoidkystome. Diss., Breslau 1869.

COMOLLE, A.: Zur Kenntnis der lipoblastischen Sarkome. Virchows Arch. path. Anat. 230, 68 (1921).

COMROE, J. H. jr.: The location and function of the chemoreceptors of the aorta. Amer. J. Physiol. 127, 176 (1939).

CONKLIN, W. S.: Tumors and cysts of the mediastinum. Dis. Chest 17, 715 (1950).

COPE, O.: Surgery of hyperparathyroidism: The occurrence of parathyroids in the anterior mediastinum and the division of the operation into two stages. Ann. Surg. 114, 706 (1941).

CRAVER, L. F., and I. V. BLADY: An unusual case of bilat. Pulmonary apical dermoid cysts. Amer. J. Roentgenol. 39, 205 (1938).

CROSBY, E. H., and A. GRAHAM: Mediastinal dermoid cyst. J. Amer. med. Ass. 98, Nr. 21 (1932).

CROWE, G. G., and P. B. L. MULDON: Thoracic chordoma. Thorax 6, 403 (1951).

CRUTCHER, R. R., and C. L. PLOTT: Mediastinal lipoma. The successful removal of an eight pound, one ounce (3,657 grams) tumor. J. thorac. Surg. 27, 261 (1954).

CURRERI, A. R., and J. W. GALE: Mediastinal tumors. Arch. Surg. 58, 797 (1949).

CUSHING, H., and S. B. WOLBACH: The transformation of a malignant paravertebral sympatheticoblastoma into a benign ganglioneuroma. Amer. J. Path. 3, 203 (1927).

DAHM, M.: Zur Ausbreitung mediastinaler Neurinome. Röntgenpraxis 10, 766 (1938).

— Aufgaben, Ergebnisse und Fragen der Röntgenuntersuchung des Mediastinum. Fortschr. Röntgenstr. 72, 521 (1950).

DANDY: Diagnosis and localization of spinal cord tumors. Amer. Surg. 81, 223 (1925).

DAVIDSON, L. R., and L. BROWN: Gastrogenous mediastinal cyst. J. thorac. Surg. 16, 458 (1947).

DAVIES, J. R., and K. J. RANDALL: Aortic-body tumor. (Gutartiger Tumor des Paraganglion suprakardiale). J. Path. 68, 247 (1954).

DAVIS, E. W., and D. SALKIN: Intrathoracic gastric cysts. J. Amer. med. Ass. 135, 218 (1947).

DAVIS, P.: Mediastinale Sympathoblastome. Virginia med. Mth. 74, 76 (1947).

DEMKOV, S.: Klinik und chirurgische Behandlung von Dermoidcysten und Teratomen des Mediastinums. Arch. Geschwulstforsch. 1, 390 (1949).

DENK, W.: Dermoide und Teratome des Mittelfellraumes. Zbl. Chir. 1944, 194.

DERRA, E., P. GANZ u. H. HERBIG: Mediastinalgeschwülste. Vortr. auf der 104. Niederrhein.-Westf. Chirurgentagung. Brun's Beitr. klin. Chir. **183**, 96 (1951), vergl. auch HERBIG, GANZ und VIETEN (1952)

DESAIVE, P., G. LEROUX, A. HERVE et H. RAMIOUL: Les tumeurs du médiastin. Acta méd. belg. 1949.

DICKSON, J. A., O. TH. CLAGETT, and I. R. McDONALD: Intrathoracic gastric cysts. J. thorac. Surg. **15**, 318 (1946).

DIVIS, J.: Beitrag zum klinischen Studium und zur chirurgischen Behandlung der gutartigen Geschwülste des Mittelfellraumes. J. Chir. (Paris) **52**, 601 (1938).

DOBRZANIECKI, W., et ST. STANKIEWICZ: Tumeur du cou et du médiastin antérieur de provenance sympathique (ganglio-neurom). J. Chir. (Paris) **48**, 785 (1936).

DOEGE, K. W.: Fibrosarcoma of the mediastinum. Ann. Surg. **92**, 955 (1930).

DOLLEY, F. S., and L. A. BREWER: The diagnosis and treatment of primary intrathoracic tumors. J. Amer. med. Ass. **121**, 1130 (1943).

DOMANSKÝ, K., A. SEBEK u. M. TOMEČKA: Cystisches Fibrom des Herzbeutels. Zbl. Path. **94**, 269 (1955).

DONALD, G. J.: Mediastinal cysts. Sth. Surg. **13**, 148 (1947).

DORAN, W. T., and C. W. LESTER: Mediastinal teratoma, with report of unusual case. J. thorac. Surg. **8**, 309 (1938/39).

DOUB, H. P.: Mediastinal cysts of embryologic origin. J. Fac. Radiol. (Lond.) **2**, 302 (1951).

DRASH, E. C., and H. J. HYER: Mesothelial mediastinal cysts (pericardial celomic cysts of Lambert). J. thorac. Surg. **19**, 755 (1950).

DRIPPS, R. D. jr., and J. H. COMROE jr.: The clinical significance of the carotid and aortic bodies. Amer. J. med. Sci. **208**, 681 (1944).

DUFOUR, H., et. MOURRUT: Kyste de la partie supér. du péricarde chez une femme de 86 ans. Bull. Soc. Méd. Hôp. Paris **53**, 1482 (1929); zit. nach ABELL (1956).

DUKEN, J.: Mediastinale Pneumatocele nach Pneumonie bei einem Säugling. Z. Kinderheilk. **43**, 339 (1927).

DUMONT, A.: Les tumeurs du médiastin. Acta chir. belg. **1949**.

DUNCAN, D. K., and J. R. McDONALD: Chemodectoma („nicht chromaffines Paragangliom" des Mediastinum. Bericht über zwei Fälle. Amer. J. clin. Path. **21**, 515 (1951).

EERLAND, L. D.: Bronchogene Cysten des Mediastinum. Ned. T. Geneesk **90**, 1295 (1946).

— Über Cysten und Geschwülste des Mediastinums. Mededelingen de Chir. Univ. Klin. te Groningen **7**, 9 (1946).

— Intrathorakale neurogene Tumoren. Ned. T. Geneesk **30**, 1257 (1946).

— Haemangioma cavernosum mediastini. Arch. chir. neerl. **8**, 80 (1956).

EHLERS, H. W. E.: Über eine epidermoidale Cyste in der Brusthöhle eines Papageien. Zbl. allg. Path. path. Anat. **77**, 337 (1941).

EHLER, A. E., u. S. ATWELL: Gastrische Cyste des Mediastinum. J. thorac. Surg. **17**, 809 (1948).

EHRENREICH, TH., A. J. FREUND, and H. N. SHAPIRO: Haemangioendothelioma arising in mediastinal teratoma. Dis. Chest **23**, 294 (1953).

ENDREI, E.: Extrasuprarenale Geschwülste des sympathischen Nervensystems im Kindesalter. Ann. paediat. (Basel) **181**, 201 (1953).

ERNST, P.: Topographisch und histogenetisch eigenartiges Carcinom zwischen Speiseröhre und Luftröhre. Verh. dtsch. path. Ges. **15**, 230 (1912). [Gleicher Fall wie v. GRABOWSKI, P., Beitr. path. Anat. **56**, 266 (1913)].

EXALTO, J., and K. WALDECK: Bronchogenic cyst of the mediastinum. J. thorac. Surg. **18**, 132 (1949).

DI FALCO: Mittelfellmyome außerhalb der Speiseröhre. Pathologica **31**, 381 (1939).

FALLON, M., A. R. G. GORDON, and A. C. LENDRUM: Mediastinal cysts of foregut origin associated with vertebral abnormalities. Brit. J. Surg. **41**, 520 (1954).

FANANO, V.: Contributo alla diagnosi delle cisti dermoidi del mediastino anteriore. Riv. Pat. clin. Tuberc. **11**, 453 (1937).

FERGESON, J. O., O. TH. CLAGETT u. J. R. McDONALD: Hämangiopericytom (Glomustumor) des Mediastinum. Literaturübersicht und Bericht eines Falles. Surgery **36**, 320 (1954).

FISCHER, W.: Über eine Cyste der rechten Pleurahöhle. Virchows Arch. path. Anat. **275**, 711 (1929).

FLOYD, M. S.: Tumor of Anterior Mediastinum. Report of six Cases. Dis. Chest **14**, 396 (1948).

FONTAINE, R., C. BOLLACK et R. KIENY: A propos de deux cas de lymphangiomes du médiastin. Poumon **13**, 257 (1957).

FONTAINE, R., P. BUCK, P. WARTER u. J. N. MULLER: Tératome kystique du médiastin antérieur développé dans l'hémithorax droit. Exstirpation par voie transpleurale. R. Radiol. **30**, 217 (1949).

FORSEE, J. H., and H. A. BLAKE: Pericardial celomic cyst. Surgery **31**, 753 (1952).

FORSTBERG, N.: Über den Wert von Kontrastfüllung des Oesophagus bei Röntgenuntersuchung wegen Struma. Acta radiol. (Stockh.) **24**, 113 (1953).

FOX, J. P., and C. A. HOSPERS: Solide teratoide Tumoren des Vorderen Mediastinum. Amer. J. Cancer **28**, 273 (1936).

FREEDMAN, E., and M. A. SIMON: Simple cyst of the pleura. Amer. J. Roentgenol. **35**, 53 (1936).

FRIEDMAN, N. B.: The comparative morphogenesis of extragenital and gonadal teratoid tumors. Cancer (Philad.) **4**, 265 (1951).

FRIEDRICH, J.: Ein Fall von Ganglioneurom des Sympathicus. Gleichzeitig ein Beitrag zur Theorie der endogenen Entstehung der Nervenfasern. Frankfurt. Z. Path. **10**, 456 (1912).

FROBOESE, C.: Überblick über die Pathologische Anatomie der Mediastinaltumoren. Zbl. Path. **95**, 377 (1956).

— Mediastinaltumoren. Berl. Med. Ges. 27. 6. 1956.

— Pathologisch-anatomische Betrachtungen über die Eigenheiten — Polymorphie, Paradoxien und Extravaganzen — des Lungencarcinoms. Z. ges. inn. Med. **6**, 321 (1951).

GAECKEL, J.: Zur Genese der Nebenlungen und intrathorakalen Flimmerepithelcysten. Diss., Berlin 1934.

v. GAZA, W.: Über ein aus dem Mediastinum operativ entferntes Ganglioneurom des Sympathicus. Zbl. Chir. **58**, 1198 (1931).

GERBASI, F. S.: Pericardial coelomic cyst simulating chronic pericardial effusion: Report of a case. Ann. intern. Med. **41**, 828 (1954).

GIN-HUA CHIU, u. J. B. CARVALHO: Das nichtchromaffine Paraganglion (Chemodectoma) des Mediastinum. Z. Tuberk. **113**, 329 (1959).

GIRAL, A., A. FOJA, R. CASTELLANOS, R. PERREIRAS und MONTERO: Zwei Fälle von neurogenen Tumoren des hinteren Mediastinum. Arch. Med. infant. **23**, 1 (1954).

GIRSIG, M.: Ein Fibrolipom des Mediastinum unter dem klinischen Bilde eines Aortenaneurysmas. Wien. klin. Wschr. **1943**, 564.

GLEDHILL, E. Y., and A. G. MORROW: Ciliated epithelial cyst of the esophagus: Report of case. J. thorac. Surg. **20**, 923 (1950).

GLOGGENGIESSER, W.: Über proliferierende Lipome und lipoblastische Sarkome. Virchows Arch. path. Anat. **307**, 663 (1941).

GODWIN, J. T., W. L. WATSON, J. L. POOL, W. G. CAHAN, and V. A. NARDIELLO jr.: Primary intrathoracic neurogenic tumors. J. thorac. Surg. **20**, 169 (1950).

GOMSJAKOW, G. A.: Fall von Dermoidcyste im vorderen Mittelfell. West. Chirurg. **71**, 54 (1951).

GOETSCH, E.: Hygroma colli cysticum and hygroma axillare; pathologic and chirurgical study and report of 12 cases. Arch. Surg. **36**, 394 (1938).

GORDON, I.: Zwei bemerkenswerte Teratome des Mediastinums. Frankfurt. Z. Path. **40**, 224 (1930).

GRAHAM, E. A., with SINGER and BALLON.: Dis. Chest. **1935**, 240; zit. nach HEUER und ANDRUS (1940).

GRAHAM u. WIESE: Lipom des Mediastinums. Arch. Surg. **16** (1928).

GRAMAJO, I. W.: Quistes bronchogenicos del mediastino. Rev. Med. Cienc. afin. (B. Aires) **11**, 58 (1949).

GRAUMANN, W., u. H. BRABAND: Die Kombination intrathorakaler Meningocelen mit der Neurofibromatosis generalisata Recklinghausen. Fortschr. Röntgenstr. **97**, 484 (1962).

GREENFIELD, J., J. STEINBERG, and A. TOUROFF: „Spring water" cyst of the mediastinum. J. thorac. Surg. **12**, 495 (1943).

GRENADE, A.: Les kystes dermoides et les tumeurs teratoides intrathoriques. Acta chir. belg. **48**, 307 (1949).

GRIESBACH, R.: Intrathorakales Ganglioneurom. Z. Tuberk. **65**, 365 (1932).

GRIFFIN and GUILFFOIL: Mediastinallipom. Ann. Chir. **19**, 1038 (1948).

GRIMES, O. F., R. L. RAPHAEL, and H. B. STEPHENS: Cavernous Hemangioma of the posterior Mediastinum. J. thorac. Surg. **25**, 324 (1953).

GROSS, R. E., and E. S. HURWITT: Cervico-mediastinal and mediastinal cystic hygromas. Surgery **87**, 599 (1948).

GROSSER, O.: Grundriß der Entwicklungsgeschichte des Menschen, S. 58, 111. Berlin: Springer 1944.

GRUNDMANN, G., R. FISCHER u. G. GRIESSER: Kongenitale Herzbeutelcysten. Thoraxchirurgie **2**, 492 (1955).

GUILD, S. R.: A hitherto unrecognised structure, the glomus jugularis, in man. Anat. Rec. **79** (suppl. 2), 28 (1941).

GUILLERY, H.: Eine in die Wirbelsäule eingewachsene mediastinale Cyste (Vorderdarmcyste). Zbl. allg. Path. path. Anat. **69**, 49 (1937).

v. HABERER, H.: Struma retromediastinalis. Zbl. Chir. **65**, 906 (1938).

HABLÜTZEL, C.: Ein Fall von Teratom des Mediastinum. Schweiz. med. Wschr. **63**, 1308 (1933).

HALL, E. R. jr., and B. BLADES: Lymphangioma of the mediastinum. Dis. Chest **32**, 207 (1957).

HALONEN, P. I., P. E. A. NYLANDER, and S. J. VIIKARI: On pericardial lymphangiomas. Cardiologia (Basel) **27**, 59 (1955).

HAMMARSKJÖLD, B.: Contribution to the knowledge of teratomas and dermoids in the anterior mediastinum. Acta radiol. (Stockh.) **15**, 210 (1934).

HAMMOND, W. S.: The development of the aortic arch bodies in the cat. Amer. J. Anat. **69**, 265 (1941).

HAMPERL, H.: Zur Kenntnis der neurogenen Tumoren des Mediastinums. Wien. med. Wschr. **77**, 217 (1927).

HANNER, J. M., F. S. ASHBURN, and R. J. LEFFLER: Malignant mediastinal teratoma. U.S. Armed Forces Med. J. **3**, 751 (1952).

HARDY, L. M.: Bronchogenic cysts of the mediastinum. Pediatrics **4**, 108 (1949) New York. Amer. J. Dis. Child. **78**, 136 (1949).

HARLEY, H. R., and C. E. DREW: Cystic hygroma of the mediastinum. Thorax **5**, 105 (1950).

HARRINGTON, ST. W.: Anterior mediastinal fetal parasite; its surgical removal: report of a case. J. thorac. Surg. **1**, 663 (1932).

— Surgical treatment in fourteen cases of mediastinal or intrathoracic perineural fibroblastoma. J. thorac. Surg. **4**, 590 (1934).

— Surgical treatment in sixteen cases of anterior mediastinal teratoid tumors. One complete report of cases. J. thorac. Surg. **7**, 191 (1937).

— Surgical treatment of prim. and second. malignant tumors of the oesophagus. Arch. Surg. **58**, 646 (1949).

— Intrathoracic extrapulmonary tumors: Diagnosis and surgical treatment. Postgrad. med. J. **6**, 6 (1949).

HARTER, K.: Über Tumoren im hinteren Mittelfellraum. Diss., Tübingen 1939.

HEDBLOM, C. A.: Intrathorakale Dermoidcysten und Teratome. Sechs eigene und 185 Literaturfälle. J. thorac. Surg. **3**, 22 (1933).

HEINEMANN, W. M., and W. L. LEHMAN: Mediastinal mesenchymoma masquerading as liposarcoma. Cancer (Philad.) **4**, 692 (1951).

HERBIG, H., P. GANZ u. H. VIETEN: Die Mediastinaltumoren und ihre chirurgische Bedeutung. Ergebn. Chir. Orthop. **37**, 224 (1952).

HERTZOG, P., et A. MARMET: A propos des diverticules de l'oesophage. Tumeur kystique epiphrénique du médiastin postérieur de structure et d'origine vraisemblement oesophagiennes. Mém. Acad. Chir. **75**, 453 (1949).

HERZOG, E.: Histopathologie des vegetativen Nervensystems. Hdb. d. speziell. path. Anatomie und Hist. XIII, 5. Berlin-Göttingen-Heidelberg: Springer 1955.

HEUER, G. J.: Die Thoraxlipome. Ann. Surg. **98**, 801 (1933).

—, and W. D. ANDRUS: The surgery of mediastinal tumors. Amer. J. Surg., NS **50**, 143 (1940).

HEYERS, W.: Beitrag zur Morphologie des Glomus pulmonale. Frankfurt. Z. Path. **72**, 616 bis 631 (1963).

HEYMANS, C., et J. J. BOUCKAERT: Les chémo-récepteurs du sinus carotidien. Ergebn. Physiol. **41**, 28 (1939).

HIRSCHFELD, K.: Tumors and cysts of the mediastinum. Aust. N. Z. J. Surg. **21**, 27, 81 (1951).

HOLCOMB, G. W., and D. D. MATSON: Thoracic neurenteric cysts. Surgery **35**, 115 (1954).

HOLLINSHEAD, W. H.: Chromaffin tissue and paraganglia. Quart. Rev. Biol. **15**, 156 (1940).

HOMMA, H.: Intrathorakale neurogene Tumoren. Wien. klin. Wschr. **1949**, II, 421.

HÖRNICKE, E.: Ein Teratom des vorderen Mediastinum. Frankfurt. Z. Path. **27**, 237 (1922) und Diss., Göttingen.

HOUGHTON, J. D.: Malignant teratoma of the mediastinum. Report of a case. Amer. J. Path. **12**, 349 (1936).

HOUSE, B., u. A. BEHREND: Ganglioneurom im Mediastinum. J. int. Coll. Surg. **19**, 225 (1953).

HOVELACQUE, A., O. MONOD et H. EVRARD: Le Thorax. Anatomie Médico-Chirurgicale, p. 297. Paris: Médiastin 1937.

HOWARD, F. H., I. K. MICHAEL, and W. DE VERRE: Teratocarcinoma of the posterior mediastinum. J. Amer. med. Ass. **175**, 240 (1961).

HÜCKEL, R.: Über Nebenlungen. Virchows Arch. path. Anat. **274**, 258 (1929).

— Zur Kenntnis der Mediastinalcysten. Verh. dtsch. path. Ges. **30**, 416 (1937).

HUGUENIN, R., u. G. ALBOT: Extrapleurales Fibrom des hinteren Mediastinum. Bull. Soc. franç. p. l'étude du Canc. **20**, 330 (1931).

HÜLSHOFF, TH.: Neurofibromatose Recklinghausen und Knochenveränderungen. Fortschr. Röntgenstr. **92**, 174 (1960).

HUZLY, A.: Zum Mediastinaltumor. Tuberkulosearzt **14**, 658 (1960).

INGLIS, K.: The so-called intercapsular gland and tumors arising therein. J. Anat. (Lond.) **61**, 452 (1926/27).

IRMER, W., u. H. GREMMEL: Mediastinaltumoren. Z. Tuberk. **113**, 303 (1959).

IVERSON, L.: Thymoma. A review and reclassification. Amer. J. Path. **32**, 695 (1956).

JACOBS, W. F.: A malignant mediastinal teratoma. Amer. J. Path. **5**, 275 (1929).

JAMES, and CURTIS: Mediastinale Ganglioneurome. Ann. Surg. **113**, 767 (1943).

JAUBERT DE BEAUJEU, M.: Les kystes Intra-thoraciques Pleuro-péricardiques. Diss., Lyon 1945.

JAUBON, M., et L. GONDARD: Volumineux kyste séreux intrathoracique parapéricardique. Arch. Soc. Sci. méd. biol. (Montpellier) **9**, 440 (1928).

JERNSTROM, P., and H. McLAUGHLIN: Choriocarcinoma of the thymus. J. Amer. med. Ass. **182**, 147 (1962).

JOËL, J.: Ein Teratom auf der Arteria pulmonalis innerhalb des Herzbeutels. Virchows Arch. path. Anat. **122**, 381 (1890).

JONES, J. C.: Esophageal duplications or mediastinal cyste of enteric origin. West. J. Surg. **55**, 610 (1947).

JOYCE, T. M.: Über das Vorkommen der substernalen und intratrachealen Kröpfe. Arch. Surg. **41**, 364 (1940).

KANTROWITZ, A. R.: Extragenital chorionepithelioma in male. Arch. Path. **13** (1932); Amer. J. Path. **10**, 531 (1934).

KAUFHOLD, N.: Beitrag zur chirurgischen Behandlung von Sympathicustumoren der Brust und der Brusthöhle (Ganglioneurom). Brun's Beitr. klin. Chir. **180**, 185 (1950).

KAUFMANN, ED.: Lehrbuch der Speziellen Pathologischen Anatomie, VII. und VIII. Aufl., I. Bd., S. 394. Berlin und Leipzig: de Gruyter 1922.

— Lehrbuch der Speziellen Pathologischen Anatomie, IX. und X. Aufl., I. Bd., S. 471. Berlin und Leipzig: De Gruyter 1931.

KEEGAN, J. M.: Haemangioma of the Mediastinum. Case report. Amer. J. Roentgenol. **69**, 66 (1953).

KEELEY, J. L., S. H. GUMBINER, A. C. GUZAUSKUS, and J. A. ROONEY: Mediastinal lipoma: The successful removal of 1.700 g mass. Case report and review of recent literature of intrathoracic lipoma. J. thorac. Surg. **25**, 316 (1953).

KEIL, W.: Multiple rezidivierende Lipome mit lokaler sarkomatöser Entartung. Virchows Arch. path. Anat. **315**, 207 (1948).

KEMPF, F. K.: Vorderdarmcysten des Mediastinum unter besonderer Berücksichtigung einer Trachealcyste. Thoraxchirurgie **1**, 114 (1953).

KENT, E. M., B. BLADES, A. R. VALLE, and E. A. GRAHAM: Intrathoracic neurogenic tumors. J. thorac. Surg. **13**, 116 (1944).

KEY, J. A.: Mediastinal tumors. Surg. Clin. N. Amer. **34**, 959 (1954).

KEYNES, G.: Thyreoid surgery 50 years ago with a contribution on intrathoracic goiter. Brit. med. J. **1950 I**, 621.

KISNER, W. H., and J. C. REGANIS: Pericardial celomic cyst with symptoms. J. thorac. Surg. **19**, 779 (1950).

KITTLE, C. F., J. O. BOLEY, and P. W. SCHAFER: Resection of intrathoracic „hibernoma". J. thorac. Surg. **19**, 830 (1950).

KLEMPERER and RABIN: Über ein rein intrathorakales Lipom des Mediastinums. Arch. Path. **11**, 385 (1931).

KNIEKE: Statistische Untersuchungen über die nicht carcinomatösen, bösartigen Tumoren in Düsseldorf. Diss., Düsseldorf 1936.

KOHN, A.: Prager med. Woch. **1902/II**; Anat. H. **1902**, 12. Die Paraganglien. Arch. mikr. Anat. **62** (1903). Morphologie der Inn. Sekretion. Bethes Hdb. Norm. und Path. Phys. **XVI/1** (1930).

KOLPAK, H.: Dermoid des vorderen Mediastinums mit Perforation in die Aorta. Zbl. Chir. **76**, 1022 (1951).

KORITSCHONER, R.: Über ein Lipoblastosarkom. Zbl. Path. **33**, 145 (1922).

KOZONIS, M. C.: Primary liposarcoma of the mediastinum. Ann. intern. Med. **35**, Nr. 3, 703.

KRAHL, E. V.: The glomus pulmonale: its location and microscopic anatomy. Ciba Foundation Symposion on Pulmonary structure and function. London: J. & A. Churchill Ltd. 1962.

KUIPERS, F., and J. WIEBERDINK: An intrathoracic cyst of enterogenic origin in an young infant. J. Pediat. **42**, 603 (1953).

LADD, W. E., and H. W. SCOTT jr.: Esophageal duplications or mediastinal cysts of enteric origin. Surgery **16**, 815 (1944).

LAIPPLY, T. C.: Cystic tumors of the mediastinum. Arch. Path. **39**, 153 (1945).

LAM, C. R.: Pericardial celomic cysts. Radiology **48**, (1947).

LAMBERT, S. W., u. L. C. KNOX: Intrathoracic teratoma. Trans. Ass. Amer. Phycns. **35**, 17 (1920).

LAMBERT, A. V. S.: Etiology of thin-walled thoracic cysts. J. thorac. Surg. **10**, 1 (1940).

LAMPHIER, T. A.: Mediastinal teratoma simulating adenomatous goiter. Amer. J. Surg. **94**, 455 (1957).

LANCKNEUS, J.: Über einen neurogenen Thoraxtumor. Maandschr. Kindergeneesk. **22**, 145 (1954).

LANG, W.: Neurinome des hinteren Mediastinums. Diss. München 1941.

LANGER, E.: Angioendotheliom des Mediastinum. Arbeitsgemeinschaft rhein.-westf. Pathologen 22. Mai 1954 in Essen.

LATTANZIO, R.: Un caso di lipoma mediastinico. Acta chir. ital. **12**, 31 (1956).

LATTES, R.: Non-chromaffin paraganglioma of ganglion nodosum, carotid body and aortic-arch bodies. Cancer (Philad.) **3**, 667 (1950).

—, and J. G. WALTNER: Nonchromaffin paraganglioma of the middle ear (carotid-body-like tumor; glomus-jugularis-tumor). Cancer (Philad.) **2**, 447 (1949).

LAUMONIER, M. P.: Embryome infecte et dégéneré du médiastin antérieur. J. Méd. Bordeaux **123**, 117 (1946).

LAWRENCE, K. B., and W. G. HERSPERGER: Mischtumor des Mediastinums mesenchymalen Ursprunges. Amer. J. Dis. Child. **51**, 856 (1936).

LEAHY, L. J., and G. J. CLUVER: J. thorac. Surg. **16**, 695 (1947); zit. n. HALONEN, NYLANDER, and VIIKARI (1955).

LECHNER, H.: Über das Vorkommen von aortalen, perikardialen und intrakardialen Nebenschilddrüsen. Zbl. allg. Path. path. Anat. **86**, 383 (1950).

LE COMPTE, PH. M.: Tumors of the carotid body and related structures (Chemoreceptor system). Atlas of tumor pathology. Armed Forces Inst. of Pathology Washington 1951.

LEMON, W. S.: Lipom des Mediastinums. Med. Clin. **8**, 1247 (1925).

— Rare intrathoracic tumors. Med. Clin. N. Amer. **15**, 17 (1931).

LENK, R.: Die Röntgendiagnostik der intrathorakalen Tumoren und ihre Differentialdiagnose. Hdb. der Röntgenkunde, Band I. Wien: Springer 1929.

LENKEIT, W.: Cysten des Epi- und Pericards. Zbl. allg. Path. path. Anat. **44**, 97 (1928).

LENNERT, K.: Über ein lipoblastisches Sarkom des Mediastinums, zugleich ein Beitrag zur Kenntnis der bösartigen Fettgewebsgeschwülste. Frankfurt. Z. Path. **61**, 78 (1949).

LEOPOLD, R. S.: Ein Fall eines massiven Lipoms des Mediastinum. Arch. intern. Med. **26**, 274 (1920).

LESSEL, H.: Beitrag zur Frage der Entstehung eines wahrscheinlich vom Thymus ausgehenden malignen Mediastinaltumors. Frankfurt. Z. Path. **60**, 263 (1949).

LILIENTHAL, H.: Hemangiosarcoma of the mediastinum. Ann. Surg. **104**, 1107 (1936).

LILLIE, W. I., J. R. McDONALD, and O. T. CLAGETT: Pericardial celomic cysts and pericardial diverticula: Concept of etiology and report of cases. J. thorac. Surg. **20**, 494 (1950).

LINDER, H.: Intrathoracic gastroenteric cysts. Surgery **25**, 862 (1949).

LINDER, E., u. M. SCHAMAUN: Die primären Mediastinaltumoren. Thoraxchirurgie **11**, 391 (1964).

LINDQUIST, N., and H. B. WULFF: Mediastinales Enterocystom. J. thorac. Surg. **16**, 468 (1947).

LINDSKOG, G. F., and A. A. LIEBOW: Thoracic surgery and related pathology. New York: Appleton Century Crofts Inc. 1953.

—, and H. W. KAUSEL: Diagnostic and therapeutic problems in benign mediastinal tumors. New Engl. J. Med. **244**, 250 (1951).

LINDSTEDT, F.: Beitrag zur Kenntnis der mediastinalen Mischgeschwülste. Virchows Arch. path. Anat. **219**, 299 (1915).

LIPMANN, A. W.: Intrathoracic meningocele, spinal deformity and multiple neurofibromatosis. J. Bone Jt. Surg. **33 B**, 87 (1951).

LOB, A.: Zur Klassifizierung der intrathorakalen (mediastinalen) Cysten. Langenbecks Arch. klin. Chir. **269**, 377 (1951).

LÖBLICH, H. J.: Über ein multicentrisches Phaeochromoblastom. Virchows Arch. path. Anat. **324**, 202 (1953).

LÖHR, B.: Paramediastinale Cyste mit Parotisfermenten als Inhalt. Mit differentialdiagnostischer Diskussion der mediastinalen Cysten und ihrer chirurgischen Behandlung. Langenbecks Arch. klin. Chir. **269**, 462 (1951).

LOWENBERG, S. A., S. BAER, and W. T. LEMMON: Massive dermoid cyst of the mediastinum with report of a case. Ann. intern. Med. **24**, 1096 (1946).

LOWENHAUPT, E., and R. BROWN: Carcinoma of the thymus of granulomatous type; clinical und pathological study. Cancer (Philad.) **4**, 1193 (1951).

LÜCKERATH, W.: Pathologisch-anatomische und klinische Betrachtung über retropleurale Tumoren der Brusthöhle. Zbl. allg. Path. path. Anat. **89**, 82 (1952).

LYNCH, M. J. G., and G. L. BLEWETT: Choriocarcinoma arising in the male Mediastinum. Thorax **8**, 157 (1953).

MADLENER, M.: In BIER, BRAUN, KÜMMELL: Chirurg. Operationslehre VII. Aufl. 1955, Bd. III, S. 123. Leipzig: Joh. Ambrosius Barth 1955.

— Symptomatologie der Mediastinaltumoren. Vortr. 68. Tag. dtsch. Ges. Chir. München 1951.

MAGGI, A. L. C., A. P. BAROUSSE y A. F. CARDEZA: Hemangioendothelioma de Mediastino. Pren. méd. argent. **1952**, 1438.

MAIER, H. C.: Dermoid cysts and teratomas of the mediastinum with unusual features. Arch. Surg. **57**, 154 (1948).

— Bronchogenic cysts of the mediastinum. Ann. Surg. **127**, 476 (1948).

— Intrathoracic pheochromocytoma with hypertension. Ann. Surg. **130**, 1059 (1949).

—, and G. H. HUMPHREYS: Intrathoracic phaeochromocytoma: including a case of multiple paragangliomas of the functional and nonfunctional type. J. thorac. Surg. **36**, 625 (1958).

MANFREDI, D., e V. MARTINELLI: Intrathoracale neurogene Tumoren. Gazz. int. Med.-Chir. **59**, 1203 (1954).

MARCH, H. W., F. J. LOVELOCK, and H. BROWN: Fibrosarcoma of the mediastinum. Dis. Chest **28**, 431 (1955).

MARESCH, R., u. E. v. GIERCKE: In ASCHOFF, L.: Pathologische Anatomie, VIII. Aufl., Bd. II, S. 930, 1936.

MATHESON, A., G. CRUICKSHANK und W. J. MATHESON: Magencysten des Mediastinum mit einem Bericht über 2 Fälle. Arch. Dis. Childh. **27**, 533 (1952).

MATHIAS, E.: Zur Lehre von den Progonoblastomen. Virchows Arch. path. Anat. **236**, 424 (1922).

DE MATTEIS, A.: Neurofibrom des oberen vorderen Mediastinum. Chir. torac. **5**, 449 (1952).

MAURER, A.: Intrathorakale Tumoren nervösen Ursprunges. Bull. Soc. Méd. Hôp. Paris 13, 107 (1947).

MAURER, E. R.: Cavernous hemangioma of the mediastinum. Report of a case. Surgery (St. Louis) 33, 556 (1953).

— The surgical treatment of retrotracheal intrathoracic goiter. Arch. Surg. 71, 357 (1955).

MAZA, DE LA: Ganglioneurome des Thoraxsympathicus. Rev. esp. Tuberc. 16, 241 (1947).

McCORKLE, R. G., C. J. KOERTH, and J. M. DONALDSON jr.: Thoracic lipomas. J. thorac. Surg. 9, 568 (1940).

McDONALD, O. G., A. C. AUFDERHEIDE, and J. FULLER: Chemodectoma (Nonchromaffin Paraganglioma) of the mediastinum. Ann. Surg. 140, 254 (1954).

MERKEL, A.: Über ein Pseudolipom der Mamma. Eigenartiger Fettzellentumor. Beitr. path. Anat. 39, 152 (1906).

MERKEL, H.: Mediastinale Flimmerepithelcysten. E. KAUFMANN's Lehrbuch der spez. path. Anat., 11. und 12. Aufl. I. Band, 4. Lieferung, S. 939. Berlin: de Gruyter 1955.

MICHAELIS, O.: Die intrathorakalen cystischen Lymphangiome. Dtsch. Z. Chir. 242, 250 (1934).

MIDDELDORPF, T.: Beitrag zur klinischen Chirurgie des Mittelfellraumes. Dtsch. Z. Chir. 229, 43 (1930).

— Zur Chirurgie der intrathorakalen Cysten. Dtsch. Z. Chir. 242, 600 (1934).

MILLER, J. W.: Ein Paragangliom des Brustsympathicus. Zbl. allg. Path. path. Anat. 35, 85 (1924).

— Hdb. Spez. Path. Anat. VIII, 1059 (1926).

MIXTER, C. G., and S. H. CLIFFORD: Congenital mediastinal cysts of gastrogenic and bronchogenic origin. Ann. Surg. 90, 714 (1929).

MOIR, P. J.: Dermoid cysts and teratoma of the mediastinum. Brit. med. J. 1963, I, 463.

MONOD u. BUCAILLE: Soll man die Neurofibromatose des Mediastinum operieren? J. Chir. (Paris) 63, 7 (1947).

MONRO, R. S.: Branchial glomera and their tumours. The morphology of the branchial glomera and their tumors, with a report of a case of aortico-pulmonary glomus tumor. Brit. J. Surg. 38, 105 (1950/51).

MORDVINKINA, T. N.: Zum Problem der Pathogenese und Klinik der Dermoidcysten und Teratome des vorderen Mediastinums. Vestn. Khir. 73, 47 (1953).

MOSTO, D., y J. C. RADICE: Hibernoma de GERY. Rev. Med. Cienc. afin. (B. Aires) 4, 61 (1942).

MÜLLER, G.: Teratoider Tumor des Mediastinum mit einseitig nervaler Differenzierung bei einer 7 Monate alten Totgeburt. Zbl. allg. Path. path. Anat. 95, 269 (1956).

MÜLLY, K.: Die Erkrankungen und Geschwülste des Mediastinums. Hdb. d. Inn. Med., 4. Aufl., Bd. IV/4, 391. Berlin-Göttingen-Heidelberg: Springer 1956.

MULLIGAN, R. M.: Chemodectoma in the dog. Amer. J. Path. 26, 680 (1950).

MURRAY, M. R., and A. P. STOUT: The Glomus-tumor: Investigation of its distribution and behavior, and the identity of its „epitheloid" cells. Amer. J. Path. 18, 183—203 (1942).

— — Demonstration of the formation of reticulin by schwannian tumor cells in vitro. Amer. J. Path. 18, 585 (1942).

MUTH, W.: Mediastinales Lipom. Ärztl. Wschr. 1952, 800, H. 34.

NAFFZIGER, and BROWN: Hour-glass tumors of the spine. Arch. Neurol. Psychiat. (Chic.) 29, 561 (1933).

NAGANT DE DEUXCHAISNES, C., A. FANCONI, P. ALBERTO, J. C. RUDLER et R. S. MACH: Phéochromocytomes extra-surrénaliens multiples avec dystrophies d'Albright et hémangiomes cutanés. Schweiz. med. Wschr. 90, 886 (1960).

NÈGRE, E., et A. BALMÈS: Les goitres du médiastin postérieur. J. Chir. (Paris) 66, 190 (1950).

NEUNER, L.: Dermoidcysten des Mediastinum. Wien. klin. Wschr. 1949, 378.

NICHOLLS, M. F.: Intrathoric cyst of intestinal structure. Brit. J. Surg. 28, 137 (1940).

NICHOLSEN, E., u. F. J. TOUREILLES: Dermoidcyste des vorderen Mediastinum. Med. Semana (Span.) 33, 1142 (1926).

NIEDEN, H.: Über intrathorakale Sympathicoblastome. Zbl. Chir. 56, 266 (1929).

NILSSON, T.: Heartbase tumours in the dog. Acta path. microbiol. scand. 37, 385 (1955).

— Nord. Vet.-Med. 8, 875—881 (1956).

NISSEN, R.: Chirurgische Möglichkeiten in der Behandlung der Hypertonie. Mschr. Psychiat. Neurol. 117, 321 (1949); Pers. Mitteilung.

NISSEN, R.: Seltene mediastinale Geschwülste (Operationsbeobachtungen). Langenbecks Arch. klin. Chir. **265**, 431 (1950).
— Tumoren des Mediastinum. Helv. chir. Acta. **21**, 289 (1954).
NONIDEZ, J. F.: The aortic (depressor) nerve and its associated epithelioid body, the glomus aorticum. Amer. J. Anat. **57**, 259 (1935).
— Distribution of the aortic nerve fibers and the epithelioid bodies (supracardial „paraganglia") in the dog. Anat. Rec. **69**, 299 (1937).
NORDMANN, M., u. E. LEBKÜCHNER: Zur Kenntnis der Paragangliome an der Aortengabel und am Grenzstrang. Virchows Arch. path. Anat. **280**, 152 (1931).
NOSSEN, H.: Tod unter dem Bilde der Lungenembolie durch Cyste im Perikard. Dtsch. med. Wschr. **1925/II**, 1150.
NYLANDER, P. E. A., and K. E. J. KYLLÖNEN: Intrathoracic lipoma. Ann. Chir. Gynaec. Fenn. **39**, 200 (1950).
—, and S. J. VIIKARI: A Study of intrathoracic cysts arising from the diaphragm. Ann. Chir. Gynaec. Fenn. **37**, 99 (1948).
—, S. TOIVONEN u. M. TURUNEN: Teratoid tumors of the mediastinum. Ann. Chir. Gynaec. Fenn. **42**, 141 (1953).
OESTERN, H. F.: Beitrag zur Kenntnis der intrathorakalen Lipome. Zbl. Chir. **72**, 591 (1947).
O'GARA, R. W., R. C. HORN, and H. T. ENTERLINE: Tumors of the anterior mediastinum. Cancer (Philad.) **11**, 562 (1958).
OLENEIK, J. L., and J. W. TANDATNICK: Kongenitale Mediastinalcysten of „foregut origin". Amer. J. Dis. Child. **71**, 466 (1946).
OLKEN, H. G.: Congenital gastro-enteric cysts of the mediastinum. Review and report of case. Amer. J. Path. **20**, 997 (1944).
OROPEZA, L. POTENZA und M. RAGA: Tumor des vorderen Mediastinum bei einem Kind von 8 Monaten. „Thymom". Arch. venez. Pueric. **14**, 301 (1951).
OVERHOLT, R. H., B. H. RAMSAY, and W. A. MEISSNER: Intrathoracic pheochromocytoma: Report of a case. Dis. Chest **17**, 55 (1950).
PACHTER, M. R.: Neurogenous tumors of the mediastinum: A clinico-pathologic study based on 50 cases. Dis. Chest **44**, 79 (1963).
—, and R. LATTES: Mesenchymal tumors of the mediastinum. I. Tumors of fibrous tissue, adipose tissue, smooth muscle and striated muscle. II. Tumors of vascular origin. III. Tumors of lymph vascular origin. Cancer (Philad.) **16**, 74, 95, 108 (1963).
PARENTI, G. B.: Custi congenita mediastinea del pericardio simulante astma bronchiale. Z. Chir. (Milano) **4**, 105 (1949).
PATTERSON, E. J.: Congenital cyst of the esophagus: Report of case. Ann. Otol. (St. Louis) **43**, 884 (1934).
PATTERSON, R. H., and E. L. HELLER: Aberrant thymic tissue in the lung, with bronchial compression and sudden death during anesthesia. Anesthesiology **4**, 233 (1943).
PEABODY, J. W., L. H. STRUG, and H. A. BUECHNER: Skin-covered mediastinal teratoma simulating a fetal parasite. A review of mediastinal teratogenesis. Amer. J. Med. **23**, 153 (1957).
— —, and J. D. RIVES: Mediastinal tumors. A survey of modern concepts in diagnosis and management. Arch. intern. Med. **93**, 875 (1954).
PENITSCHKA, W.: Paraganglion aorticum supracardiale. Z. mikr.-anat. Forsch. **24**, 24 (1931).
PERÄSALO, O.: Mediastinal haemangioma. Thorax **7**, 178 (1952).
PERKINS, C. W., and R. F. BOWERS: Liposarcoma of the mediastinum and lung. Amer. J. Roentgenol. **42**, 341 (1939).
PHILIPS, B.: Intrathoracic Pheochromocytoma. Arch. Path. **30**, 916 (1940).
PIAGGIO BLANCO, R. A., y C. SAYAGUES: Lipoma intratorácio del mediastino anterior. Arch. urug. Med. **19**, 146 (1941).
PICKHARDT, O. C.: Pleuro-diaphragmatic cyst. Ann. Surg. **99**, 814 (1934).
PLENGE, K. H.: Malignes Teratom des Mediastinum. Sitzung der Berliner Pathologen vom 9. 6. 1943. Zbl. allg. Path. path. Anat. **82**, 69 (1944).
PLIESS, G.: Zur Morphologie und Syndromatik heteroplastischer Dysembryome des Mediastinums. Frankfurt. Z. Path. **65**, 111 (1954).

PODLOUCKY, F. H.: Ein Phaeochromoblastom des Zuckerkandlschen Organs. Beitrag zur pathologischen Physiologie des chromaffinen Systems. Virchows Arch. path. Anat. **306,** 372 (1940).

POHLMANN, D.: Über zwei ungewöhnliche intrathorakale Cystenbildungen. Frankfurt. Z. Path. **62,** 1 (1951).

PONCHER, H. G., and G. MILLES: Cysts and diverticula of intestinal origin. Amer. J. Dis. Child. **45,** 1064 (1933).

PORTMANN, J.: Über das ektopische Chorionepitheliom beim Mann. Beitr. path. Anat. **120,** 474 (1959).

PRINI, I., A. MAGALHAES und O. ITOIZ: Intrathoracales Ganglioneurom. Bol. Inst. Clin. quir. (B. Aires) **14,** 555 (1938).

PUGSLEY, W. S., and R. L. CARLETON: Germinal nature of teratoid tumors of thymus. Arch. Path. **56,** 341 (1953).

RANSTRÖM, S.: Congenital cysts of the esophagus. Acta oto-laryng. (Stockh.) **33,** 486 (1945).

RANZI, E.: Zur Chirurgie der neurogenen Mediastinaltumoren. Wien. klin. Wschr. **44,** 840 (1931).

RASOR, H.: Über ein Lipom des Erwachsenen mit Lipoblasten in verschiedenen Stadien. Frankfurt. Z. Path. **14,** 359 (1913).

REHBEIN, F.: Gastrogene Cyste im Mediastinum mit Klippel-Feil-Syndrom. Mschr. Kinderheilk. **102,** 452 (1954).

REINWEIN, H. jr.: Zur Klinik der intrathorakal wachsenden Neurinome. Ärztl. Wschr. **11,** 925 (1956).

RIENHOFF, W. F. jr.: The surgical treatment of hyperparathyreoidism. Ann. Surg. **131,** 917 (1950).

—, R. L. JACKSON, and M. W. MOORE sen.: Pericardial coelomic cysts. Bull. Sch. Med. Maryland **36,** 24 (1951).

RINGERTZ, N., and S. O. LIDHOLM: Mediastinal tumors and cysts. J. thorac. Surg. **31,** 458 (1956).

RITCHIE, J.: Case of embryoma occuring in mediastinum. J. Obstet. Gynaec. Brit. Emp. **4,** 65 (1903).

RIVES, J. D.: Mediastinal aberrierende Kröpfe. Ann. Surg. **126,** 797 (1947).

ROBBINS, L. L.: Roentgenologic appearance of „bronchogenic" cyst. Amer. J. Roentgenol. **50,** 321 (1943).

ROCHAT, R. R.: Hibernom. Acta neerl. Morph. **3,** 301 (1939/40).

ROSE, F.: Über „stumme" Neubildungen der Brusthöhle. Dtsch. Z. Chir. **256,** 108 (1942).

RUGGIERO, A., u. F. SCROSOPPI: Klinisches Studium von 46 Fällen neurogener Tumoren des Mediastinum. G. ital. Chir. **9,** 591 (1953).

RUMER, G. F., S. W. FRENCH, and C. R. FROEDE: Paraesophageal ciliated cysts of the mediastinum. Report of four cases and review of the english literature. (Paraoesophageale Flimmercysten des Mediastinum. Bericht über 4 Fälle und Übersicht der englischen Literatur.) Thorac. and Cardiovasc. Surg. Serv., Path. Serv., Letterman Army Hosp., San Francisco. Amer. J. Surg. **96,** 420—424 (1958).

RUSBY, N. L.: Dermoid cysts and teratoma of the mediastinum: A review. J. thorac. Surg. **13,** 169 (1944).

SABISTON, D. C. jr., and H. W. SCOTT jr.: Primary neoplasms and cysts of the mediastinum. Ann. Surg. **136,** 777 (1952).

SAILER, S.: Mediastinal sympathogonioma. Amer. J. Path. **19,** 101 (1943).

SALE, T. A.: Mediastinalcysten aus versprengten Darmabschnitten. Arch. Dis. Childh. **28,** 325 (1953).

SANES, S., J. E. MAC MANUS, and G. N. SCATCHARD: Cystic lymphangioma of the mediastinum. J. thorac. Surg. **14,** 253 (1945).

SANTY, P., M. BÉRARD u. HUTINEL: Wahrer Mittelfellkropf. Lyon chir. **37,** 394 (1942).

SANTY, P., u. M. BÉRARD: Bronchialcyste des Mittelfelles. Lyon chir. **35,** 373 (1938).

— —, et P. GALY: Les tumeurs chirurgicales du médiastin. Soc. Franc. de Path. respirat. Lyon 18. VI. 1949. J. franç. Méd. Chir. thor. **4,** 1 (1950).

— — —, et A. MINETTE: Les tumeurs nerveuses du médiastin. Réflexions sur une statistique de 48 observations. Acta chir. belg. **53,** 674 (1954).

—, et P. GALY: Les tumeurs chirurgicales du médiastin. Helv. chir. Acta **21,** 285 (1954).

Satke, O., u. O. Susani: Diagnose und Exstirpation eines in den Bronchialbaum durchgebrochenen Mediastinalteratoms. Arch. klin. Chir. 168, 537 (1932). — Wien. klin. Wschr. 1931, 62 (Fr. Ver. Chir. Wien v. 20. 11. 1930); — Zbl. Chir. 1931, 280.

Schaer, W.: Lipomatöse Thymushyperplasie. Frankfurt. Z. Path. 44, 439 (1933).

Schafer, P. W., and C. F. Kittle: Esophageal leiomyoma. J. Amer. med. Ass. 133, 1202 (1947).

Schanher jr., P. W., and G. B. Hodge: Mediastinal lipoma with inclusion of remnants of thymus gland. Amer. J. Surg. 77, 376 (1949).

Schinz, H. R., u. E. Gasser: Mediastinallipom. Röntgenprax. 5, 821 (1933).

Schlumberger, H. G.: Teratoma of the anterior mediastinum in the group of military age: a study of 16 cases, and a review of theories of genesis. Arch. Path. 41, 398 (1946).

— Tumors of the mediastinum (Atlas of tumor pathology. Sect. V, Fasc. 18). Washington: Armed Forces Inst. of Path. 1951.

Schmidt, C. F., and J. H. Comroe jr.: Functions of the carotid and aortic bodies. Physiol. Rev. 20, 115 (1940).

Schmieden, V.: Über Teratome und deren Operation. Klin. Wschr. 3, 380 (1924).

Schmitt, L.: Über ein multizentrisch in der Orbital- und Paratrachealgegend auftretendes Hämangioma teleangiektaticum mit infiltrierendem Wachstum. Zbl. allg. Path. path. Anat. 27, 145 (1916).

Schridde, H.: Thymus. In Aschoffs Patholog. Anatomie VII. Aufl. Bd. II, S. 183, 1928.

Schütz, W.: Die Behandlung kongenitaler Mediastinalcysten. Ärztl. Wschr. 11, 34 (1956).

Schwarz, H., and C. S. Williams: Thoracic gastric cysts. J. thorac. Surg. 12, 117 (1942).

Sebestény, J.: Über einige seltenere Mediastinaltumoren. Zbl. Chir. 78, 1425 (1953).

Seybold, W. D., J. R. McDonald, O. Th. Clagett und C. A. Good: Tumoren des Thymus. J. thorac. Surg. 20, 195 (1950).

— — — und Harrington: Mediastinale Blutgefäßgeschwülste. J. thorac. Surg. 18, 503 (1949).

Seydl, G.: Eine kongenitale Magenwandcyste im Mediastinalraum mit in die Lunge perforiertem Ulcus pepticum. Frankfurt. Z. Path. 52, 346 (1938).

Sherwin, R. P.: Histopathology of pheochromocytoma. Cancer (Philad.) 12, 861 (1959).

Shidler, F. P., and E. D. Holman: Mediastinal tumors; presentation of 34 cases. Stanf. med. Bull. 10, 217 (1952).

Sieber, F.: Ein Teratom im vorderen Mediastinum. Virchows Arch. path. Anat. 202, 272 (1910).

Siegmund, H.: Cushing-Syndrom, Thymustumor und Landouzysche Tuberkulose. Dtsch. med. Wschr. 73, 33 (1948).

Singer, P.: Über einen Fall eines malignen degenerierten cystischen Teratoms im Mediastinum anterius. Wien. Arch. inn. Med. 15, 195 (1928).

Skinner, G. F., and M. E. Hobbs: Intrathoracic cystic lymphangioma. J. thorac. Surg. 6, 98 (1936).

—, H. Isbell, and D. Carr: Case report. An unusual mediastinal cyst. J. thorac. Surg. 23, 502 (1952).

Smart, J., and V. C. Thompson: Intrathoracic lipomata. Thorax 2, 163 (1947).

Smith, L. W., and J. S. Stone: Tumors of the mediastinum in Children. Ann. Surg. 79, 687 (1924).

Smith, R. E.: Case of mediastinal dermoid cyst in an infant. Guy's Hosp. Rep. 80, 466 (1930).

Sommer, F., et M. Demoullin: Kystes dermoides du médiastin antérieur. Paris méd. 37, 473 (1947).

Sophian, L.: Mediastinal ganglioneuroma. Ann. Surg. 101, 827 (1935).

Sperling, E., u. F. Wendt: Mediastinaler Glomustumor. Thoraxchirurgie 12, 313 (1964).

Stanbury, W. S., and W. A. Oille: Teratoma of mediastinum. J. techn. Meth. 16, 52 (1936).

Starer, F.: The successful removal of an anterior mediastinal teratoma from an infant. Arch. Dis. Childh. 27, 371 (1952).

Steele, J. D., and J. Schmitz: A mediastinal cyst of gastric origin. J. thorac. Surg. 14, 403 (1945).

Stein, Ida: Über ein Teratom im Vorderen Mediastinum. Diss., Heidelberg 1917.

Stewart, F. W., and M. M. Copeland: Neurogenic sarcoma. Amer. J. Cancer 15, 1235 (1931).

STIVAL, L.: Il teratoma del mediastino. Riv. Anat. Pat. **2**, 659 (1949).

STOECKL, K. H.: Über einen Fall von intrathorakaler Entodermcyste im Mediastinum posterius bei einem Neugeborenen. Diss. Berlin 1935.

STOUT, A. P.: Ganglioneuroma of the cervical and thoracic sympathetic ganglions. J. Amer. med. Ass. **82**, 1770 (1924).

— Liposarcoma — the malignant tumor of lipoblasts. Ann. Surg. **119**, 86 (1944).

— Ganglioneuroma of the sympathetic nervous system. Surg. Gynec. Obstet. **84**, 101 (1947).

— Hemangiopericytoma: A study of 25 new cases. Cancer (Philad.) **2**, 1027 (1949).

STÜNZI, H.: Herzbasisgeschwülste beim Hund. Schweiz. Z. allg. Path. **15**, 631 (1952).

—, u. E. TEUSCHER: Zur Histogenese der Herzbasisgeschwülste des Hundes. Zbl. Vet.-Med. **1**, 87 (1953).

SWEET, R. H.: Intrathoracic goiter located in posterior mediastinum. Surgery **89**, 57 (1949).

SWINEFORD, O. jr., and C. J. HARKRADER, jr.: Intrathoracic lipoma; a case report. Ann. intern. Med. **17**, 125 (1942).

TARDINI, A.: Contributio allo studio delle cisti mediastiniche. Riv. Anat. pat. **2**, 883 (1949).

TEBOW, L. E., and R. B. BROWN: Neurogenic tumors of the anterior and middle mediastinum. A report of two cases. Amer. Surg. **19**, 491 (1953).

TERPLAN, K.: Ein Beitrag zu den Teratomen der Brusthöhle. Virchows Arch. path. Anat. **240**, 166 (1923).

TESSERAUX, H.: Physiologie und Pathologie des Thymus (unter besonderer Berücksichtigung der pathologischen Morphologie), S. 30 ff. Leipzig: Johann Ambrosius Barth 1953.

— ED. KAUFMANN, u. M. STAEMMLER: Der Thymus. Lehrbuch der spez. path. Anatomie 11. und 12. Aufl., I. Band/2, S. 1588. Berlin: de Gruyter 1956.

THOMAS, N. K., and I. M. CHESSER: Cavernous hemangioma of the mediastinum. J. thorac. Surg. **20**, 321 (1950).

THOMPSON, J. V.: Mediastinal tumors and cysts. Int. Abstr. Surg. **84**, 195 (1947).

THORBURN, J. D., H. B. STEPHENS und O. F. GRIMES: Benignes Thymom im Lungenhilus. Fall-Bericht. J. thorac. Surg. **24**, 540 (1952).

TIITINEN, E.: Mediastinal tumors. Ann. Chir. Gynaec. Fenn. **38**, 185 (1949).

v. TÖRÖK, G.: Teratom der Brusthöhle (foetus in foetu) durch Operation aus dem Thorax oines 4jährigen Mädchens entfernt. Z. Heilkunde **21**, 263 (1900).

TRIOLO, M.: Über einen sehr seltenen Fall von angeborenem Lymphangiom des Halses und Brustraumes als Geburtshindernis. Riv. Ostet. Ginec. **4**, 276 (1949).

UNGER, H.: Ein ungewöhnlich großes Fibrolipom des Hinteren Mediastinum. Diss., Leipzig 1930.

VALLE, A. R., and M. L. WHITE jr.: Thoracic gastric cysts. Ann. Surg. **123**, 377 (1946).

VEENEKLAAS, G. M. H.: Pathogenesis of intrathoracic gastrogenic cysts. Amer. J. Dis. Child. **83**, 500 (1952).

VIIKARI, S. J.: Über perikardiale Coelomcysten. Erip. Aikakauskirja. **12**, 966 (1948).

— A study of the bursa infracardiaca. Development, anatomy and surgical pathology. Diss., Helsinki 1950.

— Ann. Chir. Gynaec. Fenn. **39**, Suppl. 3, (1950).

VIRCHOW, R.: Teratoma myomatodes mediastini. Virchows Arch. path. Anat. **53**, 444 (1871).

WAGNER, H.: Über eine besondere Form gutartiger mesenchymaler Gewächsbildungen des Mediastinums. Berl. Pathol. Vereinigung 4. 12. 1951.

— Über besondere paramediastinale Gewächse. Virchows Arch. path. Anat. **326**, 332 (1955).

WAHL, H. R., and D. ROBINSON: Neuroblastoma of the mediastinum with phaeochromoblastomatous elements. Arch. Path. **35**, 571 (1943).

WALDORP u. LUNA: Mächtige intrathorakale doppelseitige Lipome. Z. ges. org. Chir. **75**, 638 (1936).

WALKER, R. M.: Mediastinal lipoma. J. thorac. Surg. **6**, 89 (1936).

WALZEL, P.: Zur Klinik und Therapie der Mediastinaltumoren. Wien. klin Wschr. 1931, 62 (Fr. Ver. Chir. Wien v. 20. 11. 1930); Arch. klin. Chir. **163**, 626 (1931).

— Über eine mit Erfolg ausgeführte Exstirpation eines großen hantelförmigen Thoraxlipoms an einem 15 Monate alten Kinde. Arch. klin. Chir. **170**, 111 (1932).

— Lungentumoren mit Einschluß von auf die Lunge übergreifenden Mediastinaltumoren und Thoraxwandgeschwülsten. Beitr. klin. Chir. **158**, 645 (1933).

Walzer, Ducastel et Monod: A propos d'une observation de dysembryome teratoide kystique du médiastin antérieur. Mém. Acad. Chir. **67**, 901 (1941).

Watson, W. L., and J. A. Urban: Mediastinal lipoma, a case report. J. thorac. Surg. **13**, 16 (1944).

Watzka, M.: Die Paraganglien. v. Möllendorffs Hdb. d. Mikroskop. Anatomie des Menschen, Bd. VI/4. Berlin: Springer 1939.

Weber, G., u. L. Smorlesi: Zur Pathologie der Mediastinaltumoren (Lymphangiome, Teratome, neurogene Tumoren). Arch. De Vecchi Anat. pat. **16**, 159 (1951).

Weber, H. W.: Beitrag zur Kenntnis der Tumoren des chromaffinen Systems. Frankfurt. Z. Path. **60**, 249 (1949).

Weber, P. F., and E. Schwarz: Cyst of thorax outside the parietal pleura. Brit. med. J. **1934**, I, 851.

Weisel, W., u. W. B. Ross: Sanduhrförmiges Chondrosarkoma des hinteren Mediastinum zum Rückenmarkskanal. J. thorac. Surg. **19**, 643 (1950).

Welch, C. St., A. Etinger, and P. L. Hecht: Recklinghausens neurofibromatosis associated with intrathoracic meningocele. Report of a case. New Engl. J. Med. **238**, 622 (1948).

Welti: Polycystische Tumoren des Mediastinums bei einem 4jährigen Kind. Mém. Acad. Chir. **74**, 778 (1948).

Wenzl, M.: Mediastinale und aberrante mediastinale Strumen. Wien. klin. Wschr. **1950**, 811.

Wheeler, D.: Dermoidcyste im Mediastinum mit Einbruch in die Pleurahöhle. Zbl. Radiol. **31**, 424 (1949).

White, E. G.: Die Struktur des Glomus caroticum, seine Pathologie und Physiologie und seine Beziehung zum Nervensystem. Beitr. path. Anat. **96**, 177 (1935).

Wightman, D. B., and H. W. Windsor: Posterior mediastinal goiter. Brit. J. Radiol. **24**, 41 (1951).

Wilhelm, E.: Über das Wachstum intrathorakaler Strumen und seine klinische Bedeutung. Thoraxchirurgie 2, 449 (1955).

— Intrathorakale neurogene Tumoren. Thoraxchirurgie 1, 315 (1953).

Williams, M. H., and J. F. Johnson: Mediastinal gastric cyst. Successful excision in an eight-weeks-old infant. Arch. Surg. **64**, 138 (1952).

Willis, R. A.: Teratomas. Atlas of tumor pathology, section III — Fasc. 9 — Washington: Armed Forces Institute of Pathology 1951.

— Pathology of tumors, second Ed. London: Butterworth & Co. Ltd. 1953.

Wilson, S. J., and R. Cares: Mediastinal teratoma. Arch. Path. **39**, 113 (1945).

Wilcox, H. B., and M. Wollstein: Mediastinal teratoma in an infant. Amer. J. Dis. Child. **41**, 89 (1931).

Winkelbauer, A.: Zur Frage der chirurgischen Behandlung der Mittelfellgeschwülste. Wien. klin. Wschr. **42**, 650, (1929).

Wiper, T. B., and J. M. Miller: Intrathoracic mediastinal lipoma. Amer. J. Surg. **66**, 90 (1944).

Woolner, L. B., R. W. Jamplis, and J. W. Kirklin: Seminoma (germinoma) apparently primary in the anterior mediastinum. New Engl. J. Med. **252**, 653 (1955).

Yurik, B. S., and R. E. Ottoman: Primary mediastinal choriocarcinoma. Radiology **75**, 901 (1960).

Zimmermann, K. W.: Z. Anat. Entwickl.-Gesch. **68**, 29 (1923).

Zingg, A.: Mediastinaldermoid. Beobachtung eines Falles mit besonderer Beziehung zum Perikard. Schweiz. med. Wschr. **1943**, 1440.

Zuppinger, A.: Erkrankungen des Mittelfells. Lehrbuch der Röntgendiagnostik von Schinz, H. R., W. E. Baensch, E. Friedl und E. Uehlinger, Band III, Innere Organe (Teil I), S. 2604. Stuttgart: Thieme 1952.

Sachverzeichnis

Die *kursiven* Zahlen verweisen auf die Seiten, auf denen das betreffende Stichwort
ausführlich behandelt wird